DIE KRANKHEITEN DER ENDOKRINEN DRÜSEN

EIN LEHRBUCH FÜR STUDIERENDE UND ÄRZTE

VON

Dr. HERMANN ZONDEK

A. O. PROFESSOR AN DER UNIVERSITÄT BERLIN
DIREKTOR DER INNEREN ABTEILUNG DES
KRANKENHAUSES AM URBAN

ZWEITE VERMEHRTE
UND VERBESSERTE AUFLAGE

MIT 220 ABBILDUNGEN

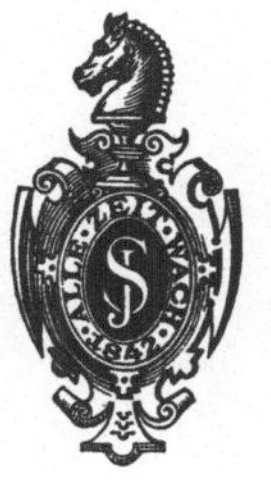

BERLIN
VERLAG VON JULIUS SPRINGER
1926

ISBN-13:978-3-642-90601-5   e-ISBN-13:978-3-642-92459-0
DOI: 10.1007/978-3-642-92459-0

ALLE RECHTE, INSBESONDERE DAS DER ÜBERSETZUNG
IN FREMDE SPRACHEN, VORBEHALTEN.

COPYRIGHT 1923 BY JULIUS SPRINGER IN BERLIN.

MEINEM
HOCHVEREHRTEN KLINISCHEN LEHRER

WILHELM HIS

GEWIDMET

Vorwort der ersten Auflage.

Das vorliegende Buch ist aus dem Bedürfnis heraus entstanden, den Interessen des Praktikers und des Studierenden auf dem an Theorien und Spekulationen reichen Gebiete der innersekretorischen Krankheiten Rechnung zu tragen.

Dieser Bestimmung entsprechend habe ich eine ausführliche Darstellung der Physiologie des endokrinen Drüsensystems unterlassen und im ganzen nur diejenigen Tatsachen hervorgehoben, die mir mit Rücksicht auf die klinische Pathologie wichtig zu sein schienen.

Was die Gliederung des Stoffes anbetrifft, schien es mir ratsam, diese nicht in der Weise vorzunehmen, daß ich die einzelnen Hormondrüsen als Grundlage für die etwa von ihnen ausgehenden Krankheitsbilder nahm. Vielmehr zog ich vor, letztere nebeneinander zu stellen. So glaube ich eher der Tatsache Rechnung getragen zu haben, daß die Mehrzahl der innersekretorischen Krankheitszustände pluriglanduläre Ausfallserscheinungen erkennen lassen.

Was die einzelnen endokrinen Krankheitsbilder selbst angeht, habe ich auf eine Darstellung des Diabetes mellitus verzichtet aus der Erwägung heraus, daß diese eine eigene gewaltige Literatur umfassende Krankheit anderen Ortes genügend oft und mit sorgfältigster Kritik behandelt worden ist. Auch von einer erschöpfenden Wiedergabe der Literatur habe ich Abstand genommen und verweise hier wie auch hinsichtlich zahlreicher experimenteller und anatomischer Details auf das klassische Werk von BIEDL.

Das bisher vorliegende klinische Material war ich allerorten bemüht, durch eigene Erfahrung zu ergänzen, die ich auf Grund jahrelanger Beschäftigung mit dem Gegenstand an dem Material der I. Med. Universitätsklinik und Poliklinik der Charité gewonnen habe.

Berlin, im August 1923.

HERMANN ZONDEK.

Vorwort der zweiten Auflage.

Die Endokrinologie befindet sich im Flusse fortschreitender Entwicklung. Seit dem Erscheinen dieses Buches ist eine fast unübersehbare Zahl von Arbeiten veröffentlicht worden, die sich mit dem Gegenstand von physiologischen, pathophysiologischen und klinischen Gesichtspunkten aus befassen. Ich hielt es für meine Aufgabe, die Fülle des Materials kritisch zu sichten, das einigermaßen Gesicherte zu bringen, das nur Spekulative hingegen fortzulassen, um den Leser nicht mit einem Wissen zu beschweren, das sich unter der Lupe sachlicher Nachprüfung früher oder später als Irrtum erweist. Einer Tatsache habe ich einen breiteren Raum geschenkt. Es ist die Erkenntnis, daß es eine absolute Hormonwirkung nicht gibt, daß diese vielmehr variabel und von dem jeweiligen Zustand der Peripherie d. h. des Erfolgsorgans abhängig ist. In der physiko-chemischen Beschaffenheit der Zelle, die unter Umständen eine Behinderung ihres physiologischen Zusammenwirkens mit den Inkreten bedingt, lernen wir eine Möglichkeit der Genese endokriner Krankheitsbilder kennen, die jenseits des Kreises der morphologischen Betrachtungsweise liegt.

Solchen und ähnlichen Gedankengängen wie z. B., daß die funktionellen und anatomischen Veränderungen endokriner Drüsen nicht immer als Ursache von Krankheiten, sondern als Reaktion auf primär in anderen Organen sich abspielende Prozesse anzusehen sind, wird der Leser immer wieder begegnen. Auch die Stellung des endokrinen Apparates als nur eines Gliedes in der Kette des die vegetativen Funktionen des Körpers regulierenden Systems habe ich hervorgehoben, weil nur auf diese Weise der vielfach hervortretenden Tendenz zur Überbewertung des inkretorischen Faktors begegnet werden kann.

Man möge mir die etwas breitere Erörterung der angedeuteten Fragen nicht verdenken, deren Beantwortung ich die klinische und experimentelle Arbeit der letzten Jahre gewidmet habe. Entsprechend der immer steigenden Bedeutung physiologischer Fragestellungen für die Klinik der endokrinen Krankheiten, habe ich den allgemeinen Teil des Buches nach der physiologischen Richtung hin erweitert. Der klinische Teil ist ebenfalls durch mannigfache Erfahrungstatsachen bereichert. Auf eine umfassende Literaturwiedergabe habe ich auch dieses Mal verzichten müssen, weil sonst der beabsichtigte Rahmen des Buches nicht hätte eingehalten werden können.

Mein wärmster Dank gebührt dem Verleger, der mit großer Sorgfalt Ausstattung und Gestaltung des Buches besorgt hat.

Berlin, im September 1926.

HERMANN ZONDEK.

Inhaltsverzeichnis.

Allgemeiner Teil.

Spezieller Teil.

Inhaltsverzeichnis.

Berichtigungen und Nachträge.

S. 101, 4. Zeile von oben: statt $^1/_2$—1 mg, lies $^1/_4$—1 mg.

S. 205, Abb. 96 steht auf dem Kopf. Sie ist um 180⁰ gedreht zu betrachten.

Dem Kapitel „Therapie des Morbus Basedowii" ist anzufügen:

„Von günstiger Wirkung ist in vielen Fällen langandauernde Darreichung kleiner Mengen von Luminal, etwa in Form der Bayerschen Luminaletten (2—3 Stück täglich)."

Dem Kapitel „Theorie der Hormonwirkung" ist anzufügen:

„Neuerdings ist von H. Zondek und Ucko (Weiterer Beitrag zur Frage der Variabilität der Hormonwirkung, Klin. Wochenschr. 1926, 40) mittels des Modellversuches (Elektrodialyse) gezeigt worden, daß die Kombination von osmotischen und elektrischen Kräften, wie sie an der lebenden Zelle wirksam sind, die Hormon- speziell die Insulinwirkung zu variieren imstande ist. Die Autoren weisen darauf hin, daß es kaum angängig ist, einzelne an der Zelle spielende Vorgänge (Elektrolytverschiebungen) allein für die Variabilität der Hormonwirkung verantwortlich zu machen, sondern daß hier der gesamte Komplex der an der Zelle spielenden Kräfte in Betracht zu ziehen ist."

Betreffs eingehenderer Information über die pathologische Anatomie und Histologie der Drüsen mit innerer Sekretion sei auf das soeben erschienene, den Gegenstand erschöpfende „Handbuch der speziellen pathologischen Anatomie und Histologie" von Henke-Lubarsch, Bd. VIII. Berlin: Julius Springer 1926, verwiesen.

Allgemeiner Teil.

1. Geschichtliche Einleitung.

Die Lehre von der inneren Sekretion ist im Grunde erst etwa 4 Dezennien
alt. In dieser Zeit hat sie Physiologie und Pathologie in stärkstem Maße beeinflußt und unsere Anschauungen auf diesen Gebieten vielfach von Grund auf umgewandelt. Als die Begründer jener Lehre werden für gewöhnlich CLAUDE BER-
NARD und BROWN-SÉQUARD genannt. Der erstere sprach im Jahre 1855 zum
ersten Male den Gedanken aus, daß die Drüsen neben den äußeren Sekreten,
deren Bausteine sie dem Blute entzögen, auch sogenannte innere lieferten und
diese als eigene spezifische Produkte direkt an das Blut abgäben. Das Organ,
das CL. BERNARD dabei besonders im Auge hatte, war die Leber. Der Gallen-
bildung als der Sécrétion externe stellte er die Glykogenspeicherung und Abgabe
von Zucker an die Blutbahn als die Sécrétion interne gegenüber. CL. BERNARD
war es auch, der den Ausdruck „Innere Sekretion" zum ersten Male benutzt
hat. Man kann nicht sagen, daß der grandiose Aufstieg der Lehre von der inneren
Sekretion von ihm ausging. Seine Entdeckung, die die Auffassung enthielt,
daß die inneren Sekrete nur dazu dienten, die Zusammensetzung des Blutes
unverändert zu halten, hat als physiologische Tatsache größte Bedeutung erlangt. Aber gegenüber unserer heutigen Vorstellung von der Bedeutung der innersekretorischen Stoffe blieb die Erkenntnis CL. BERNARDS weit zurück. Darum
wird als der eigentliche Entdecker im allgemeinen BROWN-SÉQUARD gefeiert,
der in der berühmten Sitzung der Société de Biologie in Paris am 1. Juni 1889,
damals 72 jährig, über seine bekannten experimentellen Versuche mit subcutaner
Injektion von Hodensaft berichtete, die er an sich selbst ausgeführt hatte und
die eine überraschende Steigerung seiner körperlichen und geistigen Fähigkeiten
zur Folge gehabt hatten. Schon vor dieser experimentellen Bekräftigung seiner
Lehre hatte er die Ansicht vertreten, daß alle Drüsen, auch diejenigen, mit
Ausführungsgang, an das Blut für die normale Funktion der Organe notwendige
Stoffe abgäben, deren Fehlen zu bestimmten pathologischen Ausfallserscheinungen
führt, und die die Fähigkeiten besitzen, auf benachbarte sowohl wie entfernte
Organe elektiv einzuwirken. So gilt BROWN-SÉQUARD als derjenige, der nicht
allein die theoretischen, sondern auch die praktisch-klinischen Unterlagen der
Lehre von der inneren Sekretion gegeben hat, denn seine bereits erwähnten
Selbstversuche waren der Ausgangspunkt eines neuen therapeutischen Verfahrens: der Organotherapie. Während die BROWN-SÉQUARDschen Anschauungen in Frankreich und Amerika relativ schnell an Boden gewannen, verhielt
man sich in Deutschland lange skeptisch. Der erste, der auch hier einen ähnlichen Standpunkt einnahm, war D. HANSEMANN, der einen Altruismus der
Zellen annahm, d. h. eine gegenseitige physiologische Beeinflussung der Zellen
der verschiedenen Organe untereinander.

Wie fast jede epochale Entdeckung hat auch die Lehre von der hormonalen Korrelation der Organe und die Organotherapie ihre geistigen Vorläufer, und es muß als ein Erfordernis historischer Gerechtigkeit betrachtet werden, jener Namen zu gedenken, deren Träger intuitiv der späteren Entwicklung vorauseilten. Daß die Organe und einzelne Körperteile miteinander in Wechselwirkung stehen, ist eine sehr alte Auffassung. Als der Weg, auf dem diese Beziehungen erfolgen, wurde zunächst das Nervensystem betrachtet. Diese Anschauung lag äußerst nahe und war schon durch die morphologischen Verhältnisse, d. h. durch die Ausbreitung der Nervenfasern bis in die äußerste Peripherie des Körpers gegeben. Aber neben der neuralen spielte seit ältester Zeit auch die humorale Organverbindung eine Rolle. In der Zeit der neueren Humoralpathologie, in der ja die Krankheit als die Folge veränderter Blutmischung aufgefaßt wurde, ist merkwürdigerweise vom Blut als der Verbindungsbrücke zwischen den verschiedenen Organen im Sinne gegenseitiger Beeinflussung kaum die Rede. Dies war erklärlich, weil der Gedanke der direkten Abgabe spezifischer Stoffe an das Blut den Humoralpathologen völlig fern lag. Von Biedl wird nun der Begründer des Vitalismus, Théophile de Bordeu, als der eigentliche Vorläufer Brown-Séquards betrachtet, der im Jahre 1775 in seiner Abhandlung „Analyse médicinale du sang" sagte, „daß jedes Organ als Bereitungsstätte einer spezifischen Substanz dient, die in das Blut gelangt und daß diese Stoffe für den Organismus nützlich und für seine Integrität notwendig sind. Diese, von den einzelnen Organen stammenden spezifischen Ausscheidungen gelangen vielleicht auf dem Wege der Lymphbahnen in das Blut, doch scheint es auch erwiesen, daß das Venenblut der einzelnen Regionen qualitativ große Differenzen aufweist." Gley mißt den Bordeuschen Äußerungen eine weniger große Bedeutung zu und meint, daß dieser nur „eine sehr grobe Vorstellung von den Beziehungen zwischen den Sekreten und den pathologischen Störungen" gehabt hätte. Von Gley wird dagegen der französische Physiologe Legallois erwähnt, der schon im Jahre 1801 klare Vorstellungen über die Beziehungen entwickelte, die zwischen den verschiedenen Sekreten auf der einen und den Schwankungen in der Zusammensetzung des venösen Blutes auf der anderen Seite bestehen. Indes hat Legallois nur von Drüsen schlechtweg gesprochen, aber jene spezielle Art von Drüsen, die später als Drüsen mit innerer Sekretion festgestellt wurden, noch nicht unterschieden.

Ich sehe im folgenden von vereinzelten Hinweisen ab, die sich in den anatomischen Arbeiten von Henle, Kölliker u. a. finden und sich auf die Funktion der Blutdrüsen beziehen. Besonders hervorgehoben zu werden aber verdient der Göttinger Physiologe A. Berthold, der im Jahre 1849 als erster auf experimentellem Wege die Wirkung eines „inneren Sekretes" demonstrierte. Berthold transplantierte bei Hähnen den Hoden von seiner normalen Stelle an andere Körperteile und konnte zeigen, daß die Tiere trotzdem alle ihre männlichen Eigenschaften wie Kampflust, Wachstum der Kämme, Stimme usw. beibehielten. Damit waren die alten Vorstellungen, daß der normale Geschlechtstrieb sowie die sekundären Geschlechtsmerkmale dadurch zustande kämen, daß von den Keimdrüsen auf nervösem Wege dauernd Reize dem Zentralorgan zugeführt würden, und daß dieses geschlechtlich differenzierte Gehirn wieder seinerseits das Wachstum der Körperzellen in bestimmter Weise regulierte, widerlegt.

Mir scheint BERTHOLD mit größerem Recht als der spirituelle Urheber der Lehre von der inneren Sekretion genannt werden zu müssen. Seine wichtigen Versuche wurden in der Folgezeit vergessen, bis BROWN-SÉQUARD etwa 40 Jahre später seine bereits erwähnten aufsehenerregenden Mitteilungen machte. Es ist großen Entdeckungen häufiger so gegangen. Sie wurden mitgeteilt, vergessen und mußten erst wieder entdeckt werden, um zum dauernden Juwel im Kleinodienschrank der Wissenschaft zu werden. Ich erinnere an die Lehre von der Perkussion.

Überblicken wir nun heute das große Gebiet innersekretorischer Erkrankungen, so müssen wir neben den Entdeckern auch jener Männer gedenken, die etwa zur Zeit der Begründung der Lehre und kurz nachher das neue Gebiet grundlegend bereichert haben.

1855 stellte TH. ADDISON das bekannte, nach ihm benannte Krankheitsbild auf und führte es bereits auf eine Erkrankung der Nebennieren zurück. TH. KOCHER und REVERDIN charakterisierten 1882 das Myxödem als durch Schilddrüseninsuffizienz bedingt und v. MEHRING und O. MINKOWSKI erkannten 1889 die hervorragende Bedeutung, die das Pankreas für die Umwandlung des Zuckers im Organismus besitzt, wodurch schließlich die innersekretorische Bedeutung der Bauchspeicheldrüse erwiesen wurde.

Was nun die Organotherapie, also die praktische Anwendung der Lehre von der inneren Sekretion im besonderen betrifft, so muß gesagt werden, daß sie im Grunde erheblich älter ist als die Theorie selbst. Schon in biblischen Zeiten wurden Tiere, bei denen ein gesteigerter Fettansatz erzielt werden sollte, kastriert, ja selbst in der ältesten Volksmedizin finden sich Andeutungen, indem manche Organe, die als Sitz der Seele galten (Herz, Milz, Leber, Blut usw.) von menschenfressenden Völkern zu Heilzwecken verzehrt wurden. [Rituelle Theophagie und Omophagie[1]).]

Allein die Vorstellung, die man sich von der heilenden Kraft gesunder Gewebe machte, waren noch viele Jahrhunderte später sehr unbestimmt, insofern als man in ihnen einen besonderen geheimnisvollen „Seelenstoff" annahm. Erst PARACELSUS (um 1500) erkannte, daß ein krankes Gewebe durch das entsprechende gesunde ersetzt werden kann — bekannt ist sein Satz „Similia similibus" —, und ahnte so als erster die besonderen Einflüsse der einzelnen Gewebe auf die Abwicklung der Lebensvorgänge voraus. Demzufolge sehen wir unter den Heilmitteln des 16. bis 18. Jahrhunderts normale Organe und Organsäfte von Tieren und auch von Menschen als wertvolle Bestandteile der Therapie weit verbreitet.

2. Definition des Begriffes: Innere Sekretion.

Unter einem „inneren Sekret" verstehen wir einen Stoff, der als ein spezifisches Produkt bestimmter Drüsen nicht vermittels eines Ausführungsganges nach außen, sondern direkt an die Blut- oder Lymphbahn, d. h. nach innen abgesondert wird. Seine Aufgabe ist, auf chemischem Wege Beziehungen zu entfernt liegenden Organen herzustellen und in diesen einen bestimmten Funktionsgrad zu unterhalten. So übt das von der Keimdrüse nach innen abgesonderte

---

[1]) HÖFLER, M.: Die volksmedizinische Organotherapie und ihr Verhältnis zum Kultopfer. Stuttgart 1908.

Sekret an der Sexualsphäre des Zentralnervensystems dauernd Reizwirkungen aus, die für das Zustandekommen von Geschlechtstrieb und Zeugungsfähigkeit notwendig sind. Da auch die innersekretorischen Produkte anderer Drüsen ebenso wie die der Keimdrüse Reizeffekte auslösen, hat man auf den Vorschlag von STARLING diese endokrinen Substanzen generell als H o r m o n e bezeichnet ($\delta\varrho\mu\acute{\alpha}\omega$ = ich treibe an).

Dabei darf aber nicht unbeachtet bleiben, daß es in Wirklichkeit innere Sekrete gibt, deren Wirkung nicht als Reiz, sondern zunächst als Hemmung in Erscheinung tritt, worauf unten noch zurückzukommen sein wird.

Darum hat E. A. SCHÄFER vorgeschlagen, zwischen Hormonen und Chalonen ($\chi\alpha\lambda\acute{o}\omega$ = ich mache schlaff) zu unterscheiden. Hormone und Chalone sollten unter der Bezeichnung „autakoide Substanzen" zusammengefaßt werden. In der Praxis haben sich diese Namen nicht eingebürgert, so daß wir heute allgemein unter dem „Hormon" das endokrine Sekret schlechthin verstehen. Auf die Anregung von ROUX hin führte ABDERHALDEN die Bezeichnung „Inkrete" ein, um dadurch den Gegensatz zu den Exkreten auszudrücken.

Im Laufe der Jahre haben wir gelernt, den Hormonbegriff enger zu fassen, als es BROWN-SÉQUARD getan, der für jede Körperzelle annahm, daß sie neben ihrer spezifischen Funktion auch noch gewisse „Fermente" erzeuge, die sie in die Blutbahn abgäbe, um alle oder viele andere Zellen des Organismus zu beeinflussen. In dieser Definition ist wohl die Grundlage des Hormonbegriffes enthalten, aber wenn es sich darum handeln sollte, alle auf die Entfernung hin vor sich gehenden Beeinflussungen unter den Begriff zu subsummieren, so müßte man auch gewisse Endprodukte des Stoffwechsels, so z. B. die Kohlensäure, einbeziehen, die bei der Tätigkeit der Muskeln in diesen gebildet und durch Vermittlung des Blutes anregend auf das Atemzentrum wirkt. Das gleiche würde auch für Eiweiß gelten, das aus irgendeinem Organ austritt, als blutfremdes Eiweiß in die Zirkulation kommt und nun ein entferntes Organ, wie die Leber, zur Produktion spezifischer Antikörper reizt.

Hier bedarf die Definition des Hormonbegriffes gegenüber der von BROWN-SÉQUARD gegebenen einer Einschränkung in dem Sinne, daß er nur die spezifischen Produkte bestimmter Organe umfaßt, die meist drüsig angelegt sind, zahlreiche Blutgefäße enthalten und einen Ausführungsgang vermissen lassen. Diese spezifischen Produkte haben die Fähigkeit, Funktion und Chemismus ganz bestimmter Organe zu beeinflussen und zu verändern. Danach dürfen wir zu diesen „endokrinen Drüsen" oder „Blutdrüsen" zunächst rechnen: Die Schilddrüse, die Epithelkörperchen, den Hypophysenvorder- und -mittellappen sowie die Zirbeldrüse, den Thymus und neuerdings auch die Milz. Allmählich aber stellte sich heraus, daß auch eine Anzahl exkretorischer, mit einem Ausführungsgang versehener Drüsen insofern mit zu den endokrinen zu rechnen sind, als neben dem nach außen abgegebenen Sekret auch ein inneres als Produkt bestimmter im Gefüge des Organs enthaltener Zellgruppen nachgewiesen werden konnte. Dahin gehören die Keimdrüse und das Pankreas. Bei den ersteren sind es die LEYDIGschen Zellen, die für die innere Sekretion verantwortlich gemacht werden — ob mit Recht oder Unrecht soll unten ausführlicher erörtert werden —, bei den letzteren die sogenannten LANGERHANSschen Inseln. Schließlich müssen noch das Mark der Nebennieren und der Hinterlappen der Hypophyse hinzugerechnet werden. Obgleich ihre anatomische Struktur nicht den oben genannten Voraussetzungen entspricht, sind sie doch mit Sicherheit in das endokrine System einzureihen, weil sie spezifische, sonst nirgendwo gebildete Sekrete liefern, von denen das eine, nämlich das Sekret des Nebennierenmarks noch dazu chemisch am besten identifizierbar ist (vergl. S. 33). Auch die Schleimhautdrüsen des Duodenums und Jejunums werden wir den innersekretorischen Drüsen hinzuzählen müssen, da sie ein spezifisches Sekret, das sogenannte Sekretin, erzeugen, das die Pankreasfunktion anregt. Schließlich will GLEY noch die Leber in den Kreis der Hormondrüsen eingeschlossen wissen. Dies mag, was ihren histologischen Bau betrifft, berechtigt sein. Mit Rücksicht auf die von ihr an das Blut abgegebene Glucose muß einer solchen Erweiterung des Hormonbegriffes, der eine Verwässerung desselben bedeuten würde, m. E. entgegengetreten werden. Es ist wichtig, hervorzuheben, daß es eine Artspezifität der Hormone nicht gibt. Tierische Drüsenprodukte sind befähigt, auch beim Menschen typische hormonale Wirkungen hervorzurufen. Das Entsprechende gilt wenigstens im Prinzip auch für die Übertragung (Implantation, Transplantation) menschlicher Inkretdrüsen auf Tiere.

3. Die Wirkungsweise der Hormone.

Das Hormon müssen wir uns als einen chemischen Boten denken, der eine ständige Verbindung zwischen bestimmten, entfernt liegenden Organen unterhält. Diese chemisch-hormonale Korrelation ist neben der nervösen für alles physiologische und pathologische Geschehen im Organismus von elementarer Bedeutung. Wie aber haben wir uns die Wirkungsweise des Hormons, den Modus der gegenseitigen Korrelation zu denken? GLEY unterscheidet je nach ihrer Wirkungsart zwischen verschiedenen Arten von Hormonen. Er schlägt vor, diejenigen, die das Wachstum und den Bau des Skeletts dirigieren, also z. B. das Testikelsekret, die Stoffe, die der Thymus liefert und die für die Länge und Festigkeit der Knochen bedeutungsvoll sind, und andere mehr als Hormozone zu bezeichnen, dagegen als Parhormone diejenigen, die im Körper toxische Substanzen in mehr weniger unschädliche umwandeln (z. B. den Harnstoff, den die Leber bereitet). Auf Grund der oben formulierten den klinischen Bedürfnissen angepaßten Definition des Hormonbegriffes können wir nach meiner Auffassung von der etwas abwegigen GLEYschen Einteilung Abstand nehmen. Wir rechnen weder die Galle noch den Harnstoff zu den inneren Sekreten und was die übrigen von GLEY angegebenen Gruppen betrifft, so müssen wir uns allerdings darüber klar sein, daß die Hormone nicht immer als funktionelle Reizstoffe zu denken sind, sondern daß eine Anzahl unter ihnen beim Aufbau der Gewebe während der ontogenetischen Entwicklung eine Rolle spielt. Sicher ist die Bedeutung, die den Hormonen während des Embryonallebens zukommt, eine außerordentlich große. Wir wissen vor allem von der Schilddrüse, daß sie einen gewaltigen formativen Einfluß auf die Gestaltung und das Wachstum der Knochen, auf die Entwicklung der Intelligenz usw. ausübt (s. Kapitel: Congenitales Myxödem). Man kann annehmen, daß für die angeborene mangelhafte Hirnentwicklung, für den angeborenen Zwerg- und Riesenwuchs nicht zuletzt auch Störungen in der Anlage der Hormondrüsen verantwortlich zu machen sind. Daß die Entwicklung im extrauterinen Leben noch weit mehr von der normalen Funktion des endokrinen Apparates abhängig ist, braucht kaum hervorgehoben zu werden. Ich erinnere an den ausschlaggebenden Einfluß, den hier vor allem die Keimdrüsen, wahrscheinlich neben ihnen noch die Schilddrüse, der Thymus, der Hypophysenvorderlappen auf das Skelettwachstum und die normalen Proportionen desselben, sowie auf die äußere Gestaltung des Körpers, u. a. auch auf die Entwicklung der Muskulatur (s. Kapitel: Hypergenitalismus) ausüben.

Dieser Art von Hormonwirkung, die BIEDL die morphogenetische (die GLEYschen Hormozone) nennt, steht nun die von demselben Autor als funktionell bezeichnete gegenüber, die in jener Gruppe verkörpert ist, die wir als die eigentlichen Hormone kennen gelernt haben. Bei dieser handelt es sich um die Beeinflussung der Funktion entfernt liegender Organe im Sinne einer Steigerung oder Hemmung derselben.

Es gehört zu den Eigenarten der hormonalen Substanzen, daß sie in kleinsten Quantitäten beträchtliche Allgemeinwirkungen auszulösen imstande sind. Von der Geringfügigkeit der Mengen, die hier in Betracht kommen, können wir uns nur schwerlich rechte Begriffe machen. Eine wenn auch nur approximative Vorstellung gewinnen wir mittels des Tierversuches. H. ZONDEK und REITER zeigten an der Hand des Kaulquappenexperimentes, auf das noch zurückzukommen sein wird, daß Verdünnungen von Thyroxin von 1 : 1 000 000 und darüber genügen, um eine ausgesprochene Beschleunigung der Kaulquappenmetamorphose hervorzurufen (s. Seite 19 u. ff.). ROMEIS führte diese quantitativen Feststellungen noch weiter und konnte zeigen, daß das Thyroxin noch in einer Verdünnung bis zu 1 : 5 Milliarden eine gewisse Beschleunigung der Kaulquappenmetamorphose und charakteristische Wachstumsbehinderung der Tiere hervorzurufen in der Lage ist. Wenn man bedenkt, daß es sich hier um eine Lösung von 1 g Thyroxin in 5 Millionen Liter Wasser handelt, so gelangt man zu Ausmaßen, die fast jenseits unserer quantitativen Vorstellungsmöglichkeiten liegen.

Es kann kaum zweifelhaft sein, daß auch der menschliche und tierische Organismus sich kleiner und kleinster Mengen hormonaler Substanzen zur Auslösung hochbedeutsamer cellulärer Vorgänge bedient. Es ist die Frage, ob und inwieweit wir uns über den Mechanismus der Wirkung der Inkrete, d. h. über die Art und Weise, wie diese Körper zum Funktionsablauf der Zelle in Beziehung treten, irgendwelche Vorstellungen machen können. Die folgenden Ausführungen mögen einen Versuch zur Klärung dieser Frage darstellen.

Theorie der Hormonwirkung.

Wenn man sich über die Art der hormonalen Beeinflussung der Organe Vorstellungen machen will, so kann dies m. E. nur unter Zugrundelegung cellulärer Gesichtspunkte geschehen. Jede Zelle ist Träger spezifischer ihr auf dem Blut- oder Lymphwege zugeführter Hormone und untersteht in ihrem Funktionsablauf hormonalen Impulsen. So ist z. B. die Herzzelle Träger einer gewissen Thyroxinmenge, an der Leberzelle ist eine bestimmte Insulinmenge wirksam usw. Der Kernpunkt des Problems liegt in der Frage nach der Art des Zusammenwirkens von Hormon und Zelle. Als Bindeglied zwischen ihnen muß — wie Untersuchungen von H. ZONDEK und seinen Mitarbeitern gezeigt haben — der Elektrolyt — bzw. das Ionenmilieu der Zelle angesehen werden. Die große Bedeutung der

Elektrolyte im besonderen ihrer Verteilung auf Zelle und Außenflüssigkeit ist bekannt. Daß sie auch Wirksamkeit und Wirkungsrichtung der Hormone in grundlegender Weise zu beeinflussen in der Lage sind, ist von H. Zondeck, Ucko, Bernhardt, Reiter gezeigt worden. Calcium ist — soweit der Modellversuch der Kaulquappe zeigt — in bestimmten Quantitäten geeignet, die Wirkungen des Schilddrüsenhormons zu hemmen, unter Umständen sogar umzukehren, Kalium hingegen sie anzuregen. In empfindlichster Weise scheinen die H˙ und OH′ imstande zu sein, die Wirkung speziell des Schilddrüsenhormons zu beeinflussen und abzustimmen. H. Zondek und Ucko konnten an der Hand des Kaulquappenversuches zeigen, daß im Bereiche der p_H zwischen 7 und 7,7 (also etwa der p_H des Blutes) die Schilddrüsenwirkung sehr schwach bzw. sogar aufgehoben ist, während bei einer p_H von etwa 6,4—7 eine ausgesprochene Verstärkung der Schild-

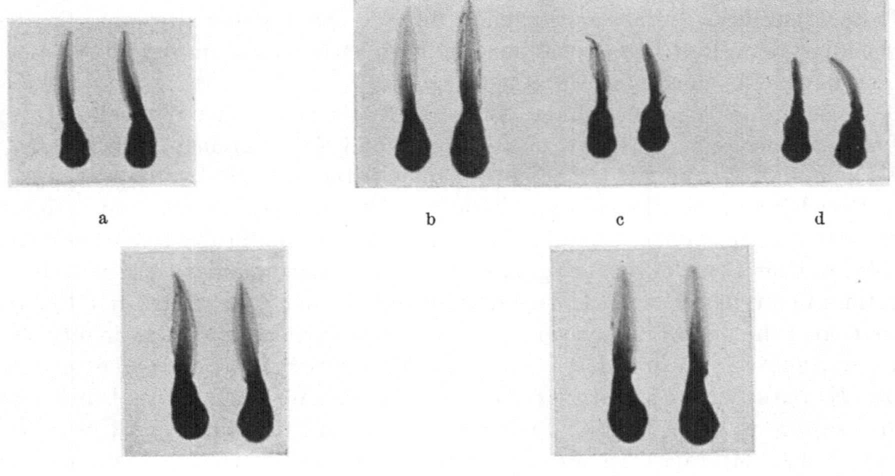

Abb. 1. Einfluß des Thyreodins auf die Kaulquappe (Beschleunigung der Metamorphose) bei verschiedener Wasserstoffionenkonzentration der Nährflüssigkeit.

a Im dest. Wasser am 5. Versuchstag Thyreodinwirkung angedeutet. b Bei p_H 6,88 am 5. Versuchstag Thyreodinwirkung stark. c Bei p_H 6,98 am 5. Versuchstag Thyreodinwirkung stark. d Bei p_H 7,08 am 5. Versuchstag Thyreodinwirkung nicht vorhanden. e Bei p_H 7,18 am 5. Versuchstag Thyreodinwirkung nicht vorhanden. f Bei p_H 7,52 am 5. Versuchstag Thyreodinwirkung nicht vorhanden.

drüsenwirkung erkennbar ist. Abb. 1. Bezüglich des Adrenalins sind ähnliche Abhängigkeiten von der jeweiligen p_H durch Mc Carrison mitgeteilt worden. H. Zondek und Ucko nehmen an, daß die Hormone nach Abgabe an das Blut hierselbst inaktiviert und erst an der Zelle des Erfolgsorgans den jeweiligen Bedürfnissen entsprechend abgestimmt werden.

Mit der Tatsache, daß die p_H des Blutes die Wirksamkeit insbesondere des Schilddrüsenhormons hemmt oder aufhebt, dürfte zu erklären sein, warum die Mehrzahl der Hormone im Blute[1]) kaum oder nur in geringem Ausmaße biologisch

---

[1]) I. Abelin und Romeis teilen mit, daß sie bei Ratten, die mit hochwirksamen Schilddrüsenstoffen gefüttert waren, weder im Blut, noch in den Organen, noch im Harn der Tiere diejenigen Schilddrüsenstoffe nachweisen konnten, welche normaler Weise die beschleunigte Metamorphose von Froschlarven hervorrufen, sogar Verfütterung des Schilddrüsenvenenblutes von Hunden an Kaulquappen läßt nach R. H. Kahn die typische Schilddrüsenwirkung vermissen.

wirksam und nachweislich sind. Wie es scheint, kreisen die Hormone im Blute in inaktiver Form und werden erst an ihrem Bestimmungsort, zu dem sie spezifisch elektive Affinitäten besitzen, aktiviert.

In engem Zusammenhang mit dieser Auffassung stehen offenbar die interessanten jüngst von E. C. KENDALL mitgeteilten Befunde, welche auf das Vorkommen der Thyroxins (s. Seite 39) in zwei Formen, nämlich einer reduzierten und einer oxydierten hindeuten. Die reduzierte Verbindung mit offenem Pyrrolring, die in alkalischer Lösung entsteht, ist inaktiv und höchstens im Hinblick auf die Kaulquappenmetamorphose wirksam. (Strukturformel s. S. 39.) Ihr steht die aktive Form gegenüber. Die Frage des Auftretens des Thyroxins in 2 Formen wird noch Gegenstand genauerer Nachprüfung sein müssen. Sollten sich die KENDALLschen Angaben als zutreffend erweisen, so wäre damit der H. ZONDEKschen Auffassung, wonach die Aktivierung der Hormone in dem gegenüber dem Blute sauren Milieu der Peripherie (etwa von der ph. 6,7—6,9) stattfindet, eine chemische Unterlage gegeben.

Zwischen den oben erwähnten Ionenarten — nämlich den Wasserstoff- und Hydroxylionen einerseits und den Kalium- und Calciumionen andererseits — bestehen an der Zelle gesetzmäßige Abhängigkeiten. Es wäre verfehlt, sich, was die Beziehungen von Hormon und Zelle betrifft, auf die eine oder andere Ionenart festlegen zu wollen. Der Modellversuch kann das Problem nur in seinen gröbsten Umrissen zu lösen geeignet sein. Es muß angenommen werden, daß eine bestimmte mit den verschiedenen Funktionsphasen der Zelle wechselnde Elektrolytstruktur die an der Zelle lagernden Inkrete zu aktivieren bzw. zu inaktivieren in der Lage sei. Vor allem muß m. E. hervorgehoben werden, daß die Hormonwirkung unter keinen Umständen als eine konstante angesehen werden darf, daß sie vielmehr variabel und von der Natur des Milieus, in dem sie vor sich geht, in weitestem Umfange abhängig ist.

Die Tatsache, daß die Wirksamkeit der Hormone je nach der Art der kolloidalen Zellstruktur variabel ist, veranlaßte H. ZONDEK und REITER in den Elektrolyten die letzten Ausläufer eines fein eingestellten, die Hormonwirkungen abstimmenden Regulationssystems zu erblicken. Es ist ohne weiteres einleuchtend, daß der Organismus über Mittel verfügen muß, um die Aktivität der Hormone an deren Bestimmungsort den jeweiligen Bedürfnissen entsprechend zu regulieren. Welche Zellkonstellation im speziellen Falle zum Zwecke der Verstärkung oder Abschwächung bestimmter inkretorischer Wirkungen zustande kommt, ist im einzelnen anzugeben heute nicht möglich. Jede Schematisierung, die etwa auf Grund von Modellversuchen unternommen würde, würde den Charakter der Einseitigkeit tragen. Es ist nach den Untersuchungen von H. ZONDEK, UCKO und REITER möglich, daß zum Zwecke der Verstärkung der Thyreoidinwirkung u. a. eine Mobilisation von Kalium, zwecks Abdämpfung derselben (bei etwaiger Überschwemmung der Zelle mit Schilddrüsensubstanzen) eine Mobilisation von Calcium an der Zellmembran stattfindet. Kalium- und Calciumverschiebungen gehen indes, wie die Untersuchungen von KRAUS und S. G. ZONDEK gelehrt haben, mit Aciditätsveränderungen einher. Kalium dürfte die Gewebsacidität nach der alkalischen, Calcium nach der sauren Seite verschieben. So ist es erklärlich, daß auch die H^+ und OH^+ — wie bereits hervorgehoben wurde — befähigt sind, das Schilddrüsenhormon im Sinne einer Verstärkung oder Dämpfung zu beeinflussen. Welche Ionenkonstellation im speziellen Falle gegeben ist, ist nach dem Stande unseres derzeitigen Wissens genau zu definieren nicht möglich. Die Ionenverteilung an der Zelle geschieht nach KRAUS und S. G. ZONDEK unter Vermittlung der vegetativen Nerven (Vaguserregung = erhöhter Kalium-, Sympathicus- = erhöhter Calciumkonzentration). Es würde somit die hormonale Regulation von den vegetativen Hirnzentren einmal zur endokrinen Drüse führen und ihren Sekretionsgrad je nach dem Bedarf in relativ grober Weise bestimmen. Zweitens aber müssen die vegetativen Leitungsbahnen und die ihrer Direktive unterstehenden Elektrolyte als die der präzisen Einstellung dienenden Schenkel des Regulationsapparates angesprochen werden.

Ich gebe in folgendem das hormonale Regulationssystem schematisch wieder.

Aus ihm ist ersichtlich die Verbindung der Hirnrinde (Z) mit den vegetativen Zentren im Bereiche des Zwischenhirns ($V\,N\,Z$). Von letzterem geht erstens die nervöse Verbindung nach der Hormondrüse (Beispiel: Thyreoidea = Th) aus, zweitens das vegetative Nervensystem (Vagus und Sympathicus) nach der Peripherie. Als Beispiel für die letztere ist die Herzzelle (H) mit dem an ihr vor sich gehenden Spiel der Elektrolyte (K und Ca u. a.) vermerkt. Von der Hormondrüse nach der Peripherie der dauernd laufende Zustrom hormonaler Substanz.

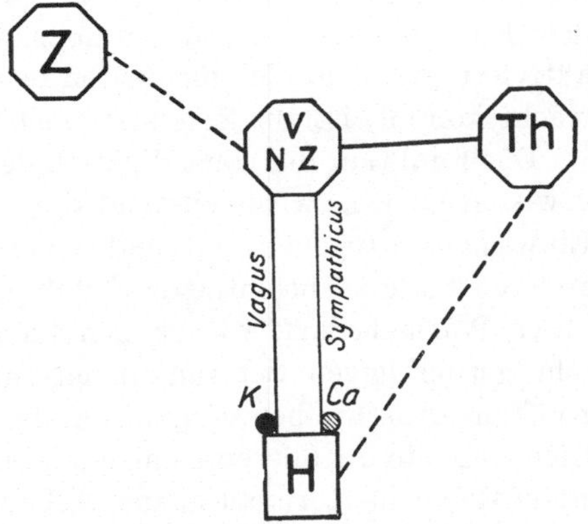

Abb. 2. Schema des hormonalen Regulationssystems. (Nach H. ZONDEK.)
Z = Zentralnervensystem. VNZ = vegetatives Nervenzentrum. Th = Thyreoida. H = Herzzelle. K = Kaliumion. Ca = Calziumion.

Wir verstehen auf Grund des obigen Schemas, warum bei vielen Gesunden trotz Zufuhr großer Thyreoidinmengen keinerlei Zeichen von Hyperthyreoidismus auftreten und warum andererseits bei manchen Basedowkranken auch trotz mehrmaliger operativer Verkleinerung der Schilddrüse die Zeichen des Morbus Basedowii immer wiederkehren. Die ersteren sind im Besitze eines exakt funktionierenden, zuverlässigen Regulationssystems, während die Basedowkranken — und davon hängt nicht zuletzt die Schwere ihres Leidens ab — nur über ein wenig funktiontüchtiges, konstitutionell minderwertiges verfügen. Nur Leute dieser Art sind überhaupt befähigt, an einem Morbus Basedowii zu erkranken.

Die Funktion der lebendigen Zelle ist eine reversible. Ihr Ablauf vollzieht sich zunächst in der Richtung von a nach b, dann aber von b nach a (Kontraktion und Dilatation des Herzens, Gewebsquellung und Entquellung usw.). Auch der Chemismus vieler Zellen ist reversibel. Wir wissen dies durch die Untersuchungen von MEYERHOF am Muskel. Wahrscheinlich trifft dies auch für die Leberzelle und viele andere Zellen zu. Die Untersuchungen von H. ZONDEK, UCKO, BERNHARDT und REITER haben gezeigt, daß auch der Wirkungsmechanismus der Hormone ein reversibler ist. Bei geeigneter Elektrolytbindung wirkt das Thyreoidin nicht wachstumshemmend, sondern wachstumsteigernd auf die Kaulquappe, die Thymussubstanz nicht wachstumssteigernd, sondern wachstumshemmend. Bei Kombination mit Calcium in bestimmtem Verhältnis wirkt Insulin, sofern man es in kleinsten, den physiologischen Verhältnissen entsprechenden Mengen verabfolgt, im Kaninchenversuch nicht blutzuckererniedrigend, sondern blutzuckersteigernd. Auch das Adrenalin wirkt nicht allein blutdruck- und blutzuckersteigernd, sondern auch hemmend. Nach KYLIN ist die Kombination des Hormons mit Ca befähigt, die steigernde, die mit K die hemmende Komponente der Adrenalinwirkung zu begünstigen.

Die Reversibilität der Zellfunktion sowie die der Hormonwirkung gehören offenbar zusammen. Wenn die Leberzelle unter dem Einfluß vielleicht des Adrenalins, das Glykogen bis zur Milchsäure abgebaut hat, so ist sie eben in diesem Augenblick sauer geworden. Damit ist zugleich das betreffende Hormon in seiner Wirkung ausgeschaltet, denn Aciditätsveränderungen gehen, wie bereits erörtert wurde, mit Elektrolytveränderungen Hand in Hand. Das Hormon hat sich gewissermaßen selbst ausgeschaltet, und nun beginnt die rückläufige Funktionsrichtung der Zelle entweder unter dem Einfluß des gleichen Hormons, das nun im sauren Milieu anders gerichtete Impulse als im neutralen ausübt, oder unter dem Einfluß eines anderen Hormons, das durch die Schaffung des sauren Milieus aktiviert ist. Beide Möglichkeiten liegen vor. Welche für den Einzelfall in Betracht kommt, ist zur Zeit nicht sicher zu entscheiden.

Die Funktion der lebendigen Zelle stellt ein dauerndes Oscillieren um einen gewissen Gleichgewichtszustand dar. Daß z. B. unser Blutdruck trotz stetigen Einwirkens exogener und endogener Einflüsse, die ihn nach der einen oder anderen Seite zu beeinflussen befähigt sind, ein dauernd konstanter bleibt, daß unser Wärmebedarf, wie er sich im Erhaltungsumsatz zu erkennen gibt, nur sehr geringfügigen Schwankungen unterworfen ist, dürfte dem Einfluß von Kräften zuzuschreiben sein, die auf die Zelle jederzeit nach der einen oder anderen Richtung hin regulierend einzugreifen vermögen. Als diese Kräfte dürften in erster Reihe die Hormone anzusprechen sein. Sie, die stärksten Treiber und Dämpfer der Zelle, sind wie H. ZONDEK und UCKO ausgeführt haben, vermöge der Reversibilität ihrer Wirkungen besonders geeignet, die Zelle je nach der gegebenen Notwendigkeit nach der einen oder anderen Richtung zu lenken. Die Reversibilität ihrer Wirkungsrichtung verläuft nun bei den Inkreten derart, daß die beiden einander entgegengesetzten Phasen stets nacheinander in quantitativ abgestuftem Verhältnis ablaufen (H. ZONDEK und H. UCKO). So tritt regelmäßig nach Adrenalinzufuhr im Gefolge der charakteristischen Blutdrucksteigerung eine Blutdrucksenkung auf, der Hyperglykämie folgt eine kurzdauernde Hypoglykämie. Der durch Insulin hervorgerufenen Blutzuckersenkung folgt, falls man sorgfältig untersucht, eine geringe Blutzuckersteigerung usw. (Zweiphasenwirkung der Hormone nach H. ZONDEK und H. UCKO). Die zwei Phasen treten nur bei Applikation kleinster Hormonquanten, wie sie allein unter physiologischen Verhältnissen wirksam werden, deutlich in Erscheinung. Beim Adrenalin ist dies z. B. bei Applikation von $^1/_{1000}$ bis $^5/_{1000}$ mg (intravenös!) der Fall, d. h. einer Dosis, die nach homöopatischer Nomenklatur der Menge von ca. D^6 entspricht. Große Dosen wirken auf die Zellen im Sinne schwerer Giftwirkung und berauben den hormonalen Regulationsmechanismus seiner Aktionsfähigkeit. Kleinste Quantitäten, d. h. Adrenalinmengen von weniger als $^1/_{1000}$ mg lassen für gewöhnlich bei manchen Tieren (z. B. der Katze) nur oder fast nur die 2. Wirkungsphase, d. h. Blutdrucksenkung in Erscheinung treten. Wir sehen somit, daß das Hervortreten der 1. oder 2. Phase der Adrenalinwirkung — und was für das Adrenalin gilt, gilt vermutlich auch für andere Hormone — zunächst eine Dosierungsfrage ist. H. Zondek und H. Ucko haben nun zuerst gezeigt, daß auch durch Kombination von Hormon und Elektrolyt in bestimmten Mischungsverhältnis, die erste normalerweise vorherrschende Phase gedämpft und fast aufgehoben, die zweite hingegen so verstärkt wird, daß sie als dominierender Effekt des betreffenden Hormons in Erscheinung tritt. Ähnliche Beobachtungen sind auch von Kylin gemacht worden. Da nun die Elektrolyte, wie bereits ausgeführt, während des Ablaufs der Zelltätigkeit stetig ihre Lagerung und Konzentration an der Zelloberfläche verändern, ist die Möglichkeit zur Variabilität der Hormonwirkung im Sinne der Zweiphasenwirkung jederzeit gegeben, ein Mechanismus, mit dessen Hilfe der Zelle die Möglichkeit der Selbstregulation in vollkommster Weise gewährleistet ist.

Weitere Einzelheiten über die Art des Zusammenwirkens von Hormon und Zelle sind bislang kaum bekannt. Es ist u. a. nicht entschieden, ob das Zusammenwirken von Zelle und Hormon sich an der Oberfläche des Zellkörpers abspielt oder ob das Inkret in die Zelle eindringt. Die Hormonforschung der Folgezeit wird nicht zuletzt hier einzusetzen haben und die Inkretwirkung vom Gesichtspunkt etwaiger Zellpermeabilität beleuchten müssen. Hierbei dürfte den Beziehungen von Hormon und Lipoiden eine besondere Bedeutung zukommen. Wir wissen durch die klassischen Untersuchungen von Overton, daß die Durchlässigkeit der Zellmembran für gelöste Stoffe deren Lipoidlöslichkeit parallel geht. (Der Grad der Lipoidlöslichkeit bestimmt die Geschwindigkeit des Durchtritts durch die Plasmahaut). Andererseits weist mancherlei darauf hin, daß die Hormone Beziehungen zu den Lipoiden besitzen, was schon aus dem relativen Lipoidreichtum der meisten endokrinen Drüsen mit einiger Wahrscheinlichkeit hervorgeht. Besonders lipoidreich sind Ovarien und Nebennieren (vgl. S. 45 und 308). Nach Fraenkel und seinen Mitarbeitern enthält jedes Organ besondere, meist für dasselbe charakteristische Lipoide. Bei verschiedenen Tierklassen sollen allerdings die Lipoide der entsprechenden Organe sich wiederum verschieden verhalten. Für das Vorhandensein von Beziehungen der Hormone zu den Lipoiden sprechen auch einige experimentelle und klinische Befunde. Ich verweise auf die Sensibilisierung des Adrenalins durch Cholesterin (Dresel, Westphal). Ferner sei an die Tatsache erinnert, daß bei den Zuständen sog. essentieller Hypertonie häufig eine Cholesterinanhäufung des Blutes feststellbar ist, ein Befund, den man mangels anatomischer Veränderungen an der Niere oder den Gefäßen — ob mit Recht oder Unrecht lasse ich dahingestellt — als Ursache einer Intensitätssteigerung des Adrenalins angesprochen hat.

Die Variabilität und Reversibilität der Hormonwirkung ist naturgemäß auch vom Gesichtspunkt der klinischen Pathologie aus als eine Tatsache von fundamentaler Bedeutung anzusehen. Ich möchte schon hier auf die Ausblicke verweisen, die sich uns bei der Berücksichtigung der Mannigfaltigkeit physiko-chemischer Zell- und Gewebsabnormitäten eröffnen. Wir verlegen heute mit Recht den Schwerpunkt in der Pathogenese zahlreicher Krankheitserscheinungen sowohl in der Endokrinologie als auch in der Stoffwechselpathologie, der Immunitätslehre usw. in die Gewebe. Sie sind es letzten Endes auch, die mit der Variabilität ihrer reaktiven Äußerungen zu einem guten Teil das Geheimnis der Konstitution verbergen. Unter den für die eigene Gestaltung der Persönlichkeit maßgeblichen Faktoren ist neben der mit der Keimanlage bestimmten chromosomalen Struktur des Soma das individuell eigentümliche Zusammenspiel von Gewebe und Inkret zweifellos einer der wichtigsten. Es ist über die Definition des Konstitutionbegriffes viel gesprochen und geschrieben worden. Daß — um ein Beispiel, das uns hier nahe liegt, zu nennen — der eine Mensch Thyreoidin in großen Mengen verträgt, ohne irgendwelche unten näher zu erörternde Symptome von Thyreotoxikose zu bekommen, während der andere schon auf kleinste Quantitäten der Substanz mit Herzklopfen, Schweißen usw. reagiert, wurde schon immer auf konstitutionelle Eigentümlichkeiten zurückgeführt. Daß wir nunmehr nach dem oben Gesagten bestimmte und einigermaßen definierbare physiko-chemische Umstellungen der Peripherie verantwortlich machen können, die in dem einen Fall bei Überschüttung der Gewebe mit Thyreoidin hierselbst zu dessen Abdämpfung führen (etwa mittels Calciumanreicherung, Gewebssäuerung oder dergleichen), was im zweiten Falle eben nicht möglich ist, scheint mir eine immerhin beachtenswerte Erweiterung unseres klinischen und pathophysiologischen Gesichtskreises zu sein. Es wäre verkehrt, wenn wir den Kreis der Faktoren, die die Gewebe und ihren Reaktionstypus gegenüber den Inkreten zu verändern imstande sind, allzu eng ziehen wollten. Zwar muß angenommen werden, daß die Elektrolyte wie schon hervorgehoben wurde, wohl die letzten den normalen Kolloidzustand der Gewebe garantierenden Bausteine sind. Wie es scheint, sind aber die verschiedenartigsten Einflüsse in der Lage, die physiologische Kolloidstruktur der Zelle und Gewebe zu verändern. H. ZONDEK und BEHRENDT konnten nachweisen, daß die Adrenalinblutdruckreaktion des Menschen (bei intravenöser Verabfolgung von 0,005 mg), die unter physiologischen Verhältnissen beim einzelnen Individuum einen sehr regelmäßigen und typischen Verlauf hat, veränderlich ist, sofern man den betreffenden Menschen etwa mit unspezifischem Eiweiß oder kleinen Jodmengen vorbehandelt. Handelt es sich um Individuen mit vagotonischem Reaktionstypus (s. S. 58 u. ff.), so tritt nach der Vorbehandlung ein sympathicotonischer Typus hervor oder umgekehrt. Auch auf der Höhe etwaiger Wasser- oder Kochsalzzurückhaltung ändert sich der Reaktionstypus. Wir sehen, daß die verschiedenartigsten Momente die Gewebsstruktur und damit ihre Reaktionsweise gegenüber hormonalen Substanzen ändern können. Zweifellos ist die Zahl der hier in Betracht kommenden Faktoren mit den angegebenen nicht erschöpft. Nicht zu bezweifeln ist, daß in diesem Sinne auch die Gewebsstruktur bestimmende erbliche Faktoren, also eine genotypisch festgelegte Reaktionsweise (J. BAUER) eine für das klinische Symptomenbild außerordentliche Bedeutung besitzt. Es gehört zu den Merkwürdigkeiten der Biologie, daß jede neue Erkenntnis die Pforte ist, die in das geheimnisreiche Labyrinth neuer Rätsel und Probleme leitet. Es darf wohl gesagt werden, daß wir mit dem Nachweis der Variabilität der Inkretwirkungen, die sich an der Peripherie des Körpers abspielen, auch der Konstitutionsfrage einen Schritt näher gekommen sind. Indem wir dies aussprechen, sind wir uns aber auch darüber im klaren, daß die angeführten Tatsachen soweit sie im Prinzip den für die Gestaltung sowohl genotypischer wie phänotypischer Prägungen hochbedeutsamen Vorgang peripherer Inkret- und Giftvariationen betreffen, das Konstitutionsproblem nur von einer Seite aus beleuchten. Der ganze Kreis der in dem oben beschriebenen hormonalen Regulationssystem zusammengefaßten Faktoren mit der individuell abgestimmten Art und Weise seines funktionellen Ineinandergreifens ist für die spezifische Reaktionsweise der einzelnen Menschen ausschlaggebend. Soweit ein Teilsystem dieses großen Mechanismus, nämlich der endokrine Apparat in Frage kommt, ist neben der Art des Zusammenspiels von Hormon und Zelle noch der Gesichtspunkt eines normalen und nicht normalen Verhältnisses der endokrinen Drüsen untereinander für konstitutionelle Fragen bedeutungsvoll. Hier spielt der Sekretionsgrad der einzelnen Inkretorgane sowie deren Drüsenmasse eine Rolle. Quantitative Abweichungen der inneren Struktur des endokrinen Apparates stören die funktionelle Gleichgewichtslage, in der sich die Hormondrüsen normalerweise untereinander befinden. Es kommt zu einem Mangel der Zelle an dem einen, zur Überschüttung derselben mit einem anderen Hormon und damit zur Entstehung abnormer Reaktionstypen. Das dem Individuum eigentümliche quantitative Verhältnis der einzelnen Inkretorgane untereinander ist das, was R. Stern als „polyglanduläre Formel", J. Bauer als „individuelle Blutdrüsenformel" bezeichnen.

Mancherlei spricht dafür, daß Anomalien der Beschaffenheit endokriner Organe direkt vererbbar sind, indem beim Kinde die gleichen Inkretorgane wie bei der Mutter oder die mit jenen in Beziehung stehenden (s. Faltas Dreieck S. 23) Abweichungen von der Norm erkennen lassen. Es sei hier auf experimentelle Untersuchungen von A. Seitz hingewiesen, der zeigte, daß bei den Jungen der Tiere (Kaninchen), welchen die Schilddrüse exstirpiert war, sehr häufig eine Vergrößerung der Hypophyse auftrat (sowohl hinsichtlich ihres relativen Gewichts als auch der histologischen Beschaffenheit ihrer Zellelemente). Bei den Jungen der Tiere, bei denen ein Eingriff an der Nebenniere vorgenommen war, war eine Vergrößerung des Thymus sowie der Follikel der Milz nachweisbar. Danach müßte man, falls sich die Richtigkeit der Experimente bestätigt, annehmen, daß im Organismus der Foeten und der Kinder, bei welchen ein Mangel an gewissen von der Mutter in nicht genügendem Maße gelieferten Inkreten besteht, andere zum Zwecke der Kompensation in vermehrter Weise produziert werden, was zur Hyperplasie der betreffenden Drüsen führt. Ähnliche Vorgänge spielen sich ja auch im Organismus derjenigen erwachsenen Individuen ab, die der einen oder anderen Hormondrüse beraubt sind oder werden, wobei die Hyperplasie der Inkretdrüsen m. E. nicht zuletzt als Reaktion auf gewisse Veränderungen der Zellen der Erfolgsorgane anzusehen ist (vgl. S. 151, 307, 320). Aus den Seitzschen Untersuchungen die Folgerung eines Überganges von endokrinen Reizstoffen von der Mutter auf das Kind herzuleiten, halte ich für verfrüht, wenngleich Vorstellungen dieser Art a priori vieles für sich haben. Es mangelt hier jedoch an strikten Beweisen. Die Bedeutung der Experimente von Sellheim, Lüttge und von Mertz, die bei dem Versuche der intrauterinen Geschlechtsbestimmung foetale Inkrete im Blute der Mutter glauben nachgewiesen zu haben, ist z. Zt. noch umstritten.

Es ist eine jedem Kliniker bekannte Tatsache, daß die Krankheiten, die wir mit Veränderungen der Inkretorgane in Zusammenhang zu bringen gewöhnt sind, in gewissen Familien besonders gehäuft auftreten oder doch eine gewisse familiäre Auslese erkennen lassen. Es kommt verhältnismäßig selten vor, daß man auf

Befragen von Kropf- und Basedowkranken, extrem Fettsüchtigen oder an anderen innersekretorischen Anomalien Leidenden nicht über gleichartige oder ähnliche Zustände in der direkten Ascendenz oder blutsverwandten Seitenlinien hört. Das Geheimnis der dispositionellen Momente drängt auch vom Standpunkt der klinischen Endokrinologie aus zum Studium der Vererbungslehre. Die Forschung scheint hier ein Terrain großer Zukunftsmöglichkeiten beschritten zu haben. Ob sich neben gewissen für die allgemeine Pathologie bedeutungsvollen Vererbungsregeln spezielle für das Teilgebiet der inkretorischen Erkrankungen wichtige werden finden lassen oder überhaupt vorhanden sind, wird die Zukunft lehren müssen. Ich wage hier gewisse Zweifel auszusprechen. Mir scheint, daß es vor der Hand für den Kliniker genügt und Arbeit genug erfordert, das vorhandene klinische Tatsachenmaterial nach dem Gesichtspunkte der Vererbbarkeit bzw. Disposition zu bestimmten endokrinen Leiden zu sammeln und kritisch zu sichten.

4. Allgemeines über die Funktion des Blutdrüsensystems.

Wenn wir das endokrine Drüsensystem als Ganzes und seine Funktion von allgemeinen Gesichtspunkten aus betrachten, so verdient die Rolle hervorgehoben zu werden, die ihm von vielen Autoren in ontogenetischer, aber auch in phylogenetischer Hinsicht zugeschrieben wird. Man sollte in dieser Beziehung gewiß nicht zu weit gehen, und ob, wie BOLK meint, die spezifischen Kennzeichen, die den Menschen gegenüber den anderen Primaten auszeichnen (relativ geringe Haarentwicklung, Größe des Gehirns, Orthogonathie, Form der äußeren Genitalien usw.) auf endokrine Einflüsse zurückzuführen sind, scheint mir zunächst eine nicht hinreichend gestützte These zu sein. Andererseits muß eine Reihe feststehender Tatsachen hervorgehoben werden, die auf äußerst merkwürdige Einflüsse des innersekretorischen Apparates hindeuten. Erst kürzlich hat HART seine Auffassung vom Wesen des endokrinen Drüsensystems formuliert. Obgleich seine Vorstellungen vielfach rein hypothetischer Natur sind, und ich die Absicht habe, das Tatsächliche der Lehre von der inneren Sekretion aus dem nachgerade undurchdringlichen Netzwerk hypothetischer und spekulativer Vorstellungen zu lösen, muß ich doch den HARTschen Auseinandersetzungen einige Worte widmen, weil sie mir fruchtbringend für die weiteren experimentellen Forschungen zu sein scheinen. Ich zitiere HART wörtlich: „So läßt sich also sagen, daß die Transformation äußerer Kräfte in innere durch das endokrine System einer von diesem ausgehenden und beherrschten Regulation des Organismus dient, durch die eine Anpassung des Individuums in die Lebensbedingungen seiner Umwelt gewährleistet wird."

Klima, Milieu und Ernährung sind die äußeren Kräfte, die auf das wachsende Individuum einwirken, im endokrinen Drüsensystem gewissermaßen umgebildet und in neuer — sagen wir: angepaßter — Gestalt dem Organismus vermittelt werden. Ich habe von der funktionell und biologisch so eng zusammengehörigen endokrinen Drüsenkette die Vorstellung, daß sie für den Körper gleichsam ein Vorposten ist, auf den sich von außen zustrebende Einwirkungen zunächst entladen, um sich so in indirekter adäquater Weise dem Körperganzen mitzuteilen. HART spricht von der Transformation der Kräfte, die im hormonalen System vor sich geht. Interessante Unterlagen für Vorstellungen dieser Art finden sich in der HARTschen Mitteilung, in dessen Institut L. ADLER durch konstant gehaltene Temperatureinflüsse gesetzmäßige Veränderungen an den endokrinen Organen, namentlich an der Schilddrüse, hervorrufen konnte. Es zeigte sich, daß die Thyreoidea bei Winterschläfern (Igel und Fledermaus) im Herbst mit zunehmender Kälte degeneriert, um sich im Frühjahr mit zunehmender Wärme wieder zu erholen. Entsprechend den anders gearteten Lebensbedingungen liegen die Dinge beim Warmblüter umgekehrt. HART selbst hat hier für die graue Hausmaus nachgewiesen, daß die Schilddrüse unter abnormer Wärmeentwicklung Zeichen allgemeiner Degeneration zeigt, indem die Follikelepithelien wabig und das Kolloid dünner und spärlicher werde, so daß das ganze Organ dadurch an Volumen verliert. Unter Kälteeinwirkung tritt die entgegengesetzte Entwicklung ein. Die Bedeutung dieser Vorgänge leuchtet ohne weiteres ein. Die Schilddrüse spielt eine ausschlaggebende Rolle bei der Regulation des Stoffwechsels und der Wärmeproduktion[1]). Die Temperatureinflüsse verändern hier zunächst den Vermittler Schilddrüse, was sich bei groben Einwirkungen sogar schon morphologisch äußert, und erst indirekt werden den Allgemeinbedürfnissen des Körpers entsprechende Wirkungen ausgelöst. Im Zusammenhang mit den angeführten Tatsachen verdient die Mitteilung von W. H. VEIL und STURM Beachtung, nach welcher auch der Jodgehalt des Blutes des normalen Menschen jahreszeitlichen Schwankungen unterliegt, und zwar fanden die Autoren (nach der Methode von v. FELLENBERG) im Spätsommer und Herbst den Jodspiegel bei durchschnittlich 12,8 g-$^0/_0$, im Winter bei nur 8,3 g-$^0/_0$.

Von experimentellen Befunden, die den Einfluß von Hormonen auf die Temperaturregulation beleuchten, möchte ich ferner erwähnen, daß nach ADLER winterschlafende Igel durch Injektion von Schilddrüsenextrakt beträchtlich erwärmt werden können (von 6^0 auf 34^0) und schließlich erwachen. B. ZONDEK hat allerdings nachweisen können, daß das Erwachen des winterschlafenden Igels durch Injektion einer jeden auf eine bestimmte Temperatur gebrachten Flüssigkeit hervorgerufen werden kann, und daß somit der ADLERsche Versuch nicht als Beweis für die Spezifität der Schilddrüsenstoffe, angesehen werden kann. Natürlich bleibt die ADLERsche Schlußfolgerung hinsichtlich der elementaren Bedeutung der Thyreoidea für die Regulation des Wärmehaushaltes trotz der Anfechtbarkeit seines Experimentes zu Recht bestehen. Nach ISENSCHMID soll die auf Grund von Dorsalmarkdurchschneidung gestörte Wärmeregulation durch Schilddrüsenentfernung noch weiter beeinträchtigt werden können. (Vgl. Die Bedeutung der Hypophyse und Nebennieren für die Wärmeregulation S. 43 und 35.)

Die Bedeutung der Schilddrüse für den Grad der im Körper spielenden Verbrennungsprozesse konnten ASHER und nach ihm STREULI und DURAN an der Hand eines sinnfälligen Tierexperimentes erweisen. Schilddrüsenlose Ratten erwiesen sich als abnorm unempfindlich, durch Fütterung von Schilddrüsensubstanzen hyperthyreotisch gemachte Ratten dagegen als abnorm empfindlich gegen O_2-Mangel. Neben der Beeinflussung der allgemeinen Oxydationsprozesse liegt der Schilddrüse offenbar auch die Aufgabe ob, eine Reihe von Stoffwechsel-

---

[1]) Schilddrüsenlose Kaninchen verlieren die Fähigkeit, ihre Temperatur konstant zu erhalten und passen sich in dieser Beziehung stets der Außentemperatur an. Auch nach Verlust der Epithelkörperchen verlieren die Tiere das Wärmeregulierungsvermögen.

Teilfunktionen zu besorgen. So haben STUBER, RUSSMANN und PROEBSTING neuerdings eine Methylierungsfunktion der Schilddrüse entdeckt, indem sie nachwiesen, daß die Methylierung der Guanidinessigsäure, ihre Umwandlung in Kreatinin an die Gegenwart und Tätigkeit der Thyreoidea gebunden sei. Wahrscheinlich ist damit die Rolle der Schilddrüse hinsichtlich ihrer Bedeutung für den Ablauf der Stoffwechselvorgänge noch nicht erschöpft.

Unter den Blutdrüsen werden übrigens neben der Schilddrüse auch die Keimdrüsen sowie die Hypophysis cerebri als für die Regulation des allgemeinen Stoffwechsels wichtige Organe angesehen. Daß die Kastration im Tierversuch zur Herabsetzung der allgemeinen Verbrennungsprozesse führt, ist durch eine große Zahl von Autoren festgestellt worden (s. S. 207). Es fragt sich nur, inwieweit etwa die durch die Entfernung der Keimdrüsen bedingte Veränderungen der Schilddrüse bezw. der Hypophyse (S. 207) die eigentliche Ursache der Stoffwechselanomalie darstellen. Nach Verlust der Hypophysis cerebri ließ sich im Tierversuch ein Absinken des Stoffwechsels nachweisen (BENEDICT und HORMANS sowie ASCHNER und PORGES). Daß sich beim Menschen analoge Befunde erheben lassen, geht aus Untersuchungen von A. LOEWY und mir an Hand der in den Kapiteln Cachexia hypophysipriva und plurigl. Insuffizienz wiedergegebenen Fälle hervor. Unter den Komponenten des Stoffumsatzes ist es der Eiweiß- und respiratorische Stoffwechsel, von denen wir mit Sicherheit wissen, daß sie unter dem Einfluß der genannten Blutdrüsen stehen. Nach meinem Dafürhalten erstreckt sich aber die Einflußsphäre mancher endokriner Drüsen auch auf den Salzhaushalt und den Wasserwechsel. EPPINGER hat zuerst auf die diuretische Wirkung des Thyreoidins aufmerksam gemacht und dessen Angriffspunkte mit Recht in das Gewebe verlegt (vgl. Kapitel Fettsucht). Mir scheint, daß ähnliche Wirkungen auch von der Hypophyse (die eine besondere Bedeutung für den Salzstoffwechsel besitzt) und nicht zuletzt von den Ovarien ausgehen. Ich erinnere daran, daß bei fast allen in den letzten Monaten der Gravidät befindlichen Frauen ein gesteigertes Wasserbindungsvermögen der Gewebe vorhanden ist, meist durch das Auftreten von Ödemen, häufig nur durch die ungenügende Wasserausscheidung während des VOLHARDschen Wasserversuches erkennbar.

Der regulatorische Einfluß des Blutdrüsensystems dürfte sich auch auf die qualitative sowie quantitative Zusammensetzung der morphologischen Bestandteile des Blutes erstrecken. H. ZONDEK fand, daß die perorale Darreichung kleiner Mengen Thyreoidin (0,1—0,2 g) die Zahl der Erythrocyten im strömenden Blut um $^1/_2$—2 Millionen vorübergehend zu steigern in der Lage ist (vgl. S. 75). Offenbar wird durch die Zufuhr des Hormons der ineinanderspielende und die Blutzusammensetzung regulierende Apparat Knochenmark, Milz, Leber usw. beeinflußt. Einzelne Individuen beantworten den durch die Hormonzufuhr gesetzten Knochenmarksreiz mit einer Erythrocytenverminderung des Blutes. Nach welcher Richtung die Erythrocytenkurve ausschlägt, scheint sowohl von der Dosierung als auch von der jeweiligen Empfindlichkeit des Knochenmarks abzuhängen. H. ZONDEK und KOEHLER fanden insbesondere bei Kranken mit Polycythämie $^1/_4$—$^1/_2$ Stunde nach der Darreichung der oben bezeichneten Thyreoidinmenge einen mehr oder weniger ausgesprochenen bis zu einer Stunde anhaltenden Erythrocytensturz.

Auch das weiße Blutbild scheint sich auf hormonale Reize hin zu verändern. H. Zondek und Koehler sahen bei Leukämiekranken nach Darreichung kleiner Thyreoidinmengen die Zahl der Leukocyten im Blute vorübergehend um ein Erhebliches zurückgehen.

Auch tierexperimentelle Erfahrungen scheinen dafür zu sprechen, daß die Konstanz der morphologischen Blutzusammensetzung nicht zuletzt auch unter innersekretorischen Einflüssen steht. Bertelli, Schweeger und Falta fanden, daß auch die Darreichung von Adrenalin von einer vorübergehenden Erythrocytenausschwemmung in das Blut gefolgt ist. Nach den gleichen Autoren tritt bei Hunden auch nach Injektion von Hypophysenhinterlappenextrakten (Pituitrinum infundibulare) eine enorme und langandauernde Steigerung und nachfolgende Verminderung der Erythrocytenzahl ein, die von einer Steigerung des Hämoglobingehaltes begleitet ist. Auch das weiße Blutbild soll Änderungen erfahren. Einer anfänglichen Leukocytenverminderung folgt eine Hyperleukocytose. Zunächst sind die Mononucleären vermehrt, die Neutrophilen und Eosinophilen vermindert.

Auch die Blutplättchen scheinen hinsichtlich ihrer Anhäufung im Blut von hormonalen Einflüssen abhängig zu sein. Offenbar spielt hier das Ovarium eine Rolle (s. S. 349).

Für die qualitative Zusammensetzung des Blutbildes scheint die hormonale Regulation ebenfalls von Bedeutung zu sein. H. Zondek und Koehler sahen insbesondere bei Basedowkranken nach Zufuhr kleiner Thyreoidinmengen eine deutliche Änderung des weißen Blutbildes auftreten im Sinne einer Zunahme der segmentkernigen Neutrophilen bei entsprechender Abnahme der Lymphocyten. Allgemein bekannt ist ja die häufig anzutreffende relative Vermehrung der Lymphocyten im Blute der Basedowiker. Es ließe sich hier noch eine große Anzahl von Beispielen, die für die Abhängigkeit der Blutzusammensetzung vom Blutdrüsensystem sprechen, erwähnen, doch möchte ich, um Wiederholungen zu vermeiden, auf die einzelnen Kapitel des speziellen Teils verweisen. Nur so viel soll hier hervorgehoben werden, daß die Rolle, welche der hormonale Faktor hinsichtlich der Regulation innerhalb der einzelnen Glieder des hämatopoetischen Apparates spielt, nicht unterschätzt werden darf. Er stellt, wie es scheint, einen der regulierenden Faktoren dar, neben dem die Bedeutung des Nervensystems hervorzuheben ist.

Es ist von manchen Autoren darauf hingewiesen worden, daß Beziehungen zwischen Jahreszeit und Empfindlichkeit des vegetativen Nervensystems, das ja wie bekannt unter hormonalen Einflüssen steht, beständen. Hierher gehören m. E. die Schwankungen, die manche Basedowkranken und Personen mit leichteren Graden von Thyreotoxikose bezüglich der Intensität der klinischen Erscheinungen zu verschiedenen Jahreszeiten erkennen lassen (s. Kapitel Basedow, S. 94 u. 95). Ähnlich liegen die Verhältnisse bei anderen innersekretorisch bedingten Krankheiten. So häufen sich z. B. die Fälle von Hyperacidität des Magens, der ja offenbar Schwankungen im Gleichgewicht zwischen Vagus und Sympathicus zugrunde liegen, im Frühjahr und Herbst. Das gleiche gilt nach Rusznyak auch für die Neurosen. Nach einer Statistik Moros kommen die meisten Fälle von Tetanie im Frühjahr zur Beobachtung, in der Jahreszeit, in der auch die Erregbarkeit des vegetativen Nervensystems besonders groß ist. Das gleiche soll auch für die Mortalitätskurve der an Ekzemtod zugrunde gehenden Kinder gelten. Auf Grund dieser Erfahrungstatsachen hat MORO den lapidaren Satz ausgesprochen: „Der Frühling ist die Zeit der inneren Sekretion." Mit gewissen sich aus der Unsicherheit der statistischen Ergebnisse herleitenden Einschränkungen entspricht die MOROsche These wohl den durch die Tatsachen gegebenen Verhältnissen. Worauf die Jahresschwankungen in der Häufigkeitsskala gewisser endokriner Krankheiten und die mit diesen einhergehenden Schwankungen in der Empfindlichkeit des vegetativen Nervensystems zurückzuführen sind, wissen wir nicht. Vielleicht spielen die Aciditätsverhältnisse des Blutes hierbei eine Rolle (STRAUB, MEIER und SCHLAGINTWEIT). Es ist wahrscheinlich, daß endokrine Erkrankungen auch von klimatischen, speziell tellurischen Verhältnissen abhängig sein können. Ich habe hier das Krankheitsbild des endemischen Kretinismus im Auge, worüber unten Genaueres zu sagen sein wird.

Neben den Temperatureinflüssen ist es die Ernährungsweise, deren Einfluß auf das endokrine Drüsensystem im oben dargelegten Sinne nicht ohne Belang ist. Ausschließliche Ernährung von Mäusen mit Mehl führt zur Degeneration der Schilddrüse (WATSON). Von der Schilddrüse haben EDWARD und MAY MELLANBY auf experimentellem Wege nachgewiesen, daß Zufuhr von Fett, insbesondere von Butter (nicht von Lebertran), eine beträchtliche Hyperplasie derselben zur Folge habe. Daraus scheint, falls sich die Befunde bestätigen sollten, der Schluß der Autoren gerechtfertigt, daß die Größe der Schilddrüse dem Caloriengehalt der Nahrung parallel geht. In dieser von der Größe der Energiezufuhr abhängigen Veränderlichkeit der Schilddrüsenvolumens müssen wir eine zweckmäßige Anpassungserscheinung erblicken, insofern als die Vergrößerung der Schilddrüse mit der im speziellen Falle notwendigen Steigerung der Verbrennungsprozesse einhergeht. Auch beim Menschen, namentlich bei solchen, die in bezug auf das vegetative Nervensystem abnorm empfindlich sind, scheinen die Verbrennungsprozesse und der Stoffwechsel dem Einfluß der äußeren Temperaturschwankungen zu unterliegen (s. S. 95).

Von besonderem Einfluß auf manche endokrinen Drüsen, spez. die Schilddrüse scheint die vitaminfreie Ernährung zu sein. Bei Tieren, die längere Zeit auf die genannte Art ernährt waren, konnte beträchtliche Atrophie der Thyreoidea nachgewiesen werden (K. TSJUI u. a.). C. FUNK u. D. MACKENZIE zeigten, daß nach Verfütterung von poliertem Reis sämtliche endokrinen Drüsen regressivatrophische Veränderungen erkennen ließen. Besonders deutlich war dies am Thymus ausgesprochen. Bei der Taubenberiberi findet sich Atrophie der meisten endokrinen Drüsen, während die Nebennieren eigenartigerweise häufig hypertrophieren (McCARRISON). Das gleiche soll für hungernde Tauben zutreffen. Im Gegensatz zu McCARRISON berichtet A. v. BEZNÁK, daß der Adrenalingehalt der Nebennieren bei seinen Versuchstieren nicht zu-, sondern abnahm. Beiläufig bemerkt sei, daß von japanischer Seite (OHNO, SEISHICHI) der Adrenalingehalt der Nebennieren bei akuter Kakke um das Doppelte bis Dreifache gegenüber der Norm erhöht gefunden wurde (Markhypertrophie der Nebennieren!).

Hinsichtlich der Wirkungsweise der Vitamine sei hier hervorgehoben, daß ABDERHALDEN entsprechend meiner Auffassung über die Hormonwirkung neuerdings annimmt, daß die physiologische Wirksamkeit der Ergänzungsstoffe nicht allein von deren Gegenwart, sondern auch von einer bestimmten Einstellung der Gewebe, an denen sie angreifen, abhängt.

Höchst eigenartige Beweise für die Beziehungen zwischen Ernährungsweise und endokrinem Drüsensystem hat uns der Krieg geliefert. Ich habe schon im Jahre 1917 darauf hingewiesen, daß unter dem Einfluß der mehr als mangelhaften, und zwar quantitativ und qualitativ unzureichenden Kriegsernährung in breiten Volksschichten seltsame Störungen auftraten, die offensichtlich insgesamt auf das endokrine Drüsensystem zu beziehen wären. Das gehäufte Vorkommen von Amenorrhöe, von Polyurie, von Dunkelfärbung der Haut (sog. Kriegsmelanose), von relativer Lymphocytose im Blut, schließlich auch die Tatsache des Rückganges der Zahl der Basedowfälle (H. CURSCHMANN) und der Häufung der Fälle von Myxödem — alles das deutete auf innersekretorische Schädigungen hin und müßte als ein zusammengehöriger Komplex von Anomalien gedeutet werden. JANSEN meint, daß auch das Hungerödem auf der Basis einer innersekretorischen Störung, und zwar einer Hypothyreose entstanden zu denken sei. Hierher gehören auch die Erfahrungen SEHRTS, nach denen während der Blockade Schädigungen nicht nur der Schilddrüse, sondern auch der Nebennieren gehäuft aufgetreten seien. Diese am Menschen gewonnenen Eindrücke konnte auch die chemische Industrie bestätigen. Die Hammelschilddrüse wies gegenüber der Vorkriegszeit einen nur sehr geringen Jodgehalt auf, der Gehalt der Nebennieren an Adrenalin war entschieden gegenüber der Norm vermindert (SEHRT und PEISER). Während SCHMORL und INGIER zu Friedenszeiten einen Durchschnitts-Adrenalingehalt der Nebennieren von 4,22 mg fanden, fand PEISER in den Jahren 1920 und 21 einen Durchschnittswert von 2,67 mg, d. h. eine Verminderung um etwa ein Drittel. Neuerdings berichtet W. G. STEFKO über seine Erfahrungen an verhungerten Kindern in Rußland. Es fanden sich hochgradig degenerative Prozesse und Atrophien in der Mehrzahl der endokrinen Drüsen. Auffällig war die in den meisten Fällen nachweisbare Vergrößerung der Nebenschilddrüsen. Anhangsweise sei erwähnt, daß auch das Lebensalter nicht ohne Einfluß auf den Sekretionsgrad mancher Hormondrüsen ist. So wissen wir, daß der Bedarf des Körpers an Schilddrüsenstoffen und auch der tatsächliche Sekretionsgrad der Thyreoidea mit zunehmendem Alter geringer wird.

Noch eine Tatsache muß wegen ihrer Bedeutung für die Phylogenese, wovon oben die Rede war, und zugleich wegen ihres allgemein prinzipiellen Interesses erwähnt werden. Es gelingt, wie GUDERNATSCH nachwies, mittels Schilddrüsensubstanz die Metamorphose von Froschlarven stark zu beschleunigen. In besonderem Maße gelingt dies durch Darreichung von Thyroxin. Nach H. ZONDEK, REITER und ROMEIS genügt eine Thyroxinverdünnung von 1 : 1 000 000 bis 1 : 10 000 000 (und selbst noch stärkere Verdünnungen) zur Auslösung der spezifischen Kaulquappenwirkung, eine gewisse Reizwirkung ist selbst noch bei einer Verdünnung von 1 : 5 000 000 000 nachweisbar. Die so gefütterten Larven bleiben allerdings im allgemeinen Wachstum zurück und liefern kleinere Frösche als die Kontrollen. Die Wachstumshemmung dürfte in der Hauptsache durch erheblichen Wasserverlust des Gesamtorganismus als Folge der Einwirkung der Schilddrüsensubstanz auf den Wasserhaushalt der Tiere anzusehen sein (ROMEIS). HART teilt mit, daß es ihm gelang, durch Fütterung von Schilddrüsenstoffen den Axolotl, jene kiemenatmende Dauerform, in einen lungenatmenden, am Lande

lebenden Molch umzuwandeln (C. WEGELIN und I. ABELIN). Übrigens bleibt
die Metamorphose aus oder geht nur mangelhaft vor sich, wenn Struma oder
Basedowschilddrüse verfüttert wird (ABDERHALDEN und SCHIFFMANN, R. H.
KAHN). Nach WEGELIN und ABELIN verhalten sich allerdings die verschiedenen
Formen von Kropf hinsichtlich ihrer spezifischen Wirksamkeit auf die Kaulquappen sehr verschiedenartig. Kongenitale Strumen enthalten wenig oder gar
kein wirksames Substrat. Im allgemeinen sollen die diffusen Strumen Träger
biologisch hochwertiger Substanzen sein, während die knotigen Formen gemäß
ihrem Geschwulstcharakter wesentlich weniger wirksam seien. Stets erwiesen sich
die kolloidreichen Formen den mehr parenchymatösen etwas überlegen (erhöhter
Jodgehalt), wenn auch ein strenger Parallelismus zwischen Kolloidgehalt und
biologischer Wirksamkeit nicht erweis-
lich war. Eine biologische Auswertung
der Sekrete der verschiedenen Kropfformen ist auf anderem Wege von DE
QUERVAIN, HARA und BRANOVACKY
vorgenommen worden (vgl. S. 148).

A. JARISCH hat auf die interessante, m. E. auch von klinischen
Gesichtspunkten bedeutsame Tatsache hingewiesen, daß die Wirksamkeit der Schilddrüsenstoffe auf die
Kaulquappen weitgehend von der Ernährungsweise der Tiere abhängig sei,
wobei sich ergab, daß Eiereiweißkost
die Wirkung am meisten unterstütze.

Ein etwaiger Überschuß an Schilddrüsenhormon ruft nach R. LIM bei
den Prozessen der Metamorphose sogar eine Beschleunigung und Steigerung über das Normale hinaus hervor.
Die Entwicklung der Kaulquappen
wird beschleunigt, die Zahl der Mitosen
vermehrt, alle Organe machen einen
erwachsenen Eindruck. Eine der

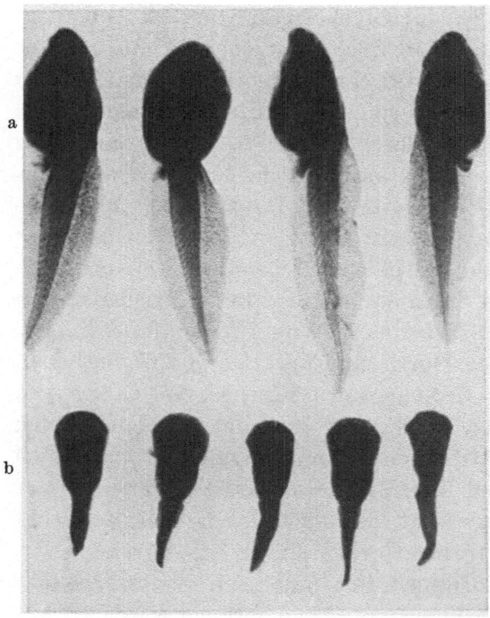

Abb. 3. a) Kontrolltiere, b) Tiere desselben Laiches nach
sechstägiger Einwirkung von Thyroxin (Beobachtung von
H. ZONDEK und T. REITER).

Thyroxinwirkung ähnliche, wenn auch quantitativ erheblich geringere Beeinflussung der Kaulquappen ist auch durch Dijodthyrosin möglich (MORSE,
ROMEIS, ABELIN u. a.). Auch künstlich jodiertes Eiweiß scheint wirksam zu sein
(Jodalbazid, Jodglidine). Ebenso soll anorganisches Jod etwa in Form von
Jodtinktur nach KAHN, wenn die Tiere gleichzeitig mit Mehl gefüttert werden,
die typische Wirkung der Schilddrüsensubstanzen haben. Die Versuche bedürfen
der Nachprüfung. Jedenfalls geht aus den mitgeteilten Befunden hervor, daß
die Wirksamkeit auf die Kaulquappe zur Auswertung von Schilddrüsenpräparaten nicht geeignet ist. Kaulquappen, die mit Thymus
gefüttert werden, wachsen nach GUDERNATSCH, ROMEIS, ABDERHALDEN u. a.
weiter, ohne sich jedoch umzubilden. Diese Tatsachen weisen neben anderen
auf den Antagonismus zwischen Schilddrüse und Thymus hin. So entstehen nach

Schilddrüsenfütterung Zwergfröschchen, nach Darreichung von Thymus Riesenkaulquappen. Die Spezifität der Thymuswirkung auf die Kaulquappe muß allerdings nach eigenen Erfahrungen bezweifelt werden.

Die biologische Wirksamkeit der Schilddrüse scheint, soweit die Wirkung auf die Froschmetamorphose in Frage kommt, an ihren Gehalt an Jod gebunden zu sein. Bedeutungsvoll ist, daß, wie schon hervorgehoben wurde, die Wirkung des Thyroxins auf die Kaulquappenmetamorphose durch relativ geringe Mengen an Calcium aufgehoben, durch größere umgekehrt, durch Kalium hingegen verstärkt wird (s. S. 7) (H. ZONDEK und T. REITER).

Daß auch den H ein weitgehender Einfluß auf Richtung und Intensität der spezifischen Schilddrüsenwirkung, wie sie im Kaulquappenexperiment zutage tritt, gebührt, ist bereits oben ausgeführt worden (vgl. Abb. 1, S. 7). J. ABELIN fand, daß auch Anionen, und zwar Phosphationen imstande seien, die Wirkung der Schilddrüsenstoffe auf die Metamorphose der Froschlarven zu hemmen.

Die künstliche Metamorphose der Froschlarve durch Schilddrüsenfütterung kann als feststehende Tatsache gelten. Sie eröffnet der zukünftigen Forschung interessante Ausblicke, denn sie zeigt uns in einem speziellen Falle, wie wir mittels eines Hormons in die Lage versetzt sind, die Natur über einen Ruhepunkt hinweg in die Richtung gradliniger Entwicklung zu zwingen. Allerdings wird noch zu untersuchen sein, ob nicht auch unspezifische Stoffe ähnliche Wirkungen auslösen können. Nach den interessanten Untersuchungen von BUSCHKE und seinen Mitarbeitern repräsentiert das Thallium eine Substanz mit Giftwirkungen, die elektiv das endokrine Drüsensystem betreffen und dessen Funktionsgrad herabsetzen (Haarverlust, Katarakt, Wachstumsstörungen, regressive Veränderungen am Geschlechtsapparat). Dementsprechend konnten die Autoren mittels Beifügung von Thallium aceticum zum Wasser der Untersuchungstiere eine Beeinflussung der Kaulquappenmetamorphose, und zwar im Sinne beträchtlicher Hemmung erzielen.

Auch auf das Wachstum der Organe sind manche endokrinen Drüsen, vor allem die Schilddrüse wie es scheint, von Bedeutung (CAMERON und SEDZAIK) (s. S. 40 u. 44).

Erwähnenswert ist, daß von manchen Autoren Beziehungen endokriner Drüsen zum anaphylaktischen Prozeß angenommen werden. L. KÉPINOW teilt mit, daß thyreoidektomierte Tiere sich zwar passiv, aber nicht aktiv anaphylaktisch machen lassen. Das Serum solcher Tiere ist nicht befähigt, die Anaphylaxie auf normale zu übertragen. A. LÜTTICHAU konnte zeigen, daß eine der Sensibilisierung vorangegangene Entfernung der Schilddrüse Meerschweinchen im allgemeinen vor dem tödlichen Schock schützt, wenn auch einzelne Symptome desselben (Dyspnöe, Hypothermie) auftreten. Die Immunität tritt indes bei hohen Dosen nicht mehr in Erscheinung. WAELE glaubt nachgewiesen zu haben, daß beim Kaninchen nach Thyreoidektomie vom 2. bis 20. Tage nach der Operation ein anaphylaktischer Schock nicht mehr auslösbar ist. Schickt man jedoch eine Injektion von Schilddrüsen, Hypophysenvorderlappen oder Nebennierenextrakt voraus, so soll die Schockerzeugung wieder möglich sein.

Der große Einfluß, den das endokrine Drüsensystem auf alle vegetativen Vorgänge im Organismus ausübt, legt nahe, ihm auch für die Gesamtkonstitution des Körpers Bedeutung beizumessen. Darauf ist oben bereits hingewiesen worden. Die Thymuspersistenz, die in Gestalt des sog. Status thymicus bzw. thymicolymphaticus die allgemeine Widerstandskraft des Körpers herabsetzt, die Affektionen der Schilddrüse mit ihren Tendenzen zu Abmagerung oder Fettsucht, die Gleichgewichtslage im vegetativen Nervensystem, die sicher von hormonalen Einflüssen abhängig ist, stellen einige Beispiele dieser Art dar. Das Konstitutionsproblem steht neuerdings im Mittelpunkt des allgemeinen Interesses. Wenn auch die bedeutungsvolle Rolle des endokrinen Drüsensystems hierbei nicht zu verkennen ist, so muß doch davor gewarnt werden, seine Bedeutung zu überschätzen. Die Gefahr, sich in aussichtslose Spekulationen zu verlieren, liegt hier besonders nahe, zumal uns beiden Problemen gegenüber geeignete biologische Untersuchungsmethoden nur in beschränktem Maße zur Verfügung stehen.

Schließlich scheint es mir angebracht, darauf hinzuweisen, daß der physiologische Gleichgewichtszustand innerhalb des endokrinen Drüsensystems nicht allein von Wichtigkeit für die Funktion der vegetativen Organe, sondern auch für deren anatomische Intaktheit ist. Ich erinnere daran, daß wir nach Störung der normalen hormonalen Gleichgewichtslage namentlich an den Gefäßen degenerative Veränderungen schweren Charakters auftreten sehen. So kommt es bei Mensch und Tier nach Entfernung der Schilddrüse zur Entwicklung schwerer atheromatöser Herde im Bereich der großen Gefäße. Das gleiche tritt bekanntlich nach starker Adrenalinzufuhr besonders bei Kaninchen auf (ERB, JOSUÉ, KÜLBS). Ich erinnere ferner an das bei Akromegalen auffällig frühzeitige Auftreten von Gefäßsklerose. Diese Veränderungen gehen offenbar unter Vermittlung vegetativer Nerven vor sich. Übrigens halte ich es für wahrscheinlich, daß neben den Gefäßen auch im Bereiche anderer Organe degenerative Veränderungen auf Grund von Balancestörungen des vegetativen Nervensystems auftreten können. Ich denke da im besonderen an die Niere (genuine Nephrose!).

5. Die Wechselbeziehungen der einzelnen Hormondrüsen.

Es ist versucht worden, die Beziehungen der einzelnen endokrinen Drüsen zueinander näher zu analysieren, indem man Gruppen gegenüberstellte, die einander fördern bzw. hemmen sollten. FALTA, EPPINGER, HESS und RUDINGER stellten ein inzwischen sehr bekannt gewordenes Schema auf, das später von ASCHNER ergänzt wurde und das ich im folgenden wiedergebe (Abb. 4).

Nachstehendes Schema will besagen, daß die durch Minuszeichen verbundenen Gruppen sich gegenseitig hemmen, die durch das Pluszeichen verbundenen einander fördern. Ist z. B. die Funktion der Schilddrüse herabgesetzt oder aufgehoben, so kommt es infolge Fortfalls von Hemmungen zu einem relativen oder auch absoluten Übergewicht der Funktion des Pankreas-Inselapparates. Da von diesem die Assimilationsgröße für Kohlenhydrate abhängig ist, ist beim thyreopriven Tier und auch beim myxödematösen, d. h. mit Schilddrüsen-Insuffizienz behafteten Menschen die Zuckertoleranz abnorm gesteigert. Ein anderes Beispiel: Nach Entfernung des Pankreas kommt es wieder infolge Fortfalls von Hemmungen zu einem relativen Überwiegen der Funktion des chromaffinen Systems, d. h. zu einer vermehrten Adrenalinwirkung. Das Adrenalin, das klassische Reizmittel für den Sympathicus, dessen nahe Beziehungen zum

Kohlenhydratstoffwechsel noch an anderer Stelle zu beleuchten sein werden, wirkt bei subcutaner Applikation von 0,01—1 mg mobilisierend auf den Glykogenbestand der Leber, steigert den Blutzuckergehalt und führt so zur Glykosurie (BLUM).

So müßte es nach Entfernung des Pankreas zur Glykosurie kommen, was tatsächlich der Fall ist. Ein anderes sinnfälliges Zeichen gesteigerter Adrenalinwirkung beim pankreaslosen Tier ist das Auftreten von Mydriasis nach Adrenalineinträufelung ins Auge infolge erhöhter Erregung der Sympathicusendigungen im M. dilatator iridis (O. LOEWY). Ebenso läßt sich die Vorstellung der gegenseitigen Hemmung von Pankreasinselapparat und chromaffinem System begründen, wenn wir von Störungen der letzteren ausgehen. Beim Morbus Addisonii, bei dem die Funktion des chromaffinen Gewebes stark beeinträchtigt ist, konnte FALTA eine Erhöhung der Assimilationsgrenze für Kohlenhydrate nachweisen, was er als Funktionssteigerung des Inselapparates, zustande gekommen auf Grund des Wegfalls der physiologischen Hemmungen von seiten der Nebenniere, auffaßte.

Es ist begreiflich, daß der Fortfall z. B. des Pankreasinselapparates zwar ein relatives, nicht aber ein absolutes Überwiegen der Funktion des Nebennierenmarkes zur Folge hat. Darum scheint es mir nicht verwunderlich, wenn GLEY mitteilt, daß die Nebennieren pankreasloser Hunde nicht mehr Adrenalin als die der Kontrolltiere enthalten, und daß nach BAYER auch histologisch keine vermehrte Zelltätigkeit zu erkennen sei. Allerdings müßte man erwarten, daß nach Pankreasentfernung eine dauernde Mydriasis eintritt, was indes nicht der Fall ist. Im übrigen ließe sich die Zahl der Beispiele vermehren, die gegen die Annahme sprechen, daß sich die Art der gegenseitigen Beziehungen der einzelnen endokrinen Drüsen stets nach obigem Schema gestaltete. Die klinischen Bilder, die auf Funktionsstörung der einen oder anderen Drüsen bezogen werden, können vielfach auch nicht als Stütze des Systems herangezogen werden. Dies leuchtet schon deshalb ein, weil wir niemals wissen, ob bei Erkrankung des einen Organes sein korrelatives nicht deshalb die physiologische Funktionsänderung vermissen läßt, weil es ebenfalls organisch verändert ist. Vor allem aber ist es, wie ich glaube, irrig, anzunehmen, daß der gesteigerte Funktionszustand einer Hormondrüse denjenigen ihres Korrelationsorganes nicht auch, und zwar ebenfalls im Sinne der Funktionssteigerung beeinflußt. Das gleiche gilt natürlich auch vom Zustand der Funktionsverminderung. Ist auf diese Weise wieder ein Gleichgewichtszustand — wenn auch auf einem höheren Niveau — geschaffen, so bleibt der erwartete pathologische Effekt aus. (Näheres s. am Schluß dieses Kapitels.) Aus alledem erhellt, daß wir uns hüten müssen, die sicher vorhandenen, ohne Zweifel aber nach Art und Richtung sehr komplizierten Wechselbeziehungen der einzelnen Hormondrüsen im Sinne eines starren Schematismus analysieren zu wollen.

Es muß hervorgehoben werden, daß für eine Anzahl von Drüsen Beziehungen bestimmter Art sicher erwiesen sind. Dies gilt für die Schilddrüse einerseits und

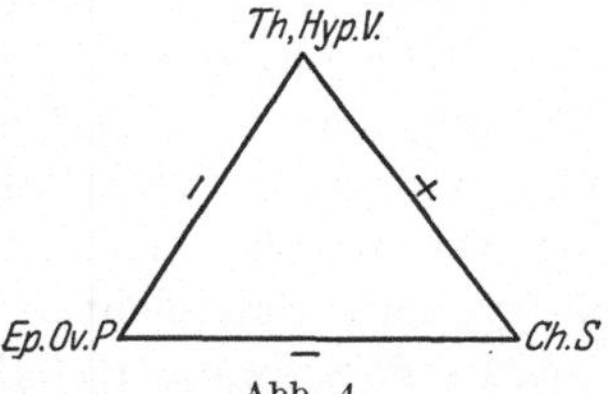

Abb. 4.

Th = Thyreoidea. $Hyp.V$ = Hypophysenvorderlappen. Ep = Epithelkörperchen. Ov = Ovarium. P = Pankreas. $Ch.S$ = Chromaff. System.

den Hypophysenvorderlappen andererseits. Beide Drüsen zeigen schon in phylogenetischer Beziehung große Ähnlichkeit, denn beide waren ursprünglich Drüsen mit äußerer Sekretion, ihr anatomischer Bau zeigt große Übereinstimmung und auch ihre physiologischen Wirkungen liegen im ganzen in der gleichen Richtung, indem beide das Wachstum und die vegetativen Vorgänge namentlich im wachsenden Organismus maßgeblich beeinflussen. Auch im klinischen Krankheitsbilde treten die Beziehungen der beiden Drüsen scharf hervor. Bei der Akromegalie, jener auf Überfunktion des Hypophysenvorderlappens beruhenden Erkrankung, finden wir häufig auch eine Basedowstruma, beim endemischen Kretinismus zeigt sich neben der Entartung der Schilddrüse oft auch eine kropfige Degeneration des Hypophysenvorderlappens. Wir werden später dem engen Konnex gerade dieser beiden Organe noch öfter begegnen für den übrigens auch das Tierexperiment beweiskräftige Befunde geliefert hat. Wenn man Hunden oder Kaninchen die Schilddrüse entfernt, so findet man schon nach einiger Zeit die Hypophyse beträchtlich vergrößert, was nur dann nicht eintritt, wenn man den operierten Tieren Schilddrüsensubstanzen zu fressen gibt. Bei angeborener Vergrößerung der Schilddrüse wiederum findet man Atrophie der Hypophyse (LIVINGTON, DEGENER).

Klinisch ebenfalls sichergestellt ist die Tatsache, daß zwischen der glandulären Hypophyse und den Keimdrüsen nahe Beziehungen bestehen. In der Schwangerschaft kommt es häufig zu Erscheinungen, die auf eine Überfunktion des Hypophysenvorderlappens deuten, d. h. zu leichten Störungen im Sinne der Akromegalie. In der Tat ist auch Vergrößerung, Gewichtszunahme und ein größerer Saftreichtum des Organs in der Gravidität zu konstatieren (Auftreten sog. Schwangerschaftszellen). Bei hypophysären Erkrankungen wiederum sind fast stets die Genitalfunktionen verändert, worüber unten Näheres zu sagen sein wird (s. S. 180).

Auch die Beziehungen, die zwischen Keimdrüsen und Hypophyse bestehen, konnten wenigstens zum Teil durch das Tierexperiment beleuchtet werden. Nach der Kastration des weiblichen Kaninchens nimmt dessen Hypophyse nicht unbeträchtlich an Gewicht zu. DIXON und MARSHALL berichten über von ihnen nachgewiesene indirekte Einwirkungen der Ovarien auf den Uterus, die auf dem Umwege über die Hypophyse zustande kommen. Die Prüfung geschah mittels Feststellung der Wirkung der Cerebrospinalflüssigkeit auf den Uterus (vgl. S. 42 u. 182). Zufuhr von Ovarien (besonders zur Zeit ihrer stärksten Tätigkeit, d. h. gegen Ende der Gravidität und zu Beginn der Menstruation) steigerte, die von Corpus luteum hingegen hemmte die Ausschüttung von Hypophysenhormon in die Cerebrospinalflüssigkeit. Danach wird also die Hypophysentätigkeit während der Gravidität durch das persistierende Corpus luteum gehemmt. Sollten die Befunde sich als zutreffend erweisen, so wäre ihnen bei der Herstellung von Hypophysenpräparaten natürlich in weitem Umfange Rechnung zu tragen. Die biologische Minderwertigkeit mancher Präparate wäre allein aus der Tatsache verständlich, daß die Hypophysen zu einem Zeitpunkte dem Tierkörper entnommen sind, der die oben angegebenen Verhältnisse nicht berücksichtigt. Zuletzt muß der nahen Beziehung zwischen Keimdrüse und Schilddrüse Erwähnung getan werden. Bekannt ist vor allem die häufige Vergrößerung der Schilddrüse während der Gravidität. Ob sie, wie BAYARD meint, als kompensatorische Hyperplasie (Versorgung auch des Foetus mit Schilddrüsenstoffen!) aufgefaßt werden kann, scheint mir allerdings zweifelhaft!

Die Hormondrüsen kann man, allerdings etwas schematisierend, nach ihren Beziehungen zum vegetativen Nervensystem in zwei Gruppen teilen: In Sympathicus- und Vagus-(Parasympathicus) drüsen. Ein Beispiel für diesen Antagonismus ist die Schilddrüse einerseits und der Thymus andererseits. (Daß das Thymushormon vagotonisierende Eigenschaften besitzt, ist zuerst von WIESEL ausgesprochen worden. Ich glaube, daß diese Auffassung zu Recht besteht. Es spricht hierfür der reichliche Gehalt des Thymus an eosinophilen Zellen, die häufige Vergesellschaftung von Vagotonie und Status lymphaticus u. a.). Eines der biologischen Grundgesetze, das schon im Leben der Zelle von fundamentaler Wichtigkeit ist, ist durch das Bestreben der Natur gekennzeichnet, alle antagonistisch wirkenden Elemente im Gleichgewicht zu halten. Dies kommt z. B. schon in der Anlage der Ionenkonzentration an der Zelloberfläche zur Geltung. Es sei hier vor allem der LOBschen Versuche gedacht, die zeigen, daß Funduluseier sich nur dann in normaler Weise entwickeln, wenn der Ionengehalt der Nährflüssigkeit ein bestimmtes Niveau hat, wobei es nur darauf ankommt, daß die antagonistisch wirkenden Ionen sich einander die Wage halten. Zu gleichen Resultaten führten die Untersuchungen von S. G. ZONDEK, der zeigte, daß das Froschherz in reinem Wasser immer noch besser existieren könnte als in physiologischer NaCl-Lösung, d. h. in einer Nährlösung, in der das Natrium allein, nicht aber sein Antagonist vorhanden sei. Ich glaube, daß dieses Grundprinzip von der für das Leben notwendigen Nivellierung der Gegensätze auch auf das Korrelationsverhältnis der endokrinen Drüsen zutrifft, zumal diese ja insofern zum Ionengleichgewicht der Zellen in Beziehung stehen, als letzteres von den vegetativen Nerven aus reguliert zu werden scheint (S. G. ZONDEK). Befindet sich, um ein spezielles Beispiel zu gebrauchen, der Sympathicus in gesteigertem Erregbarkeitszustand, so hat der Körper immer das Bestreben, dies durch möglichste Steigerung des Vagustonus zu kompensieren. So erklärt sich z. B. die verschiedene Reaktionsweise verschiedener Menschen auf Adrenalinzufuhr, wobei allerdings auch — das sei nebenbei bemerkt — die Resorptionsverhältnisse eine Rolle spielen. Als Beleg für die Richtigkeit dieser Anschauung können im gewissen Sinne die Ergebnisse der von PETOW und mir unternommenen Versuche angegeben werden, die sich auf die Feststellung beziehen, in welchem Sinne der Calcium-Kaliumspiegel des Blutes durch Sympathicus- bzw. Vagusreizmittel beeinflußt wird. Dabei ergab sich, daß sowohl nach Adrenalin- als Pilocarpinzufuhr in der Regel ein Ansteigen des Calcium- und Absinken des Kaliumspiegels erfolgt. Diese Befunde wären kaum erklärlich, wenn man Vagus und Sympathicus unter allen Umständen als Antagonisten auffassen wollte; sie werden jedoch verständlich, wenn man sie wenigstens bis zum gewissen Grade als Synergisten ansieht. Ähnliche Ergebnisse sind auch von DRESEL mitgeteilt worden. Die Stärke der Reaktion geht proportional dem Niveauunterschied, der bei äußerstem Bestreben des Körpers, der Sympathicusreizung durch Vagotonisierung zu begegnen, doch noch bestehen bleibt. Das entsprechende gilt natürlich für die Vagusreizung sowie für die Lähmung der beiden Systeme. Um das Gesagte zu veranschaulichen, verweise ich auf nebenstehendes Schema.

Die gleichen Vorgänge und Tendenzen zeigen sich auch innerhalb des Hormondrüsensystems. Auch hier bestimmt m. E. das Gleichgewichtsbestreben, wie ich es oben analysiert habe, den Charakter der gegenseitigen Beziehungen, und wenn wir z. B. bei Zuständen von Überfunktion der Schilddrüse eine in der Mehrzahl der Fälle sogar sichtbare Vergrößerung des Thymus feststellen, so wird man am ehesten darin eine Abwehrmaßregel von seiten des mit Sympathicusreizstoffen überschwemmten Organismus erblicken müssen (s. Kapitel „Basedow").

Eine andere zur Thyreoidea antagonistisch gerichtete Drüse ist, wie aus dem Faltaschen Schema hervorgeht, der Pankreasinselapparat, der, wie es scheint, bei Zuständen von Schilddrüsenüberfunktion sogleich zu kompensatorischer Funktionssteigerung strebt. Auch hier wird natürlich nicht immer ein völliger Ausgleich hergestellt, wohl aber in manchen Fällen, und darum treten, wie unten zu erörtern sein wird, die Symptome, die wir bei relativem Darniederliegen der Funktion des Pankreasinselapparates zu sehen gewohnt sind, nur bei einer gewissen Zahl von Fällen in Erscheinung, womit sich z. B. erklärt, daß nicht alle Fälle von Morbus Basedowii mit alimentärer Glykosurie einhergehen. Auf Grund dieser Vorstellungen müßte man erwarten, daß bei Reizung oder Lähmung einer Hormondrüse auch die antagonistisch gerichtete im gleichen Sinne beeinflußt wird und entsprechende klinische Erscheinungen hervorruft. In der Tat konnte ich auch nach Darreichung von Pankreastabletten (deren biologische Wirksamkeit groß war) bei basedowischen Individuen eine rapide Verschlechterung der subjektiven und objektiven Erscheinungen beobachten, wie sie ausgesprochener auch nach Zufuhr von Thyreoidin nicht sein konnten. In dem gleichen Sinne ist auch die Tatsache zu bewerten, daß man die Tachykardie Basedowkranker häufig allein unter Gebrauch von Atropin, das bekanntlich den Vagustonus herabsetzt, sich bessern sieht (gleichzeitiges Herabgehen der Sympathicuserregbarkeit!). Ist ein neuer Gleichgewichtszustand, wenn auch auf einem verändertem Niveau, wiederhergestellt, so treten alle abnormen klinischen Erscheinungen zurück. Wird z. B. bei einem Hunde, bei dem nach partieller Pankreasexstirpation Glykosurie auftritt, auch die Schilddrüse entfernt, so verschwindet die Zuckerausscheidung wieder und der erhöhte Blutzuckergehalt senkt sich zur Norm (Friedmann und Gottesmann).

Es ist bisher dargelegt worden, daß innerhalb des hormonalen Drüsenapparates sich einzelne Drüsen oder Drüsengruppen im Sinne gegenseitiger Förderung oder Hemmung gegenüberstehen. Es fragt sich, ob wir uns über die diesen Beziehungen zugrunde liegenden Vorgänge irgendwelche Vorstellungen machen können. An der Tatsache, daß zwischen einzelnen Hormondrüsen direkte Abhängigkeiten in dem Sinne bestehen, daß das Produkt der einen den Sekretionsgrad einer oder mehrerer anderer Drüsen anregt oder hemmt, ist wohl kaum zu zweifeln. (Z. B. hemmt Thyreoidin sowie Adrenalin in manchen Fällen die

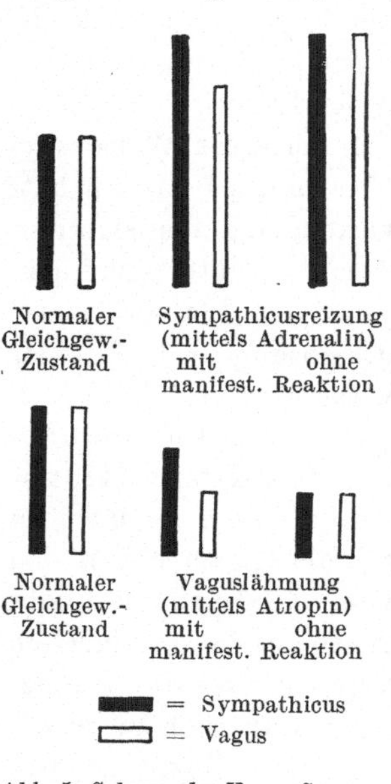

Abb. 5. Schema der Vagus-Sympathicuskorrelationen.

Sekretion des Pankreasinselapparates). Wir haben es hier mit einer relativ
groben interhormonalen Regulation zu tun, die der oben angegebenen,
sich vom Zentralnervensystem auf die Inkretorgane erstreckenden (s. Regulationsschema S. 9) an die Seite zu stellen ist. Neben dieser groben Regulation muß m. E. jedoch noch ein feinerer, an der Peripherie spielender Vorgang berücksichtigt werden. Nach meiner Meinung sind die Hormone an sich
mit ihrer komplizierten chemischen Struktur und als Träger ganz spezifischer
Aufgaben weder in der Lage, sich gegenseitig direkt zu hemmen noch zu
fördern. Der Vorgang scheint mir vielmehr folgender zu sein: Nehmen wir an,
daß bei einem Basedowiker wie alle Zellen so auch die Leberzellen mit Schilddrüsenprodukten überschwemmt werden, so sucht der Organismus dem durch
eine Änderung der kolloiden Struktur der Zellmembran vielleicht durch eine
veränderte Calciumkonzentration hierselbst oder eine andersartige Ionen-
verschiebung zu begegnen. Die Zellmembran wird so, da bestimmte Mengen
disponiblen Calciums durch Thyroxin gebunden sind, relativ calciumarm und damit, wenn zwischen fortschreitender Thyroxinüberschwemmung und Calcium-
nachschub ein Mißverhältnis entsteht, ein für das an der Leberzelle physiologisch
angreifende Hormon (vielleicht das Insulin) unphysiologisches Milieu. Das Insulin gelangt nun nicht zu seiner vollen Wirksamkeit, entweder weil es eben nur
in einem Calciummilieu bestimmten Grades aktiviert wird oder durch die geringe
an der Zelloberfläche disponible Calciummenge gehemmt wird. In beiden Fällen
ist die Insulinwirkung herabgesetzt, wir sprechen von Hemmung derselben, es
kommt bei dem betreffenden Basedowiker zu alimentärer Glykosurie, und zwar
dann, wenn, wie erwähnt, zwischen Thyroxinüberschüttung und Calciumnach-
schub ein Mißverhältnis besteht. Ähnliches käme etwa für die Hemmung der
Adrenalinhyperglykämie durch Pituitrin in Betracht. Ich möchte betonen,
daß uns eine irgendwie genaue Kenntnis der an der Zelle vor sich gehenden
Abwehrvorgänge durchaus fehlt. Die supponierte Änderung der Calciumionen-
konzentration ist nur als Paradigma gedacht. Soviel möchte ich indes sagen:
Die Hormone fördern oder hemmen sich nicht an und für sich,
sondern nur deshalb, weil sie im verschiedenartigen Milieu wirksam werden und sich gegebenenfalls die Bedingungen und Möglichkeiten für ihre Wirksamkeit einander nehmen oder beeinträchtigen.

So, denke ich, können wir uns auch eine Vorstellung darüber machen, warum
die Erkrankung einer endokrinen Drüse Funktionsanomalien im Bereiche einer
oder mehrerer anderer zur Folge hat, klinisch ausgedrückt, warum die meisten
endokrinen Krankheitsbilder unter dem Bilde pluriglandulärer Ausfallserscheinungen verlaufen. Es ist nicht einzusehen, welche direkte Verbindung und
direkte Abhängigkeit z. B. zwischen Schilddrüse und Ovarium bestehen soll.
Die Organe sind deswegen voneinander abhängig, weil sie, wie das gesamte endokrine Drüsensystem, den gleichen Regulationsmechanismus besitzen, und weil,
wenn der Organismus gezwungen ist, die Hyper- oder Hypofunktion einer Hormondrüse mittels der schon erwähnten Änderung der physikalisch-chemischen
Struktur der Zellen des Erfolgsorganes zu kompensieren, diese Zellen nun ein
gegenüber anderen Hormonen unphysiologisches Milieu repräsentieren. So kommt
es denn dazu, daß es nicht allein von seiten der primär erkrankten Drüse zu

Funktionsanomalien kommt, sondern auch von seiten aller derjenigen, deren Hormone das gleiche Erfolgsorgan zu versorgen haben.

Zweifellos handelt es sich in praxi um ein äußerst kompliziertes und verwickeltes Ineinandergreifen der verschiedensten Korrelationen, das wir zwar z. Z. noch gar nicht übersehen, von dem wir uns nach dem Gesagten aber doch in seinen Grundrissen gewisse Vorstellungen machen können.

Es ist oben auf die Tatsache und Bedeutung der Zweiphasenwirkung der Hormone hingewiesen worden. Die zweite den Blutdruck senkende Phase des Adrenalins ist für die Aufrechterhaltung des normalen Gefäßtonus ebenso wichtig wie die blutdrucksteigernde erste Wirkungsphase der Substanz. Die Hormone sind somit in gewissem Sinne ihre eigenen Antagonisten. Liest man unter Vernachlässigung der feinen Ausschläge die im groben Versuch auftretenden Wirkungen der Hormone ab — namentlich nach Zufuhr relativ großer Quantitäten — so ist zunächst ein Antagonismus zwischen verschiedenen einzelnen Inkreten bzw. Inkretgruppen auffällig (Hyperglykämie nach Adrenalinzufuhr — Hypoglykämie nach Darreichung von Insulin u. a.). Ist dieser Antagonismus indes ein reeller oder nur scheinbarer? Bei Verwendung kleinster Quanten bzw. bei Kombination von Hormon und Elektrolyt in bestimmtem Maße lösen sich die bisher angenommenen Antagonismen auf und statt dessen werden die unter gewöhnlichen Bedingungen gegensätzlich wirkenden Substanzen zu Synergisten (s. S. 10). So wirken nach H. ZONDEK und BERNHARD auch Thymus- und Thyreoideasubstanzen unter Umständen gleichsinnig auf die Diurese und Körpertemperatur, und zwar im Sinne einer Steigerung derselben, unter Umständen aber als Antagonisten, namentlich was Anregung bzw. Herabsetzung des Grundumsatzes betrifft. Wir sind gewohnt in Antagonismen zu denken und Lebenserscheinungen und Lebensäußerungen unter dem Gesichtspunkt polarer Schwankungen zu betrachten. Damit ist nicht gesagt, daß auch die Körper, von denen die gegensätzlich wirkenden Impulse der Zelltätigkeit ausgehen, an und für sich Antagonisten sind. Soweit die Hormone in Betracht kommen, scheint mir dies nicht erwiesen zu sein. Insulin senkt bekanntlich in großen Mengen den Blutzucker, bei Verabreichung kleinster Quantitäten und bei bestimmter Elektrolytkombination steigert es ihn (s. S. 10). Vom Adrenalin gilt das Umgekehrte. Für andere Inkretstoffen ließe sich wahrscheinlich Entsprechendes beweisen. Der Antagonismus gewisser Hormone scheint mir kein den Körpern an sich eigentümlicher zu sein, vielmehr erst jeweils aufzutreten, wenn die Substanz zu einem bestimmten, an sich veränderlichen Zellmilieu in Beziehung tritt. So ist der Organismus in seinen lebenswichtigen Funktionen in doppelter Weise gesichert. Mehrere Hormone können ähnliche oder gleiche Wirkungen auslösen. Es sind hierfür jeweils nur verschiedene Quanten bzw. verschiedene Elektrolytbindungen der einzelnen Inkrete notwendig, oder andere uns bisher noch unbekannte Regulationsvorrichtungen.

6. Ursachen endokriner Erkrankungen.

Das endokrine Krankheitsbild entsteht zumeist auf der Grundlage von Veränderungen einer, sehr häufig aber mehrerer Hormondrüsen. In der Regel ist es möglich, bestimmte anatomisch gut definierbare Ursachen verantwortlich zu machen, die erworben oder angeboren sein können. Ob nun aber eine morphologisch erkennbare Ursache vorhanden ist oder nicht, immer wird letzten Endes die Anomalie der Funktion als die eigentliche Ursache des Krankseins zu betrachten sein. Diese Funktionsänderung kann sich in drei Arten äußern. Die normal gerichtete Sekretion kann abnorm gesteigert, abnorm vermindert sein oder es kann sich um ein abwegiges, d. h. um ein Sekret von abnormer Zusammensetzung handeln. Als vierte Möglichkeit wird schließlich eine Kombination aus den ersten drei Abarten ins Auge zu fassen sein, d. h. eine krankhaft veränderte Hormondrüse kann ein quantitativ oder qualitativ verändertes Sekret liefern oder beides gleichzeitig. Wir werden demgemäß später bei den meisten Krankheitsbildern zu erörtern haben: Liegt hier als Ursache eine Hyper- oder Hypofunktion hormonaler Drüsen vor oder handelt es sich um eine Dysfunktion derselben.

Schon hier muß gesagt werden, daß die Frage der Hyper- und Hypofunktion einerseits und der Dysfunktion andererseits weder für die einzelnen Krankheitsbilder noch im Prinzip als gelöst zu betrachten ist. Am brennendsten ist die Frage beim Morbus Basedowii, in dessen Pathogenese wie bekannt die Schilddrüse die Hauptrolle spielt. Hier hat sich die Mehrzahl der Autoren im Sinne des Hyperthyreoidismus entschieden. Die Anhänger der These des Dysthyreoidismus verweisen vielfach auf die Tatsache, daß es bislang nicht gelungen ist, durch künstliche Überladung des Körpers mit Schilddrüsensubstanzen beim Tier einen vollwertigen Morbus Basedowii zu erzeugen. Niemand hat bisher in der Basedowschilddrüse wirkliche Zeichen vermehrter Sekretion nachweisen können. (Näheres s. Kapitel Morb. Basedowii.) Ähnliches ließe sich auch in der Frage der Akromegalie, die heute allgemein auf eine Hyperfunktion des drüsigen Hypophysenvorderlappens zurückgeführt wird, sagen. Ja, selbst die Funktionssteigerung des Nebennierenmarks bzw. das bei derselben in die Blutbahn vermehrt abgegebene Adrenalin nachzuweisen, stößt auf Schwierigkeiten, da die hier in Betracht kommenden biologischen Reaktionen (Froschaugenmethode nach EHRMANN-MELTZER oder die Froschdurchspülungsmethode nach LAEVEN-TRENDELENBURG) nur vasoconstrictorisch wirkende Substanzen, aber nicht mit Sicherheit Adrenalin anzeigen. Hierbei ist allerdings zu bemerken, daß es verfehlt ist, die Beweiskraft des zuletzt angeführten Argumentes zu hoch zu veranschlagen, nachdem durch die Untersuchungen von H. ZONDEK und UCKO wahrscheinlich gemacht ist, daß die Hormone im Blute überhaupt nicht in biologisch aktiver Form kreisen (S. 8), mithin also dem Nachweis mittels biologischer Methoden entgehen können. Auch die Tatsache, daß die künstliche Erzeugung endokriner Krankheitsbilder (z. B. des Morb. Basedowii) mittels Überschwemmung des Organismus mit dem betreffenden Hormon nur schwer oder gar nicht gelingt, kann m. E. nicht ohne weiteres als Beweis gegen die Annahme eines reinen Hyperthyreoidismus verwertet werden. Zum Zustandekommen der Krankheit genügt nicht allein die Applikation des Giftes, im speziellen Falle der Inkretstoffe, sondern die Gewebe und Erfolgsorgane müssen auch eine entsprechende konstitutionell bedingte oder erworbene Empfänglichkeit besitzen (vgl. Theorie der Hormonwirkung nach H. ZONDEK S. 6 u. ff.). Es liegen hier ähnliche Verhältnisse wie bei der Genese der Infektionskrankheiten vor.

Was die Bedeutung der Hypofunktion für die Entstehung endokriner Krankheitsbilder anbelangt, so liegen die Verhältnisse wohl im ganzen klar, doch gilt es auch hier noch Schwierigkeiten zu beseitigen. Es ist schon hervorgehoben worden, wie geringe Mengen von Hormonsubstanz zur Erfüllung ihrer spezifischen Aufgabe genügen, und es ist immerhin auffallend, daß z. B. das Myxödem, das allgemein auf Hypofunktion der Schilddrüse bezogen wird, auftreten kann, obgleich unter Umständen noch ein ganz beträchtlicher Schilddrüsenrest vorhanden ist.

Es ist, wie ich glaube, zurzeit kaum möglich, in der komplizierten Frage nach der etwaigen Bedeutung der Dysfunktion endokriner Drüsen eine Entscheidung zu treffen. Ich möchte hier nur auf die Ungeklärtheit des Problems hinweisen und betonen, daß die These des Dysfunktion und ihrer pathogenetischen Bedeutung für manche endokrinen Krankheiten weder als abgetan noch als bewiesen gelten kann. Für die Existenz einer solchen Dysfunktion spricht mancherlei. Bei vielen Infektionskrankheiten sondert die Schilddrüse ein abnormes Kolloid ab, das nicht mehr seine normalen Farbreaktionen gibt (GARTNER). Diese Feststellung scheint von Wichtigkeit zu sein.

Daß die Dysfunktion hormonaler Drüsen allein das Zustandekommen endokriner Erkrankungen nicht ausreichend erklärt, muß indes ebenfalls hervorgehoben werden. Wie wollte man so die Tatsache erklären, daß z. B. der Morbus Basedowii und das Myxödem hinsichtlich ihrer Symptome absolute Antagonisten sind, was sich Punkt für Punkt — wie unten zu beschreiben sein wird — nachweisen läßt.

Manche Autoren glaubten in der Kombination beider Abweichungen, d. h. im Auftreten eines qualitativ veränderten und gleichzeitig gegenüber der Norm vermehrten Sekretes den Schlüssel des Geheimnisses entdeckt zu haben. Diese Auffassung hat für den Morbus Basedowii MÖBIUS als erster geäußert. Mir scheint die These des Dysfunktion, rein theoretisch genommen, zunächst entbehrlich zu sein, wenn man sich, wie dies bereits betont wurde, die Tatsache der Abhängigkeit der Wirksamkeit der Hormone von der Beschaffenheit ihrer Erfolgsorgane vergegenwärtigt. Mit ihr ist, wie ich glaube, der bisherigen, die Hormondrüse allein berücksichtigenden pathogenetischen Betrachtungsweise endokriner Leiden eine neue an die Seite gestellt.

Es ist für den Erfolg letzten Endes gleichgültig, ob z. B. die Nebennieren durch einen tuberkulösen oder syphilitischen Prozeß zerstört sind, und die Inkretabsonderung auf diese Weise sistiert, oder ob das Hormon von einer gesunden Nebenniere in normalen Mengen produziert wird, aber an der Peripherie Bedingungen begegnet, die seine normale Wirkung nicht zur Geltung gelangen lassen. In beiden Fällen kommt es zum typischen Bilde des Morbus Addisonii (S. 314). So dürfte die Genese der Fälle von Addison ohne nachweisliche Erkrankung der Nebennieren, mancher der Fälle von Akromegalie ohne Hypophysentumor (S. 252) oder der Fälle von Cachexia hypophysipriva, ohne daß anatomisch an der Hypophyse Anomalien nachweisbar sind (SIMONS), am besten verständlich sein. Ich denke ferner an die partiell auftretende Akromegalie (S. 250) z. B. im Bereich der Füße oder des Gesichts, wo man annehmen muß, daß hier in der Peripherie Hemmungen in Fortfall kommen, die die Wirksamkeit des normalen Hypophysensekretes zu abnormer Auswirkung gelangen lassen. Ich denke des weiteren an die lokalisiert auftretende Fettsucht (S. 210). Jedem Erfahrenen sind Fälle bekannt, bei denen im Anschluß an eine Gravidität oder während des Klimakteriums

Fettablagerungen im Bereich bestimmter Körperpartien, z. B. der Oberschenkel, der Oberarme usw., auftreten. Sehr auffällig sind die Befunde bei manchen basedowischen Frauen, bei denen der Stoffverbrauch sehr hoch ist, bei denen also im ganzen Körper sehr lebhafte Verbrennungsprozesse vor sich gehen und trotzdem (entsprechende Bilder S. 82, 212 u. 213) im Bereiche gewisser Körperpartien enorme Fettlager entstehen. Diese sind weder durch Hungerkuren noch durch Thyreoidinmedikation angreifbar, was man eben nur so erklären kann, daß das Thyreoidin hier in der Peripherie nicht zur Wirksamkeit gelangt, weil es auf Grund besonderer Bedingungen (vgl. Kap. Fettsucht) in seiner Wirksamkeit beeinträchtigt wird. Ähnliche Vorgänge dürften auch die Unwirksamkeit der Thyreoidinzufuhr bei vielen Fällen genereller Fettsucht (auch thyreogener) erklären, bei denen in Wirklichkeit gar kein absoluter Mangel an Schilddrüsenstoffen vorliegt, diese vielmehr an der Peripherie nicht zur Wirksamkeit gelangen können.

Wir verstehen ferner, wenn wir den Gesichtspunkt der lokalen Gewebsdisposition im Sinne gesteigerter oder verminderter Empfindlichkeit gegenüber den Hormonen ins Auge fassen, wie es möglich ist, daß es bei Überschwemmung des Organismus, z. B. mit Schilddrüsenstoffen, zur Entwicklung der bekannten Teilbilder endokriner Krankheiten, z. B. zur Bildung einer Forme fruste des Morb. Basedowii kommt. Der Hergang ist nur so zu denken, daß in solchen Fällen das Thyroxin, z. B. am Herzen, optimalen Wirkungsbedingungen begegnet, während andererseits die Gewebe im Bereiche der Augen für das Schilddrüsenhormon ungeeignete physikalisch-chemische Bedingungen darstellen. Daraus resultiert, daß das betreffende Individuum dann wohl eine Tachykardie und ein Basedowherz, nicht aber einen Exophthalmus darbietet. Ja es kann sogar, wie die oben erwähnten Kaulquappenexperimente bewiesen haben (S. 21), zur Umkehrung der Thyroxinwirkung kommen, statt Wachstumsbehinderung kommt es zur Wachstumsbeschleunigung. Auch derartiges kommt in der Klinik zur Beobachtung, denn wir begegnen gar nicht selten Fällen von ausgesprochenem Basedow, die daneben auch eines oder mehrere typische Myxödemsymptome erkennen lassen (SATTLER).

Es war oben von Fällen die Rede, bei denen ein charakteristisches endokrines Krankheitssyndrom vorliegt, ohne daß ausgesprochene Anomalien im Bereiche der in solchen Fällen gewöhnlich erkrankten Inkretdrüse nachweisbar sind. Unter diesen Umständen haben wir, wie auseinandergesetzt wurde, Anlaß, die Genese der Störung in die Erfolgsorgane zu verlegen. Es fragt sich, ob eine derartige Betrachtungsweise auch zulässig ist, falls das endokrine Leiden mit einer ausgesprochenen anatomischen Veränderung einer oder mehrerer Hormondrüsen einhergeht. Ich glaube dies, wenigstens soweit die endokrinen Drüsen im Sinne von Hyperplasien verändert sind, bejahen zu müssen. Mir scheint, daß wir in der Deutung des Kausalnexus von Hyperfunktion und Hyperplasie von Hormondrüsen einerseits und endokriner Krankheit andererseits bisher allzu schematisch und einseitig verfahren sind. Es muß — um ein konkretes Beispiel zu nennen — die Schilddrüsenhyperplasie nicht allemal die Ursache des Morb. Basedowii sein, sondern der Morb. Basedowii (d. h. die sich hierbei primär in den Geweben abspielenden Prozesse) kann unter Umständen auch die Ursache der Struma darstellen (vgl. Pathogenese des Morb. Basedowii S. 86 u. 87). Das bedeutet, daß wir die Veränderung endokriner Drüsen, namentlich diejenigen hyperplastischer Natur in einer großen Zahl von Fällen als Reaktionserscheinung auf eine abnorme Beanspruchung der erkrankten Gewebe ansehen müssen (vgl. Kap. Morb. Basedowii, Osteomalacie, Pubertas praecox u. a.). Es ist bekannt, daß die Zelle durch das von der Inkretdrüse gelieferte Hormon beeinflußt wird. Ich glaube, daß regulatorische Impulse auch in umgekehrter Richtung, d. h. von der Peripherie zur Inkretdrüse laufen und die letztere bezüglich ihres Funktionsgrades und auch ihres strukturellen Verhaltens in Abhängigkeit vom Erfolgsorgan versetzen.

In dem Bestreben, den pathophysiologischen Mechanismus der innersekretorischen Krankheit zu klären, spielte und spielt auch die sog. Entgiftungstheorie eine Rolle. Sie basiert auf der Annahme, daß durch die Blutdrüsensekrete normalerweise im Körper entstehende Gifte entgiftet werden. Diese Auffassung hatte besonders viel Bestechliches im Hinblick auf das unten näher zu beschreibende Krankheitsbild der Tetanie, das sich im Auftreten von Krampferscheinungen nach Entfernung der Epithelkörperchen äußert. Vielleicht ist hier auch die Methylierungsfunktion der Schilddrüse zu erwähnen (S. 16). Für die meisten endokrinen Krankheitsbilder haben sich nun aber bestimmte Gifte nicht finden lassen, und auch tierexperimentell ist man in dieser Hinsicht nicht weiter gekommen, so daß die Entgiftungstheorie zurzeit etwas in den Hintergrund gedrängt ist, womit allerdings nicht gesagt sein soll, daß nicht bei Erkrankung gewisser endokriner Drüsen toxische, normalerweise nicht vorhandene Produkte des intermediären Stoffwechsels eine Rolle spielen können (s. Kap. Tetanie).

7. Einiges über das physiologische Verhalten und die Chemie der Inkrete sowie über die Methoden zu ihrem Nachweis.

Unsere Kenntnis vom Wesen der endokrinen Krankheiten wäre auf eine erheblich breitere Basis gestellt, wenn wir über die chemische Konstitution der Hormone besser unterrichtet wären, d. h. wenn wir in der Lage wären, die wirksamen Substanzen der einzelnen Drüsen chemisch rein darzustellen. Leider ist dies bisher nur für ganz wenige gelungen. Bekannt ist die Konstitutionsformel des leicht oxydierbaren Sekretes des Nebennierenmarks[1] (Adrenalin), dasjenige der Nebennierenrinde (Cholin) und neuerdings das der Schilddrüse (Thyroxin).

Adrenalin: Im Jahre 1894 fanden OLIVER und SCHAEFFER, daß ein Extrakt aus der Marksubstanz der Nebenniere von Tieren den Blutdruck stark zu steigern vermag. In der Folgezeit war man bemüht, diese Substanz zu isolieren, was TAKAMINE im Jahre 1901 gelang. Von ihm stammt auch der Name Adrenalin. Weitere Untersuchungen namentlich von ALDRICH, E. FRIEDMANN und PAULY brachten schließlich die genaue chemische Konstitutionsformel der Substanz, und STOLZ konnte sie endlich auch synthetisch darstellen, wobei sich herausstellte, daß die künstlich hergestellte in pharmakologischer Hinsicht völlig der natürlichen glich. Sie unterscheidet sich von der letzteren nur dadurch, daß sie optisch inaktiv ist, während das natürliche Adrenalin die Ebene des polarisierten Lichtes nach links dreht. Nach diesen Untersuchungen stellte sich

---

[1] Einzelne Autoren nehmen neuerdings an, daß die Produktionsstärke des Adrenalins in Wirklichkeit nicht das Nebennierenmark, sondern die Rinde sei (F. A. HARTMANN u. W. E. HARTMANN: Americ. journ. of physiol. Bd. 65, Nr, 3, S. 623. 1923).

das Adrenalin als l. Methylaminoäthanolbrenzkatechin (wahrscheinlich aus dem Tyrosin, also letzten Endes aus dem Eiweißmolekül entstanden) dar von der Formel:

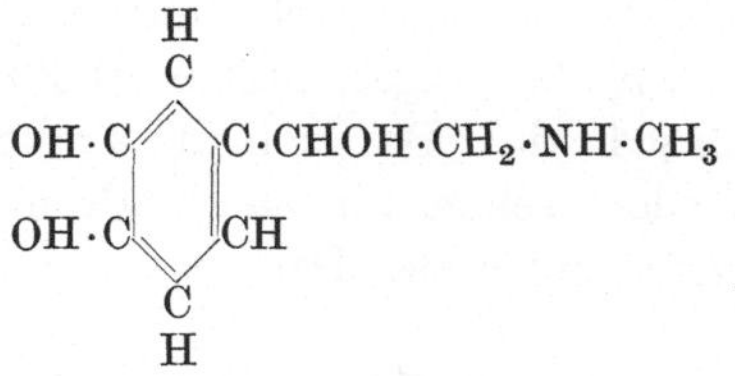

$$\text{OH·C}\diagup^{\displaystyle \overset{\text{H}}{\underset{}{\text{C}}}}\diagdown\text{C·CHOH·CH}_2\text{·NH·CH}_3$$

Die Auffindung der chemischen Konstitution des Adrenalins war eine Tat von prinzipieller Bedeutung, wenngleich es m. E. noch zweifelhaft sein dürfte, ob mit der angegebenen Strukturformel das Hormon der Nebenniere erschöpfend charakterisiert ist. Vielerlei spricht m. E. dafür, daß alle Hormone neben dem organischen Kern noch einen anorganischen Bestandteil enthalten (vgl. z. B. den Jodgehalt des Thyroxins), ohne den die Substanz nur einen Teil ihrer physiologischen Fähigkeiten zu entfalten vermag. Es würde sich somit eine Analogie zwischen Hormonen und Fermenten ergeben (H. ZONDEK und UCKO), auf welche ähnliche Verhältnisse zutreffen. Mit dem Gesagten wäre die Tatsache verständlich, daß es nicht gelingt, mittels Zufuhr von Adrenalin die auf Nebennierenausfall beruhenden klinischen Erscheinungen (Morb. Addisonii) irgendwie nennenswert zu beeinflussen. Hier werden weitere Forschungen einzusetzen haben. Der Entdeckung der chemischen Struktur des Adrenalins hat sich, nachdem beliebige Mengen künstlich hergestellter Substanz zur Verfügung standen, eine außerordentliche Zahl von Untersuchungen angeschlossen, deren Gegenstand die Erforschung der physiologischen Eigenschaften[1]) der Substanz war.

Ich will sie im folgenden aufzählen und die einzelnen Daten nur kurz nennen, da eine ausführliche Darstellung dieses Gegenstandes hier zu weit führen würde. Es ist das klassische, elektive Reizmittel für den Sympathicus (den es an seinen Nervenendigungen, den sog. Myoneuraljunktionen reizt), somit erstreckt sich sein Einfluß auf alle vegetativen Organe des Körpers. Da der Sympathicus an diesen nun teils hemmende, teils fördernde Effekte auslöst, was vermutlich mit einer Änderung des Ionengleichgewichts an der Zellmembran zusammenhängt (S. G. ZONDEK), so treten uns auch die Wirkungen des Adrenalins teils im Sinne hemmender, teils anregender Effekte entgegen. Die Peristaltik von Magen und Darm, der Tonus der Kardia werden durch Adrenalin gehemmt, der Schließmuskel des Pylorus und der Ileocäcalklappe, ferner die Muskulatur des Uterus, namentlich die des schwangeren, angeregt, der Tonus der Blase vermindert, die Gallenabsonderung in den Lebergängen vermehrt, während die Muskulatur der Gallenblase zum Erschlaffen gebracht wird, so daß die Galle darin aufgefangen und nicht ins Duodenum entleert wird. Auf die Bronchialmuskulatur wirkt Adrenalin ebenfalls erschlaffend (Wirkung bei Asthmatikern!). Am Auge erzeugt es durch Erregung des sympathisch innervierten M. dilatator iridis Mydriasis, eine Tatsache, die zum biologischen Nachweis der Substanz verwendet wird (Froschaugen-

---

[1]) Es konnte festgestellt werden, daß die biologisch wirksame Gruppe des Adrenalins nicht der Benzolring, sondern die Seitenkette ist, denn aliphatische Amine üben ebenfalls Wirkungen auf den Sympathicus aus.

methode). Es kann auf diese Weise am ausgeschnittenen Froschauge Adrenalin in einer Konzentration von 1 : 20 Millionen nachgewiesen werden.

Von sonstigen Wirkungen am Auge kennen wir die Lidspaltenerweiterung, entstanden durch Reizung des sympathisch innervierten M. levator palpebrarum, sowie die Vorwölbung des Auges infolge erhöhten Tonus des M. orbitalis (s. Kapitel Morbus Basedowii). Da auch die Tränen- und Speicheldrüsen sympathisch innerviert werden, sehen wir nach Adrenalinapplikation eine erhöhte Tätigkeit dieser Organe eintreten. Das gleiche gilt auch von der Magensaftreaktion.

Besonders hervorzuheben ist die Wirkung auf den Stoffwechsel, der, wie aus vielerlei Anzeichen hervorzugehen scheint, ebenfalls vom vegetativen Nervensystem beeinflußt und dirigiert wird. Was den N-Umsatz sowie den Gaswechsel anbelangt, sind die Resultate der einzelnen Untersucher verschieden. Während EPPINGER, FALTA und RUDINGER nach Adrenalinzufuhr bei Hungertieren eine starke Steigerung des Eiweißumsatzes fanden, vermutlich hervorgerufen durch Förderung der Schilddrüsenfunktion, berichten KRAUS und R. HIRSCH von nur geringen Schwankungen des N-Umsatzes bei gesunden Hunden. Auch der Mineral- und Salzstoffwechsel scheint durch Adrenalinzufuhr beeinflußt werden zu können. Sie führt meist zu starker Ausschwemmung von Phosphor, Kalium und Natrium, anscheinend auch Calcium (bes. des durch den Darm ausgeschiedenen). Am meisten sichergestellt ist indes die Abhängigkeit des Kohlehydratstoffwechsels vom Adrenalin. Schon nach Injektion geringer Mengen (0,01—0,1 mg) tritt beim Tier, nach etwas größeren Dosen (1 mg) auch beim Menschen, nach subcutaner oder intraperitonealer Applikation schneller als bei oraler Darreichung, eine Glykosurie auf, die mehrere Stunden anhalten kann. Allerdings tritt die Wirkung bei Wiederholung der Injektion nicht immer wieder auf und bei Adrenalingewöhnung bleibt sie meist völlig aus. Mit der Glykosurie geht eine entsprechende Anreicherung des Blutzuckers einher, die beim Menschen etwa 20—30 Minuten nach der Injektion nachweisbar ist und sich bis zu Werten von 0,2—0,3 % steigern kann. Häufig folgt der Hyperglykämie eine Hypoglykämie, wie der Blutdrucksteigerung nach Adrenalininjektion fast regelmäßig eine Blutdrucksenkung zu folgen pflegt. Die Adrenalinwirkung auf den Zuckerstoffwechsel steht, wie es scheint, in Beziehungen zum Funktionsgrad der Keimdrüsen. Kastrierte Tiere reagieren auf Adrenalin mit besonders starker Hyperglykämie (TSUBURA). Die Zuckerausschwemmung geht auf eine durch das Adrenalin hervorgerufene Mobilisation des Glykogenbestandes der Leber zurück, so daß die Glykämie im allgemeinen um so stärker wird, je glykogenreicher die Leber war. Neben der Mobilisation des Zuckers wird dem Adrenalin die Fähigkeit zugeschrieben, bei Zuckermangel die Fettvorräte in Zucker umzuwandeln (BLUM, VELICH). Auch in diesem Sinne wäre es dann als ein Antagonist des Insulins anzusprechen (LAUFBERGER).

Die Glykogen mobilisierende Wirkung des Adrenalins geht mit einer Säuerung (bzw. einer Änderung des Säure-Basengleichgewichtes) in der Leber einher und ist durch Alkali zu hemmen (UNDERHILL, FRÖHLICH und POLLAK, ELIAS und SAMMARTINO, GOTTSCHALK und POHLE). Zufuhr von Adrenalin führt mittels Sympathicusreizung zu erhöhter Calciumkonzentration an der Zelle (S. G. ZONDEK). Letztere hat ihrerseits eine lokale Acidose zur Folge (F. KRAUS und S. G.

ZONDEK), durch deren etwaige Neutralisation der Effekt der Sympathicusreizung meist zu beseitigen ist, wie etwa durch Vagusreizung oder durch Darreichung des zum Calcium antagonistisch gerichteten Kalium.

In engem Zusammenhang mit der bereits erwähnten Stoffwechselwirkung des Adrenalins steht die Tatsache, daß Einverleibung der Substanz Erhöhung der Körpertemperatur zur Folge hat (EPPINGER, FALTA u. RUDINGER). Der Wärmestich ist beim nebennierenlosen Tier wirkungslos. Beim Zustandekommen der Temperatursteigerung scheint das Maß des in der Leber stattfindenden Glykogenabbaues eine Rolle zu spielen. Die Wirkung scheint weniger an das Mark als an die Rinde geknüpft zu sein (FREUND u. MARCHAND). Es liegen allerdings auch Angaben vor, nach denen Nebennierenextrakt und Adrenalin die Temperatur herabsetzen (OLIVER u. SCHÄFER, R. HIRSCH u. a.). Vielleicht spielt die Dosierungsfrage eine Rolle.

Übrigens dürfte auch die durch die Kontraktion der peripheren Hautgefäße verursachte Verminderung der Wärmeabgabe für das Zustandekommen der Temperaturerhöhung bedeutungsvoll sein.

Zuletzt muß der wichtigsten, weil universellsten Wirkung des Adrenalins gedacht werden, nämlich der auf das Gefäßsystem, dessen glatte Muskulatur eine besondere Empfindlichkeit gegenüber der Substanz zeigt. (An der Aorta des Frosches lassen sich noch 0,00000125 mg durch ihre gefäßkontrahierende Wirkung nachweisen). Die durch Wirkung auf die glatte Muskulatur hervorgerufene Gefäßkontraktion und Zunahme des Gefäßtonus führt beim Säugetier und Menschen zur Blutdrucksteigerung (bei intravenöser Darreichung schon in Dosen von 1—$^5/_{1000}$ mg, s. S. 10). Dabei muß es als sehr zweckentsprechend angesehen werden, daß die Ansprechbarkeit der Gefäße des Splanchnicusgebietes größer als die der Herz-, Hirn- und Lungengefäße ist. Speziell auf die Coronargefäße des Herzens wirkt es in den üblichen Dosen erweiternd. So erweist sich das Adrenalin als geeignetes Mittel, um in Fällen von kardialer Stauung die im Splanchnicusgebiet gesackten Blutmassen nach der Peripherie des Körpers zu treiben. Zum Teil ist die blutdrucksteigernde Wirkung allerdings als Folge direkter Wirkung auf die Herzmuskulatur aufzufassen. Es kommt zur Steigerung der Frequenz und Verstärkung der Kammersystolen, was allerdings erst nachweisbar ist, wenn das Herz von den hemmenden Vagusfasern (nach Lähmung durch Atropin) befreit ist.

Vor allem aber bezieht sich die Adrenalinwirkung am Herzen auf den nervösen Apparat, und hier wieder auf den sympathischen Anteil (Nervi accelerantes), der hier bekanntlich beschleunigende Einflüsse ausübt. Daher bekommen wir nach Adrenalininjektion meist eine je nach der Empfindlichkeit des Individuums verschieden starke Beschleunigung der Pulsfrequenz, die nur dann ausbleibt, wenn die Blutdrucksteigerung eine gewisse Höhe erreicht hat. Dann kommt es vermutlich durch Steigerung des cerebralen Druckes zu zentraler Vagusreizung, die ihrerseits zur Bradykardie führt.

Auch die Wirkung des Adrenalins auf das Reizleitungssystem entspricht völlig dem Erfolge direkter Reizung des Sympathicus bzw. der Nervi accelerantes. Die Überleitungszeit wird verkürzt, namentlich dann, wenn sie vorher durch Digitalis oder durch Abkühlung abnorm verlängert war (positiv dromotrop), die Kontraktionskraft der Kammern wird gesteigert (positiv inotrop) und auch der Tonus der Wandmuskulatur kann namentlich in Fällen pathologischer Tonusschwäche durch Adrenalinzufuhr gehoben werden (s. Thyreoidinwirkung S. 110). Es muß noch erwähnt werden, daß die Adrenalinwirkung sich auch an der Hand des Elektrokardiogramms nachweisen läßt. Sie äußert sich hier in einem Größerwerden der Vorhofzacke und Nachschwankung sowie in einem Kleinerwerden der R-Zacke; die gleichen Abweichungen treten auch bei elektrischer Reizung der Nervi accelerantes auf.

Die Wirkung des Adrenalins auf die Diurese scheint nicht einheitlich zu sein. Während EPPINGER und HESS, BIBERFELD u. a. berichten, daß Adrenalin subcutan gegeben Polyurie zur Folge habe, konnten andere Untersucher (HASSENKAMP) eine ausgesprochene Hemmung der Diurese feststellen. Vielfach scheint der Unterschied der Reaktion auf die Verschiedenartigkeit der Dosierung zurückzuführen sein.

Viel diskutiert worden ist die Frage der Adrenalinämie. Soweit die bisherigen Untersuchungen reichen, scheint ein sicherer Nachweis für ihre Existenz nicht erbracht zu sein (weder in der Norm noch bei arterieller Hypertonie noch während der Zuckerstichwirkung (TRENDELENBURG u. FLEISCHHAUER u. a.). L. LICHTWITZ hat den Gedanken ventiliert, ob nicht eine unmittelbare Sekretion der Nebennieren in das sympathische Nervensystem in Frage käme.

Die Wirkung des Adrenalins ist offenbar — wohl wie die der Hormone überhaupt — eine doppelphasische (ZONDEK u. UCKO). Der Blutdrucksteigerung folgt fast regelmäßig eine Blutdrucksenkung. Nach VOLLMER drückt sich die Zweiphasenrichtung auch in der Elektrolytverteilung im Blute aus. Die erste Phase geht mit erhöhter Säureausscheidung einher und ist durch P- und K-Verminderung, inkonstanter Ca-Vermehrung sowie durch Hyperglykämie gekennzeichnet, während in der zweiten Phase P- und K-Vermehrung, Ca-Verminderung und Hypoglykämie auftreten. (In der ersten Phase mithin das acidotische Syndrom der Rachitis, in der zweiten der alkalotische der Tetanie im Sinne von FREUDENBERG und GYÖRGY). Die sich durch Blutdrucksenkung äußernde zweite Phase der Adrenalinwirkung tritt unter gewissen Voraussetzungen als beherrschende und allein wahrnehmbare Folge der Zufuhr kleiner Adrenalindosen zu Tage. Derartige m. E. auf einer besonderen physiko-chemischen Beschaffenheit der Zelle des Erfolgsorgans beruhende Bedingungen scheinen bei der Mehrzahl der Kranken mit essentieller Hypertonie gegeben zu sein (KYLIN, F. KAUFFMANN). Behandelt man die Kranken einige Zeit mit Calcium und Atropin, so ändert sich nach den Angaben von KYLIN der Charakter der Reaktion dahin, daß nunmehr statt der Senkung eine Steigerung auftritt (vgl. Theorie der Hormonwirkung S. 6 u. ff.). Die erwähnten Befunde deuten darauf hin, daß das Adrenalin wie die übrigen Hormone (s. Thyroxin S. 7) hinsichtlich seiner Wirkung weitgehend von der Beschaffenheit des Milieus abhängig ist. So hat M. CARRISON gezeigt, daß der mydriatische Effekt auf das ausgeschnittene Krötenauge mit der Wasserstoffionenkonzentration der Flüssigkeit, in dem sich das Testobjekt befindet, variabel ist. Wenn man von der alkalischen Seite ausgeht, nimmt die Adrenalinreaktion bis zum Neutralpunkt zu und dann bei steigender Acidität ab, bis zu einem kritischen Punkt bei p h 5—6, wo die Substanz wirkungslos wird (vgl. S. 7). ABDERHALDEN und WERTHEIMER zeigten, daß Kaninchen, die mit saurer Nahrung (Hafer) ernährt werden (ebenso wie völlig kohlehydratfrei ernährte Ratten) auf Adrenalin mit einer erheblich stärkeren Hyperglykämie reagieren als die basisch (bzw. reichlich mit Kohle-hydraten) ernährten Tiere, während die Verhältnisse beim Insulin umgekehrt liegen.

Nach Kretschmer vermag intravenöse Säurezufuhr die Blutdruckwirkung des Adrenalins auf das 5—6fache zu steigern. In Ergänzung dieser schon älteren Befunde konnten Gottschalk und Pohle neuerdings zeigen, daß Adrenalin-darreichungen, denen Einführung großer Mengen von Bicarbonat in den Magen vorausgegangen ist, ohne Wirkung bleibt. Die erwähnten Befunde werden immer-hin noch durch weitere Untersuchungen sichergestellt werden müssen. Freuden-berg und György fanden bei der tetanischen Alkalose nach Adrenalinzufuhr eine Senkung des Blutzuckerspiegels. Balint und Goldschmidt konnten eine verminderte Blutdrucksenkung des Adrenalins bei der Atmungstetanie nach-weisen, während Eppinger, Falta, Neuburgh, Nobel u. a. die Blutdruck-steigerung nach Adrenalin unter diesen Umständen erhöht fanden. Kürzlich wollen Duzar und Fritz bei der durch Hyperventilation erzeugten Alkalose die Adrenalinempfindlichkeit der Katze bezüglich Höhe und Dauer der Blut-druckkurve erhöht gefunden haben, während bei Unterventilation das Gegenteil der Fall sein soll (vgl. auch S. 156). Chiari und Fröhlich wiesen im übrigen nach, daß auch die Erregbarkeit des Sympathicus durch Säurezufuhr gesteigert werden könnte. Auf die Abhängigkeit der Adrenalinwirkung vom Ionenmilieu wurde auch von amerikanischer Seite (R. G. Hoskins) hingewiesen, indem ge-zeigt wurde, daß die Substanz unter verschiedenen Bedingungen bald im Sinne der Gefäßverengerung, bald im Sinne der Gefäßerweiterung wirken können. Hier darf auch die Tatsache erwähnt werden, daß, wie Kolm und Pick nach-wiesen, Adrenalin auf Froschgefäße, auf welche Acetylcholinringerlösungen ge-wirkt haben, nicht mehr vasoconstrictorisch, sondern entweder überhaupt nicht oder gefäßerweiternd wirkt. Auch auf den unter Vaguswirkung gesetzten Frosch-magen oder Kaninchendünndarm wirkt Adrenalin nicht mehr hemmend, sondern erregend (Veränderung der Peripherie durch Vaguswirkung und Änderung der-selben in ihre Reaktion auf den Adrenalinreiz!). Die Adrenalinwirkung kann durch vorherige Darreichung von Schilddrüsensubstanzen gesteigert werden (Eiger). Es ist dies als ein Beispiel für die gegenseitig sensibilisierende Wirkung einzelner Hormone anzusehen. Nach Abderhalden machen auch Aminosäuren unterschwellige Dosen von Adrenalin wirksam. Schließlich sei er-wähnt, daß Vorbehandlung mit Pepton oder Histamin die gefäßverengernde Wirkung des Adrenalins aufhebt (Fröhlich und Pick).

Alle diese Befunde sind im Lichte der oben dargestellten H. Zondekschen Theorie der Hormonwirkung gesehen, geeignet, die fundamentale Bedeutung der Peripherie und ihrer physikochemischen Beschaffenheit für das Zustande-kommen physiologischer und pathologischen Inkretwirkungen zu beweisen.

Was endlich die Methoden betrifft, um das Adrenalin auch in kleinsten Mengen nach-zuweisen, so bedienen wir uns jetzt fast ausschließlich der schon erwähnten biologischen Methoden: des Laewen-Trendelenburgschen Verfahrens, das darauf beruht, daß in der Bauchaorta eines enthaupteten und seiner Eingeweide beraubten Frosches eine feine Glas-kanüle eingebunden wird, die von einer in Tropfen abfließenden Ringerlösung durchspült wird. Aus einer zweiten in die Bauchvene eingelassenen Kanüle fließt die Lösung in ca. 30—40 Tropfen in der Minute ab. Wird der Ringerlösung irgendeine vasoconstrictorische Substanz, z. B. Adrenalin, hinzugesetzt, so muß sich die in der Minute abfließende Tropfenzahl entsprechend verringern. Man hat mit dieser Methode Adrenalin noch in Verdünnungen von 1 : 400 Millionen nachweisen können (TRENDELENBURG).

Ebenfalls dem Nachweis des Adrenalins dient die Froschaugenmethode nach MELTNER-EHRMANN, der die schon erwähnte mydriatische Wirkung auf die Pupille zugrunde liegt, ferner die Gefäßstreifenmethode, die darauf beruht, daß bei Zufuhr von Adrenalin ein entsprechende Verkürzung eines ausgeschnittenen Gefäßstreifens eintritt (O. B MEYER und SCHLAYER) und schließlich die Uterusmethode. Letzterer liegt die tonisierende Wirkung des Adrenalins auf den Kaninchenuterus zugrunde, der ein besonders empfindliches Testobjekt darstellt. Unter den chemischen Methoden ist die bekannteste die Eisenchloridmethode (smaragdgrüne Färbung!). Alle diese Methoden haben ergeben, daß die Adrenalinkonzentration im Nebennierenvenenblut größer als in anderen Gefäßbezirken des Körpers ist, ja, die EHEMANNsche Pupillenreaktion fällt überhaupt nur im Nebennierenvenenblut positiv aus.

Das **Cholin** (Trimethyloxyäthylammoniumhydroxyd) ist die Substanz, die aus der Nebennierenrinde isoliert werden konnte. Als seine Quelle sind die in der Rinde vorhandenen Lipoidkörper anzusehen. Cholin findet sich allerdings auch in anderen Organen wie Leber, Milz, Pankreas, Muskeln, Nieren und Lungen. Trotzdem kann es als ein Hormon betrachtet werden, da es vermutlich als physiologischer Erreger der Darmtätigkeit angesehen werden muß. Das Cholin ist auch als die wirksame Substanz in dem von ZUELZER, DOHR und MARXER durch Extraktion aus der Darmschleimhaut gewonnenen sog. Hormonal identifiziert worden, das in Mengen von etwa 20 ccm bei intramuskulärer Injektion meist vermehrte Darmperistaltik auslöst. Im übrigen kann das Cholin in mancher Beziehung als Antagonist des Adrenalins angesehen werden, da es eine Affinität zum parasympathischen Teil des vegetativen Nervensystems besitzt. Es wirkt erregend auf den Vagus, verlangsamt also die Herztätigkeit, setzt die Kontraktionskraft der Herzmuskulatur herab, verlängert die Überleitungszeit, vermindert die Reizempfindlichkeit der Herzmuskulatur und setzt den Blutdruck herab. Die Darmtätigkeit wird, wie schon erwähnt, angeregt, und auch am Auge tritt der Gegensatz zum Adrenalin deutlich zutage, indem es nach Cholineinträufelung zu Myosis kommt.

Ich habe das Cholin hier erwähnt, weil es zu den chemisch bekannten Hormonen gehört, ohne daß sich von ihm sagen ließe, daß seine klinische Bedeutung nach dem heutigen Stande unseres Wissens besonders groß wäre.

Thyroxin. Neuerdings ist durch KENDALL auch die chemische Konstitution des spezifischen Sekrets der Schilddrüse ermittelt worden. Er hat seiner Substanz den Namen Thyroxin gegeben. Seine Herstellung erfolgte, indem aus entfetteten und durch Hydrolyse aufgespaltenen Schilddrüsen zunächst das Jod als wasserlösliche Verbindung abgespalten wurde, aus der dann eine säureunlösliche krystallinische Substanz isoliert werden konnte, die mehr als 60 $^0/_0$ Jod erhielt. Als Ausgangspunkt für die Bildung des Thyroxins muß wohl das Tryptophan angesehen werden. Wie das Adrenalin, so ist also auch das Thyroxin als Abkömmling von Aminosäuren, d. h. also aus dem Eiweißmolekül entstanden, zu betrachten. Es scheint, daß wir in der Kombination von organischem Kern mit anorganischen Bestandteilen — im speziellen Fall ist es das Jod — wie wir es im Thyroxinmolekül vorfinden, die Grundform für den Aufbau der Hormone schlechthin erblicken müssen (H. ZONDEK und UCKO). Sicher werden die anorganischen Ionen in den verschiedenen Inkreten verschiedene sein. Auch der Charakter der Bindung zwischen den beiden Bestandteilen mag bei den einzelnen Hormonen wechseln. Hier werden unter allen Umständen genauere Untersuchungen einsetzen müssen, die, falls sie dazu führen, den Bau des Thyroxinmoleküls entsprechend unserer Vermutung als für die molekulare Hormonstruktur überhaupt typisch aufzudecken, auf die nahen Beziehungen von Hormonen und manchen Fermenten hinweisen würden (H. Ucko).

Das Strukturbild des Thyroxins gestaltet sich so:

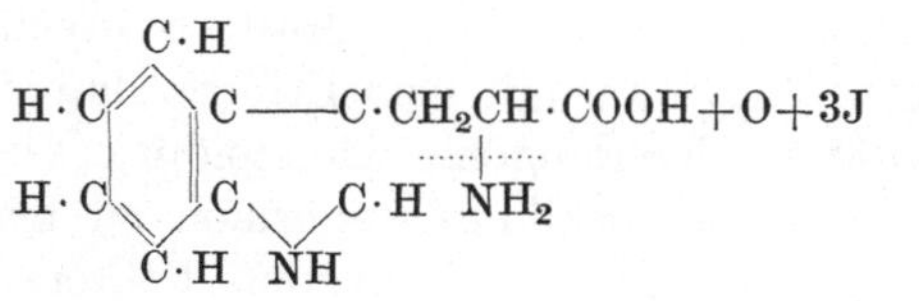

Tryptophan 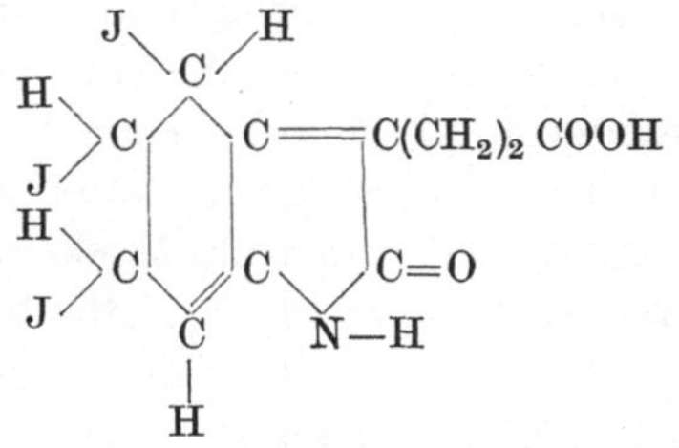   Thyroxin
(aktive Form mit geschlossenem Pyrrol-
ring α-Oxyindolpropionsäure s. S. 8)

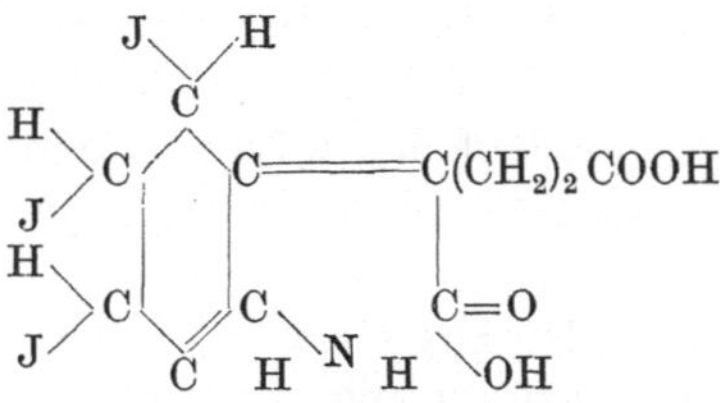

Thyroxin (inaktive Offenringform)

Wenn die Kendallsche Substanz sich wirklich als das spezifisch reine Sekret der Schilddrüse erweisen sollte, so wäre für die experimentelle, aber auch für die klinische Forschung damit außerordentlich viel gewonnen. Die Berichte über die spezifische Wirksamkeit der Substanz lauten hinsichtlich der Wirkung auf den Stoffwechsel (Eppinger, Thannhauser) zurzeit noch widersprechend. Nach eigenen Untersuchungen wirkt das Thyroxin in der Tat auch beim myxödematösen Menschen schon in kleinen Mengen (1—2 mg pro die) stark stoffwechselsteigernd. Nach Kendall hat die Substanz auch einen stark beschleunigenden Einfluß auf die Entwicklung der Kaulquappen (s. S. 19 u. ff.). Während für die Stoffwechselwirkung der organische Kern der Substanz maßgeblich ist, ist die Wirkung auf die Kaulquappe vom Jod abhängig (Abelin). Die Stoffwechselsteigerung ist, wie Untersuchungen von Hildebrandt und Nishiura an Ratten zeigten, durch Phosphor und Arsen in geeigneter Dosierung zu kompensieren, mit Thyraden gefütterte Ratten zeigten nach Arsendarreichung statt der sonst zu beobachtenden Erhöhung eine Herabsetzung des Gaswechsels (Umkehr der Arsenwirkung). In diesem Falle muß man m. E. annehmen, daß die Zufuhr von Thyraden die physikalisch-chemische Struktur der Zellen, die als Erfolgsstätten der Arsenwirkung in Frage kommen, derart verändert hat, daß das Arsen nun in umgekehrter Weise zur Wirkung gelangt (vgl. Theorie der Hormonwirkung S. 6 u. ff.). Die stoffwechselanregende Wirkung der Schilddrüsenstoffe bezieht sich vornehmlich auf den respiratorischen Gaswechsel sowie auf den Eiweißstoffwechsel. Auch der Kohlehydrathaushalt wird beeinflußt. Bei Ratten erfolgt auf Thyreoidinzufuhr eine Abnahme des Gesamtkohlehydratwertes der Leber (Fukui).

Wie das Thyreoidin (EPPINGER), so übt auch das Thyroxin eine starke durch Mobilisierung von Wasser und Kochsalz in der Peripherie, d. h. im Gewebe bedingte diuretische Wirkung aus (F. HILDEBRANDT). Auch nach MEYER-BISCH liegt der Angriffspunkt des Thyreoidins, soweit dessen diuretische Wirksamkeit in Frage kommt, im Gewebe. Wie es scheint, ist das Schilddrüsenhormon auch für die normale Tätigkeit der Zelle des quergestreiften Muskels von Bedeutung. Dafür sprechen klinische und experimentelle Tatsachen. LIDDEL, HOVARD und SUTHERLAND gaben thyreoidektomierten Ziegen auf der Höhe der Ausfallserscheinungen, als sich die Tiere wegen ihrer außerordentlichen Muskelschwäche nicht mehr auf den Beinen halten konnten, Thyroxin mit dem Erfolge, daß sie in kürzester Zeit ihre volle Muskelaktivität wiedererlangten. Thyreoidin erwies sich als weniger wirksam. Offenbar gehört das Schilddrüsenhormon zu den die spezifische Funktion der normalen Muskelzelle unterhaltenden Faktoren. Neuerdings hat ASHER auf experimentellem Wege gezeigt, daß das Schilddrüsenhormon (in geringerem Grade auch das Ovarialhormon, sowie Hoden- und Milzextrakte) befähigt sei, das phagocytäre Vermögen der Blutleukocyten und Exsudatzellen erheblich zu steigern. Dieser Befund, der vielleicht auch praktisch-therapeutische Aussichten bezüglich der Behandlung von Infektionskrankheiten eröffnet, wirft zugleich ein Schlaglicht auf die direkten, von der Vermittlung des Nervensystems relativ unabhängigen Beziehungen von Hormon und Zelle (H. ZONDEK).

Über das Schicksal des in den Organismus gebrachten Schilddrüsenhormons, speziell des Thyroxins ist relativ wenig bekannt. Die einmalig eingespritzte Substanz wird beim gesunden Hund und bei der Ziege durch Galle und Urin unter gesteigerter Tätigkeit des Zirkulationsapparates ausgeschieden. Der Rest, etwa die Hälfte, wird von der speichernden Schilddrüse aus dem Blute entfernt und für die Gewebe unwirksam gemacht. Es muß angenommen werden, daß die Mengen von Schilddrüseninkret in Schilddrüse, Blut und Erfolgsorgan normalerweise in bestimmtem Verhältnis zueinander stehen.

Neben den bereits erwähnten biologischen Eigenschaften der Schilddrüsenstoffe nenne ich ihren stimulierenden Einfluß auf Herztätigkeit und allgemeines Wachstum. Diese Wirkungen, die uns bei der klinischen Darstellung der mit Schilddrüsenveränderung einhergehenden Krankheitsbilder begegnen werden, treten auch im Tierexperiment zutage. Selbst die Wirkung auf das Wachstum läßt sich am Tiere zeigen. A. T. CAMERON und F. A. SEDZIAK beobachteten bei Ratten nach ca. 3 Wochen dauernder Schilddrüsenfütterung, deutliche Hypertrophie der Organe wie Herz, Leber, Nieren, Nebennieren und Lymphdrüsen. Daß auch das Knochenwachstum unter dem Einfluß der Schilddrüse steht, ist auf Grund klinischer Tatsachen bekannt (s. Kapitel „Basedow").

Aus klinischen Erwägungen heraus, auf die ich bei Besprechung des Morbus Basedowii und des Myxödems noch zu sprechen kommen werde, ist bezweifelt worden, daß in der Schilddrüse nur ein einziges Sekret gebildet wird. Indes besteht kaum eine Veranlassung, mehrere Produkte anzunehmen, da sich mit dem Thyroxin alle bei dem Schilddrüsenhormon vorausgesetzten Wirkungen sowohl hinsichtlich Pulsbeschleunigung, Stoffwechselsteigerung usw. erzielen ließen (H. ZONDEK). Daß sich mit den bekannten aus der Schilddrüse gewonnenen Präparaten, die untereinander, was Jodgehalt und Herstellungsart anbelangt, sehr differieren, zum Teil auch hervorragende, durchaus als spezifisch zu bezeichnende therapeutische Erfolge erreichen lassen, werde ich an anderer Stelle auseinandersetzen.

Die Schilddrüse zeichnet sich durch ihren großen Gehalt an Jod aus. Der Jodgehalt geht mit dem Gehalt an Kolloid parallel und wechselt mit dem Alter, hängt aber auch von anderen teils exogenen, teils endogenen Faktoren wie Ernährung, Rasse, Jahreszeit (der Jodgehalt wird meist im Sommer höher und im Winter niedriger gefunden), und wahrscheinlich auch von der Bodenbeschaffenheit ab. So finden wir bei den in der Nähe der Meeresküste wohnenden Menschen im Durchschnitt relativ hohe Werte. HERZFELD und KLINGER haben dies durch vergleichende Analysen von Schilddrüsen, die aus der Schweiz und aus Holland stammten, bestätigt. Die Schilddrüse des normalen Menschen enthält etwa 6—7 mg anorganisches Jod (BAUMANN, OSWALD). HERZFELD und KLINGER geben mittlere Jodwerte von 0,02—0,08 % an, betonen aber die großen individuellen Schwankungen. Während der Foetalzeit ist die Thyreoidea völlig jodfrei, das gleiche ist auch beim Neugeborenen der Fall. Schilddrüsen von 3 Wochen alten Kälbern fanden A. LÖWY und ich allerdings stark jodhaltig. Die Ernährung spielt insofern eine große Rolle, als der Jodgehalt bei Fleischfressern niedrig und umgekehrt bei Pflanzenfressern groß ist. Wie es scheint, verhält sich in den verschiedenen Gegenden das mittlere Gewicht der Schilddrüse umgekehrt proportional dem durchschnittlichen Jodreichtum des Organes (vgl. auch S. 148), wie folgende Tabelle (nach WEGELIN) zeigt:

Lebensalter	Mittleres Schilddrüsengewicht in		
	Kiel	Berlin	München
21—30 Jahre . . .	23,5 g	32,1 g	37,2 g
31—40 „ . . .	24,0 „	30,6 „	40,6 „
41—50 „ . . .	25,3 „	28,6 „	38,2 „

HUNZIKER nimmt an, daß die Vergrößerung der Schilddrüse in jodarmen Gegenden als kompensatorische Erscheinung zu betrachten ist.

Die Rolle, die das Jod in der Schilddrüse und für den gesamten Organismus spielt, ist noch nicht völlig geklärt. Während die meisten Autoren wie ich glaube mit Recht der Auffassung sind, daß die Wirksamkeit der Schilddrüsensubstanzen an ihren Jodgehalt gebunden sind, sehen andere in ihm nur den spezifischen Reizfaktor, der notwendig ist, um die Schilddrüsensekretion anzuregen. Ich werde auf diesen Punkt später (s. Kapitel „Therapie des Morbus Basedowii und des Myxödems") noch eingehen. Aber schon hier muß gesagt werden, daß die biologische Wirksamkeit der verschiedenen Schilddrüsenpräparate an das Vorhandensein wenn auch nur sehr geringer Mengen von Jod gebunden ist. Fast alle bisher hergestellten und im Handel erhältlichen Präparate sind in der Tat jodhaltig. So enthält der von OSWALD aus der Schilddrüse hergestellte Jod-Eiweißkörper, das Jodthyreoglobulin[1]), ca. 1,75 % Jod, das durch Säureabspaltung aus dem Thyreoglobulin gewonnene und weniger als dieses wirksame Jodothyrin (OSWALD) = 10—14 % Jod. Das BAUMANNsche durch Säureabspaltung direkt aus der Schilddrüse gewonnene Jodothyrin ist jodärmer (1,0 g des Präparates ent-

---

[1]) Die Zusammensetzung des Thyreoglobulins beim Menschen ist nach BLUM und GRÜTZNER folgende: C = 51,5 %, H = 6,67 %, N = 15,06 %, I = 0,154 % (zitiert nach WEIL).

hält 0,3 mg Jod). Nach E. GLEY und J. CHEYMOL beträgt der Jodgehalt des venösen Schilddrüsenblutes im Mittel = 0,191 mg, der des Blutes = 0,120 mg (Untersuchungen an der Ziege!).

Eines ist sicher, daß das Jod auch in der Schilddrüse sich physiologischerweise an einen Eiweißkörper gekuppelt, also in organischer Bindung findet. Isoliertes Jod ist höchstens in Spuren nachweisbar. Die chemische Industrie läßt es sich angelegen sein, immer wieder neue Schilddrüsenpräparate in den Handel zu bringen und als besonders wirksam zu empfehlen. Ich nenne das subcutan applizierbare Thyreoglandol, sowie das Thyraden, das Thyreoglandin, das Opothyreoidin, das Thyron u. a. (s. Kapitel „Basedow und Myxödem"). Übrigens findet sich in der Schilddrüse auch ein zweiter, jodfreier, phosphorhaltiger Eiweißkörper vom Charakter eines Nucleoproteins, der als Rest untergegangener Zellen zu betrachten ist, und in erheblich geringerer Menge als der jodhaltige vorhanden ist. In der Basedowschilddrüse findet er sich allerdings in vermehrter Menge vor.

Für den biologischen Nachweis von Schilddrüsenstoffen wichtig ist die von REID HUNT gefundene Tatsache, daß Verabfolgung von Thyreoideasubstanzen an Mäuse deren Empfindlichkeit gegen das sonst sehr giftige Acetonitril stark herabsetzt (vgl. auch S. 89). Diese Reaktion, die wie es scheint zuverlässig ist, wird neuerdings von W. STRAUB auch für den Zweck der Standardisierung von Schilddrüsenpräparaten empfohlen. Hierbei ist zu bemerken, daß sonstige Methoden der Auswertung von Thyreoideasubstanzen zurzeit nicht zur Verfügung stehen. Weder der Jodgehalt, noch die Wirksamkeit im Kaulquappenversuch (vgl. S. 19) haben sich als zuverlässige Grundlagen einer Standardisierung erwiesen. Mit Rücksicht auf die Beeinflußbarkeit der Kaulquappenmetamorphose durch Schilddrüsensubstanzen ist hervorzuheben, daß sie durch die verschiedensten Präparate, auch durch künstlich hergestellte Kombinationen, wie z. B. durch jodiertes Eiweiß (s. S. 20), durch Acetylthyroxin (KENDALL u. W. SWINGLE) hervorgerufen werden kann, ohne daß diesen Substanzen bei der klinischen Verwendung beim Menschen hinsichtlich Stoffwechselbeeinflussung oder Einwirkung auf die sonstigen klinischen Merkmale der Hypothyreose die geringste Bedeutung zukommt.

Weit ungünstiger als bei den Nebennieren und der Schilddrüse sind wir bei den anderen endokrinen Drüsen, was die Wirksamkeit der aus ihnen gewonnenen und als spezifisch in den Handel gebrachten Hormone anbelangt, gestellt. Ihre chemische Struktur kennen wir nicht. Aus der Hypophyse wurden durch FÜHNER nicht weniger als 4 mit verschiedenen biologischen Eigenschaften ausgestattete Substanzen hergestellt. Bei einer von ihnen ließen sich starke Wirkungen auf den Uterus, den Blutdruck und auch auf die Atmung nachweisen, die bei anderen teilweise fehlten, teilweise in verstärktem Maße vorhanden waren. Das Gemisch aller 4 Substanzen kommt als Hypophysin in 1proz. Lösung in den Handel.

GUGGENHEIMER, LESCHKE u. a. haben ebenfalls aus der Hypophyse wirksame Stoffe zu eliminieren versucht, ohne daß man auch von diesen sagen könnte, daß sie — und darauf kommt es letzten Endes an — nennenswerte substitutive Wirkungen bei bestimmten später zu besprechenden, auf Hypophysenmangel beruhenden Erkrankungen ausübten. Fest steht, daß die Stoffe, die von Einfluß auf die Diurese sind, nur aus dem Hinterlappen isolierbar sind (s. Kapitel „Diabetes insipidus"). Das gleiche dürfte übrigens auch für die auf den Uterus wirkenden Substanzen gelten (Pituitrin, Pituglandol, Pituigan u. a.). Über die Beziehungen der Hypophysenextrakte zum Wasserhaushalt liegt eine ungemein große Zahl von Untersuchungen vor, ohne daß über den Wirkungsmodus der Substanzen völlige Klarheit geschaffen werden konnte. Bei Fröschen tritt nach Entfernung der Hypophyse Hautödem (POHLE) sowie Erweiterung der Capillaren in der Haut und Schwimmhaut ein (KROGH). Der Eingriff hat nach Untersuchungen von HOUSSAY und RUBIO (vgl. S. 233) beim Hunde Polyurie zur Folge (auch nach vorheriger Nierenentnervung). JUNGMANN und BERNHARDT erhoben die gleichen Befunde beim Frosche. Injektion von Hypophysenhinterlappenextrakt wirkt beim Menschen gewöhnlich diuresehemmend, indem das Wasserbindungsvermögen der Gewebe erhöht wird (MODRAKOWSKY u. HALTER, E. MEYER u. MEYER-BISCH, s. Kap. Diabet. insip.). Übrigens lassen sich nach Hypophysindarreichung im Tierversuch eine erste diuretische und eine zweite diuresehemmende Phase unterscheiden, doch tritt die letztere stärker als die erstere hervor. Ausnahmslos Diuresehemmung erhielten im Hundversuch MOLITOR und PICK. Die Autoren konnten die Pituitrinwirkung mittels der osmotisch stark wirkenden Gewebsdiuretica NaCl und vor allem Harnstoff aufheben und verlegen daher den Angriffspunkt der Pituitrinwirkung ins Gewebe. Der Angriffspunkt der Hypophysenhinterlappenpräparate dürfte auch im Gewebe, vor allem aber in der Niere selbst gelegen sein. Gefäßverengernde sowie gefäßerweiternde Mittel sind auf die diuresehemmende Wirkung der Präparate, wie MOLITOR und PICK (l. c.) gezeigt haben, ohne Einfluß, woraus die Autoren schließen, daß eine vasomotorische Ursache der Diuresewirkung nicht in Betracht kommt. Charakteristisch ist, daß mit der Steigerung der Harnkonzentration, die als Folge der Diuresehemmung auftritt, eine Erhöhung der prozentualen NaCl-Ausfuhr Hand in Hand geht, während der Kochsalzgehalt des Blutes entsprechend einer allgemeinen Blutverdünnung für gewöhnlich abnimmt. Auf diese Befunde hin nimmt eine große Anzahl von Autoren einen primär-renalen Angriffsort der Hypophysinwirkung als wahrscheinlich an (MODRAKOWSKY u. HALTER, E. MEYER u. MEYER-BISCH, FROMHERZ u. a.). M. E. kann nicht zweifelhaft sein, daß das Hypophysenhinterlappeninkret sowohl im Gewebe als auch in der Niere angreift. Übrigens scheint die Wirkungsweise des Hypophysins beim Hunde gegenüber der beim Menschen verschieden zu sein. Bei dem FROMHERZschen Versuche hatte Hypophysindarreichung eine Diuresehemmung mit ausschließlicher Steigerung der Kochsalzkonzentration zur Folge, während beim Menschen, und zwar sowohl beim Gesunden als auch beim Diabetes-insipidus-Kranken auch Stickstoff und Phosphorsäure in erhöhter Konzentration ausgeschieden werden (FREY u. KUMPIESS, V. D. VELDEN, EISNER u. a.).

Die meisten Hypophysenpräparate (Pituitrin, Pituigan) üben eine anregende Wirkung auf die Tätigkeit des Dünndarms aus. Auch tierexperimentell (Kaninchendarm!) ist nach Zufuhr von Hypophysenextrakt nach anfänglicher Verkleinerung der Kontraktionen und Tonusabnahme starke Vergrößerung der Kontraktionen und Zunahme des Tonus wahrnehmbar (G. BAYER u. PETER, B. ZONDEK u. a.). Auf die Pupille wirken die Präparate wie Adrenalin mydriatisch.

Auch auf die Regulation des Wärmehaushaltes ist die Hypophyse von Einfluß. So verursachen Extrakte des Hinterlappens bei Menschen, Kaninchen und Meerschweinchen Temperatursenkung (J. BAUER), Vorderlappenpräparate wirken bei dem seines Vorderlappens beraubten Tiere (nicht beim normalen!) umgekehrt (CUSHING). Ziemlich konstant ist die blutdrucksteigernde Wirkung, insbesondere der Hinterlappenextrakte. Dabei ist die Pulsfrequenz herabgesetzt. Die ursprüngliche Auffassung von ABEL und KUBOTA, nach welcher der im Hinterlappenextrakt wirksame Körper Histamin sei, dürfte als abgetan anzusehen sein (H. DALE und H. W. DUDLEY). Auffällig ist, daß eine der ersten im Intervall von $1/_2$—1 Stunden folgende zweite Injektion statt der Drucksteigerung Drucksenkung zur Folge hat (SCHAEFER u. VINCENT). Sie tritt auch nach Atropindarreichung auf und wird auf eine im Infundibularlappen befindliche depressorische Substanz zurückgeführt. Nach BURN soll ein gewisser Antagonismus zwischen Hypophysenhinterlappensubstanz und Insulin bestehen.

Schließlich sei noch auf die wachstumssteigernde Wirksamkeit des Hypophysenvorderlappens verwiesen. E. UHLENHUTH hat kürzlich mitgeteilt, daß es ihm gelang, bei jungen Axolotln nach Verfütterung von Hypophysenvorderlappenpräparaten Wachstumssteigerungen festzustellen. EVANS und LONG konnten bei Ratten nach intraperitonealer Einverleibung von fein verriebener Substanz des Hypophysenvorderlappens Zunahme des Fettreichtums, vor allem aber Vergrößerung der inneren Organe sowie Gewichtszunahme des Skeletts gegenüber den Kontrolltieren feststellen. Die Geschlechtsorgane wurden im Sinne der Funktionsverminderung beeinflußt. Es wird unten hierüber ausführlich zu sprechen sein (s. Kapitel „Riesenwuchs"). Aus dem Vorderlappen isolierte ROBERTSON ein das Wachstum regelndes Inkret, das sog. Tethelin. Es handelt sich hierbei um eine Lipoidsubstanz, die $1,4\,{}^0/_0$ Phosphor enthält. Die Feststellungen ROBERTSONS konnten jedoch von DRUMMOND und CANNAN nicht bestätigt werden. Nach L. ADLER soll auch die Hypophyse ähnlich der Schilddrüse von Einfluß auf die Metamorphose der Kaulquappe sein. Von amerikanischen Autoren wurden Hypophysenexstirpationen an Amphibienlarven vorgenommen, mit dem Ergebnis, daß der Eingriff eine Hemmung der Metamorphose zur Folge hatte. Abschließendes läßt sich jedoch hierüber noch nicht sagen, zumal man nicht weiß, inwieweit der Eingriff sekundär Schilddrüsenveränderungen zeitigt. Überdies ist die Schwierigkeit der Technik zu berücksichtigen.

Erwähnen möchte ich noch, daß die Hypophysenpräparate sich in vieler Beziehung umgekehrt wie das Adrenalin verhalten, indem sie z. B. gefäßerweiternd auf die Nierenarterien wirken. Daher glaubte man, in den Hypophysenextrakten das elektive Vagusreizmittel gefunden zu haben. Daß dies nicht der Fall ist, geht daraus hervor, daß der Effekt auch nach Vagusdurchschneidung auftritt. Es muß demnach eine direkte Beeinflussung der Herz-, Gefäß- und Uterusmuskulatur angenommen werden.

Neuerdings ist von ROSENOW gezeigt worden, daß zwischen der Wirkungsweise des Adrenalins und der Hypophysenextrakte, soweit die Gefäßwirkung in Frage kommt, Parallelen bestehen, nur daß die Wirkung der letzteren erheblich schwächer sei. Beide Mittel haben nach ROSENOW ein Ansteigen der plethysmographischen Volumenkurve des Armes zur Folge, was auf eine Kontraktion der Gefäße des Splanchnicusgebietes und eine entsprechende Erweiterung der Extremitätengefäße zu beziehen ist. Die pharmakologische Auswertung der Hypophysenhinterlappenpräparate geschieht zurzeit nach VOEGTLIN in der Weise, daß 0,5 mg eines Standard-Trockenpräparates (Wirkung auf den isolierten Meerschweinchenuterus) als Einheit genommen wird.

Ebensowenig wie bei der Hypophyse ist es auch bei den Keimdrüsen, und zwar sowohl bei den männlichen wie bei den weiblichen, gelungen, die wirksamen Stoffe chemisch zu analysieren. Das von POEHL dargestellte „Spermin", eine Verbindung, der die Formel $C_2H_{12}N_2$ zugeschrieben wird, hat sich nicht als spezifisch erwiesen. Aus den Ovarien wurden von FELLNER Alkohol- und Ätherextrakte dargestellt, die das Wachstum des Genitale junger Kaninchen befördert haben sollen. Ähnliche Präparate wurden auch von HERRMANN hergestellt, und auch diese sollen sich im Tierversuch als wirksam erwiesen haben. SEITZ, WINTZ und FINGERHUT haben aus dem Corpus luteum zwei Lipoide extrahiert, von denen das eine (Agomensin) die infantilen Genitalien zum Wachstum anregen und menstruationsbefördernd, das andere (Sistomensin) blutstillend wirken soll. Über die Wirksamkeit der Lipoide liegen zu wenig Erfahrungen vor, als daß ein Urteil möglich wäre. Soweit die klinischen Erfahrungen beim Menschen reichen, sind alle bisher in den Handel gebrachten, aus der Keimdrüse gewonnenen Präparate im großen und ganzen als wenig wirksam zu bezeichnen. Ich nenne das Oophorin, das Ovoglandol, das Ovarin usw. Das gleiche gilt übrigens auch für die von ABDERHALDEN dargestellten sog. Optone, die durch fermentativen Abbau der Organe gewonnen sind. Relativ am wirksamsten scheinen mir die MERCKschen Novarialtabletten und das Ovowop zu sein. Es steht zu hoffen, daß wir in absehbarer Zeit in den Besitz eines Ovarialpräparates gelangen werden, das die bisher im Handel befindlichen an Wirksamkeit übertrifft. Neuere Arbeiten haben wenigstens die experimentellen Vorbedingungen hierfür geschaffen (ALLEN, B. ZONDEK u. ASCHHEIM, LONG u. EVANS).

Ausschlaggebend war die zuerst von STOCKARD und PAPANICOLAOU beim Meerschweinchen, dann von LONG und EVANS bei der Ratte, von ALLEN bei der Maus gefundene Tatsache, daß bei den genannten Tieren mit der Brunstphase charakteristische Veränderungen der Scheidenschleimhaut auftreten (Verschwinden der Leukocyten, Bildung von kernlosen Schollen), die nach erfolgter Kastration verschwinden, sich jedoch nach Ovarialtransplantation wieder einstellen. So lag ein geeignetes Testverfahren für die Identifizierung des Ovarialhormons vor. Am eingehendsten haben sich ALLEN sowie B. ZONDEK und ASCHHEIM um den Gegenstand bemüht und übereinstimmend gezeigt, daß das Ovarialhormon sich in der Follikelwand (Thekazellen), im Follikelsaft sowie im Corpus luteum der Blüte dicht vor der Menstruation fände. Im Postmenstruum ist der in Rückbildung befindliche gelbe Körper frei von Hormon. Während der Schwangerschaft ist das wirksame Inkret des Ovariums auch in atresierenden Follikeln sowie in der Placenta vorhanden (s. S. 338 u. 342). STEINACH, HEINLEIN und WIESNER sind ebenfalls zur Darstellung eines wirksamen Ovarialextraktes gelangt. Nach den Angaben der Autoren besitzt die Substanz nicht nur die Fähigkeit, den Brunstzyklus schon bei 3—4 Wochen alten Rattenkastraten auszulösen, sondern auch alle mit der eingetretenen Senilität der Tiere erloschenen Merkmale der geschlechtlichen Reife, soweit sie im Gesamtorganismus zutage treten, wieder hervorzurufen.

An der Hand des beschriebenen Testpräparates ist B. Zondek und Brahn auch die Darstellung des Ovarialhormons in wasserlöslicher Form gelungen. Über den praktischen Wert des Präparates (Follikulin) wird unten einiges zu sagen sein (S. 358).

Äußerst wenig unterrichtet sind wir auch über die Wirkung der wirksamen Bestandteile des Thymus. Die von einigen Autoren mitgeteilten Befunde (Swehla, Basch u. a.), nach denen Injektion von Thymusextrakt Senkung des Blutdruckes, sowie Beschleunigung des Herzschlages zur Folge hätten, dürften kaum als spezifische Effekte anzusehen sein (R. Popper, Fischl). Eine gewisse Bedeutung dürfte der blutgerinnungsfördernden Eigenschaft der Thymussubstanzen zukommen, die vielleicht auch für die Erklärung der unbeständigen Wirkungen auf den Zirkulationsapparat mit in Betracht zu ziehen ist. Künstliche Versuche mit Hyperthymisation an Tieren sowohl mittels Verfütterung als auch mittels Transplantation des Organs haben nicht zu eindeutigen Resultaten geführt. Darreichung getrockneter Thymusdrüse hat nach H. Zondek und Bernhard bei manchen Kranken Herabsetzung des pathologisch erhöhten Grundumsatzes, Steigerung der Diurese (vornehmlich reine Wasserdiurese!) sowie Erhöhung der Körpertemperatur zur Folge (vgl. Kap. Cerebrale Fettsucht S. 197 u. ff.).

Aus den Epithelkörperchen des Ochsen wurde neuerdings von J. B. Collip ein Extrakt gewonnen, der wie es scheint, das spezifische Inkret der Drüse enthält. Die Substanz steigert den Kalkgehalt des Blutes. Ihre Darreichung verhindert oder mildert die parathyreoprive Tetanie des Hundes. Überdosierung des Mittels bewirkt, wenn die Zufuhr nach und nach erfolgt, Hypercalcämie und endlich den Tod der Versuchstiere.

Über den klinischen Wert des Extraktes werden weitere Erfahrungen Aufschluß bringen müssen.

Einen neuen Triumph der Lehre der inneren Sekretion bedeutet die Entdeckung des Hormons des Pankreasinselapparates, des Insulins, durch Banting und Best. Der Auffindung dieses den Kohlehydratstoffwechsel beherrschenden und für die Therapie der Zuckerkrankheit hochbedeutsamen Inkrets liegt die eingangs erwähnte Entdeckung von Mering und Minkowski zugrunde, die die entscheidende Rolle des Pankreasinselapparates für die Genese des Diabetes mellitus in einwandfreier Weise festgestellt haben. Mit der technischen Seite der Insulindarstellung sind neben anderen die Namen Collip, Allen verbunden. Daß die Versuche, von Banting und Best im Gegensatz zu denen vieler anderer früherer Untersucher von so außerordentlichem Erfolg gekrönt waren, liegt wohl in erster Linie daran, daß die Autoren bei ihren Arbeiten die schon früher geäußerte Hypothese berücksichtigen, daß nämlich die tryptischen Fermente der äußeren Sekretion des Pankreas das innersekretorische Produkt unwirksam machen. Darum arbeiteten Banting und Best mit Drüsen, die auf Grund von Unterbindung des Pankreasausführungsganges atrophisch geworden waren. Der mit Ringerlösung dargestellte und filtrierte Extrakt führt bei intravenöser Applikation am pankreaslosen Hund zu Blutzuckerabfall, Verminderung der Glykosurie und Verlängerung der Lebensdauer. Später wurde auch der alkoholische Extrakt wirksam gefunden und schließlich gelang es Collip, einen eiweißfreien, auch subcutan applizierbaren, wasserlöslichen Extrakt aus frischem Rinderpankreas darzustellen. Unter den anorganischen Bestandteilen erwähne ich den reichlichen Gehalt des Insulins an Schwefel (s. S. 38). Ich übergehe hier die verschiedenen inzwischen verbesserten Methoden der Insulindarstellung. Zurzeit befindet sich eine ganze Anzahl von Präparaten im Handel. Ich nenne u. a. das amerikanische „Iletin" oder Insulin „Lilly", ferner das jetzt meist verwandte „Wellcome", das englische Präparat „Brand", das deutsche Insulin „Kahlbaum" und „Tetewop".

Die amerikanischen und englischen Präparate zeichnen sich nach eigenen Erfahrungen gegenüber den deutschen durch erheblich längere Haltbarkeit und größere Zuverlässigkeit der Wirkung aus. Einen gewissen Wert hat auch das perlingual applizierbare Insulinpräparat „Insulingual" Silbe (nach MENDEL).

Der Standardisierung des Insulins liegt die eklatanteste, nämlich blutzuckersenkende Wirkung des Mittels zugrunde. Eine Einheit Insulin entsprach ursprünglich derjenigen Menge, die imstande ist, beim Kaninchen von ca. 2 kg Körpergewicht, das 24 Stunden gehungert hat, den Blutzucker innerhalb von 4 Stunden um etwa 50%, d. h. bis auf etwa $0,045\%$ herabzusetzen. Für die klinische Dosierung erwies sich die Kanincheneinheit als zu groß und es wurde ein Drittel der ursprünglichen Kanincheneinheit als klinische Einheit angenommen. (Torrontoer Einheit). Neuerdings wurde die klinische Einheit wieder höher angesetzt, so daß jetzt eine neue Einheit 1,4 ursprünglicher Torrontoer Einheiten entspricht. Im ganzen herrscht zurzeit in bezug auf die Bezeichnung der Wirkungsstärke der einzelnen Präparate keine Einigkeit, ein Übelstand, dem bald wird abgeholfen werden müssen.

Die Bildungsstätte des Insulins ist nach dem Stande unserer heutigen Kenntnisse der Inselapparat der Bauchspeicheldrüse. Als eine besonders ergiebige Quelle der Insulinbereitung hat sich das Pankreas der Knorpel- und Knochenfische erwiesen (JACKSON u. MACLEOD). Nachweisbar ist das Hormon jedoch nicht allein an seinem Bildungsort, sondern auch innerhalb vieler Organe bzw. endokriner Drüsen (Thymus, Schilddrüse, Gl. submaxillaris, Milz und vor allem Leber). In der gesamten Körpermuskulatur findet sich mehr Insulin, in der Gesamtleber etwa die gleiche Menge wie im Pankreas. Es leuchtet ein, daß man das Hormon nicht allein am Orte seiner Bildung, sondern auch seiner Wirksamkeit antrifft. Die von manchen Autoren geäußerte Vermutung, das Insulin würde von jeder am Kohlehydratumsatz beteiligten Zelle selbst gebildet und dem Pankreas käme nur die Rolle eines Insulindepots zu, ist durch das bisher vorliegende Tatsachenmaterial nicht ausreichend begründet. Interessant ist übrigens, daß auch aus Pflanzen insulinartig wirkende Substanzen hergestellt werden konnten. So wurden Extrakte aus Hefe, Zwiebelkraut, Kartoffeln und Reis, Orangen, Trauben und Zitronen, aus Champignon u. a. gewonnen, die den Blutzucker zu senken imstande sind (COLLIP, FUNK u. CORBITT, BEST u. SCOTT, WASICKY u. a.), so daß man das Insulin mit gewisser Berechtigung als ubiquitär vorkommende Substanz angesprochen hat.

Die oben bezeichnete Grenze von ca. $0,045\%$ Blutzuckersenkung besitzt deshalb eine besondere Bedeutung, weil bei ihr oder nahe an ihr die Grenze verläuft, unterhalb welcher die Tiere einen katastrophalen Zusammenbruch erleiden, der als hypoglykämische Reaktion bezeichnet wird. Nachdem sich bei den Tieren starker Hunger und Durst, Mattigkeit, Ängstlichkeit eingestellt hat, treten klonische Zuckungen des ganzen Körpers auf, die Anfälle wiederholen sich, die Tiere gelangen endlich in einen komatösen Zustand, die Temperatur sinkt und schließlich erfolgt der Tod an Atemlähmung. Das Bild dieses mit dem Blutzuckerabfall einhergehenden Symptomenkomplexes, das besonders eingehend am Kaninchen studiert ist, ist nicht für alle Tiere das gleiche. Fast stets gelingt es, die Tiere und übrigens auch den Menschen, aus dem hypoglykämischen Zustand durch perorale, subcutane oder intravenöse Darreichung von Traubenzucker zu retten. Übrigens scheinen bei dem Zustandekommen des hypoglykämischen Krampfzustandes auch cerebrale Reizeffekte, die vom Insulin ausgehen, eine Rolle zu spielen.

Liegen auf der einen Seite die Wirkungen des Insulins sowohl hinsichtlich des Blutzuckers als auch seiner Fähigkeit, den Harnzucker des diabeteskranken Menschen, sowie dessen etwaige Ausscheidung von Acetonkörpern zu beseitigen, klar zutage, so besteht über den Mechanismus der Insulinwirkung zurzeit noch keine völlige Einmütigkeit der Auffassung. Eine Unsumme experimenteller und klinischer Arbeit ist hier geleistet worden. Auf welche Weise ist das Verschwinden des reduzierenden Zuckers zu erklären? Folgende Möglichkeiten bestehen: Er wird entweder zu CO_2 und H_2O oxydiert oder er wird zu Glykogen polymerisiert oder in eine andere nicht reduzierende Substanz umgewandelt. Die Resultate der Gasstoffwechseluntersuchungen nach Insulinzufuhr schienen zunächst für erhöhte Verbrennung zugeführter Kohlehydrate zu sprechen. Bei genauerer Nachprüfung erwies sich eine solche Schlußfolgerung jedoch als irrig, denn die Insulinwirkung verläuft wie diejenige aller Inkrete in zwei Phasen (H. ZONDEK u. H. UCKO), und während dieser verhält sich auch der respiratorische Quotient verschiedenartig. Auch für die Annahme der Polymerisation haben sich keine sicheren Unterlagen finden lassen (NOBLE, BISSINGER, LESSER u. ZIPF, STAUB, FRÖHLICH u. a.). Es ist für die Insulinwirkung sogar charakteristisch, daß der Glykogengehalt in der Muskulatur abnimmt, was im allgemeinen auch für die Leber, wenigstens des gesunden Tieres, zutrifft. Beim diabetischen Tiere steigt er allerdings unter Insulinzufuhr an. Man muß sich vorstellen, daß beim Diabetiker der glykogenolytische Effekt der Hypoglykämie fortfällt, und daß hier die glykogenfixierende Fähigkeit des Insulins bei genügender Zufuhr des Hormones zutage treten kann. Von größter Wichtigkeit für das Verständnis des Wesens der Insulinwirkung ist die Beachtung der gegensätzlichen Wirkungsrichtung von Insulin und Adrenalin (s. S. 23). Es ist zweifellos, daß das Adrenalin die Fähigkeit der Glykogenolyse in der Leber besitzt und den Zuckerabbau nach Maßgabe der in der Peripherie, namentlich in der Muskulatur herrschenden Bedürfnisse regelt.

Der Tendenz zum Glykogenabbau wirkt das Insulin mit seiner Fähigkeit der Glykogenfixation entgegen, und der normale, den jeweiligen Bedürfnissen angepaßte Glykogenvorrat der Leber muß als die Resultante aus dem Gegenspiel der beiden Hormone betrachtet werden. Dabei wird man sich vorstellen müssen, daß die beiden Inkrete durch bestimmte physico-chemische Konstellationen der Zelle, an der sie wirken, jeweils aktiviert und inaktiviert werden können in einem Sinne, wie ich dies oben (S. 8 u. 27) näher ausgeführt habe. Inwieweit nun in der Leber die Notwendigkeit zum Glykogenaufbau oder -abbau gegeben ist, wird in erster Linie durch die Verbrauchsgröße in der Muskulatur bestimmt.

Einen breiten Raum in der Diskussion über das Insulinproblem nahm endlich die Frage ein, ob es unter der Darreichung des Hormones zu einer vermehrten Zuckerverbrennung im Muskel komme. Es scheint nach allem zwar nicht ausgeschlossen, daß ein Teil des Zuckers tatsächlich zu CO_2 und H_2O oxydiert wird, restlos erklärt wird das Verschwinden des Zuckers aus dem Blute hierdurch jedoch nicht. Schließlich ist die Auffassung geäußert worden, daß das Insulin einen nicht oxydativen Umbau oder Abbau des Zuckers beschleunige und auf diese Weise das Verschwinden desselben verursache. Dafür spricht neben einer ganzen Anzahl von Befunden die Tatsache, daß die Menge des verschwundenen Zuckers größer ist als nach der Steigerung des Gasstoffwechsels unter Insulinzufuhr errechnet wird. Ferner sind hier von wichtigen Tatsachen die von BÜCHNER und GRAFE gefundene Steigerung der Gewebsatmung zu erwähnen, ferner die Erhöhung des Oxydationsvermögens der Gewebe, worüber AHLGREN berichtet, die vermehrte Acetaldehydbildung im Leber- und Muskelbrei nach NEUBERG, GOTTSCHALK und STRAUSS, sowie die vermehrte Zuckeraufnahme des Muskels aus dem Blute, über die von HAPBURN und LATCHFORD, FRÖHLICH und STAUB u. a. Mitteilung gemacht wurde. Die Annahme, daß aus Glucose unter Insulindarreichung für den Körper besser verwertbare Produkte entständen, hat auf Grund der genannten und anderer Befunde, auf welche hier nicht näher eingegangen werden kann, manches Bestechliche für sich, doch konnte bisher über den Charakter dieser Produkte etwas Sicheres nicht ermittelt werden. Nicht unerwähnt bleiben darf, daß von einzelnen Autoren die Wirkung des Insulins in einer Eindämmung der Kohlehydratbildung erblickt wird, wodurch die Hypoglykämie zustande käme (LAUFBERGER und ISAAK). Nach GEELMUYDEN soll Insulin die Kohlenhydratneubildung aus Fett und Eiweiß behindern. Beachtenswert scheint mir schließlich zu sein, daß HÄUSLER und O. LOEWY auf Grund von Modellversuchen die Ansicht vertreten, daß unter Insulindarreichung die Bindungsfähigkeit der Gewebe für Glucose zunimmt, während glucosegesättigte Organe auf Zufuhr des Hormons weniger Zucker als normalerweise abgeben. So soll sich nach Ansicht der Autoren das Zustandekommen der Blutzuckersenkung dadurch erklären, daß einerseits ein erhöhter Zuckerabfluß aus dem Gewebe stattfindet, ohne daß die glucosereiche Leber in der entsprechenden Weise Nachschub liefert. BRUGSCH und HORSTERS betrachten das Insulin als Aktivator der Phosphatase, jenes Fermentes, das die Bindung Hexosediphosphorsäure in Muskel und Leber zustande kommen läßt. Ich halte es für wahrscheinlicher, daß dem Insulin die Rolle eines den gesamten Zellkomplex beeinflussenden und deren Kohlenhydratumsatz beherrschenden Stoffes zufällt, nicht aber, daß seine Aufgabe mit der Aktivierung eines Fermentes erschöpft sei. Eine solche Auffassung widerspricht m. E. auch den Vorstellungen, die wir uns von der Wesensart der Hormone schlechthin machen müssen, als Stoffen, deren Wirksamkeit sich auf den Komplex des gesamten Zellgeschehens bezieht.

Ich muß davon absehen, hier eine auch nur annähernd erschöpfende Darstellung der zahlreichen experimentellen und klinischen Befunde zu geben, auf denen sich die verschiedenen, das Insulinproblem behandelnden Theorien aufbauen. Sicher ist, daß eine Klärung dieser auch für die Pathogenese des Diabetes mellitus hochbedeutsamen Frage bisher trotz einer ungeheuren Arbeitsfülle, die auf den Gegenstand verwandt worden ist, nicht hat erreicht werden können. Immerhin scheint doch die Annahme, daß die Gewebe unter der Darreichung des dem Diabetiker mangelnden Hormones eine erhöhte Fähigkeit des Zuckerabbaues oder -umbaues erhalten, immer festeren Boden zu gewinnen, und damit die alte Streitfrage, ob der Diabetes mellitus einem Mehr an Zuckerbildung (v. NOORDEN) oder einem Weniger an Zuckerverbrauch seine Entstehung verdanke (MINKOWSKI), sich mehr im Sinne der letzteren Annahme zu entscheiden. Doch auch hier muß vor übereilten Schlüssen gewarnt werden.

Das Insulin stellt nach dem Stande unserer heutigen Kenntnisse das bei weitem wirksamste Mittel der Behandlung der Diabetes mellitus, namentlich der schweren mit Acidose einhergehenden Formen desselben dar. Ich muß es mir versagen, hier auf die praktisch-therapeutische Seite des Insulinproblems einzugehen, weil dies den Rahmen des Buches überschreiten würde. Zudem ist hierüber anderen Ortes ein außerordentlich umfangreiches und erschöpfendes Material zusammengetragen worden.

8. Das vegetative Nervensystem und seine Stellung zum hormonalen System.

Wir haben in früheren Kapiteln mehrmals die äußerst innigen Beziehungen hormonaler Drüsen zum vegetativen Nervensystem erwähnt und werden dies später bei Besprechung von Symptomatologie und Pathogenese der verschiedensten endokrinen Krankheitsbilder noch häufig tun müssen. Bei der großen Bedeutung dieser Beziehungen erachte ich es für notwendig, hier eine kurze Darstellung der wichtigsten Tatsachen anzufügen, die sich auf die anatomischen Besonderheiten der vegetativen Nerven sowie auf ihre Funktion beziehen, soweit sie für unseren Gegenstand von Belang sind.

Unter vegetativem Nervensystem verstehen wir die Gesamtheit jener Nerven, deren Aktion nicht unserem Willen untersteht. Die von ihnen versorgten Organe (Herz, Gefäße, Drüsen, Organe der Haut, vor allem die mit glatter Muskulatur versehenen Eingeweide) haben fast ausschließlich vegetative Funktionen. Daher der Name vegetatives (oder auch viscerales) Nervensystem. Es ist für das vegetative Nervensystem charakteristisch, daß seine Fasern, die aus dem Zentralnervensystem kommen, nicht direkt zum Erfolgsorgan gehen, sondern regelmäßig durch eine Ganglienzelle unterbrochen werden, an der sie zunächst enden. Von hier aus, d. h. aus der Ganglienzelle, entspringt eine zweite bis zur Peripherie laufende Faser (prä- und postganglionäre Fasern). Als Beispiel für solche Ganglien nenne ich die Ganglien der Grenzstränge des Sympathicus, das Ganglion ciliare u. a. Übrigens enthält das vegetative Nervensystem nicht allein efferente, sondern auch afferente, d. h. zentripetal leitende Fasern. Die afferenten Fasern der Baucheingeweide z. B. sind im Sympathicus enthalten. Betreffs weiterer Einzelheiten verweise ich auf die anatomischen Lehrbücher.

Hier möchte ich nur hervorheben, weil es mir für das klinische Verständnis mancher endokriner Erkrankungen von Wichtigkeit zu sein scheint, daß das vegetative Nervensystem auch von der Gehirnrinde Impulse erhält. Schreck und Freude beeinflussen bekanntlich das Herz in hohem Maße. Scham, Angst und Jubel lösen eine charakteristische Einstellung der Gefäße aus, psychische Erregungen markieren sich auch in der menschlichen Gesichtseinstellung, leckere Speisen treiben die Speicheldrüse zu erhöhter Funktion an usw. Es ist wahrscheinlich, daß dem vegetativen Nervensystem im Gehirn auch eine Zentrale in der Regio subthalamica (Zwischenhirn) übergeordnet ist (vgl.

hormonales Regulationssystem S. 9), von wo aus durch elektrische Reizung eine große Zahl sympathischer Funktionen auslösbar ist.

Wir können nun am vegetativen Nervensystem zwei Hauptteile unterscheiden: den sympathischen und parasympathischen (auch autonomes System genannt). Beiden liegt die Versorgung der vegetativen Organe ob, aber ihre Funktion ist eine antagonistische. Ich nenne einige Beispiele: Am Herzen wirkt der Sympathicus (Nervi accelerantes) beschleunigend, der Parasympathicus (Vagus) hemmend. Umgekehrt liegen die Verhältnisse am Darm. Am Auge ruft der Sympathicus Erweiterung, der Parasympathicus (Oculomotorius) Verengerung der Pupille hervor usw. Offenbar ist die normale Funktion dieser Organe von einem gewissen Gleichgewichtszustand beider Teile des visceralen Nervensystems abhängig. Dieser Gleichgewichtszustand einerseits sowie der Tonus der einzelnen vegetativen Nerven selbst aber untersteht in hohem Maße hormonalen Einflüssen. Dafür lassen sich aus der klinischen Pathologie zahlreiche Beweise anführen. Um nur einige zu nennen: Beim Morbus Basedowii finden wir alle Zeichen gesteigerter Erregbarkeit des sympathischen sowie parasympathischen Systems (Tachykardie, vermehrte Speichelbildung, Protrusio bulbi, gesteigerte Empfindlichkeit gegen Adrenalin u. a.). Beim Myxödem liegen die Verhältnisse umgekehrt. Noch stärker liegt bei der Addisonschen Erkrankung der Tonus der vegetativen Nerven darnieder. Das Umgekehrte ist bei der Tetanie der Fall. Beim Diabetes mellitus hat LOEWY — wie schon oben erwähnt — eine erhöhte Erregbarkeit des sympathisch innervierten Dilatator pupillae nachgewiesen, die ebenfalls auf hormonalem Wege (Pankreasinsuffizienz!) zustande kommt. Auch die Akromegalie weist in vieler Beziehung Merkmale eines erhöhten Tonus im Bereiche des vegetativen Nervensystems auf. Vor allem muß der beim Weibe auftretenden wellenartigen, auf- und niedergehenden Bewegungen in der Empfindlichkeitskurve vegetativer Nerven, besonders der Vasomotoren, gedacht werden, die ja wohl ohne Zweifel entsprechenden Veränderungen in der Generationsdrüse ihre Entstehung verdanken. Es sei an die bekannten, mit starkem Hitzegefühl verbundenen klimakterischen Wallungen, ferner an die besonders im Anfang der Gravidität offenbar vom befruchteten Ei ausgehende Überempfindlichkeit der vegetativen Nerven im Bereich des Magens und des Zirkulationsapparates erinnert. Beim Mann spielen diese von der Generationsdrüse ausgehenden Einflüsse eine geringere Rolle.

Die Beziehungen zwischen endokrinem Drüsen- und vegetativem Nervensystem sind übrigens umkehrbar. Es gelingt durch Reizung vegetativer Nerven den Funktionsgrad in bestimmten Hormondrüsen zu beeinflussen. So führt z. B. Vagusreizung vermutlich auf dem Wege über das Pankreas häufig zur Erniedrigung des Blutzuckerspiegels.

Es hat nicht an Autoren gefehlt, die in den Hormondrüsen einen in allen Fällen dem vegetativen Nervensystem übergeordneten Zentralapparat gesehen haben. Diese Auffassung geht an einer Reihe von Tatsachen vorüber, die darauf hinweisen, daß dem Nervensystem auch gegenüber den endokrinen Drüsen ein regulierender und beherrschender Einfluß zugeschrieben werden muß. Durchtrennt man die zu den Nebennieren führenden Nerven, so kommt es zu Verminderung der Adrenalinproduktion und Atrophie des Organes (STEWART). Bei Reizung des Halssympathicus oder der Schilddrüsennerven kommt es auf der gereizten Seite zu vermehrter Jodabgabe in der Schilddrüse (WATTS, RAHE). So wird man nicht umhin können, den Grad der Hormonproduktion in der Hormondrüse als von der Innervation derselben abhängig anzunehmen. Auf der anderen Seite müssen wir m. E. in den vegetativen Nerven die Vermittler erblicken, die im Augenblick der Zellerregung hierselbst das Milieu schaffen, welches geeignet ist, die Hormone zu aktivieren. Ich habe mich hierüber oben ausführlicher verbreitet (s. S. 8 u. ff.).

Wenn wir auf Grund des bisher Gesagten die früher viel erörterte Frage beantworten wollen, ob die Hormondrüsen das Stimulans für das vegetative Nervensystem sind, oder ob die Verhältnisse umgekehrt liegen, so ist folgendes zu sagen: Die beiden Systeme sind in ihrer Bedeutung als Regulatoren der Zellfunktionen gleichwertig. Sie ergänzen einander und bereiten wechselseitig die Grundlagen ihrer Wirksamkeit.

In jedem Falle muß hervorgehoben werden, daß dem hormonalen Apparat die ihm vielfach übertragene Rolle als dem alleinigen Beherrscher der Lebensfunktionen nicht gehört, sondern daß er in diesem Sinne als gleichwertiges Glied neben das Nervensystem zu setzen ist.

Die Empfindlichkeit der einzelnen Menschen gegenüber den oben bezeichneten zwei Hauptteilen des vegetativen Nervensystems ist eine verschiedene. Dieser Umstand hat EPPINGER und HESS veranlaßt, zwischen zwei Gruppen von nervösen Menschen zu unterscheiden: Vagotonikern und Sympathicotonikern. Zweifellos gibt es gewisse Typen von Menschen, bei welchen im einen oder anderen Sinne eine solche elektive Überempfindlichkeit nachweisbar ist, aber es muß hier vor einseitigem Schematismus gewarnt werden. Praktisch genommen bezieht sich in der Mehrzahl der Fälle, nach meiner Erfahrung — wenn überhaupt eine gesteigerte Reizbarkeit des vegetativen Nervensystems besteht — diese auf beide Teile desselben in gleichem Maße.

Der bereits oben hervorgehobene Antagonismus zwischen der Wirkung des Sympathicus und des Vagus gibt sich nun häufig bei Prüfung mittels bestimmter Pharmaka zu erkennen. Gerade die pharmakologische Prüfung der Empfindlichkeit beider Systeme ist zu einer verbreiteten klinischen Untersuchungsmethode geworden. Sie basiert auf folgenden Tatsachen:

Der Sympathicus wird — wie schon oben erwähnt — durch Adrenalin gereizt (auch durch β-Tetrahydronaphthylamin). Ein für klinische Zwecke brauchbares Mittel, das die peripheren Sympathicusendigungen lähmt, steht leider nicht zur Verfügung, wenn man vom Ergotoxin absieht, das wegen seiner relativen Giftigkeit kaum Anwendung findet.

Der Parasympathicus wird elektiv gereizt durch Pilocarpin (0,01 g), Muscarin und Physostigmin; gelähmt durch Atropin (0,001—0,0015 g).

Dagegen besitzen wir im Nicotin ein Mittel, das das ganze vegetative Nervensystem, und zwar alle seine Ganglien, lähmt.

Wie sich die praktische Ausführung der pharmakologischen Prüfung des vegetativen Nervensystems im einzelnen gestaltet, werde ich im nächsten Kapitel näher ausführen.

9. Beziehungen zwischen Blutdrüsen- und Zentralnervensystem.

Es unterliegt keinem Zweifel, daß das hormonale System, dessen innige und verwickelte Beziehung zum vegetativen Nervensystem im vorigen Kapitel besprochen wurde, auch vom Zentralnervensystem her maßgeblich beeinflußt wird. Für diese Tatsache, die die Stellung des Blutdrüsenapparates im Gefüge der Regulationsmechanismen des Körpers weiterhin kompliziert, kann z. B. als Beweis angeführt werden, daß der Morbus Basedowii und die ihm zugrunde liegende Funktionssteigerung der Schilddrüse gar nicht selten direkt im Anschluß an psychische Traumen auftritt.

Ferner muß in diesem Zusammenhang daran erinnert werden, daß es vom Zentralnervensystem, und zwar vom Boden des 4. Ventrikels aus, mittels Piqûre (sog. Zuckerstich) zwischen den Kernen des Acusticus und des Vagus gelingt, die Nebennierentätigkeit, d. h. die Adrenalinproduktion, zu steigern, was auf dem Wege über den Splanchnicus geschieht. Von manchen Seiten wird auch die Tatsache, daß beim Manne nach der Kastration die frühere Libido sexualis bestehen bleibt (ebenso bei der Frau die Menstruationsbeschwerden), als Beweis für die dominierende Stellung des Zentralnervensystems gegenüber dem hormonalen System, speziell den Keimdrüsen, angesehen. Indes ist dieses Argument, zumal die normale Geschlechtsempfindung nur bestehen bleibt, wenn die Kastration nach Eintritt der Pubertät stattfindet, m. E. nicht beweiskräftig. Dagegen kann mit Recht auf manche Psychosen verwiesen werden, bei denen zum Teil beträchtliche Schwankungen im Erregbarkeitszustand des vegetativen Nervensystems nachweisbar sind (Herabsetzung bei Depression, Steigerung bei Manischen), die im Verein mit nennenswerten Anomalien des Stoffwechsels (KAUFMANN) in der Tat an eine vermittelnde Rolle endokriner Drüsen denken lassen. Was die Stoffwechselabweichungen anbelangt, möchte ich die Stickstoffretention der Katatoniker, den Gewichtssturz der Depressiven, die gesteigerte Phosphorausscheidung bei Paralytikern und im Delirium tremens, um nur einige Beispiele zu nennen, hervorheben.

Die bisher erwähnten Tatsachen dürften die Bedeutung des Zentralnervensystems gegenüber den endokrinen Drüsen genügend beleuchten.

Ich glaube die Auffassung aussprechen zu dürfen, daß es wohl kaum eine endokrines Organ gibt, das nicht von bestimmten Zentren im Gehirn seine Impulse erhält, und dessen Ausfall nicht im Zentralorgan einen charakteristischen, uns allerdings noch gänzlich unbekannten Niederschlag findet. Ob die Anschauung ELLIOTS, die das Zentrum für die Regelung der Nebennierenfunktion in die Medulla oblongata, und zwar in die Nähe des Vasomotorenzentrums verlegt, zu Recht besteht, lasse ich dahingestellt. Auch inwieweit die experimentellen Ergebnisse von CANNON und DE LA PAZ, die bei Katzen durch psychische Beeinflussung eine Vermehrung der Adrenalinproduktion hervorrufen konnten, der Nachprüfung standhalten, bleibt abzuwarten.

Von CENI ist auf experimentellem Wege am Warmblüter der Nachweis geführt worden, daß die Schilddrüse von bestimmten Hirnzentren aus beeinflußbar ist. Nach Zerstörung jener Zentren tritt eine Hyperplasie der Drüse ein, so daß angenommen werden kann, daß unter normalen Verhältnissen von den betreffenden Zentren hemmende Einflüsse auf die Schilddrüse ausgehen. Nach LISI führt Enthirnung bei Hühnern eine etwa 3 Monate dauernde Hypertrophie der Schilddrüse mit Kolloidvermehrung und eine etwas kürzer dauernde Hypertrophie der Nebennieren herbei, während die Keimdrüsen atrophieren. Bekannt ist der Nebennierenmangel bei Anencephalie, besonders bei Verkümmerung des Großhirns.

Auch manche aus der klinischen Pathologie bekannte Tatsachen verdienen hier erwähnt zu werden. Ich erinnere an die aus der älteren und auch neueren Literatur bekannten Fälle von Idiotie, die zuweilen mit Wachstumsstörungen kombiniert auftreten und neben den Anomalien des Zentralnervensystems (Mikrocephalie, Anencephalie u. a.) mehr oder weniger hochgradige Veränderungen der Schilddrüse zeigen (STERNBERG, E. J. KRAUS u. H. HOLZER u. a.). Hier ist es durchaus nicht angängig, die Wachstumsstörung ohne weiteres als thyreogen bedingt anzunehmen. Vielmehr muß an die oft hochgradige Hypoplasie des Gehirns als Ursache derselben gedacht werden (vgl. S. 264).

Es spricht mancherlei dafür, auch die Schilddrüsenveränderungen der geschilderten Kranken cerebral, mithin der Wachstumsanomalie koordiniert entstanden, anzunehmen, zumal die ersteren in vielen der mitgeteilten Fälle nicht hochgradig genug waren, um die allgemeine Entwicklungshemmung von sich aus hinreichend zu klären.

10. Methoden zur Untersuchung innersekretorisch Kranker.

Bei der Untersuchung von Kranken mit innersekretorischen Störungen müssen sich klinische Beobachtung und Laboratoriumsmethodik das Gleichgewicht halten. Schon die Inspektion des Kranken ist für die Diagnosestellung von allergrößter Bedeutung. Sie allein setzt den Geübten vielfach instand, ein Urteil zu fällen. Zu berücksichtigen sind:

1. Das Wachstum, d. h. die absoluten Größenverhältnisse des Körpers sowie dessen Dimensionierung. Normalerweise bleibt die Unterlänge des Körpers gegenüber seiner Oberlänge im Wachstum zurück. Ist das Umgekehrte der Fall, so liegt nicht selten eine Insuffizienz der Keimdrüsen vor. Allgemeiner Riesenwuchs läßt ebenfalls an Abnormitäten im Funktionszustand der Keimdrüsen denken, aber es kommen hier auch Störungen im Bereich der Hypophyse und der Nebennierenrinde in Betracht. Abnormes Zurückbleiben im Wachstum weist auf die Schilddrüse, den Thymus usw., hin. Vor allem bedarf der Bau des Beckens besonderer Beachtung. Wir wissen, daß sich hierin die Geschlechter voneinander wesentlich unterscheiden, und ich brauche nicht zu betonen, von welcher enormen Wichtigkeit die etwaige Feststellung eines weiblichen Beckens mit seiner ausladenden Breite ist, wenn es sich etwa beim männlichen Individuum findet. Alterationen gewisser endokriner Drüsen werden sich gelegentlich schon bei Inspektion durch Änderung ihres Volumens zu erkennen geben. Ich erinnere an die Struma beim Basedowiker, die Wachstumsbehinderung des Testikel sowie des Penis beim Eunuchoiden, die Hypoplasie des Genitale, insbesondere die der kleinen Labien, bei entsprechenden Zuständen des Weibes.

2. Was weiterhin äußerlich ins Gesicht fällt, ist das Verhalten des Fettpolsters, d. h. der Grad etwaiger Fettleibigkeit sowie die Art der Fettverteilung. Schon normalerweise pflegt beim Weibe das Fett an bestimmten Prädilektionsstellen, insbesondere in der Gegend um die Hüften herum, reichlicher als an ande-

ren Stellen abgelagert zu sein. Häufen sich die Fettlager an dieser Stelle oder auch in der Unterbauchgegend oberhalb der Symphyse oder in der Gegend der Mammae in besonderem Maße, so können hieraus unter Umständen wichtige diagnostische Schlüsse gezogen werden, auf die im speziellen Teil näher eingegangen werden wird.

3. Auch die Behaarung des Körpers muß genau beachtet werden. Alle Grade abnormer Behaarung vom Lichter- und Schütterwerden der Haare bis zum völligen Haarausfall, Auftreten von Behaarung an ungewöhnlichen Stellen sowie ein etwaiges Dickerwerden des einzelnen Haarfadens können unter Umständen von großer Bedeutung sein.

4. Die Beschaffenheit der Haut lenkt ebenfalls unsere Aufmerksamkeit häufig in bestimmte Richtungen. Erwähnt sei u. a. der hohe Feuchtigkeitsgrad derselben beim Morbus Basedowii, ihre außergewöhnliche Trockenheit und Rauhigkeit beim Myxödem, die Braunfärbung der Haut und Schleimhaut beim Morbus Addisonii.

5. Bei vielen Kranken wird die Feststellung des Gesichtsausdruckes und der sich in ihm widerspiegelnden Affektlage von Wichtigkeit sein. Die lebhafte Unruhe des Basedowikers, die Apathie und Gleichgültigkeit des Mienenspiels des Myxödematösen sind hier besonders hervorzuheben.

6. Die eben erwähnte psychische Einstellung wird sich vielfach auch in der Sprache zu erkennen geben. Die Lebhaftigkeit und Agilität der Basedowkranken äußert sich häufig in einem Stolpern und Überstürzen beim Sprechen, zu der die schwerfällige, langsame und dazu rauhe Sprauche des Myxödematösen im Gegensatz steht. Hier muß auch an die tiefe und abnorm laute Stimme vieler akromegaler Individuen, sowie an das kindliche, nicht mutierte Organ der Eunuchoiden erinnert werden.

Unter den sonst noch in Betracht kommenden Untersuchungsmethoden übergehe ich diejenigen, die bei innerlich Kranken auch sonst angewendet werden. Natürlich ist auch bei allen an endokrinen Störungen Leidenden genaueste Feststellung des Befundes am Zirkulationsapparat nicht allein mit Hilfe der bekannten physikalischen Methoden, sondern auch mittels aller moderner diagnostischer Hilfsmittel einschließlich Röntgenverfahren, Elektrokardiogramm, Phlebogramm usw. unter Umständen von größter Bedeutung (s. Basedow- und Myxödemherz, S. 68, 107 u. ff.).

Das gleiche gilt für die hämatologische Untersuchung. Hier ist zunächst die Feststellung der quantitativen Verhältnisse von Bedeutung. Ich erinnere an den Hämoglobingehalt der Chlorotischen, an die Verminderung der Erythrocyten beim Myxödem- und Addisonkranken, an die Polycythämie in manchen Fällen von Basedow, Tetanie und Eunuchoidismus, an die Leukocythose vieler Kranken mit plurigl. Insuffizienz u. a. Aber auch die Kenntnis der Zusammensetzung namentlich des weißen Blutbildes ist diagnostisch von Wert (relative Lymphocytose bei Hyperthyreosen, Mononucleose und Hypereosinophilie der Myxödemkranken). Schließlich spielt auch die Bestimmung des Trockensubstanzgehaltes und der Gerinnbarkeit des Blutes in manchen Fällen eine Rolle. Darüber wird unten noch Genaueres zu sagen sein. Wichtig speziell für die Diagnose eines von der Hypophyse ausgehenden Prozesses ist die Feststellung etwaiger auf Osmoregulationsstörungen deutender Befunde im

Blute (abnorme Höhe des Eiweißgehaltes, des NaCl-Spiegels). Wichtig ist hier auch das Ergebnis des VOLLHARDschen Wasserversuches sowie des NaCl-Belastungsversuches. (Vgl. isolierte Störungen des Wasser- und Salzstoffwechsels in den Kapiteln „Diabetes insipidus", „cerebrale Fettsucht" u. a.)

Bei keinem auf endokrine Störungen Verdächtigen darf die Untersuchung der Augen, namentlich des Augenhintergrundes, außer acht gelassen werden. Auch auf etwaige Hemianopsie, Gesichtsfeldeinschränkung, Amblyopie usw. ist sorgfältig zu achten. Die Prüfung des Auges ist namentlich bei den von der Hypophyse ausgehenden Krankheitsbildern von Bedeutung (Akromegalie, Diabetes insipidus u. a.). Die Mehrzahl der Hypophysentumoren gibt sich an den Augen in charakteristischer Weise, vor allem in Gestalt von Hemianopsie (nicht selten bitemporaler) und hemianoptischer Pupillenreaktion, zu erkennen.

Für die Diagnose des Hypophysentumors, deren Schwierigkeiten später noch zu besprechen sein werden, sind dann noch zwei Faktoren von Bedeutung. Einmal ist eine etwa vorhandene Polyurie mit entsprechender Herabsetzung des spezifischen Gewichtes zu beachten und ferner etwaige Veränderungen im Bereiche der Sella turcica des Schädels.

Der wachsende Tumor der in den Türkensattel eingebetteten Hypophyse verursacht allmählich bestimmte, selbstverständlich nur röntgenologisch feststellbare Veränderungen seines knöchernen Gehäuses in Form von Ausweitung der Sella mit Vertiefung des Bodens, Verwaschenheit der Ränder, Erweiterung des Einganges, Dickenabnahme der knöchernen Scheidewand zwischen Sella und Keilbeinhöhle, unter Umständen sogar mit Durchbruch in die letztere. Diese Veränderungen werden sich natürlich nur dann finden, wenn der Tumor intrasellär sitzt oder wenigstens in die Sella hineingewachsen ist. Die verfeinerte röntgenologische Methodik hat die Untersuchung des Türkensattels zu einem wichtigen diagnostischen Hilfsmittel gemacht. Es muß allerdings vor allzu weitgehenden Schlußfolgerungen gewarnt werden, da geringere Ausweitungen des Türkensattels auch normalerweise gefunden werden solche erheblicheren Grades auch bei allgemeiner cerebraler Drucksteigerung (Hydrocephalus internus, Stirnhirntumoren u. a.) anzutreffen sind, ein normaler Befund hingegen einen im Anfangsstadium der Entwicklung befindlichen Hypophysentumor nicht mit Sicherheit ausschließt.

Von anderen am knöchernen Schädel zu beachtenden Abnormitäten ist eine etwaige Verdickung der Schädelwand, Größenzunahme der Kiefer und Vergrößerung der pneumatischen Höhlen (s. Kapitel „Akromegalie"), sowie Ausbleiben der Verknöcherung der Nähte (bei Eunuchen) zu nennen.

Neben den Knochen des Schädels spielen auch die des Skeletts für die Diagnose mancher Krankheiten eine Rolle. Namentlich die vorzeitig[1]) eingetretene Verknöcherung der Epiphysenfugen an den Röhrenknochen oder deren Verzögerung (Eunuchoidismus, Kretinismus u. a.), das Fehlen der Ausbildung der Knochenkerne in den Epiphysen (sporadischer Kretinismus, schwere Dystrophia adiposogenitalis u. a.) oder etwaige Verdickung der Finger- und Zehenphalangen, der Rippen, der Muskelansätze an den Knochen (Akromegalie) müssen eingehend beachtet werden. Auch darüber wird im speziellen Teil Genaueres zu sagen sein.

---

[1]) Der Epiphysenschluß tritt in der Regel beim männlichen Individuum zwischen dem 20 bis 22. Lebensjahr, beim weiblichen schon früher, etwa mit dem 18., ein.

Bei den nahen Beziehungen des endokrinen Drüsenapparates zum vegetativen Nervensystem ist es begreiflich, daß die Feststellung der Erregbarkeit des letzteren zu einer allgemein angewandten klinischen Untersuchungsmethode geworden ist. Vor allem gilt es hier, den Tonus des sympathischen sowie parasympathischen Teils des Systems mittels pharmakologischer Prüfung festzustellen, um so mit EPPINGER und HESS zwischen einem vagotonischen und einem sympathicotonischen Zustand zu unterscheiden. Nach meiner Auffassung ist die Sicherheit etwaiger Schlußfolgerungen, die sich aus diesen Untersuchungen ergeben, eine begrenzte, und jeglicher Schematismus hier mehr als irgendwo abzulehnen.

Ob derjenige Zustand, den wir als vagotonisch bezeichnen, wirklich lediglich auf einem abnorm erhöhten Vagustonus zu beziehen ist, scheint mir äußerst fraglich. Sicher liegen die Verhältnisse hier, wo es sich um verwickelte und durchaus noch nicht aufgeklärte Veränderungen vor allem an der Zelle des Erfolgsorganes handelt, viel zu kompliziert, als daß wir sie zurzeit auch nur annähernd überschauen. Daher kommt es, daß wir bei den pharmakologischen Prüfungen in der Regel keine eindeutigen Ergebnisse erhalten. Dennoch behält die Methode, wenn man ihre Resultate mit Vorsicht verwertet, einen Wert und ich will ihre technische Ausführung kurz beschreiben.

a) Prüfung auf Vagotonie.

1. Reizung des Vagus mittels Pilocarpin (0,01 g subcutan). Bei positivem Ausfall treten kurz nach der Injektion starker Schweißausbruch[1]), Hitzegefühl, Salivation auf. Pulsverlangsamung, respiratorische Arrhythmie oder Blutdrucksenkung sind selten (woraus hervorgeht, daß die Affinität des Mittels zum Herzvagus gering ist). Im Blut tritt nicht selten eine Vermehrung der eosinophilen Zellen auf. Ich füge hier noch bei, daß die Vaguserregbarkeit auch auf mechanischem Wege möglich ist. Am längsten bekannt ist der TSCHERMAKsche Druckversuch (Druck des Vagus (?) in seinem Verlauf entlang der Carotis). Auf ähnlicher Grundlage beruht das ASCHNERsche Phänomen (Druck auf beide Augenbulbi).

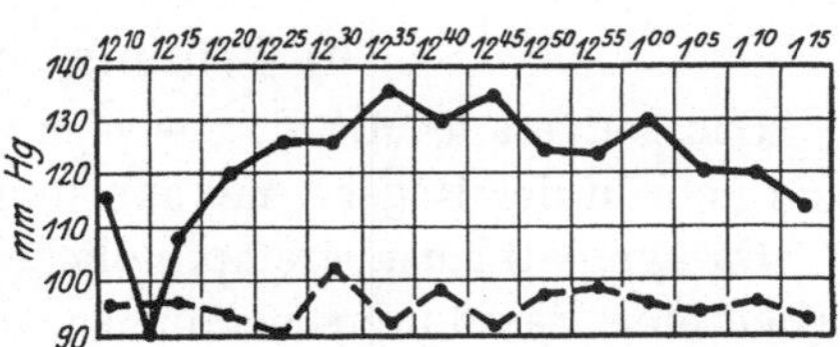

Abb. 6. Normalpuls- und -blutdruckkurve nach Injektion von 1 mg Atropin.
•——•——• = Blutdruck •——•——•——• = Pulszahl

Schließlich ist der ERBENsche Beugeversuch zu erwähnen, bei dem der Kranke einige Zeit in extremer Kniebeugestellung verharren muß. Bei allen diesen Versuchen kommt es auf dem Wege direkter oder, wie beim ASCHNERschen Phänomen infolge direkter Kompression des Vagus (die Orbita wird sensibel vom Trigeminus innerviert), zu einer Reizung desselben, auf welche er nach dem Grad seiner Empfindlichkeit in Gestalt von Pulsverlangsamung usw. reagiert.

2. Lähmung des Vagus mittels Atropin. Die übliche Dosis beträgt 0,001 g. Die Applikation geschieht subcutan. Die nach Vagusausschaltung

---

[1]) Die nervöse Versorgung der Schweißdrüsen geschieht nach den Ergebnissen der anatomischen und physiologischen Forschung durch den Sympathicus. Die Tatsache, daß sie dennoch auf vaguserregende Mittel mit erhöhter Leistung, auf das sympathicuserregende Adrenalin unter Umständen mit Sekretverminderung reagieren, bleibt noch aufzuklären.

eintretenden Erscheinungen sind um so augenfälliger, je höher die mittlere Tonuslage des Nerven vor der Applikation lag. Beim normalen Menschen tritt kurz nach der Injektion Pulsbeschleunigung um ca. 40—50 Schläge in der Minute auf, die unter Umständen einige Stunden anhalten kann. Fast regelmäßig aber geht dem Stadium der Beschleunigung eine kurzdauernde Pulsverlangsamung voraus, für die eine ausreichende Erklärung zurzeit fehlt. Blutdruck, Überleitungszeit vom Vorhof nach der Kammer werden beim Gesunden kaum oder gar nicht beeinflußt. Ich lasse hier je eine Blutdruck- und Pulskurve, wie sie nach Injektion der oben bezeichneten Menge beim Gesunden bzw. beim Vagotoniker etwa gefunden werden, als Beispiel folgen.

Eine Veränderung des Blutbildes tritt nach Atropin nicht auf.

Beim Vagotoniker treten die Erscheinungen deutlicher zutage. Fast jede durch Atropin behebbare Bradykardie[1]) ist auf abnorm erhöhten Vagustonus zu beziehen. Die auf vermehrtem Vagustonus beruhende abnorme Länge der Überleitungszeit (verlängertes A-V-Intervall) schwindet nach Atropindarreichung ebenfalls.

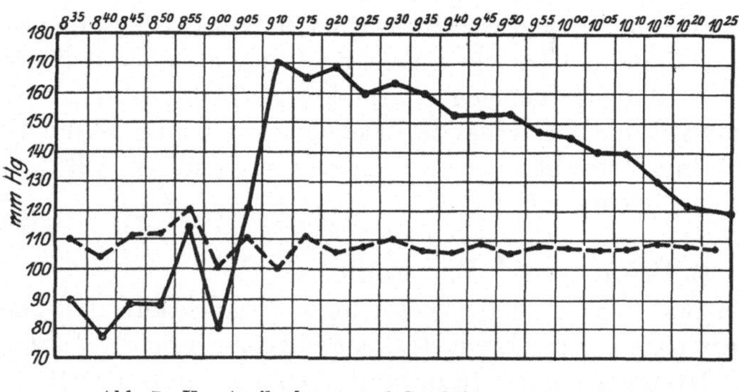

Abb. 7. Vagotonikerkurve nach Injektion von 1 mg Atropin.
•——•——• = Pulszahl   •— —•— —• = Blutdruck (Maximal)

b) Prüfung auf Sympathicotonie.

Das souveräne Mittel, das hier zur Anwendung kommt, ist das Adrenalin, von dem in der Regel 1 mg subcutan appliziert wird.

Da sympathicusüberempfindliche Individuen, z. B. Leute mit auch nur angedeuteten Basedowerscheinungen, unter Umständen in sehr stürmischer Weise auf Adrenalin reagieren, muß vor kritikloser Anwendung des Mittels gewarnt werden.

Die Reaktion gibt sich vor allem in der Steigerung des Blutdrucks zu erkennen, die beim Gesunden etwa zwischen 20 und 60 mm Hg schwankt, beim Sympathicusüberempfindlichen aber unter Umständen 100 mm Hg und darüber betragen kann. Die Pulsbeschleunigung, die wegen der durch Adrenalin verursachten Reizung der N. accelerantes erwartet werden müßte, ist, wenn sie überhaupt eintritt, beim Gesunden und auch beim Sympathicotoniker gering. Ja, es können zuweilen, namentlich bei vagusüberempfindlichen Personen, Pulsverlangsamung, Verlängerung der Überleitungszeit, Dissoziation von Vorhof- und

---

[1]) Nicht vergessen werden darf, daß gelegentlich auch Bradykardien rein muskulären, also nicht vagischen Ursprungs, durch Atropin gebessert werden können. Ferner ist zu beachten, daß auch manche Extrasystolien durch Atropin beseitigt werden können, was für deren Entstehung auf dem Boden eines erhöhten Vagustonus spricht. Das gleiche gilt für die sog. Angina pectoris vasomotoria. Es wird angenommen, daß Vagusreizung einen Krampf der Gefäßmuskulatur hervorrufen kann.

Kammerschlägen usw., also Zeichen von Vagusreizung auftreten. Dies ist vermutlich darauf zurückzuführen, daß das Adrenalin infolge der Blutdrucksteigerung die es im Gehirn hervorruft, indirekt eine zentrale Vagusreizung verursacht.

DRESEL hat versucht, aus dem Verlauf der Adrenalin-Blutdruckkurve allein die Erregbarkeit beider Teile des vegetativen Nervensystems abzulesen, namentlich auch im Hinblick auf die Tatsache, daß bei vagotonischen Individuen der physiologischen Blutdrucksteigerung eine kurzdauernde Blutdrucksenkung vorausgeht. Ich lasse hier zwei typische Kurven, die ich der DRESELschen Arbeit entnehme, vorstehend folgen.

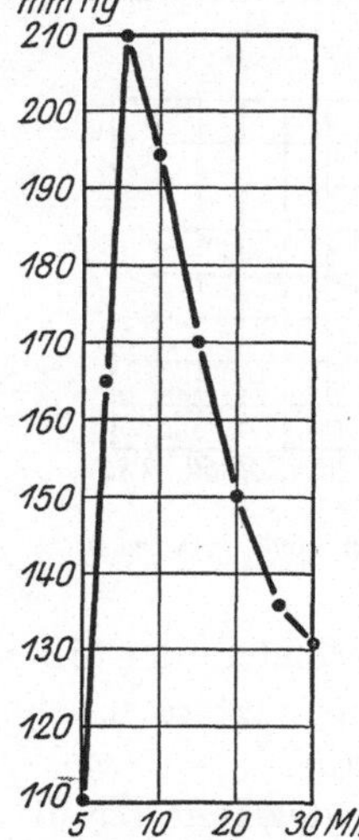

Abb. 8. Adrenalinblutdruckkurve bei Sympathicotonie. (Nach DRESEL.) Nach der Injektion von 1 mg Adrenal.

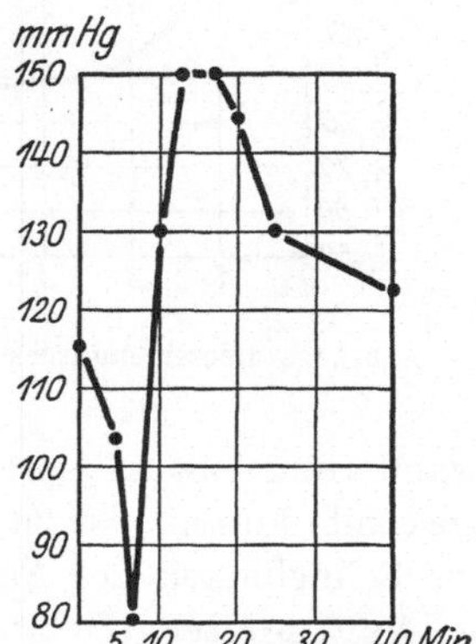

Abb. 9. Adrenalinblutdruckkurve bei Vagotonie. (Nach DRESEL.) Nach der Injektion von 1 mg Adrenal.

Da bei subcutaner Darreichungsweise des Adrenalins die Resorptionsverhältnisse nicht zu übersehen sind, empfiehlt es sich m. E., in allen Fällen die intravenöse Form der Applikation vorzuziehen (CZÉPAI, HEUBNER u. a.). Sie ist in der von uns (H. ZONDEK u. BEHREND) in zahlreichen Versuchen verwandten Dosis von $^5/_{1000}$ mg völlig (auch beim Basedowiker) harmlos. Der Vagotoniker ist im allgemeinen durch kurzen Anstieg und relativ starke Senkung des Blutdruckes charakterisiert, während bei dem sympathicusempfindlichen Individuum das Entgegengesetzte der Fall ist (s. folgende Kurven Abb. 10, 11, 12). Es tritt also beim Vagotoniker die zweite Phase der Adrenalinwirkung besonders stark in Erscheinung. Mit der intravenösen

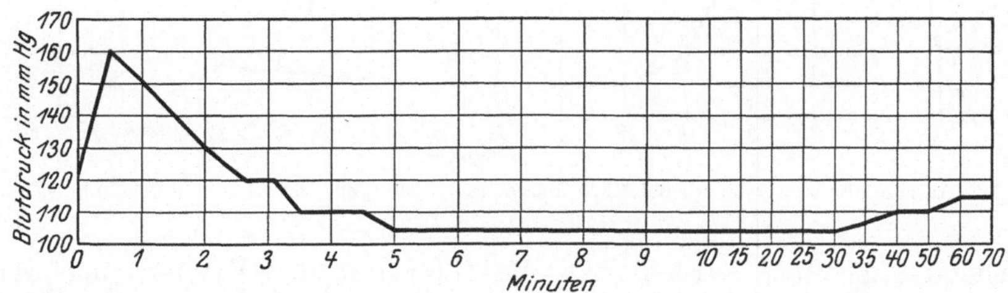

Abb. 10. Normale Adrenalinblutdruck-Kurve (nach intravenöser Injekt. von 0,005 mg Adrenal).

Applikation von Adrenalin ist somit der Tonusgrad beider Teile des vegetativen Nervensystems zu übersehen. Die Methode verdient wegen ihrer relativen Zuverlässigkeit sowie ihrer Einfachheit vor den oben genannten bevorzugt zu werden. Ich wende sie seit langem fast ausschließlich an.

Ziemlich regelmäßig folgt der Darreichung von Adrenalin eine Veränderung des Blutbildes. Sie tritt etwa 20 Minuten post injectionem auf, und zwar auch in Fällen, in denen sich sonst keine oder nur geringe Reaktion zeigt. Zunächst setzt gewöhnlich eine starke Leukocytose ein. Innerhalb des weißen Blutbildes findet sich dann in der Regel ein relatives Übergewicht der Lymphocyten, die aber dann meist noch unter ihre Anfangswerte heruntergehen (zweiphasisches Blutbild nach FREY).

Die Frage, ob der Vermehrung der weißen Blutzellen eine wirkliche Neubildung zugrunde liegt oder ob sie durch mechanische oder chemotaktische Aus-

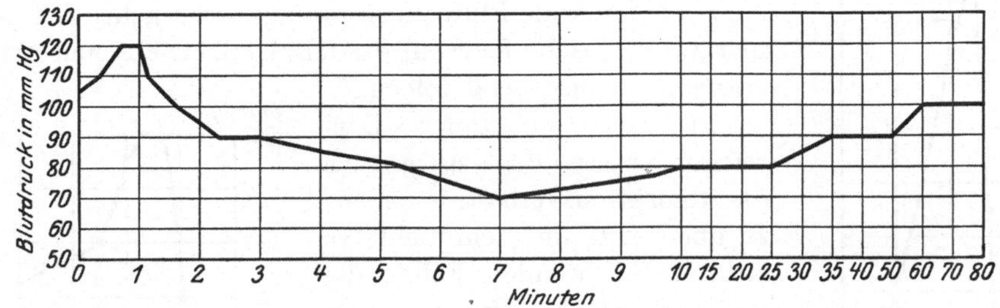

Abb. 11. Adrenalinblutdruck-Kurve bei Vagotonie (nach intravenöser Injekt. von 0,005 mg Adrenal).

wanderung bzw. Auspressung der Zellen aus den Organen (besonders der Milz) zustande kommt, ist zurzeit m. E. noch nicht geklärt. Für das letztere spricht die Schnelligkeit des Auftretens der Blutvermehrung (vgl. S. 15).

Von größter Wichtigkeit für Diagnostik und Therapie endokriner Krankheiten ist in vielen Fällen die Untersuchung des Stoffwechsels. Es darf als

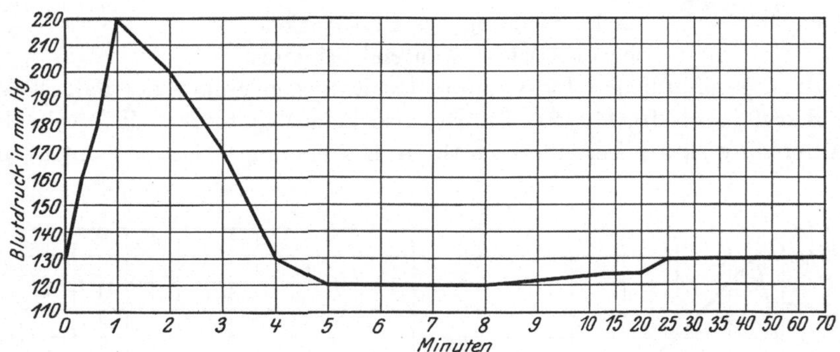

Abb. 12. Adrenalinblutdruck-Kurve bei Morb. Based. (nach intraven. Injektion von 0,005 mg Adrenal).

feststehend angesehen werden, daß die Intensität der Verbrennungsprozesse im Organismus in weitem Umfange der Herrschaft gewisser endokriner Drüsen unterliegt. In erster Linie kommt hier die Schilddrüse in Betracht. Ihre Insuffizienz verlangsamt den Stoffwechsel, ihre Hyperfunktion geht mit einer allgemeinen Steigerung unter Umständen bis zur doppelten Höhe des normalen einher (s. Kapitel „Basedow und Myxödem"). Ähnliches ist von den Keimdrüsen bis zum gewissen Grade auch von der Hypophyse zu sagen.

Von den verschiedenen Komponenten des Stoffwechsels sind es in erster Linie der Eiweißumsatz, der Kohlehydrat- und Gasstoffwechsel, deren Abhängigkeit von den genannten Hormondrüsen am augenscheinlichsten und am besten studiert ist. Unsere klinischen Untersuchungen haben sich daher im wesentlichen auf diese drei Komponenten zu beziehen.

Was den Eiweißumsatz anbelangt und die für seine Bestimmung gewöhnlich angewendete Methodik, so verweise ich auf die physiologisch-chemischen Lehrbücher. Die Feststellung des Kohlehydratstoffwechsels ist für uns häufig sehr wesentlich. Vor allem ist die Ermittelung der jeweiligen Zuckertoleranzgrenze wichtig. Sie ist bei manchen endokrinen Krankheiten vermindert (Basedow, Akromegalie), bei anderen erhöht (Myxödem). Gibt man einem Gesunden per os 100—150 g Traubenzucker[1]), so wird diese Menge in der Regel gut assimiliert, d. h. sie wird in der Leber als Glykogen aufgespeichert, ohne daß Zucker in den großen Kreislauf gelangt. Ist die Leber insuffizient oder wird das Glykogen in erhöhtem Maße mobilisiert, so gelangt ein Teil des Zuckers über die Leber hinaus in den Kreislauf, erzeugt im Blute eine Hyperglykämie, um schließlich durch die Nieren ausgeschieden zu werden. Wir sprechen dann von alimentärer Glykosurie. Sie kommt zustande, wenn z. B. die vom Pankreas-Inselapparat normalerweise auf den chromaffinen Apparat ausgehenden Hemmungen bei Erkrankungen oder Exstirpation des ersteren in Fortfall kommen. In diesem Falle kommt es zu relativem oder absolutem Überwiegen des Adrenalineinflusses, von dem schon oben auseinandergesetzt wurde, daß er die Glykogenmobilisation in der Leber anregt. Auch bei Erkrankungen und Funktionsstörungen der Schilddrüse und der Hypophyse kann es auf dem Umwege über die Nebennieren, wie schon angedeutet, zu Verminderung, aber auch zu abnormer Steigerung der Zuckertoleranz kommen (s. Kapitel Morbus Basedowii, Myxödem, Akromegalie, Dystrophia adiposogenitalis).

Die Untersuchung auf alimentäre Glykosurie geschieht nun in der Weise, daß nachdem die Kranken nüchtern 100 g Glykose per os zu sich genommen haben, die 5—6 nächsten stündlich gelassenen Harnmengen nach den üblichen Methoden auf Zucker untersucht werden. Herabsetzung der Toleranzgrenze gibt sich durch Auftreten von Glykosurie zu erkennen. In weniger ausgeprägten Fällen tritt sie erst bei 150 g Glykose auf. Damit geht eine Steigerung des Blutzuckers (Normalwerte zwischen 0,07—0,11 %) einher. Als Methode zur Bestimmung des Blutzuckerspiegels ist vor allem die BERTRANDsche zu empfehlen. Auch Mikromethoden, ich nenne besonders die BANGsche Methode, ferner die titrimetrische Mikrobestimmung nach MICHAELIS (nach BERTRANDschem Prinzip) sowie das sehr brauchbare Verfahren nach HAGEDORN-JENSEN liefern brauchbare Resultate und kommen für Reihenuntersuchungen natürlich allein in Betracht. Die Mehrzahl gesunder Menschen scheidet erst nach Zufuhr von 150—200 g Dextrose Zucker im Harn aus, doch schwankt die Assimilationsgrenze der Leber auch beim Gesunden innerhalb gewisser Grenzen. Immerhin macht Ausbleiben von Glykosurie nach Zufuhr von 200 g Glykose eine abnorme Steigerung der Zuckertoleranz wahrscheinlich. Sicher ist eine solche vorhanden, wenn die Glykosurie auch dann ausbleibt, wenn neben der Darreichung von 200 g Glykose noch 1 oder gar 2 mg Adrenalin subcutan appliziert werden.

---

[1]) Die Assimilationsgrenze der Leber für Galaktose liegt schon bei 30—40 g, da die Galaktose nicht direkt gespeichert werden kann, sondern erst in Traubenzucker umgeformt werden muß.

Bei der Bestimmung des respiratorischen Gaswechsels kommt es für unsere Zwecke in erster Linie auf die Feststellung des O_2-Verbrauchs an, wie er im Ruhe-Nüchtern-Versuch zutage tritt. Da bei letzterem alle Tätigkeit, auch jede Verdauungsarbeit, ausgeschaltet ist, erhalten wir mit der Höhe des verbrauchten O_2-Wertes ein Maß für den Erhaltungsumsatz des Individuums. Dieser schwankt zwar normalerweise schon in gewissen Grenzen und hängt nicht zuletzt vom Ernährungszustand ab. Im ganzen kann man jedoch einen Verbrauch von 200—220 ccm pro Minute (3—3,5 ccm O_2 pro Kilo Körpergewicht und Minute) als physiologisch bezeichnen. Für die Aufklärung mancher Formen von Stoffwechselanomalie ist die Feststellung der durch Nahrungszufuhr hervorgerufenen Steigerung des O_2-Verbrauchs (sog. spezifisch-dynamische Wirkung der Nahrung) von Bedeutung (s. S. 83, 170, 185).

Für kurz dauernde Versuche, wie sie für unsere Zwecke völlig genügen, ist der Apparat von ZUNTZ-GEPPERT am meisten zu empfehlen. Die mit ihm gewonnenen Resultate lassen uns nicht nur absolute Werte für den Verbrauch an Sauerstoff und die Höhe der Kohlensäureabgabe gewinnen, sondern es ist auch die Größe des Atemvolumens, das Sauerstoffdefizit (Ausnutzung des eingeatmeten Luftvolumens) u. a. feststellbar. Relativ einfach in der Handhabung ist der vor einiger Zeit von KNIPPING angegebene Apparat, mittels dessen sich sowohl die Höhe des O_2-Bedarfs wie der Kohlensäureabgabe bestimmen lassen. Will man sich auf die Feststellung des O_2-Verbrauchs allein beschränken, so genügt auch der bequem zu handhabende Apparat von KROGH.

Neuerdings ist von BOCK eine Methode zum Nachweis der Hormone im Blute angegeben worden. Sie geht davon aus, daß die einer jeden Inkretdrüse entstammenden Lipoide durch ein bestimmtes Brechungsvermögen des polarisierten Lichtes gekennzeichnet sind. Dabei wird ohne weiteres vorausgesetzt, daß mit dem Lipoid aus der einen oder anderen Inkretdrüse auch deren Hormon identisch ist. Abgesehen davon, daß diese Annahme jeder Grundlage entbehrt, läßt die BOCKsche Broschüre einen so bemerkenswerten Mangel an Kritik in der Bewertung der diagnostischen und therapeutischen Resultate, die angeblich mit der Methode gewonnen wurden, erkennen, daß ihr gegenüber stärkste Skepsis geboten ist.

11. Allgemeine Bemerkungen zur Organotherapie.

Die Grundlagen der Organotherapie, deren Anfänge, wie schon in früheren Kapiteln ausgeführt wurde, auf BROWN-SÉQUARD zurückgehen, sind durch die Erkenntnis gegeben, daß der Ausfall innersekretorischer Drüsen durch Zufuhr der betreffenden Hormone von außen her ersetzt werden kann. Die Art der Hormonzufuhr ist eine zweifache. Sie kann auf dem Wege der Transplantation oder mittels Darreichung von Organpräparaten geschehen. Die erstere, die in der Regel als Homoio-Transplantation[1]), d. h. als Übertragung hormonaler

---

[1]) Die Transplantationsstelle wurde von verschiedenen Autoren verschieden gewählt. So transplantierte KOCHER in das Knochenmark. MOSKOWICZ überpflanzte bei einem myxödematösen Kind Schilddrüsengewebe in die Markhöhle der Tibia (s. Kapitel „Tetanie"). Die ersten Transplantationen wurden in der Weise ausgeführt, daß die Transplantate unter die Bauchhaut verpflanzt wurden.

Drüsen von Individuum zu Individuum der gleichen Spezies geübt wird, stößt
in der Praxis auf große Schwierigkeiten (H. Bircher, Payr, Collins und
Macpherson u. a.). Wenn schon die erste Schwierigkeit, die durch die Notwendigkeit reaktionsloser Einheilung gegeben ist, überwunden ist, besteht immer
noch die Gefahr, daß die körperfremden, gut vascularisierten Transplantate
früher oder später resorbiert werden, womit die biologische Wirksamkeit natürlich beendet ist. Noch schwieriger liegen die Verhältnisse dort, wo es sich
um Verpflanzung auf artfremde Individuen handelt. Retterer und Voronoff
berichten neuerdings über wohlgelungene und ergebnisreiche Transplantationen
von Affenhoden und Affenschilddrüsen (Pavian und Schimpanse) auf den Menschen. Wir werden auf diese Fragen noch später ausführlicher zurückkommen
müssen, insbesondere bei der Besprechung der Hodentransplantation, die neuerdings eine größere Rolle spielt. Die bisherige Schwierigkeit der Materialbeschaf-
fung ist in jüngster Zeit, wenigstens soweit das menschliche Ovarium in Frage
kommt, gemildert worden durch das Konservierungsverfahren nach B. Zondek,
das sich auf Carrelsche Prinzipien stützt.

Als Behandlungsmethode der Wahl hat sich immer mehr die Darreichung von
Organpräparaten herausgestellt. Diese kann stomachal, subcutan, intramuskulär und intravenös erfolgen. Die Herstellung der Präparate, der sich die
chemische Industrie mit großem Nachdruck angenommen hat, geschieht auf
verschiedene Weise. Neben alkoholischen und Glycerinauszügen kommen Preß-
säfte, die auf die verschiedenste Weise gewonnen werden, in den Handel, und
es ist oben schon unter anderem auf die Optone verwiesen worden, die durch
weitgehenden fermentativen Abbau aus den verschiedenen Organen hergestellt
und als Träger einer besonderen biologischen Wirksamkeit gerühmt werden (s.
Kapitel ,,Myxödem‘‘ und ,,Fettsucht‘‘).

Ihre Triumphe hat die Organotherapie bei den durch Schilddrüsenmangel
hervorgerufenen Erkrankungen gefeiert. Alle Ausfallserscheinungen konnten
prompt durch stomachale Zufuhr von Thyreoideapräparaten beseitigt werden,
um erst nach Aussetzen der Therapie wieder in Erscheinung zu treten. Schon
hier muß jedoch betont werden, daß die biologische Wirksamkeit der nach
verschiedenen Methoden hergestellten Schilddrüsenpräparate eine verschiedene
ist. Damit sie voll erhalten bleibt, scheint es notwendig, daß die Substanzen
einen gewissen Jodgehalt besitzen und daß die Enteiweißung in besonders vorsichtiger Weise geschieht. Die Wirksamkeit erlischt nach eigener Erfahrung,
sobald die Eiweißkörper sei es tryptisch, sei es fermentativ abgebaut sind. Leider
sind die therapeutischen Erfolge bei den nicht auf Schilddrüseninsuffizienz
beruhenden Krankheiten nicht im entferntesten mit den bei Hypothyreosen erzielten zu vergleichen, wenn man von den Resultaten der Insulintherapie absieht.
Das muß nachdrücklich betont werden. Als Grund kommt in Betracht, daß
wir bei den meisten als Hormone in den Handel gebrachten Präparaten alles
weniger denn die spezifischen Drüsenprodukte in der Hand haben. Wurde oben
ausgeführt, daß dies bis auf wenige Ausnahmen schon in chemischer Hinsicht
gilt, so muß das gleiche hier auch in bezug auf die physiologische Wirksamkeit
gesagt werden. Dem Einwand gegenüber, daß der Vorrat aktiver Stoffe in den
zur Herstellung verwandten Drüsen ein zu geringer ist, und daß die biologische
Unwirksamkeit der Extrakte auf diesen Umstand zurückzuführen sei, kann

entgegengehalten werden, daß die zur Entfaltung der vollen Wirkung notwendigen Mengen spezifischer Substanz nur sehr geringe zu sein brauchen. Schuld dürfte vielmehr die verschiedene Art der Herstellung, die Unreinheit der Präparate, die Verwendung ungeeigneten Ausgangsmaterials sein (z. B. Ovarien geschlechtsunreifer Tiere). Auch die Temperatur, bei welcher die Trocknung vorgenommen wird, die Substanzen, die zur Entfettung verwendet werden, sind nicht gleichgültig. Die Ungleichheit in der biologischen Wirksamkeit der Präparate hat denn auch seinen Niederschlag in der experimentellen Forschung gefunden. Hier stehen sich vielfach Versuchsergebnisse, die an einem und demselben Testobjekt mit Extrakten des gleichen Organes gewonnen wurden, diametral gegenüber. In dieser Beziehung sei auf die ausführliche Darstellung im BIEDLschen Handbuch verwiesen.

Unsere organotherapeutischen Maßnahmen, soweit sie sich auf die durch Hypo- oder Athyreose bedingten Ausfallserscheinungen beziehen, treffen wir in der Absicht, spezifische Substitutionstherapie zu treiben. Daß es sich z. B. beim Myxödem tatsächlich nur um Substitutionstherapie handelt, steht außer allem Zweifel. Aber das Problem der Organotherapie ist noch unter dem Gesichtspunkt der Stimulationstherapie zu betrachten. Es soll an dieser Stelle eine eingehende Definition des Begriffes „Reiz" unterlassen werden. Wenn wir den Reiz hier als ein die Zellfunktion steigerndes Agens verstehen, so kann kein Zweifel sein, daß Organotherapie vielfach Reiztherapie ist. Es braucht nur an die ausgedehnte therapeutische Anwendung des Pituitrins und des Pituglandols (beide 20% bzw. 10% eiweißfreie Extrakte aus dem Hypophysenhinterlappen) sowie des Pituigans als uteruserregende Mittel (DALE 1906), an die erregenden Wirkungen dieser Substanzen auch auf andere Organe wie die Harnblase, den Darm und die peripheren Gefäße erinnert zu werden, ferner an das Adrenalin, sowie die Hormone der Keimdrüsen, deren stimulierende Wirkung auf die Zentren der Geschlechtsempfindungen feststeht. Aus diesen Tatsachen leiten sich die unserem therapeutischen Handeln zugrunde liegenden Vorstellungen her: Wenn wir Organotherapie treiben, so wollen wir zwar einmal spezifische Substanzen an die Stelle gleichartiger, aber nicht vorhandener setzen. Häufig aber geben wir das eine oder andere Organpräparat, damit es als spezifischer Reiz auf die gleiche im Körper verbliebene, aber zurzeit funktionsschwache Hormondrüse wirke und diese zu vermehrter Tätigkeit anrege.

Spezieller Teil.

1. Die Basedowsche Krankheit.

Allgemeine Vorbemerkungen.

Der Morbus Basedowii ist wohl die am genauesten studierte endokrine Erkrankung. Wegen ihrer großen Häufigkeit besitzt sie praktisch das größte Interesse. Sie ist unlöslich an den Namen v. BASEDOW geknüpft, von dem die erste klassische Beschreibung des Krankheitsbildes stammt (1840). Zwar war der Symptomenkomplex schon vorher von FLAJANI (1802) und besser noch von GRAVES (1835) zusammengefaßt worden, aber BASEDOW gebührt das Verdienst, das Eigenartigste der Symptome, den Exophthalmus, als zu Struma und Tachykardie zugehörig beschrieben zu haben.

Die Krankheit bevorzugt außerordentlich das weibliche Geschlecht. In der Mehrzahl der Fälle tritt sie nicht vor der Pubertät auf, doch kommen auch schon im Kindesalter Fälle zur Beobachtung, ja es ist sogar über Auftreten im Säuglingsalter berichtet worden (WHITE CLIFFORD). Neurosen und Psychosen spielen nicht selten in der Ascendenz eine Rolle. Häufig tritt das Leiden familiär auf. So sah ich einen Fall von Morbus Basedowii bei einem 22jährigen jungen Mann (Abb. 13), dessen Vater seit Jahren an einem hochgradigen Myxödem litt, während eine Schwester des Vaters ebenfalls an schwerem Basedow erkrankt war. Die Krankheit hatte sich bei dem Sohne im Verlauf von etwa 3 Jahren allmählich entwickelt und bot so gut wie alle charakteristischen Symptome dar (Exophthalmus, Tachykardie, vasomotorische Übererregbarkeit, Steigerung der Oxydationsprozesse usw.) Beachtenswert ist, daß sich hier von Vater zu Sohn gewissermaßen eine allgemeine degenerativ-thyreogene Anlage vererbt hat. Ich gebe nebenstehend das Bild des Sohnes wieder. (Abb. 33).

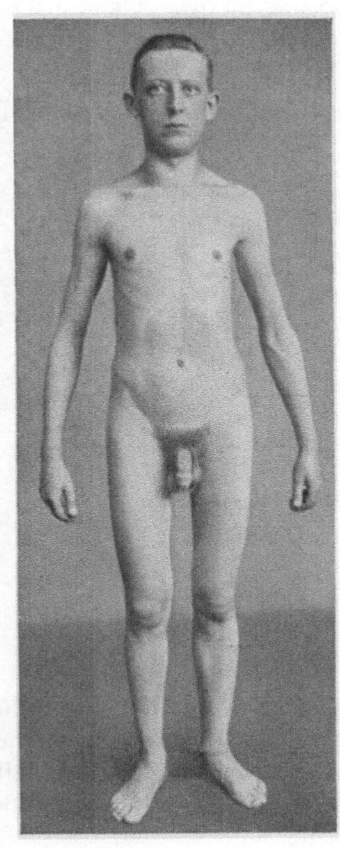

Abb. 13. 22jähr. Basedowkranker, dessen Vater an Myxödem leidet.

Das Bild des Vaters S. 106

Schon hier mag vorweggenommen sein, daß im Mittelpunkt unserer Anschauungen über die Pathogenese des Krankheitsbildes die Schilddrüse steht.

Möbius hat als erster im Jahre 1886 die Theorie von der Hyperfunktion der Thyreoidea aufgestellt, die bis heute von den meisten Autoren als Ursache der Erkrankung anerkannt wird. Andere Untersucher haben entgegen dieser Auffassung in erster Linie das Nervensystem beschuldigt und die Krankheit als eine Sympathicusneurose bezeichnet, wieder andere sind auf das Zentralnervensystem zurückgegangen (bulbäre Theorie). Neuerdings wird den erwähnten die peripherische hinzugefügt (H. Zondek). Es kann nicht geleugnet werden, daß sich für jede dieser Annahmen, vielleicht auch für eine Kombination der verschiedenen Thesen, mancherlei anführen läßt. Darauf wird bei der Besprechung der Pathogenese einzugehen sein, wobei insbesondere die Frage, ob Hyper- oder Dysfunktion der Schilddrüse anzunehmen ist, wird berührt werden müssen.

Symptomatologie.

Struma. Zu den sinnfälligsten und konstantesten Symptomen der Basedowschen Krankheit gehört die Volumenzunahme der Schilddrüse. Damit soll nicht gesagt sein, daß es nicht auch Fälle und sogar auch schwere Fälle gibt, wo die Vergrößerung der Schilddrüse fehlt. Allerdings will A. Kocher bei solchen Kranken bei der Operation doch noch Vergrößerung der Seitenlappen nach hinten gefunden haben. Von der Struma gehen so gut wie nie Druckerscheinungen auf die Nachbarorgane aus. Es gehört zu den charakteristischen Merkmalen der Basedowstruma, daß ihr Umfang zu verschiedenen Zeiten und in den verschiedenen Perioden der Erkrankung großen Schwankungen unterliegt, und es darf nicht wunder

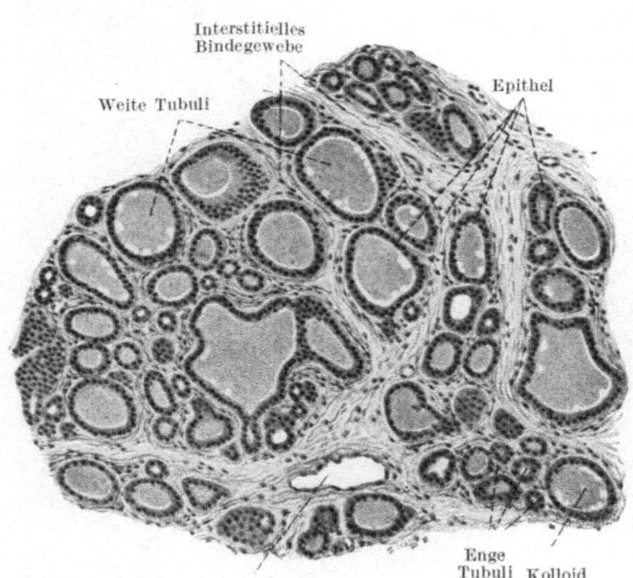

Abb. 14. Normale Schilddrüse. (Nach J. Sobotta.)

nehmen, wenn wir bei manchen Kranken, besonders nach längerer Bettruhe, eines Tages eine starke Volumenabnahme der Thyreoidea finden. Das hängt mit der eigenartigen Beschaffenheit der Basedowschilddrüse zusammen, die durch einen besonders großen Gefäßreichtum ausgezeichnet ist (Struma teleangiectodes nach Kocher). Diesem Umstand ist ein eigenartiges Symptom zuzuschreiben, das für die Basedowstruma charakteristisch ist und das darin besteht, daß wir über ihr, namentlich über dem Seitenlappen, häufig ein eigenartiges Schwirren fühlen und hören können, wie wir es an dieser Stelle sonst etwa über traumatischen Aneurysmen finden. Man muß es sich zustande gekommen denken durch das schnelle Hineinströmen des Blutes aus weiteren

Gefäßpartien in engere und umgekehrt. Ebenfalls auf den Gefäßreichtum der
Schilddrüse zu beziehen sind über der Schilddrüse fühl- und häufig auch sichtbare Pulsationen (sog. Expansivpulsationen).

Die Veränderung der Schilddrüse beim Morbus Basedowii tritt meistens als
diffuse, gleichmäßige Volumenzunahme in Erscheinung, kann sich aber gelegentlich auch in Form knotiger Verdickungen äußern. Das klinische Bild ist von
diesen Unterschieden nicht abhängig.

Über die Konsistenz der Basedowstruma läßt sich wegen der starken Blutfüllung schwer etwas Sicheres sagen. Sie fühlt sich bei oberflächlicher Betastung
zunächst weich an, bei Druck, der im übrigen öfters schmerzhaft ist, meist derber.

Was ihre chemische Beschaffenheit anbelangt, so ist bemerkenswert und als
charakteristisch anzusehen, daß sie für gewöhnlich auffällig arm an Kolloid
(häufig scheint es verflüssigt)
sowie an Jod ist, Erscheinungen,
die übrigens meist parallel gehen.
Sehr bemerkenswert ist ferner
der geringe Gehalt der Basedowstruma an Eiweißkörpern. Letztere finden sich in größerer
Menge nur in der Struma mit
Kolloidknoten, d. h. wo schon
vor Beginn der Erkrankung ein
knotiger Kolloidkropf vorhanden war (s. Pathogenese).
Übrigens scheint die Schwere
der einzelnen Fälle der Verarmung der Schilddrüse an
Eiweißkörpern parallel zu gehen.

Die mikroskopische Unter-
suchung der Basedowschilddrüse
liefert keine eindeutigen Bilder.
Verflüssigung, Verminderung

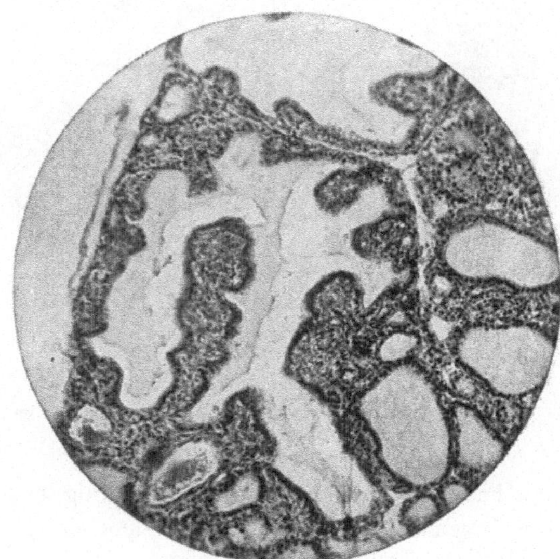

Abb. 15. Schilddrüse bei Morbus Basedowii. Polymorphie
der Follikel.

und schlechte Färbbarkeit des Kolloids sind (nach SAUER) die wichtigsten und
primären Kennzeichen der Erkrankung. Meist finden sich neben der schon erwähnten reichlichen Gefäßneubildung Drüsenschläuche und papilläre Vorsprünge.
In den ersteren sind haufig Massenanhäufungen von desquamierten Epithelien,
meist auch eigenartige lymphoide Zellen zu sehen. Die Follikel erscheinen
durch die Wucherungen des Epithels unregelmäßig gestaltet (Polymorphie der
Follikel). Der Kolloidgehalt ist vermindert, nach LUBARSCH handelt es sich
um ein weniger zähes, mehr flüssiges Produkt. Es muß betont werden, daß die
Veränderungen der Schilddrüse durchaus nicht regelmäßig zu finden sind. Man
hat gewisse Abweichungen im Befunde dadurch zu erklären versucht, daß man
annahm, es handele sich hier um das Auftreten von Basedowveränderungen in
bereits vorher kropfig entarteten Schilddrüsen.

Ich lasse hier die histologischen Bilder einer normalen Schilddrüse neben
denen von Basedowstrumen folgen. Letztere sind dem Buche von BIEDL entnommen.

Gefäßsystem. Der Basedowkranke steht im Zeichen einer gesteigerten Erregbarkeit des vegetativen Nervensystems, vornehmlich des sympathischen, aber auch des parasympathischen Anteils. Am meisten ausgesprochen finden wir dies am Herzen. Das Basedowherz kann als Träger aller Merkmale der Sympathicusneurose angesprochen werden. Damit soll allerdings nicht gesagt sein, daß hier nicht auch der Vagus unter erhöhtem Tonus steht. Es gibt zahlreiche Basedowiker, denen keines ihrer Symptome soviel Beschwerde verursacht, wie die äußerst lästigen kardiovasculären Erscheinungen. Herzklopfen, Palpitationen, Wallungen, störende Pulsationen in den verschiedenen Gefäßbezirken (zuweilen sogar an den Netzhautgefäßen nachweisbar — BECKER), starke vasomotorische Übererregbarkeit, die sich in leichtem Erröten äußert, machen den Komplex von Störungen aus, dem objektiv Tachykardie oft bis zu hohen Graden (s. Abb. 17), ein lebhafter Aktionstyp, ausladende Herzkontraktionen entsprechen. Dabei ist die Arterie meist gut gefüllt, so daß man häufig geradezu den Eindruck eines Pulsus celer hat.

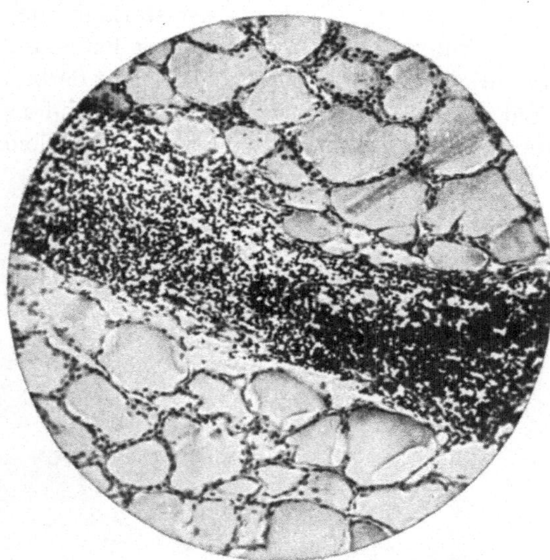

Abb. 16. Basedowschilddrüse mit Lymphocytenhaufen im Interstitium des Lappen.

Häufig ist jedoch das Gegenteil der Fall und der Puls fällt durch auffällig leichte Unterdrückbarkeit auf. Gerade die Gegensätzlichkeit zwischen dem erregten Herzschlag einerseits und der schlechten Füllung der peripheren Arterie andererseits ist bemerkenswert. Sie weist auf ein abnormes Gefälle des Blutstromes vom Herzen nach der Peripherie hin (KRAUS). Hierfür ist die Schlaffheit der peripheren Gefäßwand, ihr herab-

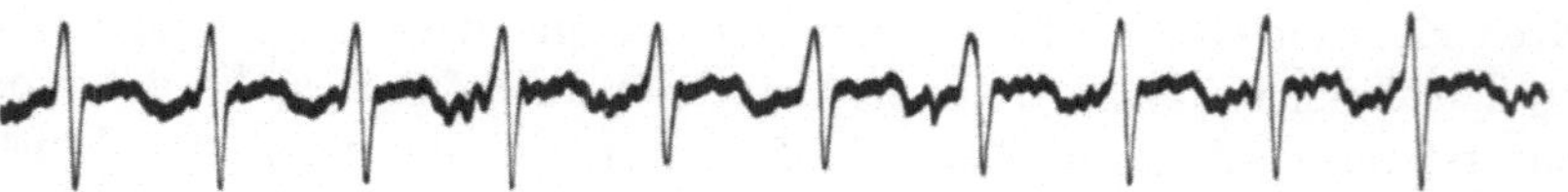

Abb. 17.   Elektrokardiogramm einer Basedowkranken mit starker Tachykardie.

gesetzter Tonus verantwortlich zu machen. Daß auch die Gefäße der Schilddrüse erweitert und schlaff sind, wird später noch in anderem Zusammenhang erwähnt werden müssen.

Häufig sind systolische Herzgeräusche akzidenteller Art vorhanden. Der Blutdruck ist schwankend, oft ist eine leichte Steigerung desselben bis zu etwa 140 mm Hg im Maximum feststellbar. Die Intensität der kardialen Erscheinungen wechselt in den verschiedenen Perioden der Krankheit sehr und kann auch ohne Therapie unter bloßer Bettruhe, wenn auch nur vorübergehend, erheblich zurückgehen. Haben die Herzsymptome, namentlich die Tachykardie, indes längere Zeit bestanden, so entwickelt sich eine Hypertrophie (Arbeitshypertrophie?) der Herzmuskulatur. Röntgenologisch findet sich dann zuweilen mehr oder weniger ausgesprochene Kugelform des Herzens, meist jedoch eine mehr spitze Vergrößerung desselben besonders im Bereich der linken Kammer. Schon frühzeitig entwickelt sich in manchen Fällen neben der Hypertrophie auch eine Dilatation der Kammern und Vorkammern, die in schweren Fällen außerordentliche Grade erreichen kann und sich dann in nichts von den bei den gewöhnlichen schweren Degenerationen des Herzmuskels beobachteten unterscheidet. Der vorher regelmäßige Puls kann unter solchen Umständen Irregularitäten im Sinne ausgesprochener Arythmia perpetua oder Extrasystolie aufweisen, wie umstehendes Elektrokardiogramm zeigt (Abb. 19), das einem 35 jährigen, an schweren kardialen Insuffizienzerscheinungen leidenden Basedowiker entnommen ist (s. Abb. 18).

Übrigens finden wir häufig auch in leichteren Fällen ein für das Basedowherz charakteristisches Elektrokardiogramm. Es zeichnet sich, wie Abb. 20 zeigt, dadurch aus, daß Vorhofszacke und Nachschwankung schon bei relativ geringer Empfindlichkeit des Fadens eine abnorme Höhe aufweisen, während die R-Zacke relativ niedrig ist. (Die Kurve entstammt einer 27 jährigen, im 3. Monat schwangeren Kranken, die seit Jahren an allmählich aufgetretener Struma, Atemnot, Herzklopfen, Schweißen usw. leidet und deren Beschwerden im Verlaufe der Gravidität zugenommen haben.) Dieses Verhalten steht im Gegensatz zu den entsprechenden Befunden beim Herzen Myxödemkranker (s. S. 112).

Nicht alle beim Basedowiker auftretenden Herzstörungen sind ohne weiteres auf die der Krankheit zugrunde liegende Noxe zu beziehen. Zweifellos spielt eine gewisse

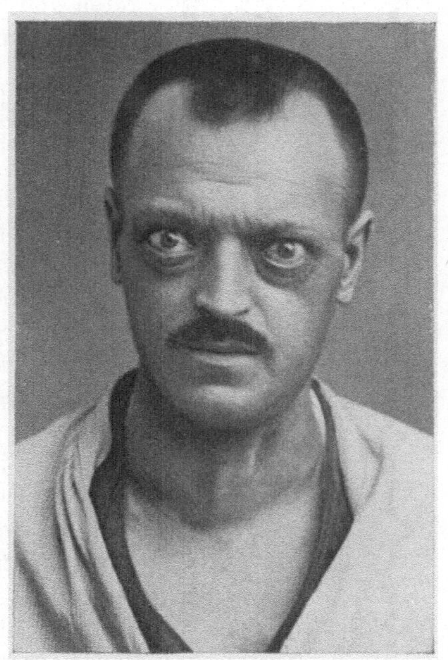

Abb. 18. 35 jähriger Kranker mit schwerem Basedow (hochgradige Herzinsuffizienz Exophthalmus usw.).

konstitutionelle Anlage für die Pathogenese des Leidens eine große Rolle. So können angeborene Hypoplasie des Herzens, Enge des Gefäßsystems, konstitutionelle Fettsucht u. a. Herzstörungen verursachen.

Von experimentell gewonnenen Tatsachen, die für das Verständnis der Herzerscheinungen des Basedowikers wichtig sind, ist hervorzuheben, daß es gelungen ist, im Blute der Kranken eine Vermehrung adrenalinartig wirkender Substanzen nachzuweisen (KRAUS und FRIEDENTHAL, FRÄNKEL, L. ADLER). Damit wäre auch den erwähnten klinischen Herzbefunden, die auf einen dauernd gesteigerten Sympathicustonus hinweisen, eine tatsächliche Unterlage gegeben. Ob es sich bei den erwähnten Befunden wirklich um Adrenalin handelte, ist zweifelhaft, da die biologischen Methoden, die für den Adrenalinnachweis in

Betracht kommen, wie schon im vorigen Kapitel erwähnt worden ist, lediglich den Grad gefäßverengernder Wirkung des Serums anzugeben vermögen. Übrigens ist die Frage der Adrenalinproduktion bei Basedowkranken nichts weniger als eindeutig gelöst. So teilte B. PEISER kürzlich mit, daß er den Adrenalingehalt der Nebennieren von Basedowikern gegenüber der Norm leicht herabgesetzt fand.

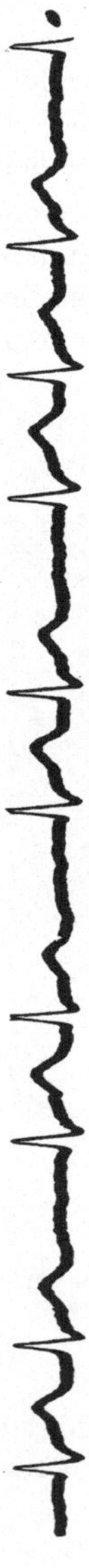

Den Kranken äußerst lästig sind die auf eine besondere Labilität des vasomotorischen Apparates hindeutenden mannigfachen vasomotorischen Störungen. Als Symptome können hier angeführt werden: starkes fast beständiges Hitzegefühl, leichtes Erröten von Kopf und Hals, Dermographismus, Neigung zu leichten Temperatursteigerungen usw. Ebenso unangenehm sind die Schweiße, die gelegentlich auch nur halbseitig auftreten und zuweilen so stark sind, daß die Kranken dauernd in Schweiß gebadet sind, namentlich dann, wenn sie irgendeine, wenn auch nur geringe Arbeit leisten. Dazu kommt, daß auch andere dem vegetativen Nervensystem unterstehende Drüsen Zeichen gesteigerter Tätigkeit aufweisen, so vor allem die Speicheldrüsen. Dem Kranken ist jedoch das dauernde Speicheln im allgemeinen nicht so unangenehm wie das Schwitzen. Übrigens gibt es auch Kranke, die über abnorme Trockenheit im Munde und im Kehlkopf zu klagen haben.

Die Neigung zu Schweißen weist darauf hin, daß beim Basedowiker sich auch der parasympathische Teil des vegetativen Nervensystems in gesteigertem Erregungszustand befindet. Diese Tatsache soll hier festgestellt werden. Wir werden später auf sie zurückkommen müssen.

Augensymptome. Im Rahmen des Basedowsyndroms stellen die Augenerscheinungen den am meisten charakteristischen Symptomenkomplex dar. Es hat sich herausgestellt, daß jeder Versuch der experimentellen Darstellung des Krankheitsbildes nur dann als gelungen anzusprechen ist, wenn er auch den Komplex der Augenerscheinungen, in erster Reihe den Exophthalmus zur Folge gehabt hat. Nichtsdestoweniger gibt es zahlreiche Fälle von sicherer Basedowscher Krankheit, die gerade die Augensymptome vermissen lassen, obwohl sie sonst symptomenreich sind. Es handelt sich dann um sog. Formes frustes, die in der Regel allmählich und langsam entstehen und von denen unten noch zu reden sein wird.

Was das Auftreten der Augenerscheinungen anbelangt, so können sie, wie die Krankheit überhaupt sich allmählich entwickeln, können aber auch ganz plötzlich, fast von einem Tag zum andern in geradezu grotesker Form hervor-

Abb. 19. Pulsus bigeminus bei Basedow.

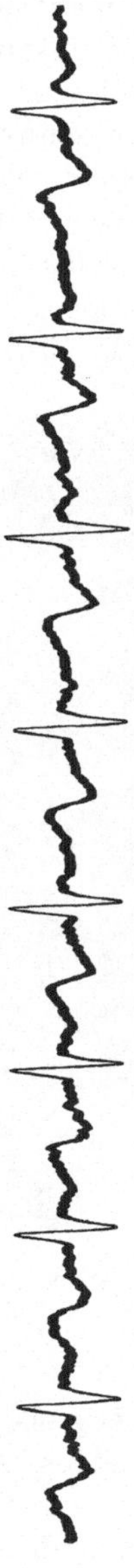

Abb. 20. Basedowelektrokardiogramm mit hoher P- und T-, niedriger R-Zacke.

treten. Am auffälligsten wirkt die Vorwölbung der Bulbi (Protrusio bulbi), die vielfach nur angedeutet ist, in anderen Fällen so hochgradig sein kann, daß der Kranke einen Gesichtsausdruck dauernden Entsetzens zeigt (MÖBIUS). Im ersteren Falle gibt sich die Veränderung nur dadurch zu erkennen, daß das Auge einen vermehrten Glanz aufweist. Dabei darf aber nicht vergessen werden, daß diese Eigentümlichkeit der Augen vielfach vorhanden ist, ohne daß sich sonst irgendwelche Zeichen von Basedow nachweisen lassen. Man sollte gerade dieses Symptom daher in seiner Bedeutung nicht überschätzen. In den schwersten Fällen kann es sogar zur Verschwärung der Cornea und zu Enucleation der Linse, ja selbst zu Panophthalmie kommen. Die Vorwölbung des Augapfels erscheint in den meisten Fällen dadurch besonders stark, daß gleichzeitig eine abnorme Weite der Lidspalten vorhanden ist. Dieser Befund ist von v. GRAEFE, MICHEL u. a. auf einen vermehrten Tonus des sympathisch innervierten Musculus tarsalis sup. et inf. zurückgeführt worden, während MÖBIUS, BRUNS und SATTLER einen gesteigerten Tonus in dem von N. oculomotorius versorgten Musc. levator palpebrae annehmen. Danach wäre das Symptom als Zeichen erhöhter Reizbarkeit im parasympathischen System aufzufassen. Nicht so ohne weiteres erklärlich ist die Protrusio bulbi. Als Hauptursache wird der abnorm gesteigerte Tonus des im Hintergrunde der Augenhöhle befindlichen, den Bulbus zylinderförmig von rückwärts umfassenden

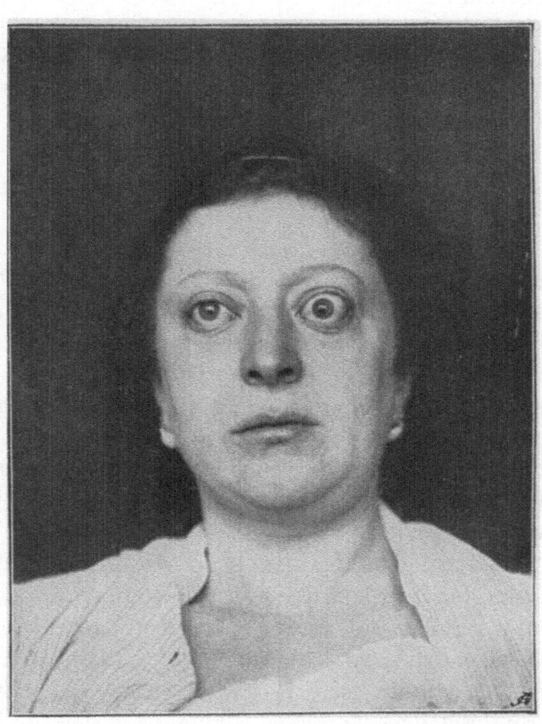

Abb. 21 Basedowkranke mit einseitigem Exophthalmus. (Aus KRAUS-BRUGSCH: Spezielle Pathologie und Therapie innerer Krankh. Bd. I. 1919.)

Musculus orbitalis angesehen, der sympahtisch des dauernden Kontraktionszustandes den Bulbus mechanisch vortreibt. Hinreichend gestützt ist diese Auffassung jedoch nicht. Von manchen Seiten wird ein Ödem des retrobulbären Gewebes als Ursache verantwortlich gemacht (MÜLLER, GOLDSCHEIDER). In manchen Fällen von Morbus Basedowii tritt der Exophthalmus einseitig (s. Abb. 21) auf und kann als solcher unter Umständen äußerst hoch gradig sein, eine Tatsache, die sich übrigens schwer mit der erwähnten Deutung in Zusammenhang bringen läßt.

Es wurde behauptet, daß den Fällen mit einseitigem Exopthalmus eine nur einseitige, manchmal sogar gekreuzte Schwellung der Schilddrüse zugrunde läge.

Sicher spielt die auffällig starke Anhäufung retrobulbären Fettgewebes, die man besonders bei alten Basedowikern findet, eine wichtige Rolle, vielleicht kommt auch eine gesteigerte Füllung der Orbitalgefäße hinzu. Eine sichere Erklärung läßt sich zurzeit nicht geben.

Neben dem Exophthalmus und den erweiterten Lidspalten spielen noch einige andere Augensymptome eine Rolle.

Läßt man den Patienten nach abwärts blicken, so tritt häufig eine Dissoziation in der Bewegung der Bulbi und des oberen Lides ein, indem das letztere gegenüber dem Augapfel zurückbleibt oder nur ruckweise nachfolgt, so daß oberhalb der Cornea die weiße Sklera sichtbar wird (GRÄFEsches Symptom). Auch dieses Phänomen kommt jedenfalls durch den starken Tonus in dem den Lidhebermuskel (glatte Fasern des M. levator palpebrae superioris) versorgenden N. sympathicus zustande, wodurch ein leichtes, willkürliches Nachgeben der Lider erschwert wird.

Das STELLWAGsche Symptom betrifft den auffällig seltenen Lidschlag, der bei den meisten besonders an Exophthalmus leidenden Basedowikern auffällt.

Das Phänomen von MÖBIUS äußert sich darin, daß die Kranken unter einer Konvergenzschwäche der Augenmuskulatur leiden, die sich darin äußert, daß beim Konvergieren der Augen auf einen in die Nähe der Augen gebrachten Gegenstand die Blickrichtung abweicht. Dieses Symptom ist nur in einem verschwindend geringen Prozentsatz der Fälle vorhanden, so daß es praktisch kaum eine Rolle spielt. Eine sichere Erklärung ist nicht zu geben. Es ist nicht ausgeschlossen, daß es mit der Basedowschen Erkrankung gar nichts zu tun hat, sondern in den beobachteten Fällen nur als ein zufälliger Befund erhoben werden konnte. Vereinzelt ist sogar über Augenmuskellähmungen berichtet worden.

Bei manchen Kranken kann eine Unmöglichkeit, mit den Lidern zu zwinkern, festgestellt werden (KOCHER). Viele Basedowiker fallen durch eine abnorme Weite ihrer Pupillen auf, was offenbar als Folge des erhöhten Reizzustandes des Sympathicus aufzufassen ist. Dieser Befund ist sowohl bei gleichzeitigem Bestehen von Exophthalmus als auch sonst zu erheben. Ferner ist zu erwähnen, daß nach Eintröpflung eines Tropfens Adrenalins in den Conjunctivalsack beim Basedowkranken häufiger als beim Gesunden eine Mydriasis auftritt (O. LOEWYsches Symptom), was, wie schon im vorigen Kapitel auseinandergesetzt wurde, ebenfalls auf die abnorme Empfindlichkeit des Sympathicus bezogen werden muß. Auf eine kissenartig weiche Schwellung der Lider, die in späteren Stadien der Erkrankung zu einem sackartigen Herunterhängen der Lider führen kann, hat SAENGER aufmerksam gemacht.

Schließlich muß auf die braune Pigmentierung der Augenlider, die sich bei manchen Kranken findet, hingewiesen werden.

Nervensystem. Neben dem vegetativen befindet sich auch das übrige Nervensystem im Zustand gesteigerter Erregbarkeit. Besonders charakteristisch und bekannt ist der Tremor, der sowohl in Händen und Füßen auftreten kann und sich besonders beim Spreizen der Finger als schnellschlägiges feines Vibrieren zeigt. Als Zeichen für die besondere Schwere des Falles kann es angesehen werden, wenn sich Tremor und Zittrigkeit auch auf andere Körpergegenden erstrecken, so auf die Augenlider, die Zunge, die Atemmuskulatur usw. Natürlich darf nicht vergessen werden, daß der Tremor auch bei nicht Basedowkranken als Symptom allgemeiner Neurasthenie beobachtet wird, aber die besondere Feinschlägigkeit desselben muß als für den Morbus Basedowii charakteristisch angesehen werden.

Gelegentlich klagen die Kranken auch über Schmerzen in verschiedensten Körpergegenden, ohne daß sich hierfür ein bestimmter Grund angeben ließe. Eigentliche neuritische Erscheinungen kommen kaum vor, die Reflexe zeigen keine Abweichungen von der Norm. Es ist von einigen Beobachtern auf gelegentlich auftretende Mono- und Hemiplegien hingewiesen worden. Ich selbst habe derartiges niemals gesehen. Dagegen kommen um so häufiger Störungen der Psyche zur Beobachtung. Die meisten Basedowkranken neigen zu einer gewissen Labilität der seelischen Einstellung, die sich in Lebhaftigkeit, Überempfindlichkeit und Ideenflüchtigkeit äußert. Unter Umständen kommt es zu maniakalischen Zuständen. Mit ihnen alternierend treten zuweilen jedoch auch Zustände auf, bei denen depressive Gemütsstimmungen das Bild beherrschen. Festzustehen scheint jedenfalls, daß die Based. Krankheit oder die Anlage zu ihr einen günstigen Boden für die Entwicklung seelischer Störungen darstellt. Für die Deutung dieser Psychosen ist es wichtig zu wissen, daß sie auch unter dem Einfluß der Thyreoidinmedikation auftreten können (FALTA, NEUBURGH, NOBEL). Viele Basedowkranke haben über hartnäckige Schlaflosigkeit zu klagen.

Manche Kranken neigen zu starker Beschleunigung der Respiration. Hierbei ist die Atmung allerdings meist oberflächlich. Nicht selten treten Zustände dieser Art in Anfällen unter Angstgefühlen, Schweißausbruch, Unruhe usw. auf. Offenbar spielen toxische Einwirkungen, daneben aber auch psychische Momente eine Rolle. Natürlich kann in schweren Fällen auch eine kardiale Komponente hinzukommen, so daß wir dann eine reguläre in Anfällen auftretende Dyspnoe finden.

Von vielen Basedowikern wird angegeben, daß sie an sehr lästigem Husten oder Hustenanfällen leiden, die mit starkem Reiz im Halse beginnen und zur Absonderung eines oft reichlichen dünnflüssigen Sputums führen. Auch hierfür muß ein abnormer Erregungszustand der betreffenden parasympathischen Nervenfasern verantwortlich gemacht werden.

Magen- und Darmerscheinungen. Körperlich sehr heruntergebracht werden viele Basedowkranke durch die gehäuften und außerordentlich hartnäckigen Durchfälle, die fast jeder internen Therapie trotzen. Häufig sind es allerdings nur gehäuft auftretende Entleerungen und die Konsistenz des Stuhles ist wenigstens periodenweise fest. Erbrechen ist selten. Diese immerhin noch als relativ leicht zu bezeichnenden Störungen treten oft nur im Beginn der Krankheit auf und verschwinden allmählich. In den fortgeschrittenen Stadien des Leidens kann es ebenfalls zu Magen- und Darmstörungen in Form von starkem, gelegentlich fast unstillbarem Erbrechen und heftigen Diarrhöen kommen. Als Ursache hierfür kommen in erster Linie sekundäre anatomische Veränderungen in den mit der Verdauung in Zusammenhang stehenden Organen, wie der Leber, vor allem dem Pankreas, in Betracht. Charakteristisch für viele Fälle ist das Auftreten von Fettstühlen. Inwieweit hierbei Störungen im Bereich des Pankreas verantwortlich zu machen sind oder ob die Ursache nicht vielmehr in einer Störung der Fettresorption zu suchen ist, ist nicht entschieden. Da sich gerade in diesen Fällen auch Störungen im Kohlenhydratstoffwechsel nachweisen lassen, muß die erstere Annahme als wahrscheinlicher angesehen werden. Ebensowenig läßt sich übrigens eine sichere Erklärung für das Auftreten der Darmerscheinungen überhaupt in den Fällen geben, in denen die schon erwähnten schweren Organveränderungen noch nicht vorhanden sind. Ein erhöhter Vagustonus darf kaum in Betracht gezogen werden, da er eher zu spastischer Obstipation führt. So hat man vor allem an entzündliche Schwellungen der Darmschleimhaut, die durch das von der Schilddrüse ausgehende Toxin hervorgerufen werden, gedacht.

Der Appetit der Kranken ist trotz der Durchfälle gut, oft sogar ausgezeichnet. Das ist bei dem enormen Calorienbedarf, von dem unten zu sprechen sein wird, erklärlich. Noch stärker ist gewöhnlich das Durstgefühl ausgeprägt. Die vermehrte Zahl der Stühle, das beständige Hitzegefühl, die Schweiße, endlich die oft leicht erhöhte Temperatur lassen dies begreiflich erscheinen.

Ganz uncharakteristisch verhalten sich die Säurewerte im Magen. Zwar besteht meist eine Hypacidität, gelegentlich findet sich aber Erhöhung der Säurewerte. BOEHNEIM verweist mit Rücksicht auf den Gehalt des Magens an Salzsäure auf die chlormobilisierende Fähigkeit der Schilddrüse (EPPINGER). Übrigens scheint es, als ob die Fälle mit Hypochlorhydrie besonders zu Durchfällen neigten.

Es sei an dieser Stelle beiläufig erwähnt, daß von einer Anzahl Autoren die Beziehungen der Schilddrüse zum Magen-Darmkanal dahin erweitert worden sind, daß von thyreogener Dyspepsie, ja sogar von thyreogenem Ulcus ventrikuli als feststehenden Tatsachen gesprochen wird. Davon kann m. E. keine Rede sein. Jegliche Beweise fehlen. Therapeutische Erfolge, also etwa Heilung eines Magengeschwürs unter Thymusdarreichung (Verabfolgung der der Schilddrüse antagonistisch gerichteten Drüse!) kann schon deshalb nicht im mindesten als sachliche Unterlage für die genannte These dienen, da es sich hier um Verabfolgung mehr weniger unspezifischer Präparate handelt. Die Existenz eines thyreogenen Ulcus ist bisher ebensowenig erwiesen, wie die eines suprarenalen oder gar ovariellen.

Als ein Symptom von sehr übler prognostischer Bedeutung ist der Icterus zu erwähnen, der in den allerschwersten Fällen auftreten kann und die schon erwähnte Leberaffektion besonders in den Vordergrund rückt. Diese Fälle gehen fast alle, häufig im Koma oder unter cholämischen Symptomen zugrunde.

Blut. Als charakteristisch für den Morbus Basedowii wird allgemein die von KOCHER (1908) angegebene Veränderung der Leukocytenformel angesehen in dem Sinne, daß innerhalb des weißen Blutbildes eine Verminderung der neutrophilen Leukocyten gegenüber den Lymphocyten zu beobachten ist. Letztere können bis zu 40 und 50 $^0/_0$ der Gesamtleukocytenmenge betragen, in schweren, prognostisch meist ungünstigeren Fällen kann neben der relativen Vermehrung auch eine absolute Mengenzunahme der einkernigen Elemente nachweisbar sein. Auch bei Fütterung von Schilddrüsensubstanzen läßt sich meist die charakteristische Lymphocytenvermehrung experimentell erzeugen (TURIN). Die Gesamtzahl der Leukocyten kann normal sein, ist aber häufig vermindert. KOCHER konnte nachweisen, daß nach der Operation ein rapider Sturz der Lymphocyten bis auf wenige Prozent der Gesamtleukocytenzahl erfolgen kann, wobei dann eine neutrophile Leukocytose gefunden wird. Ein solcher Lymphocytensturz kann zuweilen aber auch nach anderen Operationen, besonders nach Laparatomien beobachtet werden, so daß eine spezifische Einwirkung auf die eigentliche

Basedowsche Krankheit nicht als sicher erwiesen gelten kann. Entsprechend der vermehrten Zahl lymphocytärer Elemente im Blut finden wir bei vielen Basedowkranken eine je nach der Schwere der Fälle verschieden starke Hyperfunktion, oft auch Hyperplasie des lymphatischen Apparates (Thymus, Tonsillen, Milz usw.), während das myeloische Gewebe meist in seiner Funktion reduziert ist. (Vorherrschen von Myeloblasten im Knochenmark.)

Es darf nicht außer acht gelassen werden, daß zuweilen Fälle mit relativer Lymphocytose zur Beobachtung kommen, bei denen sich keinerlei Basedowsymptome nachweisen lassen. Besonders während des Krieges wies fast die Mehrzahl aller Menschen überhaupt eine relative Vermehrung der Lymphocyten auf (s. S. 19). Vielleicht kam diese Veränderung ebenfalls auf dem Wege über die Schilddrüse zustande, vielleicht durch Vermittlung des parasympathischen (autonomen) Nervensystems, was BERTELLI, SCHWEEGER, FALTA beim Morbus Basedowii annehmen.

Die roten Blutkörperchen erweisen sich in der Mehrzahl der Fälle, was Zahl und Form anbelangt, als normal. Zuweilen wird jedoch abnorme Vermehrung derselben gefunden. Ich kenne eine Familie, bei der sich Basedowerscheinungen (Struma, Tachykardie, Exophthalmus) mit Vermehrung der Erythrocytenzahl in sehr drastischer Weise kombinierten. Die 42jährige Mutter (Abb. 22) leidet an ausgesprochener Polycythämie (echte, megalosplenische Form) und hat im Mittel 13 Millionen rote Blutkörperchen im Kubikmillimeter, die 21jährige Tochter ca. 6—7 Millionen, die 25jährige Nichte 7—8. Während bei der Mutter mit dem Beginn der Rotfärbung der Haut und Schleimhäute eine Struma (ohne Basedowerscheinungen) aufgetreten war, waren bei den beiden anderen neben einer

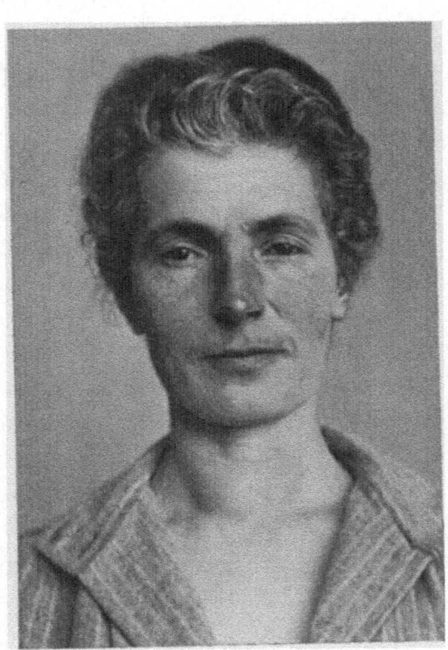

Abb. 22. 42jährige Frau mit Polycythaemie und Struma.

Vergrößerung der Schilddrüse auch eine Reihe anderer Basedowsymptome nachweisbar (Tachykardie, vasomotorische Erscheinungen u. a.). Die Kombination mit thyreogenen Symptomen ist bei diesen Fällen besonders auffällig im Hinblick auf die Tierexperimente von MANSFELD und DUBOIS. Sie fanden, daß Reize, insbesondere Sauerstoffmangel, die unter normalen Bedingungen anregend auf die Funktion des blutbildenden Apparates wirken, diese Wirkung bei schilddrüsenlosen Tieren vermissen ließen. Ich konnte zeigen, daß es auch bei normalen Individuen gelingt, durch Darreichung von Thyreoidin (0,1—0,2 g) eine Ausschwemmung roter Blutkörperchen ins Blut um $^1/_2$—1 Million hervorzurufen. Etwaige Wasserverschiebungen spielten hierbei, wie durch Refraktometerbestimmungen nachgewiesen werden konnte, keine Rolle. ASHER und FURUYA wiesen mittels Tierversuch nach, daß die Regeneration des Hämoglobins nach mittelgroßem Blutentzug beim ovarienlosen, namentlich aber beim schilddrüsenlosen Tiere gegenüber dem gesunden herabgesetzt sei. Es geht daraus hervor, daß von der Schilddrüse auf die blutbildenden Stätten anregende Einflüsse ausgehen und als wahrscheinlich anzunehmen ist, daß für die Konstanz der Zahl der corpusculären Elemente des Blutes der innerhalb des vegetativen Nervensystems bzw. des hormonalen Drüsenapparates bestehende Gleichgewichtszustand von größter Bedeutung ist (s. S. 16 u. ff.).

Beiläufig bemerkt sei, daß auch durch Zufuhr von anorganischem Jod eine Erythrocytenvermehrung im Blute erzeugt werden kann. WADI und LOEWE konnten den Nachweis führen, daß die Wirkung auf die Erythropoese ebenso wie auf die Hämoglobinvermehrung von der Gegenwart der Schilddrüse abhängig, also wohl auf dem Wege über diese zustande käme, während die Wirkung auf das weiße Blutbild (Jodleukocytose, Lymphocytensturz) ohne Mitwirkung der Thyreoidea vor sich gehe.

Was die Größenverhältnisse der Erythrocyten anbelangt, so teilt FÖLDES mit, daß er bei Hyperthyreosen das Durchschnittsvolumen der roten Blutkörperchen abnorm klein, bei Hypothyreosen abnorm groß gefunden habe, Befunde, die er mit alkalischer bzw. saurer Blutreaktion in Zusammenhang bringt (LIMBECK, HAMBURGER, EGE).

Die Gerinnungszeit ist beim Morbus Basedowii in der Regel verlängert, was sich bei operativen Eingriffen störend bemerkbar machen kann. Ob man, wie HELLWIG und NEUSCHLOSZ meinen, den Viscositätsgrad des Serums als Grundlage für eine Funktionsprüfung der Schilddrüse nehmen kann, muß durch weitere Untersuchungen erwiesen werden. Die Autoren fanden, daß Hyperthyreosen mit einer Herabsetzung, Hypothyreosen mit einer Erhöhung der spezifischen Serumviscosität einhergingen. Man wird als wahrscheinlich annehmen müssen, daß auch der Viscositätsgrad des Blutserums nicht allein von der Schilddrüse, sondern noch von anderen endokrinen Drüsen aus beeinflußt wird. Im übrigen fand M. BUSSE im Blute von Basedowikern im Gegensatz zu KOLLMANN den Fibrinogengehalt annähernd normal.

Haut. Der Basedowkranke hat in der Regel eine zarte, durchsichtige Haut, deren Feuchtigkeitsgrad wegen der Neigung zu Schweißen meist erhöht ist. Daher kommt es, daß die elektrische Leitfähigkeit der Haut eine besonders große ist (CHVOSTEK), während sie beim Myxödematösen, was unten zu erwähnen sein wird, herabgesetzt ist.

Die Labilität des Vasomotorenzentrums gibt sich häufig rein äußerlich dadurch zu erkennen, daß die Kranken schon aus nichtigen Anlässen erröten.

Viele Kranke weisen eigenartige, in ihrer Intensität merkwürdigerweise sehr wechselnde Pigmentierungen der Haut auf, die mit Vorliebe an gewissen Stellen, wie den Brustwarzen, Augenlidern, in den Achselhöhlen, an der Linea alba, am Genitale, an den Lippen usw., sitzen. Hin und wieder sind sogar Fälle zu beobachten, bei denen eine fast diffuse Braunfärbung großer Körperteile oder auch des ganzen Körpers auftritt, so daß man einen Addisonkranken vor sich zu haben meint. Dagegen sind Pigmentierungen der Schleimhäute äußerst selten. Vereinzelt kann man auch eigenartige teigige Schwellungen der Haut namentlich an den unteren Extremitäten finden. Die Beine sehen dabei ödematös aus und machen einen unförmigen Eindruck, ohne daß jedoch auf Fingerdruck Dellenbildung erfolgt. Dem entspricht ein Unterhautfettgewebe, das abnorm derb, dick und unelastisch ist, ähnlich wie wir es bei Sklerodermie zu sehen gewohnt sind. Häufig sind die Schwellungen auf Druck sehr empfindlich

(s. Adipositas dolorosa, S. 215). Sie sind gewöhnlich als Trophödeme gedeutet worden. Manches spricht jedoch dafür, daß es sich hierbei um myxödemartige Schwellungen handele, wobei zu bemerken ist, daß die an sich so auffällige Kombination von Basedow- und Myxödemsymptomen in praxi tatsächlich vorzukommen scheinen. In vielen Fällen dürfte es sich nicht um ödemartige, sondern um lipomatöse Schwellungen handeln (s. S. 210 u. d. folg.).

Trophische Störungen finden sich sehr häufig auch an den Anhangsgebilden der Haut. Hier kommen Haare und Nägel in Frage. Erstere fallen namentlich bei Frauen oft in erschreckender Weise aus, manchmal sogar an den Wimpern und Augenbrauen; an den Nägeln können sich rissige Veränderungen einstellen. Hin und wieder wurde auch auffälliges Ausfallen der Zähne beobachtet.

Geschlechtsapparat. Daß Beziehungen zwischen der Schilddrüse und den Vorgängen am Geschlechtsapparat bestehen, beweist die seit langem bekannte Tatsache, daß zur Zeit der Pubertät, vor allem aber während der Schwangerschaft deutliche Schwellungen der Thyreoidea auftreten können. Unter diesen Umständen pflegen auch die Erscheinungen eines schon bestehenden Morbus Basedowii eine Steigerung zu erfahren, weshalb eine Reihe von Autoren den Standpunkt vertritt, basedowkranken Mädchen die Ehe zu untersagen. Soweit es sich nicht um schwere akut entstandene Fälle handelt, ist dieser Grundsatz jedoch nicht gerechtfertigt. Es gibt sehr viele basedowkranke Frauen, die die Gravidität ohne jede Störung überstehen. Ich könnte hierfür eine große Zahl von Beispielen anführen (s. S. 79). Schädlich auf viele Kranke wirkt wie es scheint die Einleitung des Abortes. Hiernach habe ich nicht selten Steigerung der Basedowerscheinungen gesehen, in einigen Fällen trat überhaupt zum ersten Male eine nachweisbare Schilddrüsenschwellung mit Herzerscheinungen, vasomotorischen Störungen usw. nach dem Abortus in Erscheinung. Übrigens scheint auch die Lactation auf viele basedowische Frauen ungünstig zu wirken.

Ungemein häufig sind Störungen der Menstruation. Meist werden die Menses mit dem Anfang der Krankheit schwächer, sistieren unter Umständen längere Zeit hindurch gänzlich und nur in seltenen Fällen tritt Dysmenorrhöe und abnorm starke Menstruation auf. Anatomisch findet sich häufig Hypoplasie oder Atrophie der Ovarien mit Verminderung der Zahl der Primitivfollikel. Schwere Fälle können mit Verlust der Libido sexualis sowie der Potentia coeundi einhergehen.

Knochensystem. Ob es für den Morbus Basedowii typische Knochenveränderungen gibt, ist strittig, wird jedoch wohl mit Recht von den meisten Untersuchern abgelehnt. Indes kommen doch einige Anomalien relativ häufig

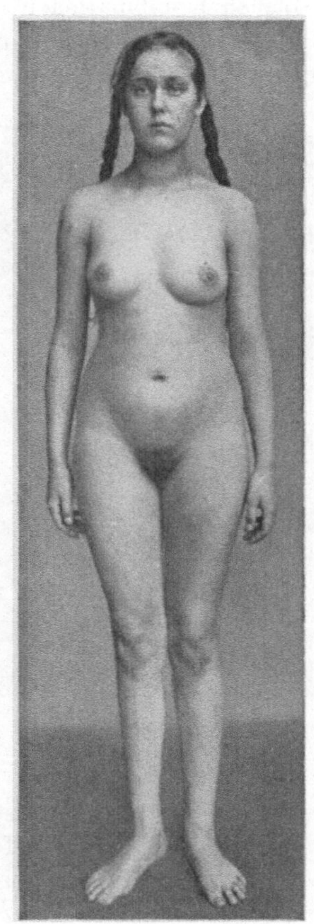

Abb. 23. 14jähriges basedowkrankes Mädchen mit Hochwuchs (Typus Holmgren).

zur Beobachtung, HOLMGREN weist auf das vermehrte Längenwachstum und den beschleunigten Epiphysenschluß[1]) hin. In der Tat scheint es, als ob die Mehrzahl der Basedowiker schlankwüchsige Individuen sind. Als Beispiel hierfür gebe ich vorstehend das Bild einer 14jährigen 171 cm großen Patientin wieder, die von Jugend auf an Struma, Herzklopfen, vasomotorischer Übererregbarkeit leidet und seit 2 Jahren unregelmäßig menstruiert ist. Keine Augensymptome, keine Glykosurie, keine typische Stoffwechselanomalie (O_2-Verbrauch pro Kilogramm Körpergewicht und Minute = 4,1 ccm) (Abb. 23). Es ist die Frage, ob solchen Kombinationen mit Steigerung des Längenwachstums nicht eine Komplikation mit Erkrankungen anderer endokriner Drüsen zugrunde liegt (Epiphyse, Nebennierenrinde?). Auf die langen schlanken Extremitätenknochen,

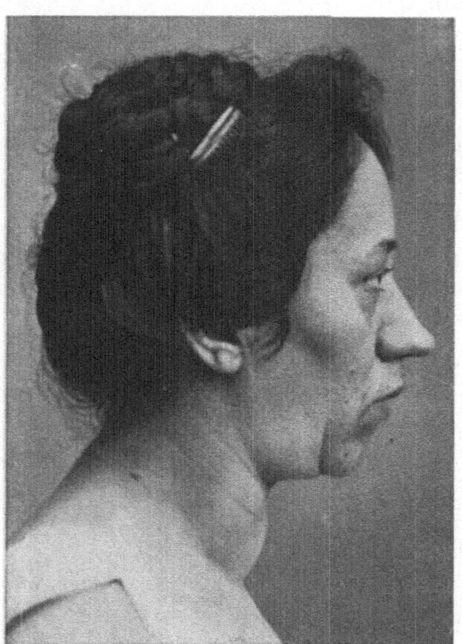

Abb. 24. 32jährige Kranke mit Basedow und Agromegalie.

namentlich auf die spitzen Endphalangen, hat zuerst REVILLIOD aufmerksam gemacht und gemeinsam mit KÖPPEN auf die abnorme Biegsamkeit und Weichheit der Knochen verwiesen. Es ist auch bei den anderen Untersuchern, die zum Teil auch röntgenologisch eine Halisterese fanden, nicht sicher, inwieweit eine Kombination mit Osteomalacie übersehen worden ist. In der überwiegenden Mehrzahl der Fälle sind röntgenologisch Knochenveränderungen nicht nachweisbar. KOCHER hat bei manchen Basedowkranken einen typisch watschelnden Gang gefunden und ihn mit Recht vor allem auf die große Muskelschwäche der Kranken bezogen. Es sind auch Kombinationen von echtem Morbus Basedowii mit Knochenveränderungen im Sinne der später zu beschreibenden Akromegalie beschrieben worden. Ich verfüge selbst über einen Fall dieser Art (s. Abb. 24). Es handelt sich um eine 32jährige Patientin, die seit Jahren über allmählich aufgetretene Struma, Herzklopfen, starke allgemeine Erregbarkeit, Schweiße, Gewichtsabnahme usw. klagte. Der O_2-Verbrauch lag an der obern Grenze der Norm. (Die Sella turcica war im Röntgenbild als deutlich vergrößert zu erkennen. Die nahen Beziehungen, die zwischen Schilddrüse und Hypophysenvorderlappen bestehen, geben für solche Kombinationen genügende Unterlagen (s. S. 24).

Stoffwechsel. Zu den für den Gesamtorganismus einschneidendsten Merkmalen des Morbus Basedowii gehören die Veränderungen des Stoffwechsels. Sie sind in der großen Mehrzahl der Fälle ausgesprochen, und von ihrer Intensität hängt nicht zuletzt die Schwere und Prognose des einzelnen Falles ab. Will man den Charakter der Störung kurz definieren, so muß man sagen, daß es sich hier um eine Steigerung aller Stoffwechselvorgänge im Organismus handelt, wie sie sonst bei keiner anderen Krankheit zu finden ist. Rein äußerlich tritt

---

[1]) Der Epiphysenschluß erfolgt beim weiblichen Individuum um das 18. Lebensjahr. Bei Männern in der Regel erst später, und zwar meist erst zwischen dem 20. bis 22. Lebensjahr.

dies in der Tendenz zur Abmagerung zutage, die in schweren Fällen zu hochgradiger Kachexie führen kann. (Abb. 25). Bei vielen Kranken gibt es geradezu gewisse Epochen im Verlaufe des Leidens, in denen die Verschlimmerung des ganzen Zustandes sich hauptsächlich durch den rapiden Sturz des Körpergewichtes zu erkennen gibt, was natürlich auf eine entsprechende Steigerung der Verbrennungsprozesse[1]) zurückzuführen ist. Es muß jedoch hervorgehoben werden, daß es Kranke gibt, bei welchen sich an derartige Perioden des Gewichtsniederganges solche mit Gewichtsanstieg anschließen, ja, daß ein sogenannter magerer Basedow nach längerem Bestehen in einen „fetten" übergehen kann. Ich führe dies darauf zurück, daß sich allmählich im Verlaufe des Leidens die Empfindlichkeit der Gewebe des Kranken gegenüber dem Schilddrüsenhormon ändert. So kommt es zu einer Art Spontanheilung bzw. zu einer Umkehrung des Krankheitstypus (vgl. S. 7 u. ff.), etwa nach der Richtung des Myxödems hin (s. Kap. Myxödem!). Solche Umstimmungen des Stoffwechsels können, wie es scheint, auch durch die Gravidität hervorgerufen werden. Bei zwei Frauen aus meinem Beobachtungsmaterial im Alter von 28—33 Jahren, die an mittelschwerem Morbus Basedowii mit Abmagerung litten, trat kurze Zeit post partum während der Lactation eine auffällige, durch die Nahrungszufuhr allein nicht zu erklärende Gewichtszunahme ein, die mit einer wesentlichen, jetzt schon mehrere Jahre anhaltenden Besserung des Allgemeinbefindens einherging. Wenn eine eindeutige Erklärung hierfür zunächst auch kaum zu geben ist, so ist doch bei den schon erwähnten

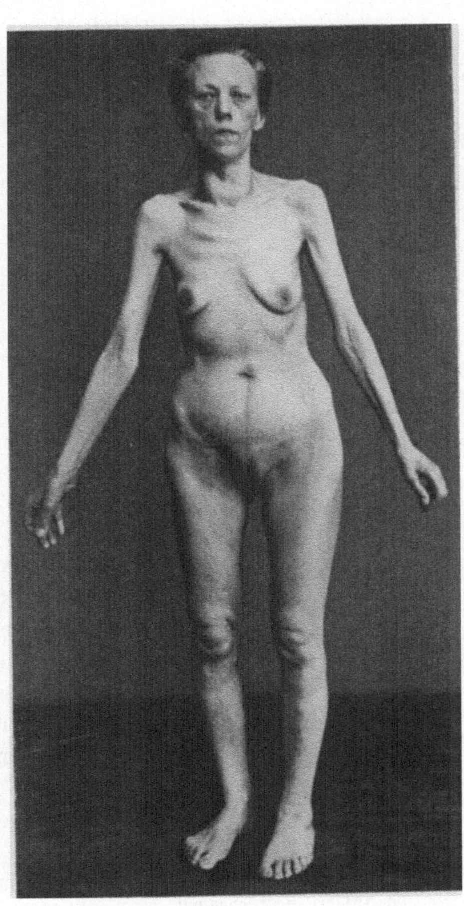

Abb. 25. 46jährige Frau mit schwerem Basedow und hochgradiger Kachexie.

nahen Beziehungen, die zwischen Schilddrüse und Ovarien bestehen, eine solche Umgestaltung des Krankheitsbildes unter den angeführten Umständen nicht allzu verwunderlich. Noch gar nicht übersehen lassen sich zurzeit, was für die Frage unter Umständen ebenfalls von Wichtigkeit ist, die Einflüsse, die während der Lactationsperiode von der Brustdrüse ausgehen. Bei vielen Kranken erfolgt auf Grund operativer Verkleinerung der Schilddrüse früher oder später eine Ge-

---

[1]) Die Erhöhung des Kraftwechsels ist durch Mehrverbrennung sowohl von Eiweiß als auch von Fett bedingt.

wichtszunahme (echte thyreogene Fettsucht). Als Beispiel hierfür führe ich folgenden Fall (Abb. 26) eines 19jährigen Mädchens an:

Mit dem 14. Lebensjahr waren bei der Kranken die Zeichen des Morbus Basedowii in Gestalt von Herzklopfen, Haarausfall, Augenerscheinungen und starkem Gewichtssturz (bis zu einem Körpergewicht von 90 Pfund) aufgetreten. Im August 1919 ließ sich Patientin operieren. Seitdem besserten sich insbesondere die Herzerscheinungen. Seit Januar 1920 trat rapide Gewichtszunahme ein, so daß Patientin innerhalb von 2 Monaten ca. 50 Pfund an Körpergewicht zunahm. Die Haut ist seitdem auffällig trocken, Schweiße sind kaum vorhanden, es besteht dauerndes Kältegefühl. Die Kranke zeigt also neben noch vorhandenen Basedowsymptomen (Exophthalmus, Gräfe u. a.) sichere Zeichen von Myxödem.

Es wird unten zu besprechen sein, daß der Morbus Basedowii in verschiedenen Formen auftritt, und daß eine große Zahl von Kranken nur eine beschränkte Auswahl von Symptomen darbietet. Die charakteristische Stoffwechselveränderung kann bei allen Formen vorhanden sein, auch bei den sogenannten Formes frustes ohne Augensymptome. Andererseits gibt es ausgesprochene und symptomenreiche Fälle, die gerade die charakteristischen Stoffwechselanomalien vermissen lassen. Es ist die Vermutung geäußert worden, daß in der Schilddrüse mehrere biologisch verschieden wirksame Anteile[1]) vereinigt sind, von denen nur einem die Regulation des Stoffwechsels obliegt. Dieser könnte, brauchte aber nicht im Sinne des Basedow verändert sein. Ich halte es für wahrscheinlicher, die Erklärung für solche Fälle in einer Verschiedenartigkeit der Reaktion der verschiedenen Körpergewebe und Organe gegenüber dem Schilddrüseninkret zu suchen (vgl. S. 9). Auf diese Weise sind nach meiner Auffassung die vielen Varietäten im Symptomenbilde des Morbus Basedowii am ehesten zu erklären, von denen unten noch zu sprechen sein wird. Als Beispiel hierfür führe ich folgenden Fall (33jähriges Mädchen, Abb. 27) aus meinem Beobachtungsmaterial an, bei dem vor ca. 10 Jahren gleichzeitig mit dem Auftreten von Basedowerscheinungen (Struma, Tachykardie, Haarausfall, vasomotorische Übererregbarkeit — und Menstruationsstörungen) allgemeine Fettsucht mit besonderer Anhäufung von Fett in den Fossae supraclaviculares auftrat. Fälle dieser Art, bei denen also neben den Zeichen des Morb. Basedowii auch auf Unterfunktion der Thyreoidea zu beziehende Symptome vorliegen,

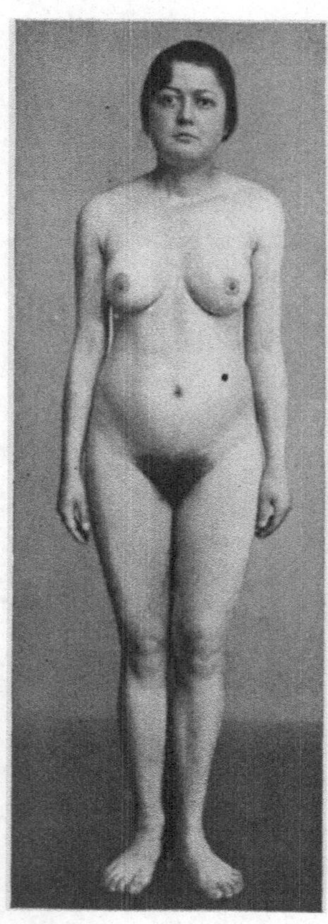

Abb. 26. 19jähriges Mädchen mit Basedow und postoperativ aufgetretenen Zeichen von Myxödem.

----

[1]) In der Mehrzahl der endokrinen Drüsen, wie Hypophyse, Nebennieren und Schilddrüse, sind, wie es scheint, Wachstums- und Stoffwechselzentren vereinigt.

sei es, daß die letzteren von vornherein vorhanden waren, sei es, daß sie erst im Gefolge der operativen Verkleinerung der Schilddrüse auftraten, würde ich vorschlagen, unter der nichts präjudizierenden Bezeichnung der „Mischthyreose" zusammenzufassen. Bei den Kranken pflegt der Grundumsatz, ausgedrückt durch den O_2-Bedarf bei völliger Körperruhe, nicht erniedrigt, sondern gesteigert zu sein (s. Kapitel „Fettsucht" S. 213 u. f.) und auch die sich

im Gefolge der Operation nicht selten einstellende Fettsucht braucht wie mich die Beobachtung mehrerer Fälle lehrte, keineswegs mit einem Absinken des pathologisch gesteigerten Erhaltungsumsatzes einherzugehen. Es ist nicht leicht, unter diesen Umständen die Genese der postoperativen Fettsucht des Basedowikers zu begreifen, aber es deutet alles darauf hin, daß mit dem respiratorischen Gaswechsel die hier besprochene, sowie andere Formen pathologischer Fettsucht nicht zu klären sind. Das Schwergewicht dürfte m. E. in Fällen dieser Art, bei denen bei abnorm gesteigertem Gaswechsel und trotz relativ geringer Calorienzufuhr sich Fettsucht entwickelt, auf physiko-chemische Abnormitäten der Körperperipherie, namentlich des Unterhautzellgewebes zu legen sein (vgl. Kap. „Fettsucht").

Erwähnt sei hier noch, daß ich bei Kranken, bei welchen neben der Schilddrüse auch andere endokrine Drüsen eine abnorme Funktion erkennen ließen, wo also der pluriglanduläre Charakter der Störung sichergestellt war, mehrmals beobachtet habe, daß die Krankheit von vornherein unter dem Bilde des „fetten Basedow" verlief, wie folgender Fall zeigt, dessen Bild umstehend wiedergegeben ist (Abb. 28).

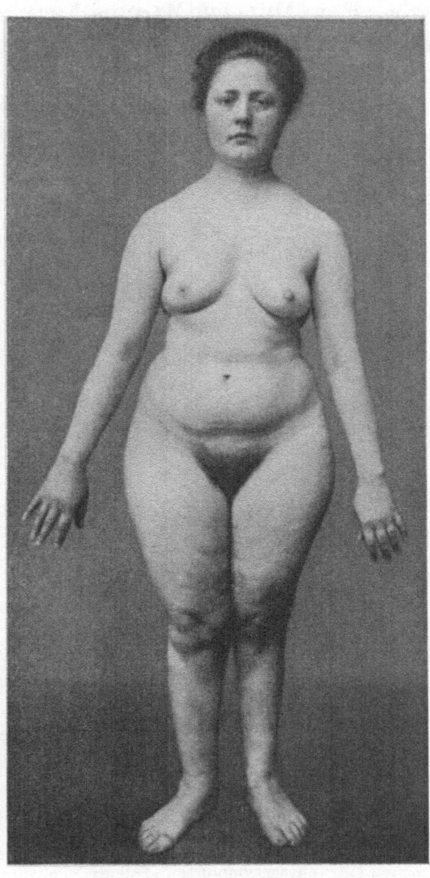

Abb. 27. 33jähriges Mädchen mit Basedow und Myxödemsymptomen (Trockenheit der Haut, Fettsucht usw.).

Bertha K., 22jährig, stammt von gesunden Eltern, Geschwister ebenfalls gesund. Menses waren stets regelmäßig, aber spärlich. Seit 3 Monaten Auftreten einer Struma, seitdem starke Fettzunahme am ganzen Körper (an den Ober- und Unterschenkeln ist das Fett druckempfindlich). Auftreten von Exophthalmus, leichter Gedunsenheit des Gesichts, besonders der Augenlider, Haarausfall und Herzklopfen. Gräfe + +, Möbius —. Der Kranken fiel seit dieser Zeit eine starke Steigerung des Durstgefühls sowie der Harnmengen auf, ferner ein Breiter- und Dickerwerden der Finger. Bemerkenswert war noch, daß seit dieser Zeit eine leichte Hämophilie auftrat. Sella turcica normal, Blutdruck 80/120 mm Hg. Urin frei von Eiweiß und Zucker. Blutzuckergehalt auffallend niedrig (0,039%). Im Blutbild relative Lymphocytose (35%). Gesamtleukocytenzahl 7300 im Kubikmillimeter Blut, Erythrocyten = 4,1 Mill. Offenbar handelt es sich hier neben den Zeichen des Morbus Basedowii um Erscheinungen (Polyurie und Polydipsie, Fettsucht!), die auf die Hypophyse deuten (hypophysäre Dystrophie). Die auf die Hypophyse hinweisenden Symptome verschwanden allerdings allmählich im Laufe der nächsten Jahre, und die Kranke nahm ziemlich unvermittelt auch an Körpergewicht wieder ab, so daß nur die Basedowerscheinungen übrigblieben.

Die erwähnte Steigerung des Stoffwechsels beim Basedowkranken betrifft alle Komponenten desselben. Am deutlichsten ausgeprägt ist die Erhöhung des Gaswechsels, wie er sich bei der Bestimmung des Grundumsatzes zu erkennen gibt. F. v. MÜLLER, MAGNUS-LEVY, STÜVE, H. SALOMON u. a. haben zuerst auf diese Tatsache hingewiesen. Die Steigerung der Werte kann bis zu 70 und 100 °/₀ gegenüber der Norm betragen. Als Beispiel hierfür seien die folgenden in Gemeinschaft mit A. LOEWY untersuchten 5 Fälle (3 schwere und 2 leichtere) angeführt, von denen noch im Kapitel „Therapie" zu sprechen sein wird.

Fall 1. Frau G., 49 Jahre alt, Landarbeiterin, schwerer Basedow mit Abmagerung und Herzerscheinungen, ohne Augensymptome.

Fall 2. Frau Schr., 30 Jahre alt, mittelschwerer Fall (einseitig operiert) mit Abmagerung, typischen Herzerscheinungen und Augensymptomen.

Fall 3. Fräulein Gr., 21 Jahre alt, mittelschwerer Fall, mit Neigung zur Gewichtsabnahme, Augen- und Herzsymptomen.

Fall 4. Fräulein W., 30 Jahre alt, einseitig operierter Fall, die andere Schilddrüsenhälfte deutlich vergrößert, gutes Fettpolster, starke Tachykardie, vasomotorische Übererregbarkeit, relative Lymphocytose (35 °/₀), keine Glykosurie.

Fall 5. Fräulein K., 21 Jahre alt, Struma angedeutet, Tachykardie, Haarausfall, Glanzauge, sehr mager, keine Glykosurie, keine Durchfälle.

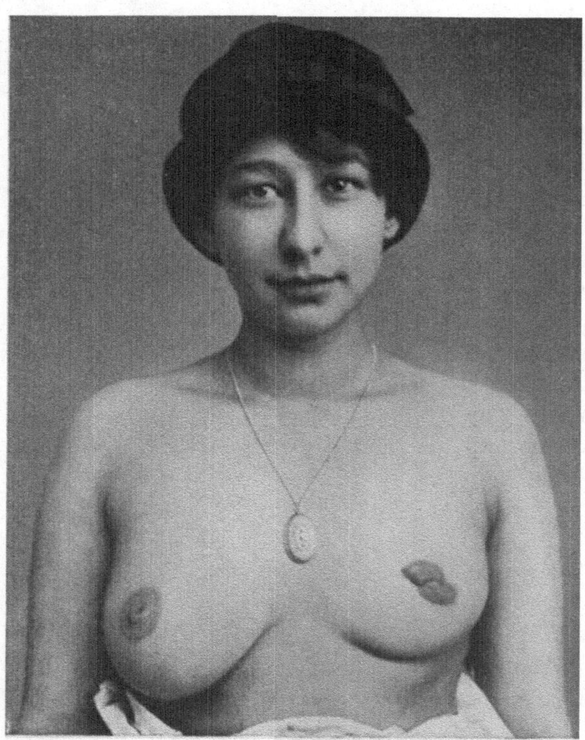

Abb. 28.   22jähriges Mädchen mit „fettem" Basedow und Hypophysensymptomen (Polyurie, Polydipsie.)

	Atemvolumen ccm	CO_2-Ausscheidung ccm	O_2-Verbr. ccm	Respir.-Quot.	Körperkilo	O_2-Verbr. pro Körperkilo ccm
Fall 1	7492,5	182,70	229,49	0,795	34,0	6,750
Fall 2	7579,0	250,92	320,61	0,8076	52,0	6,165
Fall 3	7880,1	211,99	251,47	0,8436	47,0	5,350
Fall 4	4192,8	162,89	225,15	0,723		3,938
Fall 5	7276,5	141,12	187,0	0,754		4,221

Die charakteristische Steigerung des Stoffwechsels läßt sich bei Basedowkranken durch Zufuhr von Schilddrüsensubstanzen (Thyreoidin) noch weiter steigern. Die Mengen Thyreoidin, die hierfür erforderlich sind, betragen etwa 0,1 g, schwanken aber individuell. Beim Gesunden gelingt es gelegentlich auch, aber nicht immer, mittels Thyreodindarreichung den Stoffwechsel anzuregen. Hier erreicht die Steigerung indes nicht im entferntesten die Grade, die beim Morbus Basedowii gewöhnlich beobachtet werden.

Die Ursache der abnormen Steigerung der Verbrennungsprozesse beim Morbus Basedowii muß in vermehrten Energieumsätzen der Zellen gesucht werden. Mit dem durch den Tremor oder die allgemeine körperliche Unruhe bedingten Plus an Arbeit ist sie nicht zu erklären, da bei völliger Körperruhe der O_2-Verbrauch ebenfalls enorm gesteigert sein kann. Auch die allgemeine Tonussteigerung des vegetativen Nervensystems kann nicht verantwortlich gemacht werden, da etwaige Tonussteigerung der Muskeln keine Vermehrung des O_2-Verbrauches zur Folge hat. Bemerkenswert scheint mir zu sein, daß der Basedowiker, wie F. KISCH zeigte, nicht allein während der Körperruhe, sondern auch während körperlicher Arbeitsleistung einen wesentlich höheren O_2-Bedarf hat, als der Gesunde. Auch das Maß an Mehrverbrauch, daß physiologischerweise kurz nach Beendigung der Arbeitsleistung nachweisbar ist, (Nachverbrauch) ist beim Basedowkranken gegenüber dem Normalen beträchtlich erhöht. Die Zahlen belaufen sich nach KISCH auf etwa $71\,^0/_0$ des „totalen Arbeitsverbrauches" (Arbeitsverbrauch plus Nachverbrauch) gegenüber etwa $35\,^0/_0$ beim Gesunden. Der Basedowiker atmet somit wesentlich unökonomischer als der Gesunde. Vielleicht ist die Steigerung des nach Beendigung der Arbeit anhaltenden O_2-Bedarfs darauf zurückzuführen, daß eine relativ große Menge der bei der Muskeltätigkeit gebildeten Milchsäure nicht zu Glykogen wieder aufgebaut, sondern zu einem relativ großen Teil erst nach Arbeitsbeendigung zu Wasser und Kohlensäure verbrannt wird (KISCH).

Die Frage, wie sich die spezifisch-dynamische Wirkung nach Nahrungszufuhr beim Basedowiker verhält, ist zurzeit noch nicht als völlig geklärt zu betrachten. Die Befunde von E. PRIBRAM und O. PORGES, ROLLY, WEISZ und ADLER sprechen für eine Erhöhung der spezifisch-dynamischen Wirkung beim Basedowkranken. AUB und MEANS fanden sie dagegen normal, ebenso TH. PLAUT. Bei unseren Fällen lagen die Verhältnisse wechselnd. Verfütterung von Thyreoidin hat im Tierexperiment fast regelmäßig eine beträchtliche Steigerung der spezifisch-dynamischen Wirkung der Nahrungsstoffe zur Folge (Zufuhr von Adrenalin, Thyramin und Phenyläthylamin = proteinogene Amine hat ähnliche Wirkung). Dabei ist auffällig, daß die stärkste Reizwirkung der Nahrungsstoffe zu Beginn der Thyreoidindarreichung gefunden wird, während man auf der Höhe der Schilddrüsenwirkung häufig normalen, unter Umständen sogar subnormalen Werten begegnet. Offenbar tritt allmählich gegenüber der Hormonüberschüttung das Regulationssystem als der die Chokwirkung ausgleichende Faktor in Kraft (vgl. S. 9). Im übrigen ist bemerkenswert, daß die Steigerung der spezifisch-dynamischen Wirkung auf Thyreoidinzufuhr nicht allein bei Zufuhr von Eiweißkörpern, sondern auch wie neuerdings MIYAZAKI und J. ABELIN nachwiesen, auch nach Verfütterung von Fetten und Kohlenhydraten auftritt. (Somit scheint die Größe der spezifisch-dynamischen Wirkung mehr vom Zustand und der Reaktionsfähigkeit des Organismus als von der Natur der aufgenommenen Nahrungsstoffe abzuhängen.)

Auch der Eiweißstoffwechsel zeigt bei mittelschweren und schweren Fällen eine unter Umständen beträchtliche Steigerung. Sie führt gegebenenfalls zu negativer N-Bilanz. Durch reichliche Ernährung gelingt es unter Umständen, den Stickstoffverlust zu verhüten (MATTHES). Auch die Operation, über die unten Näheres auszuführen sein wird, vermag häufig die negative N-Bilanz in eine positive zu verwandeln.

Über die Ausscheidung der Salze beim Morbus Basedowii läßt sich wenig Sicheres sagen. Zufuhr von Thyreoidin scheint anregend namentlich auf die Phosphorsäureausscheidung (und zwar auf die durch den Darm eliminierte) zu wirken (W. SCHOLZ).

Die Störung des Kohlenhydratstoffwechsels äußert sich in der Neigung der Kranken zu alimentärer Glykosurie (F. KRAUS und LUDWIG). Sie kann sich in schweren Fällen durch Auftreten von Zucker im Harn schon unter gewöhnlicher Kost zu erkennen geben (unter 59 Fällen fand A. KOCHER dies 2mal). Meist ist jedoch die Zufuhr relativ geringer Mengen von Traubenzucker (100 g) notwendig, um die Störung aufzudecken. In zahlreichen Fällen verhält sich der Zuckerhaushalt jedoch völlig normal. Durch Zufuhr größerer Mengen von Thyreoidin gelingt es auch bei vielen Gesunden, alimentäre Glykosurie hervorzurufen. Die auf diese Art entstandene Glykosurie dürfte der nach Phloridzinzufuhr auftretenden an die Seite zu stellen sein, indem bei beiden die Empfindlichkeit der Niere gegen Traubenzucker erhöht wird. Dazu kommt, daß speziell bei der Thyreoidindarreichung durch Sympathicusreizung eine vermehrte Zuckerausschwemmung aus der Leber stattfindet. Kranke mit Hyperthyreodismus pflegen im übrigen auf Phloridzindarreichung mit stärkerer Glykosurie als der Gesunde zu reagieren (PEISER, GROTE). Hypothyreosen sollen das entgegengesetzte Verhalten darbieten.

Der Blutzuckerspiegel ist in vielen Fällen leicht erhöht. Meist besteht alimentäre Hyperglykämie (TACHAU). Besonders stark steigt der Blutzuckerspiegel nach Adrenalinzufuhr an. Ich sah in solchen Fällen Werte bis über $0,2\,^0/_0$. Die Darreichung von Thyreoideasubstanzen scheint diese Wirkung nicht zu haben. Mit der Besserung der Basedowsymptome pflegt sich auch die Zuckertoleranz zu heben.

Was die Deutung der Glykosurie beim Basedowkranken betrifft, so nimmt FALTA an, daß das im Übermaß produzierte Schilddrüsensekret die innersekretorische Tätigkeit des Pankreas hemme. In welcher Weise dies zu denken ist, wurde oben auseinanderzusetzen versucht. Die verminderte Funktionsbreite des Pankreasinselapparates führt auf die bekannte Art zur Zuckerausscheidung (s. S. 23).

Zu erwähnen ist, daß auch Kombination von Morbus Basedowii mit echtem acidotischem Diabetes beobachtet worden ist (NAUNYN, v. NOORDEN u. a.), in vereinzelten Fällen sogar unter Eintritt von Coma diabeticum (BUDDE, HANNEMANN). Eine Erklärung für das Zusammentreffen der beiden Krankheiten ist schwer zu geben. Vielleicht ist in solchen Fällen eine selbständige Erkrankung des Pankreas anzunehmen (FALTA).

Bezüglich des Harnsäurestoffwechsels berichten FALTA und ZEHNER über eine auffällig niedrige Quote der endogenen und auch exogenen Harnsäuremengen im Harn der Basedowiker. Nach BRUGSCH soll sie jedoch abnorm erhöht sein. Nach FORSCHBACH sollen auch die Mengen an ausgeschiedenem Kreatinin abnorm geringe sein. Über eine Steigerung des Cholesteringehaltes im Blute von Basedowikern berichtet JEDLICKA, nach BING und HECKSCHER liegt er an der unteren Grenze der Norm, andere Untersucher finden ihn jedoch erniedrigt, während er beim Myxödem etwas erhöht sein soll (EPPSTEIN und LANDE). Es scheint festzustehen, daß die Schilddrüse auch auf den Lipoidstoffwechsel nicht ohne Einfluß ist. Nach Schilddrüsenverfütterung zeigt die Nebenniere gewöhnlich eine Verminderung ihres Gehaltes an doppelbrechenden Lipoiden. Ich erwähne die Tatsachen hier beiläufig, um an die Beziehungen von Schilddrüse und Nebenniere sowie an die der Lipoide zum endokrinen Drüsenapparat zu erinnern. Die Art der Beziehungen der Lipoide zum endokrinen Apparat speziell zur Schilddrüse ist zurzeit Gegenstand eifriger Untersuchungen (PIGHINI und DE PAOLI), doch läßt sich hierüber irgendwie Abschließendes nicht sagen (vgl. S. 11, 308).

Entsprechend der allgemeinen Steigerung des Stoffwechsels neigen manche Basedowiker zu leichten Temperatursteigerungen. Charakteristisch ist, daß die Kranken eine auffällige Labilität ihres Wärmehaushaltes zeigen und schon aus geringen Anlässen, also bei leichten Infektionen, zu unverhältnismäßig starkem Temperaturanstieg neigen. Daß beim Morbus Basedowii — wie in manchen Lehrbüchern zu lesen ist — Temperatursteigerungen bis 40 und 41 ⁰ vorkommen können, habe ich nie beobachtet. Von seiten einiger Autoren wird der Gesamtstoffwechsel des Morb. Basedowii als alkalotisch gerichtet aufgefaßt. Auch im Blute soll eine erhöhte Alkalinität bestehen. HOLLÓ und WEISS fanden in schweren Fällen eine Blut-p_h bis zu 7,75—7,8. Der Calciumgehalt des Blutes ist zuweilen leicht erniedrigt, meist entspricht er jedoch der Norm (H. ZONDEK, PETOW u. SIEBERT).

Pathogenese und Ätiologie. Die Anschauungen über die Pathogenese des Morbus Basedowii haben im Laufe der Jahre sehr gewechselt. Während lange Zeit die sogenannte bulbäre Theorie, die alle Erscheinungen auf Veränderungen im Hirnstamm zurückführte, eine Rolle spielte, hielten sich später die Neurosetheorie (CHARCOT, TROUSSEAU u. a.) und die thyreogene Theorie die Wage. Die erstere sieht den gesamten Symptomenkomplex, also auch die Struma[1]), als Folge einer abnormen Übererregbarkeit des vegetativen Nervensystems an. Die zweite, namentlich durch MÖBIUS inaugurierte, stellt die Schilddrüsenveränderung als die eigentliche Ursache der Krankheit hin, von der Annahme ausgehend, daß das von der Schilddrüse im Übermaß produzierte Sekret seinerseits das vegetative Nervensystem vergiftend beeinflusse und so die Erscheinungen auslöse. Für die neurogene Theorie lassen sich Tatsachen anführen, die ohne Zweifel ernster Beachtung wert sind. Jedem Kliniker sind die Fälle von sogenanntem „Schreckbasedow" bekannt, sind Kranke in Erinnerung, die auf das bestimmteste angeben, die ersten Erscheinungen ihrer Krankheit seien in unmittelbarem Anschluß an starke Aufregungen und psychische Traumen aufgetreten. Größte Bedeutung in der Pathogenese der Krankheit gebührt dem konstitutionellen Moment (CHVOSTEK). Als Belege für diese Auffassung sei unter

---

[1]) Die Schilddrüse wird bekanntlich durch Gefäßnerven und sekretorische Nerven versorgt.

anderem an die häufige Kombination von Morbus Basedowii und Thymus-persistenz erinnert (E. BIRCHER konnte beim Hunde allein durch Thymusver-pflanzung einen wie es scheint echten Basedow erzeugen.) Ferner ist erwähnens-wert, daß es, wenn die Angaben KLOSES zutreffen, überhaupt nur bei ganz bestimmten Tierklassen (Hunden, Pferden) und unter diesen wiederum am besten bei degenerierten Rassen (Terriers) gelingt, einen basedowähnlichen Zustand künstlich zu erzeugen. Auch die neurogene Theorie kann nur verstanden werden, wenn man bei den betreffenden, auf psychische Einwirkung abnorm reagierenden Individuen eine bestimmte konstitutionelle Anlage voraussetzt.

Den erwähnten Theorien ist von H. ZONDEK eine weitere hinzugefügt worden: die peripherische. Sie weist auf die Möglichkeit der Entstehung des Basedow-syndroms auf Grund von Störungen des physiologischen Zusammenspiels von Schilddrüsenhormon und Zelle des Erfolgsorgans (z. B. Herzmuskelzelle usw.) hin, wobei es etwa zu abnorm starker Auswirkung des Schilddrüsenhormons entweder infolge Fortfalls hemmender oder Auftretens aktivierender Faktoren kommt (vgl. Theorie der Hormonwirkung S. 6 u. ff.). Entscheidend für die normale Inkretauswirkung an der Zelle ist u. a. ein bestimmtes Ionenmilieu an und in derselben. Da dieses nach neuerer Auffassung (F. KRAUS und S. G. ZONDEK) nervösen Impulsen untersteht, ist der Zusammenhang von Peripherie, nervösen Leitungsbahnen und vegetativen Nervenzentren als einer für die physiologische Auswirkung der Inkrete hochbedeutsamen Einheit dargetan. Es ist durchaus wahrscheinlich, daß Veränderungen hormonaler Erfolgsorgane auch unabhängig vom Nervensystem auftreten können, d. h. die peripherische Entstehung des Basedowsyndroms kann auf das Nervensystem zurückgehen, muß es aber nicht.

Daß auch der von der Peripherie ausgehende Basedow mit der Ausbildung einer Struma einhergehen kann, halte ich durchaus für möglich und braucht nicht wunder zu nehmen. Jedem Erfahrenen sind Fälle von Morb. Basedowii be-sonders akuter oder subakuter Entstehungsart bekannt, bei welchen viele oder alle klinischen Zeichen der Erkrankung ausgeprägt sind, die Hyperplasie der Schilddrüse aber erst zu einem erheblich späteren Zeitpunkt erfolgt. Ich glaube, daß man in solchen Fällen nicht umhin kann, sekundäre Veränderungen der Hormondrüse funktioneller und auch anatomischer Art anzunehmen als Reaktion auf bestimmte Alterationen der Erfolgsorgane, die mit der Hormon-drüse durch spezifische Affinität verbunden sind. Eine solche Auffassung hin-sichtlich der Genese von Hyperplasien endokriner Drüsen überhaupt scheint mir für manche Fälle unentbehrlich und wird in der Endokrinologie immer mehr an Boden gewinnen müssen (vgl. auch die Kap. über Kropfgenese, Epithelkörper-chenhyperplasie und Thymushyperplasie u. a.).

Sie deutet auf die enge biologische Zusammengehörigkeit und unlösbare Ver-bundenheit von Hormondrüse und Erfolgsorgan hin, wobei zu beachten ist, daß regulatorische Impulse nicht allein vom Inkretorgan nach der Peripherie, sondern, wie es scheint, auch in umgekehrter Richtung laufen und sich geltend machen können. Die peripherische Theorie der Basedowschen Krankheit ist nun keines-wegs so zu verstehen, daß mit ihr die pathogenetische Bedeutung der Thyreoidea hinfällig wird. Ich habe die Überzeugung, daß der Morb. Basedowii alles weniger als eine einheitliche Genese besitzt. Bei einer Anzahl von Kran-ken ist das Leiden zweifellos thyreogenen Ursprungs, in anderen Fällen mögen cerebrale Störungen in Betracht kommen, in wieder anderen Störungen des Gleichgewichts der vegetativen Nervenbahnen und in wieder anderen schließlich Alterationen der Peripherie. Hier ist die des öfteren erwähnte Störung des normalen physiko-chemischen Zusammenspiels von Hormon und Zelle nur als Rahmen zu betrachten, dem durch Erhebung spezieller Befunde ein größerer Inhalt zu geben sein wird. Erwähnenswert scheint mir hier die jüngst von F. KRAUS gegebene Deutung der Thyreotoxikose, wonach diese durch ein Unvermögen der Gewebe zur Energieproduktion durch Spaltung charakterisiert ist, was der Organismus durch ein Mehr an oxydativen Vorgängen auszugleichen sucht (vgl. S. 82). Dazu aber ist eine Mehrausschüttung des die oxydativen Vorgänge anregenden Schilddrüsenhormons nötig. So wäre die funktionelle und damit auch die strukturelle Veränderung der Schilddrüse als ein sekundärer, kompensatorischer Vorgang aufzufassen (s. S. 151).

Der Hinweis auf die peripherische Entstehungsmöglichkeit des Morb. Basedowii bedeutet die Bezugnahme auf ein Glied der Kette des großen, die vegetativen Funktionen beherrschenden Regulationssystems (vgl. S. 9). Wenn dieses irgendwo in seinem physiologischen Konnex gestört wird, kommt es zu Störungen im Gleichgewichtszustand der vegetativen Organe und damit zu funktionellen Anomalien, die ganz unabhängig von der jeweiligen Ursprungsstätte der Störung allemal das gleiche Gesicht tragen können. Jede der genannten, vielumstrittenen Theorien ist somit richtig, wenn man concediert, daß mit ihr der Ursprung des Morb. Basedowii genannt sein kann, sie ist falsch, sobald sie für die allein in Betracht kommende erklärt wird.

Die Basedowsche Krankheit ist der Folgezustand einer Störung des fein abgestimmten funktionellen Zusammenspiels innerhalb des großen Regulationssystems, das zentrales Nervensystem, vegetative Nerven — Schilddrüse — und Elektrolytensystem umfaßt. Wo der Ausgangspunkt im konkreten Fall zu suchen ist, ist nur relativ selten zu sagen. Die Symptomenauslese oder sonstige Gestaltung des klinischen Krankheitsbildes bietet jedenfalls nicht die Möglichkeit, auf eine spezielle Genese des Leidens zu schließen.

Was nun die Art und Weise der abnormen Schilddrüsenfunktion betrifft, so ist seit langem die Frage diskutiert worden, ob es sich hier um einfachen Hyper- oder um Dysthyreoidismus, d. h. um quantitative oder qualitative Sekretionsanomalien im Bereiche der Thyreoidea handelt. Die Beantwortung dieser Frage stößt, so leicht ihre tierexperimentelle Beantwortung auch auf den ersten Blick scheinen mag, auf die größten Schwierigkeiten. Die Anzahl der Versuche, mittels Injektion von Extrakten aus normalen und Basedowschilddrüsen beim Tier das Syndrom des Morbus Basedowii zu erzeugen, geht ins Ungemessene. Wohl gelingt es, durch Überschwemmung des Körpers mit Schilddrüsensubstanzen das eine oder andere der Symptome, zuweilen sogar Exophthalmus, Tachykardie, Abmagerung, Haarausfall und Durchfälle hervorzurufen. Aber es darf nicht übersehen werden, daß auch unspezifische Eiweißkörper und Extrakte aus anderen Drüsen unter Umständen ähnliche Effekte auszulösen vermögen. Am entschiedensten ist KLOSE auf Grund experimenteller Ergebnisse am Hunde für die Annahme einer Dysthyreose eingetreten. Nur durch Verwendung von Extrakten aus lebensfrischen Basedowstrumen, in denen also die giftige Substanz enthalten war, nicht aber durch Verwendung noch so großer Mengen von frischem Preßsaft gewöhnlicher Strumen, gelang es ihm, das Syndrom des Morbus Basedowii zu erzeugen. Die giftige Substanz erblickt er, das sei gleich hier bemerkt, im anorganischen Jod, das auf Grund der krankhaft veränderten Tätigkeit der Basedowschilddrüse nicht in normaler Weise gespeichert werden könne. Ich führe die KLOSEschen Ergebnisse hier an, um seiner Auffassung, was die Frage des anorganischen Jods betrifft, entgegenzutreten. Einer Vergiftung mit anorganischem Jod verdankt der Morbus Basedowii seine Entstehung bestimmt nicht, worauf noch im Kapitel „Therapie" zurückzukommen sein wird. Was dagegen die Theorie der Dysthyreose anbelangt, so muß m. E. zugegeben werden, daß sie in mancher Hinsicht gut fundiert ist, zwar nicht auf Grund der KLOSEschen Experimente, die recht viel Problematisches enthalten, als vielmehr auf Grund klinischer Eindrücke. Am schwersten ins Gewicht dürfte zunächst die Tatsache fallen, daß trotz weitgehender operativer Verkleinerung der Schilddrüsenmasse schwere Rezidive der Krankheit nicht ausgeschlossen sind. Ich kenne Kranke, bei denen 5—6 mal nachoperiert wurde, so daß schließlich nur noch ein kleiner Rest von Schilddrüse übrigblieb. Trotz alledem blieb das Syndrom des Morbus Basedowii in schönster Vollendung erhalten. Das nebenstehende Bild, das eine Kranke darstellt, die seit dem Jahre 1909 viermal, zuletzt im Jahre 1915 wegen ihrer Basedowstruma operiert, und bei der die ganze Schilddrüse bis auf einen kleinen Rest reseziert war, illustriert das Gesagte zur Genüge. Die Kranke hatte nach wie vor unter hochgradiger Tachy-

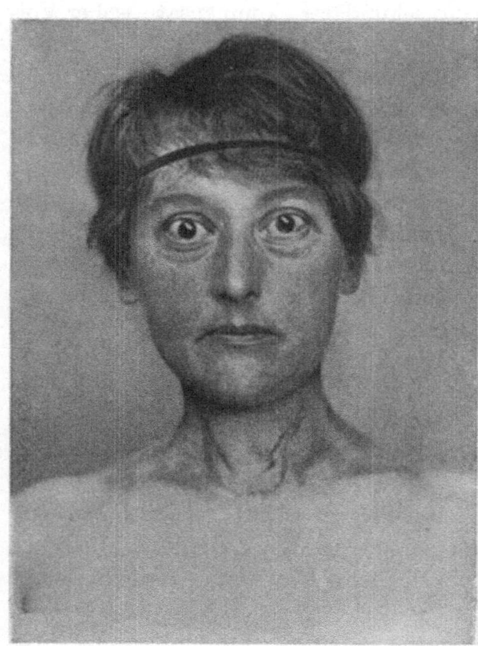

Abb. 29. Basedowkranke (5 mal operiert).

kardie, Schweißen, Abmagerung, vasomotorischer Übererregbarkeit, Ideenflucht und maniakalischen Zuständen zu leiden und auch die Augensymptome waren in ausgesprochener Form erhalten geblieben.

Es sei bemerkt, daß solche Zustände, die bei stark reduzierter Schilddrüse noch bestehen, gelegentlich ziemlich plötzlich ohne erkennbare Ursache sich bessern. Ganz besonders gilt dies für den Stoffwechsel. Offenbar haben wir es dann mit einem mehr oder weniger völligen Versiegen der Schilddrüsensekretion zu tun (vgl. Kapitel „Therapie"). Auch bei der eben angeführten Kranken verhielt es sich so.

Noch ein zweiter Umstand ist im Hinblick auf die Frage Hyper- und Dysthyreoidismus erwähnenswert, nämlich daß es nicht selten Fälle von Morbus Basedowii gibt, bei denen gleichzeitig Symptome von Myxödem, d. h. von Hypothyreose, vorhanden sind (SATTLER) (s. Abb. 26 u. 27) (vgl. S. 80 u. 81). So finden sich bei Basedowkranken zuweilen teigige Schwellungen im Gesicht, Verdickungen an den Beinen, namentlich an den Unterschenkeln und um den Fußknöchel herum, die der Extremität eine unförmige Gestalt geben und häufig durchaus den Eindruck myxödematöser Schwellungen machen. (Sehr häufig handelt es sich allerdings bei diesen Schwellungen um reine Lipomatosen (s. S. 212). Bei anderen Kranken läßt die Haut die gewöhnliche zarte, durchsichtige und feuchte Beschaffenheit vermissen und statt dessen die charakteristische Rauhigkeit und Trockenheit der Myxödematösen erkennen. Zudem ist es auffällig, daß es auch Kranke gibt, bei denen sich gewisse Basedowsymptome in ihr Gegenteil umkehren (z. B. der Stoffwechsel), und daß trotzdem andere, z. B. die Herzerscheinungen, auf lange Zeit hinaus ihren ursprünglichen Charakter beibehalten. Wenn diesen Tatsachen für die Entscheidung der Frage, ob Hyper- oder Dysthyreoidismus auch keine ausschlaggebende Bedeutung beizumessen ist, so sind sie immerhin neben anderen beachtenswert.

Schließlich muß noch hervorgehoben werden, daß es bisher kaum gelungen ist, in der Basedowstruma objektive Zeichen erhöhter Sekretion festzustellen, wenn man von dem indirekten Beweis absehen will, den einige Autoren durch den Nachweis geliefert zu haben glauben, daß das Blut Basedowkranker stärker als das Blut gesunder Menschen das giftige Acetonitril entgiftet (Reid Hunt, Gottlieb). Reid Hunt hatte den Nachweis geführt, daß diese Entgiftung auch durch Schilddrüsensubstanzen erfolge (s. S. 42). Neuere Untersuchungen von de Quervain scheinen darauf hinzudeuten, daß im Blute der Basedowiker biologisch aktive, den Stoffwechsel steigernde Substanzen in relativ vermehrter Menge vorhanden seien. Veil und Sturm berichten über fast regelmäßig zu findende Erhöhung des Blutjodspiegels beim Basedowiker (Werte von ca. 30 mg-$^0/_0$ gegenüber 10—13 mg-$^0/_0$ des Gesunden). Rückschlüsse bezüglich der Frage, ob Hyper- oder Dysthyreoidismus gestatten diese Befunde m. E. jedoch nicht.

Andererseits ist mancherlei zugunsten des reinen Hyperthyreoidismus anzuführen. Erstens die Gegensätzlichkeit zu dem Syndrom der Hypothyreose und zweitens die Erscheinungen, die durch künstliche Zufuhr von Thyreoidin unter dem Bilde des Thyreoidismus erzeugt werden können und in vieler Hinsicht denen des Morbus Basedowii gleichen.

Den ersten Punkt veranschaulicht folgende bekannte und erschöpfende Tabelle Kochers (s. S. 90).

Dieser sich durch die ganze Kette der Symptome hindurchziehende Gegensatz zwischen dem Morbus Basedowii einerseits und der Cachexia strumipriva, die als sichere Hypo- oder als Athyreose angesehen werden muß, andererseits, legt zunächst ohne Zweifel die Vermutung nahe, daß es sich bei dem ersteren um einen reinen Hyperthyreoidismus handele. Es wird nicht bestritten werden können, daß von der Basedowstruma, wenigstens in einer Anzahl von Fällen, eine vermehrte Sekretion ausgeht. Dabei ist übrigens noch gar nicht sichergestellt, ob es sich hier um tatsächliche Mehrproduktion von Schilddrüseninkret handelt oder um verminderte Speicherungsfähigkeit des an und für sich in normalen Mengen produzierten Hormons. Es mag beides in praxi zutreffen. Jedenfalls ist die Tatsache, daß die Basedowschilddrüse sehr arm an Kolloid und Jod ist, eher im Sinne verminderter Speicherungsfähigkeit der erkrankten Schilddrüsenzelle zu deuten. Etwas Sicheres hierüber wissen wir indes zurzeit nicht. In beiden Fällen liegt

Cachexia thyreopriva	Morbus Basedowii
Fehlen oder Atrophie der Gl. thyreoidea	Schwellung der Schilddrüse meist diffuser Natur, Hypervascularisation
Langsamer, kleiner, regelmäßiger Puls	Frequenter, oft gespannter, hie und da unregelmäßiger Puls
Fehlen jeglicher Blutwallung mit Kälte der Haut	Überaus erregbares Gefäßnervensystem
Teilnahmsloser ruhiger Blick ohne Ausdruck und Leben	Ängstlicher, unsteter, bei Fixation zorniger Blick
Enge Lidspalten	Weite Lidspalten, Exophthalmus
Verlangsamte Verdauung und Exkretion. Schlechter Appetit. Wenig Bedürfnisse	Abundante Entleerung, meist abnormer Appetit, vermehrte Bedürfnisse
Verlangsamter Stoffwechsel	Gesteigerter Stoffwechsel
Dicke, undurchsichtige, gefaltete, trockene bis schuppende Haut	Dünne, durchscheinende, feine injizierte feuchte Haut
Kurze, dicke, am Ende oft verbreiterte Finger	Lange, schlanke Finger mit spitzer Endphalanx
Schläfrigkeit und Schlafsucht	Schlaflosigkeit und aufgeregter Schlaf
Verlangsamte Empfindung, Apperzeption und Aktion	Gesteigerte Empfindungen, Apperzeption und Aktion
Gedankenmangel, Teilnahmslosigkeit und Gefühlslosigkeit	Gedankenjagd, psychische Erregung bis zur Halluzination; Manie und Melancholie
Ungeschicklichkeit und Schwerfälligkeit	Stete Unruhe und Hast
Steifigkeit der Extremitäten	Zitternde Extremitäten, vermehrte Beweglichkeit der Gelenke
Zurückbleiben des Knochenwachstums, kurze und dicke, oft deforme Knochen	Schlanker Skelettbau, hie und da weiche und dünne Knochen
Stetes Kältegefühl	Unerträgliches Hitzegefühl
Verlangsamte schwere Atmung	Oberflächliche Atmung mit mangelhafter inspiratorischer Ausdehnung des Thorax
Zunahme des Körpergewichts	Abnahme des Körpergewichts
Greisenhaftes Aussehen auch jugendlicher Kranker	Jugendliche, üppige Körperentwicklung, wenigstens in den Anfangsstadien

eine gesteigerte Ausschüttung von Schilddrüsenhormon, ein echter Hyperthyreoidismus, vor. Zum Zustandekommen des Basedowsyndroms, genügt, wie ich an anderer Stelle ausführlicher dargelegt habe, auch ein relativer Überfluß an Thyreoideainkret. Darunter ist zu verstehen, daß die Gewebe der betreffenden Kranken auf Grund gestörter regulatorischer Vorgänge eine erhöhte Empfindlichkeit gegenüber dem Schilddrüseninkret besitzen (vgl. S. 9 u. ff.). Ich glaube, daß wir den Tatsachen am meisten gerecht werden, wenn wir den Morb. Basedowii in erster Linie als mit einem Hyperthyreoidismus einhergehend annehmen, daß das im Übermaß vorhandene Inkret entsprechend der Anschauung von Möbius aber ein abnormes Produkt darstellt, ist nicht auszuschließen. Dabei möchte ich allerdings noch einmal hervorheben, daß die Bedeutung der Thyreoidea für die Entstehung der Basedowkrankheit nicht überschätzt werden darf, sondern daß ihr nur die Rolle eines Faktors neben anderen zuerkannt werden darf.

Daß das supponierte, abnorme Sekretionsprodukt der Schilddrüse viele biologische Eigenschaften mit dem normalen Hormon der Drüse gemein hat, ist sehr wahrscheinlich. Jedenfalls ist die beschriebene Gegensätzlichkeit nicht als ein Beweis gegen die These vom Dysthyreoidismus zu verwerten. Das gleiche gilt für die Tatsache, daß es wie mit normalen Schilddrüsenprodukten, so auch mit Extrakten aus Basedowstrumen gelingt, den gesunkenen Stoffwechsel der Myxödemkranken zu steigern (Fonio), sowie für den schon erwähnten Umstand, daß sich durch Zufuhr von Thyreoidin ein Teil der Basedowsymptome künstlich erzeugen läßt.

Schließlich dürfen auch die Erfolge der operativen Verkleinerung der Schilddrüse durchaus nicht ohne weiteres im Sinne des reinen Hyperthyreoidismus verwertet werden. Es ist klar, daß die Verkleinerung der Schilddrüsenmasse, auch wenn sie ein — sagen wir — giftiges Produkt liefert und gerade dann das Krankheitsbild günstig beeinflussen muß.

Es ist von verschiedenen Seiten auf die Entstehung der Basedowschen Krankheit während des Verlaufs akuter oder chronischer Infektionskrankheiten oder im Anschluß an sie berichtet worden. Tatsächlich kann man bei näherem Befragen der Kranken gelegentlich den erwähnten Mitteilungen entsprechende Angaben hören. Zuweilen tritt nur ein vorübergehender Thyreoidismus auf. Bei 3 Kranken sah ich das vollentwickelte Bild des Morbus Basedowii im Verlaufe einer chronisch verlaufenden mit subfebrilen Temperaturen einhergehenden Lungenphthise auftreten. Daß der Infekt nicht die direkte Ursache der Basedowerkrankung ist, dürfte kaum zu bezweifeln sein. Er spielt offenbar die Rolle des auslösenden Momentes, wenn die konstitutionellen Vorbedingungen für die Entstehung des Leidens gegeben sind.

Wichtig ist die Feststellung, daß beim Morbus Basedowii neben der Schilddrüse in vielen Fällen auch noch andere endokrine Drüsen, wie Thymus (thymogener Basedow), Ovarien, Nebennieren (Atrophie des Markes!) und Pankreas eine teils prädisponierende, teils fördernde Rolle spielen, daß also auch der Morbus Basedowii, wie die meisten innersekretorischen Erkrankungen, letzten Endes als ein pluriglanduläres Krankheitsbild aufzufassen ist. Besondere Bedeutung besitzt die häufig zu beobachtende Hyperplasie des Thymus (mikroskopisch weist er häufig eine starke Anhäufung lymphocytärer Zellen in der Rinde, ebenso häufig auch eine Markhyperplasie auf, indem die HASSALschen Körperchen vergrößert sind und reichliche Eosinophilie vorhanden ist). Wir müssen im Thymus, wie schon oben ausgeführt wurde (S. 25), das Organ erblicken, von dem aus ein dauernder Abfluß von Produkten ausgeht, die einen tonisierenden Einfluß auf das Vagussystem ausüben. Der Thymus ist als ein Antagonist der Thyreoidea zu betrachten. Die beim Morbus Basedowii häufig zu beobachtende Hyperplasie oder Funktionssteigerung des ersteren scheint die Grundlage zu sein, auf welcher das vagische Syndrom im Gefüge des Basedow zustande kommt. Mit der Auffassung, daß der Thymus ein Vagusorgan sei, sind auch manche von ihm ausgehenden, später zu erörternden Erscheinungen (Asthma thymicum) am besten zu erklären. Ferner deutet der reichliche Gehalt des Thymus an eosinophilen Zellen (sie verschwinden bekanntlich erst in der Zeit der Pubertät, d. h. mit der physiologischen Involution des Organes) in die gleiche Richtung. Daß wir beim Morbus Basedowii so häufig Thymushyperplasie finden, dürfte als Ausdruck dafür anzusehen sein, daß der Organismus bestrebt ist, den gesteigerten Tonus des sympathischen Systems durch einen entsprechenden Zustand des Vagus zu kompensieren und so einen Gleichgewichtszustand herzustellen (H. ZONDEK, S. 26). Aus dieser biologischen Wechselwirkung der beiden Organe dürfte auch die schon erwähnte Tatsache zu erklären sein, daß es durch Thymusfütterung, d. h. vom Vagus her, gelingt, das klassische Bild des Morbus Basedowii zu erzeugen (E. BIRCHER).

Formen des Morbus Basedowii. Bei vielen Basedowkranken ist nur eine gewisse Auswahl der oben geschilderten Symptome vorhanden, wobei mannigfache Variationen vorkommen. Danach hat man zwischen verschiedenen Formen des Krankheitsbildes unterschieden. EPPINGER und HESS haben eine sympathicotonische von einer vagotonischen getrennt, je nachdem die oben erwähnten Reizerscheinungen von seiten des Sympathicus oder des Parasympathicus im Vordergrund stehen. MÖBIUS unterscheidet zwischen primärem und sekundärem Basedow, je nachdem die Veränderungen der Schilddrüse ein vorher normales oder kropfig entartetes Organ befallen. Auf die Mitteilung weiterer Einteilungsprinzipien verzichte ich, weil ihnen weder therapeutische noch prognostische Bedeutung zukommt. Für wichtig halte ich die STERNsche Abgrenzung in den echten und den degenerativen, d. h. den auf neuropathischer Grundlage entstandenen Basedow. Der letztere, das sog. Basedowoid, ist durch allmählichen Beginn, schleichenden, aber gutartigen Verlauf, geringe Tendenz zur Ausheilung sowie durch eine Auslese der Symptome charakterisiert. Wichtig dürfte vor allem die Feststellung sein, daß es eine Form mit akutem und eine mit chronischem Beginn gibt. Die erstere, die offenbar mit einer stärkeren Ausschüttung spezifischen Materials aus der Schilddrüse einhergeht, ist in der Regel symptomenreich (auch Augenerscheinungen!) und entsteht meist auf nervöser Basis, ausgelöst durch psychische Chokwirkungen oder dergleichen. Die zweite Form aber stellt das große Kontingent der formes frustes dar, bei denen mancherlei Symptome, namentlich die Augenerscheinungen, fehlen können, während Tachykardie und vasomotorische Reizerscheinungen, erhöhte psychische Erregbarkeit in der Regel vorhanden sind. Es ist kaum möglich, das Vorhandensein des einen oder anderen Symptoms schlechthin als Zeichen für die besondere Schwere des Falles aufzufassen. Vielmehr hängt alles von der Intensität der einzelnen Erscheinungen ab, wobei den kardialen Störungen und dem Stoffwechsel besondere Aufmerksamkeit zu schenken ist. Gerade das Verhalten des letzteren ist häufig von entscheidender Bedeutung für die Beurteilung des Falles. Jede Besserung der Krankheit pflegt sich in erster Linie in einer Umstimmung des pathologisch gesteigerten Stoffwechsels zu äußern, wie sie klinisch durch Stillstand im Absinken des Körpergewichts zutage tritt.

Gerade der Umstand, daß die charakteristische Stoffwechselstörung nur in einer gewissen Zahl von Fällen vorhanden ist, mehr noch, daß die Stoffwechselanomalie, wie im Kapitel „Therapie" zu beschreiben sein wird, durch bestimmte therapeutische Maßnahmen (Jodtherapie) fast einseitig beeinflußbar ist, bestimmten zu der schon oben angedeuteten Annahme, daß die Schilddrüse einen Komplex biologisch verschieden wirkender Substanzen umfasse, daß z. B. den Stoffwechselstörungen einerseits und den kardialen Erscheinungen andererseits Veränderungen verschiedener Partialprodukte der Thyreoidea entsprächen. Ich glaube nicht, daß dem so ist, es ist mir vielmehr wahrscheinlich, daß der Forme fruste des Morb. Basedowii eine verschiedenartige Empfindlichkeit der einzelnen Gewebe oder Organe gegenüber dem Schilddrüsenhormon zugrunde liegt, die im Bereiche des einen Organs die Zeichen der Hyperthyreose klinisch in Erscheinung treten läßt, in dem des anderen jedoch nicht. Welche Art von Veränderungen der Körperperipherie hier etwa in Frage kommen, ist oben (S. 8 u. ff.) ausführlicher dargetan worden. Jedenfalls bietet eine solche Auffassung die

Möglichkeit, die Mannigfaltigkeit der Symptomenbilder, wie sie praktisch vorkommen, genetisch eher zu begreifen.

Hier muß schließlich noch eine besondere Form von Hyperthyreose, nämlich
das KRAUSSche thyreotoxische Kropfherz, genannt werden. Wir finden
hier die typischen Herzerscheinungen des Morbus Basedowii meist im Verein
mit allen möglichen vasomotorischen Erscheinungen bei Individuen, die sonst
nur wenige oder wenig ausgeprägte Basedowsymptome aufweisen, bei denen
meist sogar auch die Struma fehlt und sich in der Schilddrüse kaum Zeichen von
Hypervascularisation nachweisen lassen. Welcher Art die diesen Herzstörungen
zugrunde liegende Noxe ist und inwieweit sie den sog. Kropfnoxen nachstehen
(MINNICH, BIRCHER), ist zurzeit nicht bekannt.

Manche Autoren haben alle möglichen allgemeinen Störungen, wie Gastralgie,
Durchfälle usw., als Thyreosen aufgefaßt und diese Auffassung durch die Erfolge der Therapie zu stützen versucht.
Nach partieller Strumektomie wollen sie
Heilung der genannten Zustände beobachtet haben. Man sollte in solchen Erweiterungen des Krankheitsbildes nicht zu weit
gehen. An dieser Stelle möchte ich noch
hervorheben, daß, wie eigene Erfahrungen
lehrten, bei manchen Kranken mehr oder
weniger ausgesprochene strumöse Schilddrüsenveränderung zum Auftreten eines ausgesprochenen vagotonischen Symptomenkomplexes führen können, ohne daß
eigentliche Basedowsymptome in stärkerem
Maße hervortreten. Zuweilen findet man
Strumen, die neben vereinzelten Zeichen
des Basedowsyndroms eine gewisse Adipositas, ferner Neigung zu Bradykardie, Hypotonie, Herzdilatation (Vagusherz!), positiven
Aschner und Tschermak, Schweißlosigkeit,
Apathie usw., kurz Symptome erkennen
lassen, die die Struma als vorwiegend hypo-
thyreotisch charakterisieren. In solchen
Fällen pflegt die Darreichung kleinster

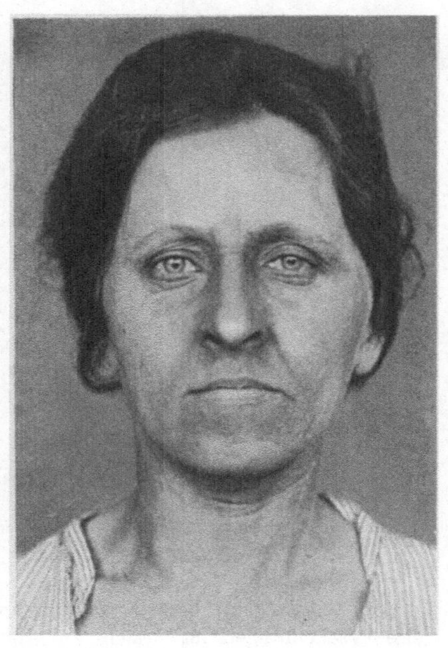

Abb. 30. 43 jährige Kranke außerhalb des Anfalls
(Gesichtsödem mit ekzemartigem Ausschlag).

Mengen von Thyreoidin (täglich oder jeden Übertag 0,1 g) die subjektiven z. Teil
auch die objektiven Erscheinungen zu mildern (vgl. auch S. 151).

Als Beispiel führe ich folgenden Fall (eigene Beobachtung) einer 43 jährigen
Patientin an:

Ilse Kr. (Abb. 30, 31 u. 32), 43 Jahre. Vater lebt, ist gesund; Mutter ist mit 44 Jahren
an Leberkrebs gestorben. Zwei Geschwister sind gesund. Seit 1902 ist Pat. verheiratet.
Eine Tochter ist gesund, Pat. hat einen Abort durchgemacht. Als Kind hatte sie Masern,
Scharlach, Diphtherie, Windpocken, sowie ein größeres Ekzem an den Unterarmen. Vom
8.—14. Jahre hat Pat. jeden Winter eine Ohrenentzündung durchgemacht; das rechte Trommelfell ist zerstört geblieben. Beginn der Menses mit dem 14. Lebensjahr. 1914 nervöser Darm-
katarrh. 1922 starker Ausfluß und schmerzhafte Regel: Exstirpation eines Tumors unter Entfernung des linken Ovariums, mit dem der Tumor verwachsen war. Seit 14 Jahren leidet Pat.

an Asthma. Seit 18 Jahren Hautausschläge bes. im Gesicht, die bei bestimmten Gelegenheiten sich verstärken (z. B. beim Zupfen von Stachelbeeren, Gegenwart von Primeln im Zimmer usw.).

16. V. 24. Status: Mittelgroße, 43jährige Frau, Fettpolster mäßig entwickelt, Muskulatur kräftig. Rachen- und Gaumenmandeln sind entfernt.

Zähne: Oberkiefer totale Prothese, Unterkiefer partielle. Unter der rechten Mamma eine 3 cm große Narbe.

Lungen: Lauter Klopfschall, Grenzen verschieblich, Auskultation o. B.

Herz: Spitzenstoß nicht fühlbar, Grenzen normal. Töne leise und rein. Puls regelmäßig, gleichmäßig, weich, 66 in d. Minute. Blutdruck = 100/70 mm Hg.

Abdomen: Laparatomienarbe vom Nabel bis zur Symphyse. Hepar und Lien nicht fühlbar.

Blutbild: Hb. = $80\,^0/_0$, Ery. = 3 000 000 im cmm Blut, Leuk. = 9000; Eosino. = $7\,^0/_0$, Stab. $6\,^0/_0$, Seg. $65\,^0/_0$, Lympho. = $17\,^0/_0$, Gr. Mono. $5\,^0/_0$.

31. X. 24. Blutausstrich: Eo. = $10\,^0/_0$, Stab. = 4, Seg. = 71, Lympho. = 11, Mono. = 4.

Kalkgehalt des Blutes = 9,54 mg-$^0/_0$, Blutzucker = $0,096^0/_0$, Rest-N = 28,0 mg-$^0/_0$.

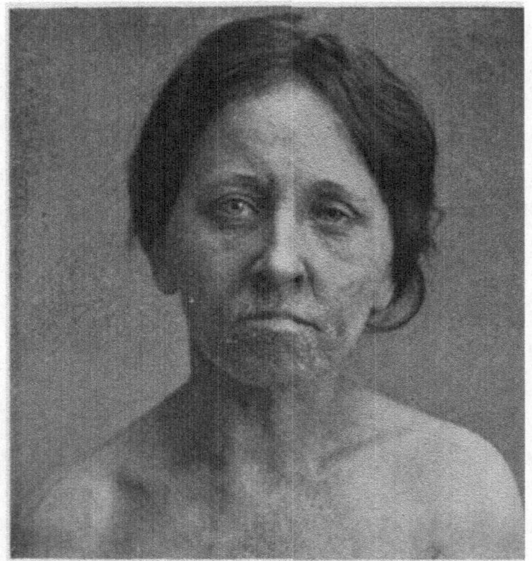
Abb. 31. Dieselbe Kranke während eines leichten Anfalls (Ausschlag um die Mundpartie).

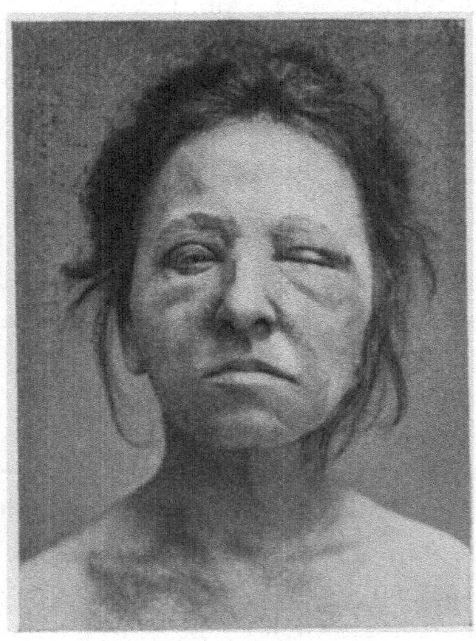
Abb. 32. Dieselbe Kranke auf der Höhe des Anfalls.

Von Zeit zu Zeit, besonders aber nach Einwirkung psychischer Insulte, treten anfallsweise Erscheinungen im Gesicht auf, die sich zunächst in Rötung und leichten Abschilferungen der Epidermis im Bereiche der Stirn, der Wangen und um die Augen herum kund tun, in schwereren Anfällen aber zu starkem, ödemativen Gedunsensein des ganzen Gesichtes führen bis herab zur Schlüsselbeingrube. Dabei hat die Pat. unter quälendem Juckreiz und starkem Brennen über den betroffenen Hautpartien zu leiden. Eine Zeitlang treten die Anfälle in vierwöchigen, den Menstruationzyklus entsprechenden Intervallen auf. Der Zustand bessert sich unter ständiger Darreichung von Kalkpräparaten und Kombination mit kleinen Mengen von Thyreoidin (täglich 0,1 g). Der einzelne Anfall ließ sich durch eine intravenöse Afenilinjektion korrigieren. Die vorstehenden Abbildungen zeigen die Pat. außerhalb sowie auf der Höhe des Anfalls.

Verlauf und Prognose. Der Verlauf des Morbus Basedowii kann ein sehr verschiedener sein und ist im Einzelfall schwer vorauszusagen. Die Krankheit neigt häufig zu wellenartigem Verlauf, indem Phasen mit starkem Hervortreten der Erscheinungen mit Zeiten auffälliger Besserung wechseln. Diese häufig gar nicht zu erklärenden Schwankungen findet man auch bei den leichtesten Graden von Thyreotoxikose. Sie hängen jedenfalls mit der entsprechenden

Labilität im Tonus des vegetativen Nervensystems zusammen. Bei vielen Kranken mit nur geringfügigen Zeichen des Morbus Basedowii treten die erwähnten Schwankungen unter anderem dadurch zutage, daß sie während des Frühlings ohne Grund ziemlich plötzlich an Gewicht stark abnehmen, sich matt und fast arbeitsunfähig fühlen, um im Spätherbst regelmäßig wieder an Körpergewicht zuzunehmen und damit in eine Periode besonderen körperlichen Wohlbefindens zu gelangen. Bei dieser Gelegenheit möchte ich erwähnen, daß sich auch bei sonstigen Zuständen von gesteigerter Empfindlichkeit des vegetativen Nervensystems, so z. B. bei Mädchen in den Pubertätsjahren, Frauen in der Menopause oder Individuen aus vagotonischen Familien, auffällige, durch die Ernährungsweise nicht erklärliche Schwankungen des Körpergewichts beobachten lassen. Ich erwähne den Fall eines 18jährigen Mädchens, das erst seit 2 Jahren, und zwar sehr unregelmäßig menstruiert war, deren Mutter starke Vagotonikerin war (Vagusherz mit Bradykardie und Hypotonie, erhöhte Bluteosinophilie), deren Brüder an Bronchialasthma und deren eine Schwester an urtikariellen Ausschlägen litten. Der Kranken, bei der außer der Menstruationsanomalie auch noch das Fehlen der Behaarung am Mons veneris sowie in den Achselhöhlen auf Störungen im Bereiche endokriner Drüsen hindeuteten, waren seit dem 14. Lebensjahr die enormen, ca. 20 Pfund und darüber betragenden Schwankungen ihres Körpergewichts aufgefallen, die innerhalb eines Jahres etwa 2 bis 3mal auftraten, wobei sie angab, sich nur während der mageren Perioden wohl zu befinden. Die Fettmassen lokalisierten sich während der Zeit der Gewichtszunahme um die Gegend der Hüften und an den Oberschenkeln. Gewöhnlich nahm die Patientin im Sommer stark an Körpergewicht zu, im Winter ab. Wir werden hier auf Anpassungserscheinungen von seiten der Schilddrüse und Analogien zu den Befunden im Tierexperiment gewiesen, von denen oben S. 15 die Rede war.

Bezüglich der **Prognose** des Morbus Basedowii liegen die Verhältnisse bei den akut entstandenen Fällen am schwierigsten. Sie (und nur sie) können nach kurzem Bestehen wieder in völlige Heilung übergehen, aber auch unter allmählicher Abschwächung ihrer Symptome einen chronischen Verlauf nehmen. Schließlich kann eine weitere stürmische Verschlimmerung der Erscheinungen unaufhaltsam zum Tode führen. Daher ist gerade bei akut entstandenen Fällen die Prognose stets mit Vorbehalt zu stellen. Die Mortalitätsziffern belaufen sich nach manchen Statistiken hier auf 30—40%.

Auch wenn die Krankheit bereits in ein chronisches Verlaufsstadium getreten ist, können Überraschungen vorkommen, indem Rezidive mit akuteren Erscheinungen auftreten, die sich an psychische Chokwirkungen, Infekte, Traumen oder dergleichen anschließen und unter fortschreitender Kachexie oder infolge Auftretens schwerer kardialer Insuffizienzerscheinungen zum Tode führen. Besonders ernst sind die mit Thymushyperplasie einhergehenden Fälle zu beurteilen. Sie stellen das Hauptkontingent jener von den Chirurgen besonders gefürchteten Fälle dar, die auf dem Operationstisch sterben, noch ehe das Messer zur Hand genommen worden ist. Geringfügige psychische Erregungen können bei ihnen katastrophale Wirkungen auslösen. Sehr eindrucksvoll war mir ein Fall bei einer 33jährigen Kranken, die seit etwa 1 Jahr an Struma, starker Tachykardie und Abmagerung litt. Die Kranke kam zu uns zwecks Aufnahme in die Klinik und starb ganz plötzlich beim ersten Betreten des Krankenzimmers, als sie ins Bad steigen sollte. Die Obduktion bestätigte unsere Annahme. Es handelte sich um einen ausgesprochenen Status thymicolymphaticus.

Im allgemeinen ist die Prognose quod vitam bei den allmählich beginnenden Fällen besser, wenn auch andererseits gerade sie, die ja in der Regel Abortivformen darstellen und der Kategorie des STERNschen Basedowoids zu subsummieren sind, wie schon STERN betonte, quod sanationem für gewöhnlich ungünstig zu beurteilen sind. Die Mortalität bei diesen Fällen wird auf etwa 10 % beziffert. Ich selbst habe unter 66 hierher gehörigen, im Zeitraum von ca. 2 Jahren klinisch beobachteten Fällen, 3 Todesfälle beobachtet.

Nimmt man die verschiedenen Formen des Morbus Basedowii zusammen und rechnet man zu den an der Grundkrankheit zugrunde Gehenden diejenigen hinzu, die an interkurrenten Krankheiten sterben, so muß man die Mortalitätsziffer auf ca. 20—25 % veranschlagen (KOCHER).

Nicht außer acht gelassen werden darf, daß die Prognose der Basedowschen Krankheit zu einem guten Teil von der sozialen Lage der Kranken abhängig ist. Darauf hat v. NOORDEN mit besonderem Nachdruck hingewiesen. Es scheint kein Zweifel zu bestehen, daß diejenigen Kranken, die in der Lage sind, sich körperlich zu schonen und jede anstrengende Tätigkeit zu vermeiden, erheblich günstiger gestellt sind als die arbeitenden Schichten der Bevölkerung. Dieser Gesichtspunkt muß natürlich auch bei der Therapie und insbesondere bei der Indikationsstellung zur Operation in weitem Maße berücksichtigt werden.

Therapie. Die Therapie des Morbus Basedowii muß in eine interne und eine chirurgische getrennt werden. Was die erstere betrifft, so kommen zunächst diätetische Maßnahmen in Frage, die darauf hinauslaufen, den häufig stark reduzierten Kräftezustand zu heben. Ich lasse die Kranken, soweit es sich um stark unterernährte Individuen handelt, Bettruhe halten und sie eine vor allem kohlenhydratreiche Kost nehmen. Größere Eiweißzufuhr scheint den Kranken nachträglich zu sein. Diese Erfahrungstatsache steht im Einklang mit älteren Auffassungen, nach denen Eiweißzufuhr geeignet ist, die Schilddrüsensekretion anzuregen. Natürlich wird man nicht gerade unter die Schwelle des Eiweißminimums gehen, um unter keinen Umständen die an sich schon vorhandene Tendenz zu gesteigertem Zerfall des Körpereiweißes zu erhöhen. Neuerdings wird auf Tryptophanarmut des Nahrungseiweißes Gewicht gelegt (BALINT). Als tryptophanarm sind Mais, Kartoffel, Gemüse, Früchte und Roggen anzusehen, während Weizen, Fleisch, Eier, Milch und Käse reich an Tryptophan sind. Diesem Vorschlag liegt die immerhin noch hypothetische Annahme zugrunde, daß Tryptophan der Grundstoff des Thyroxins ist. Erfahrungen über den Wert der Verordnung liegen bislang nicht in genügendem Umfang vor. Die Fette, besonders die Butter sollen nach den Angaben von EDUARD und MAY MELLANBY, die sich auf experimentelle und klinische Erfahrungen stützen, geeignet sein, eine Verschlimmerung der basedowischen Erscheinungen hervorzurufen. Einen besonders günstigen Erfolg schreiben die beiden Autoren dem Lebertran zu. Die Angaben kann ich, was die schädigenden Einflüsse großer Fettgaben anbelangt, allerdings nur insoweit es sich um schwere Fälle handelt, bestätigen. Im ganzen muß den Kranken Fett in genügenden Quantitäten in Anbetracht ihres großen Calorienbedarfes gestattet werden. H. CURSCHMANN hat vor einiger Zeit auf die Abnahme der Basedowfälle während des Krieges aufmerksam gemacht und diese als Folge der verminderten Zufuhr von Eiweiß und vielleicht von Calorien überhaupt aufgefaßt. Mir ist mehr als ein Zurückgehen der Basedowfälle eine Vermehrung der Myxödemfälle während der Kriegsjahre aufgefallen. Auf den Einfluß der Ernährung auf die Schilddrüse wurde auf S. 18 u. 19 hingewiesen.

Was die sonstigen internen Maßnahmen anbelangt, so sind die Versuche zu erwähnen, die eine spezifische Beeinflussung der Krankheit erstreben. So wurde von Möbius das Serum schilddrüsenloser Hammel (Antithyreoidin — Merck) verwandt. Es kommt in Tablettenform (3—5 mal täglich 1—2 Stück) wie auch als Serum (3 mal täglich 10—30 Tropfen) in den Handel. Andere empfehlen die Milch schilddrüsenloser Tiere, namentlich von Ziegen, unter dem Namen Rodagen (in Pulver- sowie in Tablettenform zu 2 g). Der Herstellung von Präparaten wurden sogar der Immunotherapie entlehnte Vorstellungen zugrunde gelegt, und von Ziegen, die reichlich mit Thyreoidin gefüttert waren, ein Immunserum gewonnen (Lépine).

Auch an Versuchen, auf organotherapeutischem Wege den Basedowsymptomenkomplex zu beeinflussen, hat es nicht gefehlt. So wurden Ovarialpräparate (Oophorin, Ovaraden, Novarialtabl. usw.) verabfolgt, um die darniederliegende Ovarialtätigkeit anzuregen. Ferner Nebennierenpräparate (Adrenalin). Der therapeutischen Verwendung einer Glycerinemulsion aus Nebennierenrindengewebe wird neuerdings von Shapiro das Wort geredet. Unbeeinflußt scheint nach Shapiro der erhöhte Grundumsatz geblieben zu sein, während die sonstigen Symptome sich gebessert haben sollen. Auch Hypophysenpräparate wurden angewandt, so neuerdings von R. Porak, der mit dem von Choay hergestellten Hinterlappenextrakt speziell die Pulsbeschleunigung der Basedowkranken günstig beeinflußt haben will (etwa 4 Wochen lang alle 3 Tage 1 ccm). In einigen Fällen schien mir die Verabfolgung kleiner Mengen von Insulin (täglich ca. 5 Einheiten) von günstiger Wirkung zu sein. H. Meyer sah unter Insulinzufuhr bei einigen Basedowkranken eine Herabsetzung des gesteigerten Grundumsatzes eintreten. Schließlich muß noch erwähnt werden, daß Mikulicz die Darreichung von Thymussubstanz empfahl.

Von allen soeben erwähnten Maßnahmen läßt sich sagen, daß mit ihnen eine nennenswerte Beeinflussung des Krankheitsbildes nicht herbeizuführen ist. Anders verhält es sich dagegen mit der neuerdings von Neisser empfohlenen Behandlung mit kleinsten Jodmengen. Hierbei hat sich nach Untersuchungen von A. Loewy und mir ergeben, daß mittels kleiner Jodmengen tatsächlich spezifische Wirkungen auslösbar sind, die sich auch objektiv an der Hand von Stoffwechselanalysen nachweisen lassen. Nicht nur leichte Fälle, sondern auch schwere und insbesondere stoffwechselschwere können gebessert werden, wenigstens gilt dies für Berlin und auf Grund der Neisserschen Publikation auch für Stettin. Es darf nicht außer acht gelassen werden, daß die individuelle Empfindlichkeit gegenüber Jod eine in den verschiedenen Gegenden verschiedene ist (Fleischmann). Gerade in Berlin scheint diese erheblich geringer zu sein, als z. B. in Basel oder in Heidelberg. Allerdings gibt es auch in Berlin Menschen, die schon auf Zufuhr einiger Milligramm Jod mit Herzklopfen usw. reagieren. Bei Kranken dieser Art ist die Medikation frühzeitig abzubrechen. Im übrigen sind therapeutische Versuche mit so kleinen Jodmengen, wie sie im folgenden angegeben sind, nirgends unternommen worden und die bisher allgemeingültige Auffassung, daß Jodzufuhr die Basedowsymptome ungünstig beeinflusse oder provoziere, hat durch die NEISSERschen Angaben und durch unsere Stoffwechseluntersuchungen erhebliche Einbuße erlitten. Im einzelnen gestaltet sich die Darreichung folgendermaßen: Von einer Jodkalilösung von 1 : 20 werden während der ersten Tage 3 mal täglich 2 Tropfen verabfolgt und die Dosis im Zeitraum von 4 oder 5 Tagen fortlaufend um täglich 3 Tropfen gesteigert. So kann man bis 3 mal täglich 10, 20 oder sogar 30 Tropfen steigen, muß dabei allerdings auf das sorgfältigste das Körpergewicht kontrollieren. (So wurde die Dosierung auch bei den unten wiedergegebenen Fällen vorgenommen.) Es ist nicht zu verkennen, daß diese kleinen Jodmengen, die also zwischen einigen Milli- oder Zentigramm pro die betragen, in erster Linie, vielfach sogar ausschließlich, den Stoffwechsel beeinflussen, indem sie den pathologisch gesteigerten Erhaltungsumsatz bis in die Breiten der Norm zurückführen. Die Abnahme des Gaswechsels kann nach unseren Erfahrungen zwischen Maximum und Minimum ca. 20—30 % betragen, und kann bereits ausgesprochen sein, ohne daß nach dem oben angegebenen Darreichungsmodus im ganzen mehr als ca. 0,3—0,4 g Jodkali verabfolgt sind. Auf diese Weise kann an die Stelle dauernder Gewichtsabnahme eine oft beträchtliche Gewichtszunahme treten. Sowie die Gewichtszunahme sistiert oder der Patient wieder abzunehmen beginnt, muß die Therapie für einige Zeit unterbrochen werden, worauf ein neuer Versuch mit kleineren Mengen unternommen werden kann.

Es wurde schon hervorgehoben, daß Jod bereits in den angeführten Mengen bei manchen Kranken zu leichter Zunahme der thyreotoxischen Erscheinungen führte. In solchen Fällen ist nach meinen Erfahrungen ein vorsichtiger Versuch mit noch kleineren Jodquantitäten gestattet (Sol. Kal. jodat 0,001/150 = täglich 1 Teelöffel = 0,04 mg pro die). Die angegebene Dosis entspricht der jüngst von F. KASPAR für die Kropfbehandlung empfohlenen.

Eine Erklärung für das Zustandekommen der Jodwirkung auf den Stoffwechsel steht noch aus. Wesentlich ist die Frage, ob die Wirkung auf dem Umwege über die Schilddrüse zustande kommt oder ob eine direkte Beeinflussung der Peripherie vorliegt. Daß die letztere Möglichkeit jedenfalls in Betracht gezogen werden muß, geht aus den Versuchen von HILDEBRANDT hervor, der zeigte, daß auch bei schilddrüsenlosen Ratten die Stoffwechseländerung nach Zufuhr von Jodkali in gleichem Ausmaße wie bei normalen Tieren eintrat. Zudem haben H. ZONDEK und BEHRENDT gezeigt, daß der Wirkungseffekt gewisser Hormone, z. B. des Adrenalins, nach Vorbehandlung der betreffenden Individuen mit kleinen Jodmengen, die den oben angegebenen entsprechen, stark modifiziert werden kann. Reagierten die untersuchten Personen vor der Jodbehandlung mit starker Blutdrucksteigerung, so war diese später relativ gering und umgekehrt. Diese Befunde deuten am ehesten auf eine durch die Behandlung mit kleinen Jodmengen hervorgerufene Umstimmung der Erfolgsorgane (vermutlich physiko-chemischer Art), als deren Folge es unter anderem zu Herabsetzung der Verbrennungsintensität der Zellen kommt.

Um die Resultate der Jodbehandlung zu illustrieren, möchte ich aus meinem Beobachtungsmaterial 3 Fälle herausgreifen und sie als Beispiel kurz anführen:

Patientin G., 49 jährige Landarbeiterin. Familienanamnese o. B. Menses stets regelmäßig gewesen, 6 normale Geburten, keine Fehlgeburten. Vor 3 Jahren Auftreten der ersten

Basedowsymptome, wie Appetitlosigkeit, Herzklopfen, starke Schweiße, Anschwellen des Halses, Gewichtsabnahme. Besonders letztere hat in der Folgezeit die Kranke sehr geängstigt, denn das Gewicht ging bis auf etwa 35 kg hinunter. Augensymptome nur wenig ausgesprochen. Struma pulsierend, Schwirren fühlbar, Halsumfang wechselnd. Cor wenig nach links dilatiert, sehr lebhafter Aktionstypus, Blutdruck = 65/122 mm Hg. Innere Organe sonst o. B. Keine Glykosurie.

	Atem-volumen ccm	CO_2-Aus-scheidung ccm	O_2-Ver-brauch ccm	Resp.-Quot.	Körper-gewicht kg	O_2-Verbr. pro Körperkilo ccm
9. VI.	7492,5	182,70	229,49	0,795	34,0	6,750
20. VI.	6330,2	153,77	198,57	0,775	35,0	5,673
1. VII.	5501,3	143,25	175,16	0,818	36,8	4,760
8. VII.	5999,7	147,49	193,58	0,762	37,6	5,146
14. VII.	6037,7	169,12	217,00	0,779	38,9	5,578
19. VII.	5537,8	147,34	191,67	0,772	40,4	4,776

Patientin Schr., 30 jährige Frau, hat seit Kindheit dicken Hals, seit jeher starkes Herzklopfen, Neigung zu Schweißen und Durchfällen. Litt stets unter Haarausfall, immer leicht erregbar gewesen und stets mangelhafter Gewichtszuwachs. Menstruation sehr unregelmäßig. 1912 Strumaoperation (Resektion des linken Lappens), danach vorübergehende Besserung mit Gewichtsanstieg. Allmählich aber wieder Einsetzen aller Beschwerden und wieder auftretende starke Abmagerung.

Objektiv: Alle typischen Basedowsymptome einschließlich Augenerscheinungen vorhanden. Am Herzen: Tachykardie, lebhafter Aktionstypus, keine Hypertrophie der Kammern. Blutdruck 60/120 mm Hg. Körpergewicht bei der Aufnahme = 52 kg. Blutzucker = 0,18 %, keine Glykosurie.

	Atem-volumen ccm	CO_2-Aus-scheidung ccm	O_2-Ver-brauch ccm	Resp.-Quot.	Körper-gewicht kg	O_2-Verbr. pro Körperkilo ccm
1.	7579,0	258,92	320 61	0,8076	52,0	6,165
2.	6344,1	209,38	259,06	0,7773	55,2	4,692

Patientin Gr., 21 jähriges Mädchen, die Mutter ist vor 3 Jahren wegen Basedowscher Krankheit operiert, Vater klagt über Herzbeschwerden. 5 Geschwister sind gesund, aber sehr schwächlich. Patientin hat erst mit 18 Jahren zum erstenmal menstruiert. Menses stets unregelmäßig gewesen. Seit 1 1/2 Jahren bemerkte Patientin Stärkerwerden des Halses. Seitdem auch starkes Herzklopfen, Atembeschwerden bei jeder Anstrengung, starke Schweiße, rapide Gewichtsabnahme, Neigung zu Temperatursteigerungen, Haarausfall, starkes Hervortreten der Augen, Neigung zu Ohnmachtsanfällen.

Die objektive Untersuchung ergibt das Vorhandensein des typischen Basedow-Symptomenkomplexes. Das linke Herz ist leicht hypertrophisch, sehr lebhafter Aktionstypus, Blutdruck = 60/115 mm Hg. Sehr ausgesprochene Augenerscheinungen. Keine Glykosurie.

	Atem-volumen ccm	pro Minute CO_2-Aus-scheidung ccm	O_2-Ver-brauch ccm	Resp.-Quot.	Körper-gewicht kg	O_2-Verbr. pro Körperkilo ccm
1.	7880,1	211,99	251,47	0,8436	47,0	5,350
2.	9091,2	—	212,73	—	49,0	4,302
3.	7311,2	—	221,07	—	49,3	4,479
4.	5953,5	184,55	214,55	0,8602	48,9	4,394

Empfehlenswert scheint auch die von MENDEL angegebene Kombination von Jod mit Arsen zu sein (Atoxyl 1,0, Natr. jodat. 8,0, Aqu. dest. ad 40,0, davon jeden Übertag 2 ccm intravenös 2 Wochen lang, sodann wöchentlich 2 Injektionen. Dauerhafter als diese Lösung ist das in Ampullen erhältliche Jodarsyl). Geringe Arsengaben vermögen schon an und für sich bei manchen Basedowkranken den Gasstoffwechsel herabzusetzen (LIEBESNY und VOGL, KOWITZ). Manchen Kranken scheint die Darreichung kleinster Mengen von Thyreoidin sicc. (etwa 3mal wöchentlich 0,1 g) sichtbaren Nutzen zu bringen. Besonders auffällig ist in solchen Fällen die Abnahme der Schilddrüsenhyperplasie. Vielleicht wirken die kleinen, dem Körper zugeführten Quantitäten von Schilddrüsensubstanz der Tendenz zu überstürzter Tätigkeit der Thyreoidea entgegen (s. Pathogenese). Neuerdings werden von amerikanischer Seite sogar relativ große Mengen von Thyroxin (5 mg intravenös) bei akut einsetzenden, bedrohlichen Verschlimmerungen der Krankheit empfohlen (L. KESSEL und H. P. HYMAN). Mir scheint gegenüber derart drakonischen Maßnahmen doch starke Zurückhaltung geboten. Als Mittel zur Herabsetzung der Erregbarkeit des Sympathicus ist neuerdings das Ergotamin (Gynergen) genannt und pharmakologisch geprüft worden (STOLL, SPIRO, ROTHLIN, E. P. PICK u. a.). Die Substanz, das natürliche Hauptalkaloid des Mutterkornes, besitzt neben der spezifischen Secalewirkung auch eine die Sympathicusendigungen lähmende Wirkung und ist neuerdings von S. ADLERSBERG und O. PORGES als Mittel zur Bekämpfung des Morb. Basedowii empfohlen worden. Die Empfindlichkeit der Kranken gegenüber dem Mittel scheint individuell sehr verschieden zu sein, so daß m. E. gewisse Vorsicht geboten ist. ADLERSBERG und PORGES empfehlen eine Dosis von ca. 1 mg pro die in Tablettenform (zunächst 2—3 Wochen lang) oder $1/4$ mg 2—3 mal täglich subcutan zu verabfolgen. Ein abschließendes Urteil über den Wert der Therapie läßt sich zurzeit noch nicht abgeben. Fälle mit definitiver Heilung des Leidens haben ADLERSBERG und PORGES nicht beobachtet. Bei Auftreten eines Rezidivs soll die Kur wiederholt werden.

Zum Zwecke der Herabsetzung der Erregbarkeit des Sympathicus wurde schon früher die elektrische Behandlung, und zwar die Galvanisation desselben empfohlen (schwache Ströme, kurze tägliche Sitzungen. Anode an der Incisura sterni, Kathode am Kieferwinkel). Erwähnenswert ist auch die von MILLER und SAXL empfohlene Calciumtherapie, die in Form intramuskulärer Chlorcalcium-Gelatine-Injektionen (5—6 ccm der sog. Calcine MERCK) zur Anwendung gelangt. Ich halte das Calcium für eines der wirkungsvollsten Mittel der Basedowtherapie überhaupt und bevorzuge die innerliche Darreichung (Sol. Calcii chlorat. 10,0/200 = 3mal täglich 1 Eßlöffel). Das Calcium gilt bekanntlich als Mittel, das geeignet ist, etwaige Übererregbarkeit des vegetativen Nervensystems abzuschwächen. Ob der Grund für den günstigen Erfolg hierin zu suchen ist, ist zweifelhaft. Wahrscheinlicher ist mir, daß die durch das Calcium hervorgerufene Verschiebung im Ionengleichgewicht der Zellen den Erfolg erklärt (vgl. den Einfluß der Calciumionen auf die Wirksamkeit des Thyroxins S. 7). Günstig scheint das von KOCHER empfohlene Natr. phosphoricum (bis zu 6 g am Tage) zu wirken, wobei daran erinnert sei, daß die Kranken Phosphor in abnorm großen Mengen auszuscheiden pflegen. Was die Herzsymptome im besonderen betrifft, so sind gegen die Tachykardie und die durch sie hervorgerufenen sub-

jektiven Beschwerden Brom, Baldrianpräparate, kühle Herzkompressen, reiz-
lose Kost und eventuell elektrische Behandlung (Kondensatorbett, vorsichtige
Anwendung von Vierzellenbädern), Kohlensäurebäder usw. am Platze. Gute
Erfolge sah ich von der Darreichung von Atropin (täglich $^1/_2$—1 mg). Offenbar
wird durch die Herabsetzung der Erregbarkeit des Vagus auch der Sympathicustonus vermindert (s. S. 26). Die Darreichung von Digitalis halte ich für kontraindiziert, da sie nicht nur nichts nützt, in vielen Fällen aber Schaden stiften kann.
Ich kenne Fälle von thyreogener Tachykardie, deren Pulsfrequenz nach Darreichung von Digitalis erheblich zunahm und bei denen außerdem noch unmittel-
bar im Anschluß an die Medikation schwere, dem Patienten lästige ventrikuläre
Extrasystolien auftraten, deren Entstehung sich jedenfalls aus der den meisten
Kranken eigentümlichen Vagusüberempfindlichkeit erklärt. Die Auffassung,
daß beim Morbus Basedowii eine erhöhte Reizbarkeit beider Teile des vegetativen Nervensystems vorliegt, besteht, namentlich soweit der nervöse Apparat
der Herzens in Betracht kommt, durchaus zu Recht.

Hingegen ist die Digitalis am Platze, wenn mehr oder weniger hochgradige
Dilatation des Herzens sowie Dekompensationserscheinungen vorliegen, wenngleich sich auch in solchen Fällen oft genug jede Digitalis- und auch Strophantin-
therapie als wirkungslos erweist.

Von größter Bedeutung ist die psychische Behandlung. Jede Aufregung ist
dem Kranken nach Möglichkeit fern zu halten, von Zeit zu Zeit sind Perioden
völliger körperlicher und geistiger Ruhe geboten. Wenn die äußeren Verhältnisse
es gestatten, sind mehrmals während des Jahres mehrwöchige Erholungskuren
zu empfehlen. Zweifellos ist für manche Kranke Aufenthalt im Gebirge von
Nutzen. (Mittelgebirgsgegenden der Ostalpen sowie der Tatra, die Adria, deut-
sches Mittelgebirge). Anderen leistet die See, und zwar die warmen See- und
Küstenklimate bessere Dienste. Schon der Klimawechsel allein scheint auf die
meisten günstig einzuwirken. Häufig bringen lauwarme Bäder sowie überhaupt
milde hydriatische Prozeduren guten Erfolg. Das Tanzen ist zu verbieten, der
Geschlechtsverkehr soll eingeschränkt werden.

Wenn die erwähnten internen Maßnahmen nicht zum Erfolge führen, wenn
insbesondere die vasomotorischen und kardialen Störungen der Therapie trotzen,
ist die Notwendigkeit, zu eingreifenderen Maßnahmen zu schreiten, gegeben. In
neuerer Zeit ist von vielen Seiten die Röntgenbestrahlung der Schilddrüse als
mehr oder weniger aussichtsreiches Mittel empfohlen worden. Gegenüber dem
ursprünglichen Enthusiasmus ist diese Therapie in letzter Zeit wieder etwas
zurückgetreten. Die Chirurgen verhalten sich hierbei besonders ablehnend, weil
die Bestrahlungen zu Verwachsungen des Schilddrüsenparenchyms mit der
Kapsel führen, die bei der Operation störend wirken (v. EISELSBERG u. a.). Es
wäre ohne Zweifel verkehrt, der Bestrahlungstherapie a priori jeden Wert ab-
zusprechen. Einer gewissen Zahl von Versagern steht nach unseren Erfahrungen
eine Reihe von Kranken gegenüber — allerdings handelte es sich hier im wesentlichen um leichtere, chronisch verlaufende Fälle —, auf die die Bestrahlung,
was Schweiße, allgemeine Übererregbarkeit, Tachykardie anbelangt, äußerst
günstig gewirkt hat. In einer Anzahl von Fällen meines Beobachtungsmaterials
konnte von völliger Heilung gesprochen werden. Der Erfolg ist in hohem Maße
von der Bestrahlungsdosis abhängig, und es scheint, daß die negativen Resultate

vieler Beobachter darauf zurückzuführen sind, daß sie mit zu starken Dosen gearbeitet haben. Wir bestrahlen, nachdem wir die Struma in 2 oder 3 Felder geteilt haben, diese nacheinander mit je etwa $^1/_3$ bis $^1/_2$ H.E.D., um danach mindestens 4—6 Wochen auszusetzen (FRIK). Von KLEWITZ wird neuerdings eine fraktionierte Bestrahlung mit kleineren Einzeldosen (ca. $^1/_8$ H.E.D.) empfohlen (Gesamtdosis pro Feld $= \, ^3/_4$ H.E.D.). Es ist kaum anzunehmen, daß kleinere Bestrahlungsdosen Parenchymverwachsungen verursachen. Auch der pathologisch gesteigerte Stoffverbrauch ist mittels Röntgentherapie beeinflußbar. Wir konnten in einer Anzahl von Fällen Senkung desselben bis in die Breiten der Norm feststellen (H. ZONDEK, BERNHARDT und FRIK). Als Beispiel führe ich die an einer 23jährigen, mit schweren Basedowerscheinungen behafteten Patientin gewonnenen Zahlen an, wie sie vor und nach 3maliger, in oben angegebener Weise vorgenommenen Bestrahlung festgestellt werden konnten:

Vor der Behandlung.

O_2-Verbrauch pro Minute ccm	CO_2-Abgabe pro Minute ccm
265,95	177,29

Nach der Behandlung.

176,51	166,68

Zuweilen tritt die Wendung der Krankheit zum Bessern erst nach einer gewissen Zeit, etwa 2—3 Wochen nach Beendigung des Bestrahlungszyklus ein.

Von manchen Seiten wurde auch die Betrahlung der Ovarien mit geringen Dosen, die die Eierstocksfunktion anregen sollten, empfohlen, ein Verfahren, dem theoretisch die bereits mehrfach erwähnten Beziehungen zwischen Schilddrüse und Keimdrüsen zugrunde liegen. Die hiermit erzielten Erfolge scheinen bisher keine nennenswerten zu sein. Ähnliches ist auch von der Bestrahlung des Thymus zu sagen. Allerdings muß betont werden, daß sie in den Fällen, in denen eine Thymushyperplasie nachweisbar ist, unter Verwendung relativ großer Dosen versucht werden kann, zumal ja eine operative Inangriffnahme des Organs kaum in Frage kommt. Die Thymusbestrahlung wird sich in den in Betracht kommenden schweren Fällen übrigens als Vorbehandlung vor der Operation empfehlen. Die von mancher Seite empfohlene Radiumbestrahlung der Schilddrüse (S. A. HEYERDAHL, R. E. LOUCKS, BERGEL) scheint die Krankheit ebenfalls günstig zu beeinflussen. F. GUDZENT verteilt 4—6 auf Korkklötzchen von 1 cm Höhe angebrachte Radiumröhrchen von je 25 mg El. auf die Schilddrüsenoberfläche und bestrahlt ca. 14 Stunden, bei Vergrößerung des Hautabstandes durch Unterlage einer 1 cm dicken Lage Watte 24 Stunden. Es kommt gewöhnlich nur 1malige, höchstens 2malige Bestrahlung in Frage.

Die Indikationsstellung zur Operation hat zunächst die soziale Lage der Kranken zu berücksichtigen. Da wir in der operativen Verkleinerung dasjenige Verfahren erblicken müssen, das ohne Zweifel, wenigstens in vielen Fällen, die Krankheit am schnellsten bessert, ist es begreiflich, daß man sich (natürlich nur in schwereren Fällen) zur Operation um so schneller entschließen wird, je mehr die äußeren Verhältnisse des Kranken zur Wiederaufnahme der Arbeit drängen. Ein zweiter Gesichtspunkt ist die Beschaffenheit des Herzens. Jeder

Fall, bei dem sich trotz interner Therapie die Herzerscheinungen verschlimmern und sich Dilatationen oder Unregelmäßigkeiten der Herzschlagfolge einstellen, ist dem Chirurgen zuzuführen. Es versteht sich von selbst, die die Aussichten der Operation in hohem Maße von der Widerstandskraft des Herzens abhängig sind. Gerade die kardialen Störungen aber sind es, die wir, wie oben gesagt wurde, mit internen Maßnahmen nur wenig zu beeinflussen vermögen. Es besteht die Gefahr, daß der Internist über dem Bemühen, das Herz zu bessern, den für die Operation geeigneten Zeitpunkt verpaßt. PEMBERTON aus der Mayo-Klinik hält die Resektion der Schilddrüse in Fällen mit starker Steigerung des Grundumsatzes, also bei ausgesprochenem „Stoffwechselbasedow", für kontraindiziert, während die Ligatur der Schilddrüsenarterien (WÖLFLER und BILLROTH) bessere Erfolge verspricht.

Als eine Kontraindikation zur Operation wird das Vorhandensein einer Thymushyperplasie (der röntgenologische Nachweis gelingt nicht immer) sowie eines Status thymico-lymphaticus angegeben (CAPELLE, HOTZ). Es unterliegt wohl keinem Zweifel, daß Komplikationen dieser Art die Aussichten der Operation trüben. Doch muß hervorgehoben werden, daß die Chirurgen im allgemeinen auch in dem persistierenden Thymus kein absolutes Operationshindernis mehr erblicken. Nach den Angaben von REHN und HÄNEL soll durch partielle Resektion des Thymus die Größe der Gefahr herabgesetzt werden. Da sich aber, wie es scheint, auch auf diesem Wege die Zahl der postoperativen Todesfälle nicht vermindern ließ (NAEGELI) und andererseits plötzliche Todesfälle auch ohne daß eine Thymusvergrößerung vorliegt, zur Beobachtung kommen, ist man im großen ganzen von der „Thymuschirurgie" des Morbus Basedowii wieder abgekommen (LIEK, SUDECK, HILDEBRAND u. a.).

Man kann sagen, daß jede Strumaoperation mit Gefahren für das Leben des Basedowkranken verbunden ist. Nach einer Statistik aus der Leipziger chirurgischen Klinik (A. LADEWIG) beläuft sich die postoperative Mortalität auf etwa $7,2\%$. Die akut beginnenden Fälle nehmen ja, wie schon ausgeführt wurde, im allgemeinen einen schweren Verlauf. Gelingt es jedoch, sie über die Operation hinwegzubringen, so finden sich unter ihnen die besten Erfolge. Die Gefahren der Operation drohen in erster Reihe von seiten des Herzens, und hier spielt, wie es scheint, das Nervensystem eine große Rolle. Es kommt nicht selten vor, daß der eben in Narkose (Chloroform ist unter allen Umständen kontraindiziert, über die Anwendbarkeit der Lokalanästhesie sind die Meinungen geteilt) geratene Kranke plötzlich zugrunde geht, noch ehe der Chirurg das Messer angesetzt hat. Deshalb dürfte es zweckmäßig sein, die Patienten ganz allmählich — man kann sagen — an die Operation zu gewöhnen, indem man ihnen einige Tage zuvor auf dem Operationstisch einige Tropfen Äther auf die Maske gibt und ihnen sagt, dies geschehe nur, um festzustellen, ob sie denselben vertrügen. Bei einer solchen „Übung" wird dann eines Tages, ohne daß der Kranke vorher etwas davon merkt, die Operation ausgeführt. Auf diese Weise ist die oft hochgradige psychische Erregung, die durch den Gedanken der bevorstehenden Operation ausgelöst wird, und die, wie gesagt, dem Kranken sehr gefährlich werden kann, wenigstens stark gemildert. Die Kenntnis dieses mir zweckmäßig erscheinenden Verfahrens verdanke ich einer mündlichen Mitteilung von AXHAUSEN.

Eine Frage, die mehr den Chirurgen als den Internisten interessiert und die ich deshalb hier nur kurz berühre, ist die Frage, wieviel Schilddrüsenmasse reseziert werden soll. Vor einiger Zeit hat sich Sudeck, soweit es sich um schwere, namentlich mit erheblichen Graden von Herzschwäche einhergehende Fälle handelt, für die Totalexstirpation der Basedowstruma eingesetzt. Ich verfüge in dieser Beziehung nicht über eigene Erfahrungen und möchte wie Sudeck selbst auf die bei diesem Verfahren erhöhte Gefahr der Tetanie (unfreiwillige Mitexstirpation der Epithelkörperchen) hinweisen. Aber dem Sudeckschen Verfahren liegt m. E. die unbestreitbare Tatsache zugrunde, daß es eine gewisse Zahl von Basedowkranken gibt, bei denen, wie oben ausgeführt wurde, — kein absoluter, sondern relativer Hyperthyreoidismus —, also eine mehr weniger hochgradige Überempfindlichkeit der Gewebe gegenüber dem Schilddrüseninkret vorliegt. In solchen Fällen wird selbst die weitgehende Verkleinerung der Schilddrüsenmasse die Krankheit nicht vollends zu heilen imstande sein. Selbstverständlich ist durch die Totalexstirpation die Gefahr der Cachexia strumipriva nahe gerückt. Die Kranken sind vom Tage der Operation an zu dauernder Zufuhr von Schilddrüsensubstanz gezwungen. Nach allen unseren Erfahrungen ist es auf diese Weise allerdings möglich, Ausfallserscheinungen im ganzen hintanzuhalten.

Ich möchte mich hier über diesen Gegenstand nicht weiter verbreiten, sondern nur zum Ausdruck bringen, daß auch ich eine weitgehende Reduktion der Schilddrüsenmasse bei schweren Fällen für angebracht erachte. Betreffs der Unterbindung der Schilddrüsenarterien, einem in der chirurgischen Literatur viel besprochenen Verfahren, das Schilddrüsenparenchym zur Aplasie zu bringen, verweise ich auf die chirurgischen Lehrbücher.

2. Das Myxödem.
(Das idiopathische Myxödem = Myxoedema adultorum.)

Allgemeine Vorbemerkungen.

Mit dem Namen „Myxödem" bezeichnen wir das bei uns verhältnismäßig selten auftretende Krankheitsbild, das als Gegenstück zum Morbus Basedowii betrachtet werden kann, insofern als es mit Sicherheit auf Schilddrüsenunterfunktion oder Schilddrüsenmangel zurückgeführt werden muß. Diese Erkenntnis verdanken wir den klassischen Arbeiten von Th. Kocher und Reverdin (1882), die in einzelnen Fällen nach Totalexstirpation von Kröpfen schwere Erkrankungen in Gestalt von Kachexie, depressiven Stimmungen, eigenartigen Ödemen usw. auftreten sahen (Cachexia strumipriva). Die Krankheit selbst war schon vorher bekannt und zuerst von dem Engländer Gull (1873) beschrieben worden. Der Name „Myxödem" rührt von Ord her, der auch schon vermutungsweise den Zusammenhang des Leidens mit der Schilddrüse aussprach.

Das Myxödem gehört zu denjenigen endokrinen Krankheiten, deren Genese durch das Tierexperiment absolut sichergestellt sind. Man kann durch Schilddrüsenentfernung, z. B. beim Hunde, so gut wie alle Symptome der Krankheit künstlich erzeugen.

Allerdings kommt es sowohl beim Tiere als auch beim Menschen nach Entfernung der Schilddrüse nicht immer, sondern nur in einem bestimmten Prozentsatz der Fälle zu Cachexia strumipriva. Es muß angenommen werden, daß die schweren Anfallserscheinungen ausbleiben, wenn akzessorische Nebenschilddrüsen, die hinter dem Sternum, in der Trachea oder an anderen Stellen sitzen können, vikariierend die Funktion der Hauptschilddrüse mit übernehmen. Bei der fundamentalen Bedeutung der Thyreoidea für die körperliche und geistige Entwicklung des Individuums ist es natürlich, daß ihr Ausfall sich in verschiedenem Maße äußert, je nachdem es sich um erwachsene oder im Wachstum begriffene Menschen oder Tiere handelt. Wir wollen zunächst denjenigen Sympptomenkomplex besprechen, der sich ergibt, falls die Schilddrüse nach Abschluß der körperlichen Entwicklung in ihrer sekretorischen Fähigkeit leidet, jenes Krankheitsbild, das wir als Myxoedema adultorum bezeichnen. Die Krankheit scheint, wie die Basedowsche Krankheit das weibliche Geschlecht zu bevorzugen und in der Mehrzahl der Fälle zwischen dem 30. und 40. Lebensjahr aufzutreten. Sie kommt bei uns in Deutschland verhältnismäßig selten vor, jedoch keineswegs so selten, wie dies meistens angenommen wird. Erheblich häufiger tritt sie in England (namentlich Schottland) und Nordamerika auf, während sie gerade in den an Kröpfen (Kretinismus) reichen Ländern, also etwa in der Steiermark, zu den größten Seltenheiten gehört. Was speziell die Frequenz in Berlin betrifft, so verfüge ich selbst über ein Beobachtungsmaterial von etwa $1/_2$ Dutzend ausgesprochenen Fällen, während die Zahl der Abortivformen höher liegt.

Symptomatologie.

Will man das Krankheitssyndrom in kurzen Worten stigmatisieren, so läßt sich sagen: Es ist gekennzeichnet durch Trägheit und Verlangsamung aller körperlichen und geistigen Funktionen, sowie durch eine allgemeine Herabsetzung der Erregbarkeit des vegetativen Nervensystems. In dieser Definition ist der krasse Gegensatz der Symptome gegenüber denen des Morbus Basedowii zum Ausdruck gebracht, dessen diametrales Gegenstück die Krankheit darstellt.

Haut. Das sinnfälligste Symptom dürfte die Veränderung der Haut darstellen, der die Krankheit auch den Namen verdankt (Myxoma = Schleim). Es entwickelt sich wie der ganze Zustand langsam und schleichend und äußert sich darin, daß die Haut eine eigenartige teigige Verdickung und Schwellung erfährt, die zu erheblicher Gedunsenheit, namentlich des Gesichtes, führen kann. Sehr häufig betrifft die Schwellung auch die Lider, besonders die oberen, so daß die Lidspalte auffallend eng wird. Diese Veränderungen treten in den nachfolgenden Bildern (Abb. 33 u. 34) deutlich zutage. Sie entstammen zwei lange Zeit beobachteten Fällen, und zwar einem 49jährigen, seit ca. 22 Jahren an der Krankheit leidenden und nur wenig behandelten Patienten, bzw. einer 62jährigen, seit ca. 15 Jahren kranken und völlig unbehandelten Patientin (Abb. 34), bei der auch die Obduktion das Vorhandensein hochgradiger Aplasie der Schilddrüse erwies.

Bei dem Kranken (Abb. 33) zeigt sich auch die charakteristische wulstartige Verdickung der Lippen, die aufgeworfen erscheinen. Ferner tritt auf beiden Bildern das schlaffe, fast sackartig herabhängende Fett der Wangen, die breite plumpe Nase, das Verstrichensein der Gesichtskonturen, vor allem aber der träge, ausdruckslose, ja stupide Blick und Gesichtsausdruck deutlich hervor.

Das Kolorit des Gesichts ist häufig blaß, zuweilen aber erscheint es in bläulich-livider Verfärbung.

Neben den Veränderungen im Gesicht kommt es nicht selten auch zu Schwellungen an den Extremitäten, besonders Unterarmen, Händen und Unterschenkeln. Diese Schwellungen können die Hände unter Umständen tatzenartig verunstalten, indem die Finger klobig und dick, die Handrücken teigig aufgetrieben werden. Ebenso können die Schenkel starke Verdickungen, die Fußrücken weiche Auftreibungen zeigen. Es ist für alle diese Schwellungen charakteristisch, daß im Gegensatz zum kardialen oder nephrogenen Hydrops, mit dem sie unter Umständen äußerlich Ähnlichkeit haben können, auf Fingerdruck keine

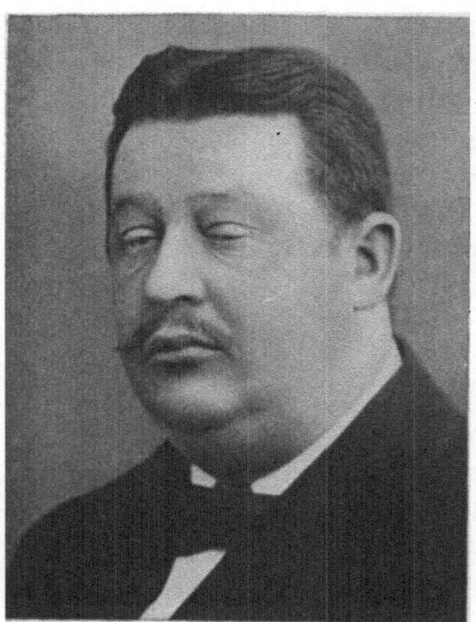

Abb. 33. 49 jähr. Patient mit Myxödem.

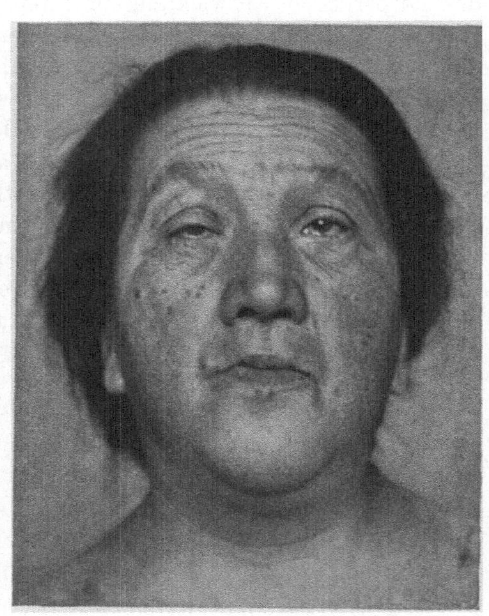

Abb. 34. 62 jähr. Patientin mit Myxödem.

Dellen zurückbleiben. Dies ist darauf zurückzuführen, daß ihnen keine Wasseransammlung im Unterhautzellgewebe, vielmehr die Anhäufung einer mucinartigen[1]) Substanz in der Haut entspricht (Stevenson, Halliburton, Harley). Hunn und Prudden fanden den Mucingehalt in der Haut nicht vermehrt.

Als besonders charakteristisch müssen die eigenartig wulstförmigen Auftreibungen in den Supraclaviculargruben der Myxödemkranken bezeichnet werden, die sich bei der Palpation meist eigenartig körnig anfühlen. Dazu kommen noch Schwellungen der seitlichen Halspartien, so daß die Kranken nicht selten ein gedrungenes Aussehen haben. Bezüglich der Polster in den oberen Schlüsselbeingruben verweise ich auf die später auf S. 134 wiedergegebenen Bilder, die von einem von mir beobachteten Kranken mit angeborenem Myxödem herrühren.

---

[1]) Die Anreicherung von Mucin beim Myxödem wurde von einigen Autoren auch in den Organen wie Leber, Herz, Nieren, Gehirn gefunden, ferner im Sekret der Parotis (Munk), von Bramvell sogar im Harne, von Buzdygan auch im Mageninhalt. Diese Befunde konnten von anderer Seite nicht bestätigt werden, wie denn überhaupt die ganze Frage des vermehrten Mucingehaltes der Haut noch nicht völlig geklärt ist.

Die Haut der Myxödemkranken zeichnet sich ferner durch hochgradige Trockenheit aus. Diese ist auf das völlige Darniederliegen der Schweißsekretion zurückzuführen, die sich auch nicht mit Hilfe der gewöhnlichen schweißtreibenden Mittel hervorrufen läßt. Daher fühlt sich die Haut rauh und kühl an und neigt zu starker Schuppung, die selbst Gehörgang und Trommelfell betreffen kann. Bemerkenswert ist, daß in vielen Fällen der Leitungswiderstand der Haut gegenüber dem elektrischen Strom abnorm hoch ist (TIEMANN). Nach ERB ist dies allerdings nicht der Fall.

Auch die **Schleimhäute** können Schwellungen erheblichen Grades aufweisen. Besonders manifest wird dies, wenn die Schleimhaut des Kehlkopfes befallen ist, da die Kranken dann eine rauhe, tiefe und baßartige Stimme bekommen. In gleicher Weise erklärt sich die oft hochgradige Schwerhörigkeit der Kranken (Schwellungen der Paukenhöhle), sowie die Verdickung der Zunge, schließlich auch die Behinderung der Nasenatmung sowie die Schwellung des Zahnfleisches. Von manchen Kranken wird auch über absonderliche Geschmacksempfindungen geklagt. Histologisch findet sich in der Haut Verdickung der Bindegewebs-fasern im Corium sowie Vermehrung des subcutanen Fettgewebes. Über Vermehrung der Kerne sowie gehäufte Zellteilung wurde von VIRCHOW berichtet, Auftreten von amorphen, stark lichtbrechenden Körpern (Niederschläge der mucinartigen Intercellularsubstanz?) wurde von UNNA, HIRSCH u. a. beobachtet. Im übrigen muß gesagt werden, daß die Forschungen hinsichtlich der histo-logischen Eigenschaften der Haut nicht abgeschlossen sind.

Auch die Anhangsgebilde der Haut sind in den meisten Fällen hochgradig verändert. In erster Linie muß hier der Ausfall der Haare genannt werden, der die Kranken häufig bis zur Unkenntlichkeit verändert. Befallen werden können alle normalerweise behaarten Körpergegenden, in manchen Fällen verlieren die Kranken Augenbrauen, Wimpern, Bart usw. Das einzelne Haar ist durch besondere Brüchigkeit und Trockenheit ausgezeichnet.

Die gleichen Veränderungen können auch die Nägel befallen. Sie werden rissig und brechen leicht. Nicht selten werden die Zähne cariös und fallen aus.

Auf Grund der schon erwähnten, der Krankheit zugrunde liegenden **Hypoplasie der Schilddrüse** oder ihres völligen Mangels müßte man in allen Fällen auch einen entsprechenden palpatorischen Befund erwarten. Schon die Palpation der normalen Schilddrüse macht häufig Schwierigkeiten. Um so schwerer ist es gewöhnlich, über ihre etwaige Volumenabnahme Angaben zu machen. Daher darf die Diagnose auf Grund der Palpation der Schilddrüse nur mit Vorsicht gestellt werden. Histologisch finden wir in der Schilddrüse bindegewebige Wucherung mit Untergang des Drüsengewebes. Unter Umständen ist das ganze Organ völlig atrophisch, so daß kaum noch normales Parenchym nachweisbar ist. Kropfige Entartung der Thyreoidea führt fast nie zum Myxödem (s. Kapitel „Kretinismus").

Kreislauf. Die meisten Myxödemkranken sind in gewissem Sinne als herzkrank zu bezeichnen. Wenn ihre subjektiven Klagen auch bis auf eine, meist nicht sonderlich hochgradige Dyspnoe keine nennenswerten sind, so ist der objektive Befund in den meisten Fällen doch ein sehr ausgesprochener und charakteristischer. Ich habe über diesen Gegenstand vor längerer Zeit ausführlich berichtet, und da ich bis jetzt bei fast allen von mir beobachteten ausgesprochenen Fällen mit wenigen Ausnahmen die gleichen Befunde habe wiederkehren sehen, dürfen diese als zum Krankheitsbilde zugehörig bezeichnet werden. Es ist ohne weiteres anzunehmen, daß, wie nicht jeder Basedowkranke ein Basedowherz hat, so auch nicht jeder Myxödemkranke den typischen Komplex der im folgenden zu schildernden kardialen Symptome aufweisen wird.

Perkutorisch findet man am Herzen in der Regel nachweisbare Dilatationen des rechten sowie linken Herzens, die unter Umständen enorme Grade aufweisen können, in anderen Fällen natürlich weniger stark ausgesprochen sind. Bei dem unten ausführlich mitgeteilten Fall, dessen Herzsilhouette wiedergegeben ist (Abb. 35), betrug der Transversaldurchmesser 19,7 cm (das Normalmaß für den betreffenden Kranken lag für den Tr. zwischen 12,1 und 12,9 cm) und die Herzlänge 19 cm.

Sehr in die Augen fallend sind bei der Betrachtung solcher Herzen vor dem Röntgenschirm die Eigenarten des Aktionstypus. Das Herz kontrahiert sich langsam, fast wurmartig, die Kontraktionen sind oberflächlich, die Konturen treten auffällig deutlich hervor und das ganze Herz stellt eine fast form- und leblose Masse dar. Die Trägheit des ganzen Menschen spiegelt sich gewissermaßen in seinem Herzen wieder.

Es dürfte sich empfehlen, hier den therapeutischen Effekt mitzuteilen, der auf Grund der spezifischen Substitutionstherapie zutage tritt, weil er den Charakter der Herzveränderung scharf beleuchtet. Man kann sagen: Das Herz wird unter Zufuhr von Thyreoidin (per os verabfolgt) fast von Woche zu Woche kleiner. Es kann — wie der unten mitgeteilte Fall beweist — schließlich die für das betreffende Individuum in Betracht kommenden normalen Größenverhältnisse erreichen. Diese Befunde sind von ASSMANN, CURSCHMANN, MEISSNER u. a. bestätigt worden. Nur die Aortenverbreiterung ist irreparabel (s. Abb. 37). Ihr liegen, wie ich vermute, mehr oder weniger hochgradige atheromatöse Veränderungen der Gefäßwand zugrunde, entsprechend den Befunden, die v. EISELSBERG, PICK und PINELES u. a. bei thyreoidektomierten Schafen erheben konnten.

Im folgenden die Krankengeschichte eines schon erwähnten, besonders charakteristischen Falles:

W. A., 57 jähriger Arbeiter.
Anamnese: Pat. hat vor 16 Jahren an Reißen gelitten, lag deswegen im Krankenhaus, wo Bleivergiftung festgestellt wurde. Das Reißen kehrte in den darauffolgenden Jahren mehrfach wieder. Pat. war daher wieder mehrere Wochen im Krankenhaus, das letzte Mal im Jahre 1914. Seit etwa 5—6 Jahren trat Schwäche der Beine auf, die sich allmählich immer mehr verschlimmerte, so daß ihm das Gehen schwer wurde. Seit der gleichen Zeit merkte er, daß die Sprache sich veränderte. Das Sprechen fiel ihm schwer, die Sprache wurde langsamer, tiefer und rauher als früher. Seit etwa 8 Jahren leidet er an Ohrensausen. Seitdem ist auch das Hören immer schlechter geworden. Anfangs war nur das rechte Ohr ergriffen, in den letzten Jahren kam auch das linke hinzu. Pat. klagt über Schmerzen und Ziehen im Kreuz und in den Oberschenkeln, allgemeine Schwäche in Armen und Beinen, Schwerfälligkeit beim Gehen. Wenn er beim Gehen stolpert, kann er sich nicht halten und fällt hin; beim Treppensteigen wird er kurzatmig. Besonders lästig wird auch die allgemeine Schlaffheit, Langsamkeit und Trägheit der Bewegungen empfunden. Schwitzen kennt Pat. seit 3—4 Jahren nicht mehr, ist dagegen immer frostig, auch im Sommer. Appetit, Verdauung, Wasserlassen, Schlaf sind ungestört.
Status: Mittelgroßer Mann in gutem Ernährungszustande. Muskulatur leidlich gut entwickelt, Fettpolster vorhanden. Die sichtbaren Schleimhäute sind gut durchblutet. Das Gesicht ist geschwollen, besonders um die Augen herum, Lidspalten verengt. Tiefe Stimme.

Die Haut ist trocken, fühlt sich an den Händen pergamentartig an. Achselhaar mäßig entwickelt, desgleichen Behaarung an Brust und Beinen. (Früher war Pat. stark behaart.) Thorax: Gut gewölbt. Schlüsselbeingruben voll. Herz: Spitzenstoß nicht sichtbar und nicht fühlbar. Grenzen: Nach rechts $2^1/_2$ Finger breit den rechten Sternalrand überragend, nach oben bis zum oberen Rand der 3. Rippe, links etwa 2 Querfinger außerhalb der Mamillar-

linie. Töne sehr leise, rein. Puls 56 Schläge in der Minute, von mittlerer Füllung und Spannung, regelmäßig, gleichmäßig. Blutdruck: 70/180 mm Hg.

Abdomen: Die Leber ist in der Mamillarlinie um $1—1^1/_2$ cm unterhalb des Rippenbogens fühlbar. Milz nicht palpabel. Gehör auf beiden Ohren stark beeinträchtigt.

Reflexe: Pupillenreaktion auf Lichteinfall prompt, desgl. prompte Konvergenzreaktion. Patellarreflexe, Achillessehnenreflexe verlangsamt und träge. Fußklonus-, Babinski-, Cremasterreflex negativ, Bauchdeckenreflexe positiv.

Urin: Albumen —, Saccharum —, Sediment: vereinzelte Leukocyten, sonst o. B.

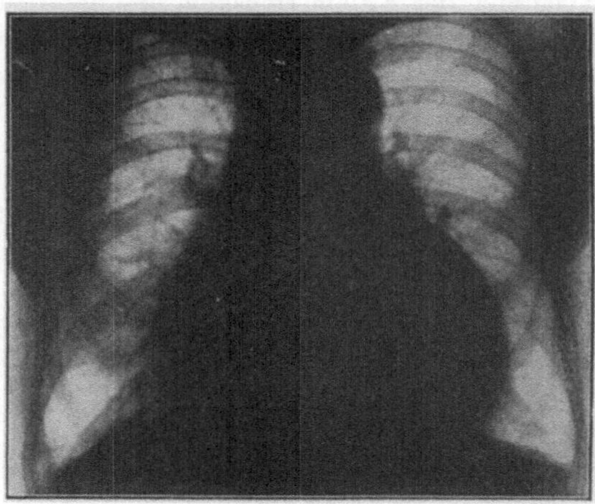

Abb. 35. Herz eines 57jährigen Myxödemkranken vor der Behandlung (vgl. Abb. 36 u. 37).

Bei diesem Kranken betrug die Verkleinerung, die sich etwa gleichmäßig auf alle Herzteile erstreckte, vier Wochen nach Beginn der Behandlung im Tr. bereits 2 cm (von 19,7 auf 17,8); die Herzlänge ging von 19 cm auf 18 cm zurück (Abb. 36).

Nach weiteren vier Wochen war wiederum eine Verkleinerung, und zwar etwa um ein Drittel der ursprünglichen Größe (Tr. von 19,7 auf 14 cm), eingetreten (s. Abb. 37). Zugleich war die Herzaktion kräftiger und lebendiger geworden, die Konturen und Herzteile waren schärfer hervorgetreten und wie der Kranke im ganzen, so hatte auch das Herz — wenn man so will — Physiognomie erhalten.

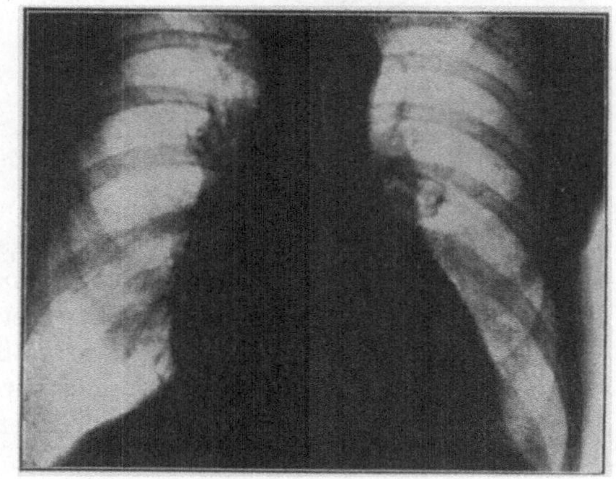

Abb. 36. Nach 4wöchiger Thyreoidinbehandlung.

Es ist natürlich, daß die Verkleinerung der Herzsilhouette dem Grade ihrer Erweiterung entsprechend ist und daher nicht immer so ausgesprochen ist wie in dem mitgeteilten besonders charakteristischen Falle.

Die Tatsache, daß unter Thyreoidinzufuhr eine hochgradige Herzverkleinerung vor sich geht, beweist schon allein, daß der klinisch nachweisbaren Vergrößerung eine Dilatation zugrunde liegt. Zwei Faktoren sind verantwortlich zu machen: ein nervöser sowie ein physikalisch chemischer. Der erstere ist durch die Tonusschwäche des Sympathicus gegeben. Der Sympathicus ist der Tonus-nerv der Herzmuskulatur (H. ZONDEK, U. FRIEDEMANN). Das Myxödem aber ist durch hochgradige Reizunterempfindlichkeit des sympathischen (und wohl auch parasympathischen) Nervensystems ausgezeichnet. So erklärt sich die Hypotonie der Kammermuskulatur, die an und für sich schon zu Dehnungen (tonogene Dilatation) führen kann. Dazu kommt, daß das Myokard selbst vermutlich dadurch geschädigt ist, daß seine Fasern und Muskelinterstitien wäßrig oder schleimig-wäßrig imbibiert sind, ganz analog den Befunden am schleimigen Bindegewebe der myxödematösen Haut. — Das Thyreoidin reizt den Sympathicus und wirkt bekanntlich entwässernd, sein Einfluß erstreckt sich somit auf Nerv und Muskel, wodurch beide obengenannten Schäden in idealer Weise beseitigt werden. (Bezüglich der Einzelheiten verweise ich auf meine zusammenfassende Darstellung: Herz und innere Sekretion, Zeitschr. f. klin. Med. 90, H. 3—4.)

Daß der Muskel zum mindesten funktionell schwer geschädigt ist, läßt sich auch graphisch an der Hand der Venenpulskurve demonstrieren. Ich gebe in folgendem das charakteristische Phlebogramm (Abb. 38) wieder, das von einer 36 jährigen Patientin stammt, die seit etwa drei Jahren an allmählich entstandenem Myxödem litt (Amenorrhöe, Langsamkeit und Rauhigkeit der Sprache, apathisches Wesen, trockene schilfernde Haut, verengte Lidspalten, gedunsenes Gesicht, verlangsamte und träge Reflexe, herabgesetzter Stoffwechsel usw.). Von seiten des Herzens waren nachweisbar: erhebliche Dilatation beider Herzhälften, träge Aktion, Bradykardie, scharfe Herzkonturen. Es bestand geringe Cyanose und Kurzatmigkeit, die bei relativ kleinen Anstrengungen schon zunahmen, keine kardialen Ödeme!

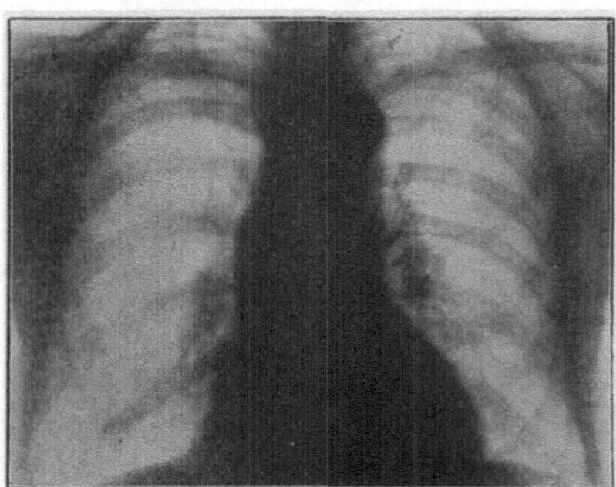

Abb. 37. Nach 8 wöchiger Thyreoidinbehandlung.

An der Kurve ist als charakteristisch hervorzuheben: Fehlen der sog. A- (= Vorhofs)Zacke, an deren Stelle eine größere Zahl kleiner Erhebungen zu sehen ist. Auf die Deutung dieses Befundes wird unten noch eingegangen werden.

An dieser Stelle interessiert zweierlei: Erstens der auf dem kammersystolischen Schenkel befindliche Buckel (punktierte Linie). Er deutet darauf hin, daß während der Kammerkontraktion die Vorkammer abnorm gefüllt ist, d. h. daß eine Stauung im rechten Vorhof vorliegt. Daß auch in der rechten Kammer eine solche besteht, beweist das völlige Fehlen der diastolischen Senkung. Die sich aus dem rechten Vorhof ergießende Blutmenge findet eine abnorm blutgefüllte Kammer vor und kann sich infolgedessen nicht in normaler Weise entleeren.

Wir schließen daraus, daß es sich am Herzen des Myxödematösen um echte Stauungsdilatation (myogene Dilatation nach MORITZ) handelt. Die sehr auffällige Inkongruenz zwischen Schwere der objektiven Veränderungen und relativer Geringfügigkeit der klinischen Erscheinungen ist vielleicht dadurch zu erklären, daß ähnlich wie bei den akuten Infektionskrankheiten beide Herzhälften gedehnt und gleichmäßig in bezug auf ihre Propulsivkraft beeinträchtigt sind, wodurch ja in der Regel abnorme Blutverteilung mit den sich daraus ergebenden Folgezuständen vermieden wird.

Daß die erwähnten schweren, gewöhnlich nur bei hohen Graden von Herzinsuffizienz feststellbaren Anomalien lediglich auf das Fehlen des Schilddrüenhormons zurückzuführen sind, ist auch hier wieder durch den Erfolg der Substitutionstherapie leicht zu beweisen. Ich gebe das Phlebogramm derselben Patientin unten wieder (Abb. 39), nachdem sie 5—6 Wochen behandelt war.

Alle Zeichen der Vorkammer- und Kammerstauung sind verschwunden (normaler diastolischer Abfall), auch die Vorhofserhebung ist in normaler Weise sichtbar, so daß die Kurve als Typus einer völlig normalen gelten darf. (Über Abortivformen des Myxödemherzens s. unten.)

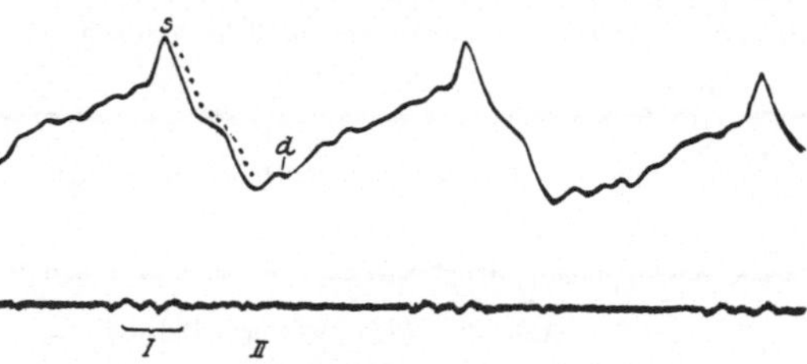

Abb. 38. Venenpulskurve einer 36jährigen Myxödematösen vor der Thyreoidinbehandlung (Vorhofstachysystolie, Kammer- und Vorkammerstauung!). Herztöne leise.

Für die Diagnose wichtig ist ferner die Beschaffenheit des Elektrokardiogramms. Auch hier kann in vorgeschrittenen Fällen (nicht in den ersten Anfängen der Krankheit!) von charakteristischen Veränderungen gesprochen werden. Sie bestehen in völligem oder fast völligem Fehlen von Vorhofszacke und Nachschwankung (s. Abb. 40). Was die Vorhofszacke (P-Zacke) betrifft, so scheint durch den Charakter der Venenpulskurve erwiesen zu sein, daß ihr Fehlen dadurch bedingt, ist, daß die Vorkammern flimmern oder sich wenigstens im Zustand hochgradiger Tachysystolie befinden. Unter den Befunden an den Herzen

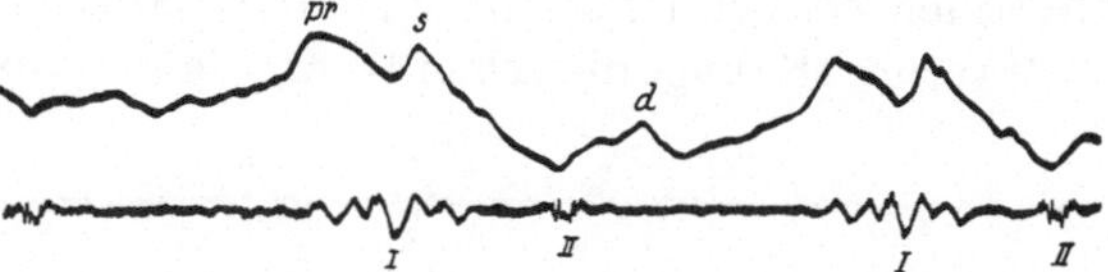

Abb. 39. Venenpulskurve der Patientin (Abb. 38) nach 6wöchiger Thyreoidinbehandlung.

Myxödematöser scheint das Verhalten der Vorhöfe am rätselhaftesten. Warum bewirkt der Schilddrüsenmangel Vorhofstachysystolie oder Flimmern, warum schlagen trotzdem die Kammern in regelmäßigem Rhythmus? Auf diese Fragen, die, über den Rahmen des speziellen Gegenstandes hinaus von allgemeiner Bedeutung für die Mechanik des kranken Herzens sein dürften, ist eine Antwort zurzeit nicht zu geben.

Schwer zu deuten ist auch das Fehlen der Nachschwankung (T-Zacke). Sowohl von der P- als von der T-Zacke wissen wir, daß gesteigerter Vagus- bzw. verminderter Sympathicustonus zur Abflachung derselben führen können. Vielleicht spielt dieser Umstand auch hier eine Rolle (es sei auf das gegensätzliche Verhalten der Zacken beim Basedowherzen verwiesen). Auch am isolierten Froschherzen sind unter dem Einfluß von Vagus- und Sympathicusreizung, bzw. nach Zusatz von Kalium oder Calcium, Änderungen der Nachschwankung im Sinne des Myxödem- bzw. Basedowherzens beobachtet worden. Etwaige extrasystolische Erhebungen im Myxödemkardiogramm sind von normalen Nachschwankungen gefolgt.

Wie letzten Endes auch die Befunde am Elektrokardiogramm zu deuten sein mögen, soviel scheint festzustehen, daß sie als für die Krankheit, wenigstens für die ausgesprochenen Grade derselben, charakteristisch zu betrachten sind. (Cory u. a. haben dies kürzlich auch auf Grund experimenteller Befunde bestätigt.)

Daß dem so ist, erhellt vor allem wiederum aus dem Erfolg der Therapie, unter der die fehlenden Zacken etwa gleichzeitig mit dem Rückgang der oben

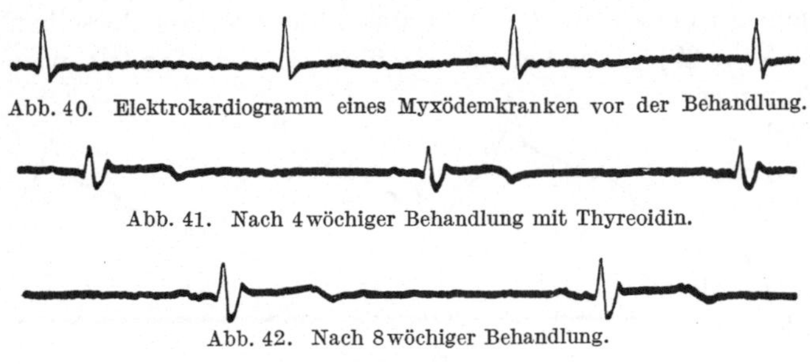

Abb. 40. Elektrokardiogramm eines Myxödemkranken vor der Behandlung.

Abb. 41. Nach 4wöchiger Behandlung mit Thyreoidin.

Abb. 42. Nach 8wöchiger Behandlung.

mitgeteilten Abnormitäten der Herzgröße und der Herzaktion allmählich wieder erscheinen, um bei etwaiger Überdosierung des Thyreoidins unter Umständen zu abnormer Höhe, man kann sagen bis zu Basedowzacken anzuwachsen.

Als Beispiele hierfür seien im folgenden drei Kardiogramme (Abb. 40—42, alle in Abl. I aufgenommen) mitgeteilt, die von dem obon auf S. 108 erwähnten Patienten stammen, von denen das erste vor der Behandlung, das zweite vier Wochen, das dritte acht Wochen nach Einsetzen derselben aufgenommen sind.

Das Myxödem ist eine Erkrankung, die mit Sicherheit rezidiviert, wenn die Thyreoidinzufuhr eine Zeitlang unterbrochen worden ist. Neben den allgemeinen klinischen Zeichen ist es vor allem die charakteristische, unten zu beschreibende Stoffwechselstörung, die schon frühzeitig das Herannahen des Rückfalls anzeigt.

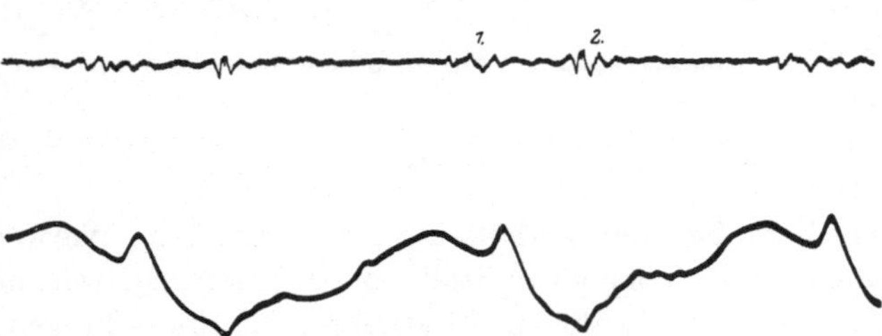

Abb. 43. Phlebogramm der Myxödematösen (Abb. 29) während des Rezidivs (Fehlen des diastolischen Abfalls, Buckelbildung im systolischen Abfall = Stauung in r. Kammer und Vorkammer).

Das Gegenteil gilt für die Herzerscheinungen. Es ist erstaunlich, wie lange die Wirkung einer einmal konsequent durchgeführten Thyreoidinkur auf das Herz andauert. Ich habe 6—7 Monate nach dem Aussetzen der Kur, obgleich die Krankheit in jeder Beziehung ausgesprochen war, die Herzfunktion gut, das Herz selbst nur wenig dilatiert gefunden. Die Zacken des Kardiogramms waren zwar niedriger als vorher, aber vorhanden, nur die Stauung der rechten Kammer (Fehlen des diastolischen Abfalls im Phlebogramm) war in solchen Fällen bereits wieder festzustellen. Sie kann also als relativ frühzeitiges Symptom im Bilde des Rezidivs angesehen werden.

Die Kurve (Abb. 43), die der auf S. 110 angeführten Kranken entstammt, ist auf der Höhe des Rezidivs sechs Monate nach Aussetzen der Therapie aufgenommen.

Die Herztöne Myxödemkranker sind auffallend leise. Auch graphisch kommt dies in den niedrigen Erhebungen der Tonkurve (s. Venenpulskurve Abb. 38) zum Ausdruck. Die Therapie führt auch hierin zu normalen Verhältnissen (s. Abb. 39).

Sehr charakteristisch ist die fast immer vorhandene Bradykardie, die zuweilen hochgradig sein kann (bis zu 50 Schlägen in der Minute) und im schroffen Gegensatz zu dem Verhalten der Pulsfrequenz beim Morbus Basedowii steht. Dabei ist der Puls häufig klein, die Füllung der Arterie gering, der Spitzen-

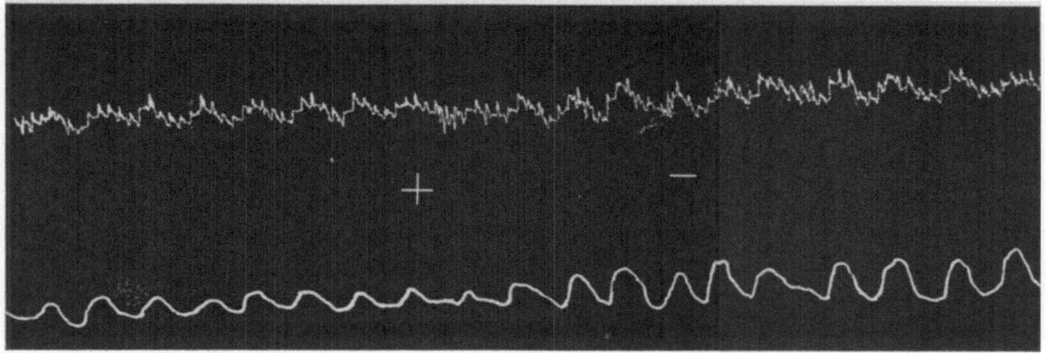

Abb. 44. Plethysmogramm eines 40jährigen Myxödemkranken. (Bei + setzte Kältewirkung ein. Fehlen jeder Reaktion!)

stoß schlecht fühlbar. Der Blutdruck pflegt in der Regel normal zu sein, zuweilen findet sich geringe Herabsetzung desselben.

In schroffem Gegensatz zu der oben geschilderten Lebhaftigkeit aller vasomotorischen Reaktionen beim Basedowkranken ist beim Myxödematösen eine hochgradige Trägheit derselben feststellbar. Charakteristisch ist die mangelhafte Sekretion der Schweißdrüsen, das dauernde Kältegefühl, die fehlende Reaktion der Gefäße auf Reize aller Art, insbesondere solche thermischer und psychischer Natur. Die Körpertemperatur in den meisten Fällen herabgesetzt.

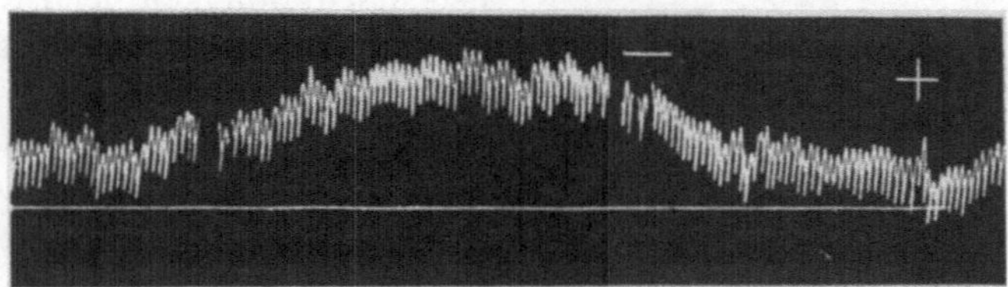

Abb 45. Nach 4wöchiger Thyreoidinbehandlung (normale Reaktion).

Als Beweis für die hochgradige Trägheit des Vasomotorenzentrums seien zwei von einem 40jährigen männlichen Myxödemkranken stammende plethysmographische Kurven (Abb. 44 u. 45) angeführt:

Die erste ist auf der Höhe der Krankheit aufgenommen und illustriert durch ihren gradlinigen Verlauf, daß die dem Körper applizierten starken Kältereize ohne jeden Effekt auf Weite und Blutfüllung der oberen Extremitäten sind.

Die zweite vier Wochen nach Beginn der Behandlung aufgenommene Kurve zeigt entsprechend der Applikation von Kältereizen deutliche Ausschläge, die auf eine durch Gefäßverengerung bedingte Volumenabnahme der betreffenden Extremität hindeuten.

Trägheit und Schwerfälligkeit sind auch die Kennzeichen, die das gesamte

psychische Leben der Kranken beherrschen. Besonders kraß tritt dies bei den schweren Fällen zutage. Bar aller Affekte, ohne Interesse für die Vorgänge in ihrer Umgebung, verharren sie in einem eigenartig lethargischen Zustand und müssen immer wieder zum Essen und Trinken ermuntert werden. Weniger leidet zunächst der Intellekt. Es gibt nicht wenige Kranke mit ausgesprochenem Symptomenkomplex, deren Gedächtnis, Urteilskraft und sonstige geistige Fähigkeiten völlig intakt sind. Im weiteren Verlauf der Krankheit leiden allerdings auch die geistigen Qualitäten. Gar nicht selten kommt es zu Störungen des seelischen Gleichgewichts. Unter Umständen treten regelrechte Psychosen von depressivem, selten maniakalischem Charakter auf, wobei es zu heftigen Zornesausbrüchen, Wut-, ja Tobsuchtsanfällen kommen kann. Auch über lästige Zwangsvorstellungen verschiedenster Art wird berichtet. Es ist begreiflich, daß Gesichtsausdruck und Mienenspiel der Kranken, wenn eine affektbetonte Psychose das Krankheitsbild kompliziert, sich in entsprechender Weise verändert. So kann es kommen, daß an und für sich apathische Patienten mit dem Auftreten freudig empfundener Wahnvorstellungen eine lebhafte und lachende Physiognomie zeigen. Die nebenstehende Photographie (Abb. 46), die ein von mir beobachtetes Mädchen von 23 Jahren wiedergibt, stellt einen solchen Fall dar. Die Kranke litt seit etwa einem Jahr an allgemeiner Schwäche, zunehmender Blässe, auffälliger Trockenheit und Rauhigkeit der Haut, teigiger Schwellung des Gesichts, Menstruationsstörungen, apathischem Wesen und seit kurzem an Halluzinationen, leichten Erregungszuständen usw. Die Diagnose wurde übrigens hier zu einer Zeit, wo die Symptome noch relativ wenig ausgesprochen waren, bereits auf Grund des typischen Elektrokardiogramms sowie des ungemein niedrigen O_2-Verbrauchs gestellt. (Die Zahlen finden sich auf der Tabelle S. 117, Fall 5.)

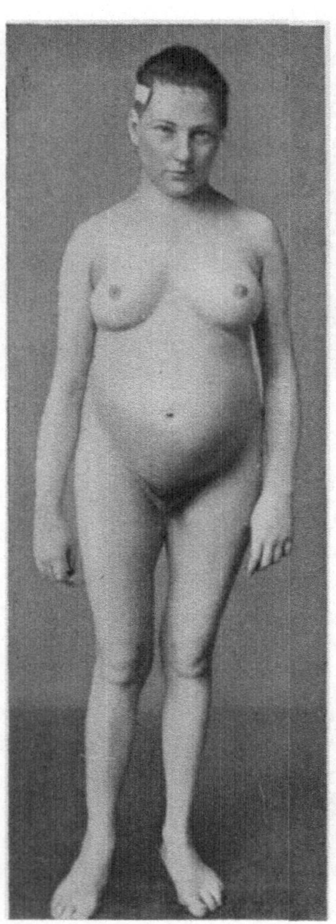

Abb. 46. 23 jährige Myxödemkranke mit Hulluzinationen heiteren Charakters.

Die schweren psychischen Anomalien scheinen, worauf W. Scholz mit Recht hinweist, jetzt seltener zur Beobachtung zu kommen, da man durch frühzeitiges Erkennen der Krankheit in der Lage ist, das Übel im Anfang ausgiebig therapeutisch zu beeinflussen. Übrigens gehen mit den sonstigen Symptomen auch die Gehirnstörungen unter der spezifischen Therapie zurück.

Von nervösen Erscheinungen ist die Neigung der Kranken zu Neuralgien und zu Parästhesien hervorzuheben. Die Sensibilität ist im ganzen normal, nur scheint die Sensibilitätsleitung verlangsamt zu sein, wodurch man unter Umständen zu Trugschlüssen kommen kann. Sehr bemerkenswert ist das Verhalten der Reflexe. Sie sind verlangsamt und träge. In schweren Fällen kann die Zuckung geradezu wurmartig verlaufen, was besonders eindrucksvoll bei der Prüfung der Bauchdeckenreflexe zutage tritt. Auf dies Verhalten der Reflexe ist zuerst von Erb, später von F. Kramer aufmerksam gemacht worden. Letzterer verlegt die der Erscheinung zugrunde liegende Störung in den Muskel. Wichtiger für die Kranken ist die außerordentliche motorische Schwäche der Muskulatur. Sie kann so hochgradig sein, daß Gehen und Stehen nur mit Mühe möglich sind. Sehr charakteristisch ist auch der Gang der Patienten, der häufig ungemein schwerfällig und watschelnd ist.

Das vegetative Nervensystem zeigt eine allgemeine Herabsetzung seiner Erregbarkeit sowohl was den sympathischen als auch was den parasympathischen Teil desselben anbelangt. Auf Adrenalininjektion reagieren die meisten Kranken weder mit Blutdrucksteigerung noch mit Glykosurie, noch mit den charakteristischen Veränderungen im Blute (s. S. 60). Schilddrüsenlose Individuen bekommen nach Falta im Gegensatz zum Gesunden wie die kachektischen während des Gebrauchs der Lungensaugmaske keine Polyglobulie (Fehlen des durch laugdauernden Kontraktionszustand der Gefäße eintretenden Plasmaaustritts). Nach Thyreodinzufuhr sah ich vorübergehende Vermehrung der Erythrocyten auftreten. Über Herabsetzung der Erregbarkeit des N. vagi berichtet v. Cyon. Auf Pilocarpininzufuhr reagieren die Kranken ebenfalls für gewöhnlich kaum oder gar nicht. Tierexperimentelle Beobachtungen (namentlich beim Hunde) sprechen in gleichem Sinne.

Zu den häufigen Kennzeichen des Leidens gehören Störungen der Sprache. Meist ist sie schwerfällig, langsam und gedehnt. Die Stimme ist in der Regel, wie schon erwähnt, rauh und monoton. Ob auch den Sprachstörungen die bereits hervorgehobene charakteristische Muskelschwäche zugrunde liegt, ist zweifelhaft.

Genitalapparat. In den meisten Fällen sind auch Störungen von seiten des Genitale vorhanden. Sie bestehen bei beiden Geschlechtern im Nachlassen der Libido sexualis. Bei der Frau tritt gewöhnlich Amenorrhöe auf oder die Menses werden spärlich. Nur selten haben die Kranken über stärkere Blutungen zu klagen. Damit parallel geht gewöhnlich eine Atrophie der Geschlechtsorgane, besonders bei der Frau. Die Mammae können jedoch gut entwickelt bleiben. Fast alle myxödematösen Frauen bleiben steril, doch ist in der Literatur über einige Fälle berichtet, in denen Schwangerschaft eintrat. Ich selbst kenne eine 32jährige Kranke, die konzipierte, allerdings erst, nachdem auf Grund der Behandlung die Symptome so gut wie ganz geschwunden waren.

Blut. Bei vielen Kranken lassen sich auch im Blute Veränderungen in Form von Hämoglobinarmut (bis zu ca. 60%) und Verminderung der Zahl der roten Blutkörperchen nachweisen. Die Leukocytenformel zeigt häufig Veränderungen im Sinne einer Mononucleose und geringer Vermehrung der Eosinophilen. Gelegentlich ist sogar über Auftreten von kernhaltigen Erythrocyten, Myeloblasten und über Poikilocytose berichtet worden. Was die physikalischen Eigenschaften des Blutes anbelangt, so scheint im Gegensatz zum Morbus Basedowii in vielen Fällen eine Erhöhung der Gerinnbarkeit zu bestehen. Der Trockensubstanzgehalt ist meist vermehrt. Unter Thyreoidinzufuhr pflegen sich die genannten abnormen Blutbefunde in normale umzukehren (Fonio, Falta).

8*

Knochensystem. Das Knochensystem scheint, sobald seine Entwicklung beendet ist, trotz Versagens der Schilddrüsenfunktion keine nennenswerten Veränderungen zu erleiden. Um so ausgesprochener machen sich Ausfallserscheinungen am unfertigen, wachsenden Knochen bemerkbar, worüber im Kapitel „Infantiles Myxödem“ zu reden sein wird. Wie beim Basedowiker, kommen auch bei Myxödematösen Knochenveränderungen im Sinne akromegaler Wachstumssteigerung vor. Bei der auf S. 106 abgebildeten Kranken (Abb. 34) sind deutliche akromegale Züge zu erkennen. Namentlich fallen die große Zunge und die zwischen den Zähnen befindlichen Lücken auf (abnormes Wachstum des Oberkiefers!). Bei der Obduktion fand sich allerdings an der Hypophyse anatomisch nichts Abnormes, so daß man an eine rein funktionelle Leistungssteigerung des glandulären Hypophysenanteils denken mußte. Zu solchen Funktionsanomalien kann es sowohl bei Minderfunktion der Schilddrüse, als auch bei Hyper- bzw. Dysfunktion derselben kommen. Ich habe schon oben auf die nahen Beziehungen zwischen Thyreoidea und Hypophysenvorderlappen hingewiesen. Von PONFICK, ABRIKOSOFF und einigen anderen Autoren wurde übrigens auch über tatsächliche Vergrößerung der Hypophyse, insbesondere ihres glandulären Teiles, bei Myxödemkranken berichtet, von anderen über cystische Degenerationen derselben. Ich sah zuweilen auch im Röntgenbild nachweisbare nicht unbeträchtliche Vergrößerung der Sella turcica (vgl. S. 136, Abb. 60]).

Stoffwechsel. Zu den besonders charakteristischen Symptomen der Krankheit gehört die Veränderung des Stoffwechsels. Sie ist so typisch, daß ihr Vorhandensein in Zweifelsfällen die Diagnose sicherstellen kann. Der Antagonismus zum Morbus Basedowii ist auch im Stoffwechsel gewahrt. Wir finden im allgemeinen Herabsetzung desselben, und zwar in einem Maße, wie dies bei keiner anderen Krankheit gefunden wird. Besonders deutlich tritt dies bei Bestimmung des respiratorischen Gaswechsels zutage, wobei sich zeigt, daß der O_2-Verbrauch bei völliger Körperruhe (Grundumsatz!) um 50—60$^0/_0$ unter das Niveau des normalen gesunken sein kann. Daß diese Herabsetzung sich auch im Erhaltungsumsatz zu erkennen gibt, beweist, daß nicht allein die allgemeine Trägheit und Temperamentlosigkeit der Kranken als Ursache in Betracht kommt, sondern daß eine Beeinträchtigung der Verbrennungsvorgänge aller Zellen vorliegt.

Wir verdanken die Kenntnis dieser Tatsache MAGNUS-LEVY. Ich führe auf S. 117 als Beispiel die Gaswechselwerte von 6 von mir in Gemeinschaft mit A. LOEWY untersuchten Patienten an, über welche zum Teil bereits berichtet ist.

Die angeführten Zahlen stellen Verbrauchswerte von so minimalem Ausmaße dar, wie sie sonst bei keiner anderen Krankheit gefunden werden, wenn ich von einigen Fällen schwerer endogener Fettsucht absehe, bei denen wir unter Umständen auch O_2-Werte (pro Kilogramm Körpergewicht und Minute) von ca. 2 ccm feststellen konnten. Allerdings stellt sich bei der Fettsucht der Gesamtverbrauch an O_2 erheblich höher. Die Division durch die Kilogramme Körpergewicht — und es sind deren ja in diesem Falle nicht wenig vorhanden — gibt bei der Fettsucht zu falschen Schlüssen Anlaß. Überlegt man sich einmal, in welchen Dimensionen sich die Unterschiede hinsichtlich des O_2-Verbrauchs zwischen einem Basedowiker und Myxödemkranken (beide mit charakteristischen Stoffwechselstörungen), lediglich was den Grundumsatz betrifft, bewegen, und berechnet man diese Differenz für die Lebensdauer, die nur auf 40 Jahre veranschlagt sei, so kommt man zu ganz grotesken Zahlen. Ich habe mir an der Hand der Werte zweier von uns untersuchter Patienten, von denen der Myxödematöse ca. 60 kg, der Basedowiker ca. 50 kg wog, der erstere pro Kilogramm und Minute 2 ccm, der letztere etwa 6 ccm O_2 verbrauchte, errechnet, daß die Differenz etwa 3,5 Millionen Liter O_2 in der angegebenen Lebenszeit betragen würde.

Vor der Behandlung.

Name	Atem-volumen	CO_2-Aus-scheidung ccm	O_2-Ver-brauch ccm	Körper-gewicht kg	O_2-Ver-brauch pr. ccm Körper kg	Steigerung d. O_2-Ver-brauchs in %
Fr. Großmann		115,25	140,97	66,7	2,156	
Augstein (57 Jahr) . . .		130,82	149,23	82,8	1,84	
Borst (52 Jahr)		164,01	187,45	85,0	2,253	
Böttcher (36 Jahr, sporad. Kretin)	3173,4	82,925	113,92	42,2	2,785	
Frl. Franzkowiak (23 Jahr, Myxödem u. Psychose) .	2,9353	108,31	112,71	58,7	1,93	
Ilse Hecht (7 Jahr, infantiles Myxödem)			89,10	16,5	5,44	

Nach 2—4 wöchiger Behandlung mit tägl. 0,3 Thyreoidin[1]).

Name	Atem-volumen	CO_2-Aus-scheidung	O_2-Ver-brauch	Körper-gewicht	O_2-Ver-brauch pr.	Steigerung
Fr. Großmann		162,26	211,46	62,2	3,408	35,5
Augstein		200,79	245,80	76,5	3,256	64,4
Borst		204,37	241,14	80,0	3,050	28,8
Böttcher	4934,0	169,20	233,40	34,24	6,824	104,3
I. Hecht			137,20	16,1	8,46	53,9

Bei dem geringen Verbrauch an Brennmaterial ist es nicht verwunderlich, wenn der Myxödematöse bei normalem Appetit und gewöhnlichem Kostmaß zum Ansatz neigt. Dies tritt besonders bei schweren Fällen zutage. Immerhin ist der Grad der beim Myxödematösen gewöhnlich anzutreffenden Fettsucht in der Regel nicht so, wie man in Anbetracht der hochgradigen Verlangsamung des Stoffwechsels erwarten sollte. Hier klafft ein gewisser Widerspruch, auf den später zurückzukommen sein wird (s. Kap. „Fettsucht").

Auch der Eiweißhaushalt steht im Zeichen des niedrigen Verbrauchs. Der N-Umsatz ist klein, die täglich im Harn ausgeschiedenen N-Mengen betragen im Mittel nur 5—9 g. Ich setzte zwei Kranke, um festzustellen, wie sich die Verhältnisse des Eiweißstoffwechsels bei Zufuhr geringer, unterhalb der Schwelle des sog. Eiweißminimums liegender Tagesquantitäten gestalten, auf eine Tagesmenge von nur 7 g N (= ca. 45 g Eiweiß). Die Kranken schieden dennoch nur ca. 5—5,7 g N pro die aus, so daß immer noch eine deutliche N-Retention nachweisbar war. Wird die Eiweißzufuhr größer, so tritt die Tendenz zu positiver N-Bilanz um so stärker zutage. Letzteres lagert sich vermutlich wenigstens zum Teil in den die Haut und die übrigen Organe durchsetzenden abnormen Flüssigkeitsansammlungen ab. Den Eiweißgehalt des Blutserums fand ich meistens abnorm erhöht.

---

[1]) Die Zahlen stellen Mittelwerte aus den Ergebnissen mehrerer Untersuchungen dar.

Der Prozeß des Eiweißabbaues, insbesondere die Harnstoffsynthese, geht beim Myxödematösen in normaler Weise vor sich. Die von den einzelnen Autoren angegebenen Werte für Ammoniakstickstoff, für die Aminosäurenfraktion usw. entsprechen etwa den physiologischen.

Die Werte für Harnsäure im Harn wurden von MOSLER (0,1 g), MAGNUS-LEVY (0,3 g) und W. SCHOLZ abnorm niedrig gefunden. Ich selbst fand bei drei untersuchten Kranken die Zahlen für endogene Harnsäure im Bereich des Normalen. Unter dem Einfluß der Thyreoidintherapie fand eine Anregung des Harnsäurestoffwechsels nicht statt. Dagegen fand ich in allen drei Fällen die Harnsäurewerte des Blutes bei purinfreier Kost auffallend niedrig. Sie schwankten zwischen 1 und 1,4 mg auf 100 ccm Blut. Vielleicht ist dieser Befund auf die schon erwähnte träge Darmtätigkeit der Myxödematösen zu beziehen. Konnten doch GUDZENT, MAASE und H. ZONDEK nachweisen, daß eine große Reihe von Substanzen, die eine darmerregende Wirkung ausüben, zu vorübergehender Urikämie und Vermehrung der Urinharnsäure Veranlassung geben. Zugleich konnte auch gezeigt werden, daß sich durch Zufuhr von Thyreoidin schon beim Gesunden der Harnsäurespiegel des Blutes und dementsprechend der des Harnes vorübergend steigern läßt. Auf das Vorhandensein einer wesentlichen Herabsetzung des anorganischen Phosphors im Blutserum des Myxödemkranken (Analogie zum Rachitiker!) wurde kürzlich von LANDSBERGER hingewiesen. Als Ausdruck der verminderten Tätigkeit der Schilddrüse ist die Erniedrigung des Blutjodspiegels anzusehen, auf welche W. H. VEIL und A. STURM hinweisen. Hierbei ist zu bemerken, daß nach neueren Untersuchungen (v. FELLENBERG) auch das Blut des gesunden Menschen jodhaltig ist (vgl. S. 89).

Was die Aschenbestandteile des Harns betrifft, so habe ich bei den Kranken Abweichungen von der Norm nicht feststellen können. Die Chlormengen entsprechen denen des Gesunden, auf NaCl-Belastung reagieren die Kranken prompt mit entsprechender Mehrausscheidung und auch der NaCl-Gehalt des Blutes entspricht der Norm. Das gleiche läßt sich über die Kalk- und Magnesiaausfuhr sagen. Thyreoidinbehandlung hat weder auf die Menge des Kochsalzes im Harn noch auf die des Calciums oder Magnesiums einen Einfluß (H. ZONDEK). Einige Autoren (ORD, WHITE, W. SCHOLZ) stellten während der Behandlung fest, daß sich die Kalkmenge im Kot auf Kosten der Ausfuhr im Harn vermehrte. (Wegen genauerer Einzelheiten verweise ich auf die Behandlung des Gegenstandes im NOORDENschen „Handbuch der Pathologie des Stoffwechsels", Bd. II.)

Hinsichtlich des Kohlenhydratstoffwechsels wird vielfach im Gegensatz zum Basedow eine Erhöhung der Zuckertoleranzgrenze als für Myxödem charakteristisch angegeben. Selbst bei Zufuhr von 500 g Traubenzucker fand HIRSCHL keine Glykosurie, FALTA konnte in einem Falle auch nach Verabreichung von 100 g Dextrose und 2 mg Adrenalin (subcutan) keinen Zucker im Harn finden. EPPINGER, FALTA und RUDINGER wiesen auch auf tierexperimentellem Wege nach, daß bei schilddrüsenlosen Hunden eine Adrenalininjektion, die normalerweise eine starke Zuckerausscheidung sowie eine Steigerung des Hungereiweißumsatzes hervorruft, keine Glykosurie erzeugt, selbst dann nicht, wenn gleichzeitig Zucker verfüttert wird. Bezüglich des Zustandekommens dieser

Wirkung verweise ich auf das im Kapitel „Wechselbeziehungen der einzelnen Hormondrüsen", S. 26, Gesagte.

Es ist hier nicht der Ort, die vielfach sich widersprechenden Resultate der tierexperimentellen Forschung zu erwähnen oder gegeneinander abzuwägen, die den Kohlenhydratstoffwechsel thyreopriver Tiere betreffen. Eine Rolle scheint übrigens vielfach auch der Umstand gespielt zu haben, daß manche Untersucher nicht nur die Schilddrüse, sondern auch die Epithelkörperchen[1]) mit entfernt hatten. Dies mußte natürlich die Ergebnisse von vornherein widerspruchsvoll gestalten. Klinisch scheinen die Verhältnisse jedenfalls nicht eindeutig zu liegen. Unter sechs von mir untersuchten Kranken ließ sich nur bei zweien eine Steigerung der Zuckertoleranz nachweisen, indem die Kranken bei Zufuhr von 250 g Dextrose und 1 mg Adrenalin (subcutan) keine Glykosurie zeigten. Die übrigen vier boten ganz die Verhältnisse, wie wir sie auch bei Gesunden finden, denn sie reagierten auf Darreichung von 150 g Traubenzucker mit Glykosurie. Der Blutzuckergehalt, der bei drei Kranken (1 mit gesteigerter, 2 mit normaler Zuckertoleranz) untersucht wurde, lag an der oberen Grenze der Norm (zwischen 0,1 und 0,13 $^0/_0$).

Es sind sogar Fälle von Myxödem mit Neigung zu Glykosurie, also mit stark verminderter Zuckertoleranzgrenze, beschrieben worden (GARNIER, LEBRET, JÜRGENS, MAGNUS-LEVY, CAMPBELL u. a.). FALTA nimmt für solche Fälle an, daß es sich bei ihnen um eine selbständige Erkrankung des Pankreas handele, da die Funktionsverminderung der Schilddrüse nur dann zur Überfunktion des Pankreasinselapparates führen kann, wenn dieser in vollem Umfange funktionsfähig ist.

Der abnorme Stoffwechsel der Myxödemkranken wird durch die Verabfolgung von Schilddrüsensubstanzen in einen normalen umgekehrt. Eiweißumsatz und Gasverbrauch erfahren durch das Thyreoidin eine starke Anregung, die unter Umständen bis zu 100 $^0/_0$ der vor der Behandlung gefundenen Werte betragen kann. Bezüglich des Gaswechsels verweise ich auf die Tabelle auf S. 117. Die Erhöhung des Gasverbrauchs beginnt schon kurze Zeit, etwa 9—10 Tage nach Beginn der Thyreoidinzufuhr. Die Wirkung hält jedoch, wie Untersuchungen von LOEWY und mir gezeigt haben, nicht lange Zeit an. Schon wenige Tage nach Aussetzen der Therapie pflegen die Werte wieder abzusinken. Die für den Erfolg notwendigen Mengen des Organpräparates betragen etwa 0,3 g Thyreoidin. sicc. pro die (s. Kapitel „Therapie"), bzw. $^1/_2$—$^2/_3$ mg Thyroxin täglich (8—10 Tage lang). jedoch kann man schon bei täglicher Verabreichung von 0,1 g Erhöhung des O_2-Verbrauches erzielen, wenn auch nicht in dem Maße, wie es mit größeren Dosen möglich ist (A. LOEWY und H. ZONDEK). Auch der normale Stoffwechsel gesunder Individuen läßt sich durch Thyreoidinzufuhr gelegentlich innerhalb gewisser Grenzen steigern. Im folgenden seien die im Gaswechselversuch gefundenen Zahlen wiedergegeben, die bei einer 32 jährigen gesunden Frau vor und nach der Thyreoidinzufuhr gewonnen wurden (Pat. bekam etwa 5 Wochen lang täglich 0,3 g Thyreoidin in Pulvern und nahm während dieser Zeit etwa 6 Pfund an Körpergewicht ab.)

---

[1]) Nach Exstirpation der Epithelkörperchen tritt, wie es scheint, eine Herabsetzung der Assimiliationsgrenze für Kohlenhydrate ein.

Vor der Behandlung.

| pro Minute | | Körper-gewicht | O_2-Ver-brauch pro Körperkilo | Steigerung an O_2-Verbr. |
CO_2-Ausscheidung ccm	O_2-Verbrauch ccm	kg		%
176,84	218,90	73,0	3,083	—

Nach der Behandlung.

213,43	273,85	68,5	4,029	25,2

Es gibt jedoch zahlreiche Gesunde, bei denen der Gaswechsel auch trotz langdauernder Thyreoidinmedikation völlig unbeeinflußt bleibt, was sich meist auch aus der Konstanz des Körpergewichts erkennen läßt. Ich kenne sogar Gesunde, die unter Thyreoidinzufuhr an Körpergewicht zunahmen und auch immer wieder, wenn sie das Präparat nehmen, zunehmen. Derartige Erscheinungen dürften sich aus dem erklären, was oben allgemein über die Reversibilität der Hormonwirkung gesagt wurde (S. 9 u. ff.).

Aus allem geht hervor, daß die Steigerungsfähigkeit des Stoffwechsels durch Thyreoidin ebenso wie der enorme Grad seiner Verlangsamung Faktoren sind, die der Myxödemkrankheit nicht nur gegenüber dem Gesunden, sondern auch gegenüber anderen endokrinen Krankheiten ein eigenes Gepräge verleihen. Es gibt gewiß noch andere endokrine Drüsen, die von Einfluß auf die Größe des Stoffumsatzes sind. Ich erwähne die Hypophyse (Pars intermedia), das chromaffine System u. a. (die Rolle der Keimdrüsen hinsichtlich direkter Beeinflussung des Stoffwechsels scheint mir noch nicht hinreichend klargestellt). Zweifellos aber bestehen zwischen ihnen und der Schilddrüse hinsichtlich der Wirkung auf den Stoffhaushalt sehr erhebliche graduelle Unterschiede.

Die Harnmengen der Kranken sind häufig verhältnismäßig gering. In vielen Fällen sind auch kleine Mengen von Eiweiß im Urin gefunden worden. Unter der Thyreoidintherapie nimmt die Diurese erheblich zu.

Von seiten des Magen-Darmkanals haben manche Myxödemkranken über Appetitlosigkeit, Verdauungsbeschwerden und vor allem über hartnäckige Darmträgheit und Obstipation zu klagen. Diese ist jedenfalls auf den verminderten Tonus des Vagus zurückzuführen, der normalerweise auf die Muskulatur der Magen- und Darmwand erregend wirkt.

Formen des Myxödems. Wie der Morbus Basedowii kann auch das Myxödem in Gestalt der Forme fruste auftreten und nur eine Auslese von Symptomen darbieten. Diese Abortivformen sind besonders von HERTOGHE studiert worden. Ohne Zweifel kommen sie ungemein häufig vor. Auch bei uns sind sie im Gegensatz zum symptomenvollen Krankheitsbild keine Seltenheit. Häufig ist die Diagnose nur ex juvantibus zu stellen. Wichtig ist in allen Fällen, in denen eines oder einige der charakteristischen Symptome vorhanden sind, an die Möglichkeit einer partiellen Hypothyreose zu denken. Auffallende Mattigkeit und Trägheit, besonders im Verein mit menstruellen Störungen, Langsamkeit und Rauhigkeit der Sprache, leichte Schwellungen im Gesicht, dauerndes Kältegefühl, Haarausfall, ja sogar hartnäckige Obstipation lassen den Versuch der Thyreoidinbehandlung gerechtfertigt erscheinen. KOCHER hat in diesem

Zusammenhang besonders auf den chronischen Rheumatismus mit Schmerzen in den Extremitäten, unter Umständen sogar Schwellungen in den Gelenken hingewiesen (Rheumatismus thyreoprivus chronicus). GARA, der bei 20 % der weiblichen Fälle mit chronischer Gelenkerkrankung Störungen der Schilddrüsentätigkeit gesehen haben will, spricht direkt von einer Arthritis thyreoidea. Seit langem hatten besonders französische Forscher die Behandlung gewisser Formen von chronischem Gelenkrheumatismus mit Thyreoidin empfohlen. ROTSCHILD und LEWY, JACUNIN und CARLOWITZ konnten über Erfolge berichten. Ich selbst bin nicht in der Lage, positive Ergebnisse dieser Therapie mitzuteilen.

Besonders wichtig scheint mir der Hinweis auf die thyreogene Fettsucht, jene Form von Adipositas, deren Träger häufig, wenn auch nicht immer Symptome zeigen, die auf Schilddrüseninsuffizienz hindeuten. (Kältegefühl, sowie besondere Druckempfindlichkeit des Fettes im Sinne der Adipositas dolorosa werden zuweilen auch bei anderen Formen von Fettsucht beobachtet.) Häufig ist es nur der eklatante Erfolg der Thyreoidintherapie, der in solchen Fällen nachträglich die Diagnose sicherstellt.

Unter Umständen können Erscheinungen von seiten des Herzens in mehr oder weniger ausgeprägter Form als einzige Manifestation der Krankheit auftreten. In jedem Falle von Herzdilatation, bei dem die oben hervorgehobene Inkongruenz zwischen Schwere des objektiven Befundes einerseits, relativer Geringfügigkeit der Insuffizienzerscheinungen und subjektiven Beschwerden andererseits auffällt, wo dazu noch ein typischer Befund des Kardiogramms oder gar sonstige Zeichen des Myxödems vorhanden sind, ist unter allen Umständen ein Versuch mit Thyreoidindarreichung indiziert, namentlich wenn — wie dies in solchen Fällen ja stets der Fall ist — die Herzbehandlung üblichen Stils, also auch die Digitalismedikation versagt hat. Es dürfte sich verlohnen, bei diesem Gegenstand in Anbetracht seiner großen praktischen Bedeutung etwas ausführlicher zu verharren. Dabei muß auf eine bestimmte Art von Herzaffektion verwiesen werden, die sich objektiv in Herzdilatation (besonders der linken Kammer), Bradykardie (bis zu 60 und 50 Schlägen in der Minute bei regelmäßiger Pulsfolge) und Hypotonie bis etwa 90 mm Hg (Maximaldruck) äußert. Im Elektrokardiogramm finden sich P- und T-Zacke ebenfalls meist nur angedeutet, letztere hat sogar gelegentlich eine negative Phasenrichtung, zuweilen kann man auch ein auffällig langes A—V-Intervall feststellen. Die Bradykardie ist leicht als Sinusbradykardie zu erweisen. Subjektiv haben solche Kranken über Herzbeklemmungen, leichte Oppressionen oder Herzschmerzen, Palpitationen und geringe Dyspnoe zu klagen. HERZ hat das Krankheitsbild als „bradykardische Hypotonie" bezeichnet. Es entspricht wohl dem, was KRAUS das „Vagusherz" nennt.

Es muß bezweifelt werden, daß der erhöhte Vagustonus allein verantwortlich zu machen ist. Vielmehr ist anzunehmen, daß Schwäche der vegetativen Nerven überhaupt in Betracht kommt. Die Beziehungen zwischen Vagus und Sympathicus sind in hohem Maße davon abhängig, welche physikalisch-chemischen Verhältnisse an der Zelle bestehen (KRAUS, S. G. ZONDEK). Bei der beschriebenen Affektion ist m. E. nicht allein der Grad der Empfindlichkeit des Vagus, sondern auch Beschaffenheit und Tonus der Herzwand von größter Bedeutung. Darum möchte ich vorschlagen, dieser Form von „Herzneurose" die Bezeichnung „neurohypotonisches Herz" zu geben, womit ich die auf neurogener Grundlage entstandene Tonusverminderung der Kammermuskulatur besonders zum Ausdruck bringe.

Es schien angebracht, das Syndrom des Vagusherzens (oder neurohypotonischen Herzens) hier zu erwähnen, weil mancherlei dafür spricht, daß ihm in einer nicht geringen Zahl von Fällen eine larvierte Hypothyreose zugrunde liege. Hierfür spricht nicht zuletzt der Erfolg der Thyreoidintherapie, der in solchen Fällen zwar nicht so in die Augen springend wie bei dem oben beschriebenen ausgesprochenen Myxödemherz, aber doch eklatant genug ist. Ich führe als Beispiel folgenden allerdings relativ schweren Fall an, wobei ich bemerken möchte, daß leichtere, bei denen jedes Mitergriffensein des Myokards auszuschließen ist, noch deutlicher zu reagieren pflegen.

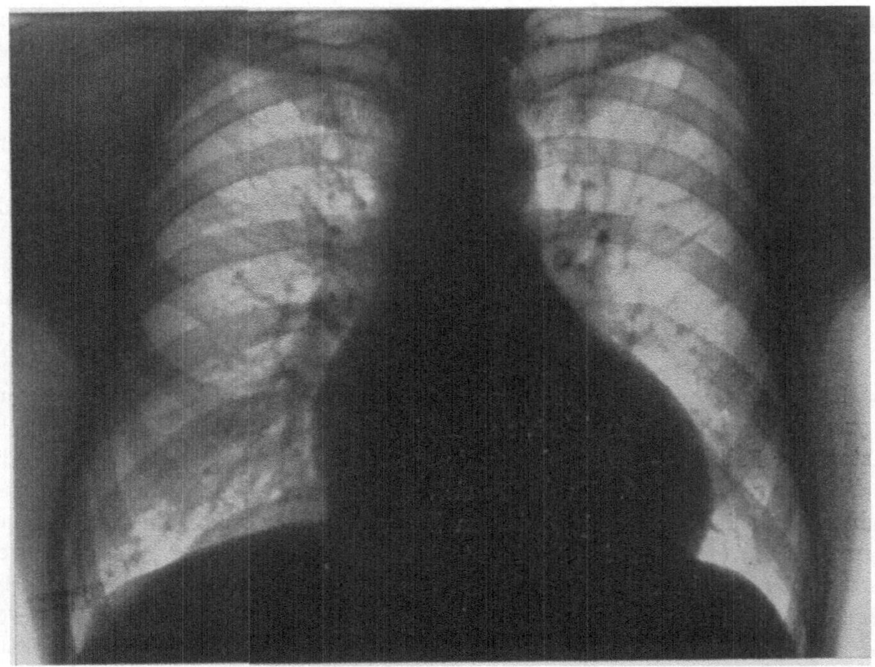

Abb. 47. Vagusherz eines 35jährigen Kranken vor der Thyreodinbehandlung (vgl. Abb. 48).

35jähriger Patient, aus dessen Anamnese nichts Wesentliches mitzuteilen ist. Infektionskrankheiten werden nicht angegeben. Keine Lues, kein Potus. Von Jugend auf geringe Herzbeschwerden, die namentlich bei Anstrengungen zutage traten. Objektiv: Pulsverlangsamung bis zu 56—60 Schlägen in der Minute (schon von Jugend auf). Ferner findet sich zurzeit ziemlich hochgradige Dilatation der linken Kammer (s. Abb. 47 u. 48), wechselnde systolische Geräusche über den Ostien.
Die Herzaktion ist auffällig träge, der Blutdruck niedrig (60/95 mm Hg). Im Elektrokardiogramm ist die Vorhofzacke eben angedeutet, die Nachschwankung negativ gerichtet. Wassermannsche Reaktion im Blute negativ.

Alle bisher angewandten Mittel hatten bei dem Kranken versagt. Ich gab ihm täglich 0,3 g Thyreoidin. Schon 2—3 Wochen nach Beginn der Behandlung fühlte er sich erheblich frischer, konnte im Gegensatz zu früher gut Treppen steigen, ohne dabei Zeichen von Dyspnoe zu verspüren. Die Pulszahl stieg auf 60—70 Schläge in der Minute, und nach 4 wöchiger Kur konnte auch am Herzen

röntgenologisch einer Veränderung der Silhouette nachgewiesen werden, indem
eine Abnahme des Transversaldurchmessers um 1,2 cm eingetreten war (s. Abb. 48)

Es wird weiterer klinischer Beobachtung bedürfen, um alle hierher gehörigen
Fälle zu übersehen.

Bemerkenswert scheint mir, daß CURSCHMANN im Hinblick auf die hier beschriebene Form von Herzstörung auf den konservierenden Einfluß der konstitutionell
bedingten Blutdrucksenkung hinweist. Dabei wird auf die in amerikanischen
Lebensversicherungsstatistiken niedergelegten Erfahrungen verwiesen, nach welchen die durchschnittliche Lebensdauer der Hypotoniker eine relativ lange ist.

Ätiologie. Das Myxödem ist mit Sicherheit auf degenerative Vorgänge in
der Schilddrüse, die mit einem Versiegen ihrer Funktion einhergehen, zurück-

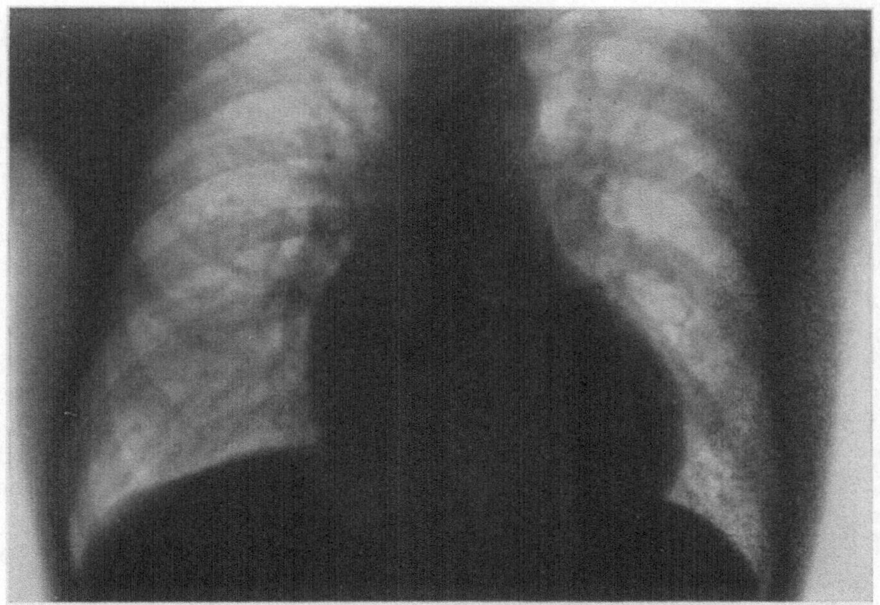

Abb. 48. Herz desselben Patienten nach 3 wöchiger Behandlung.

zuführen. Welche Faktoren als Ursache für das Entstehen der Sklerosierung
der Thyreoidea verantwortlich zu machen sind, ließ sich bisher nur für eine gewisse Zahl von Fällen eruieren. Zuweilen liegen die Verhältnisse klar. Dies gilt vor
allem für die traumatisch entstandenen Fälle. Ich verfüge über einen solchen
Fall. Es handelt sich um einen 41 jährigen Major, der im Kriege eine Schußverletzung am Halse erlitten hatte, an die sich eine Vereiterung in der Gegend des
linken Schilddrüsenlappens schloß. Mehrmals mußten größere Abscesse über der
Schilddrüse gespalten werden, bis die Wunde allmählich vernarbte. Im Verlauf der nächsten drei Jahre entwickelte sich ganz allmählich ein typisches,
mit allen charakteristischen Symptomen ausgestattetes Myxödem. Die ersten
Beschwerden (etwa $^3/_4$ Jahr nach der Verwundung aufgetreten) waren Herzbeschwerden in Form von Kurzatmigkeit, Herzklopfen usw. Unter Thyreoidin
bildeten sich alle Erscheinungen prompt zurück.

Häufig können auch wie beim Morbus Basedowii psychische Traumen für die Entstehung der Krankheit verantwortlich gemacht werden. In manchen Fällen lag es nahe, Erkrankungen der weiblichen Geschlechtsorgane (reichliche Uterusblutungen, häufige Schwangerschaften usw.) als ursächliche Momente in Betracht zu ziehen. Tatsache ist ja, daß das Myxödem bei Frauen erheblich häufiger auftritt als bei Männern. Nach eigenen Erfahrungen tritt die Krankheit auch als Sekundärerscheinung im Gefolge von Erkrankungen der Hypophyse, im besonderen Tumoren derselben, auf. Die nahen Beziehungen zwischen Hypophyse, speziell dem drüsigen Vorderlappen, und der Thyreoidea sind hinreichend bekannt und an anderer Stelle gewürdigt worden (S. 24 u. 116). Wie die Akromegalie in manchen Fällen durch Basedow- oder Myxödemerscheinungen kompliziert ist (S. 78), so können auch Hypophysistumoren nicht adenomatöser Art, die also nicht zur Akromegalie führen, vielmehr den Hirnhang zerstören, sekundär zur Schädigung der Schilddrüsenfunktion mit den entsprechenden klinischen Erscheinungen Veranlassung geben. Ich führe als Beispiel hierfür folgenden Fall an (eigene Beobachtung), bei dem im Gefolge eines seit vielen Jahren bestehenden Tumors der Hypophyse ausgesprochene Erscheinungen von Hypofunktion der Thyreoidea auftraten (abortives Myxödem).

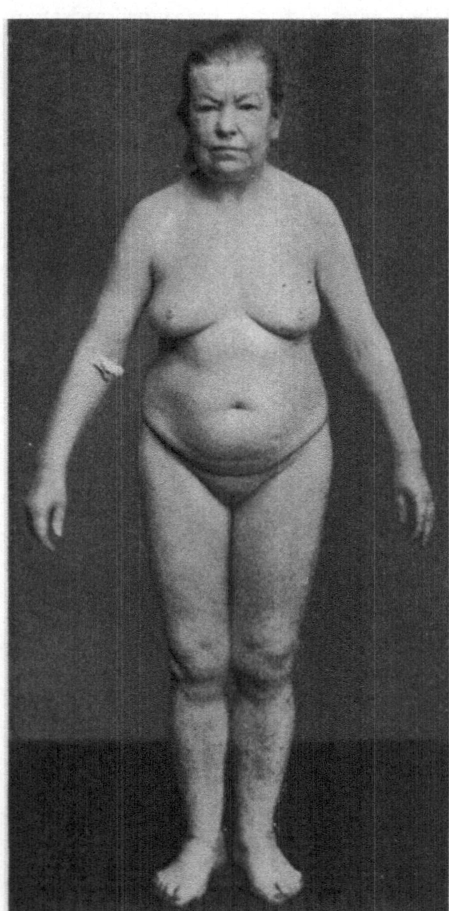

Abb. 49. 55jährige Frau mit Hypophysistumor und Hypothyreose.

Fräulein A. R., 55 Jahre. (Abb. 49.)

Anamnese: Vater war fettleibig, ist mit 80 Jahren an Arterienverkalkung gestorben. Mutter mit 53 Jahren an Herzschlag gestorben, war sehr fettleibig (Durchschnittsgewicht 200 Pfund), angeblich mangelhaft behaart. Ein Bruder hat mit 53 Jahren einen „Nervenschlag" gehabt, seitdem sind beide Beine gelähmt. Großeltern beider Seiten waren sehr mager. Pat. hatte mit $^1/_4$ Jahr schwarze Pocken, danach Krämpfe bis zum 7. Lebensjahre. Hat erst im 2.—3. Lebensjahr laufen gelernt.

1. Regel mit 12 Jahren, war bis zum 35. Jahre regelmäßig menstruiert, seitdem Menopause. Dabei keine Temperamentsveränderungen, aber starke Gewichtszunahme. Vom 35.—42. Jahre hat Pat. von 120 auf 168 Pfund zugenommen. Klimakterische Ausfallerscheinungen gering. Mit 44 Jahren bekam Pat. eines Abends einen „Nervenanfall". Sie sah Figuren und Bilder, hörte aber keine Stimmen. Danach lag sie 16 Tage im Schlafzustand darnieder, hatte 4 bis 5 Tage später noch Kopfschmerzen und Schwindelgefühl. Während dieses Zustandes soll sie sehr aufgeregt gewesen sein und geschrien haben. Krämpfe, Abgang von Stuhl und Urin oder Zungenbiß sind nicht beobachtet worden. Diese Anfälle wieder-

holten sich sehr oft. Zunächst alle 4 Wochen, später in immer größeren Abständen bei geringerer Intensität.

Die jetzigen Beschwerden begannen vor etwa 1—1 $1/_2$ Jahren. Pat. wurde langsamer und träger in ihren Bewegungen, schlief länger, fühlte sich nach kleinen Anstrengungen müde, klagte oft über heftige Kopfschmerzen. Sie schwitzte auch bei großer Hitze nicht. Die Kopfhaare sind in erheblicher Menge ausgefallen. Achselhaare und Behaarung am Mons Veneris sind nie vorhanden gewesen. Pat. hat wenig Appetit und fast keinen Durst. Keine Verstopfung, Urinmenge angeblich normal.

Seit etwa 1 $1/_2$ Jahren ist das Gesicht gedunsen. Die Füße sind besonders am Morgen geschwollen, die Schwellung nimmt im Laufe des Tages wieder ab. Keine Herzbeschwerden.

Das Gedächtnis ist unverändert und gut. Pat. hat reges Interesse für ihren Beruf und ihre Angehörigen.

Die Stimme ist rauher und tiefer, die Füße sind größer geworden (früher Schuhnummer 38 jetzt 40). Häufiges Frieren, Haut immer trocken.

Status: 55jährige Pat. von 1,58 m Größe in gutem Ernährungszustand. Körpergewicht 67,2 kg. Muskulatur gut entwickelt. Tonus etwas herabgesetzt. Fettpolster ungleichmäßig verteilt. Knochenbau normal. Haut und Gesichtsfarbe blaß. Sichtbare Schleimhäute wenig durchblutet. Feuchtigkeitsgrad der Haut herabgesetzt, Haut fühlt sich trocken und etwas rauh an. Das Gesicht macht einen gedunsenen Eindruck, zeigt nur geringes Minenspiel, etwas starrer Gesichtsausdruck (s. Abb. 55). Haut leicht teigig geschwollen. Ödeme sind nicht vorhanden. Pat. macht keinen schwerkranken, sondern einen müden und schläfrigen Eindruck. Die Stimmungslage neigt zur Depression, die Kranke ist gehemmt und langsam, ihre Aussagen, die sie geordnet und sachgemäß macht, werden mit langsamer, rauher und tiefer Sprache vorgebracht. Die Bewegungen sind ebenfalls langsam, der Gang hat schleichenden Charakter. Sensorium frei. Kein Fieber. Behaarung sehr mangelhaft, Achselhaare fehlen völlig, desgl. die Behaarung am Mons Veneris. Extremitäten fühlen sich nicht kühl an.

Schädel nicht klopfempfindlich. Sella turcica erweist sich im Röntgenbild als hochgradig erweitert. Boden sowie Rückwand erscheinen stark verdünnt und aufgefasert (s. Abb. 50).

Lidspalten verengert, Pupillen gleich rund, reagieren auf Licht und Konvergenz. Starke Hyperopie.

Zunge nicht vergrößert. Zähne defekt, nicht auseinanderstehend. Sonst o. B. Hals: kurz, etwas gedrungen. Schilddrüse nicht palpabel.

Pulmones: o. B.

Herz: Spitzenstoß nicht fühlbar und nicht sichtbar. Relative Dämpfung rechts: rechter Sternalrand, links reicht die Dämpfung bis in die Medioclavicularlinie. 1. Ton an der Spitze etwas unrein. Aktion verlangsamt, regelmäßig.

Röntgenologisch: Elongierte Altersaorta mit Hervorspringen des Aortenknopfes. Geringe Dilatation des linken Ventrikels.

Puls: Durchschnittlich 70 in der Min., regelmäßig, etwas klein, leicht unterdrückbar.

Blutdruck: 110/80 mm Hg R. R. Aschner +. Abdomen: o. B. Leber und Milz sind nicht palpabel.

Extremitäten: Hände tatzenförmig aufgerieben. Die Füße erscheinen verhältnismäßig breit und etwas lang.

Reflexe: normal.

Blutbild: Hb. 60 $^0/_0$, Erythrocyten 4370000 im cmm Blut, Leuko. 4700, Eosino 6 $^0/_0$, Baso. 3 $^0/_0$, Jugendl. 3 $^0/_0$, Stabk. 19 $^0/_0$, Segmentk. 37 $^0/_0$, Lympho. 24 $^0/_0$, Mono. 8 $^0/_0$.

Blutzucker: 0,135 g-$^0/_0$.

WaR., Meinicke, Sachs-Georgi: negativ.

Urin: Alb. —, Sacch. —, Reaktion: sauer. Sed. reichlich Leukocyten und Epithelien.

Der O_2-Verbrauch (nach ZUNTZ-GEPPERT) erweist sich als abnorm niedrig (186 ccm pro Min.).

Neben den bisher genannten für die Entstehung des Myxödems in Betracht kommenden ätiologischen Faktoren können chronische und akute Infektionskrankheiten die Krankheit auslösen. Von ersteren sind Tuberkulose, Syphilis und Aktinomykose zu nennen, unter den letzteren der akute Gelenkrheumatismus (MARFAN). Die bisher vorliegenden Befunde reichen allerdings

nicht aus, um ein abschließendes Urteil fällen zu können. Vereinzelt ist Myxödem
als Folge chron. Thyreoiditis beobachtet worden. Die chronischen Entzündungs-
formen der Schilddrüse gehen mit allmählich zunehmender Zerstörung des
Parenchyms und dessen Ersatz durch derbes, kernarmes Bindegewebe einher.
Letzteres ist mit Haufen und Streifen kleinzelliger Rundzellen durchsetzt;
auch Lymphfollikelbildung kommt vor (Schilddrüsencirrhose nach SIMMONDS).
Der Prozeß entsteht gelegentlich auf der Grundlage einer akuten Thyreoiditis,
die ihrerseits im Anschluß an Typhus, Polyarthritis, Lues und andere Infekte
auftreten kann (vgl. Kap. „Basedow").

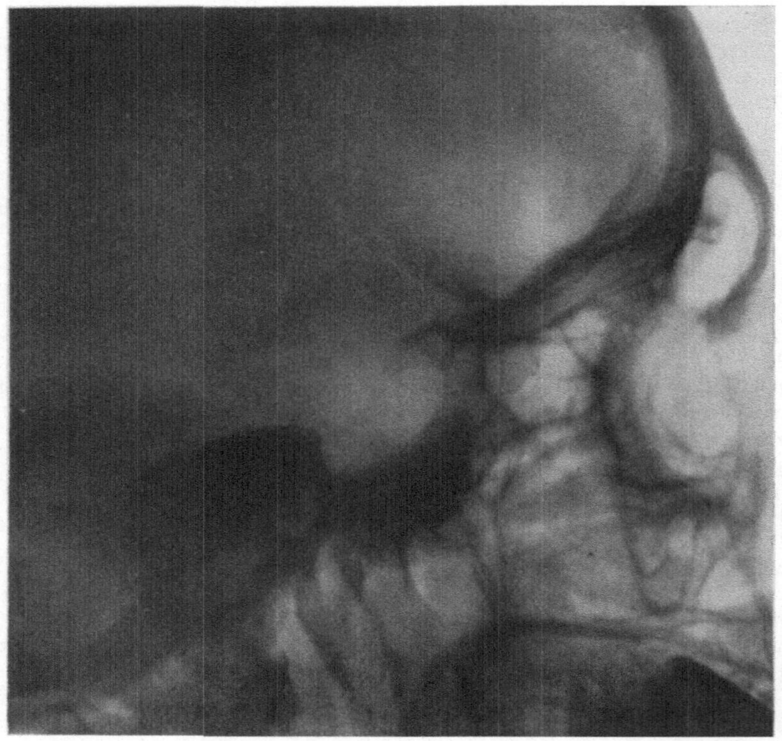

Abb. 50. Sella turcica eines Falles (Abb. 49) von destruierendem Hypophysistumor mit
sekundärer Schilddrüseninsuffizienz.

Erwähnenswert ist, daß es nicht wenig Fälle von Morbus Basedowii gibt
die nach der Operation, und zwar manchmal erst Jahre später, in ein mehr oder
weniger ausgesprochenes Myxödem umschlagen. Ich kenne eine nicht geringe
Zahl von Patientinnen, deren Basedow im Anschluß an die Gravidität (offenbar
hervorgerufen durch die mit der Schwangerschaft verbundene Umstellung im
Korrelationsverhältnis zwischen Ovarium und Thyreoidea) allmählich in einen
mehr oder weniger ausgesprochenen myxödematösen Zustand überging, was sich
vor allem in der völligen Umstimmung des Stoffwechsels zu erkennen gab.

Verlauf und Prognose. Die Krankheit hat einen ausgesprochenen chronischen,
sich über viele Jahre hinziehenden Verlauf. Sie beginnt meist mit uncharakteristischen Symptomen, wie Mattigkeit, Trägheit und Kältegefühl, Verdauungs-

beschwerden usw., bis eines Tages die hinzutretende Hautveränderung den eigentlichen Charakter des Leidens entschleiert. Da wir heute in der Lage sind, das Leiden therapeutisch entscheidend zu beeinflussen, können wir aus eigener Erfahrung kaum etwas darüber aussagen, welchen Verlauf es schließlich nimmt und innerhalb welcher Zeit es zum Tode führt. Nach MORVAN soll sich die durchschnittliche Lebensdauer unbehandelter Kranker auf 16—17 Jahre belaufen. Der Tod erfolgt wohl vor allem an Herzschwäche, wobei darauf verwiesen sei, daß die Kranken, wie oben erwähnt, zu frühzeitiger Arteriosklerose neigen. Unter den heutigen Verhältnissen ist die Prognose quod vitam nicht als schlecht zu bezeichnen, wenn man auch damit rechnen muß, daß bei Aussetzen der Behandlung mit Sicherheit Rezidive auftreten. Die Kranken sind an den dauernden Gebrauch von Schilddrüsensubstanz gebunden (s. folgendes Kapitel). Ich habe seit ca. 11 Jahren einen nunmehr 62jährigen Myxödematösen in Behandlung.

S. CITELLI hat kürzlich über eine kleine Myxödemepidemie mit akutem fieberlosem Verlauf berichtet, die in der Nähe von Catania aufgetreten sei. Einer der Kranken soll an Erstickung gestorben sein. Auf Grund der Schilderung der Symptomenbilder ist m. E. bezüglich der Diagnose Skepsis am Platze.

Therapie. Die Erfolge der Behandlung des Myxödematösen können zu den befriedigendsten gezählt werden, die die Organotherapie aufzuweisen hat. Sie ist reine Substitutionstherapie und läuft darauf hinaus, das fehlende oder mangelhaft funktionierende Schilddrüsengewebe durch funktionsfähiges zu ersetzen. Der ursprüngliche Weg, um zu diesem Ziele zu gelangen, war der der Transplantation. Der erste, der eine Überpflanzung der Thyreoidea von Mensch zu Mensch vornahm, war BIRCHER (sen.). Er implantierte einem myxödematösen Mädchen Strumagewebe, das er vorher durch Operation gewonnen hatte, in die Bauchhöhle. Der Erfolg war zunächst überraschend, aber nicht von langer Dauer. Andere Autoren rieten zur Transplantation von Tier (Affe, Schaf) auf Mensch (HORSLEY). Diesen Versuchen war für die Dauer der gleiche negative Erfolg beschieden. Ja, es wurde schließlich klar (ENDERLEIN und BORST), daß überhaupt nur die Autotransplantation, d. h. die Übertragung von Schilddrüsengewebe an eine andere Körperstelle desselben Individuums, dauernden Erfolg ermögliche, da sonst das Implantat mit Sicherheit früher oder später resorbiert wird oder der Degeneration anheimfällt. Schließlich wurde erwogen, ob durch Änderung der Implantationsstelle bessere Resultate zu erzielen seien. Man wählte die Brusthaut und die Haut des Halses (REHN), die Markhöhle der Tibia und das Knochenmark (KOCHER). PAYR versuchte bei einem 6jährigen Kinde, ein Stück der Mutter entnommener Schilddrüse in die Milz zu transplantieren. Immer mit dem gleichen Resultat. Nach anfänglicher Besserung früher oder später Wiederauftreten aller Erscheinungen. Zudem mußten die Chirurgen bekennen, daß die Operationsgefahr keine zu unterschätzende war.

Man ist heute so gut wie ganz davon abgekommen, das Myxödem operativ zu behandeln. Die Methode der Wahl ist die orale Darreichung von Organpräparaten, die aus tierischen Schilddrüsen gewonnen werden (VERMEHREN, MACKENZIE u. a.). Solche Präparate stehen in ziemlich großer Zahl zur Verfügung (s. S. 42). Sie sind dadurch charakterisiert, daß sie Jod in organischer

Bindung enthalten. Gerade diese Art der Kuppelung scheint für die biologische Wirksamkeit ausschlaggebend zu sein. Anorganisches Jod ist so gut wie wirkungslos, wenn es auch in Dosen von etwa 0,2 g am Tage den gesunkenen Stoffwechsel Myxödematöser um ein weniges zu heben imstande ist (A. Loewy u. H. Zondek). Auch die Kombination von kleineren Mengen anorganischen Jods mit Eiweißabbauprodukten, z. B. dem Thyramin, ist nach unseren Erfahrungen völlig wirkungslos, obgleich Abelin neuerdings behauptet, die Thyreoidinwirkung auch mittels proteinogener Amine[1]), z. B. Thyramin, hervorrufen zu können. Davon kann wenigstens, was den herabgesetzten Stoffwechsel der Kranken angeht, keine Rede sein. Unspezifische, nicht abgebaute Eiweißkörper sind ebenfalls außerstande, den myxödematösen Symptomenkomplex irgendwie zu beeinflussen. Ich fand sogar, daß sie (z. B. das Caseosan u. a.) eher den Zustand verschlechtern, denn ich sah einige Male nach Injektionen von Caseosan das Körpergewicht erheblich ansteigen, die Schwerfälligkeit der Kranken zunehmen und die Schwellungen im Gesicht bedeutend stärker werden.

Die Thyreoidinwirkung ist somit als eine durchaus spezifische, durch die Eigenart der in der Substanz gegebenen Jod-Eiweißkuppelung bedingte anzusehen.

Die Herstellungsart der einzelnen Präparate ist eine verschiedene. Am gebräuchlichsten ist das von Merck in den Handel gebrachte Thyreoidinum siccatum[2]), das sowohl in Form von Pulvern als in Gestalt von Tabletten zu 0,1 g erhältlich ist und von vorzüglicher Wirkung ist. Ich habe es fast ausschließlich auch für die oben beschriebenen Untersuchungen am Myxödemherzen verwendet.

Viel verordnet werden auch die von der Firma Burroughs, Wellcome & Comp. in London hergestellten weißlichen Tabletten, die ebenfalls aus getrockneter Schilddrüse bestehen, von denen jede = 0,324 g frischer Schilddrüse entspricht. Von Knoll & Co. in Ludwigshafen (a. Rhein) wird das sog. Thyraden, gewonnen durch Extraktion frischer Schweineschilddrüsen unter Beigabe von etwas Milchzucker (1 g — entsprechend 2 g frischer Drüse — hat einen Jodgehalt von 0,7 mg) in den Handel gebracht. Die einzelne Thyradentablette entspricht = 0,3 g frischer Drüse. Geringere Anwendung finden zurzeit die oben (S. 42) genannten, von Baumann und Oswald hergestellten Präparate: das Jodothyrin sowie das Jodothyreoglobulin, obgleich sie biologisch sehr wirksam sind. Neuerdings sucht man, statt von der getrockneten Drüse auszugehen, deren Preßsaft zu verwenden, in der Annahme, daß durch die Trocknung wirksame Eiweißkörper unter Umständen verändert werden könnten. (Ich nenne hier das Opothyreoi-

---

[1]) Die Amine entstehen aus den Aminosäuren nach Kohlensäureabspaltung. Diese Dekarboxilierung steigert die pharmakologische Wirksamkeit der Substanzen außerordentlich. Tyramin ist das Amin des Tyrosins, Histamin das des Histidins.

[2]) Seine Herstellung geschieht in der Weise, daß die frisch gewonnene Schilddrüse von Schafen bei niederer Temperatur getrocknet und dann pulverisiert wird. Dabei entspricht etwa 1 Teil Thyreoidinum siccatum = 5 Teilen der frischen Drüse und 0,4 g Pulver etwa dem wirksamen Bestandteil einer ganzen frischen Schilddrüse mittlerer Größe. Die Haltbarkeit des Thyreoidins scheint unbegrenzt zu sein. Es ist, wie schon oben bemerkt wurde, jodhaltig, es sei denn, daß das Präparat von Schilddrüsen neugeborener oder ungeborener Tiere gewonnen ist.

dinum MERCK.) Die Wirkung der Schilddrüsenextrakte (FREUND und REDLICH) ist nach meinen Erfahrungen eine sehr geringe. Ähnliches läßt sich m. E. über das Thyreoglandol (subcutan und intramuskulär injiziertes) sagen, in dem das Eiweiß abgebaut ist. Jede Wirkung vermißt habe ich bei dem ABDERHALDEN- schen Thyreoideaopton (s. S. 63 u. 220). A. LOEWY und H. ZONDEK konnten zeigen, daß das Mittel auch den gesunkenen Stoffwechsel der Myxödematösen völlig unbeeinflußt läßt. In einigen Fällen war der Eindruck nicht von der Hand zu weisen, als ob sich nach Thyreoglandol oder nach Thyreoideaopton der Zustand der Kranken sogar rapide verschlimmerte. Es hat fast den Anschein, als ob die Enteiweißung der Schilddrüsenextrakte bzw. die Methodik, die bislang angewandt wurde, die Wirksamkeit der Präparate beeinträchtigt oder aufhebt. Hier werden technische Vervollkommnungen notwendig sein. Sehr wirkasm ist das von KENDALL dargestellte Reinprodukt der Schilddrüse, das Thyroxin (s. S. 38 u. ff.). Bei täglicher peroraler Zufuhr der Substanz in Mengen von $^1/_2$—$^2/_3$ mg pro die sind innerhalb 2—3 Wochen alle Symptome der Krankheit zu beseitigen. Soweit die Wirkung auf das Myxödem in Betracht kommt, scheint das Thyroxin jedoch das sehr differente Thyreoidin siccum an Wirksamkeit nicht zu über- treffen. Empfehlenswert ist nach meiner Erfahrung auch der Thyreoideadispert, dessen einzelne Tablette = 0,1 g dieser Trockensubstanz entspricht (vgl. Therapie der Fettsucht). Was die sonst von der Industrie in den Handel gebrachten Präparate betrifft, ist ihre Zahl zu groß, als das sie hier alle angegeben werden könnten. Für die Bedürfnisse der Praxis genügen die angegebenen vollkommen. Ihre Wirkung auf verschiedene, durch Schilddrüsenmangel bedingte Ausfalls- erscheinungen scheint im übrigen nicht ganz gleichmäßig zu sein (PICK und PINELES). Eine exakte Dosierung der Präparate ist kaum möglich, da wir bei den bisher in der Praxis verwendeten die wirksamen Substanzen nicht rein in der Hand haben. Sicher ist der Jodgehalt allein nicht als Standardmaß in diesem Sinne anzusehen (vgl. S. 42).

Immerhin kann man doch wenigstens bis zu einem gewissen Grade dosieren. Wir dürfen nicht vergessen, daß die Therapie des Myxödems eine reine Sub- stitutionstherapie und nicht — wie beim Basedow — Reiztherapie ist. Das haben LOEWY und H. ZONDEK dadurch wahrscheinlich gemacht, daß sie durch Darreichungen kleiner und kleinster Thyreoidinmengen nicht die geringste Wir- kung auf den gesunkenen Stoffwechsel der Kranken und auch sonst klinisch keinerlei Besserung eintreten sahen. Daraus folgt, daß wir mit immerhin größeren Dosen arbeiten müssen. Es empfiehlt sich, mit 0,2 g pro die zu beginnen. Da die Toleranz Myxödematöser für Schilddrüsensubstanzen meist eine hohe ist, sind irgendwelche Vergiftungserscheinungen, wie Herzklopfen, Excitationen, Schweiße, Tremor usw., auch bei großen Dosen nicht zu befürchten. Man kann daher mit der Dosis bald steigen und bis zu 0,5 g am Tage verabfolgen. Der Erfolg tritt in der Regel schon nach einigen Tagen zutage. Die Haut der Kran- ken verliert ihre pastöse Beschaffenheit sowie ihre trockene rauhe Oberfläche, die Lidspalten werden weiter, der Gesichtsausdruck gewinnt an Leben, die Phy- siognomie klärt sich auf, die Kranken erwachen aus ihrer Apathie, die Harnmenge nimmt zu, die Temperatur steigt zu normaler Höhe, die Schwerhörigkeit läßt nach, die genitalen Störungen bilden sich zurück, der Puls wird schneller und die enthaarten Stellen des Körpers erhalten allmählich ihre frühere Behaarung wieder, kurz, alle krankhaften Erscheinungen bilden sich so gut wie restlos zurück. Bezüglich der eklatanten Wirkungen auf Stoffwechsel und Zirkulationssystem sei auf das oben in den entsprechenden Kapiteln Gesagte verwiesen. Speziell die Änderung des Stoffwechsels, die sich in der Regel leicht daran erkennen läßt, daß die Kranken an Körpergewicht abzunehmen beginnen, ist ein guter Maßstab für die Beurteilung der Güte des Präparates.

Wenn die Thyreoidinkur etwa vier Wochen angedauert hat, ist der Erfolg in der Regel sehr evident. Man kann alsdann die Darreichung für etwa 2 bis 3 Wochen unterbrechen, um dann wieder eine ebenso lange Behandlungsperiode anzuschließen. Natürlich kann man jetzt mit der Dosis heruntergehen. Nach abermaliger 4—6 wöchiger Unterbrechung der Kur pflege ich dann den Kranken fortlaufend kleine Thyreoidinmengen von 0,1 g am Tage anzuempfehlen. Immer wieder lasse ich auch dann noch Unterbrechungen eintreten, wobei man sich natürlich nach dem klinischen Befund zu richten hat. Etwa auftretende Rezidiverscheinungen sind jedes Mal in derselben Weise zu bekämpfen, wobei allerdings gesagt werden muß, daß es Kranke gibt, die sich während der Rezidive gegen Thyreoidin refraktär verhalten, das Mittel sogar ausgesprochen schlecht vertragen. In solchen Fällen ist ein Versuch mit Hypophysispräparaten angezeigt.

Für die Formes frustes gilt bezüglich der Therapie, was Aussichten und Dosierung anbetrifft, das gleiche wie für die vollentwickelten Formen. Besonders eklatant ist die Wirkung bei der thyreogenen Form der Fettsucht, wo die Kranken fast sofort nach Einsetzen der Therapie auch ohne Beschränkung der Calorienzufuhr eine meist rapide Gewichtsabnahme erfahren.

Es gibt Fälle von Myxödem, bei denen der Erfolg der Thyreoidintherapie ausbleibt. Ja, es können sogar Zeichen von Thyreoidismus auftreten und die Weiterdarreichung des Mittels verbieten. Auch gleichzeitige Verabfolgung von Arsen dürfte in solchen Fällen, wie Ewald annahm, die Toleranz gegenüber dem Mittel nicht immer erhöhen (Magnus-Levy). Wahrscheinlich handelt es sich in solchen Fällen um einen myxödematösen Symptomenkomplex, der nur eine Teilerscheinung inmitten einer pluriglandulären Störung darstellt. Eine auffällige und fast akut einsetzende Verschlimmerung des Leidens sah ich in einem Falle nach der Darreichung von getrocknetem Thymuspulver eintreten. Der 51 jährige Patient zeigte etwa eine Woche nach dem Beginn der Medikation starke Gedunsenheit besonders des Gesichtes, auffällig rauhe Sprache, starke Trägheit und psychische Indolenz, Bradykardie und vor allem eine hochgradige Oligurie. Ich führe diese Tatsache hier mehr aus theoretischen Gründen an, um an ihr auf den Antagonismus von Schilddrüse und Thymus zu verweisen. Im Zusammenhang mit dem erwähnten Fall sei in erster Linie auf den wasser- oder chlorretinierenden Einfluß des Thymusinkretes (H. Zondek) im Gegensatz zu dem wasser- oder chlormobilisierenden Effekt des Schilddrüsenhormons verwiesen.

(Weiteres über Thyreoidintherapie siehe in den Kapiteln: „Sporadischer und endemischer Kretinismus", „Fettsucht", „Infantilismus".)

3. Das kongenitale und infantile Myxödem.

(Sporadischer Kretinismus.)

Das Myxödem tritt, wie im vorigen Kapitel auseinandergesetzt wurde, in einer Anzahl von Fällen im späteren Lebensalter auf, es kann aber auch angeboren oder in früher Kindheit erworben sein. In solchen Fällen kann die Schilddrüse überhaupt fehlen (Thyreoaplasie nach PINELES) oder eine an und für sich normal angelegte Drüse kann in den ersten Lebensjahren als Folge mannigfacher Schädigungen (Infektionskrankheiten, hereditäre Syphilis, Alkoholismus der Eltern u. a.) zugrunde gehen. Ich zitiere nach W. SCHOLZ die Mitteilungen

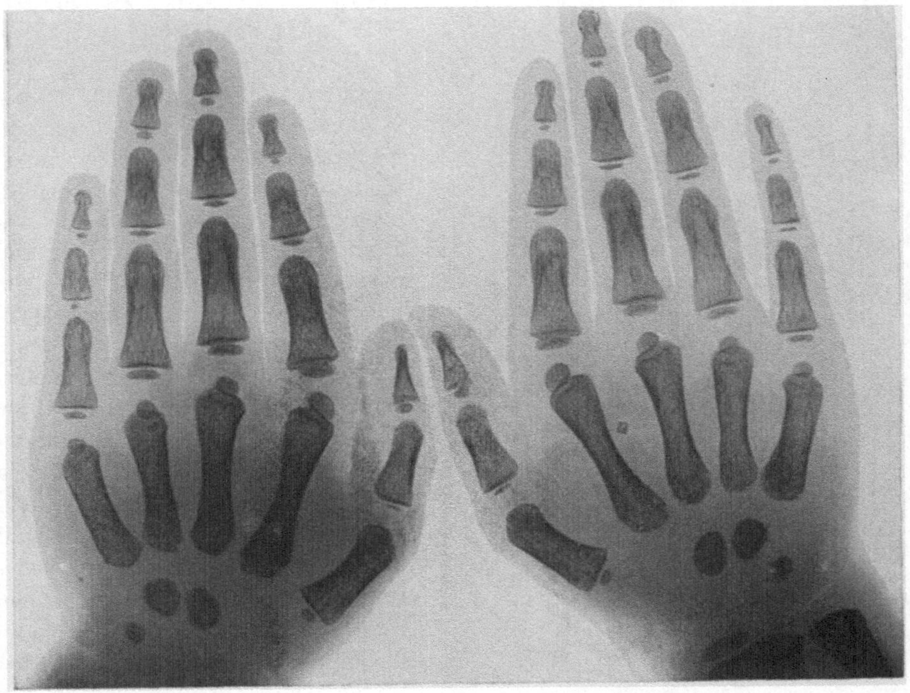

Abb. 51. Röntgenogramm der Hand eines 7jährigen Kindes mit infantilem Myxödem (normale Hand vgl. Abb. 52).

SPOLVERINIS, der über 5 normale Säuglinge berichtet, die an Myxödem erkrankten, als sie von mit Cystenkröpfen behafteten Ammen gesäugt wurden. Offenbar waren in der Milch dieser Ammen die notwendigen Schilddrüsensubstanzen nicht in genügender Menge vorhanden. Es scheint, als ob der Foetus zunächst von der Mutter her durch den Placentarkreislauf genügend mit Stoffen dieser Art versorgt wird, so daß bei der Geburt keinerlei Ausfallserscheinungen erkennbar sind.

Das Krankheitsbild des angeborenen oder infantilen Myxödems geht in der Literatur für gewöhnlich unter dem Namen des „sporadischen Kretinismus". Diese Bezeichnung ist deshalb verwirrend, weil einmal durchaus nicht alle Kinder mit Schilddrüsenmangel Kretins sind oder werden und weil ferner der echte Kretinismus, der unten beschrieben werden soll, seiner ganzen Art nach ein anderes Krankheitsbild darstellt.

9*

Wenn die Schilddrüse kongenital fehlt oder frühzeitig ihre Funktion einstellt, so treten alle jene Erscheinungen auf, die wir oben als dem im späteren Leben erworbenen Myxödem angehörig kennen gelernt haben. Es wäre überflüssig, sie hier noch einmal anzuführen, nur sei erwähnt, daß sie (namentlich die Hautveränderungen) zwar nicht immer, aber häufig noch stärker ausgeprägt sind, als dies im späteren Alter der Fall ist. Auch was das Vorkommen der Krankheit betrifft, kann auf das im Kapitel „Myxödem“ Gesagte verwiesen werden. Dreierlei muß hier allerdings ausführlich besprochen werden: Die Wachstumsstörungen, die Anomalien der Genitalentwicklung und die psychischen Ausfallserscheinungen. Naturgemäß macht es einen gewaltigen Unterschied aus, ob der Ausfall der Schilddrüse das Individuum nach oder vor Beendigung seiner körperlichen und psychischen Reife trifft. Ist wie beim kongenitalen oder infantilen Myxödem das letztere der Fall, so muß es zu schweren Defekten namentlich im Bereich derjenigen Faktoren kommen, deren Entwicklung in besonderem Maße von der Thyreoidea ausgeht: Knochenwachstum, Genitale, Psyche. In die Augen springend ist vor allem die allgemeine Wachstumsstörung. Die Kranken bleiben Zwerge. In schweren Fällen kann die Körpergröße weniger als 1 m betragen. Die Röhrenknochen bleiben kurz, sind dafür aber um so breiter. Die große Fontanelle schließt sich erst spät. Sie kann im 20. Lebensjahr noch offen gefunden werden. Sehr charakteristisch ist die Wachstumsstörung des Keilbeins. Ihr verdankt das Gesicht die auffällige Einziehung der Nasenwurzel, die zwar in der Regel nicht so hochgradig ist wie bei den Chondrodystrophen, aber dem Gesicht doch den typischen Kretinenausdruck verleiht. Gewöhnlich ist die obere Gesichtshälfte breiter als die untere, der Schädel ist im ganzen relativ groß. Immerhin kann der Zwergwuchs im wesentlichen als proportioniert angesehen werden und stellt in dieser Beziehung einen Gegensatz zu anderen unten zu besprechenden Formen von allgemeiner Wachstumsstörung dar (s. Kapitel „Zwergwuchs“). Sehr deutlich

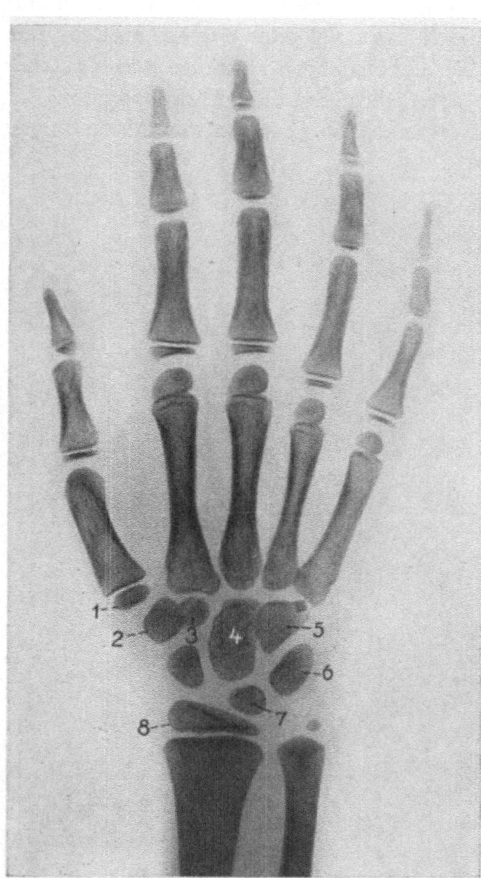

Abb. 52. Linke Hand eines gesunden 7jährigen Kindes. Handwurzelknochen (mehr oder minder vollständig verknöchert) sind alle außer dem Os pisiforme vorhanden.
1 = Knochenkern der Basis Metacarpus I; 2 = Knochenkern des Multangulum majus; 3 = Knochenkern des Multangulum minus; 4 = Knochenkern des Capitatum; 5 = Knochenkern des Hamatum; 6 = Knochenkern des Triquetrum; 7 = Knochenkern des Lunatum; 8 = Knochenkern des Radiusepiphyse.

treten die das allgemeine Wachstum betreffenden Ausfallserscheinungen auch im Tierversuch nach Thyreoidektomie zutage. Als Beweis hierfür sei das Bild eines 4 Monate alten Ziegenpaares (nach v. Eiselsberg) wiedergegeben (Abb. 53). Dem rechtsstehenden Tier ist am 21. Lebenstage die Schilddrüse entfernt worden, während links das Kontrolltier aus dem gleichen Wurf dargestellt ist.

Bemerkenswert ist die starke Verkürzung der Extremitäten sowie des Vorderkopfes, die Auftreibung des Leibes, die Verkümmerung der Hörner. Das Genitale war unentwickelt, der Haarwuchs stark vermehrt, die Aorta hochgradig atheromatös entartet.

Bei Hunden fällt der Versuch im gleichen Sinne aus (Biedl).

Sehr eigenartig ist die Beschaffenheit der Gelenke, deren Kapseln offenbar zu weit sind, so daß sie leicht überstreckbar sind. Der Gaumen ist schmal und hoch, und auch die Zähne sind insofern abnorm, als die Dentition verspätet eintritt. Ferner lassen sie die normale Regelmäßigkeit vermissen und neigen zu frühzeitiger Caries. Röntgenologisch ist zweierlei an den Extremitätenknochen bemerkenswert und für die Krankheit charakteristisch. Einmal treten die Knochenkerne in den Epiphysen stark verspätet auf, so daß sich bei 4—6 jährigen Kindern Verhältnisse finden, wie sie für Neugeborene charakteristisch sind. Sehr instruktiv sind die Befunde an den Hand-[1]) und Fußwurzelknochen. Auf Seite 131 gebe ich das Röntgenbild der Hand eines 7 jährigen Kindes mit infantilem Myxödem wieder. Es handelte sich um einen im ganzen verhältnismäßig leichten Fall. Als Symptome traten hervor: Allgemeines Zurückbleiben im Längenwachstum, relativer Fettreichtum, trockene Haut, tiefe rauhe Sprache. Die Intelligenz war gut entwickelt.

Gleichwohl ist das Ausbleiben in der Entwicklung der Knochenkerne

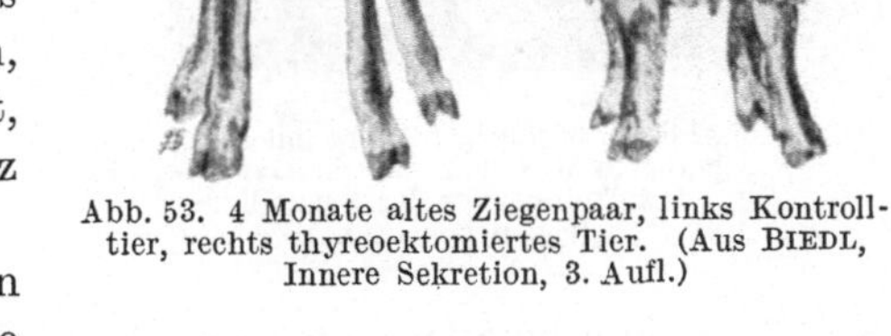

Abb. 53. 4 Monate altes Ziegenpaar, links Kontrolltier, rechts thyreoektomiertes Tier. (Aus Biedl, Innere Sekretion, 3. Aufl.)

sehr in die Augen fallend. In schwereren Fällen kann dies in noch stärkerem Maße in Erscheinung treten.

Das zweite Moment, das röntgenologisch ins Gewicht fällt, ist die Verzögerung des Epiphysenschlusses, der in schweren Fällen ganz ausbleiben kann, so daß es überhaupt nicht zur Verknöcherung kommt.

---

[1]) Die Knochenkerne im Capit. und Hamat. erscheinen meist Mitte des 2. Monats, in der Radiusepiphyse mit $^5/_4$ Jahren, im Triquetrum im 3. Jahre, im Lunatum im 4. Jahre, im Naviculare und den Multangulis Anfang des 6. Jahres, in der Ulnaepiphyse zu Anfang des 7. Jahres, im Pisiforme zu Anfang des 12. Jahres.

Ich habe bei einem 35jährigen Patienten, dessen Bilder ich nachstehend wiedergebe, die Epiphysenfugen noch offen gesehen. BURNEVILLE teilte eine ähnliche Beobachtung bei einem 36jährigen Kranken mit. Später tritt für gewöhnlich doch Synostose ein. Die Rippenknorpel sind zart, auch der Kehlkopfknorpel zeigt noch bei älteren Kranken mangelhafte Verknöcherung. Wegen dieser Persistenz des Knorpels können solche Zwerge noch in einem Alter wachsen, in dem es der normale Mensch nicht mehr tut. In der Tat ist unter dem Einfluß

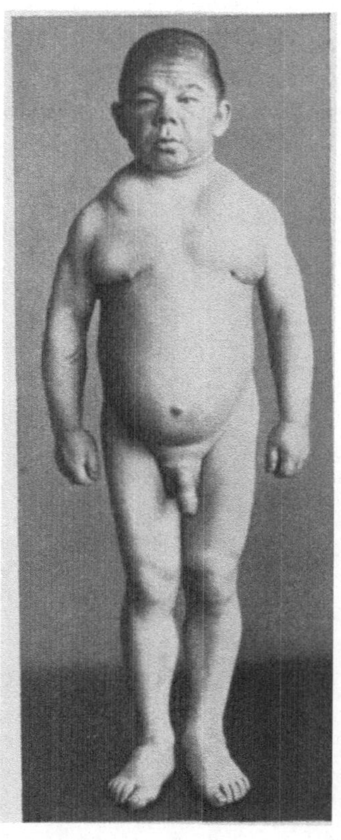

Abb. 54. 35jähriger Zwerg mit ange
borenem Myxödem (starke Genitalentwicklung!) vor der Behandlung
(eig. Beobachtung)

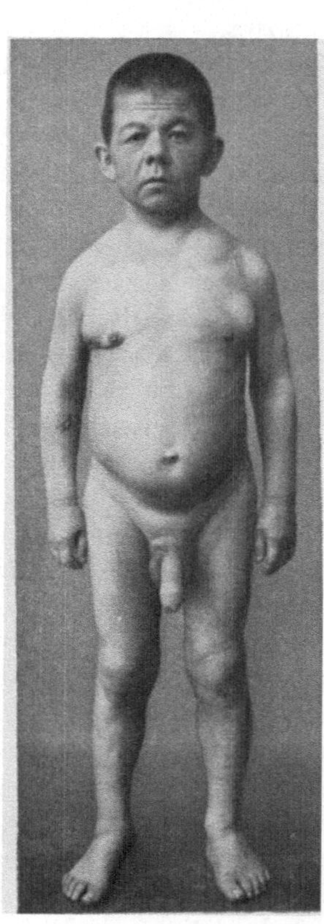

Abb. 55. Derselbe nach dreimonatiger Behandlung mit
Thyreoidin.

der Thyreoidintherapie auch noch bei 40jährigen Kranken ein Wachstum beobachtet worden. Den Grund für das Sistieren desselben ergibt die histologische Untersuchung des Knochens. Man findet sowohl die periostale als auch die endochondrale Verknöcherung in gleichem Maße beeinträchtigt. Nach DIETERLE besteht eine Verlangsamung von Apposition und Resorption bei normaler Verkalkung. Der Knochen ist daher auffällig hart. Die Knorpelwucherungszone ist verschmälert. Das Knochenmark zeigt einen großen Fettgehalt. Im ganzen sind jedoch die Störungen der Ossificationsprozesse nach KASSOWITZ nur geringfügige. Es fehlt der Reiz, der die Wachstumsvorgänge physiologischerweise von der normalen Schilddrüse aus beeinflußt.

Das Genitale ist in seiner Entwicklung in den meisten Fällen gestört. Sowohl die äußeren Geschlechtsteile wie die inneren (Uterus, Ovarien) sind hypoplastisch. Das gleiche gilt für die Mammae. Beim Manne bleiben Penis und Hoden klein, die sekundären Geschlechtscharaktere zeigen eine nur mangelhafte Entwicklung. Die Libido sexualis liegt darnieder. Es kommen indes nach meinen Erfahrungen auch Fälle zur Beobachtung, bei denen die Entwicklung des Genitale nicht nur nicht gehemmt ist, sondern sogar über das physiologische Maß beträchtlich hinausgeht. Im folgenden sei ein Fall mitgeteilt, der einen 35jährigen Zwerg mit kongenitalem Myxödem betrifft, der alle Charakteristica der Krankheit erkennen ließ (Abb. 54).

Ich verweise auf die engen Lidspalten, das gedunsene Gesicht, den blöden Gesichtsausdruck, die stark ausgesprochenen supraclaviculären Fettwülste usw. Der Stoffwechsel war hochgradig herabgesetzt, wie aus der Tabelle auf S. 117 (Fall 4) hervorgeht. Abb. 55 demonstriert den eklatanten Erfolg der Schilddrüsentherapie, der hier in gleicher Weise wie bei dem im späteren Lebensalter auftretenden Myxödem eintritt. An dieser Stelle interessiert uns besonders die starke Entwicklung des Genitale: der lange dicke Penis, die großen Testes. Die Libido sexualis war stark ausgesprochen, dagegen war die Behaarung, wie es für Myxödem charakteristisch ist, äußerst spärlich.

Auch eine weibliche 28jährige, bisher unbehandelte Kranke aus meinem Beobachtungsmaterial, deren Überweisung ich Herrn Dr. Wollenberg verdanke (1,20 m groß,

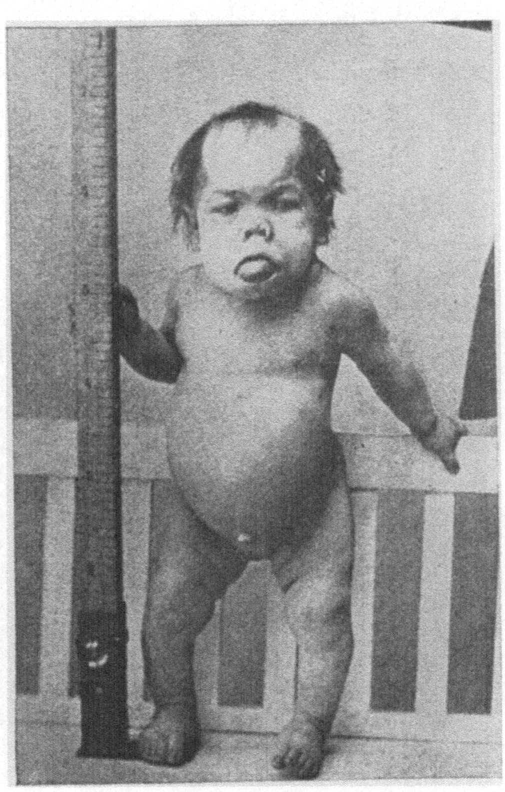

Abb. 56. Angeborenes Myxödem, 18 Jahre altes Mädchen. (Aus Kraus-Brugsch: Spez. Pathologie und Therapie innerer Krkh. Bd. I. 1919.)

stupider Gesichtsausdruck, watschelnder Gang, dauerndes Kältegefühl, im Blute relative Lymphocytose, geringe Eosinophilie; verbreiterter Herzschatten, träge Herzaktion, im Elektrokardiogramm Vorhofs- und Nachschwankungen nur angedeutet, fehlende Behaarung auch am Genitale), stellt ein Beispiel dafür dar, daß Libido sexualis und vor allem die Konzeptionsfähigkeit in durchaus normaler Weise erhalten sein können. Die Mutter der Kranken gibt an, daß letztere in den Jahren 1919 und 1920 vergewaltigt wurde und beide Male schon auf Grund des einmaligen Geschlechtsverkehrs konzipiert hätte. Im ganzen war die Kranke nicht weniger als 4mal gravide.

Man wird annehmen müssen, daß in solchen Fällen die exzessive Entwicklung des Genitale durch den Fortfall der hemmenden Einflüsse zu erklären ist, die normalerweise von der Schilddrüse auf die Keimdrüsen ausgehen.

Die Psyche ist, wie ich schon oben hervorhob, keineswegs bei allen Kranken beeinträchtigt. In schweren Fällen kann es indes zu schwerer Apathie und Verblödung kommen. Die Patienten lassen Stuhl und Harn unter sich und haben kein Verständnis für die Reinhaltung ihres Körpers. Vielfach leidet auch das Sprachvermögen. Es werden nur lallende und unartikulierte Laute ausgestoßen. Die Kranken lernen auch das Gehen nicht recht, sind schwerfällig und haben einen watschelnden Gang.

Diesen Ausdruck schwerster Verblödung, sowie einige andere markante Symptome der Krankheit, wie die auffällige Kürze des Halses, den aufgetriebenen Leib, die Nabelhernie (die nur selten fehlt), die dicke, zwischen den Zahnreihen sichtbare Zunge, zeigen die nebenstehenden beiden Bilder (Abb. 56 u. 57), die ich der Monographie von W. Scholz entnehme. Die Kranke ist 18 Jahre alt. Solche grotesken Fälle kommen allerdings jetzt, nachdem wir mit Hilfe der Thyreoidintherapie in der Lage sind, dem Übel zu begegnen, kaum noch vor.

Niemals zeigt sich bei den Kranken mit angeborenem Myxödem Kropfentwicklung.

Die Muskulatur ist auffällig schlaff und läßt den normalen Tonus vermissen. Sie wurde von Marchand hyalin degeneriert gefunden. In bezug auf das Verhalten anderer endokriner Drüsen, wie des Thymus oder der Hypophyse, sind die bisher vorliegenden Mitteilungen widersprechend.

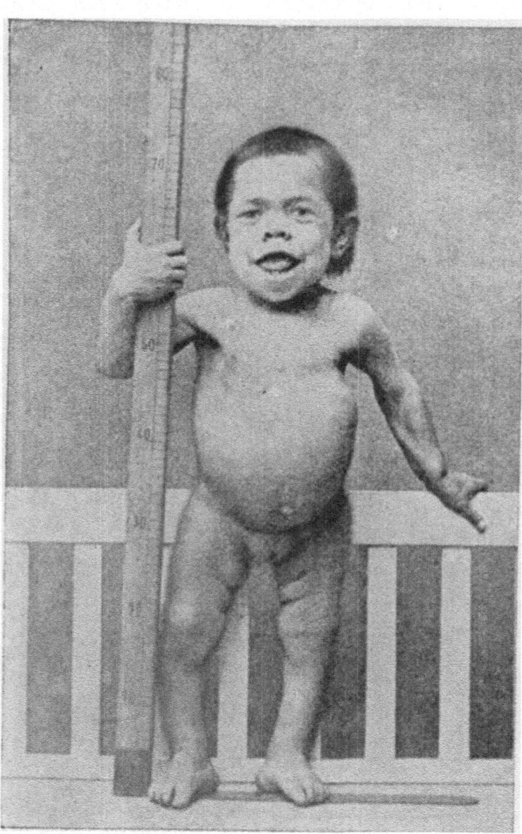

Abb. 57. Die gleiche Kranke (Abb. 56) nach dreimonatiger Schilddrüsenbehandlung.

Zuweilen sind auch ausgesprochene Störungen, die auf Mitbeteiligung anderer endokriner Drüsen deuten, vorhanden, so z. B. der Hypophyse (s. S. 116). Als Beleg verweise ich auf den nachstehend abgebildeten Fall (eigene Beobachtung) eines 20jährigen, 1,22 m großen, aus gesunder Familie stammenden Mädchens. Die Hypothyreose ist kenntlich u. a. an dem Zurückbleiben des Körperwachstums, der Rauhigkeit der Sprache, der Gedunsenheit des Gesichtes, der starken Erniedrigung des Erhaltungsumsatzes, der schweren Obstipation, der völligen geistigen und seelischen Apathie, dem niedrigen Blutdruck (70/92 mm Hg) usw.

dabei ist gleichzeitig eine nicht unbeträchtliche Vergrößerung der Sella turcica im Röntgenbild nachweisbar, als Zeichen einer Tumorbildung im Bereiche der Hypophyse (Abb. 60 u. 61).

Therapie. Die Therapie des kongenitalen und infantilen Myxödems deckt sich im wesentlichen mit der des später erworbenen. Es braucht daher nur auf das oben Gesagte verwiesen zu werden. Es ist erklärlich, daß die Kranken, je hochgradiger der angeborene aplastische Zustand der Schilddrüse ist, um so mehr an das Thyreoidin gebunden sind. Die Dauerzufuhr von Schilddrüsensubstanzen

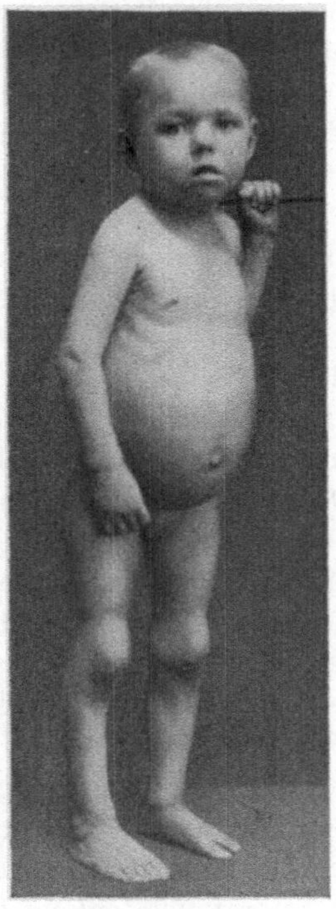

Abb. 58. 9 jähriges Kind mit angeborenem Myxödem.

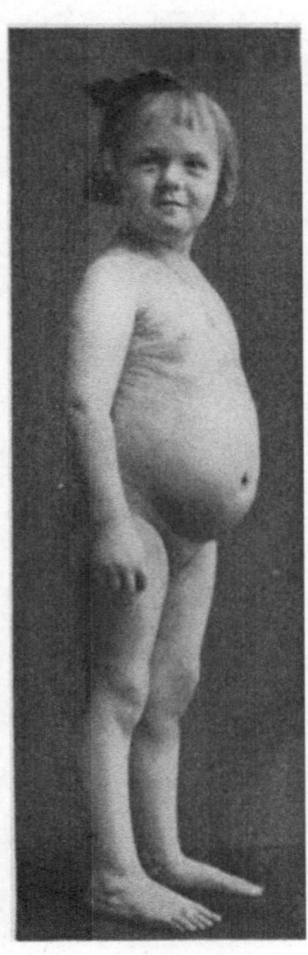

Abb. 59. Das gleiche Kind nach 4 Monate dauernder Behandlung.

wird nur durch kurze Pausen unterbrochen sein dürfen, falls man nicht die Gefahr eines Rezidivs in Kauf nehmen will. Im einzelnen wird man sich nach den klinischen Befunden richten müssen. Die Dosen, die bei Kindern in Betracht kommen — es kommen frühestens Kinder im Alter von 1—2 Jahren in Frage, da sich der Schilddrüsenmangel vorher kaum deutlich manifestiert —, liegen nur wenig unterhalb derjenigen, die Erwachsenen gegeben werden. Man beginnt mit 0,1 g Thyreoidin jeden zweiten Tag, um gegebenenfalls bis zu 0,3 g pro die zu steigen. Bei kleinen Kindern empfehlen NOBEL und ROSENBLÜTH eine Dosierung, die sich auf die Sitzhöhe der Kranken bezieht. So werden bei Sitzhöhe von 30—35 cm = 2 Tabletten à 5 mg Trockensubstanz, 36—41 cm = 3 Tabletten, 42—47 cm = 4 Tabletten, 48—52 cm = 5 Tabletten usw. bis 98—100 cm = 10 Tabletten à 10 mg Trockensubstanz verabfolgt.

Die Wirkung der Therapie steht an Evidenz der beim idiopathischen Myxödem keineswegs nach. Dies gilt sowohl für die früheren wie für die späteren Lebensalter. Alle Symptome: die teigige Schwellung der Haut, die Trockenheit derselben, die engen Lidspalten, die psychische Indolenz schwinden, es tritt normale Behaarung ein und auch die oben skizzierten Abnormitäten des Herzgefäßapparates machen normalen Zuständen Platz. Vor allem gehen die für das frühzeitig erworbene Myxödem charakteristischen Ausfallserscheinungen in geradezu staunenerregender Weise zurück. Die Kranken fangen nicht selten noch im 3. bis 4. Dezennium zu wachsen an. Das gleiche gilt für die Dentition. Die Aufgetriebenheit des Leibes, die Nabelhernie verschwinden häufig völlig, an die Stelle der abnormen Geschlechtsfunktion tritt die normale. Auch die Psyche beginnt aus ihrem Dämmerzustand zum Leben zu erwachen, wie die beiden nebenstehenden Bilder aus meinem Beobachtungsmaterial, die von einem 9jährigen, bisher unbehandelten Kinde stammen, zeigen. Der Erfolg war hier im Verlauf von 4 Monaten eingetreten. Gerade die Zunahme der geistigen Fähigkeiten, wie sie beim sporadischen Kretinismus und wie ich gleich bemerken möchte, nur bei ihm eintritt, hat weite Kreise des Laienpublikums veranlaßt, im Thyreoidin ein Heilmittel gegen die Imbecillität und Debilität mißratener Zöglinge zu sehen. Ich brauche nicht näher auszuführen, daß hiervon keine Rede sein kann.

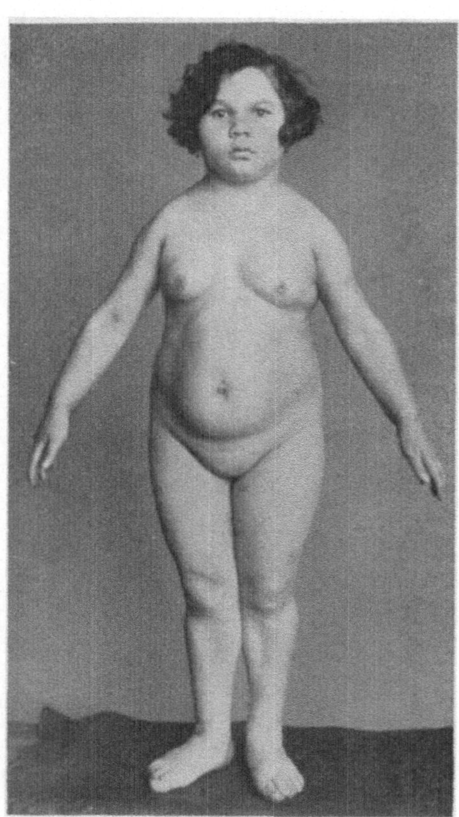

Abb. 60. 20jähriges Mädchen mit angeborenem Myxödem und Hypophysistumor.

4. Der endemische Kretinismus (Kropfkrankheit).

Der endemische Kretinismus ist von dem eben beschriebenen sporadischen abzugrenzen. Während beim letzteren, wie wir gesehen haben, die Schilddrüse ohne Zweifel im Mittelpunkt der Pathogenese steht, ist dies für jenen nicht erwiesen. Während der sporadische Kretinismus überall vorkommt oder vorkommen kann, ist das Auftreten des ersteren an bestimmte Gegenden, und zwar an Berg- und Hochländer, gebunden (Zentralalpen, Karpathen, Pyrenäen, auch deutsche Mittelgebirge). In diesen Ländern kann man die Krankheit als eine der schlimmsten Volksseuchen bezeichnen. Kommen doch z. B. in manchen stark mitgenommenen Bezirken der Steiermark auf 100000 Bewohner unter Umständen mehr als 1000 Kretins. Die wichtigste Form des endemisch auftretenden

Kropfes ist ohne Zweifel der Jugendkropf. In der großen Mehrzahl der Fälle tritt die Struma im Pubertätsalter etwa zwischen dem 14.—16. Lebensjahr auf. Eine Reihe guter Schulstatistiken beleuchtet die Größe der sozialen Aufgabe, die hier zu erfüllen ist. So belaufen sich nach großen Statistiken aus Tirol und Südbayern die Zahl der kropfigen Kinder auf 40—50 % und darüber, aus manchen Schweizer Bezirken sogar bis auf 90 %. Die Häufigkeit der Struma congenita berechnet C. WEGELIN für BERN auf mindestens 66 %. In Wien wurde ausgesprochene Struma bei 1,9 % der Schulkinder, immerhin nachweisliche Vergrößerung der

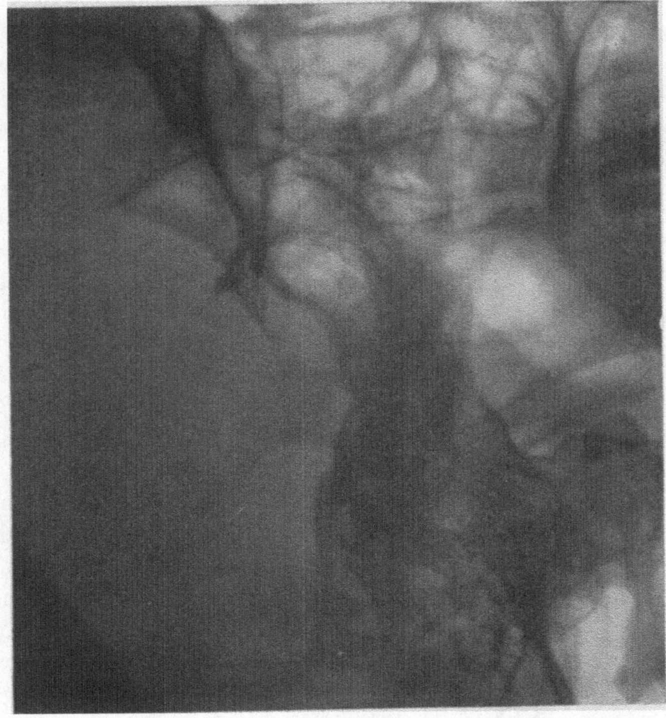

Abb. 61. Erweiterte Sella turcica des Falles (Abb. 60).

Schilddrüse jedoch bei 44 % festgestellt (H. SCHWETTER. In Newyork wurde bei 11000 Schulmädchen verschiedenen Alters in 20,3 % Vergrößerung der Schilddrüse beobachtet (GOLDBERGER und ALDINGER). Offenbar sind die Kinder in Kropfgegenden erheblich stärker der Gefahr zu erkranken ausgesetzt als die Erwachsenen. Es hat den Anschein, als ob die Kropfanlage vererbbar ist. So gut wie ganz kropffrei sind die Gegenden an der Meeresküste. Immerhin habe ich auch an der Ostseeküste strumöse Individuen gesehen. Zuweilen werden auch in der Ebene Kretins mit nicht unbeträchtlicher Kropfbildung beobachtet. Interessant ist, daß das durchschnittliche Gewicht der Schilddrüse auch innerhalb Deutschlands mit der Entfernung von der Meeresküste zunimmt. So wiegt eine normale menschliche Schilddrüse in Kiel im Durchschnitt 25 g, in Berlin 30 g und in München 39 g.

Ich gebe im folgenden das Bild eines in Berlin von mir beobachteten schwer imbecillen 41jährigen Kranken, der sich nie in einer auch nur kropfverdächtigen Gegend aufgehalten hatte und in dessen Ascendenz niemals Kropf vorgekommen war, wieder, (Abb. 62) wobei ich bemerken möchte, daß manche Teile der Umgebung von Berlin durch ein äußerst häufiges Auftreten von Kropf ausgezeichnet sind (z. B. Guben, Jüterbog u. a.). Ich kenne jedenfalls auch in Berlin zahlreiche in diesem Sinne verwertbare Fälle.

Symptomatologie. Von vornherein möchte ich hervorheben, daß wir hier eine große Reihe von Merkmalen wiederfinden, die oben bei der Besprechung des Myxödems und des sporadischen Kretinismus genannt worden sind. Dieser Umstand hat seit jeher dazu beigetragen, die Schilddrüse in ihrer Bedeutung für die Pathogenese der Krankheit in ein besonderes Licht zu rücken, ohne daß hierüber völlige Klarheit geschaffen werden konnte.

Auch beim Kretinen treten allgemeine Trägheit und Indolenz, Mattigkeit, Obstipation, Appetitmangel, Neigung zum Fettansatz besonders in der Gegend der Hüften und oberhalb des Mons veneris, tiefe Einziehung der Nasenwurzel, Zahncaries und verlangsamte Dentition, Kältegefühl, Trockenheit, Schwellung und Blässe der Haut und Schleimhäute, rheumatoide Schmerzen, zuweilen auch in den Gelenken, Krampf- und Beklemmungserscheinungen in der Herzgegend als mehr oder weniger konstante Symptome auf. Skelettveränderungen, namentlich Skoliosen, sind häufig. Oft findet sich allseitige Verengerung des Beckens. Der Grad des (gewöhnlich proportionierten) Zwergwuchses ist verschieden. Es gibt Kretins, die nach v. WAGNER über 150 cm groß waren. Offenbar handelt es sich hier um Individuen, bei denen die Krankheit erst ziemlich spät aufgetreten war.

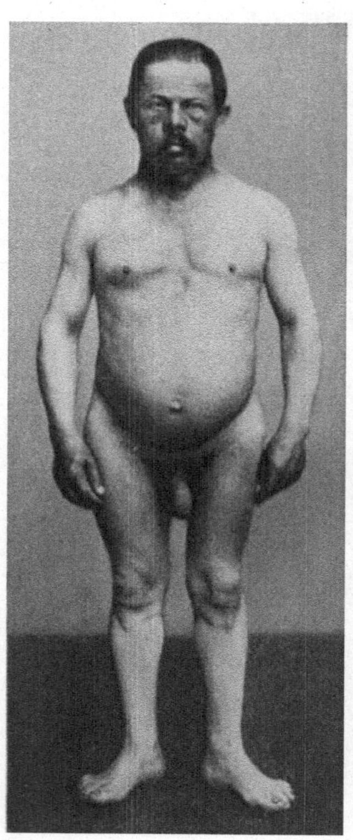

Abb. 62. 41jähriger Kretin.

Im übrigen entspricht die Störung im Knochenwachstum im großen ganzen der des sporadischen Kretinismus, d. h. die Epiphysenfugen bleiben relativ lange offen (in der Regel nicht solange als bei jenem, d. h. bis etwa zum 25. Lebensjahr), und die Knochenkerne treten verspätet auf. Da nicht alle Knochen gleichmäßig befallen sind, kann es auch zu einer Dysproportion der Gliedmaßen kommen, indem die Extremitäten gegenüber dem Rumpf stärker im Wachstum zurückbleiben. Die Gehfähigkeit ist in leichteren Fällen kaum oder wenig gestört, in den schwersten jedoch so stark, daß die Kranken sich überhaupt nur durch Kriechen fortbewegen können. Eine große Rolle spielt hierbei das Zurückbleiben der psychischen Entwicklung. Es fehlt die Fähigkeit, die Muskulatur in Form feiner Koordinationsbewegungen in Tätigkeit zu setzen.

In zahlreichen, aber durchaus nicht in allen Fällen zeigen sich Störungen der Intelligenz, die bis zu den schwersten Graden von Idiotie gesteigert sein können. Allem Anschein nach bestehen zwischen Taubstummheit und Kretinismus die innigsten Beziehungen. Konnte doch nachgewiesen werden, daß die dichtesten Kropfherde mit den dichtesten Taubstummenherden territorial zusammenfallen. Sie dürften verschiedene Grade der gleichen, auf der nämlichen degenerativen Grundlage entstehenden Krankheit sein.

Solche Vollkretins, plump und schwer gehemmt in ihren Bewegungen, reaktionslos gegenüber körperlichen und seelischen Reizen, liegen häufig ihr Leben lang so gut wie bewegungslos da. Meist fehlt solchen Schwerbetroffenen die Fähigkeit, ihre Lage auch nur im entferntesten kritisch einzuschätzen oder die Dinge des täglichen Lebens begrifflich zu fassen. Zuweilen werden sie sogar aggressiv, meist verhalten sie sich jedoch ruhig und lieben Ruhe und Schlaf.

Die **Haut** der Kretins ist meist welk, schlaff und runzlig, das Unterhautzellgewebe weder mucin- noch fettreich. Der Unterschied gegenüber den Hautveränderungen der Myxödematösen ist somit sehr ausgesprochen.

Als besonders wichtig ist die Entwicklungshemmung des Genitalapparates sowie der Geschlechtsfunktionen, besonders bei Frauen, zu erwähnen, die bei letzteren als Dysmennorrhöe oder Menorrhagie in Erscheinung treten. Auch hier kommen allerdings Ausnahmen vor. Ich verweise auf den auf S. 140 abgebildeten Kranken, dessen Genitale völlig normale Entwicklung zeigt. Auch seine Libido sexualis war eine durchaus normale. Natürlich können aus diesem Befunde bei einem sporadisch auftretenden Fall keine allgemeineren Schlüsse gezogen werden. Beiläufig möchte ich hier erwähnen, daß wie in der Pathogenese des Morb. Basedowii auch bei

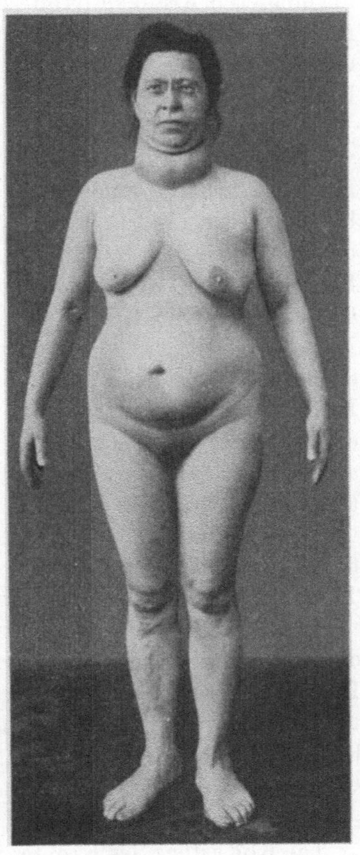

Abb. 63. 47jährige Frau mit hochgradiger vor 20 Jahren während der Gravidität entstandenen Struma (wenig Kompressionserscheinungen!). Seit 1 Jahr leichte Basedowizierung des Kropfes nach Grippe.

Entstehung des Kropfes zuweilen Funktionsänderungen im Bereiche der Ovarien eine große Rolle spielen. So sah ich bei einigen Kranken mit geringer Kropfbildung sich während der Gravidität eine hochgradige Struma entwickeln. Als Beispiel sei auf Abb. 63 verwiesen.

Von nervösen Symptomen findet DE QUERVAIN in 50$^0/_0$ der Fälle Steigerung der Sehnen- und Periostreflexe, zuweilen Babinski, auch epileptoide Krisen. Zuweilen mögen auch auf cerebrale Herdläsionen deutende Erscheinungen das Bild trüben.

Im **Blute** können wir Veränderungen finden, die ganz an die beim Myxödem beschriebenen erinnern (s. daselbst). Nach BAUER zeigt das Blut Kretiner häufig ein herabgesetztes Gerinnungsvermögen.

Der **Stoffwechsel** der Kretinen entspricht im allgemeinen dem der Myxödemkranken (SCHOLZ). Er ist ebenfalls durch besondere Trägheit ausgezeichnet. Diese bezieht sich auf den Eiweiß- wie den Salzumsatz. So werden nur geringe Mengen Kochsalz, Harnsäure, Phosphorsäure, Kreatinin, dagegen normale Quantitäten Harnstoff, Ammoniak, Purinbasen usw. ausgeschieden. Bei dem oben abgebildeten Kranken (Abb. 62) fand ich einen täglichen Eiweißumsatz von nur 5—8 g N, während die Werte für NaCl, NH_3 und Phosphorsäure etwa im Bereich der Norm lagen. Bemerkenswert ist nach SCHOLZ, daß die alkalischen Erden besonders von jugendlichen Kretinen in relativ großer Menge eliminiert werden. Auch die Harnmengen sind im allgemeinen gering. Liegen Basedowerscheinungen vor, so kann der Stoffumsatz stark gesteigert sein. Ich habe in Gemeinschaft mit A. LOEWY in einem solchen Falle, wo es sich um ein 20jähriges Mädchen handelte, das im 16. Lebensjahr in der Schweiz einen Kropf akquiriert hatte, ohne daß es jedoch zu Intelligenzdefekten gekommen war, eine sehr beträchtliche Steigerung des Sauerstoffverbrauchs bis zu 370 bis 380 ccm pro Minute (6,7 bis 6,9 ccm pro Kilo Körpergewicht) feststellen können (s. Bild der Kranken und Näheres im Kapitel „Fettsucht", S. 212). Auch in einem 2. Falle, und zwar bei einer 24jährigen Frau, die seit ihrem Aufenthalt in der Schweiz vor 2 Jahren an Kropf, verbunden mit Kopfschmerzen, leichtem Herzklopfen, Menorrhagien usw. erkrankt war, hatte sich im Verlaufe der Krankheit eine beträchtliche Gewichtsabnahme eingestellt. Auch hier erwies sich der Sauerstoffverbrauch als gesteigert (3,4 ccm O_2 pro Kilo Körpergewicht und Minute).

Auffällig ist, daß Thyreoidindarreichung die Oxydationsprozesse beim Kretinen bei weitem nicht in dem Maße anfacht, wie beim Myxödematösen. Diese Tatsache sei besonders hervorgehoben.

Was den **Kropf** selbst betrifft, so muß gesagt werden, daß seine Größe in den einzelnen Fällen sehr verschieden ist. Auf dem S. 140 wiedergegebenen Bilde sehen wir eine sog. Struma mediana, d. h. einen in der Mittellinie liegenden, vom Isthmus ausgehenden Knoten. Eine solche Lokalisation ist selten. Meist handelt es sich um Vergrößerung der seitlichen Schilddrüsenlappen, die unter Umständen groteske Grade erreichen kann. Als Beispiel hierfür sei ein dem BIEDLschen Buch entnommenes Bild nach v. BRUNS wiedergegeben (Abb. 64).

Die Konsistenz des Kropfes ist in manchen Fällen weich, in anderen fühlt man die Oberfläche höckerig und von harten Knoten durchsetzt. Die Ausdehnung der Lappen erfolgt für gewöhnlich nach oben und unten, besonders auch nach hinten zu. So kommt es nicht selten zu Kompressionserscheinungen von seiten der Trachea. Dies ist weniger bei einseitigen Strumen, wo die Luftröhre dem Druck ausweichen kann, der Fall, als bei beiderseitigen. Hier kann es zu hochgradigen Verengerungen des Tracheallumens kommen. Auch für das Herz ist die durch die wachsende Struma bedingte intratracheale Drucksteigerung nicht belanglos.

Es muß hervorgehoben werden, daß es sicher auch Kretins ohne Kropf gibt. So fand SCHOLZ bei seinem Material nur in 55 % der Fälle eine Struma. Die steirischen Kretinen sollen im Gegensatz zu denen in der Schweiz meist keine Kropfbildung zeigen, dagegen um so häufiger schwerhörig sein.

Eine gewisse nosologische Selbständigkeit im Rahmen des Syndroms der Kropfkrankheit wird von den meisten Autoren den Störungen der Herztätigkeit beigemessen. Es ist begreiflich, daß der Kropf als solcher, namentlich wenn er einen großen Umfang erlangt hat, schon auf rein mechanischem Wege zu Herzbeschwerden Veranlassung geben kann, indem eine Stauung des kleinen Kreislaufes hervorgerufen wird, die ihrerseits dem rechten Herzen eine erhebliche Mehrarbeit aufbürdet (ROSEsches Kropfherz). Klinisch treten hier besonders Tachykardie sowie leichte Dyspnoe, später unter Umständen Cyanose und allgemeine Stauungserscheinungen hervor. Abgesehen von diesen mechanisch zu erklärenden Anomalien können jedoch auch Herzstörungen auftreten, die man als toxisch bedingte auffassen muß. Ihr Chrakter deckt sich im wesentlichen mit den dem Morbus Basedowii eigentümlichen. REVILLIOD macht darauf aufmerksam, daß die bereits erwähnte Stauung im kleinen Kreislauf zur Funktionssteigerung der Schilddrüse führen und so basedowische Herzstörungen auslösen könne. Vor allem war es KRAUS, der scharf betonte, daß in Fällen, in denen das mechanische Moment gar nicht in Frage käme, ausgesprochene Herzstörungen in Form von Tachykardie, Verstärkung des Aktionstypus, Pulsdikrotie usw. auftreten können (thyreotoxisches Kropfherz). Bei den schweren Formen treten Hypertrophie und Dilatationen, frühzeitig auch Degenerationserscheinungen des Herzmuskels auf. Es scheint, als ob die Kropfnoxe den Herzmuskel weit intensiver zu schädigen vermag als das Basedowgift. E. BIRCHER hat den experimentellen Beweis für die nahe Affinität des Kropfgiftes zum Herzen geliefert. Bei Ratten, die durch Kropfwasser künstlich strumös gemacht werden, konnte regelmäßig entsprechend der Entwicklung des Kropfes Herzhypertrophie und fettige Degeneration des Herzmuskels nachgewiesen werden.

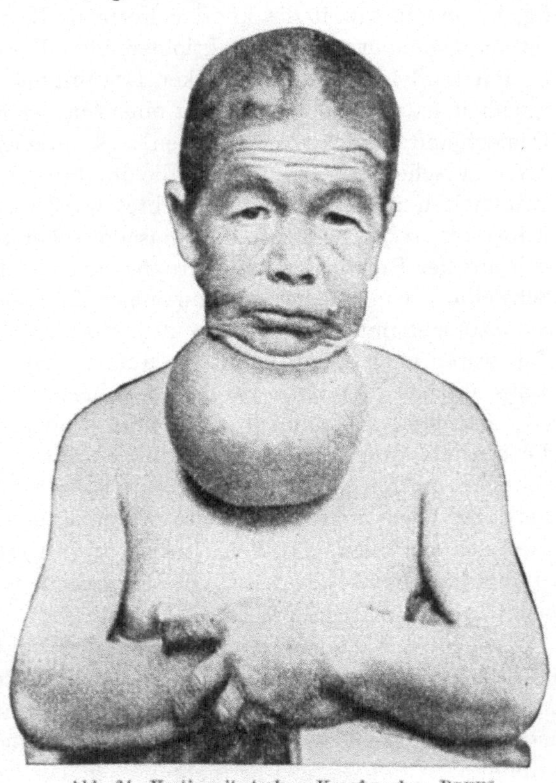

Abb. 64. Kretin mit starkem Kropf nach v. BRUNS.

Nicht immer steht das Krankheitsbild im Zeichen der Hypothyreose. In einer gewissen Zahl von Fällen treten vielmehr Basedowzüge hervor, die an Intensität den bei dem eigentlichen Morbus Basedowii geschilderten nicht nachzustehen brauchen. Welche Ursachen zum Auftreten derselben führen, ist nicht für alle Fälle zu entscheiden. In der strumös degenerierten Schilddrüse des Kropfkranken findet sich gar nicht selten neben entartetem auch normales Drüsengewebe, und es scheint durchaus begreiflich, daß letzteres durch die Kropfnoxe zunächst eine Anregung seiner Funktion erfährt, die zur Produktion eines Basedowsekretes führt. Ob wirklich die vielbeschuldigte Jodbehandlung, soweit sie nicht mit größeren Dosen vorgenommen wird, verantwortlich zu machen ist, möchte ich dahingestellt sein lassen. Gerade in letzter Zeit mehren sich wieder die Stimmen derer (TH. KOCHER, HUNZIKER, KLINGER, HOTZ u. a.), die in der Verabreichung kleiner Jodmengen (wöchentlich 1 mal 0,01—0,03 g Jod) ein ausgezeichnetes Mittel sehen, der endemischen Ausbreitung des Kropfes prophylaktisch entgegenzutreten. Es sei hier auch an das im Kapitel „Basedow" Gesagte erinnert. Nicht unerwähnt lassen möchte ich die Tatsache, daß der Morbus Basedowii im übrigen in Kropfgegenden außerordentlich selten auftritt. Dies mag darauf zurückzuführen sein, daß in der Struma sich so ungemein häufig, besonders soweit die knotige Form in Betracht kommt, frühzeitig Degenerationserscheinungen am funktionierenden Parenchym einstellen.

Ich muß hier einiger Kranker Erwähnung tun, die ich zu beobachten Gelegenheit hatte, nachdem sie mit einem in der Schweiz akquirierten Kropf nach Deutschland zurückgekehrt waren. Es handelte sich um 4 Patientinnen im Alter zwischen 20—30 Jahren, die in ihrer Anamnese sämtlich über Nervenkrankheiten in der Familie berichteten. Zwei von ihnen gaben an, daß eine Schwester bzw. eine Cousine an Basedowscher Krankheit litten. Bei allen hatte sich mit der Entwicklung des Kropfes, der den Eindruck einer parenchymatösen Schwellung von weicher, gleichmäßiger Konsistenz machte, ein thyreotoxischer Symptomenkomplex im Sinne des Morbus Basedowii entwickelt. In einem Fall waren auch Augensymptome aufgetreten. Keine der Kranken zeigte allerdings die charakteristische Abmagerung der Basedowiker, im Gegenteil, es war bei ihnen allmählich eine nicht unbeträchtliche Fettsucht aufgetreten, die besonders die unteren Extremitäten, die Vorderarme sowie die Hüftgegend einnahm, mithin einen lokalisierten Charakter trug. Eine Empfindlichkeit der Fettlager im Sinne der Adipositas dolorosa bestand nicht. Der Stoffwechsel erwies sich bei allen Kranken eher als gesteigert. In einem Fall wurden sogar extrem hohe Werte für den O_2-Bedarf gefunden, worauf später im Kapitel „Fettsucht" näher eingegangen werden wird.

Es geht aus dem Gesagten hervor, daß für disponierte Individuen der Aufenthalt in Kropfgegenden gefährlich ist. Handelt es sich im besonderen um Menschen mit Basedow-Disposition, so wird der Kropfbildung, die ich, wie näher auszuführen sein wird, als Reaktion auf gewisse Veränderungen und Umstimmungen der Gewebe betrachte, leicht ein basedowähnliches Symptomenbild zur Folge haben können. Es handelt sich in solchen Fällen dann um eine dem Kretinismus zugehörige Form von Kropfkrankheit, bei dem der basedowische Symptomenkomplex überwiegt. Mancherlei scheint dafür zu sprechen, daß es zu der schweren, mit Taubstummheit, Idiotie usw. einhergehenden Störungen nur bei degenerierten, im kropfigen Milieu und unter schlechten sozialen Verhältnissen geborenen und großgewordenen Individuen kommt. Die basedowische Form des Kretinismus scheint als die leichtere angesehen werden zu müssen.

Ätiologie. Bei der ungeheuren sozialen Bedeutung, die der Kropfkrankheit in den eingangs bezeichneten Ländern zukommt, war man seit langem aufs eifrigste bemüht, die Kropfnoxe ausfindig zu machen. Eine bedeutungsvolle Rolle für Genese und Verbreitung des Leidens wurde seit den Arbeiten BIRCHERS der geologischen Formation des Bodens zugeschrieben. Man hatte die Vermutung, daß die

Verbreitung der Krankheit vor allem an die marinen Sedimente des paläozoischen Zeitalters der triadischen Periode und der Tertiärzeit geknüpft sei, während die Sedimente des Jura und die Süßwasserablagerungen frei von Kropf seien. Andere Autoren (KOCHER, DIETERLE, WEICHARDT, SCHITTENHELM u. a.) haben dieser Auffassung jedoch widersprochen (Genaueres hierüber findet sich unter anderem in der Monographie „Kropf" von A. KOCHER), und heute kann man wohl, namentlich auf Grund der überzeugenden Darlegungen des Schweizer Geologen HEIM einen Zusammenhang von Kropfendemie und geologischer Bodenformation als unwahrscheinlich ablehnen. So ist z. B. der Kropf im Schweizer Jura selten, aber im fränkischen und schwäbischen Jura sehr häufig. Neben der geologischen Formation des Bodens wurde der Beschaffenheit des Trinkwassers eine besondere Beachtung geschenkt, und eine Zeitlang schien es, als ob mit der Feststellung der Trinkwasserätiologie das Kropfproblem seiner endgültigen Lösung nahe gebracht sei.

Der Beweis, daß das schädigende Agens an das Trinkwasser gebunden ist, schien dadurch erbracht zu sein, daß es in zahlreichen Fällen gelang, kropfverseuchte Gegenden dadurch kropffrei zu machen, daß man den betreffenden Ortschaften Wasser aus gesunden Gegenden zuleitete. Auch die experimentelle Forschung konnte bis zu einem gewissen Grade die am Menschen gewonnenen Erfahrungen bestätigen. Es gelang mit gewisser Regelmäßigkeit, bei Ratten, Hunden und Fischen nach Tränkung mit Kropfwasser diffuse und auch nodöse Kröpfe zu erzeugen (KOCHER, KOLLE, SCHMIDT, WEGELIN, vorher WILMS und BIRCHER), d. h. Veränderungen an der Thyreoidea hervorzurufen, die den beim Menschen auftretenden analog sind.

CARRISON zeigte, daß man bei Fischen mit bestimmtem Wasser, allerdings nur unter bestimmten Bedingungen, massenhaft Kropf erzeugen könne. Zieht man Fische in einer Anzahl von Behältern auf, die so angeordnet sind, daß das Wasser von dem einen in den anderen überfließt, so tritt der Kropf um so intensiver auf, je mehr Behälter das Wasser bereits durchflossen hat. Es nimmt also die strumigene Noxe von Behälter zu Behälter zu, und man wird dies jedenfalls mit den verschlechterten hygienischen Bedingungen in Zusammenhang bringen müssen. Bringt man die Fische in das gleiche Wasser mit freiem Zu- und Abfluß, so verlieren sie ihre Struma. Das gleiche geschieht auch — und das ist für Therapie und Theorie der Kropfkrankheit von großer Wichtigkeit —, wenn dem Behälter geringe Mengen von Jod zugesetzt werden.

Die Ergebnisse des Tierexperimentes sind von einer Anzahl Untersuchern, die auch ohne Tränkung mit Wasser bei bloßem Aufenthalt in Kropfgegenden bei Ratten Strumen fanden, zum Teil angezweifelt worden. Eine besondere Schwierigkeit, die dem Kropfexperiment anhaftet, besteht darin, eine etwa auftretende Vergrößerung der Schilddrüse, die z. B. auch durch bestimmte Ernährung (reine Eiweißernährung) hervorzurufen ist, wirklich als Kropf, d. h. als eine progressive Erkrankung zu identifizieren.

Neben der Trinkwasserätiologie wurde auch die Möglichkeit einer direkten Übertragung von Kropf ins Auge gefaßt. Für manche Fälle, besonders für die in Schulen oder Kasernen beobachteten Epidemien, mag auch diese Art der Entstehung in Frage kommen. v. KUTSCHERA hält den Kretinismus für eine durch Kontakt übertragbare Infektionskrankheit. Ein strikter Beweis für diese Auffassung ist bisher kaum erbracht worden.

Was den Charakter der Kropfnoxe selbst betrifft, so sind die Forschungen hierüber zurzeit noch nicht zum Abschluß gelangt. Fest zu stehen scheint die negative Seite des Problems, daß nämlich ein spezifischer kropfpathogener Mikroorganismus nicht in Frage kommt. Ob die endemisch auftretenden Kröpfe, die als Späterscheinung der brasilianischen Trypanosomiasis (Chagassche Krankheit) beobachtet werden, auf den Infekt zu beziehen sind, ist noch nicht geklärt. Sollten sich die Vermutungen einiger Autoren bestätigen, nach denen die häufig mit myxödematösen Allgemeinerscheinungen einhergehende Kropfbildung direkt durch den Erreger der Krankheit (Trypanosoma Cruzi) hervorgerufen sei, so würde diese Tatsache auch unsere Anschauung über die Genese der in den europäischen Gebirgsländern endemisch auftretenden Strumen beeinflussen. Es ist die Auffassung geäußert worden, daß es sich bei den letzteren um ein aus organischen Substanzen herrührendes, in kolloidem Zustand befindliches Toxin handelt, von dem ausgesagt wurde, daß es durch das Berkefeldfilter gehe und durch Erhitzen über 70⁰ C zerstört werde. (WILMS und E. BIRCHER). Neuerdings wird ein zu geringer Jodgehalt des Trinkwassers für die Entstehung der Kropfkrankheit verantwortlich gemacht (HUNZICKER, EGGENBERGER). Es läßt sich nicht leugnen, daß mit dem Hinweis auf das Jod die Trinkwassertheorie eine neue Wendung und eine, wie mir scheint, außerordentlich beachtenswerte Unterlage erhalten hat. Unter den Faktoren, die auf das Jod als einer für die Kropfgenese bedeutungsvollen Substanz hinweisen, nenne ich zunächst die guten Erfolge der Kropfprophylaxe mittels kleiner Jodmengen, auf die unten noch zurückzukommen sein wird. Im gleichen Sinne sind ferner die schon erwähnten CARRISONschen Experimente zu bewerten. MARINE und KIMBALL berichten, daß in gewissen Gegenden Nordamerikas und Kanadas die Kropfverbreitung unter Schweinen, Schafen und Kälbern eine so außerordentliche gewesen ist, daß die Aufrechterhaltung der Tierzucht in Frage gestellt war. Bei den neugeborenen Tieren fand sich in sehr großer Zahl angeboren Kropf, kretinoider Habitus und hohe Sterblichkeit. Durch Zufuhr kleinster Jodmengen zum Salz ließ sich der Schaden ohne weiteres beheben. Von grundsätzlicher Wichtigkeit ist schließlich die Erfahrungstatsache, daß die Krankheit vom Binnenland nach der Küste zu abnimmt (ich kenne allerdings auch Kropffälle an der Ostseeküste [Wollin]), d.h. diejenigen Territorien bevorzugt, in denen ein relativer Mangel an Jod herrscht, indem die Jodkonzentration der Pflanzenaschen hier eine geringe ist. BLEYER weist auf die relative Kropfarmut des schweizerischen Kantons Waadt hin, was vermutlich darauf zurückzuführen ist, daß seine Kochsalzversorgung aus einer Saline mit ziemlich jodhaltiger Sole geschieht.

Jodarme Fütterung ruft wie es scheint bei Ratten Hyperplasie der Schilddrüse hervor (HAYDEN, WENNER und RUCKER).

Ausgedehnte Untersuchungen über das Vorkommen von Jod in der Natur unter Bezugnahme auf die Häufigkeit des Auftretens der Kropfkrankheit sind in den letzten Jahren von v. FELLENBERG und seinen Mitarbeitern unternommen worden. Die Untersuchungen scheinen ebenfalls geeignet zu sein, die These des Zusammenhangs von Kropfhäufigkeit und Jodmangel, die übrigens zuerst von dem Franzosen AD. CHATIN ausgesprochen und begründet wurde, zu stützen. v. FELLENBERG fand bei Analyse von Materialien aus einigen aargauischen Dörfern, dem nahezu kropffreien Effingen, dem mäßig mit Kropf heimgesuchten Hornussen, den stark kropfverseuchten Dörfern Kaisten und Hunzenschwil, das meiste Jod in Effingen, am wenigsten in Kaisten und Hunzenschwil. Die Unterschiede bezogen sich auf Luft, Trinkwasser, Gesteine und Erde, Milch und Eier. (Unter den Nahrungsmitteln besitzen Eier und Blattgemüse wohl den größten Jodreichtum.) Auch der Harn erwies sich in Effingen erheblich jodreicher als an den beiden anderen Orten. Ein Zusammenhang des Jodgehaltes mit der geologischen Formation wird von v. Fellenberg abgelehnt. Gesteine aus der selben Formation können je nach der Lokalität sehr verschieden jodhaltig sein.

Wichtig erscheint mir der Nachweis, daß Erden und Gesteine aus zugesetztem Alkalijodid elementares Jod abzuspalten vermögen, eine Reaktion, welche durch anorganische Katalysatoren bedingt wird. Erden mit starker katalytischer Wirkung speichern im allgemeinen weniger Jod als solche mit schwacher Wirkung. v. Fellenberg konnte zeigen, daß eine einer kropfverseuchten Gegend entnommene Erde eine sehr starke, eine aus kropffreier Gegend stammende hingegen eine geringe katalytische Wirkung erkennen ließ. Die Untersuchungen werden in diesem Punkt wohl noch fortgesetzt werden müssen, ehe ihnen eine volle Beweiskraft zuerkannt werden kann. Es ist neuerdings die Vermutung ausgesprochen worden, daß die Hyperplasie der Schilddrüse als direkte Reaktion auf den Jodmangel der Schilddrüse und damit des Körpers aufzufassen sei (s. unten). Danach muß man sich vorstellen, daß die Volumenzunahme der Schilddrüse Folge der gesteigerten Tätigkeit des Organs sei. Diese kann notwendig werden, entweder infolge funktionellen Darniederliegens des vorhandenen Drüsenparenchyms, wofür dann neugebildetes Gewebe vikariierend eintritt oder, was ich für durchaus möglich erachte, auf Grund vermehrter funktioneller Beanspruchung der Drüse seitens ihrer Erfolgsorgane in der Peripherie. Es ist wohl zweifellos, daß das Kropfproblem weder auf die eine noch auf die andere Weise restlos geklärt ist, und es ist sicher, daß funktionelle Mehrbeanspruchung eines Organs und auch einer endokrinen Drüse auch ohne nachweisliche Hyperplasie derselben vorkommt. Ich möchte jedoch von mir aus in der Frage der Kropfgenese an den Gesichtspunkt erinnern, der sich m. E. prinzipiell in der Endokrinologie mehr und mehr wird durchsetzen müssen, und den ich in anderen Kapiteln (Stat. thymicus, Epithelkörperchenhyperplasie) hervorgehoben habe. Ich glaube, daß auch die Frage der Genese der Thyreoideahyperplasie in Zukunft in engster Verbindung mit den Vorgängen zu betrachten sein wird, die sich in der Peripherie, d. h. an den Erfolgsorganen der Schilddrüse primär abspielen. Mir scheint, daß es notwendig ist, zwischen der Hormondrüse und ihrem Erfolgsorgan einen noch viel engeren Connex vorauszusetzen als dies bisher geschah und anzunehmen, daß die zwischen den beiden Polen fließenden Beziehungen sich nicht allein in der Richtung von der Hormondrüse nach der Peripherie, sondern auch umgekehrt bewegen (s. S. 9).

In welcher Weise sich nun die von der Peripherie auf die Drüse ausstrahlenden Einflüsse geltend machen und zum Auftreten funktioneller Mehrleistung und schließlich anatomischer Anpassung im Sinne von Hyperplasie führen, wird Gegenstand zukünftiger Forschung sein müssen. Hier öffnet sich jedenfalls ein neuer Weg, um den zahlreichen Fragen näher zu kommen, die hinsichtlich des Kropfproblems noch immer der Beantwortung harren.

Aus naheliegenden Gründen ist dem Jodgehalt des Kropfes selbst besondere

Aufmerksamkeit gezollt worden. Vielleicht war die Hyperplasie der Schilddrüse mit einer Jodverarmung derselben in dem oben angedeuteten Sinne zu erklären? Die Untersuchungsresultate lauten widersprechend. Während BAUMANN u. a. die Strumen im allgemeinen weniger jodhaltig als die normalen Schilddrüsen fanden, berichtet OSWALD über das Gegenteil hiervon. Nach A. KOCHER zeichnet sich die kropfige Schilddrüse durch einen außerordentlich wechselnden Jodgehalt aus, indem Quantitäten, die zwischen kaum nachweisbaren Spuren und 1 und 2 dg liegen, gefunden werden. Besonders jodreich ist die Struma diffusa im Gegensatz zur Struma nodosa. Sehr jodarm bzw. jodfrei ist die hyperplastische Schilddrüse des Kindesalters. Sehr bemerkenswert scheint mir die ziemlich übereinstimmend mitgeteilte Tatsache der territorialen Verschiedenheit des Jodgehaltes in den kropfverseuchten gegenüber den kropffreien Ländern und Gegenden zu sein (vgl. S. 41). So weisen die Kröpfe in der Schweiz einen wesentlich geringeren Jodgehalt (0,07 mg) auf als die normalen Schilddrüsen etwa in dem kropfarmen Berlin oder Hamburg (ca. 0,3—0,4 mg auf 1 g Trockensubstanz). Ähnliche Befunde ließen sich auch bei Tieren mit hyperplastischen Schilddrüsen erheben (MARINE). Natürlich genügt die Feststellung dieser Zahlen nicht, um auf sie irgendeine Theorie der Kropfentstehung zu gründen, wenn sich auch nicht verhehlen läßt, daß mit ihnen die Auffassung der Schilddrüsenhyperplasie als eines reaktiven Vorganges im oben angegebenen Sinne an Wahrscheinlichkeit gewinnt.

Wichtig erscheint mir der Befund OSWALDS, daß nämlich das Kropfeiweiß prozentual weniger Jod enthält als dasjenige aus normalen Schilddrüsen.

Im ganzen kann kein Zweifel sein, daß die biologische Aktivität der Kretinenstruma eine gegenüber den anderen Kropfformen herabgesetzte ist. DE QUERVAIN und seine Schüler HARA und BRANOVACKY glaubten dies mittels des ASHERschen Rattenversuches (s. S. 15) erweisen zu können. Es ließ sich so eine Abstufung in der biologischen Wirksamkeit der Kropfsubstanz vom Basedowkropf als dem biologisch aktivsten, über den Kolloidkropf, die knotige adenomatöse Struma bis herab zu den verschiedensten Formen des Kretinenkropfes nachweisen. Immerhin erwies sich auch letzterer — wenn auch in geringem Maße — als aktiv; denn das von den verschiedenen Kropfkranken stammende Schilddrüsenvenenblut und Armvenenblut steigerte, wenn es Ratten injiziert wurde, deren Empfindlichkeit gegen O_2-Mangel. Wichtig an diesen Versuchen ist übrigens, daß hier der Nachweis geführt ist, daß sowohl im Venenblut der Schilddrüse oder des Kropfes (M. EIGER), ja sogar auch im zirkulierenden Blute des großen Kreislaufes spezifische, dem jeweiligen Funktionsgrad der Schilddrüse entsprechende aktive Substanzen vorhanden sind. Bemerkenswert dürfte ferner sein, daß das Armvenenblut gewisser Kretinen im Gegensatz zu dem der Basedowiker eine Verminderung der Empfindlichkeit der Ratten gegen O_2-Mangel zur Folge habe, und daß Basedowblut durch Zusatz entsprechender Mengen von Kretinenblut hinsichtlich der Wirkung auf den O_2-Bedarf gewisserweßen neutralisiert wird. Vor der Hand muß, wie ich glaube, davor gewarnt werden, aus den interessanten Befunden irgendwelche Schlüsse zu ziehen. Ich stehe der den mitgeteilten Experimenten zugrunde liegenden Versuchstechnik, wie mich in Gemeinschaft mit H. UCKO ausgeführte Nachprüfungen gelehrt haben, mit Skepsis gegenüber. Es mag hier noch erwähnent sein, daß VEIL und STURM (vgl. S. 15, 89 u. 118) den Blutjodspiegel ihrer Kropfkranken im allgemeinen erniedrigt fanden.

Histologischer Bau des Kropfes.

Nur einiges über den histologischen Bau der Struma. Wie schon angedeutet wurde, haben wir zwischen zwei Formen der Schilddrüsenvergrößerung zu unterscheiden. Sie kann als diffuse, die Drüse in toto umfassende Vergrößerung auftreten, bei der die normale Läppcheneinteilung erhalten bleibt (Struma colloides diffusa), oder sich in Form reichlich vorhandener knotiger Verdickungen inmitten des unter Umständen histologisch veränderten Schilddrüsenparenchyms entwickeln (Struma nodosa). Beide Formen pflegen sich um die Pubertätszeit aus der bis dahin vorhandenen epithelialen Hyperplasie zu entwickeln (s. unten). Die erstere Form, bei der es zu stärkerer Kolloidansammlung in den Follikeln kommt, muß als eine Rückkehr zur Norm angesehen werden. Die Drüse speichert wieder, sie unterscheidet sich von der normalen lediglich durch die Vergrößerung und das Gewicht. Anders die knotige Form. Auch normalerweise können in der Thyreoidea Knotenbildungen auftreten. Die Struma nodosa ist jedoch einmal durch das Prävalieren der Knoten ausgezeichnet und fernerhin durch die Tendenz derselben zu vermehrtem Wachstum und zu schneller Degeneration.

Die Struma diffusa kann auch ihrerseits wiederum verschiedenen Charakters sein, je nachdem die verschiedenen Gewebselemente der Schilddrüse betroffen sind. Es kann sich zunächst mehr um eine bloße Vermehrung an sich normaler Schilddrüsenläppchen und Bläschen (Struma hyperplastica oder follicularis diffusa) handeln. Zur Vermehrung der Läppchen und Bläschen kann indes auch eine Vergrößerung derselben hinzutreten, wobei ihr Inhalt ebenfalls quantitativ gesteigert ist (Struma colloides diffusa). Diese Form kann zu ganz außerordentlicher Vergrößerung des Gesamtorgans führen. Durch die bei fortschreitender Vergrößerung der Läppchen eintretende Dehnung der Wände und durch die dadurch bedingte Abflachung des Epithels kann es zum Platzen der Follikel kommen, so daß aus benachbarten Bläschen Cysten entstehen, die sich übrigens unter Umständen auch knotig anfühlen können.

Schließlich kann die Zunahme des Epithels im Vordergrund stehen, während der Bläscheninhalt nicht nur nicht vermehrt, sondern sogar vermindert ist (Struma parenchymatosa). Den Ausgangspunkt der verschiedenen Kropfformen stellt stets die epitheliale Hyperplasie dar.

Zwischen diesen 3 Formen sind nun alle Übergänge möglich, was die histologische Klassifizierung sehr erschwert. Kurz zusammengefaßt kann man sagen: Die bei der kretinischen Degeneration auftretende Struma umfaßt hyperplastische und degenerative Erscheinungen. Der degenerative Charakter tritt schon dadurch besonders hervor, daß die Hyperplasie der Gewebe ohne entsprechende Steigerung ihrer Funktion einhergeht. Diesem Umstand verdankt das Krankheitsbild die an den Symptomenkomplex der Hypothyreose erinnernden Züge. Ich habe schon erwähnt, daß mit dem Auftreten des Kropfes gar nicht selten auch Zeichen vermehrter oder abwegiger Schilddrüsenfunktion im Sinne des Morbus Basedowii auftreten können (Struma basedowificata, s. S. 143 u. 212). In der Tat zeigt, wie Hotz kürzlich mitteilte, gerade bei jugendlichen Kranken der Kropf relativ häufig für den Reizzustand der Schilddrüse charakteristische histologische Veränderungen (hohes kubisches und zylindrisches Epithel, Papillenbildung, Lymphocytenherde, kleine

Kolloidbläschen mit wenig dünnflüssigem Kolloid). Im übrigen lauten gerade die Berichte über die histologische Struktur der Jugendkröpfe aus den verschiedenen Gegenden sehr verschieden (z. B. Wien einerseits, die Schweiz, Amerika, Südbayern andererseits). Während die Wiener Kröpfe vorzugsweise eine epitheliale Hyperplasie erkennen lassen (WEGELIN, BREITNER, GOLD u. ORATOR), sollen sich die Kröpfe in der Schweiz und in Bayern durch großen Kolloidreichtum auszeichnen (F. MÜLLER). Diese Verschiedenheiten scheinen nicht mit dem Krankheitswesen zusammenzuhängen, sondern verschieden vorgeschrittene Entwicklungsstadien einer im Prinzip gleichartigen Veränderung zu sein, und zwar in dem Sinne, daß die parenchymatöse Epithelwucherung das erste, etwa zwischen dem 5. und 7. Lebensjahr auftretende, die Kolloidanhäufung das zweite, etwa um das Pubertätsalter nachweisbare Stadium darstellt (WEGELIN, F. MÜLLER, STAHNKE). Hierbei sei darauf hingewiesen, daß vergleichende Untersuchungen an Neugeborenen ergeben haben, daß im Endemiegebiet die Schilddrüse schon bei der Geburt nicht unerheblich vergrößert zu sein scheint (vgl. S. 41). Der Vergrößerung liegt eine epitheliale Hyperplasie, die bereits erwähnte Ausgangsform aller in der kropfigen Schilddrüse auftretenden Veränderungen zugrunde.

Neben den Schilddrüsenveränderungen lassen nicht wenige Fälle von endemischem Kretinismus auch Veränderungen im Bereiche anderer endokriner Drüsen erkennen. So finden sich nicht selten strumöse Entartungen auch im Bereich der glandulären Hypophyse[1]).

Die **Prognose** der Kropfkrankheit ist als ungewiß zu bezeichnen. Die meisten Kranken überschreiten das 4. oder 5. Lebensdezennium nicht. Doch begegnet man auch Individuen, die ein Alter von mehr als 70 Jahren erreichten. Ich habe eine ganze Anzahl derartiger Kranker in Beobachtung. Hervorheben möchte ich, daß der Jugendkropf in prognostischer Hinsicht eine Sonderstellung einnimmt. Er pflegt in zahlreichen Fällen, und zwar bei Knaben noch häufiger als bei Mädchen im ersten Teil des 3. Dezenniums wieder ganz oder teilweise zu verschwinden.

Pathogenese, Prophylaxe und Therapie. Die Tatsache, daß die Mehrzahl der Fälle von endemischem Kretinismus Kropfbildung zeigt, sowie die bereits erwähnten symptomatologischen Parallelen, die zwischen der Krankheit einerseits und dem sporadischen Kretinismus andererseits bestehen, haben seit langem die Schilddrüse in den Mittelpunkt der Pathogenese gerückt. Diese Auffassung haben insbesondere KOCHER und v. WAGENER vertreten, während andere, in erster Linie H. BIRCHER, sie völlig ablehnen. Es muß festgestellt werden, daß es Fälle gibt, die auf Zufuhr von Schilddrüsensubstanzen gar nicht oder in nur geringem Maße reagieren. Auffallend ist auch, daß die Toleranz vieler Kretiner gegenüber Schilddrüsensubstanzen geringer ist als die der Myxödematösen. Auch ließen sich aus dem Symptomenbilde der Krankheit noch eine Reihe von Merkmalen anführen, die sie in einen gewissen Gegensatz zur reinen Hypo- oder Athyreose stellen. Ich erinnere unter anderem an die Herzerscheinungen und das Ver-

---

[1]) ROMEIS weist darauf hin, daß bei Hunden mit kropfig entarteter Schilddrüse innerhalb der Prähypophyse zahlreiche eigenartige Zellen („Strumazellen") auftreten. Daneben ist vermehrtes Auftreten von acidophilen Zellen, vermindertes von basophilen feststellbar. Die Strumazellen sollen dem Zelltyp entsprechen, der bei verschiedenen Tierarten auch nach Thyreoidektomie beobachtet wird, woraus R. schließt, daß das Schilddrüsengewebe bei Struma adenomatosa des Hundes funktionell unterwertig ist.

halten des Stoffwechsels (s. oben). Das myxödematöse Syndrom ist, wie schon hervorgehoben worden ist, für die Krankheit keineswegs obligatorisch. In den verschiedenen Endemien war es das eine Mal weniger, das andere Mal stärker ausgesprochen (v. WAGNER, MAGNUS-LEVY u. a.). Sein Vorhanden- oder Nichtvorhandensein wird von der Ausdehnung der degenerativen Veränderung der Schilddrüse abhängen. Myxödematöse Züge werden im Rahmen der Erkrankung schon deshalb keine Seltenheit sein können, weil, wie schon hervorgehoben wurde, auch die hyperplastischen Partien des Schilddrüsengewebes meist eine entsprechende Funktionssteigerung vermissen lassen. Im Mittelpunkte der Diskussion steht die Frage nach der Kropfgenese. Sie ist zurzeit nicht als eindeutig beantwortet zu betrachten. Eine Reihe von Thesen, die das Problem gelöst zu haben schienen, mußte im Lichte neugewonnener Einsichten aufgegeben oder eingeschränkt werden. Einen breiten Raum innerhalb der Erörterungen nimmt zurzeit wieder die Jodfrage ein. Die umfangreichen und systematischen Untersuchungen v. FELLENBERGS (s. S. 146 u. ff.), haben in Bestätigung vieler von anderer Seite gemachter älterer Erfahrungen gezeigt, daß der Jodgehalt von Luft, Trinkwasser, Gestein, Nahrungsmitteln usw. in den kropfverseuchten Dörfern der Schweiz nennenswert geringer ist als in den kropffreien. Es fragt sich sehr, ob mit dem Jod die einzige in Betracht kommende Substanz gefunden ist. Auf alle Fälle aber wird man m. E. den Kropf als einen reaktiven Vorgang aufzufassen und ihn als Anpassungserscheinung an bestimmte, vielleicht durch den Jodmangel hervorgerufene Gewebsveränderungen etwa katalytischer Natur zu deuten haben. Auch mag hier ähnlich wie bei der Basedowschilddrüse ein Verlust der Jodspeicherung in Betracht zu ziehen sein. Der Organismus sucht die Schilddrüsenfunktion den veränderten Bedingungen anzupassen. Als morphologischen Ausdruck hierfür muß in erster Linie die schon beim Neugeborenen vorhandene epitheliale Hyperplasie angesehen werden, aus der sich im Verlaufe des Lebens, wie oben ausgeführt wurde, die übrigen Kropfformen entwickeln. Die Thyreoidintherapie kann das Krankheitsbild naturgemäß nur insoweit beeinflussen, als die athyreotische Komponente in Frage kommt (Hautveränderungen, Wachstumsstörung, Nabelhernie, Hypoplasie des Genitale, psychische Indolenz usw.). Darüber hinaus sind Wirkungen nicht zu erwarten, und es braucht nicht wunderzunehmen, wenn sich die cerebralen Symptome, namentlich etwaige Idiotie, Sprachstörungen, Taubheit und Taubstummheit, im großen und ganzen refraktär verhalten. Übrigens scheinen auch territoriale Unterschiede eine Rolle zu spielen. Unter anderen berichten SCHOLZ und BIRCHER, deren Erfahrungen sich auf ein besonders großes Material stützen, fast durchweg über ungünstige Resultate, indem sich im Verlaufe der Thyreoidintherapie unter Zeichen zunehmender Schwäche Inappetenz, Erbrechen, Niedergeschlagenheit, Krämpfe, sowie schwere Erscheinungen thyreotoxischer Art einstellten. Es scheint auch, als ob besonders diejenigen Fälle bezüglich therapeutischer Erfolge ungünstig dastehen, bei denen die kretinische Degeneration in frühem Lebensalter oder gar angeboren auftritt.

Selbstverständlich wird man in keinem Falle den Versuch unterlassen dürfen, mittels Schilddrüsentherapie der Krankheit zu begegnen. Die Dosierung des Mittels gestaltet sich ähnlich der im Kapitel „Myxödem" besprochenen, nur daß hier im ganzen kleinere Quantitäten in Frage kommen (täglich oder jeden

Übertag 0,1 g; s. auch S. 137). Unter den sonst in Betracht kommenden Medikamenten steht das Jod obenan, das zuerst von v. WAGNER mit Erfolg angewendet wurde. Es wird sich empfehlen, dies etwa in derselben Weise vorzunehmen wie beim Morbus Basedowii (s. S. 98).

Ich habe unter der Darreichung kleinster Jodquantitäten in zahlreichen Fällen eine sehr nennenswerte Volumenabnahme des Kropfes gesehen. Damit ist eine beträchtliche Resorption und Verminderung des Kolloidgehaltes der Strumen verbunden. In kolloidfreien Kröpfen soll hingegen zuweilen eine Anhäufung von Kolloid in den Bläschen stattfinden (BRUNS und LIZATTI, MARINE u. a.). Zweckmäßig scheint mir übrigens die Kombination der Jodtherapie mit Kalkdarreichung in früher beschriebenen Mengen (S. 100) zu sein.

Beim Versagen interner Therapie wird auch beim Kretinismus der Zustand des Herzens die Operation unter Umständen indiziert erscheinen lassen. Man warte nicht ab, bis die Struma durch Kompression ihrer Umgebung zu stärkerer Atemnot und Schädigung des Zirkulationsapparates geführt hat. Wesentlich für den operativen Erfolg ist das Alter der Patienten. Vorgeschrittenes Lebensalter trübt die Prognose. Im ganzen ist die Zahl der Kropffälle, die ich dem Chirurgen zu überlassen genötigt war, sehr gering namentlich dann, wenn wie dies häufig der Fall ist, Zeichen von Vagotonie vorhanden sind. Bestrahlungsbehandlung dürfte m. E. nur in Betracht zu ziehen sein bei den basedowizierten Formen des Kropfleidens. Bei den gewöhnlichen blanden Strumen habe ich an der Bestrahlung wenig Ermutigendes gesehen. Ich verweise im übrigen auf das im Kap. „Basedow" Gesagte.

Von größter Wichtigkeit ist die Prophylaxe. Schon das Abkochen des Trinkwassers scheint Nutzen zu bringen. Wenn es gelänge, die Bewohner verseuchter Gegenden über gesunde Gegenden zu zerstreuen, wäre dem Übel wesentlicher Einhalt getan. Die Schwierigkeit solcher Maßnahmen liegen auf der Hand. Es handelt sich hier um ein Problem von größter sozialer Bedeutung.

Allem Anschein nach gelingt die Prophylaxe wenigstens für eine große Zahl von Fällen auch mit einfacheren Mitteln, und zwar durch regelmäßige Darreichungen kleiner Jodmengen. ROUX und KOCHER empfahlen, den Kindern Holzkapseln umzuhängen, die kleine Quantitäten an Jodkrystallen enthalten, BAYARD mischte dem im Haushalt verwendeten Kochsalz Jod in kleinen Mengen bei. (In der Schweiz wird auf Grund der Verhandlungen der vom Bundesrat eingesetzten Kommission in den Kantonen Appenzell a. Rh. und Wallis Jodkali in Mengen von 0,5 g zu 100 kg Kochsalz bereits in der Saline beigegeben. Die vom Menschen genossene Tagesmenge an Jod beträgt ca. $^1/_{10}$ mg). Ich will hier nicht die verschiedenen Vorschläge der einzelnen Autoren ausfühlich mitteilen.

Zweckmäßig scheint die KLINGERsche Form der Medikation zu sein. Jedes Schulkind erhält vom Lehrer wöchentlich 1 Tablette (Jodostarin-Schokoladentablette ROCHE) = 0,005 g Jod. Gerade die systematische Joddarreichung scheint größten Nutzen zu stiften. Indes muß beachtet werden, daß selbst auf Verabfolgung kleiner Joddosen manche Kropfträger mit Basedowerscheinungen reagieren. Sache des Schularztes ist es, hier zu individualisieren. Kinder sind im allgemeinen weniger jodempfindlich als Erwachsene. Auch als Prophylaktikum gegen Rezidive nach der Kropfoperation wurde das Jod in den genannten Mengen empfohlen und gegeben.

5. Die Tetanie.

Allgemeine Vorbemerkungen.

Die Tetanie ist als Krankheitsbild eigener Art zuerst in den Jahren 1830 und 1831 beschrieben worden (STEINHEIM und DANCE). Der Name stammt von CORVISART (1852). Zunächst wurde die Krankheit mit der Schilddrüse in Zusammenhang gebracht, da man nach Strumektomie beim Menschen gelegentlich einen ähnlichen Symptomenkomplex beobachten konnte, wie er bei der spontan auftretenden Tetanie gefunden wird. Diese Tetania strumipriva zeichnete sich sogar durch eine besondere Schwere der Erscheinungen aus. Es ist das größte Verdienst ERDHEIMS, den Nachweis geführt zu haben, daß nicht die Schilddrüse, sondern die in ihrer unmittelbarsten Nähe liegenden winzigen Epithelkörperchen es seien, deren operative Mitentfernung oder Verletzung die Krankheit zur Folge habe.

Die experimentell erzeugte Tetanie der Tiere, bei Hund und Katze, hat unsere Auffassung vom Wesen der Krankheit vertieft und die Bedeutung der Epithelkörperchen sichergestellt. Die Tetanie der Tiere kann ein vielgestaltiges Bild zeigen. Tritt sie akut auf, so stehen neben den nervösen Erscheinungen, auf die unten einzugehen sein wird, trophische Störungen wie Ekzeme, Haarausfall, struppiges Fell und vor allem hochgradige Kachexie im Vordergrund. Auf die im Gefolge der Parathyreoidektomie auftretende Tendenz zur Abmagerung ist besonders von GLEY hingewiesen worden, und neuerdings hebt F. BLUM die Bedeutung der Epithelkörperchen für die Entstehung von Kachexie besonders hervor. Dabei geht er so weit, die Existenz einer Kachexia strumipriva (S. 104) zu leugnen und auch diese auf den Verlust der Epithelkörperchen zu beziehen. Mit diesen Schlußfolgerungen dürfte BLUM wohl ohne Zweifel zu weit gehen. Erwähnt sei an dieser Stelle, daß BLUM in zahlreichen Tierversuchen an Hunden, Katzen und Ratten den Nachweis erbracht zu haben glaubt, daß die Tiere auch nach völliger Exstirpation der Epithelkörperchen nicht erkranken, wenn ihnen mit der Nahrung Blut oder Milch als „Schutzkost" gereicht wird, während die Erkrankung sogleich auftritt, wenn die erwähnten Nahrungsmittel durch Fleisch oder Gemüse ersetzt werden. Aus diesen Befunden werden sich vielleicht gewisse Richtlinien für unser therapeutisches Handeln ergeben, falls sich die BLUMschen Ergebnisse als zutreffend erweisen sollten.

Die Epithelkörperchen des Menschen (Glandulae parathyreoideae) finden sich für gewöhnlich als je zwei ellipsen- oder nierenförmige Gebilde zu beiden Seiten der Schilddrüse gelagert. Man unterscheidet Glandulae parathyreoideae superior. posterior. und anterior. inferior. Ihr Gewicht beträgt ungefähr 2—4 cg. Die Lagerung der Epithelkörperchen zur Schilddrüse ist nicht immer die gleiche. Auch ihre Zahl ist nicht konstant. Es gibt Fälle, bei denen nur drei, ja sogar nur zwei vorhanden sind. Nach BERGSTRAND liegen die oberen Epithelkörperchen in der Nähe des Eintritts der Art. thyr. inf., während die unteren oft innig dem oberen Pol des Thymus anliegen, oft sogar in ihm eingeschlossen sind. Die komplizierte und nicht immer konstante Lage der Organe erklärt es, warum bei Kropfoperationen trotz größter Vorsicht seitens der Chirurgen doch immer noch in einem gewissen, glücklicherweise sehr geringen Prozentsatz der Fälle Tetanie auftritt (s. S. 161). Die Gefäßversorgung der Epithelkörperchen geschieht durch die

Arteria thyreoidea inferior, namentlich soweit die unteren Körperchen in Frage kommen. Histologisch finden wir ein aus zylindrischen Epithelsträngen aufgebautes Organ, das in einer Kapsel aus fibrillärem Bindegewebe eingeschlossen ist. Von dieser aus führen Septen in das Innere der Drüse. Die Hauptmasse der Zellen stellt große, mit einem gut färbbaren Kern und wenig färbbaren Protoplasma versehene Elemente dar. (Das histologische Bild eines Epithelkörperchenadenoms s. S. 306). Wegen der genaueren Histologie unter normalen und pathologischen Verhältnissen sei auf die entsprechenden Lehrbücher verwiesen. Ich möchte hier nur auf den reichlichen Gehalt des Organs an Fettkörnchen hinweisen, sowie auf den Vorrat an Glykogen, die beide wohl als Sekretionsprodukte anzusehen sind. Eine Bedeutung ist auch dem Kolloidgehalt der Epithelkörperchen beizumessen, ferner auch dem Umstand, daß von GLEY in geringen Mengen Jod nachgewiesen werden konnte.

Über die physiologische Aufgabe, die die Epithelkörperchen zu erfüllen haben, ist man sich insofern klar, als ihr Fortfall oder auch nur ihre wesentliche Reduktion das schwere Krankheitsbild der Tetanie zur Folge hat. Wie aber dieser mächtige Einfluß zustande kommt, ist um so rätselvoller, als es nur verschwindend kleine Mengen an sezernierendem Produkt sind, die den menschlichen und tierischen Organismus vor dem katastrophalen Zustand der Tetaniediathese bewahren. Wir werden unten noch genauer darauf eingehen müssen.

Symptomatologie.

Man muß bei der Tetanie streng zwischen zwei Formen des Krankseins unterscheiden: der offenen und der latenten. Ohne daß es zur äußeren Manifestation der Symptome kommt, kann eine Tetaniebereitschaft bestehen, auf deren Boden es durch Hinzutreten äußerer Faktoren, so z. B. der Gravidität oder eines Infektes, zu plötzlicher Entladung kommen kann. Im Tierversuch läßt sich nachweisen, daß eine solche Tetaniediathese dann eintritt, wenn die Epithelkörperchen nicht ganz, sondern nur bis zu einem bestimmten Grade entfernt werden.

Unter den Symptomen der Krankheit steht die Krampfneigung, die dem Leiden den Namen gegeben hat, obenan. Es handelt sich hier jedoch in der überwiegenden Mehrzahl der Fälle nicht um mit Bewußtseinsverlust einhergehende Anfälle, sondern um Krampfzustände tonischen Charakters in einzelnen Gliedmaßen des Körpers, die subjektiv kaum mehr als ein Krampfgefühl verursachen. Die betreffenden Extremitäten geraten hierbei in eine äußerst charakteristische Stellung. Am häufigsten ist die sog. „Geburtshelferstellung" der Hand, die dadurch zustande kommt, daß die Endphalangen in zwangsmäßige Streckung geraten, während die Finger im Grundgelenk gebeugt sind. Das Handgelenk ist dabei meistens dorsal flektiert. Der Unterarm ist gegen den Oberarm im Ellenbogengelenk gebeugt. Als Beispiel hierfür sei das Bild eines an Tetanie leidenden Kindes, das dem FALTAschen Lehrbuch entnommen ist, wiedergegeben (Abb. 65).

Das Bild, unter dem die Krampferscheinungen zutage treten, kann im Einzelfall ein sehr vielgestaltiges sein. So kommen insbesondere bei Kindern auch Krämpfe in den unteren Extremitäten zur Beobachtung, wobei Fuß oder Zehen in stark plantarer Flexion fixiert sind, in anderen Fällen treten sie durch Spreizung der Finger in Erscheinung (Carpopedalspasmen). Meist hält auch ein tonischer Krampfzustand in den Adductoren die Beine aneinander gepreßt. Auch Krampfzustände im Bereiche der Augenlider, Spannung der Gesichtsmuskulatur; Gähn- und Masseterkrämpfe werden gelegentlich beobachtet. Selten kommt es zu Krampfzuständen im Bereiche der Zwerchfell-, Bauch-, Rumpf- oder Nackenmuskulatur. Eine große Rolle bei Kindern spielt der Krampfzustand der Kehlkopfmuskulatur (Laryngospasmus), der einen akut einsetzenden hochgradigen Lufthunger zur Folge haben kann. Während des Krampfes, der von sehr verschieden langer Dauer sein kann (einige Minuten bis einige Stunden), haben die Kranken unter Umständen unter heftigen Schmerzen zu leiden. Sie sitzen oder liegen verängstigt da, ohne Herr über ihre Gliedmaßen zu sein. Häufig besteht während des Anfalls Pulsbeschleunigung und Temperatursteigerung, zuweilen jedoch auch Bradykardie.

In manchen Fällen treten die Krampfanfälle während eines Tages stark gehäuft auf. Hier bedarf es nur eines geringen Anlasses, z. B. einer bloßen Inanspruchnahme der Muskeln oder einer psychischen Einwirkung, um den Anfall auszulösen. Läßt man einen Kranken z. B. nach einem Gegenstand fassen, so ist es ihm außerordentlich schwer, die Hand wieder zu öffnen. Wir sehen dann eine ähnliche Form der Fingerstreckung wie bei der Thomsenschen Myotonie. Übrigens kann man auch beim mechanischen Beklopfen der Zunge, z. B. mit dem Perkussionshammer, ähnlich wie bei der Myotonie, an der betreffenden Stelle eine Delle auftreten sehen, die sich nur allmählich wieder ausgleicht. Es wurde oben bereits darauf hingewiesen, daß bei latenter Tetanie auch eine Infektionskrankheit oder irgendeine andere den Körper treffende Noxe genügt, um das Krankheitsbild manifest werden zu lassen. Von einigen Autoren (v. FRANKL-HOCHWART, FREUND, FALTA, KAHN u. a.) wurde auf das gleichzeitige Vorkommen von Tetanie und Epilepsie hingewiesen.

Der psychische Zustand Tetaniekranker ist im allgemeinen intakt. Ich sah jedoch in einigen Fällen maniakalische Zustände oder abnorme psychische Erregbarkeit. Über Kombination mit Psychose wurde von KRAEPELIN, FRANKL-HOCHWART u. a. berichtet.

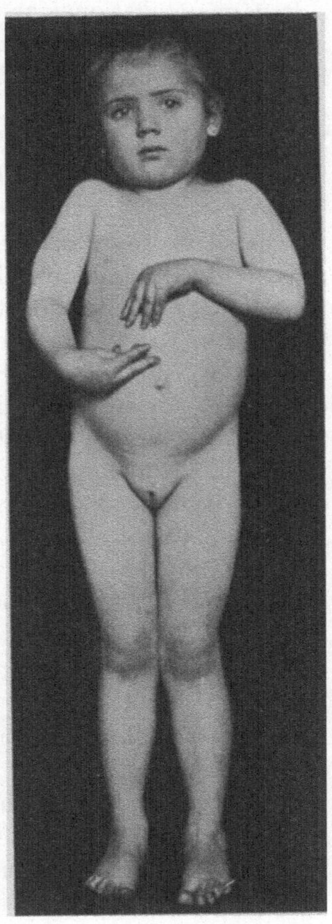

Abb. 65. Geburtshelferstellung der Hände bei Tetanie. (Nach V. FALTA.)

Das vegetative Nervensystem wurde durch FALTA, EPPINGER, RUDINGER, KAHN und IBRAHIM studiert. Die pharmakologische Prüfung ergab auch hier eine Überempfindlichkeit. Nach Zufuhr von Adrenalin, aber auch von Pilocarpin traten starke Reaktionen auf. Auch klinisch läßt sich besonders in den akuten Stadien der gesteigerte Tonus des vegetativen Nervensystems erkennen an der Neigung zu Schweißen, zu Tachykardie und Herzklopfen, zu Gefäßkrämpfen und angiospastischen Erscheinungen. In manchen Fällen erwies sich mir die Erregbarkeit des vegetativen Nervensystems bei pharmakologischer

Prüfung als herabgesetzt. Was speziell die Reaktion des Tetaniekranken auf Adrenalinzufuhr anbetrifft, teilen neuerdings Lax und Petényi mit, daß sie unter 29 Fällen von Tetanie beobachteten, daß in der großen Mehrzahl der Fälle Adrenalinzufuhr eine nur kurz dauernde und geringgradige Hyperglykämie, im Anschluß daran aber eine besonders ausgesprochene Hypoglykämie zur Folge hatte (vgl. S. 10 u. ff.). Auch der Blutdruck scheint sich nach Verabfolgung von Adrenalin ähnlich zu verhalten. Behrendt und Siegheim stellten fest, daß eine während der Hyperventilationstetanie (s. unten) vorgenommene intravenöse Adrenalinapplikation eine nur geringe und kurzdauernde Blutdrucksteigerung auslöse, der dann eine abnorm starke Blutdrucksenkung folge. Wir haben es hier offenbar mit einer Änderung des physiologischen Zweiphasenverlaufs zu tun, d. h. mit einer Abschwächung der ersten Wirkungsphase zugunsten der zweiten. Es ist anzunehmen, daß die durch die tetanische Stoffwechseleinstellung hervorgerufene Umstimmung der Gewebe, an denen das Adrenalin wirksam wird, dessen Wirkungsweise in der angegebenen Art verändert (vgl. S. 10 u. folg.)

Die Diagnose der manifesten Tetanie ist in der Regel leicht zu stellen. Schwieriger ist die der latenten. Hier bringt häufig das Trousseausche Phänomen Aufklärung. Es ermöglicht in der Regel die künstliche Auslösung eines echten tetanischen Krampfzustandes. Die Technik ist folgende: Mittels eines Gummischlauches oder einer zur Blutdruckmessung verwandten Gummimanschette oder einer Esmarchschen Binde wird der Oberarm kräftig komprimiert. Etwa 2—3 Minuten später stellt sich häufig, wenn auch nicht immer, die typische Geburtshelferstellung der Hand ein. Als Ursache hierfür kommt wohl kaum die Kompression der Arterie als vielmehr der Druck auf den überempfindlichen Nerv in Betracht (Frankl-Hochwart). Von anderer Seite wird angenommen, daß das Trousseausche Phänomen einen reflektorischen, vom Zentralorgan ausgehenden Vorgang darstelle (H. Schäffer). Übrigens scheint es, daß es auch durch andere, z. B. chemische Reizmittel, wie Adrenalin, im anfallsfreien Intervall manifeste Erscheinungen hervorzurufen möglich ist. Nach Siegheim und Behrendt löst die Darreichung kleiner Mengen von Adrenalin bei durch forcierte Atmung tetaniebereiten Individuen fast schlagartig den tetanischen Anfall aus (Adrenalintetanie).

Die nervöse Übererregbarkeit kann beim Tetaniekranken auch in Form des sog. Chvostekschen Facialisphänomens zur Darstellung gebracht werden. Beklopft man mit dem Perkussionshammer den Facialisstamm, so tritt bei den meisten Tetaniekranken eine Zuckung im gesamten Gebiete der Facialis auf (Chvostek I). Bei geringerer Übererregbarkeit tritt die Zuckung nur im Gebiete der Nasenflügel und des Mundwinkels auf (Chvostek II). Gelegentlich kommt es nur zu einem Zucken der Mundwinkel (Chvostek III). Diese mechanische Übererregbarkeit ist unter Umständen schon durch Bestreichen der Wange zu zeigen. Das Facialisphänomen stellt (wie das Trousseausche) ein Symptom der latenten Tetanie dar. Wenn es auch bei Tetaniekranken so gut wie immer beobachtet wird, so darf doch nicht übersehen werden, daß es auch bei nervösen und hysterischen Personen beobachtet wird, ohne daß man hieraus auf eine Tetaniediathese schließen kann. In Gegenden, die von Tetanie heimgesucht werden, sind namentlich zur Tetaniezeit Chvostek II und III bei auffällig vielen Menschen zu finden, die man deshalb nicht alle für tetaniekrank erklären darf.

Auch mittels des galvanischen Stromes kann die Übererregbarkeit der motorischen Nerven demonstriert werden (Erbsches Phänomen). Das Wichtigste und Charakteristischste ist die außerordentlich starke Erniedrigung der Reizschwelle für die Öffnungszuckungen. Die Anodenöffnungszuckung tritt vor der Anodenschließungszuckung auf, und die unter normalen Bedingungen sehr schwer aulösbare Kathodenöffnungszuckung ist (z. B. am Nervus ulnaris) schon bei einer Stromstärke von etwa 0,5 Milliampère und darunter erhältlich. Auch im Bereiche der sensiblen Nerven liegt, wie es scheint, eine Hypersensibilität vor.

Das Blutbild Tetanischer ist außerhalb des Anfalls in der Regel ohne Besonderheiten. FALTA und KAHN beobachteten nach dem Anfall Polyglobulie bis zu fast 8 Millionen Erythrocyten im Kubikmillimeter, was sich auch experimentell nach Parathyreoidektomie zeigt. Während des Anfalls konnten die Autoren erhebliche Leukocytose mit relativer Vermehrung der Lymphocyten feststellen. Auch Herz und Gefäße Tetanischer lassen vielfach Zeichen erhöhter Erregbarkeit erkennen. Bei spasmophilen Kindern zeigt das Herz nicht selten hochgradige Dilatation (IBRAHIM). Das Kardiogramm ist nach SCHIFF durch niedrige R- und abnorm hohe T-Zacken charakterisiert. Der plötzliche Tod tetanischer Kinder wird als Herztod angesehen (Herztetanie?).

Von seiten des Magen-Darmkanals kommen bei Tetanischen nicht selten erhebliche Störungen vor. Wir finden Neigung zu Diarrhöen und Magenbeschwerden verschiedenster Art, objektiv Hyperchlorhydrie und gesteigerte Erregbarkeit. Gelegentlich kommen Tetanie und die Reichmannsche Krankheit kombiniert vor. In anderen Fällen sind die Magen-Darmerscheinungen das Primäre, und erst auf dem Boden dieser Störungen entwickelt sich das Tetaniesyndrom (Tetanie Magen-Darmkranker). Diese Form der Krankheit, auf die zuerst KUSSMAUL aufmerksam gemacht hat, findet sich in der Hauptsache bei Magenerweiterungen, z. B. bei Pylorusstenose, somit also bei Zuständen, bei denen eine Stauung von Mageninhalt vorliegt. Man muß annehmen, daß hier Gifte resorbiert werden, die bei Vorhandensein einer Tetaniebereitschaft die Krankheit manifest werden lassen. Auch bei akuten Magen-Darmstörungen sind Fälle von Tetanie beobachtet worden.

Vielfach werden bei chronischer Tetanie auch trophische Störungen beobachtet. Sie treten an Zähnen, Nägeln und Haaren auf. Die Kranken neigen sehr zu Haarausfall. Die Nägel werden rissig, und man beobachtet nicht selten quer über den Nagel verlaufende Risse. An der Wurzel kann es zu Entzündungen kommen, die unter Umständen zur völligen Abstoßung des Nagels führen. An den Zähnen sind Schmelzdefekte für die Krankheit charakteristisch (ERDHEIM, FLEISCHMANN). Auch hier finden sich häufig mehrere Querfurchen übereinander. Wie es scheint, werden nur jene Zähne ergriffen, deren Entwicklung zur Zeit der Krankheit noch nicht abgeschlossen war. FLEISCHMANN vertritt die Auffassung, daß Schmelzdefekte, die in der Praxis oft genug zu beobachten sind, überhaupt weniger häufig auf Rachitis als auf Tetanie zurückzuführen seien. Die Zahnveränderungen lassen sich auch künstlich durch Entfernung der Epithelkörperchen beim Kaninchen erzeugen. In der 6. bis 10. Woche nach der Operation treten weiße Flecken auf, die Stellen mangelhafter Verkalkung des Dentins anzeigen. Solche Zähne sind leicht brüchig. Nach künstlicher Transplantation von Epithelkörperchen geht die unterbrochene Entwicklung der Zähne in normaler Weise vonstatten.

Auch an den **Knochen** macht sich der Ausfall der Epithelkörperchen geltend. Epithelkörperchenlose Tiere zeichnen sich durch abnorme Weichheit und Brüchigkeit ihrer Knochen aus. Die **Callusbildung** ist stark verzögert. Beim tetaniekranken Menschen ist das Knochenwachstum für gewöhnlich nicht gestört. Allerdings läßt die Mehrzahl der erkrankten Kinder Zeichen der Rachitis erkennen. (Auf die Beziehungen zwischen Rachitis und Tetanie ist schon bei anderer Gelegenheit hingewiesen worden.) Spasmophilie und Laryngospasmus stellen eine der unangenehmsten Komplikationen der Tetanie dar. Die nahen Beziehungen, die zwischen beiden Krankheiten bestehen, sind schon daran zu erkennen, daß beide im Frühjahr gehäuft auftreten, daß die Spasmophilie in rachitisfreien Ländern, z. B. in Japan, außerordentlich selten ist und daß die bei beiden Zuständen nachgewiesenen Stoffwechselstörungen (s. unten) sehr ähnlich sind.

Sehr wichtig ist das Vorkommen von **Kataraktbildung** bei Tetanie, und zwar wird sowohl Rinden- als auch Kernstar beobachtet; beide entwickeln sich in der Regel auffällig schnell.

Der **Stoffwechsel** weist Anomalien des Mineralhaushaltes auf. Besondere Bedeutung kommt hier den Kationen (Calcium, Kalium und Natrium) zu. Speziell vom Calcium wissen wir, daß es die Fähigkeit besitzt, den Grad der Erregbarkeit, z. B. des quergestreiften Muskels, herabzusetzen (J. Loeb). Das Hirn spasmophiler Kinder wurde von Quest kalkärmer als das normaler Säuglinge gefunden. Dieser Befund schien sehr zur Aufklärung der Pathogenese der Krankheit beizutragen. Man muß sich hier jedoch davor hüten, die von einzelnen Untersuchern an wenigen Fällen gefundenen Resultate zu verallgemeinern. Dazu kommt daß gerade was den Hirnkalkgehalt anbelangt, beträchtliche individuelle Schwankungen vorkommen, und daß derselbe je nach dem Lebensalter verschieden ist. Seine Menge nimmt mit zunehmendem Alter ab. Im übrigen wird es nicht allein auf die absoluten Mengen von Mineralbestandteilen ankommen, sondern auch auf deren Verteilung auf die verschiedenen Hirnregionen. Auch der Gehalt des Hirns Tetaniekranker an Phosphor läßt keine feststehenden Regeln erkennen. Spasmophile Kinder zeigen im Stoffwechselversuch häufig eine negative Kalkbilanz. Ob man bei der Tetanie von einer Kalkverarmung des Körpers zu sprechen berechtigt ist, scheint zweifelhaft. Das Wesentlichere scheint mir eine Verschiebung des Elektrolytengleichgewichtes zu sein, über deren Charakter zurzeit etwas Sicheres kaum zu sagen ist. Von diesem Gesichtspunkt aus dürften jedenfalls die Befunde von Tisdall, B. Kramer und J. Howland bedeutungsvoll sein, die bei kindlicher Tetanie im Gegensatz zur Rachitis im Serum normale Werte für Na (etwa 327 mg in 100 ccm), erhöhte Kaliumwerte[1] (bis 24,9 mg), aber erheblich verminderte Calciumwerte[2] (5,8 mg) fanden, während Mg in normalen Mengen vorhanden war (ca. 2,1 mg). Ähnliche Befunde hatten schon früher andere Autoren, wie Mc Callum, Neurath-Katzenellen-

---

[1] Das Prozentverhältnis des nicht diffusiblen Calciums scheint gegenüber dem Gesamtkalk auch bei Tetaniekranken nach den am Tierexperiment gewonnenen Erfahrungen v. Meysenburgs und G. Medams das normale zu sein (zwischen 58 und 70%).

[2] Die Normalwerte im Serum betragen nach zahlreichen eigenen, in Gemeinschaft mit Petow und Siebert ausgeführten Untersuchungen im Plasmaserum für Calcium 10,2 bis 10,7 mg, für Kalium 14—17 mg.

BOGEN, JACOBOWITZ mit weniger zuverlässigen Methoden erhoben. Schwindet bei Kindern nach Darreichung von Pbosphorlebertran die elektrische Übererregbarkeit, so findet, wie STEETMANN zeigte, im Blut ein Anstieg des Calciumspiegels statt. Die Werte für Phosphorsäure im Blute sind in der Regel normale (HOWLAND, KRAMER, LENSTRUP und IVERSEN). Nur ELIAS und SPIEGEL haben sie bei älteren tetanischen Kindern oder erwachsenen Kranken erhöht gefunden. Irgendwelche Schlüsse lassen sich aus den Phosphorsäurebefunden nicht ziehen.

Auch der Eiweißstoffwechsel zeigt bei der Tetanie charakteristische Veränderungen. Es handelt sich hier um Störungen im intermediären Eiweißabbau. Neben der Erhöhung des Ammoniakstickstoffs sowie des Kreatins ist das Auftreten verschiedener sog. proteinogener Amine auffällig. Es handelt sich hier um Basen, die normalerweise im Harn fehlen, weil sie offenbar unter dem Einfluß des von den Epithelkörperchen gelieferten Sekretes völlig abgebaut sind. Die Amine leiten sich aus den Aminosäuren her und stellen decarboxylierte Produkte derselben dar. Als Repräsentanten dieser Amine seien genannt die Abkömmlinge des Histidins und Tyrosins, nämlich das Histamin und Tyramin (Paraoxyphenyläthylamin). Es wird unten bei Besprechung der Pathogenese auf diese Körper noch mit einigen Worten einzugehen sein. Hier soll nur angedeutet sein, daß man mit Bezug auf das Nichtauftreten der Amine im Harn des gesunden Menschen angenommen hat, daß den Epithelkörperchen normalerweise eine entgiftende Funktion zukommt. Es wäre jedoch auch möglich, daß, wie schon bemerkt wurde, von den Epithelkörperchen eine Substanz in die Blutbahn abgegeben wird, die die Leberzellen zum weiteren Abbau der Amine anregt. Hierüber läßt sich etwas Definitives noch nicht sagen.

Was den Kohlenhydratstoffwechsel anbelangt, so scheint die Toleranzgrenze beim epithelkörperchenlosen Tier gegenüber dem Traubenzucker vermindert zu sein; einige Autoren, wie EPPINGER, FALTA, RUDINGER, berichten über das Gegenteil. Auch bei tetaniekranken Menschen liegen die Verhältnisse nicht eindeutig. Offenbar sind die Befunde während und außerhalb des Anfalls verschieden.

Der Blutzucker bewegt sich, soweit Untersuchungen hierüber vorliegen, anscheinend in normalen Grenzen. FRANK und NELLANS fanden ihn nach Entfernung der Epithelkörperchen normal, traten Zeichen der Tetanie auf, so ging er herunter.

Analysen des Gaswechsels liegen bei der Tetanie meines Wissens nicht vor. Daß während des Anfalls der Grundumsatz gesteigert ist, ist natürlich.

Formen und Ätiologie. Es ist bereits oben von der bei Magenerkrankungen auftretenden Tetanie gesprochen worden. Sie kommt meistens bei den mit Gastrektasie einhergehenden Magenaffektionen vor, wobei man annehmen muß, daß aus dem Mageninhalt resorbierte Gärungsstoffe toxisch wirken.

Fernerhin kommt es gelegentlich im Verlaufe von Infektionskrankheiten, wie Typhus abdominalis, Pneumonie, Gelenkrheumatismus, Influenza zum Auftreten tetanischer Symptome. Hierbei ist durchaus nicht nötig, daß das Krankheitssyndrom zur vollen Entwicklung gelangt, häufig gemahnt nur das Auftreten z. B. des Chvostekschen Phänomens an den latenten Tetaniezustand. Erwähnenswert ist, das auch bei schwer Tuberkulösen verhältnismäßig häufig das Facialisphänomen nachweisbar ist.

Des weiteren ist bekannt, daß während der Gravidität, seltener während der Lactationsperiode eine gewisse Neigung zum Auftreten tetanischer Symptome bemerkbar ist. KEHRER fand bei einem Drittel aller Schwangeren ein positives Facialisphänomen, SEITZ konnte sogar in $80^0/_0$ der Fälle besonders deutlich in den letzten Schwangerschaftsmonaten eine Steigerung der elektrischen Erregbarkeit feststellen. Im Gegensatz hierzu gehört das Auftreten manifester Tetanie während der Schwangerschaft zu den größten Seltenheiten.

Wie es scheint, ist gerade diese sog. Maternitätstetanie häufig von besonders schwerer Art. Nach SEITZ beläuft sich die Mortalitätsziffer auf $6-7^0/_0$. Tritt Frühgeburt ein, so erlischt die Krankheit. Man muß annehmen, daß während der Schwangerschaft von seiten der Ovarien hemmende Einflüsse auf die Epithelkörperchen ausgehen. Es ist bekannt, daß sogar schon während der Menstruation bei bestehender Tetanie eine Steigerung der Symptome und erhöhte Neigung zum Auftreten von Krampfanfällen bemerkbar ist.

Neben den bisher erwähnten, auf endogene Ursachen zurückzuführenden Tetanieformen gibt es auch solche, die nach Genuß gewisser Gifte zum Ausbruch kommen. Hier steht die Vergiftung mit Ergotin obenan. Es ist hier nicht der Ort, das Bild der Ergotinvergiftung näher zu schildern. Wie bekannt, hat es mit dem bei Tetanie beobachteten Symptomenkomplex große Ähnlichkeit, und soweit schwerere Vergiftungen mit Secale in Frage kommen, ist eine Verwechslung in der Tat möglich. Von anderen Giften, die ähnliche Symptome hervorrufen können, nenne ich den Phosphor, das Chloroform, das Morphium, das Blei, das Kohlenoxyd u. a. Experimentelle Untersuchungen von RUDINGER haben es wahrscheinlich gemacht, daß die genannten Gifte nicht eigentliche Tetanie verursachen, sondern sie nur bei vorhandener Tetanieneigung, d. h. nach partieller Entfernung der Epithelkörperchen, zum Ausbruch gelangen lassen. Wir haben uns den Vorgang hier ähnlich zu denken wie bei der durch Infektionskrankheiten ausgelösten Tetanie.

Auf das besonders häufige Auftreten von Krämpfen im Kindesalter ist bereits oben hingewiesen worden. Es ist bekannt, daß die künstliche Ernährung das Auftreten tetanischer Symptome in hohem Maße begünstigt. ESCHERICH vertrat den Standpunkt, daß die sich im 1., 2. und 3. Lebensjahr häufig allein in erhöhter elektrischer Erregbarkeit äußernden Zustände eine Erkrankung darstellen, die wie die echte Tetanie des Erwachsenen auf Insuffizienz der Epithelkörperchen zu beziehen sei und ebenfalls irgendwie mit dem Kalkstoffwechsel im Zusammenhang ständen. Als besondere Ausdrucksform der in den ersten Lebensjahren auftretenden Kindertetanie ist bereits der Laryngospasmus erwähnt worden. Als Beleg dafür, daß auch die Kindertetanie tatsächlich von den Epithelkörperchen ausgeht, galten vielfach die wichtigen anatomischen Untersuchungen von ERDHEIM und YANASSE. Die Kinder, deren elektrische Erregbarkeit während des Lebens normal war, zeigten völlig intakte Epithelkörperchen. Diejenigen aber, bei denen sie erhöht war, ließen so gut wie immer noch bis zum 12. Lebensmonat Blutungen in ihnen erkennen. Auf Grund dieser Tatsachen vertritt ERDHEIM den Standpunkt, daß die Veränderung in den Epithelkörperchen die eigentliche Ursache der Kindertetanie sei und daß die Ernährung nur die Rolle des auslösenden Momentes spiele. Die Literatur der letzten Jahre läßt indes erkennen, daß man sich über die Rolle der Epithelkörperchen hinsichtlich der Genese der Kindertetanie alles weniger als im klaren ist. Vielleicht werden die therapeutischen Erfahrungen, die in Zukunft mit dem unten zu erwähnenden Collipschen Epithelkörperchenextrakt gewonnen werden, weitere Aufklärung bringen.

Es sei nunmehr auf die **parathyreoprive Tetanie** hingewiesen, jene Form, die im Anschluß an die Entfernung der Epithelkörperchen auftritt. Sie kann auch als Tetania strumipriva bezeichnet werden, da sie besonders früher, als man die ominöse Bedeutung des Epithelkörperchenausfalls noch nicht kannte, zuweilen nach Kropfoperation auftrat. Seitdem die Chirurgen die Gefahr kennen, sind die Fälle von postoperativer Tetanie erfreulicherweise immer seltener geworden, wenn sie auch hin und wieder immer noch beobachtet werden, zumal auch mechanische Schädigungen, wie Quetschung, Unterbindung usw., gelegentlich zur Funktionsbeeinträchtigung der kleinen Organe führen können. Besonders leicht scheint es nach Rezidiv-Kropfoperationen zur Tetanie zu kommen (A. EISELSBERG). Die postoperative Tetanie zeigt nun meist einen besonders schweren und hartnäckigen Verlauf und endet in einem großen Prozentsatz der Fälle tödlich, namentlich wenn die Erscheinungen sich schnell und stürmisch entwickeln und eventuell mit Laryngospasmus kombiniert sind. Das Intervall zwischen Operation und Auftreten der ersten Tetanieerscheinungen kann sehr verschieden sein. Unter Umständen beträgt es nur einige Stunden, in anderen Fällen Tage oder Wochen. Meist kommt es in denjenigen Fällen zur Tetanie, bei denen die einmalige partielle Entfernung der vergrößerten Schilddrüse nicht genügt hat, um die Krankheitserscheinungen, z. B. die des Basedow, zum Rückgang zu bringen, so daß ein oder mehrere Male nachoperiert werden mußte. Ich gebe als Beispiel für diese Form in folgendem die Krankheitsgeschichte einer 28jährigen Patientin wieder, die mehrere Jahre hindurch auf unserer Klinik beobachtet wurde (MARG. LEWY).

Hedwig S. stammt aus gesunder Familie. In der Jugend nie krank gewesen, wurde erst mit 20 Jahren menstruiert. Von Juni 1915 bis Juli 1916 amenorrhoisch; 1908 bemerkte Patientin ein leichtes Anschwellen des Halses. Seitdem leichte Erregbarkeit, Herzklopfen und Angstgefühl in der Herzgegend, Hervortreten der Augen, Schlaflosigkeit und Appetitmangel. Seit $1\,^1/_2$ Jahren heftige Durchfälle. Es hatte sich bei der Kranken ein typischer Basedow schweren Charakters entwickelt. Juni 1915 wurde die linke Kropfhälfte operativ entfernt. Nach anfänglicher Besserung Rezidiv, so daß, nachdem im Juni 1915 ein Absceß über dem linken Schilddrüsenlappen gespalten war, im Oktober 1915 der rechte Schilddrüsenlappen ebenfalls teilweise reseziert wurde, wobei die Arteriae thyreoida media und inf. unterbunden wurden. In der Folgezeit fühlte sich die Kranke besser, allerdings blieb die Pulszahl hoch, das Herzklopfen unverändert und von Zeit zu Zeit traten Temperatursteigerungen bis zu 38 und 39^0 auf, ohne daß eine sonst erkennbare Ursache hervorgetreten wäre. Im Dezember 1915 bekam die Patientin das Gefühl, als ob die Haut des Gesichtes bzw. der Stirn und der Mundgegend sich zusammenkrampfe. Bald darauf traten Krämpfe in den Händen auf (typische Geburtshelferstellung). Chvosteksches Phänomen in seinen drei Phasen stark positiv. Die elektrische Untersuchung des Ulnaris ergab zunächst eine K.S.Z. von $2\,^1/_2$ Milliampere. Im Harn Spuren von Albumen, vereinzelte granulierte Zylinder, starke Durchfälle, Temperaturen um 38^0 herum. Subjektiv am unangenehmsten waren die starken Schmerzen in den Händen und Beinen. Die letzteren ließen übrigens ebenfalls von Zeit zu Zeit eine krampfhafte Plantarflexion der großen Zehe sowie starke Streckstellung der Füße erkennen. In den nächsten Wochen nimmt die Krampfbereitschaft erheblich zu (stark positiver Trousseau). Es treten insbesondere bedrohliche Anfälle von Laryngospasmus auf. Die elektrische Untersuchung ergibt für den linken Facialis eine minimale Zuckung bei K.S. von 1 Milliampere, am rechten Medianus K.S.Z. bei 0,5 Milliampere. Die A.Ö.Z. $\gg$ A.S.Z., A.Ö.Z. bei 0,9 Milliampere, A.S.Z. bei 1,2 Milliampere. Im Mai des Jahres 1917 läßt die Krampfbereitschaft nach, nachdem die Kranke eine Zeitlang Parathyreoidintabletten genommen hatte. Das Stadium der Latenz hielt bis Anfang 1918 an, wo wieder Laryngospasmus auftrat. Gleichzeitig heftige Durchfälle, starke Gewichtsabnahme, ziehende Schmerzen in den Gliedern, besonders in den Armen und Beinen. Ende 1918 wird die Transplantation von Epithelkörperchen in die Markhöhle der rechten Tibia vorgenommen. Die Operation wird gut überstanden, ein nachhaltiger Erfolg ist jedoch nicht erkennbar. Die Kranke verließ März 1919 die Klinik und ist draußen unter fortschreitender Kachexie Ende des Jahres ad exitum gekommen.

Die Tetanie tritt nun nicht nach jeder Strumektomie, die mit Verlust oder Schädigung der Epithelkörperchen einhergeht, regelmäßig und sicher auf. Die Gefahr ist dann ausgeschaltet, wenn die beiden Unterlappen stehen bleiben.

Schließlich muß noch die traumatische Tetanie erwähnt werden, die unter Umständen durch Sturz oder Schlag in die Gegend der Schilddrüse hervorgerufen werden kann und durch Blutungen in das Gewebe der Epithelkörperchen bedingt ist.

Die Tetanie kann nun auf verschiedene Weise auch experimentell erzeugt werden, so durch forcierte Atmung (Überventilationstetanie), ferner durch Säurezufuhr oder mittels Guanidindarreichung. Auf diese Formen werde ich unten noch zu sprechen kommen.

Bei Einreihung der Tetaniefälle in die bisher genannten Formen darf nicht vergessen werden, daß die Krankheit auch ohne erkennbare Ursachen auftreten kann. Wir sprechen dann von idiopathischer Tetanie. Diese Form zeichnet sich durch besondere Neigung zu Rediziven aus.

Merkwürdigerweise sind bestimmte Gegenden, wie Wien und Heidelberg, in besonderem Maße von der Krankheit heimgesucht, wenngleich der Charakter des Leidens in den letzten Jahren hier anscheinend milder geworden ist. Sehr auffällig ist, daß die Epidemie im Frühjahr (s. Allgem. Teil, S. 17) erheblich gehäufter auftritt als zu anderen Jahreszeiten (Tetaniezeit). In besonderem Maße gilt dies für die Säuglingstetanie. Spätestens im Mai pflegt die Krankheit zu verschwinden und frühestens im Oktober erscheinen die ersten Vorläufer der Saison. Besondere Gipfel der Häufigkeitskurve liegen im März, gelegentlich auch schon im Januar und entsprechen, wie die interessanten Beobachtungen von Moro gezeigt haben, dem plötzlichen Eintritt warmen Föhnwetters nach kalter Schneeperiode (Tetaniewetter). Es ist wohl kein Zweifel, daß sich mit dem Wechsel der Jahreszeit eine Änderung der Empfindlichkeit des vegetativen Nervensystems vollzieht. Daher ist Auffassung Moros, daß der Umschlag des Klimas bei empfindlichen Säuglingen starke zentrale zu Krampfreaktionen führende Erregungen auszulösen in der Lage sei (wie viele andere Reize auch), durchaus diskutabel.

Sehr auffällig ist es, daß bestimmte Berufsklassen, wie Schneider und Schuster (Schusterkrampf), besonders für Tetanie disponiert zu sein scheinen. Man sprach deswegen auch von „Arbeitertetanie“. Bemerkenswert ist, daß Männer weit stärker gefährdet sind als Frauen. Beim Versuch, das massenhafte Auftreten dieser Form von Tetanie zu erklären, war es naheliegend, an eine Vergiftung mit Ergotin zu denken, mit der ja, wie bereits erwähnt, die Krankheit viele Erscheinungen gemein hat. So wurde der Genuß von mutterkornhaltigem Getreide verantwortlich gemacht. Daß die Ortschaften in der unmittelbaren Nähe von Wien und Heidelberg, deren Bewohnern das gleiche Getreide zur Verfügung stand, nicht oder nicht in gleichem Maße erkrankten, hat der Theorie von der ätiologischen Bedeutung des Secale den Boden entzogen (EPPINGER).

CARRISON hat auf das kombinierte Auftreten von Tetanie und Kropf hingewiesen. In der Tat kommt Tetanie zusammen mit Kropf und auch mit leichtem Myxödem (CARRISON), und, wie FALTA und KAHN mitteilen, sogar auch mit Zeichen von Basedow vergesellschaftet vor. Irgendwelche Schlüsse auf die Genese der Krankheit lassen sich aus diesen Befunden zurzeit nicht ziehen.

Pathogenese. Da die experimentelle Tetanie sich in den wesentlichsten Erscheinungen mit den klinisch zur Beobachtung gelangenden Formen deckt, kann man annehmen, daß auch die letzteren einem Funktionsausfall oder einer Funktionsherabsetzung der Epithelkörperchen ihre Entstehung verdanken oder verdanken können. Als allen Formen gemeinsam zugrunde liegende Unterlage müssen wir letzten Endes Störungen des Elektrolytgleichgewichtes an der Zelle des in Frage kommenden Erfolgsorgans (Muskelzelle) annehmen. Wir haben bereits die Bedeutung der Epithelkörperchen für den Eiweißabbau kennen gelernt und werden in der Annahme nicht fehl gehen, daß in den sogenannten biogenen Aminen, jenen Körpern die zwar nicht im normalen Harn, aber in dem epithelkörperchenloser Tiere auftreten, besondere Beachtung hinsichtlich der Pathogenese des Krankheitsbildes geschentk werden muß. Der Amerikaner KOCH fand als erster im Harn parathyreopriver Hunde Methylguanidin. Auch im Blute solcher Tiere konnten von PATON und FINDLAY vermehrte Mengen von Guanidin gefunden werden. E. FRANK ist es gelungen, durch Zufuhr des besonders giftigen Dimethylguanidin[1]) bei der Katze ein der Tetanie scheinbar völlig analoges Krankheitsbild zu erzeugen. (Die Vergiftung pflegt tödlich zu enden bei Verabfolgung einer einmaligen Dosis von 0,2—0,25 g salzsaurem Guanidin pro Kilogramm Körpergewicht.) Dabei muß betont werden, daß das Guanidin nicht selbst erregend wirkt, sondern wahrscheinlich nur die allgemeine Erregbarkeit steigert. Kleine Dosen, die noch kein manifestes Krankheitsbild zur Folge haben, können bereits ein latentes verursachen, indem sie die galvanische Erregbarkeit erhöhen. So wird ein Zustand erzeugt, der auch in seiner Entwicklung ganz dem beim Menschen auftretenden entspricht.

Daß der die Tetanie auslösende chemische Körper unter den biogenen Aminen zu suchen ist, hat auf Grund der erwähnten neueren Untersuchungen manche Wahrscheinlichkeit für sich, wenngleich man sich klar werden muß, daß hierüber das letzte Wort nicht gesprochen ist. Schwierig bleibt in jedem Fall die Frage, wie man sich den Mechanismus der Erregbarkeitssteigerung der Gewebe, insbesondere der Muskelzelle, wie sie durch das Guanidin bewerkstelligt wird, vorstellen soll. Auf Grund unserer neueren, die Erregbarkeitsverhältnisse der Zelle betreffenden Anschauungen müssen wir als wahrscheinlich annehmen, daß letzten Endes eine Verschiebung des normalen Elektrolytengleichgewichtes an oder in der Zelle verantwortlich zu machen ist. Die normale Funktion der Zelle ist nicht zuletzt an ein normales Mengenverhältnis zwischen den Kationen Calcium und Kalium gebunden. Aus den Untersuchungen McCALLUMS wissen

---

[1]) Genauere Angaben bezüglich der Dosierung s. HEFFTER, A.: Handbuch der exp. Pharmakologie Bd. 1, S. 684ff. H. FÜHNER. Berlin: Julius Springer 1923.

wir, daß eine mit Natriumoxalat durchspülte, also an Calcium verarmte Extremität gegenüber dem galvanischen Strom übererregbar ist. Calcium setzt den Grad der elektrischen Erregbarkeit herab (J. Loeb), während Kalium ihn steigert. Es besteht also zwischen diesen beiden Kationen ein ausgesprochener biologischer Antagonismus. Auch Beschickung des Muskels mit Guanidin scheint hinsichtlich des Kalium-Calciumgleichgewichtes physikalisch-chemische Veränderungen hervorzurufen, die den beim Tetaniekranken gefundenen entsprechen (S. G. Zondek und Benatt). Im Muskel nimmt der relative Kaliumgehalt zu, was — für die Funktion der Zelle — gleichbedeutend mit einer Verminderung des dem Kalium antagonistisch gerichteten Calciumgehaltes ist. Nun hat Mc Callum, wie bereits hervorgehoben wurde, nachgewiesen, daß bei der Tetanie tatsächlich der Calciumgehalt des Blutes herabgesetzt ist, und dieser Befund konnte von zahlreichen Untersuchern auch bei der kindlichen und parathyreopriven Tetanie erhoben werden. Die Bedeutung des Calciummangels für die Pathogenese des Krankheitsbildes geht übrigens auch aus den günstigen Erfolgen der therapeutischen Calciumdarreichung hervor und wird auch durch die oben schon erwähnte häufige Koinzidenz von Tetanie, Rachitis und Osteomalacie wahrscheinlich gemacht.

Die Tetanie wird von manchen Seiten als eine Säurevergiftung (vermehrte Ammoniakausscheidung) aufgefaßt, andere betrachten sie dagegen als Alkalosis. Mir scheint das letztere wahrscheinlicher. Für den relativen Alkalireichtum spricht der niedrige Blutcalciumwert (die Calciumlöslichkeit des Blutes entspricht der Gleichung $Ca^{++} = \text{Konstante } x \cdot \dfrac{[H^+]}{\text{Bicarbonat}}$. Nimmt also das Bicarbonat bei gleichbleibender Wasserstoffionenkonzentration zu, so muß der Wert für Calcium steigen). Wichtig als Stütze für die Auffassung der Tetanie als einer Alkalosis (Freudenberg und György) und zugleich von größter Bedeutung für das Verständnis der Pathogenese des Krankheitsbildes ist die Tatsache, daß es zu ausgesprochenen Zeichen zunächst latenter, dann aber auch manifester Tetanie kommen kann (Facialisphänomen, niedrige Öffnungszuckungen, Parästhesien, positiver Trousseau, Krampfattacken, Carpopedalspasmen usw.), wenn man durch angestrengte Atmung, insbesondere durch forcierte, etwa $^1/_2$ Stunde hindurch anhaltende maximale Exspiration den CO_2-Gehalt des Blutes vermindert, also eine Alkalosis schafft, die, wie oben auseinandergesetzt worden ist, ihrerseits nun zwangsläufig zur Calciumverarmung der oder bestimmter Gewebe führt. Die Entdeckung dieser als „Überventilationstetanie" bezeichneten Form verdanken wir Grant und Goldmann. Frank u. a. haben die Befunde bestätigt. Sie kann im übrigen auch als unwillkürliches Ereignis bei nervösen oder hysterischen Personen, auch im Gefolge der Encephalitis lethargica auftreten, wenn sich bei diesen Kranken länger oder kürzer dauernde Zustände von Dyspnoe einstellen. Adlersberg und Porges sprechen unter diesen Umständen von „neurotischer Atmungstetanie". Ob nun die Calciumverminderung durch Guanidinüberschuß entsteht oder durch die Alkalosis hervorgerufen wird, für die funktionellen Vorgänge an der Zelle ist dies gleichgültig. Das gleiche Krankheitssyndrom kann somit aus verschiedenartigen Ursachen entstehen (Identität von Nerv-Ionen- und Giftwirkung nach S. G. Zondek).

Geht aus dem bisher Gesagten hervor, daß dem Calciumstoffwechsel, der in direkter oder indirekter Beziehung zu den Epithelkörperchen steht, eine ausschlaggebende Bedeutung für das Zustandekommen des Tetaniesyndroms zukommt, so bleibt zunächst unentschieden, inwieweit die nervöse Übererregbarkeit peripher oder zentral bedingt ist. Wahrscheinlich trifft beides zu. Man muß jedenfalls annehmen, daß auch die Ganglienzellen des Zentralnervensystems sich im Zustand erhöhter Reizbarkeit befinden.

Den Kernpunkt des Problems der Pathogenese der Tetanie aber bildet die Frage, inwieweit sich außer der parathyreopriven auch die anderen Formen der Krankheit als durch Epithelkörpercheninsuffizienz hervorgerufen erklären lassen. Die Schwangerschaftstetanie, die Tetanie nach Infektionskrankheiten, die Tetania strumipriva lassen sich wie es scheint zwanglos auf Funktionsbeeinträchtigung der Epithelkörperchen zurückführen. Schwieriger ist schon die Deutung der Arbeitertetanie. Hier ist es nicht leicht zu sagen, warum die etwaige Funktionsherabsetzung der Epithelkörperchen gerade im Frühling besonders auftreten sollte. Dazu kommt, daß, worauf ERDHEIM selber hingewiesen hat, bei Neugeborenen häufig Blutungen in den Epithelkörperchen zu finden sind, ohne daß irgendwelche Zeichen von latenter oder manifester Tetanie nachweisbar sind. Wir müssen uns durchaus darüber im klaren sein, daß, wenn die Bedeutung der Epithelkörperchen für die Pathogenese der Tetanie namentlich auf Grund anatomischer Befunde auch in den wesentlichsten Punkten sichergestellt ist, manche Fragen doch noch der Klärung harren. Gerade die zuletzt erwähnten Befunde an Neugeborenen weisen darauf hin, daß der Ausbruch des Leidens gebunden ist an das Zusammentreffen mehrerer Faktoren, d. h. daß zu der Epithelkörpercheninsuffizienz ein exogenes oder endogenes Moment als auslösende Ursache hinzukommen muß. Schließlich muß auch bei der Tetanie wie bei allen innersekretorischen Erkrankungen in Betracht gezogen werden, daß die klinischen für Epithelkörperinsuffizienz charakteristischen Merkmale auf der Grundlage einer (wahrscheinlich physikalisch-chemisch bedingten) Störung des Zusammenwirkens von Hormon und Zelle des Erfolgsorgans entstehen können (H. ZONDEK). Die Ursache der Krankheit ist in solchen Fällen in Alterationen der Muskelzelle und nicht in denen der Epithelkörperchen zu suchen.

Differentialdiagnose. Die Tetanie stellt bei ausgesprochenem Symptomenkomplex ein so charakteristisches Krankheitsbild dar, daß ihre Diagnose im allgemeinen keine Schwierigkeiten machen wird. Immerhin muß man sich hüten, auf Grund nur eines Symptomes ein voreiliges Urteil zu fällen. Das Trousseausche Phänomen, auch Steigerung der mechanischen oder elektrischen Erregbarkeit kommen zuweilen auch bei nervösen Personen vor. Allerdings sind die Zeichen dann nur wenig deutlich vorhanden. Es ist natürlich, daß man zu Zeiten, in denen die Tetanie gehäuft auftritt, auch nur angedeutete Kennzeichen der Krankheit anders bewertet als in Perioden, wo sie selten ist.

Eigentliche differentialdiagnostische Schwierigkeiten kann unter Umständen die Abgrenzung gegenüber der Hysterie machen. Namentlich die nach Anlegung der Stauungsbinde auftretende Geburtshelferstellung der Hand wird von Hysterischen gern imitiert. Hier wird vor allen Dingen die Prüfung der elektrischen Erregbarkeit sowie das etwaige Vorhandensein des Facialisphänomens, daneben der klinische Gesamteindruck den Ausschlag geben. Schließlich müssen noch Tetanus und Epilepsie als Krankheiten erwähnt werden, die unter Umständen differentialdiagnostisch in Betracht kommen. Die Tetanie befällt jedoch nur in den allerschwersten Fällen gleich dem Tetanus den ganzen Körper und geht kaum jemals wie die Epilepsie mit Verlust des Bewußtseins, Zungenbiß, Blasen- und Mastdarminsuffizienz usw. einher. Ernsthafte differentialdiagnostische Schwierigkeiten können jedoch in Gegenden, wo die Tetanie gehäuft auftritt wie in Wien und in Heidelberg entstehen, zumal man hier mit der Möglichkeit rechnen muß, daß es sich eventuell um Kombinationen der erwähnten Krankheit mit Tetanie handeln kann.

Prognose. Die Prognose ist nicht für alle Formen gleichmäßig, stets aber mit großer Vorsicht zu stellen. Bei der Arbeitertetanie ist sie günstig. Für die ohne erkennbare Ursache auftretende Form gilt etwa das gleiche, doch kann man bei beiden wegen der außerordentlichen Neigung zu Rezidiven nur selten von wirklicher Heilung sprechen. Die Krankheit kann jahrelang im Stadium der Latenz verharren. Die Maternitätstetanie gibt schon eine ungünstigere Prognose, und es ist bei ihr auch über eine Anzahl von Todesfällen berichtet worden. Das gleiche gilt etwa für die Kindertetanie. Hier ist die Mortalität schon während der Krankheit eine nicht geringe. Nach einer Statistik von POTPESCHNIGG starben von 109 Fällen $23^0/_0$ während des ersten Aufenthaltes im Krankenhause, wegen Rezidivs waren später 19 weitere zugrunde gegangen. Soweit die Kinder die Krankheit überstehen, ist die spätere Gesundheit häufig nur eine scheinbare. Die Tetanie ist in ein chronisches Latenzstadium getreten. Bei Ereignissen, die sonst die Krankheit auslösen, also bei Schwangerschaften, Infekten, kann sie wieder zum Ausbruch kommen. Abgesehen davon pflegen bei solchen Individuen Störungen psychischer Art, Sprachanomalien, Intelligenzdefekte häufiger als bei anderen aufzutreten, vielleicht besteht bei ihnen eine gewisse Disposition zur Epilepsie. Katarakt und Schmelzdefekte an den Zähnen kommen bei ihnen ebenfalls relativ oft zur Beobachtung.

Als besonders ungünstig wird die Prognose der Tetania gastrica beschrieben. Ob dies mit der Tetanie selbst oder mit dem ihr zugrunde liegenden Magenleiden zusammenhängt, ist nicht mit Sicherheit zu entscheiden. Daß die strumiprive Tetanie prognostisch ebenfalls ungünstig gestellt ist und in einem großen Prozentsatz der Fälle zum Tode führt, ist bereits oben mitgeteilt und durch den von mir mitgeteilten einschlägigen Fall bestätigt worden. Im allgemeinen kann man sagen, daß die Aussichten um so ungünstiger sind, je akuter und stürmischer die Krankheit einsetzt. Aber auch bei scheinbar schleichendem Verlauf muß man auf akute Exazerbationen gefaßt sein. In einem Falle EISELSBERGS traten 13 Jahre nach der Kropfoperation schwere Tetanieanfälle auf, nachdem in der Zwischenzeit nur ganz gelegentlich leichte Geburtshelferstellung, Gefühl von Ameisenlaufen und ähnliche Erscheinungen vorhanden gewesen waren. Im übrigen können auch bei dieser Form der Tetanie die bereits erwähnten, als auslösende Momente in Betracht kommenden Ereignisse den latenten Krankheitszustand manifest werden lassen. Wie bei dem von mir beschriebenen Fall erfolgt der Tod bei den chronischen, aber auch bei den mehr oder weniger akut verlaufenden schweren Fällen unter fortschreitendem Siechtum.

Aus dem Gesagten geht hervor, daß bei der Beurteilung der Prognose der Tetanie äußerste Vorsicht geboten ist. Die Fälle, in denen nicht nur die Symptome, sondern auch die für das chronische Latenzstadium charakteristischen

Stigmata sowie die Neigung zu Rezidiven verschwinden, sind äußerst selten; immerhin gibt es eine ganze Anzahl von Kranken, die ein hohes Alter erreichen und sich im ganzen relativ wohl befinden.

Therapie. Gegen den tetanischen Krampf wird man zunächst mit Hilfe der üblichen Sedativa vorgehen (Brom, Veronal, Chloralhydrat, eventuell Pantopon, Papaverin, unter Umständen sogar leichte Chloroformnarkose usw.). Am schwierigsten gestaltet sich meist die Bekämpfung des Stimmritzenkrampfes der Kinder. Hiergegen werden Abführmittel, Darmspülungen, Besprengung mit kaltem Wasser, eventuell Herunterdrücken des Zungengrundes empfohlen. Gelegentlich muß die Tracheotomie oder Intubation vorgenommen werden, wenngleich man mit diesen Maßnahmen wegen des inzwischen eingetretenen Herztodes in der Regel zu spät kommt. Von diätetischen Maßnahmen erfordert die tetanische Diathese Aussetzen von Kuhmilch und wenn möglich sofortigen Ersatz durch Frauenmilch. Inwieweit die BLUMsche „Schutzkost" (S. 153) sich als geeignet erweist, die Tetanie bzw. die tetanische Diathese günstig zu beeinflussen, muß abgewartet werden. Immerhin dürfte eine Beschränkung des Fleischgenusses geraten sein. Empfehlenswert ist ferner Darreichung von Phosphorlebertran und Kalk. Neuerdings wird der mit ultraviolettem Licht bestrahlte Lebertran als besonders wirksam empfohlen. Sehr wesentlich ist, daß die Kinder sich in frischer Luft und in der Sonne aufhalten.

Es ist hier nicht der Ort, die bei der Kindertetanie zu ergreifenden Maßnahmen, die ja ausschließlich den Kinderarzt angehen, eingehender zu erörtern. Die meisten der aufgezählten Maßnahmen kommen jedoch auch für die übrigen Formen, also für die Tetanie der Erwachsenen in Betracht. Im besonderen Maße gilt dies für die Kalktherapie. Über ihre theoretischen Unterlagen habe ich mich bereits oben verbreitet. Von der Mehrzahl der Autoren wird ihr Einfluß sehr günstig beurteilt, eine Auffassung, der ich mich voll anschließen kann. Das Calcium kann zunächst per os dargereicht werden in der beschriebenen Weise; bleibt es bei dieser Applikationsweise unwirksam, so kann es auch intravenös verabfolgt werden (entweder als Afenil 3—4mal wöchentlich 3—10 ccm oder als Calcium chloratum, und zwar 5 ccm einer 10 proz. Lösung). Neuerdings wird auch dem Strontium (in Form der Chlor- oder Bromverbindung in Gaben von täglich 1 g) ein günstiger Einfluß zugeschrieben (S. HIRSCH).

Auf Grund der obigen die pathogenetische Bedeutung der Epithelkörperchen betreffenden Ausführungen lag es nahe, bei der Tetanie einen Versuch mit spezifischer Substitutionstherapie zu machen. Das unter dem Namen Parathyreoidin im Handel befindliche Präparat (von VASSALE aus Rinderepithelkörperchen hergestellt), von dem man 3mal täglich 1—3 Tabletten verabfolgen kann, wird von den meisten Autoren als unwirksam abgelehnt. Ich habe in zwei Fällen den Eindruck gehabt, als ob es die Neigung zu Krämpfen, auch die Parästhesien und Schmerzen in den Beinen günstig beeinflußt hätte. Vielversprechend scheinen die Mitteilungen COLLIPS und seiner Mitarbeiter zu sein, denen offenbar die Darstellung eines wirksamen Epithelkörperchenextraktes gelungen ist. Über die praktischen klinischen Erfolge läßt sich zurzeit etwas Abschließendes noch nicht sagen. Von der Voraussetzung ausgehend, daß die Tetanie eine Alkalosis sei, und auf Grund der Mitteilungen HALDANES, daß man durch Salmiak beim Menschen eine Acidosis hervorrufen kann, empfehlen FREUDENBERG und GYÖRGY, Tetaniekranken Salmiak zu verabfolgen. Die Autoren wenden dies Mittel nur bei manifester, nicht bei latenter Tetanie an, und ihre Erfahrungen beziehen sich im wesentlichen auf die Säuglingstetanie. Die Darreichung erfolgt per os und beträgt 3—7 g pro die, wobei eine 10proz. Lösung von Ammonium chloratum purissimum pro analysi verwandt wird, von der die berechnete Teildosis den einzelnen Flaschen oder Breimahlzeiten der Kinder zugegeben wird. Beim Erwachsenen konnten die Dosen gesteigert werden. Ein abschließendes Urteil über die Zweckmäßigkeit der Medikation ist zurzeit mangels genügender Erfahrungen nicht möglich.

Bleiben alle internen Maßnahmen erfolglos, so muß als ultimum refugium die Transplantation von Epithelkörperchen vorgenommen werden, wie sie zuerst von EISELSBERG ausgeführt worden ist. Die Überpflanzung erfolgt entweder unter die Bauchhaut oder besser in die Markhöhle der Tibia (POOL-KOCHER u. a.). Als Materialspender empfiehlt EISELSBERG (l. c.) entweder intra partum verstorbene Neugeborene oder aber ihren Verletzungen Erlegene zu wählen. Über die Resultate der Operation lauten die Ansichten der Autoren sehr verschieden, und im allgemeinen tut man im Einzelfall gut, sich über die Aussichten zurückhaltend zu äußern. Vielleicht ist es auch hier so, daß nur die Autotransplantation Erfolg hat, insofern als anderen Falles das implantierte Gewebe allmählich resorbiert wird (LEISCHNER und KÖHLER).

Bei der Magentetanie bringt sofortige, eventuell mehrmals während eines Tages zu wiederholende Magenspülung meist Erfolg. In schweren Fällen muß unter Umständen eine Gastroenterostomie vorgenommen werden.

Die Maternitätstetanie macht die Einleitung der Frühgeburt erforderlich.

6. Fettsucht.

Allgemeine Vorbemerkungen.

Das Problem der Fettsucht erschöpfend zu behandeln, liegt nicht im Rahmen dieses Buches. Zweifellos spielen endokrine Faktoren bei gewissen Formen der Adipositas eine entscheidende Rolle. Wir fassen sie unter dem Namen der endokrinen Fettsucht zusammen. Mit ihr werden wir uns im folgenden näher zu befassen haben. Es kann indes nicht zweifelhaft sein, daß eine sehr große Anzahl Fettsüchtiger diesen Zustand äußeren Einflüssen, besonders dem Übermaß zugeführter Calorien verdankt, weshalb wir gegenüber der endokrinen die exogene Form hervorheben müssen. Daß Eßlust und über das Bedürfnis hinausgehende Nahrungszufuhr einerseits und behäbiges Phlegma andererseits unter gewöhnlichen Umständen zur Fettsucht führen müssen, liegt auf der Hand. Mit Rücksicht auf den ersten Punkt möchte ich bei Beurteilung der Angaben Fettsüchtiger zur Vorsicht mahnen. Zahlreiche, insbesondere weibliche Kranke beteuern immer wieder, daß sie „rein gar nichts äßen". Die Angaben treffen zu, soweit Brot, Fleisch, Gemüse usw. in Frage kommt, nicht immer aber was Schlagsahne, Konfitüren usw. betrifft. Bei einer gewissen Anzahl von Fettsüchtigen haben wir es mit reiner Mastfettsucht zu tun. Ein nicht geringer Prozentsatz der Bevölkerung treibt auch heute noch Luxuskonsumption, und wenn nicht alle diese Menschen fett werden, so ist dies erstens auf eine relativ schlechte Ausnutzung der Speisen seitens ihres Darmes und zweitens auf ein familiär-konstitutionelles Moment zurückzuführen, das sich in Gestalt eines relativ hohen Calorienbedarfes offenbart. Der O_2-Bedarf der verschiedenen Menschen unterliegt individuellen Schwankungen. Natürlich ist er auch von äußeren Faktoren abhängig. Ich habe in diesem Zusammenhange bereits das Temperament erwähnt. Man sollte diesen Faktor, d. h. das Maß des durch agiles, lebhaftes Wesen bedingten Mehrverbrauchs z. B. an O_2 nicht unterschätzen. Loewy und mir haben Untersuchungen an einem gut dressierten Hunde einen eindrucksvollen Beweis hierfür geliefert. Wir bestimmten bei dem Tier Wochen hindurch zum Teil täglich den Gaswechsel im Ruhe-Nüchternzustand. Die Werte waren völlig konstant. Eines Tages bekam der Hund Flöhe. Während des Gaswechselversuches mußte er einige Abwehrbewegungen machen, die den Erfolg hatten, daß der Gaswechsel ganz beträchtlich in die Höhe ging. Vom energetischen Gesichtspunkt aus betrachtet ließe sich das Temperament als die Summe des verschwendeten und das Phlegma als die Gesamtheit der eingesparten körperlichen Bewegungen definieren.

Gibt es nun gegenüber der durch ein absolutes oder relatives Übermaß von Nahrungszufuhr bedingten Fettsucht eine von diesen Faktoren unabhängige endogene? Eine schon oben erörterte Tatsache, nämlich die für das Myxödem charakteristische Herabsetzung der Verbrennungsprozesse, hat den Autoren seit langem die Vermutung nahegelegt, daß auch manche Formen von Fettsucht einer Herabsetzung des calorischen Bedarfes ihre Entstehung verdanken. Die tägliche Erfahrung spricht auch insofern für die Richtigkeit einer solchen Auffassung, als es bekanntlich Leute gibt, und vielfach solche mit einem geradezu grotesken Fettballast, die unter einem auffällig dürftigen Ernährungsregime und ohne weniger zu arbeiten als ihre Mitmenschen, unaufhaltsam in ihren bedauernswerten Zustand geraten. Gelingt es nun, durch exakte Methodik die vorausgesetzte Stoffwechselverlangsamung nachzuweisen? Hier muß zunächst auf die Schwierigkeit hingewiesen werden, die gefundenen Umsatzzahlen beim Fettsüchtigen zu bewerten, die insbesondere dadurch gegeben ist, daß eine Berechnung auf das Kilogramm Körpergewicht zu Irrtümern führen muß, weil in diesem Kilogramm eine größere Menge von der Atmung ausgeschlossenen Fettes sich befindet als beim Gesunden. Nur das Protoplasma nimmt an der inneren Atmung teil, und wenn wir bei einem Fettsüchtigen die wirkliche Größe seines Sauerstoffbedarfs im Vergleich zu dem Verbrauch eines Normalen von gleichem Körpergewicht feststellen wollten, so müßten wir ihn eigentlich zunächst seines überschüssigen Fettes entledigen, um brauchbare Vergleichswerte zu finden. Auch die Berechnung auf den Quadratmeter Körperoberfläche [nach der bekannten Meehschen Formel[1])] kann nicht als eine Methode angesehen werden, die frei von Fehlerquellen ist. Eher könnte schon die Körperlänge als Vergleichsgrundlage gegenüber dem Normalen angesehen werden. Aber auch die so berechneten Werte haben bislang keine sicheren Schlüsse auf ein Vorhandensein niedriger Umsatzwerte für die Fälle von endogener Fettsucht gestattet. Wenn wir bei Fettsüchtigen im Ruhe-Nüchternversuch Werte für den Sauerstoffbedarf von 210—220 ccm und auf das Kilogramm Körpergewicht berechnet einen Verbrauch

---

[1]) Die Meehsche Formel lautet: $S = K \sqrt[3]{W^2}$ (K = Konstante zwischen Gewicht und Oberfläche beträgt nach Rubner = 12,3. W = Körpergewicht. Mithin lautet die Formel für den Menschen: $12,3 \sqrt[3]{W^2}$.

von etwa 2,0 ccm pro Minute finden, so sind das zwar sehr niedrige Werte. Aber abgesehen von den auf das Kilogramm Körpergewicht berechneten Zahlen, können auch die an sich niedrigen absoluten Werte nicht als entscheidend betrachtet werden, weil sie auch bei Leuten, die nicht im mindesten zur Fettsucht neigen, gelegentlich gefunden werden. Im übrigen berechtigen natürlich die Umsatzzahlen allein nicht zu Rückschlüssen auf das Zustandekommen der Adipositas, sondern es müssen auch Appetit und Nahrungszufuhr berücksichtigt werden. Dieser Gesichtspunkt ist bislang nicht genügend betont worden. Der niedrige Bedarf kann nur eine geeignete Grundlage abgeben, auf welcher die Fettsucht entstehen kann, aber nur dann entsteht, wenn das betreffende Individuum in bezug auf seine Calorienzufuhr über diesen Bedarf hinausgeht.

Kehren wir nun zu der Frage, von der wir ausgingen, zurück: Ist es möglich, das Entstehen der endokrinen Fettsucht mit dem Nachweis einer bestehenden Herabsetzung des Erhaltungsumsatzes zu klären?. In einer Anzahl von Fällen ist es ohne Zweifel möglich, in vielen anderen jedoch nicht. Zahlreiche Untersuchungen hierüber liegen vor. Zu nennen sind hier vor allem die groß angelegten Versuche RUBNERS bei 2 Geschwistern, von denen der eine fett, der andere mager war, die eine Herabsetzung der Verbrennungsenergie bei dem fetten gegenüber dem mageren Individuum in keiner Weise erkennen ließen. A. LOEWY und H. HIRSCHFELD haben dazu bei einer Anzahl magerer Menschen im Ruhe-Nüchternversuch niedrigere Werte für den Gesamtumsatz gefunden als sie v. BERGMANN bei seinen Fettsüchtigen fand. Ich selbst konnte bei 2 Frauen, von denen die eine hochgradig mager war (42 kg Körpergewicht) die zweite eher schlecht genährt war (Körpergewicht = 60 kg bei 1,62 Körperlänge) folgende Werte für den Grundumsatz feststellen:

Die erste Pat. hatte einen O_2-Verbrauch von 145 ccm pro Min.; eine CO_2-Abgabe von 104 ccm pro Min. Nach den Vergleichstabellen von HARRIS-BENE-DIKT liegt der O_2-Wert um ca. $17,5^0/_0$ unterhalb des Normalen.

Bei der zweiten Kranken belief sich die Höhe des Grundumsatzes auf 160 ccm O_2-Verbrauch und auf 137 ccm CO_2-Abgabe pro Minute.

Obgleich der Erhaltungsumsatz somit auch bei dieser Kranken erheblich unterhalb der Grenze des Normalen liegt, die Kranke unter Bettruhe ca. 2200—2400 Calorien (= 36—38 pro Kilogramm Körpergewicht) zu sich nahm, also reichlich ernährt wurde, nahm sie nur wenig an Körpergewicht zu.

Auch die Erhöhung des O_2-Bedarfs nach Nahrungszufuhr, die ja besonders deutlich nach Aufnahme von Eiweißkost zutage tritt (spezifisch-dynamische Wirkung), war bei den erwähnten Kranken nicht abnorm stark. Die Steigerung betrug 3 Stunden nach Aufnahme einer Eiweiß-Fett-Kohlehydrat-mahlzeit ca. $22—25^0/_0$ des Grundumsatzes und lag somit etwa auf normaler Höhe (s. S. 185). Es ist mithin nicht angängig, die Genese der Magerkeit (besser Magersucht) bei den Kranken durch eine im Gefolge der Nahrungszufuhr auftretende abnorme Höhe der Oxydationsprozesse zu erklären, wie dies vielfach versucht wurde und wohl auch für eine Anzahl von Fällen zutreffen mag.

Umgekehrt läßt sich feststellen, daß durchaus nicht etwa alle Fettsüchtigen abnorm niedrige Werte für die spezifisch-dynamische Wirkung der Nahrung erkennen lassen.

Einen ziemlich breiten Raum in der Diskussion über die Genese der Fettsucht nimmt die Frage der sog. Luxuskonsumption (GRAFE) ein. GRAFE versteht darunter eine Steigerung der Verbrennungen bzw. des Sauerstoffsverbrauchs, welche über das Maß der spezifisch-dynamischen Wirkung, wie sie beim Gesunden beobachtet wird und zahlenmäßig von RUBNER bestimmt wurde, hinausgeht. In Betracht kommt reichliche Kohlenhydratfettnahrung bei mäßigem Eiweißgehalt. Nach GRAFE wäre die Luxuskonsumption bei mageren und vielessenden Menschen erhöht, beim Fettsüchtigen indes herabgesetzt. Eine solche Gesetzmäßigkeit scheint aber nicht zu bestehen. Neuerdings teilt LAUTER mit, daß nach seinen Untersuchungen sich Fettsüchtige und Normalfall bezüglich der Höhe der Luxuskonsumption gleich verhalten hätten. Es kann indes kaum zweifelhaft sein, daß bei sehr starker Überernährung auch das Maß der Luxuskonsumption unter Umständen zur Klärung der Genese der Fettsucht herangezogen werden kann und muß.

Eine restlose und für alle Fälle zutreffende Klarstellung sowohl des Problems der Fettsucht als des der Magersucht ist — das mag aus dem bisher Erörterten hervorgehen — weder durch die Bestimmung des Grundumsatzes, noch der spezifisch-dynamischen Wirkung der Nahrungszufuhr, noch der Analyse der Luxuskonsumption noch durch die Zusammenfassung der drei Betrachtungsarten möglich. Auch die Berücksichtigung von Temperament, Arbeitsleistung usw. kann, wie zahlreiche eigene Erfahrungen gelehrt haben, die Frage: Fettsucht und Magerkeit nicht gänzlich lösen. Es bleiben Lücken offen. Die Lösung des Problems wird auf anderen Wegen vor sich gehen als den bisher von den Stoffwechselphysiologen und Pathologen allein verfolgten. Zweierlei muß m. E. bedacht und berücksichtigt werden: Einmal ist es durchaus nicht angängig, den Energieumsatz von Menschen mit abnormer Sucht zum Fett- oder Magersein allein nach dem Maße der chemisch nachweislichen Umsetzungen zu bemessen. Welche Rolle spielt bei ihnen beispielsweise der physikalisch-chemische Energiebedarf wie er sich etwa in der Konzentrationsarbeit der Niere, der Quellungsenergie des Protoplasmas und anderen Zellkräften offenbart? Des weiteren muß, wie ich glaube, betont werden, daß wir mit der Feststellung von Bilanzen allein nicht weiter kommen (s. unten), daß es vielmehr notwendig ist, die in den Einzelorganen vor sich gehenden Stoffwechselvorgänge und deren abnorme Einstellungen unter pathologischen Bedingungen zu berücksichtigen (s. unten). Einstweilen fehlt es uns hier an der geeigneten Methodik. Soviel läßt sich indes m. E. schon jetzt sagen, daß ohne Berücksichtigung der Verschiedenheit und der Variabilität der Verbrennungsenergien in den einzelnen Organen oder Organgruppen eine Lösung des Problems der Fettsucht kaum zu erwarten ist.

Auf die Tatsache, daß unter besonderen Umständen in manchen Organbezirken sehr lebhafte Oxydationsvorgänge vor sich gehen, während andere sich kaum oder gar nicht an der Verbrennung beteiligen, haben A. LOEWY und H. ZONDEK aufmerksam gemacht. Ihr Hinweis auf die Unzulänglichkeit der rein calorischen Betrachtungsweise geschah an Hand von Fällen, bei welchen eine allgemeine Herabsetzung der Verbrennungstendenz der Zellen völlig auszuschließen war. Es handelte sich um Fälle von partieller Fettsucht, bei denen die Fettmassen vorzugsweise im Bereiche der Hüften und der unteren Extremitäten gelagert waren, während die Gegend der Brust oder der oberen Extremitäten, das Gesicht usw.

einen normalen Fettreichtum zeigten. Ein solcher Fall, auf den wegen seiner grundsätzlichen Bedeutung noch unten ausführlich zurückzukommen sein wird, war mit einem Morbus Basedowii kombiniert. Die Fettmassen hatten sich hier in reichlicher Menge an den bezeichneten Stellen angehäuft, obwohl die Kranke einen ganz außergewöhnlich hohen O_2-Bedarf hatte. Es drängt sich die Vermutung auf, daß hier ein lokales Moment eine Rolle spielt. Simons sprach die Vermutung aus, daß vom Nervensystem richtunggebende Direktiven auf den Fettreichtum der Gewebe ausgehen. Für diese Auffassung können auch tier-experimentelle Erfahrungen herangezogen werden. Mansfeld und Müller fanden beim gemästeten Hunde nach Durchschneidung des N. ischiadicus das betreffende Bein relativ fettreich. Lostat und Vitry konnten feststellen, daß beim Kaninchen nach Quetschung des Nerven eine lokale Fettanhäufung in der betreffenden Extremität stattfand. v. Bergmann sprach von der lipomatösen Tendenz der Gewebe, insbesondere des Bindegewebes. Er nimmt eine besonders krankhafte Fettgierigkeit der Zellen an, die einen Teil der Energieträger an sich reißt und gar nicht zur Verbrennung gelangen läßt. v. Bergmann zieht Parallelen zwischen endogener Fettsucht und der Lipombildung und faßt auch die Fettmassen der ersteren, obschon ihre Verteilung über die Körperoberfläche mehr diffus ist, als eine neoplasmatische Wucherung des Fettgewebes auf.

Es muß auch an die Möglichkeit gedacht werden, daß unter dem Einfluß gewisser Hormone eine Fettwanderung nach bestimmten Organen stattfindet. Einige experimentelle Befunde können als Stütze für eine solche Auffassung angeführt werden. So haben kürzlich Coope und Chamberlain bei Kaninchen und Ratten über starke Leberverfettung (ohne Degenerationserscheinungen an Zellkern oder Protoplasma) bis etwa zum Doppelten der Norm, nach Injektion von Hypophysenhinterlappenpräparaten (Pituitrin) berichtet. Hier werden weitere Untersuchungen Aufklärung bringen müssen.

Die von H. Zondek, Ucko und Reiter gefundene Tatsache der Variabilität der Hormonwirkung dürfte geeignet sein, auch das Problem der Fettsucht (auch der Magersucht) gerade mit Rücksicht auf die Bedeutung der Peripherie in einem neuen Lichte erscheinen zu lassen. Wenn die die Oxydationsprozesse anregenden Inkrete sich an ihren Erfolgsorganen auf Grund etwa physiko-chemischer Veränderungen derselben nicht auszuwirken vermögen (vgl. S. 7 u. ff., S. 30), so muß es hierselbst zu einer Behinderung der Verbrennungsprozesse und zur Ablagerung von Fettmassen kommen. Dabei kann anderen Ortes der Oxydationsprozeß in normaler Weise unter Umständen sogar in gesteigertem Maße ablaufen. Wir kommen auf Grund dieser einfachen Erwägung zu der Vorstellung, daß unter bestimmten Bedingungen, worauf schon hingewiesen wurde, das physiologische Verhältnis der Verbrennungsquoten der verschiedenen Organe des Körpers untereinander gestört wird. So können an gewissen Stellen (z. B. Unterhautzell- oder Muskelgewebe) die Oxydationen in vermindertem Maße vor sich gehen, worauf dann um diesen Ausfall zu kompensieren, wahrscheinlich vom Stoffwechselzentrum aus im Bereiche derjenigen Organe, in denen der cellulär-inkretorische Apparat in normaler Weise funktioniert, die Verbrennungsprozesse um so stärker angefacht werden.

Prüfen wir nun bei solchen Patienten den Erhaltungsumsatz mittels Bestimmung des respiratorischen Gaswechsels, so ist wohl möglich, daß wir subnormale

Werte erhalten. In der Mehrzahl der Fälle wird er sich jedoch als normal oder sogar als mehr oder weniger gesteigert erweisen, weil wir ja mit dem respiratorischen Gaswechsel die Gesamtbilanz des Stoffwechsels ziehen unter Einbeziehung aller vom Organismus unternommenen kompensatorischen Vorgänge und Außerachtlassung der in den einzelnen Organen oder Organgruppen sich abspielenden Stoffwechselvorgänge. Das Maß der kompensatorisch einsetzenden Oxydationsgröße ist uns aber völlig unbekannt. Es ist fernerhin keineswegs sicher, daß wir mit der von uns bestimmten Höhe des O_2-Bedarfs und der O_2-Aufnahme auch das Maß der wirklich vor sich gehenden Oxydationen festgestellt haben. Zu berücksichtigen ist auch, daß die Höhe des O_2-Konsums einer bestimmten Einstellung des cerebralen Stoffwechselzentrums entspricht, die variabel und sich regulatorisch den Bedürfnissen des Körpers anzupassen in der Lage ist. Im Verlaufe des Hungers sinkt der Grundumsatz, und zwar stärker als es dem Substanzverlust des Körpers entspricht (RUBNER, GRAFE). Das Maß an O_2-Verbrauch, das bei bestimmter Arbeitsleistung benötigt wird, ist bei dem Ungeübten erheblich größer als bei dem Geübten. Das Training ermöglicht gleiche Arbeitsleistung bei geringerem O_2-Verbrauch (ZUNTZ und A. LOEWY). Aus allem ersehen wir das Prinzip der Anpassung. H. ZONDEK und BERNHARDT konnten in Fällen von cerebraler Fettsucht mit intracerebraler Drucksteigerung nach Ausführung der druckentlastenden Lumbalpunktion ein beträchtliches Absinken der Werte für den Erhaltungsumsatz feststellen. Eine Reihe von Faktoren, die alle mehr oder weniger dem Zwecke der Regulation des Stoffhaushaltes dienen, sind bisher gar nicht berücksichtigt worden, werden aber in Zukunft in Rechnung gestellt werden müssen. Sicher scheint mir, daß wir unter pathologischen Bedingungen, d. h. bei abnormer Fett- oder Magersucht der Gaswechseluntersuchung einen nur beschränkten Wert beimessen dürfen.

Es ist oben ausgeführt worden, daß bei gewissen Formen von Fettsucht sich die oxydationssteigernden Hormone an der Peripherie des Körpers insbesondere des Unterhautzellgewebes auf Grund physiko-chemischer Gewebsveränderungen nicht in der normalen Weise auswirken können. Es fragt sich, ob wir in der Lage sind, derartige physiko-chemische Anomalien auf irgendeinem Wege nachzuweisen. Hier wird darauf hinzuweisen sein, daß bei einer großen Reihe von Fettsüchtigen, speziell bei solchen, bei denen die Entstehung der Adipositas durch die calorische Betrachtungsweise allein nicht zu begreifen ist (s. unten), Störungen der Wasser- und Salzaffinität der Gewebe nachweislich sind (H. ZONDEK). Unternimmt man bei Kranken dieser Art den Wasserversuch nach VOLHARD, so kann, namentlich wenn er bei aufrechter Körperstellung der Patienten geschieht, eine Neigung zu starker Wasserzurückhaltung wie bei schwerster kardialer Insuffizienz oder bei hochgradiger Nephrose zutage treten.

Der Versuch wird so unternommen, daß der Kranke frühmorgens innerhalb einer Stunde 1 l Wasser zu trinken angehalten wird. In den nächsten 4 Stunden hat er $^1/_2$ stündlich Urin zu entleeren. Bekanntlich scheidet der Gesunde die Wassermenge innerhalb von 4 Stunden quantitativ aus, und zwar in der Weise, daß schon während der ersten 2 oder 3 Halbstunden der größte Teil des Wassers wiedergegeben wird. Es sei hier bemerkt, daß Verabreichung von Schilddrüsenpräparaten bei den Kranken, mit Neigung zur Wasserretention eine Steigerung der Diurese zur Folge hat, wie folgende Kurven lehren (Abb. 66 u. 67).

Auf die Neigung mancher Fettsüchtigen zur Wasserretention wurde schon früher von KREHL, IMMERMANN (hybride Fettsucht) u. a. hingewiesen.

Wir müssen uns nun fragen, ob die Neigung zur Wasser- oder Salzretention, die bei vielen Fettsüchtigen vorliegt, genügt, um hiermit etwaige Störungen des physiologischen Zusammenwirkens der wasser- bzw. salzreichen Gewebe, (speziell des Unterhautzellgewebes) mit den hier wirksamen Hormonen in dem oben erwähnten Sinne zu erklären. Es scheint mir nicht zweifelhaft, daß die Zelle mit zunehmender Quellung sich in ihrem Kolloidzustand ändert und damit auch gegenüber dem an ihr wirkenden Hormon

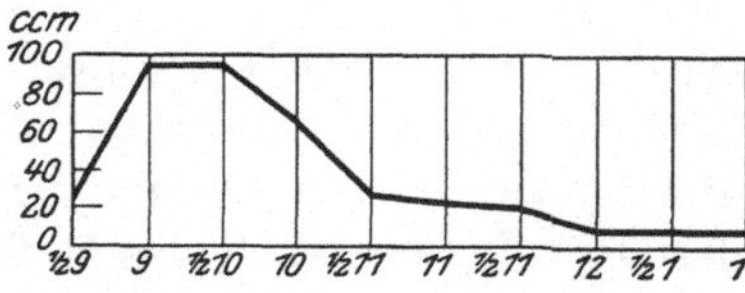

Abb. 66. Wasserversuch nach VOLHARD bei Wasser-Salz-Fettsucht (von 1000 ccm in 4 Stunden nur 320 ausgeschieden).

alteriert wird. In Gemeinschaft mit BEHRENDT konnte ich den Nachweis führen, daß die Adrenalinblutdruckkurve (bei intrav. Applikation von 0,005 mg der Substanz) bei Kranken mit Salz-Wasserfettsucht auf der Höhe der Wasser- oder Salzretention ein völlig anderes Gesicht als vorher trägt, und zwar scheint die Empfindlichkeit gegenüber Adrenalin nachzulassen.

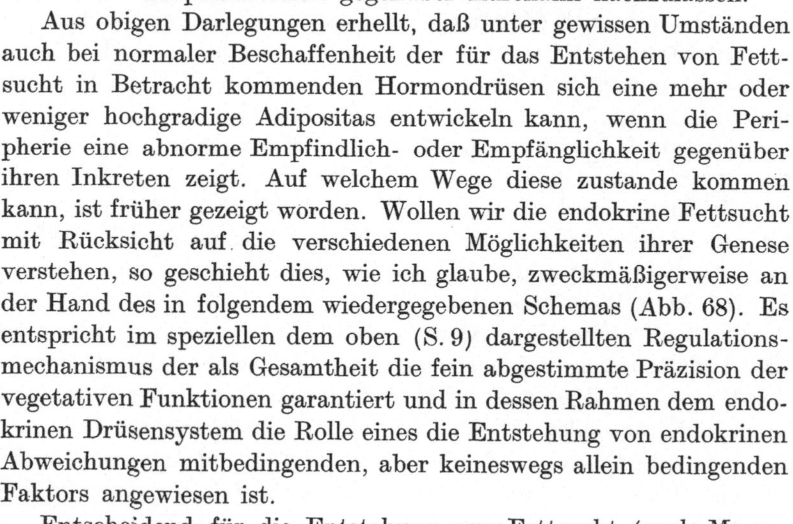

Aus obigen Darlegungen erhellt, daß unter gewissen Umständen auch bei normaler Beschaffenheit der für das Entstehen von Fettsucht in Betracht kommenden Hormondrüsen sich eine mehr oder weniger hochgradige Adipositas entwickeln kann, wenn die Peripherie eine abnorme Empfindlich- oder Empfänglichkeit gegenüber ihren Inkreten zeigt. Auf welchem Wege diese zustande kommen kann, ist früher gezeigt worden. Wollen wir die endokrine Fettsucht mit Rücksicht auf die verschiedenen Möglichkeiten ihrer Genese verstehen, so geschieht dies, wie ich glaube, zweckmäßigerweise an der Hand des in folgendem wiedergegebenen Schemas (Abb. 68). Es entspricht im speziellen dem oben (S. 9) dargestellten Regulationsmechanismus der als Gesamtheit die fein abgestimmte Präzision der vegetativen Funktionen garantiert und in dessen Rahmen dem endokrinen Drüsensystem die Rolle eines die Entstehung von endokrinen Abweichungen mitbedingenden, aber keineswegs allein bedingenden Faktors angewiesen ist.

Entscheidend für die Entstehung von Fettsucht (auch Magersucht) ist, daß der Kreis der ineinanderspielenden regulierenden Faktoren an irgendeiner Stelle in seinem physiologischen Konnex gestört ist. An welcher Stelle dies geschieht, ob am Stoffwechselzentrum, den vegetativen Leitungsbahnen, dem Elektrolytensystem, dem Unterhautzell- bzw. Muskelgewebe oder der endokrinen Drüse dürfte für den Endeffekt relativ belanglos sein. Eine genauere genetische Lokalisation wird uns nur in manchen Fällen möglich sein (s. unten).

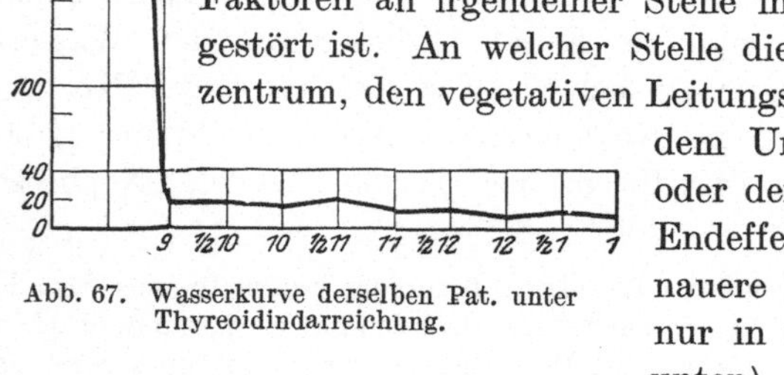

Abb. 67. Wasserkurve derselben Pat. unter Thyreoidindarreichung.

Bevor ich auf das klinische Bild der endokrin-endogenen Fettsucht eingehe, sei an die Tatsache erinnert, daß gerade diese Form der Adipositas häufig ein familiäres Auftreten zeigt und auf dem Boden der konstitutionellen

Anlage gedeiht. Das konstitutionelle Moment können wir in einzelnen Fällen insofern näher analysieren, als es, wie schon oben hervorgehoben wurde, in Gestalt eines abnorm niedrigen Erhaltungsumsatzes zutage tritt. Wenn wir den Gesamtkomplex von Faktoren erfassen wollen, der der Anlage zur Fettsucht zugrunde liegt, so muß auf das oben wiedergegebene Regulationsschema verwiesen werden. Ein richtiges Verständnis der Frage wird erst möglich sein, wenn wir die Art und Weise des Zusammenspiels und funktionellen Ineinandergreifens der einzelnen Teile dieses komplizierten Mechanismus näher werden erkennen können. Unter den konstitutionellen und vererbbaren Faktoren wird neben der Masse und Funktionsweise der Inkretdrüsen auch die Ansprechbarkeit der Gewebe gegenüber den Hormonen zu berücksichtigen sein. Man muß v. NOORDEN gewiß recht geben, wenn er darauf hinweist, daß neben der Anlage auch die zur Fettsucht führenden schlechten Lebensgewohnheiten ver-

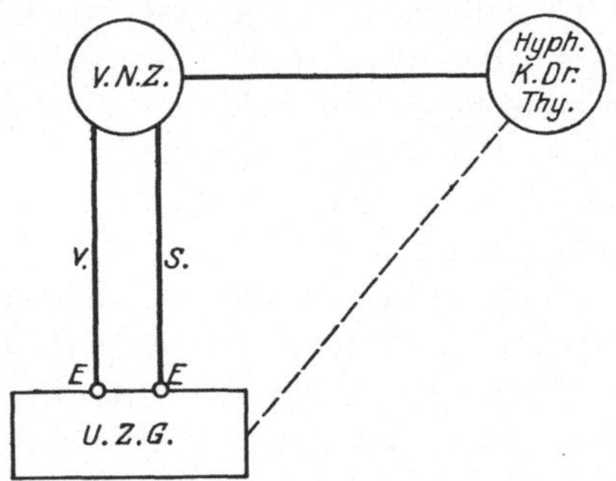

Abb. 68. Regulationsschema (als Grundlage des Verständnisses der Pathogenese der Fettsucht). *V.N.Z.* = Vegetatives Nervenzentrum. *V.* = Vagus. *S.* = Sympathicus. *E.* = Elektrolytsystem. *U.Z.G* = Unterhautzellgewebe. *Hyph.* = Hypophyse. *K.Dr.* = Keimdrüse. *Thy.* = Thyreoidea.

erbt werden. Es läßt sich jedoch nicht bezweifeln, daß in vielen Fällen die Anlage an und für sich zum Zustandekommen geradezu grotesker Formen von Fettsucht genügt. Um hierfür ein allbekanntes Beispiel anzuführen, sei an die ostjüdischen Frauen, namentlich in Polen und Rußland erinnert. Es ist nicht anzunehmen, daß hier die Lebensweise, der reichliche Genuß fetter Speisen usw. oder auch Temperamentlosigkeit allein verantwortlich zu machen sind. Gerade diese Frauen verlieren auch unter schmaler Kost nicht immer wesentlich an Fett. Offenbar spielt hier ein rassenbiologisches Moment eine Rolle.

a) Die Einteilung der Fettsucht.

Die Fettsucht kann sich klinisch in sehr verschiedener Weise äußern. Rein äußerlich ist es schon auffallend, daß sie das eine Mal als universelle, mehr oder weniger über den ganzen Körper verteilte Fettanreicherung auftritt, während in anderen Fällen die Fettlager sich nur an bestimmten Prädilektionsstellen zeigen. Wichtiger noch ist, daß sie auch in ihrem Wesen durchaus verschiedenen Charakter tragen kann. Schon in den allgemeinen Vorbemerkungen wurde zum Ausdruck gebracht:

Der Überfütterungsfettsucht, deren Entstehung allein aus calorischer Betrachtungsweise heraus verständlich ist, steht eine zweite wohl ebenso häufig zu beobachtende Art von Adipositas gegenüber, die im Zusammenhang mit Störungen endokriner Drüsen steht, unter denen Schilddrüse, Hypophysis cerebri und Keimdrüsen besonders zu nennen sind. Namentlich soweit die hypophysäre Form in Frage kommt, vermag die Berücksichtigung des calorischen Faktors allein das Problem nicht zu lösen. Bei ihr kann von einer Herabsetzung des Stoffwechsels im Sinne einer abnormen Herabsetzung des Grundumsatzes durchaus nicht immer Rede sein (A. LOEWY und H. ZONDEK). Ganz besonders gilt dies für diejenigen Formen, bei denen das Fett nur an einzelnen Körperstellen lokalisiert auftritt, während die übrigen Körperpartien einen normalen Fettansatz aufweisen. Natürlich müssen auch diese Fettmassen irgendwie einem Überschuß an Energien ihre Entstehung verdanken. Wir stehen hier einem nicht völlig geklärten Problem gegenüber (s. S. 213).

Auf Grund der vorstehend angeführten Tatsachen schlage ich vor, zwischen 3 Grundformen der Fettsucht zu unterscheiden, wobei allerdings von vornherein betont sei, daß namentlich zwischen der 2. und 3. Form Grenzfälle existieren, deren Rubrizierung nicht immer leicht ist.

A. Die alimentäre Fettsucht (Mastfettsucht = exogene Fettsucht mit diffuser, sich gleichmäßig über den ganzen Körper erstreckender Fettablagerung).

B. Endokrine Fettsucht (endogene, regionär bevorzugte Fettsucht).

C. Lokalisierte Fettanhäufung (Lipomatosen).

Es ist hier nicht der Ort, das Krankheitsbild der Mastfettsucht, der einzigen reinen Form von Stoffwechselfettsucht, wie sie ja besonders bei Männern auftritt und zu dem bekannten plethorisch gedunsenen Körperzustand führt, näher zu erörtern. Ich will vielmehr in folgendem kurz das Wichtigste über die 2. Form, die endokrine Fettsucht, sagen. Es werden hier eine Reihe verschiedener Unterarten unterschieden, je nachdem die Neigung zum Fettansatz von der einen oder anderen endokrinen Drüse ihren Ausgang nimmt. Danach gibt es

1. die thyreogene, 2. die hypophysäre, 3. die genitale, 4. die pineale, 5. die pankreatogene, 6. die Nebennierenrinden-Fettsucht.

Ich möchte hier jedoch gegenüber jedem Prinzip der Einteilung betonen, daß die verschiedenen Formen der endokrinen Fettsucht insofern einheitlich zu betrachten sind, als sie letzten Endes alle darauf zurückgeführt werden müssen, daß die hormonale Korrelation gestört ist, die normalerweise zwischen der Hypophyse (Pars intermedia?), und der Schilddrüse (vielleicht auch den Keimdrüsen?) und dem vermutlich im Zwischenhirn gelegenen Stoffwechselzentrum besteht. Des weiteren glaube ich, daß wir mit der soeben angeführten bisher allgemein üblichen Klassifikation bei weitem zu viel endokrine Drüsen genannt haben.

Es ist kaum anzunehmen, daß der Stoffwechsel des Organismus nicht weniger als 6 Inkretorganen direkt untersteht. Mir scheint, ganz abgesehen von der Pinealis, dem Pankreas und der Nebenniere, nicht einmal die Bedeutung der Keimdrüse für das Zustandekommen von Fettsucht sicher erwiesen zu sein. Gelingt es doch bei kastrierten Fettsüchtigen weder auf dem Wege der Transplantation von Ovarien oder Hoden noch mittels Darreichung der verschiedensten Organpräparate den Stoffwechsel der betreffenden Kranken nennenswert zu steigern und sie zur Gewichtsabnahme zu bringen (H. ZONDEK). So gut wie niemals habe ich bei Fettsüchtigen auf Zufuhr der verschiedensten Ovarialpräparate eine Steigerung des N-Umsatzes beobachten können. Es scheint durchaus möglich, daß die nach der Kastration auftretende Adipositas auf dem Umwege über sekundär gesetzte Veränderungen der Hypophyse oder der Schilddrüse entsteht (s. S. 207), so daß letzten Endes wohl nur die Hypophysis cerebri sowie die Schilddrüse mit Sicherheit als stoffwechselbeherrschende Drüsen angesprochen werden dürfen. Mit dieser Einschränkung steht der Bezeichnung „genitale Fettsucht" als derjenigen Form von Adipositas, die im Gefolge der Kastration oder neben sichtbaren Zeichen gestörter Keimdrüsenfunktion auftritt, nichts im Wege.

Was die von der Zirbeldrüse ausgehende Fettsucht betrifft, nimmt man an, daß Tumoren, die zu einer Funktionssteigerung des Organes führen, verantwortlich zu machen sind (MARBURG u. a.). Die Zahl der bisher vorliegenden Fälle rechtfertigt jedoch zurzeit weder ein Urteil über den Charakter der pinealen Adipositas, noch ist genügende Klarheit darüber vorhanden, inwieweit der pineale Tumor nicht nur indirekt die Fettsucht hervorruft, indem er durch Kompressionswirkung die Hypophyse oder das im Zwischenhirn gelegene Stoffwechselzentrum beeinflußt. Bei völliger Zerstörung der Zirbeldrüse kann es zu schwerster Kachexie kommen. Unter Umständen geht dieser zunächst eine Fettsucht voraus (HEMPEL u. a.). Was die allgemeinen biologischen Wirkungen der Zirbeldrüse betrifft, so sei schon hier, da dies für spätere Erörterungen von Bedeutung ist, hervorgehoben, daß von dem Organ, dessen Involution beim Menschen etwa bis zum 7. Lebensjahre beendet ist, normalerweise Hemmungen auf die Geschlechtssphäre ausgehen (s. Kap. Hypergenitalismus).

Auch über die pankreatogene Fettsucht läßt sich kaum etwas Sicheres sagen. Ein Hinweis darauf, daß der Pankreas-Inselapparat unter Umständen für das Zustandekommen von Fettsucht verantwortlich gemacht werden kann, kann in der häufigen Koinzidenz von Fettsucht und Diabetes gesehen werden. Es wäre denkbar, daß die mit jeder Mast einhergehende Überlastung des Pankreas eine Abnutzung desselben hervorruft, die zum Diabetes führt. FALTA meint: „daß durch eine primär verstärkte Funktion des Inselapparates der Entstehung einer Fettsucht Vorschub geleistet wird, indem die Assimilation größerer Nahrungsmengen abnorm leicht vor sich geht, und es dadurch nicht zur Auslösung jener Reaktionen kommt, die beim normalen Menschen einer durch längere Zeit über den Bedarf hinausgehenden Nahrungsaufnahme entgegenwirken". Irgendwelche klinischen Anhaltspunkte, die uns instand setzten, die Pankreasfettsucht als solche zu identifizieren, gibt es meines Wissens nicht. Die Tatsache, daß es unter Insulindarreichung bei manchen Mageren Gewichtsansatz zu erzielen gelingt, kann nicht als Beweis für die Existenz einer pankreatogenen Fettsucht angesehen werden, da die Gewichtszunahme im Gefolge der Insulinzufuhr wohl vornehmlich auf Wasserzurückhaltung beruht.

Was endlich die Nebennierenrinde betrifft, so steht wohl fest, daß von ihr ausgehende Tumoren, die eine Überfunktion des Organs im Gefolge haben, im Kindesalter mit einer prämaturen Entwicklung des ganzen Körpers, insbesondere der Genitalsphäre, einhergehen. Wir werden diesen Punkt später noch genauer zu erörtern haben (s. S. 361). Entstehen derartige Tumoren der Nebennierenrinde dagegen im bereits entwickelten Organismus, so kommt es zu einer Störung der Keimdrüsentätigkeit mit ausgesprochener Involution des Uterus und zur Fettsucht. Beobachtungen dieser Art liegen bisher nur bei weiblichen Individuen vor. Bemerkenswert ist noch, daß die betreffenden Frauen vielfach männliche Züge bekamen, namentlich was die Behaarung anbelangt (s. Kapitel „Hypergenitalismus"). Was den Charakter der Tumoren anbetrifft, so spielen die Adenome der Rindensubstanz, die bekanntlich sowohl von dieser selbst als auch von versprengten Nebennierenrindenkeimen ausgehen können, soweit unser Gegenstand in Frage kommt, die Hauptrolle. Die sonst noch vorkommenden Nebennierenrindengeschwülste, wie Sarkome, Carcinome, Endotheliome, Lymphosarkome scheinen über die Symptome des lokalen Tumors hinaus keinerlei allgemeine Veränderungen des Körpers zu verursachen.

Ich habe die zuletzt erwähnten drei Möglichkeiten der Entstehung endogener Fettsucht der Vollständigkeit wegen kurz erörtert, obwohl sie in der Praxis keine größere Bedeutung haben. Eine um so größere Rolle spielen die oben unter 1—3 genannten Formen. Von vornherein sei betont, daß man diese zwar auf Grund einiger Stigmata voneinander zu trennen berechtigt ist, daß es aber sicher scheint, daß bei jeder der drei Formen die dabei in Frage kommenden endokrinen Drüsen (Schilddrüse, Hypophyse, Keimdrüsen), wenn auch nicht anatomisch, so doch funktionell gegenüber der Norm beeinträchtigt sind. Wir können auch nach der Kastration, wie schon erwähnt, eine Herabsetzung der Verbrennungswerte sowohl im tierischen als auch im menschlichen Organismus feststellen, sind aber nicht in der Lage, zu entscheiden, inwieweit diese Herabsetzung auf den Keimdrüsenausfall selbst zu beziehen ist. Es wäre, wie bereits hervorgehoben, denkbar, daß sie als eine Folge der durch den Keimdrüsenfortfall bedingten Belastung der Schilddrüse zu betrachten sei oder durch eine Funktionsänderung des innerhalb der Hypophyse gelegenen Stoffwechselapparates zustande käme. (Vergleiche die Schilddrüsenveränderungen während der Schwangerschaft.)

b) Die thyreogene Fettsucht.

Fälle von thyreogener Fettsucht kommen nicht allzu häufig zur Beobachtung. Zumeist handelt es sich um Frauen. Die Bevorzugung des weiblichen Geschlechts tritt hier in gleicher Weise zutage wie bei den übrigen Schilddrüsenerkrankungen. Offenbar stellt die Keimdrüsentätigkeit des Weibes, allein schon die periodisch wiederkehrende Belastung während der Menstruation, erhebliche Ansprüche an die Thyreoidea. Viele Fälle von thyreogener Fettsucht entwickeln sich denn auch kurz nach Beendigung der Gravidität. Es wäre falsch, anzunehmen, daß bei ihnen schon rein äußerlich die bekannten Zeichen der Schilddrüseninsuffizienz deutlich zutage treten. Häufig läßt sich erst aus dem besonders eklatanten Erfolg der Schilddrüsentherapie rückläufig die Diagnose stellen. Auch die Untersuchung des Gaswechsels bringt bezüglich der Differentialdiagnose nicht immer die erwünschte Aufklärung. Die Werte für den Erhaltungsumsatz zeigen zwar häufig, aber durchaus nicht immer eine ins Gewicht fallende Herabsetzung. Eine sichere Entscheidung wird nur dann möglich sein, wenn neben der Fettsucht Symptome von Schilddrüsenunterfunktion, wenn auch nur andeutungsweise, vorhanden sind. Hier sind zu nennen: dauerndes Kältegefühl, mangelnde Schweißsekretion, Rauhigkeit der Haut, Haarausfall, Steigerung der Zuckertoleranz, Pulsverlangsamung u. a. Sichere Fälle von thyreogener Fettsucht kommen nicht selten Wochen oder Monate nach der Operation von Strumen, namentlich von Basedowstrumen zur Beobachtung. Die Fettanhäufung nimmt hier in der Regel keine exzessiven Grade an.

Die für das Myxödem typischen Herzbefunde sind bei der thyreogenen Fettsucht nicht nachweisbar. Das Herz zeigt allerdings meist eine etwa dem Grade der Adipositas parallel gehende Dilatation und Aktionsschwäche der Kammern, aber derartige Veränderungen mit den Kennzeichen des sog. Vagusherzens finden sich fast bei allen Kranken mit endokriner Fettsucht (s. S. 183). Dementsprechend ist auch der Blutdruck in den meisten Fällen herabgesetzt, seine Maximalwerte schwanken etwa zwischen 70 und 100 mm Hg.

Ich konnte indes auch eine große Reihe von Fällen mit sicher endokriner Fettsucht bei 3 jungen Frauen etwa im Alter von 20—35 Jahren beobachten, bei denen eine Hypertension bestand. Der Blutdruck zeigte Maximalwerte von 140—160 mm Hg. Am Herzen waren paukende Töne hörbar, die Herzsilhouette zeigte geringe, in einem Fall sogar ziemlich ausgesprochene Vergrößerung der linken Kammer (die sich auf Grund des Valsalvaschen Versuches teils als Dilatation, teils als Hypertrophie dokumentierte).

Die peripheren Arterien waren mäßig gespannt. Es handelte sich in 2 Fällen um Kranke, die 2 bzw. 5 Monate post partum anfingen an Gewicht auffällig zuzunehmen, wobei das Fett sich besonders an den schon genannten Prädilektionsstellen anhäufte. Einzelne gaben an, seit Beginn ihres Fettwerdens auffällig wenig Blut während der Menstruation zu verlieren. Allgemeine Zeichen von Hyperthyreose bestanden nicht. Der Blutzuckergehalt war ein normaler. Auf Thyreoidin erfolgte bei einigen eine beträchtliche Gewichtsabnahme, wobei das an den Prädilektionsstellen gelagerte Fett jedoch nur wenig angegriffen wurde. Die meisten zeichneten sich jedoch durch eine außerordentlich starke Thyreoidinüberempfindlichkeit aus, die sich in Gestalt stärkeren Herzklopfens, Schweißen, allgemeinen Unbehagens usw. oft schon nach einmaliger Einnahme kleiner Quantitäten des Mittels äußerte und so die Fortsetzung der Medikation unmöglich machte. Ich glaube, daß dieser schon im jugendlichen Alter mit Hypertension einhergehenden Fettsucht (hypertonische Fettsucht) primär oxydative Störungen im Gewebe zugrunde liegen, auf welche die Schilddrüse aus kompensatorischen Gründen, also sekundär, mit Funktionssteigerung (gelegentlich auch Hyperplasie) reagiert. Die Hypertension dürfte m. E. einer durch das vorhandene Plus an Schilddrüsensubstanzen bedingten Überempfindlichkeit der Kapillaren gegenüber blutdrucksteigernden Hormonen (Adrenalin?) ihre Entstehung verdanken.

Ein Kleinerwerden dilatierter Herzen von Fettsüchtigen konnte ich unter Thyreoidintherapie nicht beobachten.

Die thyreogene Fettsucht tritt in der Regel als universelle Fettsucht auf, aber unter besonderer Betonung bestimmter Prädilektionsstellen, wie der Gegend oberhalb des Mons veneris, der Hüften, Nates, Oberschenkel und Brüste. Es sind dies die Stellen, an denen sich bei der Frau schon physiologischerweise ein vermehrter Fettansatz findet. Die besondere Bevorzugung dieser Gegenden stellt indes durchaus nicht etwas für die thyreogene Fettsucht Charakteristisches dar. Sie findet sich bei den übrigen in noch ausgesprochenerer Weise. Auch die Neigung zur Wasserretention kann nicht als differentialdiagnostisches Unterscheidungsmerkmal angesehen werden (s. S. 174 u. 197 u. ff.).

c) Die hypophysäre Fettsucht.
α) Dystrophia adiposogenitalis.

Symptomatologie. Die hypophysäre Fettsucht (Dystrophia adiposogenitalis), die im Jahre 1901 zuerst von Fröhlich beschrieben wurde, ist rein äußerlich in mehrfacher Hinsicht stigmatisiert. Die Fettverteilung zeigt in noch aus-

gesprochenerer Weise das Bild, das wir schon bei der thyreogenen kennen gelernt
haben, indem die Hauptmassen von Fett sich an den typischen Prädilektionsstellen befinden. Das Fett als solches ist meist derb und fest, eine Neigung zur
Wasserretention besteht in der Regel nicht. Schon der Typus der Fettverteilung,
der ganz dem bei den genitalen Formen anzutreffenden entspricht, bringt es
zuwege, daß die Mehrzahl der Kranken einen mehr oder weniger femininen Eindruck hervorruft. Der Grad der Adipositas kann ein verschiedener sein. Neben
Fällen, bei denen nicht nur an den bevorzugten Stellen, sondern auch an den übrigen Körperpartien geradezu enorme Massen von Fett abgelagert sind, kommen
Kranke zur Beobachtung, die im ganzen eher als mager
zu bezeichnen sind, bei denen aber doch ein relativer
Fettreichtum im Bereiche der typischen Stellen den
Charakter der Erkrankung verrät. Ich gebe im folgenden als Beispiel hierfür das Bild einer Patientin wieder,
bei der diese Verhältnisse zutage treten. Bemerkenswert ist bei ihr der asymmetrische Bau des Gesichts (s.
S. 189). Die Kranke verdient übrigens noch in stoff-
wechselpathologischer Hinsicht Interesse, worauf unten
zurückzukommen sein wird.

Neben der typischen Fettverteilung tritt als zweites
für die Krankheit charakteristisches Symptom die
Entwicklungshemmung des Genitale in Erscheinung. Diese Anomalie betrifft nicht nur die äußeren
Teile des Geschlechtsapparates, sondern auch die als
Ausgangspunkt der sekundären Geschlechtscharaktere
in Betracht kommenden (interstitielle Drüse). Befinden
sich die Kranken bei Beginn des Leidens noch vor der
Geschlechtsreife, so tritt die Involution des Genitale
besonders auffällig zutage. Männliche Kranke zeigen
starkes Zurückbleiben im Wachstum des Penis, der
Testes, des Scrotums und der genitalen Anhangsgebilde.
Häufig sind die Hoden gar nicht oder nur unvollkommen

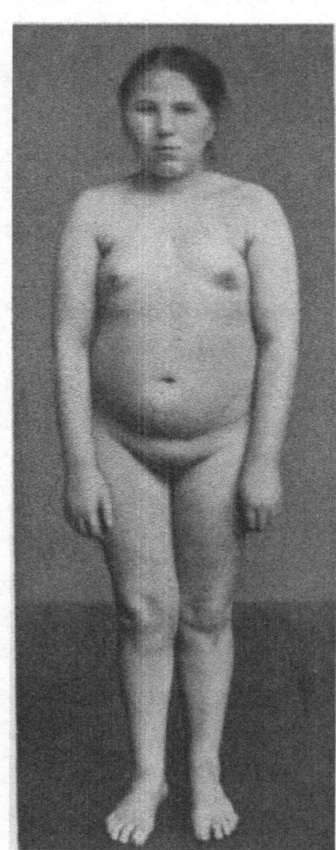

Abb. 69. Kranke mit Dystrophia adiposogenitalis und
asymmetrischem Gesicht.

deszendiert. Ein entsprechendes Zurückbleiben auf
infantiler Entwicklungsstufe zeigen auch die weib-
lichen Individuen, bei denen noch die Armut der Brüste
an sezernierender Drüsensubstanz ins Gewicht fällt. Das Fehlen der sekundären
Geschlechtscharaktere äußert sich durch mangelhafte Behaarung (Mons veneris,
Bartgegend, Achselhöhlen usw.), durch Ausbleiben des Stimmwechsels sowie durch
Darniederliegen der Vita sexualis. Beim Weibe wird für gewöhnlich völliges
Ausbleiben der Menstruation beobachtet. Tritt die Krankheit im späteren
Lebensalter auf, so ist die sexuelle Insuffizienz naturgemäß nicht deutlich ausgeprägt, aber auch hier kann es noch nachträglich zum Verschwinden der sekun-
tären Geschlechtscharaktere sowie der Libido sexualis kommen, so daß männliche
Individuen, zumal die dem weiblichen Körper eigentümliche Fettverteilung
hinzukommt, eine feminine Umgestaltung ihres Äußeren erfahren. Das nach-
stehende Bild eines 41 jährigen Kranken läßt diese Erscheinungen deutlich erkennen. Es handelt sich um einen Mann, der einige Jahre vorher eine Lues

akquiriert hatte. Ein halbes Jahr, bevor er in unsere Beobachtung kam, hatten sich bei ihm Kopfschmerzen, allgemeine Körperschwäche sowie die typischen Zeichen des echten Diabetes insipidus eingestellt. Es war anzunehmen, daß hier eine gummöse Basilarmeningitis mit direkter oder indirekter Beeinflussung der Hypophyse oder der Regio hypothalamica vorlag, wobei bemerkt sei, daß Polyurie auch bei Prozessen beobachtet wird, die in der Gegend des Chiasma

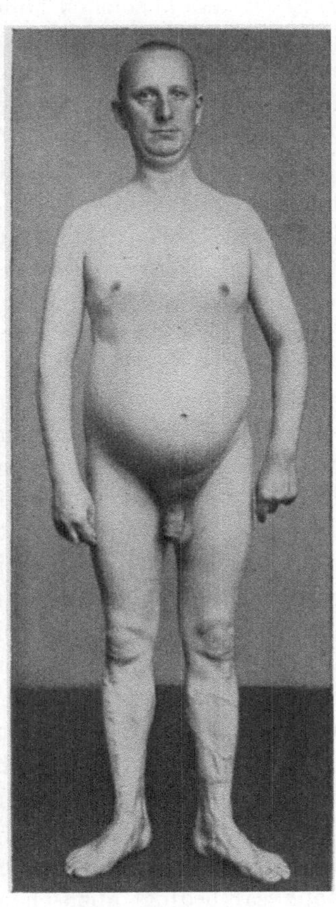

Abb. 70. 41jähriger Kranker mit Dystrophia adiposogenitalis und Diabetes insipidus.

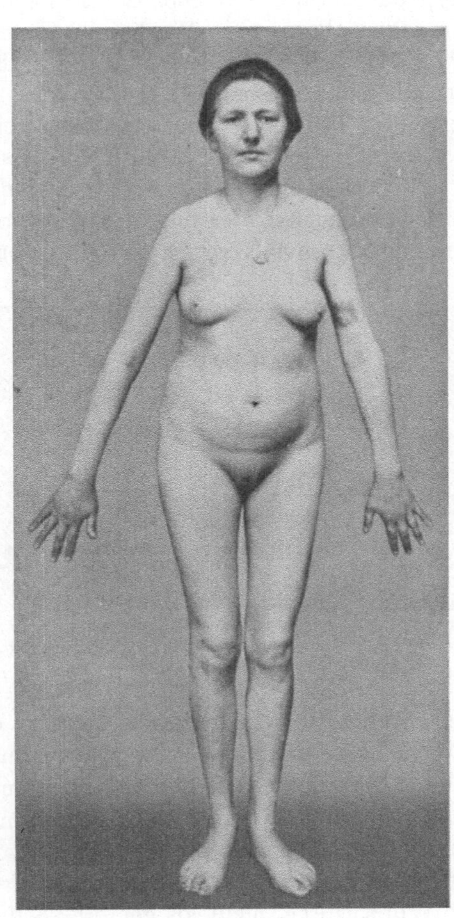

Abb. 71. 23jährige Kranke mit Hypophysistumor, Hochwuchs und relativem Fettreichtum am Mons veneris.

(OPPENHEIM) oder in der Regio subthalamica lokalisiert sind (s. „Diabetes insipidus"). Bei unserem Kranken war weder bitemporale Hemianopsie vorhanden, noch deuteten irgendwelche Symptome auf eine Hypophysengeschwulst hin (Sella turcica normal!). Die antisyphilitische Behandlung hatte nur wenig Erfolg.

Nicht wenige Fälle von hypophysärer Fettsucht gehen mit einem Zurückbleiben des allgemeinen Wachstums einher. Dieses kann sich in schweren Fällen am Knochen in ähnlicher Weise äußern, wie bei den Kranken mit Schilddrüseninsuffizienz, d. h. wir finden röntgenologisch ein Ausbleiben der Knochen-

kernentwicklung sowie — und das ist nicht selten der Fall — Verzögerung des
Epiphysenschlusses. Auch hier muß also angenommen werden, daß es an den
für das physiologische Wachstum notwendigen Impulsen mangelt. Die Folge
ist, daß die Krankheit vielfach mit mehr oder weniger ausgesprochenem Zwergwuchs vergesellschaftet ist (hypophysärer Zwergwuchs s. S. 265). Es gibt
jedoch zweifellos eine große Anzahl von Fällen, die durch den Nachweis eines
Hypophysentumors diagnostisch sichergestellt sind, ohne daß es zur Beeinträchtigung des allgemeinen Wachstums kommt. Der vorstehend abgebildete Fall
(Abb. 71) stellt ein Beispiel hierfür dar. Es ist anzunehmen, daß in solchen Fällen
sich die Funktionsbehinderung lediglich auf den die Stoffwechselregulierung be-
sorgenden Teil der Hypophyse (Pars intermedia) beschränkt, ohne daß die Funktion des Vorderlappens beeinträchtigt ist. Die Annahme einer Unabhängigkeit
von Vorderlappen- und Intermediaveränderungen läßt sich, soweit sie als differente Krankheitsbilder in Erscheinung treten, um so eher rechtfertigen, als die
Sekrete der beiden Hypophysenteile einen verschiedenen Weg nehmen, indem das

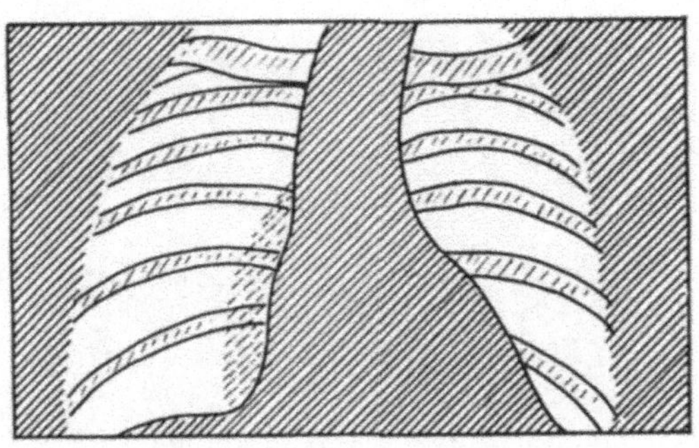

Abb. 72. Vagusherz einer 26 jährigen Kranken mit
Dystrophia adiposogenitalis.

Vorderlappensekret direkt an die
Blutbahn abgegeben wird, während
das Intermediaprodukt wahrscheinlich durch den Hypophysenstiel hirnwärts[1]) strömt (BIEDL).
Es ist naheliegend, daß für das
Ausbleiben der Wachstumshemmung auch Zustand und Entwicklungsgrad der Keimdrüsen in
Betracht zu ziehen sind. Es gibt
Fälle mit einer für die Dystrophia
adiposogenitalis typischen Fettverteilung, bei denen nicht nur
keine Wachstumshemmung vor-
liegt, sondern die sogar durch einen für den eunuchoiden Menschen charakteristischen Langwuchs mit Überwiegen der unteren gegenüber der oberen Körperhälfte
und der besonderen Schlankheit der Extremitäten gekennzeichnet sind. Gleichwohl
kann uns der Nachweis eines Hypophysentumors zwingen, Fälle dieser Art nicht
als primären Hypogenitalismus und die vorhandene Fettsucht, die sich häufig
nur in einem relativen Fettreichtum an den typischen Körperstellen äußert, nicht als genital, sondern als hypophysär bedingt anzusehen,
d. h. eine Dystrophia adiposogenitalis zu diagnostizieren. Ich gebe im folgenden einen Fall aus meinem Beobachtungsmaterial (Abb. 71) als Beleg hierfür
wieder, dessen Überlassung ich Herrn A. SIMONS verdanke. Es handelt sich
um ein 23jähriges Mädchen, das seit 3 Jahren nicht mehr menstruiert war.
Damals fielen die Haare am Mons veneris sowie in den Achselhöhlen völlig aus.

---

[1]) Die Auffassung, daß das Hypophysenhinterlappensekret auf dem Wege durch
den Hypophysenstiel sich in den 3. Ventrikel ergießt, sucht eine Reihe von Autoren durch
den biologischen Nachweis zon Hypophysensekret in der Cerebrospinalflüssigkeit zu stützen.
Nach P. TRENDELENBURG zeigt der durch Punktion des 4. Ventrikels gewonnene Liquor
cerebrospinalis gemessen am isolierten Uterus des Meerschweinchens die typischen Wirkungen
des Hypophysenextraktes. 2—48 Stunden nach Exstirpation der Hypophyse oder nach Stiel-
durchtrennung (bei Katzen) wird der Liquor cerebrospinalis unwirksam gefunden.

Bei der sonst verhältnismäßig mageren Kranken traten Fettanhäufungen oberhalb des Mons veneris sowie an den Nates auf. Seit einem Jahr kamen sehr heftige Kopfschmerzen mit fortschreitender Verschlechterung des Sehvermögens hinzu. Ferner fiel der Patientin seit dieser Zeit auf, daß sie einen fast wasserklaren Harn in Mengen von ca. 2—3 Litern täglich entleerte, ohne daß sie jedoch über einen stärkeren Durst zu klagen gehabt hätte.

Objektiv: Überwiegen der unteren gegenüber der oberen Körperhälfte (siehe Abb. 71). Relative Fettvermehrung an den typischen Prädilektionsstellen. Haarausfall im Bereiche der erwähnten Körpergegenden. Polyurie bis zu 3 Litern täglich. Spezifisches Gewicht des Harns im Mittel zwischen 1002—1003. Im Konzentrationsversuch ist es nicht über 1012 hinaus zu steigern. Harn frei von Eiweiß und Zucker. Wasserversuch fällt stark überschießend aus. Im Blute normales δ ($= -0,56$), Rest-N $= 30,6$ mg in 100 ccm, Zucker $= 0,11\,^0/_0$. Sella turcica o. B. Augenhintergrund links $=$ Atrophie der Sehnervenpapille. Visus hier auf 1/50 reduziert. Ausgesprochene bitemporale Hemianopsie, wie die auf S. 256 wiedergegebene Gesichtsfeldaufnahme zeigt. Über den mittels Röntgenbestrahlung erzielten vortrefflichen therapeutischen Erfolg wird auf S. 256 und 257 berichtet werden.

Die Haut der Kranken erscheint meist sehr durchsichtig und zart, der Haarwuchs ist in der Regel mangelhaft. Häufig finden sich regressive Veränderungen an den Anhangsgebilden der Haut (Nägel, Haare).

Herz- und Gefäßsystem zeigen bei den leichteren Formen der hypophysären Fettsucht meist keine Abweichungen von der Norm. In schweren Fällen können sich Veränderungen finden, die denen der thyreogenen Fettsucht ähnlich sind und sich ebenfalls in Form eines dilatierten sog. Vagusherzens zu erkennen geben. Als Beispiel hierfür sei vorstehende, einer 26 jährigen Patientin entstammende Herzsilhouette wiedergegeben (Abb. 72).

Die Frage, inwieweit die hypophysäre Fettsucht stoffwechselanalytisch zu erklären ist, ist nach meinen Erfahrungen äußerst schwer zu beantworten. Im ganzen kann man sagen, daß auch hier mit Rücksicht auf die absoluten Werte, die sich bei Feststellung des

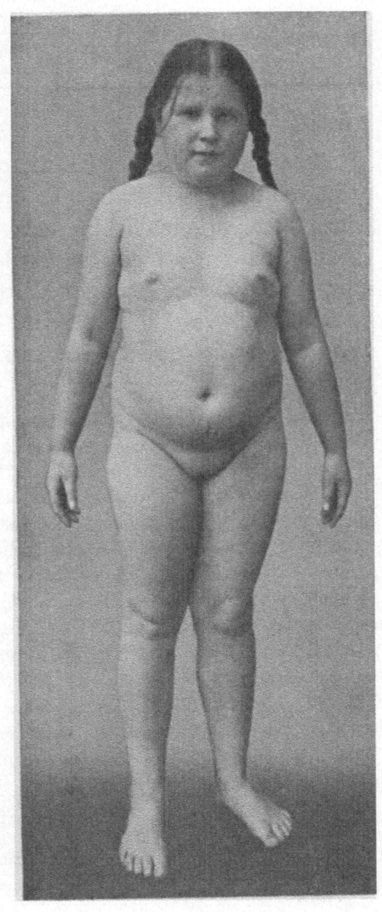

Abb. 73. 10 jähriges Mädchen mit Dystrophia adiposogenitalis und normalem Stoffwechsel (eigene Beobachtung).

Erhaltungsumsatzes finden, in der Mehrzahl der Fälle von einer Herabsetzung des Gaswechsels nicht gesprochen werden kann. (Es erübrigt sich darauf hinzuweisen, daß man auch hier wie bei den übrigen Formen der Fettsucht aus den auf das Kilogramm Körpergewicht berechneten Werten keine Schlüsse ziehen darf.) Ich führe als Beleg für das Gesagte folgende Beispiele an:

Bei einer 10 jährigen Patientin (Abb. 73), die den charakteristischen Typ der Fettverteilung in besonders instruktiver Weise zeigt, wurde ein Sauerstoffverbrauch von 227,71 ccm pro Minute gefunden, also ein Wert, von dem man nicht sagen kann, daß er unterhalb derjenigen Grenze liegt, die für das Alter der Kranken als physiologisch bezeichnet werden muß.

Diese Zahlen fallen hier um so mehr ins Gewicht, als es sich um ein äußerst lebhaftes und temperamentvolles Kind handelte, das zuweilen sogar an fast maniakalischen Erregungszuständen litt. Im einzelnen ergab die Untersuchung des respiratorischen Stoffwechsels folgende Werte:

Atomvol. pr. Minute	O_2-Defizit %	O_2-Verbrauch pr. Min. ccm	O_2-Verbrauch pr. Min. und kg ccm
3,55 L.	6,47	227,7	5,026

Zuweilen fanden wir bei Kranken, bei denen die Differentialdiagnose zwischen primärem Hypogenitalismus und Dystrophia adiposogenitalis schwankte, die Norm sogar erheblich übersteigende Werte für den Erhaltungsumsatz. Ein solches Verhalten des Stoffwechsels spricht nach Erfahrungen von A. Loewy und mir für das Vorliegen einer hypophysären Dystrophie, wobei zunächst dahingestellt bleibt, ob die Krankheit primär auf einen Prozeß im Bereiche der Hypophyse oder des Zwischenhirns zurückzuführen ist. Als Beispiel hierfür sei folgender Fall angeführt:

Kurt Sch. (Abb. 74), 14jährig, stammt aus gesunder Familie. Anamnestisch ist nichts Besonderes erwähnenswert, außer daß der Patient von Jugend auf dick und fett war, sich jedoch meist matt und elend fühlte. Es besteht Neigung zu Schweißen. Nahrungszufuhr sowie Flüssigkeitsaufnahme sind normal. Patient ist sexuell unentwickelt, ist psychisch jedoch durchaus männlich veranlagt und hat Umgang mit gleichaltrigen Kameraden. Körpergröße 1,68 m. Gewicht 81,1 kg. Erhebliche Fettpolster über den ganzen Körper verteilt mit besonderer Bevorzugung der Gegend oberhalb des Genitale, die durch eine scharf ausgeprägte Querfalte abgegrenzt ist (s. Abb. 74). Starker Fettansatz in der Gegend der Brüste. Haut sehr zart und durchsichtig. Genitale und Achselhöhlen ohne Behaarung. Penis und Testes stark hypoplastisch. Stimmlage ziemlich hoch. Das Herz ist nach links erheblich dilatiert (spitze Herzform), Valsalva +, Puls regelmäßig, 80—90 in der Minute, Blutdruck 70/120 mm Hg. Schädelumfang verhältnismäßig groß (56 cm). Sella turcica o. B. Augenhintergrund normal. Nervensystem o. B. Urin frei von Eiweiß und Zucker. Das Blutbild zeigt normale Verhältnisse bis auf eine leichte Vermehrung der Erythrocyten (6 Millionen im Kubikmillimeter). Blutzucker $= 0,141\,\%$.

Die für den Grundumsatz gefundenen Gaswechselwerte betrugen:

Atemvolumen	CO_2-Defizit %	O_2-Defizit %	CO_2-Ausscheidung pro Minute ccm	O_2-Verbrauch pro Minute ccm	O_2-Verbrauch pro kg und Minute ccm
5317,2	4,48	6,23	238,21	331,23	4,225

Es handelt sich somit hier um einen Fall, in dem die Symptome der Fettsucht und der genitalen Hypoplasie mit einem eher gesteigerten, jedenfalls keineswegs verminderten Längenwachstum kombiniert sind. Die Frage, ob hier ein primärer Hypogenitalismus (Eunuchoidismus) oder eine hypophysäre Erkrankung mit sekundärer Veränderung des Genitale (Dystrophia adiposogenitalis) vorliegt, möchten wir, wie schon hervorgehoben wurde, im Sinne der letzteren

beantworten. Bemerkenswert war in diesem Fall der Erfolg der Therapie, wie
ich ihn übrigens inzwischen häufiger gesehen habe. Abb. 75 zeigt denselben
Pat. 2 Jahre nach Aufnahme des ersten Bildes nach 1 jähriger inzwischen durchgemachter Thyreoidinkur (12 cm gewachsen, erheblich an Gewicht abgenommen,

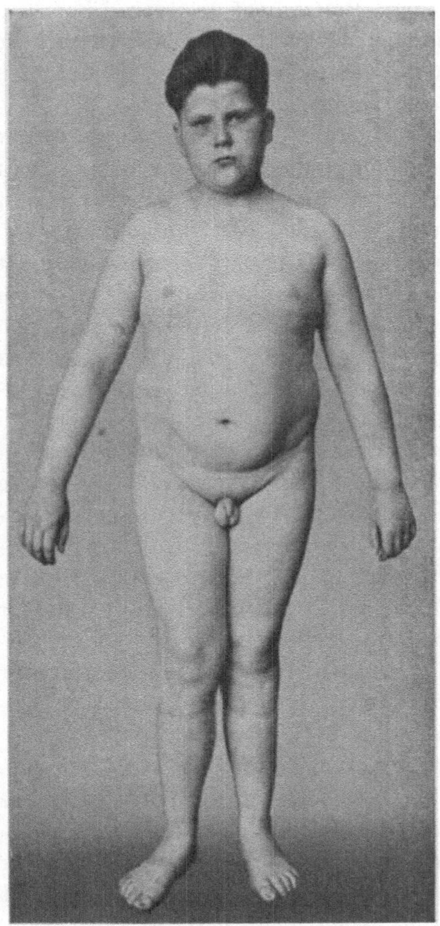

Abb. 74. 14 jähriger Kranker mit Dystrophia adiposogenitalis mit abnorm erhöhtem Stoffverbrauch
(eigene Beobachtung).

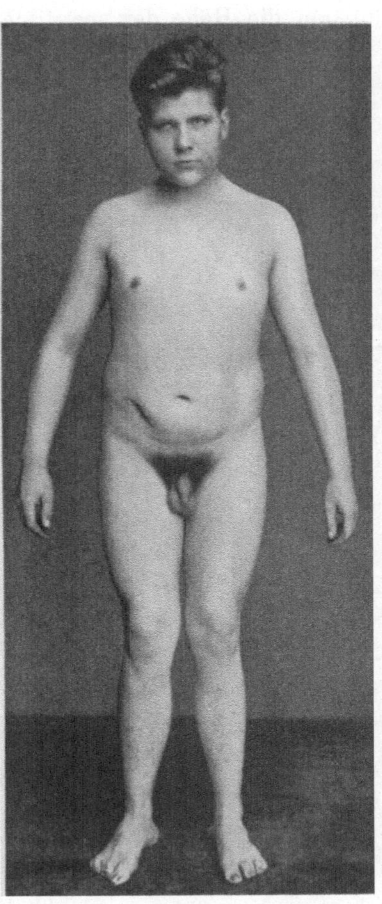

Abb. 75. Derselbe Pat. 2 Jahre später (nach
einjähriger inzwischen durchgemachter
Thyreoidinbehandlung).

Genitalentwicklung fast dem Alter entsprechend: normale Libido sexualis,
starke Entwicklung des Genitales, der Sexualbehaarung sowie der sonstigen
sekundären Geschlechtsmerkmale).

Hier bleibt zu erwähnen, daß F. KESTNER und PLAUT neuerdings bei der
Dystrophia adiposogenitalis insofern eine Anomalie des Stoffwechsels gefunden
zu haben glauben, als sie nachwiesen, daß hier die Steigerung des Stoffverbrauchs nach Nahrungsaufnahme (spezifisch-dynamische Wirkung) geringer ist
als beim Gesunden (ca. $11^0/_0$ gegenüber $25—30^0/_0$). Auf Grund dieses Verhaltens
des Gaswechsels soll eine Unterscheidung zwischen thyreogener und hypophy-

särer Fettsucht möglich sein. Es scheint, daß die Herabsetzung der spezifisch-dynamischen Wirkung der Ernährung auch bei Addisonkranken (BERNHARD), manchen Myxödematösen und auch bei Schwangeren (H. W. KNIPPING) vorkommt. Auch bei einer nicht geringen Zahl gesunder, d. h. normal genährter Menschen ist die Erhöhung des O_2-Bedarfes nach Nahrungszufuhr gering. Eine Gesetzmäßigkeit scheint also nicht zu bestehen. Einen nicht unwesentlichen Einfluß auf die Höhe der spezifisch-dynamischen Wirkung hat nach ABELIN die

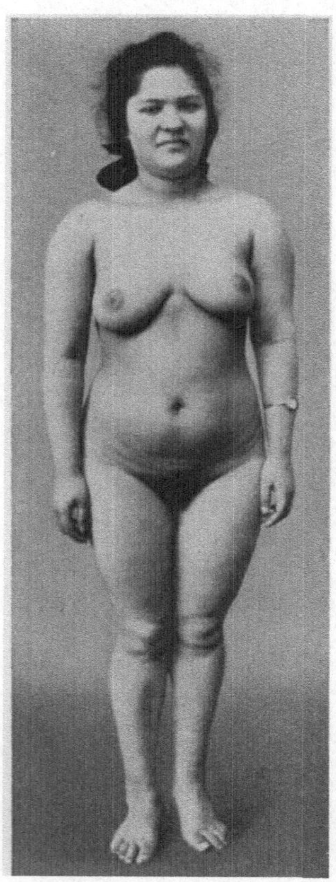

Abb. 76. 16jähriges Mädchen mit Dystrophia adiposogenitalis, Struma und myxödematösen Zügen.

Erregbarkeit der vegetativen Nerven. Nimmt man hinzu, daß eine wesentliche Steigerung der Verbrennung lediglich im Gefolge der Eiweißzufuhr auftritt, die bei gewöhnlicher Ernährung nur etwa $15^0/_0$ der Zufuhr ausmacht, so wird man die mit der Herabsetzung der spezifisch-dynamischen Wirkung der Nahrung eingesparte Wärmemenge nicht allzu hoch veranschlagen können und auf diese Weise allein die Genese von Fettsucht schwerlich erklären können. Immerhin ist den von KESTNER und PLAUT hervorgehobenen Gesichtspunkten Rechnung zu tragen.

Unter den Kranken mit Dystrophia adiposogenitalis gibt es nun einige wenige Fälle, die eine Herabsetzung der Werte für den Grundumsatz erkennen lassen. Es handelt sich hier nicht um prinzipiell anders geartete Zustände. Vielmehr dürfte der Unterschied der Stoffwechsellage gegenüber der gewöhnlich anzutreffenden auf die anders abgestufte Einstellung des cerebralen Stoffwechselzentrums zu beziehen sein (s. Kapitel „Pluriglanduläre Insuffizienz").

An dieser Stelle mag beiläufig erwähnt sein, daß sich unter den Fettsüchtigen mit einem die Norm überschreitenden Grundumsatz eine Reihe von Kranken findet, die, obschon sinnfällige, für die eine oder andere Form endokriner Fettsucht charakteristische Züge nicht hervortreten, durch eine Störung des Wasserhaushaltes ausgezeichnet sind. Diese tritt äußerlich dadurch in Erscheinung, daß die Kranken zur Oligurie neigen und eine ungenügende Wasserausscheidung während des VOLHARDschen Wasserversuches erkennen lassen (s. S. 173 u. ff.). Vielfach besteht auch eine mehr oder weniger ausgesprochene Tendenz zur Salzretention, was sich meist unschwer mittels des NaCl-Belastungsversuches zeigen läßt, wobei zuweilen von etwa 10 g einer Standardkost zugelegten Salzes so gut wie nichts ausgeschieden wird. Die Mehrzahl der Fälle von Dystrophia adiposogenitalis pflegen weder Störungen des Salz- noch des Wasserhaushaltes erkennen zu lassen. Es scheint, daß es sich in solchen Fällen um eine cerebral ausgelöste Form der Fettsucht handelt (s. S. 186 u. 197 u. ff.). Neben dem Wasser- und Salzzentrum dürften die den Stoffwechsel (speziell den Fettstoffwechsel) regulierenden Zentren im Bereiche des Zwischenhirns eine abnorme Einstellung zeigen, die ihrerseits von der Hypophyse, vielleicht auch von der Schilddrüse ausgelöst sein kann.

Besonderer Beachtung bedarf der Kohlenhydratstoffwechsel. FALTA teilt auf Grund eigener Beobachtungen sowie unter Hinweis auf die Mitteilungen anderer Autoren mit, daß die Fälle in der Regel nicht nur keine Neigung zur alimentären Glykosurie zeigen, sondern sogar eine abnorm hohe Zuckertoleranz erkennen lassen. Ich kann das letztere nicht bestätigen, ich kenne sogar Fälle, bei denen eine sehr ausgesprochene Verminderung der Kohlenhydrattoleranz bestand. Der auf S. 180 abgebildete Fall (Abb. 69) stellt ein Beispiel hierfür dar. Hier trat nach Injektion von 1 mg Adrenalin eine nicht weniger als 8 Wochen andauernde Glykosurie auf, die mit einer beträchtlichen, während der ganzen Zeit anhaltenden Steigerung des vorher normalen Blutzuckergehaltes bis auf $0,21^0/_0$ einherging. Die Entzuckerung geschah unter einer Eiweiß-Fettdiät mit Zulage von 100 g Brot. Die Kranke verlor ihre Glykosurie also erst unter einem relativ strengen Regime.

Im übrigen scheint in den meisten Fällen das vegetative Nervensystem auf die üblichen, zur Prüfung seiner Reizbarkeit angewandten Pharmaca (Pilocarpin, Atropin, Adrenalin) nur wenig anzusprechen.

Die hypophysäre Fettsucht, d. h. die mit typischer Fettverteilung, genitaler Hypoplasie und Zwergwuchs einhergehende Form der Fettsucht habe ich gelegentlich auch mit deutlichen Störungen thyreogener Art vergesellschaftet gefunden. Die nahen morphologischen und physiologischen Beziehungen, die, wie schon oben auseinandergesetzt wurde, zwischen dem Hypophysenvorderlappen und der Thyreoidea bestehen, machen eine solche Kombination begreiflich. Tatsache ist, daß es Kranke mit Dystrophia adiposogenitalis gibt, die myxödematöse Züge tragen. Der nachstehend mitgeteilte Fall eines 16jährigen Mädchens (Abb. 76) illustriert das Gesagte insofern, als das Gesicht der Kranken mit seinem leicht gedunsenen, verschwommenen Aussehen und seinen verengerten Lidspalten sowie die Trockenheit der Haut auf die Schilddrüse hinweisen.

Die Schilddrüse selbst war in diesem Falle von Jugend auf vergrößert und von schlaffer, teigiger Konsistenz. Symptome basedowischer Art waren nicht nachweisbar. Die Menstruation war regelmäßig, im Blutbild fiel ein leichter Grad von Polyglobulie auf (Erythrocyten = 5,6 Mill. bei einem Hb-Gehalt von $90^0/_0$). Die Sella turcica zeigte keine röntgenologischen Veränderungen. Die Epiphysenfugen waren bei dem 16jährigen Mädchen bemerkenswerterweise völlig geschlossen.
Der Zustand der Kranken besserte sich nach mehrwöchiger Thyreoidindarreichung sehr erheblich. Psychisch wurde sie lebhaft und interessiert. Das Körpergewicht sank um ca. 10 Pfund und die Struma bildete sich fast gänzlich zurück. Das Wachstum blieb allerdings unbeeinflußt, was auf Grund des Befundes an den Epiphysenfugen natürlich war.

Das psychische Verhalten der Kranken bietet in der großen Mehrzahl der Fälle keinerlei Besonderheiten dar. Nichtsdestoweniger werden zuweilen auch psychische Störungen beobachtet. Es ist bei Tumoren der Hypophyse von einer ,,Hypophysärstimmung'' gesprochen worden (FRANKL-HOCHWART), deren Äußerungen Gleichgültigkeit, Unsicherheit des Auftretens, Trägheit, Indolenz, Einengung des Gefühlslebens, auffällig große Toleranz gegenüber körperlichen Schmerzen und vor allem Schlafsucht sind. Zuweilen stellt das weit über die Norm hinausgehende Schlafbedürfnis neben mehr oder weniger hochgradiger

Fettsucht die einzige Manifestation eines vorhandenen Hypophysistumors dar. Ich verweise auf den nachstehend abgebildeten Fall eines 45jährigen Mannes, dessen Kenntnis ich C. MAASE verdanke (Abb. 77). Der Kranke schlief während der Unterhaltung, ja während des Radfahrens ein, wobei er einmal verunglückte. Intensive Bestrahlung des Hypophysentumors mit Röntgenlicht befreite den Kranken von seinem Zustand.

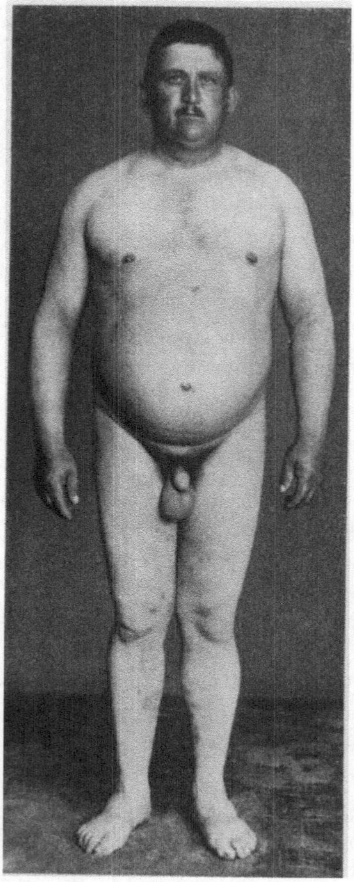

Zuweilen besteht bei den Kranken mit Dysthrophia adiposogenitalis eine heitere Verstimmung und Euphorie. WESTPHAL berichtet über melancholische, BÜCHLER über schizophrene und epileptische Bilder. Daß auch schwere Beeinträchtigung der Intelligenz beobachtet wird, lehrt der von mir beobachtete, auf S. 81 mitgeteilte Fall (cerebrale Form BIEDLS). Von WEYGANDT ist über Auftreten von Schwachsinn und psychomotorischer Unruhe bei Kranken mit hypohpysärer Fettsucht berichtet worden.

Ätiologie und Pathogenese. Die Entstehung der Dystrophia adiposogenitalis wird seit FRÖHLICH auf die Hypophyse zurückgeführt. Die allgemeine Auffassung ging noch bis vor kurzem dahin, das Krankheitsbild als die Folge einer Unterfunktion des Hypophysenvorderlappens, also eines Hypopituitarismus anzusehen. Diese Auffassung wurde durch Exstirpationsversuche der Hypophyse an Tieren insofern gestützt, als die Entfernung der Drüse Zurückbleiben im Wachstum und Hemmung der Genitalentwicklung (jedoch keine Fettsucht) zur Folge hatte (ASCHNER, CUSHING, BIEDL, ASCOLI u. a.). Gegen die hypophysäre Theorie wurde schon 1904 von ERDHEIM Stellung genommen, der annahm, daß der aus der Sella turcica emporwachsende Tumor durch Druck auf ein in der Gegend des Infundibulums gelegenes trophisches Zentrum die Fettsucht hervorrufe. So kam es, daß manche Autoren die Hypophyse schließlich als für die Pathogenese des Krankheitsbildes mehr oder weniger bedeutungslos hinstellten, neuerdings namentlich CLAUDE und l'HERMITTE, LUCE, BAILEY. Richtig ist, daß in einer Reihe von Fällen, die zur Sektion kamen, Tumoren der Hypophyse selbst nicht, dagegen solche des Infundibulums, der Hirnbasis und des Hypophysenganges gefunden wurden. Überblickt man die in der Literatur vorliegenden Angaben, namentlich die immerhin zahlreichen Obduktionsbefunde, so wird man kaum gegen die hypophysäre Theorie genügend ins Gewicht fallendes Belegmaterial anführen können. Es ist sehr wohl denkbar, daß auch der in der Nähe der Hypophyse gelegene Tumor (es kommen in erster Linie Tumoren der mittleren und hinteren Schädelgrube in Betracht) durch Kompression des

Abb. 77. 45jähriger Kranker mit Hypophysistumor und hochgradiger Schlafsucht.

Hypophysenganges den Abfluß des Sekretes, insbesondere des Intermedia-sekretes, in den Liquor cerebrospinalis verhindert. Das Vorhandensein eines trophischen Zentrums im Bereiche des Zwischenhirns kann als sicher gelten. Reizung der Zwischenhirnbasis soll nach LESCHKE und SCHNEIDER zu einer Herab-setzung des Eiweißstoffwechsels führen, Ausschaltung des Zwischenhirns nach GRAFE eine Steigerung desselben zur Folge haben, Verletzung der genannten cerebralen Partie nach ASCHNER Genitalatrophie herbeiführen. Daß aber die Hypophyse für die Pathogenese unseres Krankheitsbildes belanglos ist, ist eine Annahme, für die es zurzeit an Beweisen fehlt. Vielmehr muß man ·hier, wie beim Diabetes insipidus, der Cachexia hypophysipriva und anderen mit Hypophysenveränderungen einhergehenden Krankheiten annehmen, daß Störungen der zwischen Hypophyse und Regio hypothalamica bestehenden hormonalen Korrelationen für die Genese des Leidens ausschlaggebend sind. Die Krankheit kann somit sowohl von der Hypophyse als auch vom Zwischenhirn ihren Ausgang nehmen. Mit dieser Auffassung der Pathogense steht die Fröhlichsche Krankheit

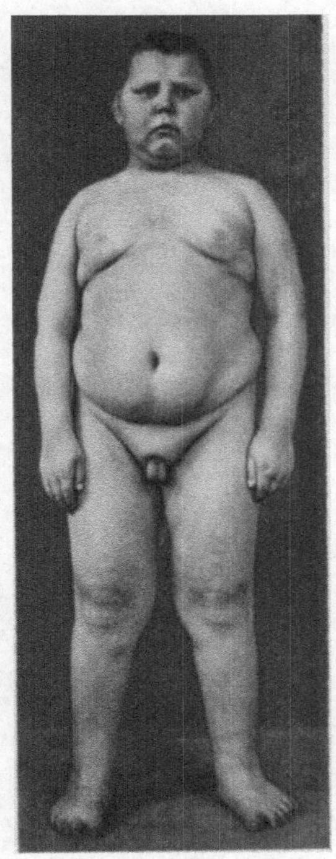

Abb. 78. 16jähriger Kranker mit cerebraler Form der Dystrophia adiposogenitalis. (Nach BIEDL.)

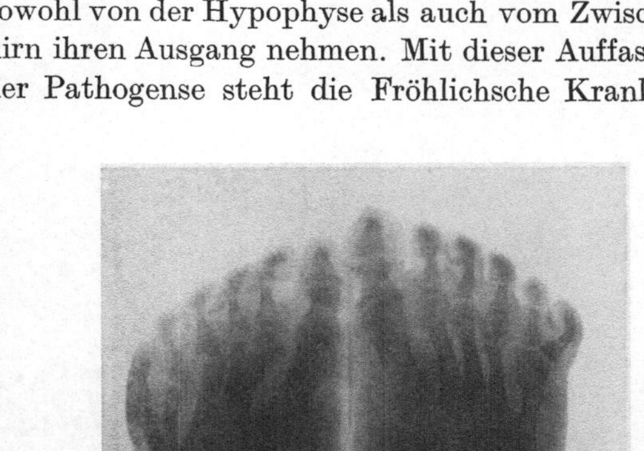

Abb. 79. Polydaktylie bei cerebraler Form der Dystrophia adiposogenitalis. (Nach BIEDL.)

nicht vereinzelt da, denn das Entsprechende gilt m. E. für alle endokrinen Leiden. Ich habe mich hierüber u. a. im Kap. „Morbus Basedowii" näher ausgelassen.

Gemäß der soeben geäußerten Anschauung unterscheidet BIEDL zurückgehend auf die Anschauungen BORDETS zwischen einer rein hypophysären und einer rein cerebralen Form der Fröhlichschen Krankheit. Die letztere, durch primäre Entwicklungshemmung des Zwischenhirns ausgelöst, soll gegenüber der ersteren durch gewisse, zu den typischen Symptomen der Dystrophia adiposo-genitalis hinzutretende degenerative Stigmata ausgezeichnet sein. Als solche kommen in Beracht: Angeborene Mißbildungen wie Atresia ani, Polydaktylie, Retinitis pigmentosa, Schädeldeformitäten (s. Fälle auf S. 180 u. 190) mit geistiger Entwicklungshemmung. In einigen Fällen beobachtete ich auffällig starke Überstreckbarkeit der Gelenke, offenbar beruhend auf Schlaffheit der Gelenkbänder, vermutlich auch der Muskulatur. Bei zwei Kranken war es auf dieser Grundlage zur Luxation beider Hüftgelenke gekommen (vgl. Kap. „Sporad. Kretinismus, Eunuchoidismus").

Für die cerebrale Form der hypophysären Dystrophie ist ein völliges Fehlen jeglicher mit der Hypophyse in Zusammenhang stehenden Veränderungen charakteristisch. Mir scheint die BIEDLsche Teilung berechtigt zu sein,

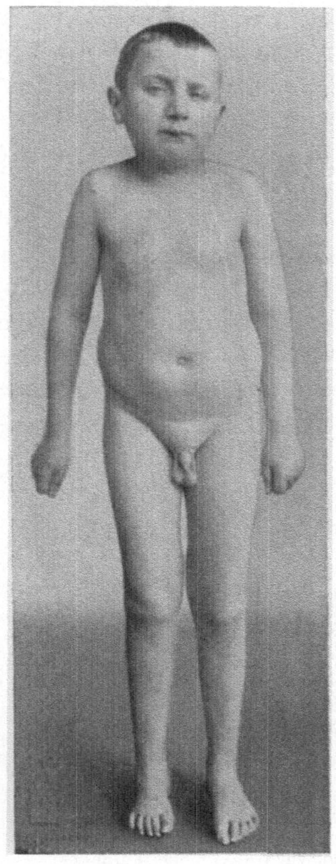

Abb 80. 14jähriger Knabe mit Dystrophia adiposogenitalis, Caput quadratum und Idiotie. (Eigene Beobachtung.)

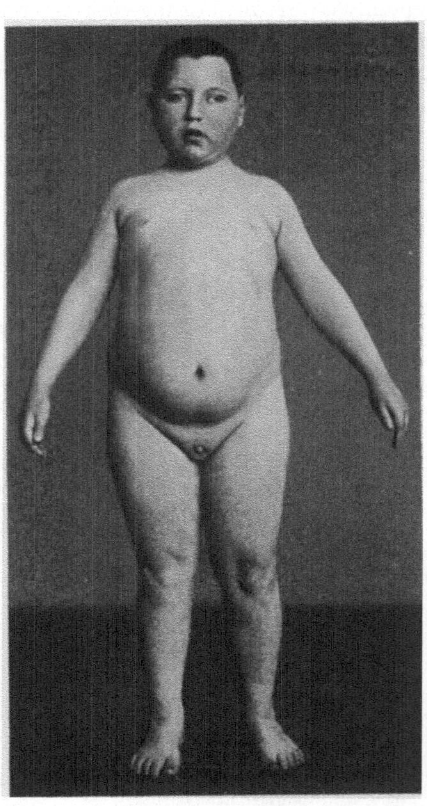

Abb. 81. 11jähriger Knabe mit Dystrophia adiposogenitalis (cerebrale Form). (Eigene Beobachtung.)

wenn man auch nicht außer acht lassen darf, daß die bisher mitgeteilten, ausschließlich klinisch beobachteten Fälle kaum ausreichen, um als genügend beweiskräftige Unterlagen angesehen werden zu dürfen. Ich entnehme der BIEDLschen Abhandlung (Physiologie und Pathologie der Hypophyse, J. F. Bergmann 1922) als Beispiel für die rein cerebrale Form der Fröhlichschen Krankheit Photographie und Röntgenogramm der Zehen eines 16jährigen Knaben mit Fettsucht, Retinitis pigmentosa mit Hemeralopie, Polydaktylie und einer bereits operativ beseitigten Atresia ani (Abb. 78 u. 79). Hierher gehören auch folgende von mir beobachtete Fälle, deren Bilder vorstehend folgen (Abb. 80 u. 81):

1. Es handelt sich um einen 14jährigen, aus geistig und körperlich gesunder Familie stammenden Knaben (Abb. 80), der im Wachstum stark zurückgeblieben ist, die der Fröhlichschen

Krankheit typische Fettsucht und Fettverteilung aufweist, eine hochgradige Hypoplasie des Genitale und seiner Anhangsgebilde erkennen läßt und dabei alle Merkmale schwerster Idiotie aufweist. Sprachvermögen ist nicht vorhanden. Es werden nur einige Laute gelallt. Keine Schwerhörigkeit. Pat. schwitzt reichlich und leidet an auffällig starkem Speichelfluß. Keine Anzeichen, die auf Veränderungen der Hypophyse deuten. Es besteht ein ausgesprochenes Caput quadratum. Herzsilhouette ohne Besonderheiten, Blutdruck = 60/90 mm Hg. Beachtenswert scheinen mir die Zeichen des gesteigerten Vagustonus zu sein.

2. Erich K. (Abb. 81), 11 Jahre. Eltern sind gesund, Pat. hat 3 normale Geschwister, ist seit jeher fett gewesen, im Wachstum ist er eher stark fortgeschritten, leidet unter Atemnot. Ziemlich beträchtliche Imbecillität, stark geschwollene Tonsillen. Thymusvergrößerung nicht mit Sicherheit nachzuweisen. Sella turcica o. B. Keine Kopfschmerzen. Strabismus divergens. Augenhintergrund: Keine Stauungspapille, hochgradige Chorioretinitis pigmentosa mit zahllosen knochenzellähnlichen schwarzen Pigmentflecken. Hochgradige Adipositas vom Typus der hypophysären Dystrophie. Kein abnormes Durstgefühl, O_2-Verbrauch = 212 ccm pro Minute (Grundumsatz!). Wa. im Blute und Liquor cerebrospinalis negativ. δ im Blute = —0,57.

Viel diskutiert wurde auch die Frage, welchem Anteil der Hypophyse die Krankheit ihre Entstehung zu verdanken habe, ob dem glandulären Vorder- oder dem nervösen Hinterlappen bzw. der Pars intermedia. PERITZ nimmt an, daß für die hypophysäre Adipositas eine verminderte Funktion des Hinterlappens und der Pars intermedia, für die mit Zwergwuchs kombinierte Form eine Unterfunktion der Gesamthypophyse verantwortlich zu machen sei. Die Tatsache, daß nicht selten im Verlaufe der Krankheit längerdauernde Polyurien zu beobachten sind, die ja zumeist mit dem Hypophysenhinterlappen in Beziehung gebracht werden, ließ daran denken, diesem Teil der Hypophyse Bedeutung beizumessen. (Auch die Polyurie wird besonders von LESCHKE mit dem basalen Teil des Zwischenhirns in Beziehung gebracht; s. Kapitel „Diabetes insipidus"). Da es jedoch nicht ausgeschlossen ist, daß der Tumor, auch wenn er nicht direkt dem Hinterlappen entspringt, in jedem Fall eine wenigstens mechanische Reizung desselben zur Folge hat, kann das Vorhandensein von Polyurie nicht zu sicheren Schlüssen berechtigen. Auch vom Hypophysengang ausgehende Tumoren (Cysten) können zu typischer Dystrophia adiposogenitalis führen. R. v. MILLER hat kürzlich über einen derartigen Fall berichtet, bei welchem im übrigen allmählich ein fast völliger Schwund der Hypophyse eingetreten war.

Die Exstirpationsversuche, die sich auf die Feststellung der physiologischen Bedeutung der Hypophysenanteile beziehen, haben erkennen lassen, daß dem Hypophysenhinterlappen irgendeine Bedeutung für die Genitalentwicklung bestimmt nicht zuzusprechen ist. Dagegen spricht mancherlei dafür, daß wir in der Pars intermedia eine den Umsatz regulierende Zentrale erblicken müssen (s. Kapitel „Pluriglanduläre Insuffizienz"). Ob der Hinterlappen und Hypophysenstiel — wie BIEDL neuerdings betont — als die Abflußwege des Zwischenlappensekrets anzusehen sind, lasse ich dahingestellt. (s. oben.)

Wollen wir die wichtigsten Symptome der Dystrophia adiposogenitalis nach dem heutigen Stande unseres Wissens genetisch erklären, so müssen wir für die Fettsucht das in Korrelation stehende System Zwischenhirn-Hypophysenzwischenlappen, für die Wachstumstörung den Hypophysenvorderlappen verantwortlich machen. Für die Entstehung der auf Entwicklungshemmung beruhenden Atrophie der Keimdrüsen sind wie es scheint ebenfalls Störungen des Vorderlappens maßgeblich (BERBLINGER). B. ZONDEK und ASCHHEIM konnten

bei jungen geschlechtsunreifen weiblichen Mäusen mittels Implantation von
Hypophysisvorderlappen starke Wachstumsanregung des Uterus erzielen. Merkwürdigerweise führt der entsprechende Versuch bei männlichen Tieren nicht zu
gleichen Resultaten (H. u. B. ZONDEK u. UCKO). Ob die degenerativen Veränderungen der Keimdrüsen, also die sekundär auftretende eigentliche genitale
Dystrophie, wie BIEDL meint, vom Mittellappen ausgeht, wird weiteren Untersuchungen vorbehalten bleiben müssen. Im übrigen muß betont werden, daß von

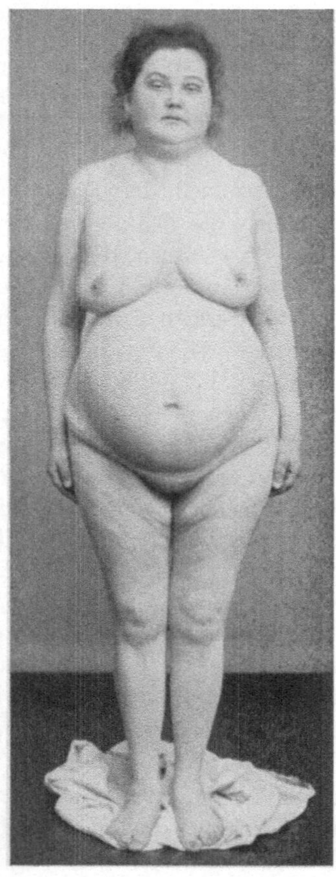

Abb. 82. 38jährige Kranke mit
hypophysärer Fettsucht.

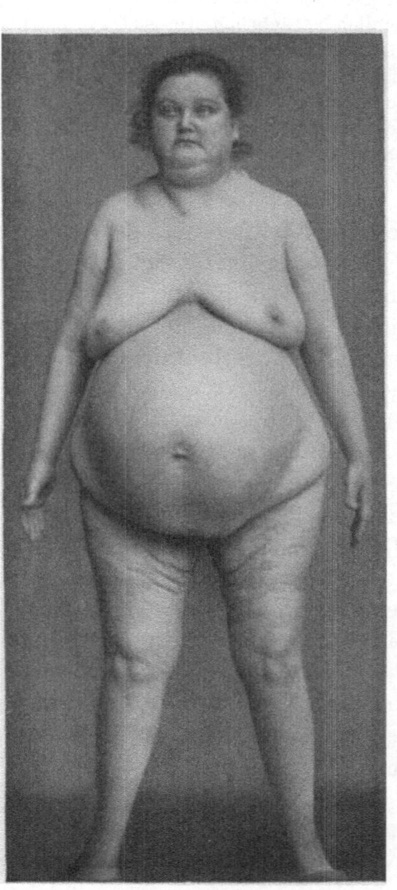

Abb. 83. Dieselbe Kranke 2 Jahre später bei
kalorisch weniger ausgiebiger Kost.

einer lückenlosen Klärung der Pathogenese der Fröhlichschen Krankheit zurzeit
noch keine Rede ist (K. GOTTLIEB).

Es ist bisher von Tumoren die Rede gewesen, die, von der Hypophyse ausgehend entweder intrasellären Sitz zeigen oder bei fortschreitendem Wachstum
nach oben über den Türkensattel hinauswachsen. Der Charakter der Tumoren
kann ein verschiedener sein. Neben Sarkomen, Adenomen und Carcinomen hat
man auch Cysten, Gliome und Teratome gefunden. Auf Grund des Umstandes,
daß die dem Syndrom zugrunde liegenden Geschwülste zum Teil mit Vermehrung, zum Teil mit Verminderung des Hypophysengewebes einhergehen, ist

die Entscheidung schwer, ob Hypo- oder Hyperpituitarismus die Krankheit auslöst. Dies um so mehr, als auch über Fälle berichtet wurde, bei denen neben den Zeichen der hypophysären Dystrophie Symptome von Akromegalie, die ja sicher auf Funktionssteigerung des Hypophysenvorderlappens zu beziehen ist, erkennbar waren. Man hat daraufhin in Analogie zum Dysthyreoidismus auch von einem Dyspituitarismus gesprochen. Wir befinden uns hier auf einem Gebiete reiner Spekulation. BIEDL weist darauf hin, daß z. B. Adenome des Vorderlappens einerseits Akromegaliesymptome zur Folge haben und andererseits die Sekretion der Pars intermedia derart hemmen können, daß hieraus eine zur Fettsucht führende Stoffwechselstörung resultiert. Am wahrscheinlichsten ist mir, daß der Druck, der durch den hirnwärts strebenden Tumor auf die oberhalb der Hypophyse gelegenen Stoffwechselzentren ausgeübt wird, verantwortlich zu machen ist.

Es dürfte an dieser Stelle angebracht sein, die Frage zu erörtern, welche klinischen Erscheinungen der Hypophysentumor verursacht und auf Grund welcher Anhaltspunkte er diagnostiziert werden kann. Die allgemeine raumbeengende Wirkung der Hypophysengeschwülste ist im allgemeinen eine geringe. Stauungspapille wird nur selten beobachtet. Häufiger sind Oculomotorius- sowie Abducenssymptome. Die Druckerscheinungen sind von besonderer Bedeutung für das Chiasma nervi optici. Hier ist neben der Druckatrophie des Sehnerven vor allem die bitemporale Hemianopsie als ein Symptom zu nennen, das in Zweifelsfällen die Diagnose sicherstellt, besonders da, wo es sich um die Unterscheidung gegenüber der genitalen Fettsucht handelt. In den Anfangsstadien der Entwicklung des Hypophysistumors ist die Lichtunempfindlichkeit für temporal gelegene Objekte häufig noch keine völlige. Der geringere Grad der Schädigung der in Betracht kommenden gekreuzten Fasern ist dann zunächst nur durch einen temporalen Ausfall der Farbenempfindlichkeit (namentlich Rot und Grün) erkenntlich. Übrigens ist der Grad der Sehstörungen bei Hypophysentumoren zuweilen ein schwankender, wenn nämlich die Vergrößerung des Organs auf Blutung oder Cystenbildung zurückzuführen ist. In einer großen Zahl von Fällen mit Hypophysistumor fehlen indes alle cerebralen Symptome. Unter diesen Umständen wird man sich besonders an die röntgenologische Feststellung des Tumors halten, wie er durch die Darstellung der Sella turcica erkennbar wird. Die wachsende intraselläre Geschwulst kann den Boden des Türkensattels nach und nach vertiefen oder ihn nach vorn und hinten erweitern. Dabei pflegen dessen Wände allmählich usuriert zu werden. Vom Hypophysengang ausgehende Geschwülste erweitern vor allem den Sellaeingang und biegen die Processus clinoidei allmählich zurück oder fasern sie auf. Die Vertiefung der Sella turcica ist häufig schon an der Abflachung der Keilbeinhöhle erkennbar. Die Beurteilung der röntgenologischen Sellaveränderungen erfordert große praktische Erfahrung, soweit es sich nicht um ausgesprochene Veränderungen handelt. Vielfach ist es notwendig, die Aufnahmen in gewissen zeitlichen Intervallen zu wiederholen. Nur auf diese Weise lassen sich aus etwaigen Verdünnungen oder Auffaserungen der Wand Schlüsse ziehen. Ich gebe zwei Röntgenogramme einer 2 Jahre lang beobachteten 40jährigen Patientin wieder, bei der enorme Fettsucht mit typischer Verteilung, sowie Menstruationsstörungen an den hypophysären Charakter der Krankheit denken ließen (s. Abb. 84 u. 85). Der Fall gehört offenbar in die Kate-

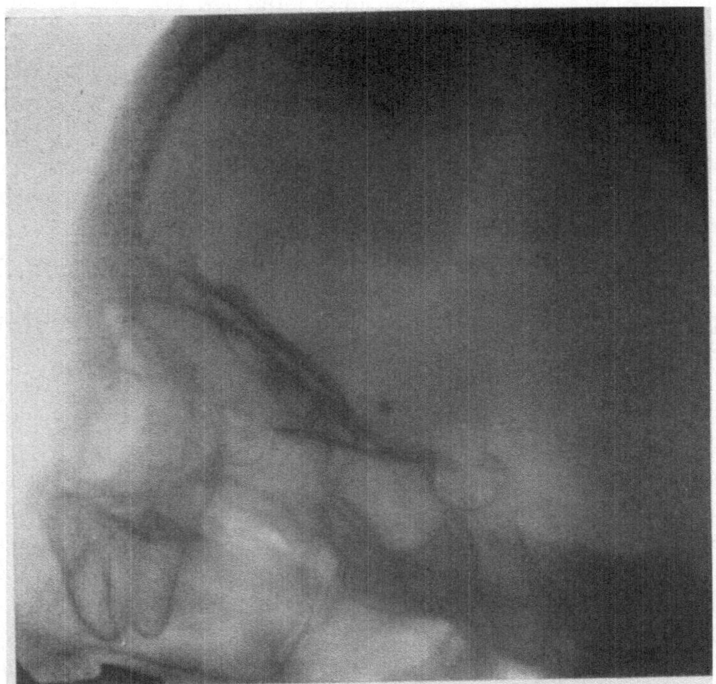

Abb. 84. Normale Sella turcica bei hypophysärer Fettsucht.

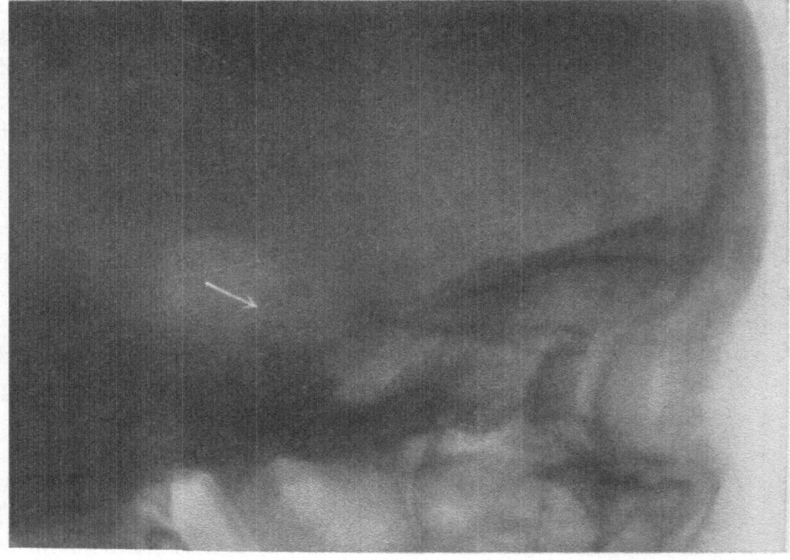

Abb. 85. Derselbe Fall 1 Jahr später (Auffaserung der Rückwand des Türkensattels!).

gorie der im folgenden Kapitel zu beschreibenden hypophysär-cerebralen Form von Adipositas.

Die beiden Sellaaufnahmen liegen zeitlich etwa ein Jahr auseinander. Die erste zeigt absolut normale Verhältnisse, bei der zweiten deutet die eben nachweisbare Auffaserung der Hinterwand darauf hin, daß ein Tumor mit langsam fortschreitendem Wachstum vorhanden ist. Cerebrale Druckerscheinungen waren zu dieser Zeit nicht nachweisbar. Wegen der grotesken Form der Fettsucht gebe ich auch die zwei Bilder der Kranken wieder (Abb. 82 u. 83), zumal

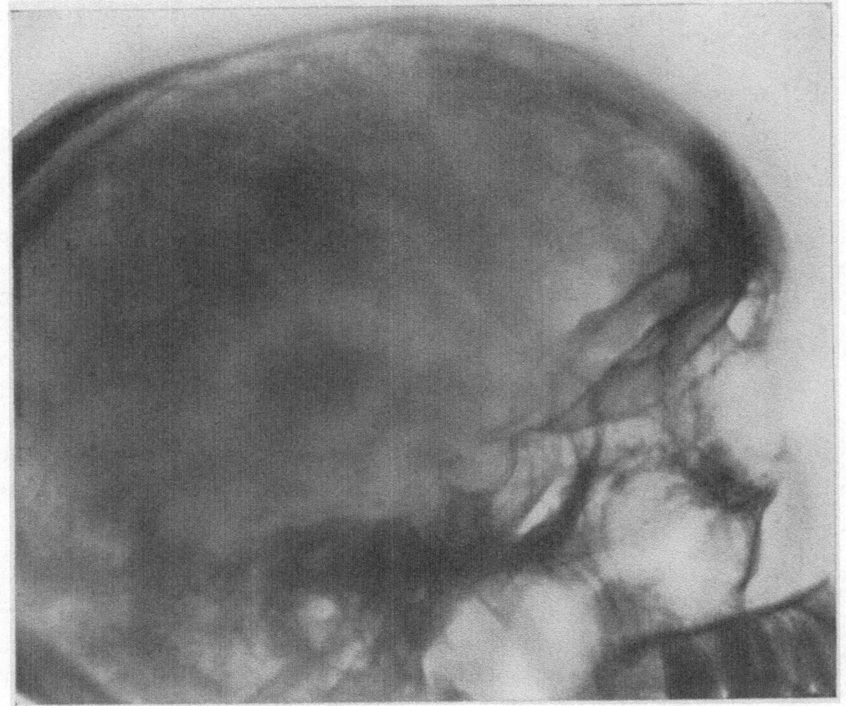

Abb. 86. Fall von Hypophysistumor mit normaler Sella turcica und stark ausgeprägten Impressiones digitatae.

aus ihnen hervorgeht, wie enorm der Fettzuwachs innerhalb zweier Jahre sich gestaltete, obgleich die Kranke kalorisch wenig ausgiebig ernährt wurde. (Auch bei dieser Kranken war übrigens eine Herabsetzung der absoluten Gaswechselwerte nicht nachweisbar. Sie betrugen bei der ersten Untersuchung 202 ccm Sauerstoff pro Minute, nach 2 Jahren war der Verbrauch sogar auf 317 ccm pro Minute Sauerstoff gestiegen.) Zuweilen lassen besonders deutlich ausgesprochene Impressiones digitatae auf einen erhöhten Hirndruck schließen, wie obiges Bild (Abb. 86) zeigt, das dem oben S. 181 (Abb. 71) beschriebenen Fall entstammt, bei dem ein Hypophysentumor mit Sicherheit festgestellt werden konnte.

Nicht übersehen werden darf übrigens, daß zuweilen auch außerhalb der Hypophyse gelegene den Hirndruck steigernde cerebrale Prozesse, also etwa Tumoren des Stirn- oder Schläfenlappens, Hydrocephalus internus u. a. Erweiterungen der Sella turcica hervorrufen können, die, wie mich eigene Erfahrungen lehrten, hochgradige Dimensionen annehmen können. Es wird mithin notwendig sein, Prozesse der genannten Art auszuschließen, ehe man eine etwa vorhandene Sellaerweiterung auf einen innerhalb oder oberhalb des Türkensattels gelegenen Tumor bezieht.

Neben den von der Hypophyse ausgehenden Tumoren können nun auch sonstige Hirngeschwülste zum Zustandekommen eines adiposogenitalen Symptomenkomplexes führen, wenn sie zur Unterbrechung des hormonalen Konnexes zwischen Hypophyse und Zwischenhirn Veranlassung geben. Häufig geschieht dies dadurch, daß die Geschwülste durch Hemmung des Liquorabflusses Stauungen im 3. Ventrikel hervorrufen. Daher sind die Tumoren der mittleren und hinteren Schädelgrube besonders geeignet, das Syndrom in ausgesprochener oder abortiver Form zur Folge zu haben.

RAAB beschreibt auch einen Fall von Tumor im Bereiche der Stirnhirns mit konsekutiver Impotenz. Vielleicht besitzt auch die Migräne, in der SPITZER den Ausdruck einer akuten Liquorstauung erblickt, eine gewisse Bedeutung für das Entstehen des adiposogenitalen Syndroms, doch wäre es verfrüht, hierüber etwas Sicheres zu sagen.

Als die Folge indirekter Beeinflussung der Hypophyse bzw. der in Frage kommenden cerebralen Abschnitte müssen wir auch das Auftreten der hypophysären Dystrophie bei den mit Hydrocephalus einhergehenden Fällen deuten, sei es, daß dieser als primärer, entzündlich chronischer Hydrocephalus auftritt oder im Gefolge eines Hirntumors oder anderer raumbeschränkender Prozesse zustande kommt. Es ist begreiflich, daß der Hydrocephalus internus die Hypophyse komprimiert, die Verbindung mit den cerebralen Zentren sperren kann, und unter Umständen an diesen selbst zu Druckläsionen führt. Ich führe als Beispiel den Fall eines 14jährigen Mädchens an (Abb. 87).

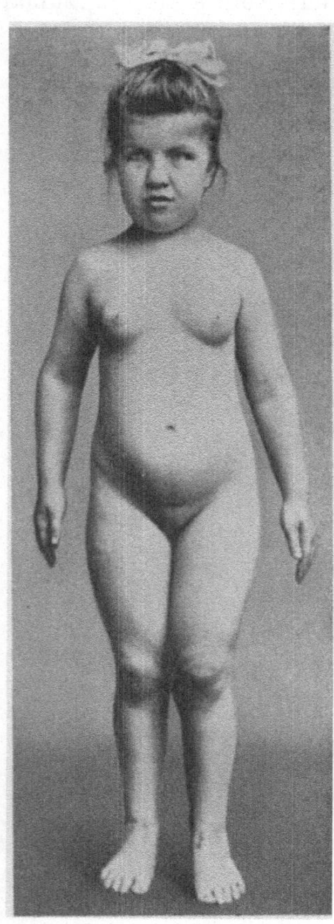

Abb. 87. 14jähriges Mädchen mit Hydrocephalus und Dystrophia adiposogenitalis.

Die Kranke hatte über subjektive Beschwerden nicht zu klagen. Die Menstruation war noch nicht eingetreten. Seit $1\frac{1}{2}$ Jahren war den Eltern aufgefallen, daß die Tochter besonders in der Unterbauchgegend und um die Hüften herum sowie im Bereiche der Mammae beträchtliche Massen von Fett ansetzte und gleichzeitig in überraschender Weise wuchs. Die Hypophyse erwies sich im Röntgenbild als normal, die Zeichen cerebraler Drucksteigerung fehlten. Augenhintergrund und Sehschärfe zeigten normale Beschaffenheit. Es ist anzunehmen, daß hier der Hydrocephalus mit seiner intrakraniellen Drucksteigerung als Ursache des Leidens anzusprechen ist.

Wie die erworbenen mit Schädigungen der Hypophyse einhergehenden Prozesse können auch angeborene Aplasien des Organs zu hochgradiger Adipositas verbunden mit genitaler Unterentwicklung und Wachstumsstörung führen

(hypophysäre Ateleiosis nach Gilford). Fälle dieser Art sind in der
Literatur nur in spärlicher Anzahl
mitgeteilt. Sichergestellt scheint
mir ihre Genese, wenn, wie ich selbst
einige Male zu beobachten Gelegenheit hatte, eine auffällige Kleinheit
des Türkensattels auf die Hypoplasie der Hypophyse hinweist.
Der im folgenden abgebildeten Fall
(Abb. 88) dürfte hierher zu rechnen sein. Die 28jährige Kranke
ist nie menstruiert gewesen. Sie
stammt aus gesunder Familie. Es
besteht hochgradige genitale Hypoplasie (Labien sehr klein, Ovarien
nicht zu fühlen). Mangel jeglicher
Geschlechtsbehaarung sowie starke
Fettsucht (Grundumsatz = 235
ccm O_2 pro Min.). Die Kranke wiegt
zur Zeit 198 Pfd. Extremitäten auffällig kurz, es besteht Genu valgum.
Erhebliche Hypotonie der Muskulatur. Herz und Lungen o. B. Der
Blutdruck ist leicht erhöht (90/145
mm Hg). Das Blutbild zeigt keine
Besonderheiten. Der Blutzuckergehalt beträgt = 0,11%, der NaCl-
Spiegel des Blutes liegt bei 0,503%,
$\delta = -59$, Blut-Calciumgehalt =
12,4 mg%. In geistiger
Hinsicht ist sie zurück-
geblieben. Das Tempe-
rament ist phlegma-
tisch. Die Sella turcica
erweist sich im Rönt-
genbild als ganz außer-
gewöhnlich klein (s.
Abb. 89).

β) Salz-Wasser-Fett-
sucht.

(Hypophysär-cerebral-
peripherische Fett-
sucht.)

Die Fälle von Fett-
sucht, in deren Genese

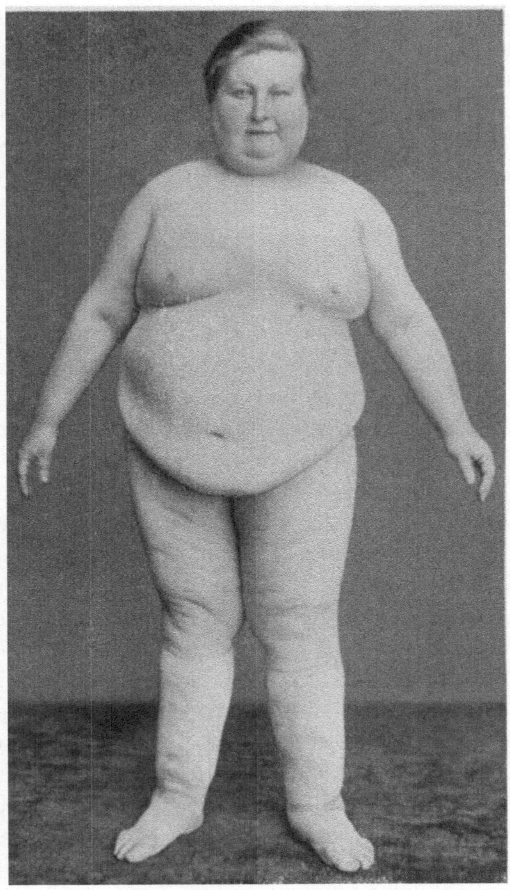

Abb. 88. 28 jährige Kranke mit hypophysärer Ateleiosis
(eigene Beobachtung).

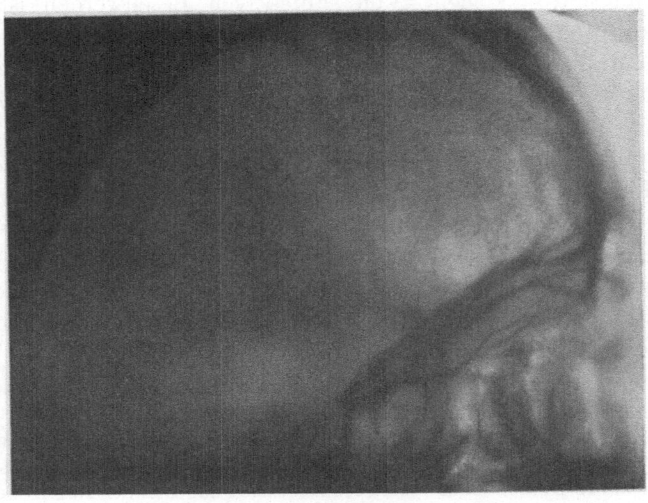

Abb. 89. Hochgradig enge Sella turcica der Patientin (Abb. 88).

die Hypophyse eine Rolle spielt, treten nicht allein unter dem typischen Bilde der Dystrophia adiposogenitalis zutage. Eine große Reihe eigener Beobachtungen hat mich vielmehr gelehrt, den Kreis der hierher gehörigen Kranken beträchtlich zu erweitern und ihn auf die Mehrzahl der Fettsüchtigen überhaupt auszudehnen. Ich glaube, daß die Hypophysis cerebri als Stoffwechseldrüse und als Ausgangsorgan der Fettsucht an prominentester Stelle steht. Sie ist indes stets im Rahmen ihrer nahen Beziehungen zum cerebralen Stoffwechselzentrum im Zwischenhirn, sowie zu ihren Erfolgsorganen an der Peripherie zu betrachten, und ich habe die Überzeugung, daß auch das Problem der Fettsucht, wie die Mehrzahl der endokrinen Phänomene überhaupt, nur unter diesem Gesichtspunkte einigermaßen zu begreifen ist. Es will das heißen: gewisse Formen endokriner Adipositas können äußerlich unter gleichen oder ähnlichen Symptomenbildern zutage treten, ohne daß ihnen eine einheitliche Pathogenese zugrunde liegt. Die Adipositas kann, worauf bereits hingewiesen wurde, einmal von Erkrankungen bestimmter Inkretdrüsen (Hypophyse-Thyreoidea), ein zweites Mal vom Zwischenhirn, ein drittes Mal von den inkretorischen Erfolgsorganen ausgehen, endlich aber durch irgendwelche, das physiologische Zusammenspiel der genannten Systeme störende Alterationen hervorgerufen sein. (Störungen der vegetativen Leitungsbahnen, der Kolloidstruktur der Zelle des Erfolgsorgans usw.)

Unter der Bezeichnung der hypophysär-cerebral-peripherischen Fettsucht (Salz-Wasser-Fettsucht) sind nach H. Zondek jene Fälle zusammenzufassen, die sich durch folgenden, meist charakteristischen Symptomenkomplex auszeichnen: Die Fettsucht pflegt in ausgesprochener Weise die typischen Prädilektionsstellen im Bereiche der Hüften, Oberschenkel und Mammae zu bevorzugen, während die Extremitäten verhältnismäßig mager erscheinen. In vielen, wenn auch durchaus nicht in allen Fällen, zeichnen sich die Fettmassen durch Druckempfindlichkeit aus, die auf Thyreoidinzufuhr meist relativ schnell verschwindet. Die Kranken geben sehr häufig an, daß sich die meist grotesken Massen des Fettes innerhalb kurzer Zeit, etwa während einiger Monate, entwickelt haben und in einem ihnen unverständlichen Mißverhältnis zu der Menge der aufgenommenen Nahrungsmittel stehen. Von subjektiven Beschwerden ist besonders der Kopfschmerz hervorzuheben, der die Kranken zuweilen außerordentlich belästigt und die Aufmerksamkeit des Arztes auf die cerebrale Genese der Fettsucht lenkt, namentlich, wenn auch noch andere Hirndrucksymptome vorhanden sind (Neigung zum Erbrechen, gesteigerter Liquordruck usw.). Auf die genauere Lokalisation des der Adipositas zugrundeliegenden Prozesses deuten in erster Linie die bei der überwiegenden Mehrzahl der Kranken nachweislichen Störungen des Wasser- oder Salz- bzw. des Wasser- und Salzhaushaltes. Die Anomalien, die schon äußerlich durch eine mehr oder weniger ausgesprochene Oligurie zutage tritt, ist objektiv, wie bereits oben auseinandergesetzt wurde, leicht nachweisbar, entweder mittels des Volhardschen Wasserversuchs oder des Kochsalzbelastungsversuches[1]). Hierbei tritt bei den meisten eine mehr oder weniger ausgesprochene Neigung zur Wasserretention zutage, die derjenigen bei schwer

---

[1]) Die Kranken werden auf eine sich jeden Tag gleichmäßig wiederholende Standardkost gesetzt und man fügt, sobald die täglich ausgeschiedenen NaCl-Mengen konstant sind, der Kost 10 g NaCl hinzu. Hierbei zeigt sich dann in der Regel, daß die NaCl-Ausscheidungsfähigkeit der Pat. schwer gestört ist.

hydropischen Herz- oder Nierenkranken keineswegs nachsteht (vgl. die im folgenden zu beschreibenden Fälle). Andere zeichnen sich durch primäre Salzstörungen im Sinne einer Neigung zur Salzzurückhaltung aus. Am Herzen finden sich gewöhnlich Dilatation der linken Kammer und Hypotonie (Vagusherz!). Als ein sehr charakteristisches und häufiges, wenn auch nicht immer zu beobachtendes Symptom ist die Neigung zu Thermoregulationsstörungen zu nennen. Bei vielen Kranken bewegt sich die durchschnittliche Körpertemperaturkurve um $1—1^1/_2{}^0$ oberhalb der Norm (vgl. Temperaturkurven bei den unten mitgeteilten Fällen). So haben wir im Rahmen des Symptomenkomplexes mit der Thermolabilität, den Wasser-Salzstörungen, dem Kopfschmerz bzw. den Hirndrucksymptomen eine Reihe von Kennzeichen gegeben, die auf den hypophysärcerebralen Ursprung des Leidens deuten. Was zuletzt die Höhe des Erhaltungsumsatzes anbelangt, so habe ich in Gemeinschaft mit BERNHARD die Höhe desselben in der großen Mehrzahl der Fälle normal oder gegenüber der Norm gesteigert gefunden, nur selten bin ich Fällen begegnet, die sich durch eine Herabsetzung des Grundumsatzes ausgezeichnet hätten. Auf die Bedeutung dieses Befundes habe ich bereits oben im Zusammenhang mit der Erörterung des Fettsuchtproblems hingewiesen (S. 172 u. ff.). Übrigens sahen wir im Gefolge der Lumbalpunktion, die zum Zwecke der Entlastung des Hirns vorgenommen wurde, mehrmals ein Absinken des abnorm gesteigerten Erhaltungsumsatzes um ca. $15—20^0/_0$ eintreten.

Die Frage nach der Natur des dem Leiden zugrunde liegenden cerebralen Prozesses wird nur in vereinzelten Fällen sicher zu beantworten sein. Neben den am Schluß des vorigen Abschnittes genannten hirndrucksteigernden Faktoren (Hirntumor, Hydrocephalus internus), in deren Gefolge sowohl ein typisches FRÖHLICHsches Syndrom als auch eine Salz-Wasser-Fettsucht auftreten kann, sind hier noch die im Bereiche des Zwischenhirns auftretenden Veränderungen encephalitischer Natur zu nennen. Fälle, die ihrer Entstehung nach wohl hierher zu rechnen sind, sind von einer Reihe von Autoren (MASSALONGO u. PIAZZA, ECONOMO) berichtet worden. Ich verfüge ebenfalls über entsprechende Beobachtungen. Im Zusammenhang hiermit sind übrigens auch die durchaus nicht spärlichen Beobachtungen an Kranken zu erwähnen, bei denen im Gefolge von Typhus und Pneumonie auffällig starke Adipositas auftrat.

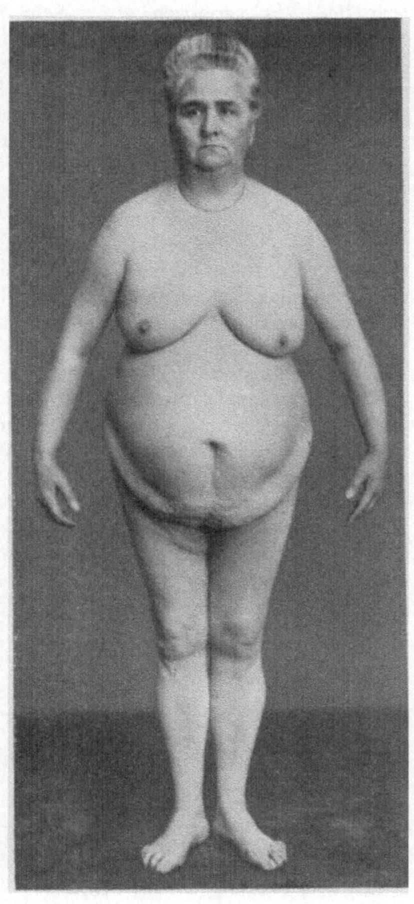

Abb. 90. 55jährige Kranke mit hypophysärcerebraler Fettsucht (Störung des Salzhaushaltes).

Im folgenden seien zu dem beschriebenen Krankheitsbild einige klinische Beispiele angeführt:

Fall Frau E. Z. (Abb. 90), 55 Jahre alt, Vater an Leberkrebs, Mutter an Herzschlag, eine Schwester an Darmkrebs gestorben. Eltern und ein Bruder fettsüchtig. Pat. war stets gesund. Mit 14 Jahren menstruiert, immer regelmäßig; seit 8 Jahren Menopause. Neigt seit jeher zur Fettsucht. Seit $1\frac{1}{2}$ Jahren Gewichtszunahme von etwa 30 Pfund ohne ersichtliche Gründe. Durstgefühl normal, keine Kopfschmerzen. Der Patientin fiel auf, daß sie nur wenig Urin ließ. Sehvermögen gut. Kein Haarausfall. Patientin klagt weder über starkes Schwitzen noch über ausgesprochenes Kältegefühl.

Status: Gewicht 98 kg. Fettpolster besonders in der Gegend des Leibes, der Hüften und Mammae vorhanden, während die Extremitäten, besonders die Beine, relativ fettarm sind (s. Abb. 90). Fettlager nicht sonderlich druckempfindlich. Blutdruck: 140/85 mm Hg. Innere Organe o. B. Urin o. B. Tägliche Harnmenge etwa zwischen 600—800 ccm. Nach längerer Bettruhe tritt Vermehrung der Harnabsonderung auf (bis etwa 1000 ccm pro die). Blutbild: Hämoglobin 110%, Ery. 5,6 Mill., Leuko. 6200, Differentialbild: Basophile 1%, Eosinophile 2%, Jugendformen 2%, Stabkern. 4%, Seg. 56%, Lympho. 28%, Monocyten 7%. Blutzucker $= 0,126\%$, Rest-N $= 30,8$ mg $\%$, NaCl im Blut $= 0,532\%$. Die Sella turcica zeigt im Röntgenbild eine normale Größe, doch erscheint der Sellarücken auffällig dünn und aufgefasert. Augenhintergrund o. B. Augenbefunde in jeder Hinsicht normal. Körpertemperatur normal, gelegentlich Steigerungen bis etwa $37,5\,^{\circ}$ (Achselhöhlenmessungen!). Die Patientin bleibt während der Beobachtung bei einer täglichen Zufuhr von 1300 Calorien auf ihrem Körpergewicht stehen. Der Sauerstoffbedarf (Erhaltungsumsatz) der Patientin liegt relativ hoch. Er beträgt 241,7 ccm O_2 pro Min. (BERNHARDT).

Der Wasserversuch nach VOLHARD fällt normal aus, es werden von 1000 ccm zugeführter Flüssigkeit innerhalb von 4 Stunden 1060 ccm, davon in den ersten $1\frac{1}{2}$ Stunden 920 ccm ausgeschieden. Setzt man die Patientin auf eine jeden Tag sich gleichmäßig wiederholende Standardkost und fügt man, sobald die täglich ausgeschiedene NaCl-Menge konstant ist, der Kost 10 g NaCl hinzu, so zeigt sich, daß die NaCl-Ausscheidungsfähigkeit der Patientin schwer gestört ist. Die NaCl-Mengen werden, wie folgende Tabelle zeigt, total retiniert, wobei das Körpergewicht leicht ansteigt, die Diurese gegenüber den Vortagen aber zurückgeht.

Tabelle 1.

Datum	Harnmenge ccm	Spez. Gew.	NaCl $\%$	NaCl g	N $\%$	N g
3. III. . .	980	1014	0,281	2,754	0,641	6,234
4. III. . .	750	1013	0,304	2,281	0,576	4,323
5. III. . .	757	1015	0,281	2,127	0,613	4,642
6. III. . .	660	1020	0,374	2,471	0,795	5,248
Belastung mit 10 g NaCl						
7. III. . .	640	1019	0,468	2,995	0,641	4,104
8. III. . .	1000	1013	0,655	6,55	0,521	5,208
9. IV. . .	800	1018	0,445	3,56	0,72	5,757

Darreichung von Novasurol (1—2 ccm intraglutäal verabreicht) führt bei der Kranken zu starker Steigerung der Diurese mit entsprechender Ausschwemmung von NaCl und N.

Fall Frl. E. Z., 20 Jahre (Abb. 91).

Familienanamnese o. B. Als Kind Masern und Lungenentzündung. Halsdrüsenoperation. Erste Menses mit 17. Jahre, immer regelmäßig. Vor 2 Jahren bemerkte Pat., daß sie stärker wurde. Innerhalb von $\frac{1}{2}$ Jahr nahm sie 40 Pfund zu. Seit $\frac{1}{2}$ Jahr starke Kopfschmerzen, Durstgefühl nicht abnorm gesteigert.

Status: Mittelgroße Pat., Körpergewicht 80 kg, stark entwickeltes Fettpolster, das über den ganzen Körper gleichmäßig verteilt und in der Oberschenkelgegend druckempfindlich ist. Herz: spitze Dilatation der linken Kammer, Töne rein. Puls regelmäßig, 80 in der Minute. Blutdruck 115/80 mm Hg. Sonst innere Organe o. B. Tägliche Harnmenge schwankt etwa zwischen 600—800 ccm. Blutbild: Hämoglobin 80%, Ery. 5 Mill., Leuko. 14000, Eosino. 10%, Baso. 2%, Stab. 8%, Seg. 50%, Lympho. 22%, Mono. 4%, Blutzucker $0,13\%$, NaCl im Blut

$= 0,515^0/_0.$ — Körpertemperatur schwankt zwischen 35,8⁰ bis 37,2⁰ (Achselhöhlenmessung!). Sella turcica o. B.

Der Wasserversuch nach VOLHARD normal. Pat. scheidet von 1000 ccm Flüssigkeit innerhalb von 4 Stunden 1005 ccm aus; von einer NaCl-Zulage von 10 g zu der gewöhnlichen Standardkost scheidet die Pat. nur 1—2 g NaCl aus (s. Tabelle).

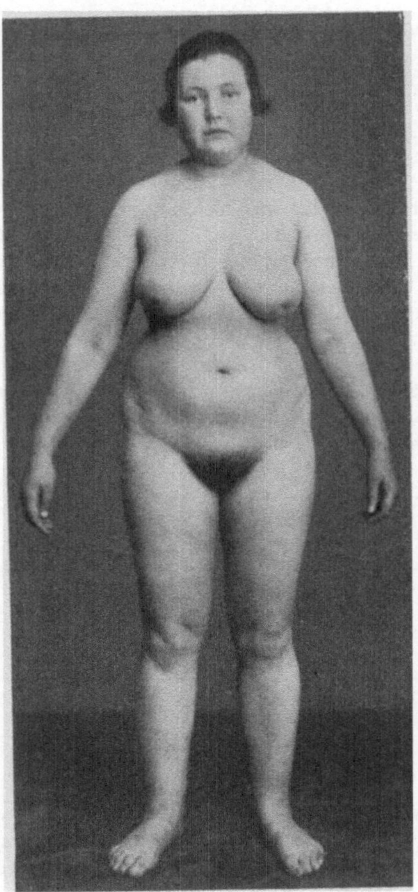

Abb. 91. 20jähriges Mädchen mit hypophsyär-cerebral-peripherischer Fettsucht.

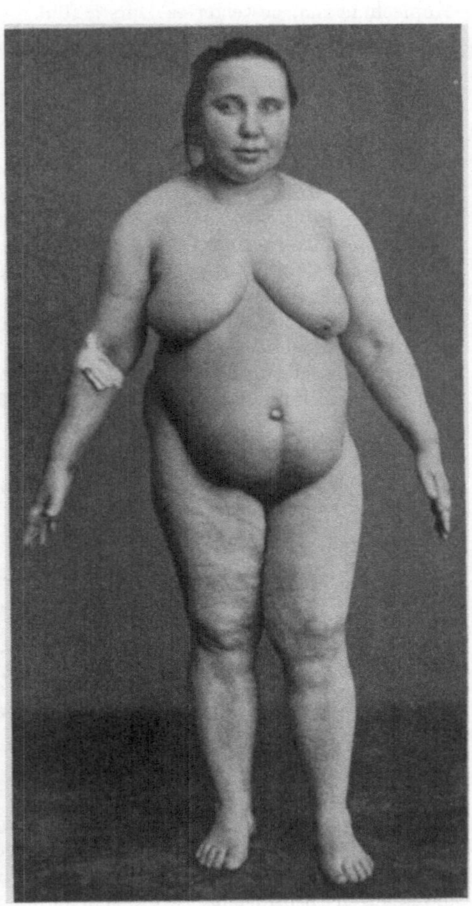

Abb. 92. 40jährige Kranke mit hypophysär-cerebral-peripherischer Fettsucht (Störung des Wasserhaushaltes!).

Tabelle 2.

Datum	Menge ccm	Spez. Gew.	NaCl$^0/_0$	NaCl g	N $^0/_0$	N g
16. III. .	620	1016	0,2808	1,741	1,3608	8,437
17. III. .	800	1012	0,304	2,432	0,63	5,04
18. III. .	740	1014	0,5148	3,81	0,714	5,2834
19. III. .	590	1019	0,468	2,741	0,924	5,452
			Belastung mit 10 g NaCl			
20. III. .	1090	1010	0,562	4,3836	0,445	3,998

Die Gaswechseluntersuchung ergab einen Wert für den Grundumsatz von 243,7 ccm O_2 pro Min.

Fall Frau M. K., 40 Jahre (Abb. 92).

Familienanamnese o. B., keine Kinderkrankheiten. Pat. wurde mit 12 Jahren menstruiert, immer regelmäßig. Körpergewicht betrug bis vor 10 Jahren 100—110 Pfund. Pat. war bis vor 4 Jahren gesund. Seit 1921 reißende Schmerzen in Beinen und Händen. 1922 Entfernung beider Ovarien, seitdem stärkere Schwellung der Unterschenkel und Zunahme des Leibesumfanges. Seit einem Jahre klagt Pat. über Haarausfall, vermehrte Schweißabsonderung, Kopfschmerzen, gesteigertes Durstgefühl.

Status: Körpergewicht 78,5 kg. Mittelgroße Pat. mit stark entwickeltem Fettpolster, hauptsächlich an Brust und Bauch (s. Abb. 92). Die Fettlager sind besonders im Bereiche von Bauch und Oberschenkeln äußerst druckempfindlich. Innere Organe o. B. Blutdruck 138/98 mm Hg. Blutbild: Hämoglobin $70^0/_0$, Ery. 3,05 Mill., Leuko. 3950. Differentialbild: Seg. $35^0/_0$, Stab. $7^0/_0$, Lympho. $42/^0_0$, Mono $15^0/_0$, Eosino. $1^0/_0$. Blutzucker 0,127 $^0/_0$, Rest-N = 11,2 mg-$^0/_0$. Trockensubstanz $19,5^0/_0$. Bei Zufuhr von 100 g Traubenzucker erweist sich der Harn 3 Stunden lang als zuckerhaltig. Harn: Alb. —; Sach. —. Tägliche Harnmenge etwa 600—750 ccm. Nach länger dauernder Bettruhe erfolgt Ausscheidung größerer Harnquantitäten. Körpertemperatur schwankt zwischen $35,8^0$ und $37,5^0$. Die Röntgenaufnahme der Sella zeigt eine allgemeine deutliche, wenn auch nicht hochgradige Erweiterung und Vertiefung des Türkensattels mit Zurückbiegung des Clivus post. Starke Schwäche im Bereich der Beine. Pat. kann auch nur wenige Stufen kaum ersteigen. Die Röhrenknochen erweisen sich im Röntgenbild als intakt.

Der Wasserversuch nach VOLHARD ergibt eine ungenügende Wasserausscheidung, indem von 1000 ccm innerhalb von 4 Stunden nur 546 ccm ausgeschieden werden. Bei Zulage von 10 g NaCl zu der gewöhnlichen Standardkost zeigt sich, daß die Eliminationsfähigkeit zwar ungenügend, wenn auch besser als in den oben mitgeteilten Fällen ist, wie folgende Tabelle zeigt:

Tabelle 3.

Datum	Menge ccm	Spez. Gew.	NaCl $^0/_0$	NaCl g	N $^0/_0$	N g
19. III. .	500	1021	0,491	2,457	0,8736	4,368
20. III. .	650	1016	0,468	3,042	0,406	2,639
21. III. .	740	1016	0,445	3,293	0,378	2,797
22. III. .	950	1011	0,398	3,781	0,268	2,546
Zulage von 10 g NaCl						
23. III. .	750	1020	0,889	6,668	0,602	4,515
24. III. .	1000	1012	0,52	5,2	0,473	4,73
25. III. .	1020	1010	0,374	3,819	0,392	3,998

Die Gaswechseluntersuchung ergibt einen etwa normalen Erhaltungsumsatz von etwa 202 ccm O_2 pro Min. Die Adipositas dürfte bei der Kranken wohl sicher hypophysär-cerebralen Ursprungs sein, der Fall als Ganzes indes in die Reihe der von mir als fette Form der pluriglandulären Insuffizienz beschriebenen Bilder einzuordnen sind.

Fall L. E., 41 Jahre (Abb. 93).

Vater starb an Magencarcinom, Mutter an Herzwassersucht. 10 Geschwister leben und sind gesund. Keine Kinderkrankheiten. Mit 15 Jahren menstruiert, Menses waren immer regelmäßig. Mit 22. Jahre wurden der Pat. wegen Blutungen Gebärmutter und Eierstöcke entfernt. 1923 verheiratete sie sich. Seit Anfang 1924 öfter Nasenbluten, Kopfschmerzen, innerliches Frieren. Körpergewicht damals 123 Pfund. Seit $1^1/_2$ Jahr starke Verschlimmerung der Kopfschmerzen, die häufig mit Erbrechen einhergehen, seitdem dauernd starke Körpergewichtszunahme. Seit 4 Wochen Schmerzen in den Fingergelenken, besonders des Ringfingers. Dabei wurden die Finger steif, schmerzhaft und leicht geschwollen. An den verschiedenen Körperstellen, namentlich an den Oberschenkeln, spontanes Auftreten blutunterlaufener Stellen. Pat. friert leicht.

Status: Gewicht 85 kg. Körperbau kräftig. Muskulatur und Knochenbau normal entwickelt. Adipositas mäßigen Grades. Bevorzugt sind Hüften, Nates, Brüste, Leib. Starke Druckempfindlichkeit der Fettlager. Haut trocken und rauh, keine Ödeme. Lungen o. B. Blutdruck 155/80 mm Hg. Körpertemperatur (Fieberkurve unten! Kap. „Therapie der Fettsucht" S. 224) schwankt zwischen 36 und $38,6^0$ (Achselhöhlenmessung!). Innere Organe sonst o. B. Sella turcica o. B. Pat. neigt zu Oligurie. Tägliche Harnmengen schwanken zwischen 150 bis 450 ccm, bei einem spezifischen Gewicht zwischen 1017—1025 und einer täglichen

Flüssigkeitszufuhr von mindestens 1 Liter. Urin: Alb. —, Sacch. —. Nervensystem o. B. Rest-N = 36 mg-%. Blutzucker = 0,099%. Harnsäure = 3,2 mg-%. Leichte Hydrämie (Trockensubstanz = 18,5%), Eiweißgehalt des Blutes 7,7 %. Grundumsatz 269 ccm O_2 pro Min. (BERNHARDT).

Bei der Lumbalpunktion läuft der Liquor unter stark erhöhtem Druck im Strahl ab, zeigt jedoch bezüglich Eiweißgehalt und Zellbefund normale Verhältnisse. WaR. —.

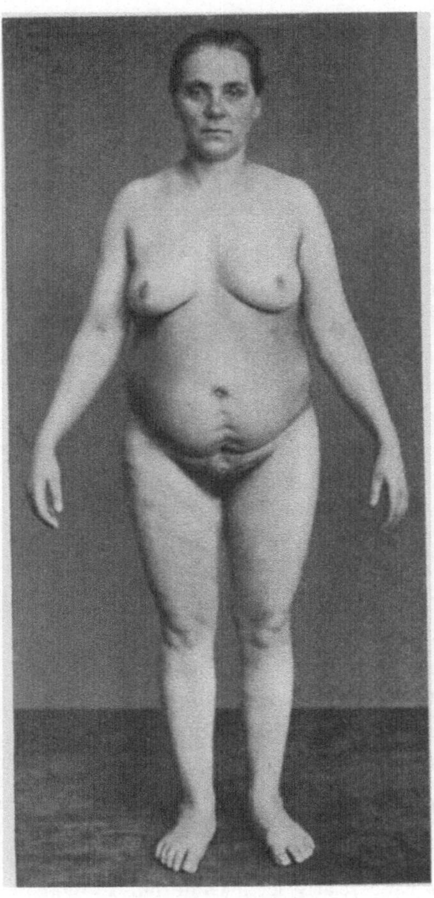

Abb. 93. 41 jährige Kranke mit hypophysär-cerebraler Fettsucht.

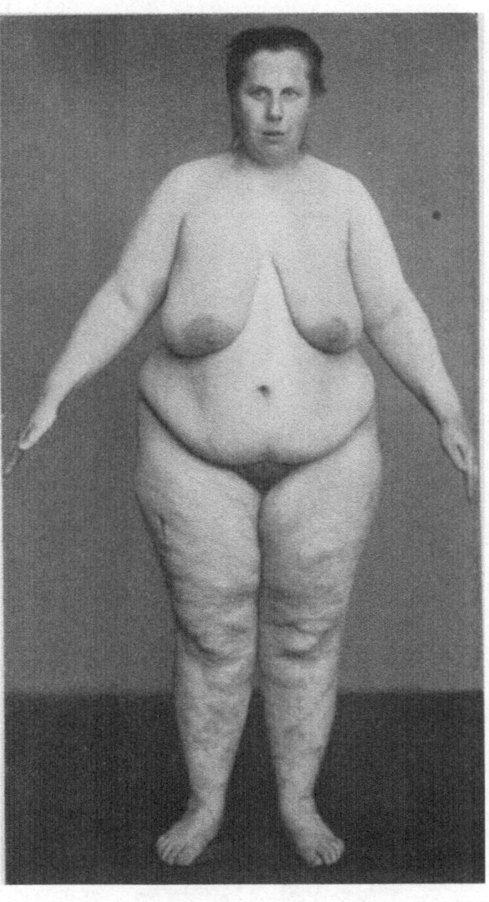

Abb. 94. 26 jähriges Mädchen mit Salz-Wasserfettsucht.

Wasserversuch nach VOLHARD ergibt ein normales Resultat. Salzbelastung konnte aus äußeren Gründen nicht vorgenommen werden. Augenbefund, insbesondere Augenhintergrund, o. B.

Fall Frl. E. Th., 26 Jahre. (Abb. 94.)

Familienanamnese: Vater, eine Schwester des Vaters und der Großvater väterlicherseits leiden an Fettsucht. Als Kind hatte Pat. Masern und Windpocken. Seit dem 14. Lebensjahre Psoriasis. Erste Menses mit 14 Jahren. Menstruation war immer regelmäßig. Seit dem Auftreten der Menstruation fing Pat. an sehr dick zu werden. Sie wiegt jetzt 222 Pfund. Seit Jahren klagt sie über starke Kopfschmerzen. Sie schwitzt nie, klagt über Müdigkeit, gibt an, bei der Arbeit oft eingeschlafen zu sein. Kein Haarausfall.

Status: Mittelgroßes Mädchen mit stark entwickeltem Fettpolster, das über den Körper gleichmäßig verteilt und stark druckschmerzhaft ist. Herz o. B. Blutdruck 150/90 mm Hg. Innere Organe o. B. Urin: Alb. —, Sacch. —. Tägliche Harnmengen schwanken zwischen

700—900 ccm. Blutbild: Hämoglobin 85%, Ery. 6,4 Mill. Leuko. 11400, Eosino. 3%. Hg. 55%, Lympho. 35%, Mono. 7%. Blutzucker = 0,120%. NaCl im Blut 0,529%. Körpertemperatur schwankt zwischen 36 und 37,5° (Achselhöhlenmessung!). Sella turcica vergrößert, aber scharf begrenzt. Der Wasserversuch nach VOLHARD verläuft normal. Pat. scheidet von 1000 ccm zugeführter Flüssigkeit 909 ccm aus. Von einer NaCl-Zulage von 10 g zu der gewöhnlichen Standardkost scheidet die Pat. dagegen nichts aus.

Tabelle 4.

Datum	Menge ccm	Spez. Gew.	NaCl %	NaCl g	N %	N g
16. III. .	320	1029	0,363	1,158	1,423	4,554
17. III. .	250	1027	0,117	2,925	1,54	3,85
18. III. .	310	1019	0,328	1,017	0,994	3,0814
19. III. .	560	1013	0,328	1,837	0,56	3,136
			Zulage von 10 g NaCl			
20. III. .	630	1019	0,351	2,201	0,504	3,178

Die Gaswechseluntersuchung ergibt einen Wert für den Grundumsatz von 314 ccm O_2 pro Minute.

In einzelnen Fällen ist eine genaue Lokalisation des der Fettsucht zugrundeliegenden cerebralen Prozesses möglich. Im folgenden teile ich einen Fall (eigene Beobachtung) mit, dessen Symptomatologie auf einen Tumor im Bereiche der vorderen Vierhügel hinwies. Hier hatte die Geschwulst offenbar durch Kompression des Aquaeductus cerebri eine Liquorstauung im 3. Ventrikel hervorgerufen und das jahrelange Andauern dieses Zustandes hatte teils durch direkte Einwirkung auf das Zwischenhirn und wohl auch mittels Druckwirkung auf die Hypophyse (erhebliche Erweiterung der Sella turcica!) Veranlassung zu allmählicher Entwicklung einer exorbitanten Fettsucht gegeben.

Es handelt sich um eine 42jährige, aus gesunder Familie stammende Kranke (Abb. 95). Von Kinderkrankheiten ist der Patientin nichts Wesentliches bekannt. Sie war schon als Kind relativ fett, wurde mit 12 Jahren menstruiert. Die Regel war bis vor 3 Jahren regelmäßig. Seit mehr als 20 Jahren leidet die Patientin an Kopfschmerzen; zeitweise traten heftige Anfälle von Migräne auf. Im 20. Lebensjahr wog die Patientin ca. 200 Pfund. Seit $2^1/_2$ Jahren haben sich die Kopfschmerzen erheblich verschlimmert. Vorübergehend soll Fieber bis 39°, sowie erhöhtes Schlafbedürfnis bestanden haben. Seit dieser Zeit trat eine erhebliche Verschlechterung des Sehvermögens verbunden mit Schielen auf (s. Abb. 95). Ersteres besserte sich wieder allmählich, Doppelsehen bestand nicht. Dabei nahm Patientin rapide an Körpergewicht zu (in 2 Jahren ca. 100 Pfund), so daß sie jetzt ca. 3 Zentner wiegt. Pat. hat sich immer reichlich ernährt, doch war die Lebensweise etwa immer die gleiche. Kein Erbrechen, keine Übelkeiten, kein Haarausfall. Menstruation ist seit ca. 3 Jahren sehr unregelmäßig, die Blutung ist gering.

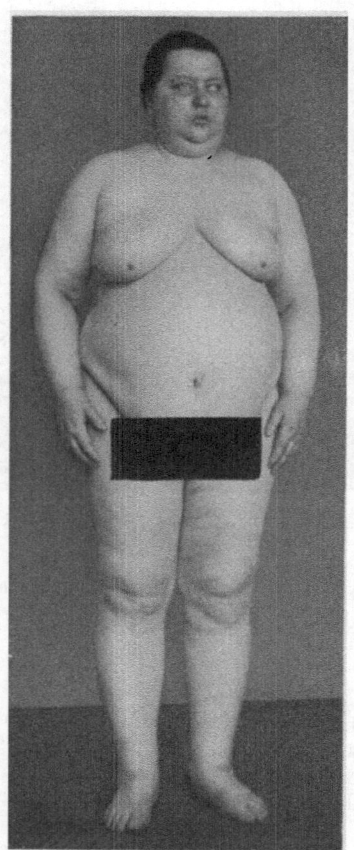

Abb. 95. 42jährige Kranke mit cerebral-hypophysärer Fettsucht (Tumor der vorderen Vierhügel!).

Status: Körpergewicht um 3 Zentner schwankend. Innere Organe im ganzen o. B. Cor leicht nach links dilatiert. Blutdruck: 135/70 mm Hg. Reflexe: Patellarreflexe und Achillessehnenreflexe beiderseits vorhanden. Babinski nicht nachweisbar.

Augenhintergrund o. B. Strabismus divergens! Es besteht komplette Pupillenstarre auf Lichteinfall (was auf einen von den vorderen Vierhügeln ausgehenden Prozeß deutet). Convergenzreaktion der Pupillen erhalten. Keine Sehstörungen.

Wassermann, Sachs-Georgi, Meinicke im Blut und Liquor cerebrospinalis negativ. Im letzteren Nonne-Apelt positiv, keine Zellvermehrung. Lumbaldruck nur wenig gesteigert.

Sella turcica ist erheblich erweitert, Wand verdünnt.

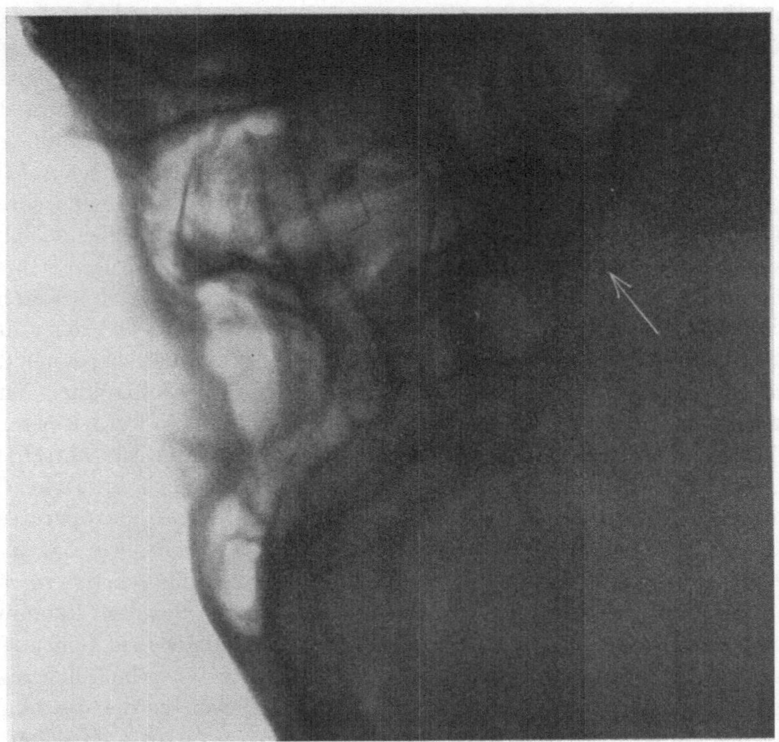

Abb. 96. Erweiterte Sella turcica desselben Falles (Abb. 95.)

Wasserbelastungsversuch ergibt normale Verhältnisse. Salzbelastung mußte unterbleiben. Rest N im Blut = 33,6 mg-$^0/_0$, Blutzucker 0,13$^0/_0$. Nach Belastung mit 100 g Traubenzucker tritt im Harn Zucker auf. Grundumsatz = 330 ccm O_2 pro Minute, Steigerung nach Nahrungszufuhr (spez. dynam. Wirkung) = 10$^0/_0$ (Dr. BERNHARDT).

Wesentliche Besserung der Kopfschmerzen nach intensiver Röntgenbestrahlung des Schädels (vgl. Kap. „Akromegalie").

d) Die genitale Fettsucht.

(Kastrationsfettsucht, Eunuchenfettsucht, ovarielle Fettsucht, Eunuchoidismus.)

Zu den am längsten bekannten Tatsachen, die auf Fernwirkung endokriner Organe, speziell der Keimdrüsen, hinwiesen, gehört die Erscheinung, daß die Kastration zur Fettsucht führt. Dies gilt für Mensch und Tier in gleicher Weise. Seit langem hat man aus dieser Tatsache, soweit die Tierzucht in Frage kommt, praktischen Nutzen gezogen und Tiere in weitem Umfange zu Mastzwecken ihrer Keimdrüsen beraubt (Kapaun, Mastochse usw.). Es ist allgemein bekannt, daß auch beim Menschen Kastrationen in zahlreichen Fällen vorgenommen wurden; ich erinnere an die bis vor kurzem im Orient übliche Verschneidung bei den Haremswächtern, ferner an den gleichen Brauch bei gewissen religiösen Sekten in Rußland. Die operative Entfernung der Keimdrüsen beim Manne wird aus therapeutischen Gründen nur selten vorgenommen (Tbc. der Hoden, früher auch Prostatahypertrophie). Einseitiger Hodenmangel setzt nur geringe Ausfallserscheinungen, da der andere in der Regel eine kompensatorische Hypertrophie aufweist (RIBBERT). Naturgemäß sind die Folgen der Kastration sehr verschieden, je nach dem Alter, in dem sie vorgenommen wird; am deutlichsten treten sie in Erscheinung, falls die Operation vor Eintritt der Pubertät erfolgt. Geschieht sie nach Beendigung derselben, so kann der Geschlechtsapparat mit der Zeit in ein regressives Entwicklungsstadium geraten, das von einem allmählichen Verlust ·der sekundären Geschlechtscharaktere begleitet ist. Dies ist jedoch relativ selten der Fall. In der Regel erleiden sowohl das vollentwickelte Genitale als auch die bereits ausgebildeten Geschlechtscharaktere keine Veränderung. Beim Weibe zeigt sich der Mangel an Keimdrüsen während des präpuberalen Alters kaum in ausgesprochener Weise. Diagnostisch bereiten solche Fälle daher häufig, schon was die Feststellung des Fehlens der Ovarien anbelangt, große Schwierigkeiten. Ich kenne indes jugendliche Individuen, bei denen die Entwicklung der Körpermuskulatur, der Mangel an Fett, die Schlankheit der Oberschenkel sowie die Konfiguration des Beckens (das Schambein war wie beim Manne spitzwinklig), einen Verlust der spezifischen senkundären Geschlechtscharaktere erkennen ließen. Gynäkologisch waren in diesen Fällen weder Uterus noch Ovarien feststellbar. (Vgl. Kapitel „Die Erkrankungen des Generationsapparates".)

Werden die Ovarien der geschlechtsreifen Frau entfernt, wie das ja in der gynäkologischen Praxis aus mannigfachen Gründen häufig geschieht, so treten in der Regel Ausfallssymptome der verschiedensten Art auf. Subjektiv kommt es zu den bekannten vasomotorischen Erscheinungen (Wallungen, aufsteigende Hitze) und auch am Genitale und seinen Anhangsgebilden treten allmählich regressive Veränderungen auf. Die Menstruation bleibt aus. Dagegen werden die sekundären Geschlechtscharaktere, namentlich die Libido sexualis, nur wenig beeinflußt.

Zu ähnlichen, wenn auch nicht so ausgesprochenen Veränderungen, wie sie im Gefolge der Kastration auftreten, kommt es bei denjenigen Individuen, bei denen eine Entwicklungsstörung der Keimdrüsen (solche Fälle kommen, meist bei Männern zur Beobachtung) Größe und Funktion der Hoden beeinträchtigt. Nach TANDLER und GROSS bezeichnen wir Kranke dieser Art als „Eunuchoide", die Krankheit selbst als Eunuchoidismus (s. S. 351).

Unter den Symptomen, die im Gefolge der Kastration auftreten und auch bei den eunuchoiden Individuen deutlich in Erscheinung treten, ist die Neigung zur Fettsucht besonders charakteristisch. Die alltägliche Erfahrung lehrt, daß die Frau nach Eintritt der Menopause zum Fettansatz neigt. Ähnliches tritt mit dem Nachlassen der Sexualfunktion häufig auch beim Manne ein. Dieser Erscheinung haben A. LOEWY und RICHTER insofern eine tatsächliche Unterlage gegeben, als sie, wie schon oben erwähnt, nach der Kastration im Tierversuch eine Herabsetzung des Grundumsatzes um etwa 20% des vor der Operation festgestellten fanden. Bedenkt man, daß das physiologische Nachlassen der Geschlechtsfunktion beim Menschen für gewöhnlich zu einer Zeit erfolgt, wo auch das Temperament sich im allgemeinen beruhigt, so könnte man geneigt sein, in der Kastrationsfettsucht eine echte Stoffwechselfettsucht zu erblicken. Die LOEWY-RICHTERschen Resultate konnten von LÜTHJE nicht bestätigt werden, dessen Versuchsanordnung allerdings manche Kritik zuläßt. Obgleich m. E. an der Richtigkeit der LOEWY-RICHTERschen Befunde, wie ich auf Grund eigener experimenteller und klinischer (kastrierte Frau!) Erfahrungen bestätigen kann, kein Zweifel besteht, scheint mir in der Frage, ob speziell die beim Eunuchoidismus des Menschen zu beobachtende Adipositas allein aus calorischen Gesichtspunkten heraus erklärt werden kann, das letzte Wort noch nicht gesprochen zu sein. Ebensowenig scheint mir sichergestellt zu sein, inwieweit die nach der Kastration oder bei genitaler Hypoplasie auftretende Adipositas direkt dem Keimdrüsenausfall ihre Entstehung verdankt oder nicht vielmehr auf dem Umweg über sekundär gesetzte Veränderungen der Schilddrüse oder Hypophyse entsteht (s. S. 176).

Das Charakteristische der genitalen Fettsucht ist die typische Verteilung der Fettlager. Auch hier finden sich Fettanhäufungen in erster Linie an den Prädilektionsstellen, die schon bei der thyreogenen, insbesondere bei der hypophysären Fettsucht erwähnt wurden. Ich führe als Beispiel zunächst zwei männliche Individuen und ein weibliches an (s. auch Abb. 98 bis 100), bei denen die Erscheinungen der Keimdrüseninsuffizienz (bei den männlichen schon äußerlich erkennbar) besonders deutlich zutage treten. Handelt es sich doch bei allen dreien um Personen, bei denen die angeborene krankhafte Anlage zu erheblicher Störung der Entwicklung der sekundären Geschlechtscharaktere führte.

Ich möchte an dieser Stelle besonders darauf hinweisen, daß, wie der Fall (Dora L.) beweist, auch bei weiblichen Individuen die angeborene Entwicklungshemmung des Genitale zur Ausbildung des charakteristischen Krankheitsbildes des Eunuchoidismus führen kann. Einen hierher gehörigen Fall haben auch JOSEFSON und LUNTQUIST bei einer allerdings älteren, 34 jährigen Frau beobachtet.

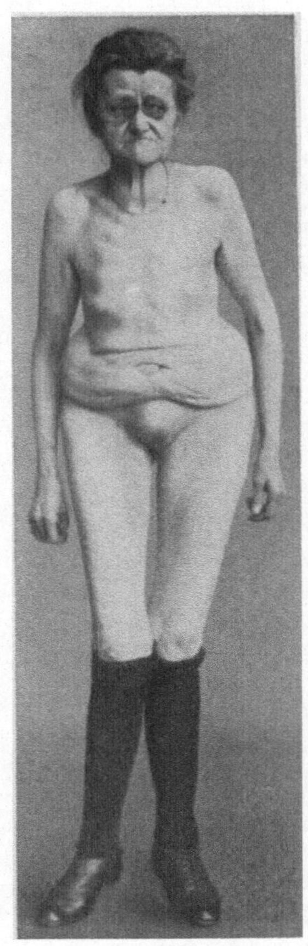

Abb. 97. 62 jährige eunuchoide Frau, die nie menstruiert war, mit typischer Fettanhäufung am Mons veneris und Atrophie der Daumenballen.

Die Fettsucht der Kranken braucht sich durchaus nicht immer in einer allgemeinen Adipositas zu äußern. Häufig finden wir genau wie bei der hypophysären Form nur an den Prädilektionsstellen eine relative Fettanreicherung, während der Körper sonst eher mager zu nennen ist. Ich kenne Fälle, bei denen es an manchen Körperstellen, so am Daumenballen und an den Interossei der Hand, zu hochgradigen Atrophien der Muskulatur gekommen war, während oberhalb des Mons veneris sowie in der Gegend der Nates ein relativ starker Fettreichtum vorhanden war (s. Abb. 97).

Da die genitale Fettsucht, was die Verteilung des Fettes anbetrifft, dieselben Eigentümlichkeiten wie die hypophysäre zeigt, ist es von Wichtigkeit,
auf etwaige Unterscheidungsmerkmale zwischen den beiden Formen hinzuweisen. Es wäre zunächst denkbar, daß auch bei der Dystrophia adiposogenitalis die
Fettsucht durch Funktionsverminderung der Keimdrüsen entsteht, also in

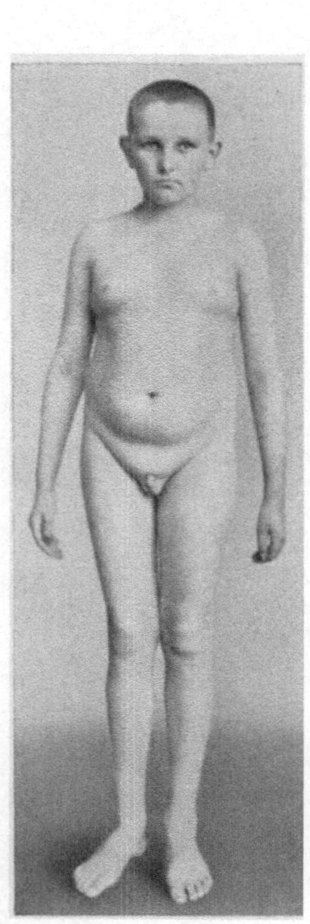
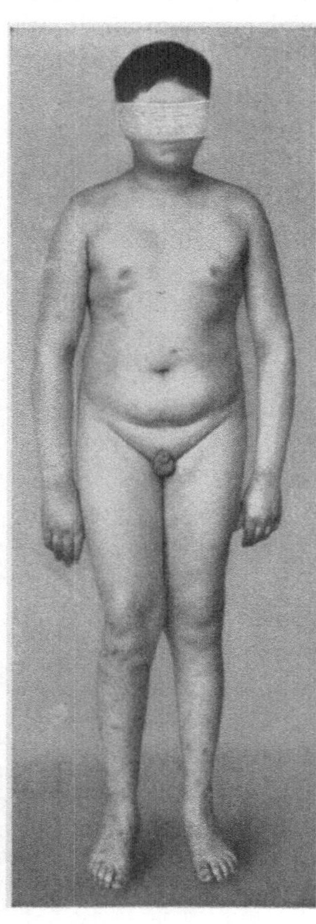
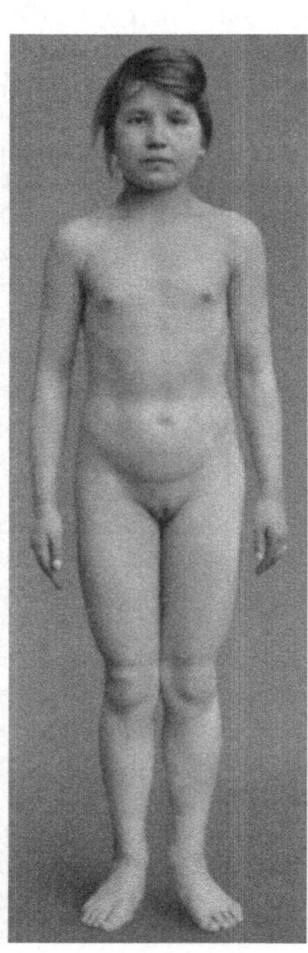

Abb. 98.   Abb. 99.   Abb. 100.

Abb. 98. Ernst V., 15 jährig. Testes erbsengroß. Descensus vollständig, Penis sehr klein. Intellektuelle Entwicklung mangelhaft. Mutter leidet an hochgradiger Fettsucht. Herzgröße dem Alter entsprechend. Blutdruck
80/100 mm Hg. Sella turcica o. B.
Abb. 99. Felix B., 13 jährig. Penis sehr klein, Testes erbsengroß, Fistelstimme, typische Fettverteilung. Sella
turcica sehr flach. Keinerlei cerebrale Erscheinungen.
Abb. 100. Dora L., 17 jährig. Genitale stark hypoplastisch, Ovarien nicht zu fühlen, Uterus wie bei einem 5 jährigen
Mädchen, Menstruation nicht vorhanden, Adipositas an den typischen Stellen angedeutet. Die Kranke macht
einen ausgesprochen infantilen Eindruck.

gewissem Sinne auch genitalen Ursprungs ist. Ich halte das Umgekehrte für
wahrscheinlicher und glaube, daß die mit dem Keimdrüsenausfall im Bereiche
von Hypophyse und Schilddrüse auftretenden Veränderungen (s. S. 176) die
eigentliche Ursache der Fettsucht darstellen.

Eine differentialdiagnostische Unterscheidung ist häufig dadurch möglich, daß die hypophysäre Fettsucht mit Zwergwuchs gepaart ist, während
die mit Keimdrüseninsuffizienz behafteten Kranken eher zu gesteigertem

Längenwachstum neigen (vgl. Kap. „Eunuchoidismus"). Es ist oben schon erwähnt worden, daß wir in den Keimdrüsen Organe erblicken müssen, die bei normaler Entwicklung einen hemmenden Einfluß auf das epiphysäre Wachstum ausüben. Ein weiteres Unterscheidungsmerkmal ist gelegentlich dadurch gegeben, daß bei den Fällen mit genitaler Fettsucht die Involution der Thymusdrüse auffallend gering ist, was unter Umständen röntgenologisch nachgewiesen werden kann. Schließlich muß erwähnt werden, daß der Grundumsatz bei den rein genitalen Formen der Fettsucht um ca. 10—30$^0/_0$ unterhalb der Norm zu liegen pflegt. Wenigstens habe ich bei 9 kastrierten Frauen auffällig niedrige Werte für den Ruheumsatz, geprüft am respiratorischen Gaswechsel, feststellen können. So fand ich bei einer 40 jährigen Patientin, der vor mehreren

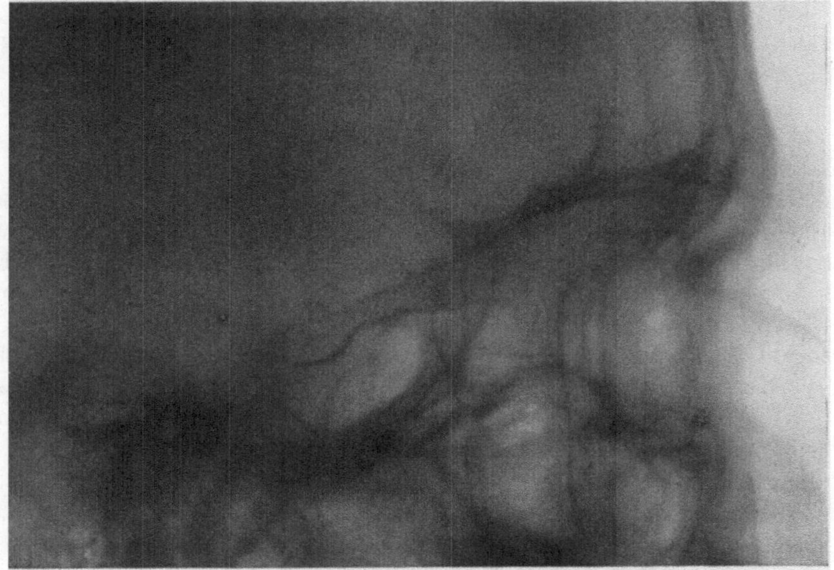

Abb. 101. Flache Sella turcica eines 13 jährigen Knaben mit genitaler Fettsucht (Abb. 99).

Jahren beide Eierstöcke entfernt waren, einen O_2-Bedarf von 160 ccm pro Minute, also einen so niedrigen Wert, wie man ihn für gewöhnlich nur bei ausgesprochen Myödematösen begegnet. Die Kranke ließ dabei keinerlei Symptome erkennen, die auf Schilddrüseninsuffizienz deuteten. Auch konnte von Fettsucht (Körpergewicht = ca. 60 kg) keine Rede sein, was um so auffälliger war, als die Kranke bei gutem Appetit täglich etwa 2000—2300 Calorien zu sich nahm. Wir sehen uns also auch hier außerstande, die bei der Kranken ausgesprochene Neigung zur Magerkeit mit Hilfe der durch die Gaswechseluntersuchung gegebenen Unterlagen zu erklären (Gegenstück zur Fettsucht vgl. S. 170). In vielen Fällen mit genitaler Fettsucht wird eine Herabsetzung des Ruheumsatzes jedoch völlig vermißt.

Sehr genau ist auf die Befunde an der Sella turcica zu achten. Es ist bereits ausgeführt worden, daß auch bei der hypophysären Adipositas Veränderungen des Türkensattels nicht konstant sind und häufig erst bei mehrmaligen

Untersuchungen gefunden werden. Bei den genitalen Formen kommen die dort beobachteten Veränderungen niemals vor; häufig ist der Türkensattel sogar abnorm niedrig und flach, was vielleicht auf eine abnorme Kleinheit der Hypophyse schließen läßt. Ich gebe ein derartiges Röntgenbild das von dem oben erwähnten Fall (Abb. 99) stammt, als Beispiel hierfür wieder (Abb. 101).

Die übrigen der Krankheit eigentümlichen Merkmale, so das Blutbild, die psychischen Funktionen usw., können nicht zur Differentialdiagnose herangezogen werden. Dies gilt natürlich auch für das Genitale selbst, von dem bereits hervorgehoben worden ist, daß es auch bei der hypophysären Fettsucht involviert ist. Zum Schluß mag betont sein, daß in einer gewissen Anzahl von Fällen eine differentialdiagnostische Unterscheidung überhaupt unmöglich ist. Es kommen hier vor allem die Fälle von Fettsucht mit hypophysärem Typ und normalem Längenwachstum in Betracht, bei denen die Krankheit im präpuberalen Alter auftritt, also zu einer Zeit, wo man der Funktionstüchtigkeit des Genitale eine besondere Bedeutung noch nicht zuschreiben kann.

e) Lipomatosen.

Während im vorigen Kapitel Fälle von Fettsucht beschrieben wurden, bei denen das Fett gewisse typische Stellen bevorzugt, soll in folgendem derjenigen Zustände Erwähnung getan sein, bei denen Fett in bestimmten Körperregionen in lokalisierter Anhäufung auftritt, ohne daß eine allgemeine Tendenz zur Fettsucht vorhanden ist. Das extremste Beispiel dieser Art stellen die Lipome dar. Es spricht manches dafür, daß von diesen Übergängen zu den Formen mit ausgedehnterer Fettentwicklung führen, bei denen z. B. die unteren Extremitäten oder die Gegend um die Trochanteren herum (s. Abb. 103) oder auch die ganze untere Körperhälfte ausgesprochen fett sind, während die übrigen Körpergegenden einen normalen oder geringen Fettgehalt zeigen.

In die Gruppe dieser Fälle gehören auch die von A. Loewy und H. Zondek beschriebenen, meist weiblichen Kranken, die häufig mit den Zeichen leichterer oder schwerer Thyreotoxikose behaftet sind und dabei an begrenzten Körperstellen, zumeist an den unteren Extremitäten, Fettanhäufungen zeigen, die die befallenen Körperpartien in unförmiger Weise verunstalten (s. folgende Seite).

In manchen Fällen ist das Fett auf Druck empfindlich, gelegentlich kann sich die Empfindlichkeit auch bis zu starken Spontanschmerzen steigern (Adipositas dolorosa, Dercumsche Krankheit). Die Konsistenz des Fettes ist in der Regel derb. Man hat den Eindruck, als ob hier eine erhöhte Gewebsspannung bestehe. Als Beispiel hierfür führe ich folgenden Fall an (Abb. 102):

Frau Th., 31 Jahre alt, Körpergewicht 71 kg. Seit $1^{1}/_{2}$ Jahren Menses spärlich. Seitdem klagt die Kranke über zunehmende, auf Druck sehr empfindliche Schwellungen der Arme, besonders aber der Hüften, Oberschenkel und Waden. Patientin ißt sehr wenig, klagt über Herzklopfen, Kopfschmerzen und leichten Haarausfall. Sexuelle Erregbarkeit gering, besonders seit 4—5 Jahren. Ein Abortus vor 7 Jahren; sonst keine Schwangerschaften. Herz nach links dilatiert. Töne rein, Aktion träge, Valsalvaversuch stark positiv. Puls 68 in der Minute. Blutdruck 70/105 mm Hg. Augenhintergrund frei, keine Hemianopsie. Sella turcica o. B. Keine Polyurie. Blutbild: Hb 80%, Erythrocyten 3,700000, Leukocyten 5600. Wasserversuch fällt normal aus.

Die Kranke hatte im Jahre 1919, d. h. vor 2 Jahren, innerhalb weniger Monate 200 Schilddrüsentabletten genommen, ohne an Gewicht abzunehmen. Die Gaswechselwerte für den Grundumsatz waren im Mittel folgende:

Atemvolumen	CO_2-Ausscheidg. pro Minute ccm	O_2-Verbrauch pro Minute ccm	R.-Q.	O_2-Verbrauch pro kg und Minute ccm
4024,1	198,8	249,83	0,796	3,517

Der O_2-Verbrauch bewegt sich hier an der oberen Grenze der Norm. Unter Darreichung von 0,3 g Thyreoidin pro die stiegen die Gaswechselwerte unter

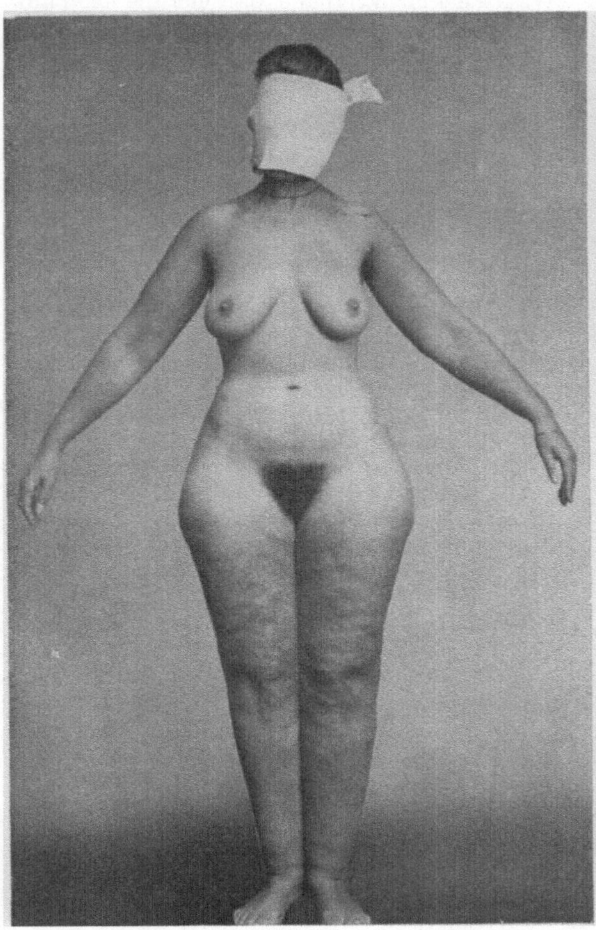

Abb. 102. 31 jährige Kranke mit Fettsucht der unteren Körperhälfte.

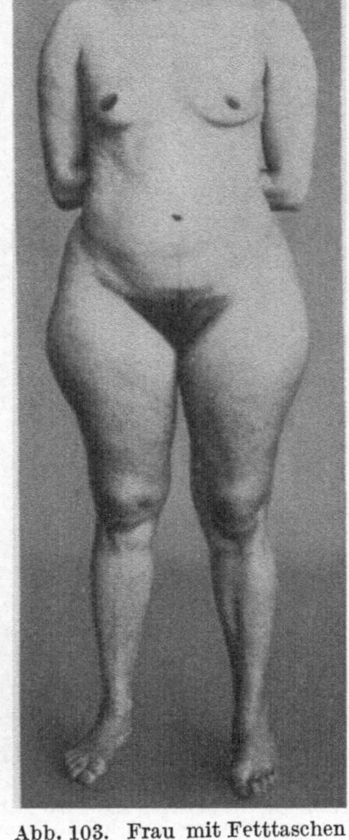

Abb. 103. Frau mit Fetttaschen über den Trochanteren (mit Beginn des Klimakteriums aufgetreten).

unserer Beobachtung weiter an, und zwar bis zu 213,43 ccm CO_2-Ausscheidung und 273,85 ccm O_2-Bedarf pro Minute.

Die Kranke nahm nun auch an Körpergewicht ab, und zwar um 9 Pfund in 8 Wochen. Aber die Verminderung des Fettbestandes erfolgte lediglich an den schon vor der Medikation relativ mageren Stellen, während die klobigen Schenkel, insbesondere die Waden, wie durch Messungen festgestellt werden konnte, ihren früheren Umfang behielten.

Bemerkenswert ist allerdings, daß die Empfindlichkeit der fetten Partien

14*

ganz erheblich nachließ, daß das Fett selber schlaff und weich wurde und die frühere, fast pralle Konsistenz einbüßte. Nur zur Zeit der Menstruation wurde nach Aussagen der Kranken die Druckempfindlichkeit wieder lebhafter. Der Grund für das Nachlassen der Empfindlichkeit scheint mir in der Verminderung der Gewebsspannung gegeben zu sein, was ich öfter bei fettreichen Personen unter dem Einfluß der Thyreoidintherapie beobachten konnte.

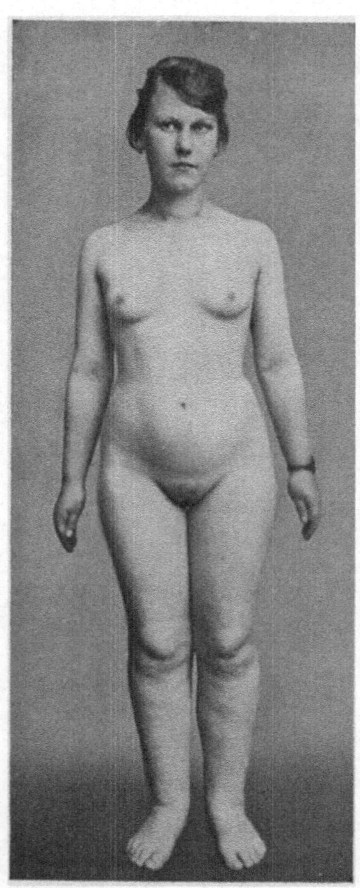

Abb. 104. 20jähriges Mädchen mit Basedowerscheinungen und lokalisierter Fettsucht der unteren Extremitäten.

Legt schon der eben beschriebene Fall die Wahrscheinlichkeit nahe, daß hier die lokal auftretenden Fettmassen durch Anfachung der Verbrennungsprozesse nicht oder nur schwer angreifbar sind, so beweist der im folgenden mitzuteilende Fall (Abb. 104) zur Evidenz, daß es eine bestimmte Form von Fettsucht gibt, die ganz sicher nicht aus calorischen Gesichtspunkten heraus allein zu erklären ist.

Frl. K., 20jähriges Mädchen, aus dessen Familiengeschichte nichts Besonderes zu erwähnen ist, außer, daß eine Cousine an Morbus Basedowii leidet und daß die Großmutter während der Gravidität einen Kropf bekam. Die Kranke selbst war bis zu ihrem 15. Lebensjahr gesund. Sie ging dann nach der Schweiz (Schaffhausen, 1916) und bemerkte hier nach einjährigem Aufenthalt die ersten Zeichen einer Struma, die bald erheblichen Umfang annahm. Gleichzeitig traten allerhand nervöse Symptome, vasomotorische Übererregbarkeit, Schweiße, Haarausfall, Herzklopfen und Menstruationsstörungen auf, kurz ein basedowischer Symptomenkomplex mit Ausnahme der Augenerscheinungen. Gewichtssturz trat ebenfalls nicht ein. Die Kranke hatte sogar seit Beginn ihres Aufenthaltes in der Schweiz erheblich an Gewicht zugenommen.

Im Jahre 1919 kam Patientin nach Deutschland und ließ sich operieren, wobei der rechte Schilddrüsenlappen entfernt wurde. Die basedowischen Symptome besserten sich jedoch kaum, nur daß die Menstruation regelmäßig wurde. Dagegen fiel der Kranken eine eigenartige Verschiebung ihrer Fettlager auf, indem die obere Körperhälfte, namentlich die Gegend der Schlüsselbeingruben, mager wurde, während die Ober- und Unterschenkel, aber auch die Unterarme und Handrücken erheblich an Umfang zunahmen. Druckempfindlichkeit war an den dicker gewordenen Körperstellen nicht vorhanden. Zurzeit bestehen die Schwellungen noch fort. Die Kranke bietet sonst die Zeichen des Morbus Basedowii, indem am Herzen Tachykardie (bis zu 120 Schlägen in der Minute), geringe Hypertrophie der linken Kammer. lebhafter Aktionstypus, hohe P- und T-Zacke im Elektrokardiogramm nachweisbar sind. Blutdruck 75/130 mm Hg. Im Blute besteht noch eine relative Lymphocytose von $46^0/_0$. Der Blutzuckergehalt entspricht der Norm $(0,108^0/_0)$. Eine alimentäre Glykosurie besteht nicht, eher scheint eine Steigerung der Zuckertoleranz vorzuliegen, da die Kranke nach Zufuhr von 200 g Dextrose keine Glykosurie zeigt.

Um festzustellen, welchen Charakters die Schwellungen der Extremitäten seien, wurde ein Stückchen Haut aus der Wade exstirpiert. Es zeigte sich, daß unter der Cutis dicke Fettschwarten gelagert waren. Die mikroskopische Untersuchung der Haut selbst (Prof. CEELEN) zeigte eine Lockerung und Quellung des kollagenen Gewebes, ohne daß dies mit Sicherheit auf erhöhten Schleimgehalt im Sinne des Myxödems hätte bezogen werden können.

Die Kranke hatte trotz ihrer, wenn auch im wesentlichen lokalisierten Fettsucht einen enormen O_2-Verbrauch. Es fanden sich Werte von im Mittel 370 bis

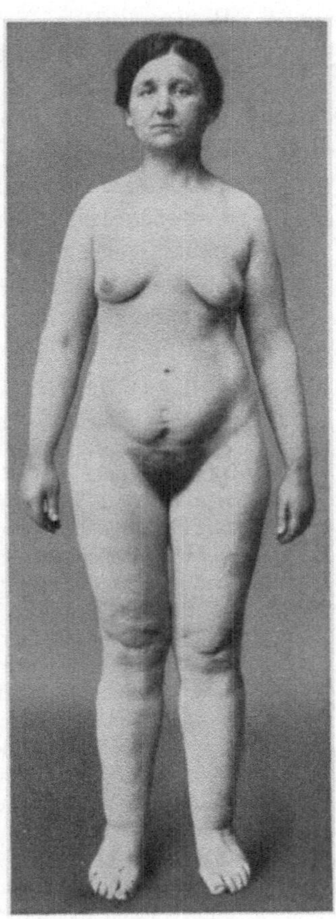

Abb. 105. 38jährige Kranke mit Lipomatose der Unterschenkel und Vorderarme.

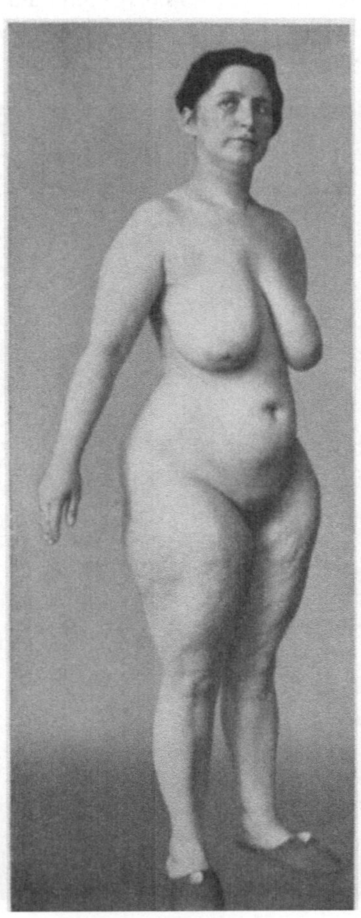

Abb. 106. 36jährige Kranke mit Lipomatose der Hüften und Oberschenkel (mit Ausbleiben der Menstruation aufgetreten!).

380 ccm O_2, auf das Kilogramm Körpergewicht und die Minute berechnet Zahlen zwischen 6,7 und 6,9 ccm, mithin also Werte, wie sie als Höchstwerte bei den schwersten Formen des Morbus Basedowii gefunden werden.

Das Charakteristische dieser Fälle, die wir, um ihre Sonderstellung zu betonen, als Lipomatosen bezeichnen, ist folgendes: Es handelt sich hier um Fettmassen, deren Entstehung nicht allein aus calorischen Gesichtspunkten heraus zu erklären ist (s. S. 172 u. ff.). Die Steigerung der allgemeinen Oxydationsprozesse greift dieses Fett nicht an, es ist gewissermaßen außerhalb der Verbrennungssphären gelagert. Wir müssen annehmen, daß hier unter Vermittlung des Nervensystems die Peripherie derart verändert ist, daß eine normale Auswirkung der oxydationssteigernden Inkrete nicht möglich ist (s. S. 31 u. 174 u. ff.). Einen Beweis für die Abhängigkeit des Fettpolsters von nervösen Einflüssen bietet vielleicht die Hemiatrophia facialis. Der trophische Einfluß geht hier vom Halssympathicus aus, dessen Fasern im Trigeminus verlaufen.

Die Frage, inwieweit die Lipomatosen der beschriebenen Art als Folgezustände endokriner Störungen anzusehen sind, möchte ich dahin beantworten, daß ich Beziehungen zwischen der Krankheit und manchen Hormondrüsen für sehr wahrscheinlich halte und daß ich der Auffassung bin, daß von den Lipomatosen aus eine Brücke zur endokrinen Fettsucht führt. Ich verweise hierbei auf den obigen Fall K. und führe als besonders instruktives Beispiel folgenden Fall an:

Frau Bertha We., 38 Jahre alt. War bis zum 18. Lebensjahr gesund. Damals traten während der Gravidität Schwellungen der Beine, insbesondere der Unterschenkel sowie der Vorderarme auf, die indes nicht ödematösen Charakter trugen und sich auch post partum nicht verloren. Es handelt sich, wie beifolgendes Bild zeigt, um klobige Verdickungen besonders der Beine und Vorderarme von teigiger Konsistenz, die übrigens auf Druck sehr empfindlich waren und es auch trotz eingeleiteter Thyreoidintherapie noch sind.

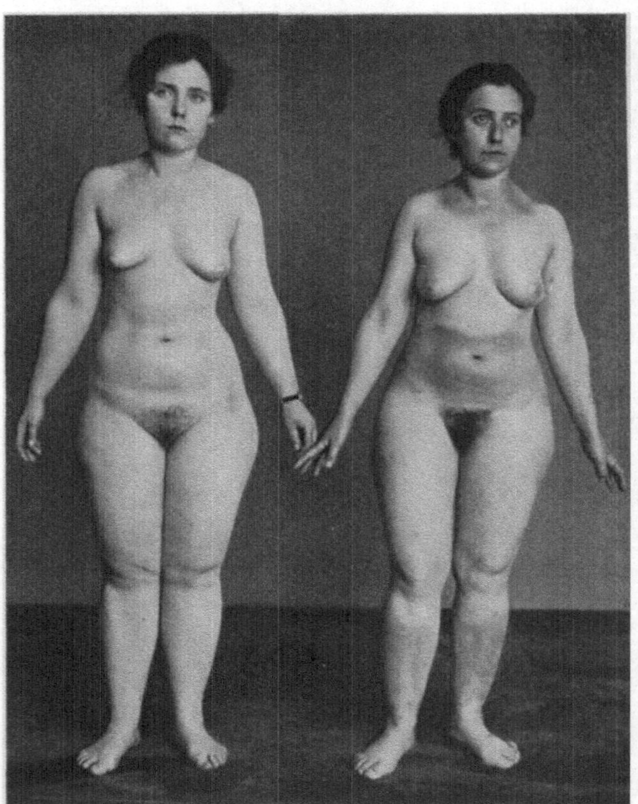

Abb. 107. Geschwister R. (21- und 22jährig) mit partieller Fettsucht und Zeichen leichterer Thyreotoxikiose.

Die Patientin klagt sonst noch über zuweilen auftretendes Herzklopfen. Die Menses sind stets regelmäßig gewesen. Die Analyse des Gaswechsels ergab hier durchaus normale Werte:

Atemvolumen Ltr.	O_2-Verbrauch pro Minute ccm	O_2-Defizit %
4,584	224,81	4,90

Die Tatsache, daß die an den Extremitäten sichtbaren Fettlager hier während der Gravidität aufgetreten sind, legt ihren endokrinen Charakter jedenfalls sehr nahe.

In gleichem Sinne spricht der Fall einer 25jährigen Kranken, bei der im Anschluß an die Entfernung beider Ovarien mit dem Auftreten der üblichen Ausfallserscheinungen eine sehr beträchtliche, nicht schmerzhafte Fettanhäufung im Bereich der Oberarme sowie der Oberschenkel auftrat, während die übrigen Körperteile so blieben wie sie früher waren. In der Ernährung der Kranken sowie in ihrer Lebensweise hatte sich gegenüber den Zeiten vor der Operation nichts geändert. Der O_2-Bedarf lag an der oberen Grenze der Norm und betrug 223,15 ccm pro Minute (CO_2-Ausscheidung = 200,49 ccm pro Minute, R.-Q. = 0,899).

Als charakteristisch führe ich schließlich noch folgenden Fall an: Frau K., 36 Jahre alt, früher stets gesund gewesen. Seit 3 Jahren sind die Menses ausgeblieben. Von diesem Zeitpunkt ab traten zunehmende Fettmassen im Bereiche der Hüften und Oberschenkel auf, die auf Druck nicht empfindlich waren (s. Abb. 106). Keine Struma. Augenhintergrund o. B. Sella turcica normal. Am Herzen die Zeichen der Mitralstenose, Blutdruck 103/75 mm Hg. Gynäkologisch findet sich eine apfelgroße Ovarialcyste links. Gaswechselwerte: O_2-Verbrauch pro Minute 267,6 ccm, CO_2-Ausscheidung pro Minute 206,4 ccm, Atemvolumen 6,344 Liter.

Zuweilen sah ich Lipomatosen der beschriebenen Art familiär gehäuft auftreten. Die nebenstehende Abbildung stellt zwei (21- bzw. 22jährige) Schwestern, Kinder einer kropfkranken Mutter dar, die beide mit einer um die Pubertätszeit aufgetretenen leichteren Thyreotoxikose relativ starke Fettansammlungen im Bereiche der unteren Extremitäten bekamen (Abb. 107).

f) Einige Bemerkungen über das Wesen der Adipositas dolorosa
(Dercumsche Krankheit).

Es ist im Verlaufe vorstehender Ausführungen des öfteren auf die bei manchen Fettsüchtigen vorhandene Druckempfindlichkeit der Fettlager hingewiesen worden. M. E. kann die Adipositas dolorosa nicht als selbständige Krankheit betrachtet werden. Die Schmerzhaftigkeit des Fettes ist vielmehr ein Symptom, das bei vielen Fettsüchtigen vorhanden ist. Zumeist kommen hier die endokrinen Formen der Adipositas in Betracht, vor allem die thyreogene und hypophysäre, ohne daß man jedoch sagen kann, daß das Symptom auf sie beschränkt bleibt. Das Fett selbst fühlt sich manchmal höckrig an, unter der Haut sind kleinere und größere, auf Druck schmerzhafte Knoten fühlbar. Ausdehnung und Verteilung der Fettlager kann eine sehr verschiedene sein. Zuweilen treten sie in Form symmetrisch angeordneter Lipome auf. Von Prädilektionsstellen sind die Extremitäten und die Unterbauchgegend zu nennen, von der die Fettmassen gelegentlich schürzenartig herabhängen. Manche Fälle von Dercumscher Krankheit gehen mit auffälliger Mattigkeit und Körperschwäche einher. Die Ursache des Leidens sah DERCUM selbst in einer Dysthyreoidie. In der Tat findet man, was schon angedeutet wurde, die lipomatösen Anschwellungen z. B. der Beine bei Basedowikern besonders häufig druckempfindlich.

Die mikroskopische Untersuchung des Fettes selbst ergab in einer Reihe von Fällen neben einer Vermehrung des Bindegewebes eine entzündliche perivasculäre Zellinfiltration. In anderen Fällen wurden entzündliche Veränderungen jedoch vermißt. Ich habe schon oben darauf hingewiesen, daß ich der erhöhten Gewebsspannung eine Bedeutung für das Zustandekommen der vermehrten Empfindlichkeit zuschreiben möchte.

In einer gewissen Zahl von Fällen wurden bei der Obduktion Veränderungen chronisch entzündlicher Art in der Schilddrüse gefunden, ähnliche Anomalien konnten auch, wenn auch nicht häufig, in der Hypophyse festgestellt werden. Die Veränderungen, die an den Keimdrüsen beschrieben wurden (Ovarialcysten, Hypoplasie des Testes), scheinen keine besondere Bedeutung zu besitzen.

Zusammenfassend läßt sich sagen: Die Adipositas dolorosa stellt eine Form der Fettsucht dar, bei der die Fettmassen meist lokalisiert und symmetrisch gelagert sind. Differentialdiagnostisch kommt unter Umständen die Neurofibromatose (RECKLINGHAUSEN) in Betracht. Auch hier besteht eine ausgesprochene Druckempfindlichkeit, besonders der Knötchen, letztere pflegen hier aber meist erheblich härter als bei der Adipositas dolorosa zu sein. Ferner tritt die Recklinghausensche Krankheit gelegentlich auch im Gesicht und an den Händen auf, was bei der Adipositas dolorosa nicht vorkommt.

Die besondere Lokalisation der Fettmassen dürfte auch bei der Dercumschen Krankheit vom Nervensystem abhängig sein. Daß Beziehungen der Krankheit zum endokrinen Drüsensystem bestehen, ist sehr wahrscheinlich, da die endokrinen Formen der Adipositas besonders häufig die Druckempfindlichkeit des Fettes erkennen lassen. Bezüglich der Therapie verweise ich auf das Folgende:

Therapie der endokrinen Fettsucht.

Wenn der Behandlung der Überfütterungsfettsucht im folgenden keine besondere Berücksichtigung geschenkt wird, so soll damit nicht zum Ausdruck gebracht sein, daß nicht auch bei der endokrinen oder „nervösen" Fettsucht Entfettungsmaßnahmen eine Wirkung ausüben können. In meinen obigen Darlegungen hob ich hervor: Bei jeder Form von Fettsucht, bei der generellen sowohl wie bei der lokalisierten, spielt der Stoffwechsel eine Rolle.

Wenn bei manchen Formen, ich nenne als Beispiele die hypophysäre Fettsucht oder die Lipomatosen, eine Herabsetzung des O_2-Verbrauches nicht immer nachweisbar ist, so beweist das nur, daß die Calorienlehre die Entstehung dieser Formen nicht zu erklären vermag. Bei ihnen spielen neben den energetischen auch andere Faktoren, vor allem das Nervensystem und spezifische Veränderungen der Peripherie (Unterhautzellgewebe, Muskulatur), eine wichtige Rolle. Ihnen gegenüber tritt das calorische Moment an Bedeutung zurück. Jeder, der Kranke der erwähnten Art zu behandeln gehabt hat, weiß, daß es durch Einschränkung der Nahrungszufuhr oder durch die üblichen den Stoffwechsel anregenden Maßnahmen allein nur schwer gelingt, diese Art Fettsucht zu bekämpfen.

Gleichwohl wird es auf Grund des eingangs Gesagten notwendig sein, den Kranken eine Beschränkung der Nahrungszufuhr zu empfehlen. Es ist hier nicht der Ort, die Technik der Entfettungskur ausführlicher zu beschreiben und die verschiedenen Kostmaße mitzuteilen, die anderen Ortes genügend oft und eingehend beschrieben sind. Das Wesen der Entfettungskur wird auch beim endokrin Fettleibigen wie bei dem Kranken mit Mastfettsucht darin bestehen müssen, vor allen Dingen die Fettzufuhr (Butter, Schmalz, fette Saucen) auf ein Minimum zu reduzieren oder ganz aus der Diät zu streichen. Das Eiweiß soll die Höhe des Eiweißminimums (also etwa 60 g pro die) nicht übersteigen. Auch Kohlenhydrate tragen, wie aus klinischer und experimenteller Erfahrung bekannt ist, zum Fettansatz bei, da der Organismus des Fettsüchtigen sie in Fette umwandelt und sie als solche speichert. Mehlspeisen, Süßigkeiten u. dgl. wird man mithin ebenfalls verbieten müssen. Die Frage ist, auf welche Weise das normale Sättigungsgefühl bei den Kranken zu erreichen ist. Hier kommen in erster Linie die cellulosereichen und voluminösen Nahrungsmittel wie Gemüse, Obst, Schrot- und Schwarzbrot usw. in Betracht.

Die Behandlung mit Sol-, Kohlensäure- oder Schwitzbädern, ferner die Trinkkuren mit glaubersalzhaltigen Mineralwässern, die absolute Milchdiät in Form der Karellkur, die aktive und passive Muskelbewegung, z. B. in Form der Oertelschen Terrainkur oder in Form elektrischer Behandlung mit faradischen Strömen (BERGONIÉ, SCHNÉE, NAGELSCHMIDT), sind Maßnahmen, die sich bei Mastfettsüchtigen großer Beliebtheit erfreuen und auch bei den verschiedenen Formen endokriner Fettsucht zuweilen mit Erfolg angewandt werden können. Auf Einzelheiten soll hier nicht näher eingegangen werden. Eine besondere Besprechung verdient die Regelung der Flüssigkeitszufuhr. OERTEL hat zuerst auf die Bedeutung der Flüssigkeitsbeschränkung bei Fettleibigen mit Kreislaufsstörungen hingewiesen. Seine Auffassung, daß mit der Flüssigkeitsbeschränkung eine erhöhte Fettzersetzung einhergehe, hat sich zwar nicht als richtig erwiesen. Da aber, wie oben auseinandergesetzt wurde, bei vielen Fettleibigen eine wenn auch nur relative kardiale Insuffizienz besteht, ist es erklärlich, daß die Einschränkung der Flüssigkeitsaufnahme vielfach eine äußerst zweckmäßige Maßnahme darstellt. Die hierdurch bewirkte Schonung des Herzens gibt sich häufig durch Besserung der darniederliegenden Diurese und entsprechende Gewichtsabnahme zu erkennen. Neben dem kardialen Faktor macht die bereits erwähnte, insbesondere bei den Kranken mit Salz-Wasserfettsucht nachweisbare Hydrophilie der Gewebe (s. S. 174 u. 198 u. ff.) möglichste Flüssigkeits- und auch Salzentziehung erforderlich. Solchen Kranken soll im ganzen nicht mehr als 1 Liter Flüssigkeit pro die verabreicht werden, wobei es ratsam ist, gleichzeitig auch die Zufuhr von Gewürzen nach Möglichkeit einzuschränken. Unter Umständen kann man in der Woche auch 1—2 Tage mit absoluter Flüssigkeitskarenz festsetzen. Dem Zwecke der Entwässerung dienen im wesentlichen auch die schon oben erwähnten Milchtage. Häufig begegnet die Verordnung zur Flüssigkeitsbeschränkung größeren Schwierigkeiten als das Verbot übermäßiger Nahrungszufuhr; dies ist namentlich bei den Kranken mit hydropischer Tendenz der Gewebe der Fall. Vielfach kommt es schon zu einer gesteigerten Diurese und Gewichtsabnahme, wenn die Kranken für den größten Teil des Tages in horizontale Körperlage gebracht werden, d. h. sich zu Bett legen. Es liegen hier ähnliche Verhältnisse wie beim Hungerödem vor. Sobald die Kranken sich hinlegen, findet ein starker Einstrom von Gewebsflüssigkeit in die Gefäße statt, wobei natürlich auch das Herz eine größere motorische Kraftleistung entfalten kann. Ich führe als Beispiel hierfür folgenden Fall an:

39jährige Frau, die im letzten Jahre 60 Pfund an Körpergewicht zugenommen hat. Gewicht bei der Aufnahme 259 Pfund. Herz nach links dilatiert, Töne rein. Puls regelmäßig, Blutdruck 80/110 mm Hg. Fett von teigiger Konsistenz, hebt sich besonders an den Oberschenkeln in dicken Wülsten ab. Keine Adipositas dolorosa. Die außerordentliche Gewichtszunahme des letzten Jahres führte die Kranke selbst mit Recht darauf zurück, daß sich seit dieser Zeit ihre Lebensweise verändert hatte. Sie aß kein Mittag, trank aber statt dessen mittags allein mindestens 2 Liter Kaffee. Unter Bettruhe und Beschränkung der Flüssigkeitszufuhr auf 1 Liter täglich setzte sofort eine ausgiebige Diurese bis zu 2 Liter täglich ein, so daß die Kranke im Zeitraum von 8 Tagen 10 Pfund an Körpergewicht verlor. In den folgenden 14 Tagen bekam sie Thyreoidin (täglich 0,3 g). Die Oxydationsprozesse wurden, wie wir nachweisen konnten, beträchtlich gesteigert. (O_2-Verbrauch bei der Aufnahme = 269,7 ccm pro Minute, nach der Thyreoidinzufuhr = 310,68 ccm pro Minute.) Die Gewichtsabnahme dieser Zeit betrug 10 Pfund. Der Fall zeigt, daß unter Umständen der entwässernden Fähigkeit des Thyreoidins die gleiche Bedeutung zuzuschreiben ist wie seiner stoffwechselsteigernden Eigenschaft.

Von größter Bedeutung für die Behandlung der endokrinen Fettsucht ist die medikamentöse Therapie. Ich sehe hier ab von der großen Zahl von Mitteln, Entfettungspillen und anderen Medikamenten, die zum Teil den Charakter von Geheimmitteln tragen. Als vielfach empfohlene, teilweise schon in Vergessenheit geratene Medikamente nenne ich die Borsäure, die nach Ross und Rubner eine Steigerung des Umsatzes zur Folge haben soll, ferner die Laxantien (Jalapa, Koloquinten u. a.). Als das Entfettungsmittel der Wahl muß das Thyreoidin genannt werden. In Mengen von etwa 0,2—0,6 g am Tage (am besten in Pulverform) führt es vor allem beim Myxödemkranken und bei denjenigen Formen der Fettsucht, die die Zeichen der Schilddrüseninsuffizienz tragen, zu Gewichtsabnahme. Diese soll in allmählichem Tempo vor sich gehen. Jeder rapide Gewichtssturz kann und muß durch eine zweckmäßige Dosierung des Mittels verhindert werden. Daneben müssen auch sonstige Zeichen der Thyreoidinüberempfindlichkeit, wie stärkeres Herzklopfen, Pulsbeschleunigung, abundante Schweiße, leichte Erregungszustände, als Warnungssignale betrachtet werden, die die weitere Darreichung der Substanz verbieten (vgl. „Therapie des Myxödems". Eine Gewichtsabnahme von 20, 30 und 40 Pfund im Laufe einiger Wochen und Monate ist unter Thyreoidindarreichung keine Seltenheit. Rückläufig kann aus einem derartigen Erfolg mit einigem Recht geschlossen werden, daß es sich um einen Fall der Fettsucht gehandelt hat, in deren Pathogenese die Schilddrüse die Hauptrolle gespielt habe. Indes soll auch in Fällen von hypophysärer oder genitaler Fettsucht der Versuch mit Thyreoidin nicht unterlassen werden. Gar nicht selten kann man beobachten, daß auch bei diesen Formen bei protrahierter Darreichung und Steigerung der Dosis bis etwa zu 0,6 g pro die nennenswerte Erfolge zu erzielen sind. Bei den Lipomatosen ist das Thyreoidin in dem Sinne wirkungslos, als die Fettmassen gar nicht oder nur unwesentlich vermindert werden. Meist läßt jedoch Spannung und Druckempfindlichkeit derselben, wie bereits oben auseinandergesetzt wurde, nach.

Die entfettende Wirkung des Thyreoidins beruht in der Hauptsache auf seiner die allgemeinen Verbrennungsvorgänge anregenden Fähigkeit. Schon in Mengen von 0,1 g pro die verabfolgt hat es bei Myxödematösen, wo wir ja eine sichere Stoffwechselverlangsamung finden, eine Steigerung desselben um ca. 10—30% zur Folge, während größere Dosen eine entsprechend stärkere Wirkung verursachen. Beim Fettsüchtigen wird in der Mehrzahl der Fälle der gleiche Effekt ausgelöst, aber es gibt auch Patienten, besonders solche mit hypophysärer oder genitaler Fettsucht, deren Stoffwechsel sich unter Thyreoidin in kaum nennenswertem Maße ändert. Ja selbst Fälle von thyreogener Fettsucht verhalten sich zuweilen gegenüber dem Thyreoidin refraktär (Abb. 108). In solchen Fällen muß man annehmen, daß das Schilddrüsenhormon an der Peripherie nicht die für seine Wirksamkeit notwendigen Voraussetzungen und Bedingungen findet (vgl. S. 31 u. 174 u. ff.). In anderen Fällen läßt sich wohl die oxydationssteigernde Fähig-

keit des Thyreoidins, kenntlich an der Steigerung des Erhaltungsumsatzes, feststellen, aber es bleibt die diuretische Wirkung des Mittels aus. Auch unter diesen
Umständen ist der im Verlaufe der Thyreoidinkur eintretende Gewichtsrückgang
ein geringer. Ich empfehle in solchen Fällen die Kombination von Thyreoidin
mit großen Mengen von Kalium (Kal. acetic. 20/300,0 = 2stündl. 1 Eßlöffel).
Unter der gleichzeitigen Verabfolgung von Thyreoidin und Kalium sah ich häufig
erstaunliche Grade von Gewichtsverlust unter gleichzeitiger starker Steigerung

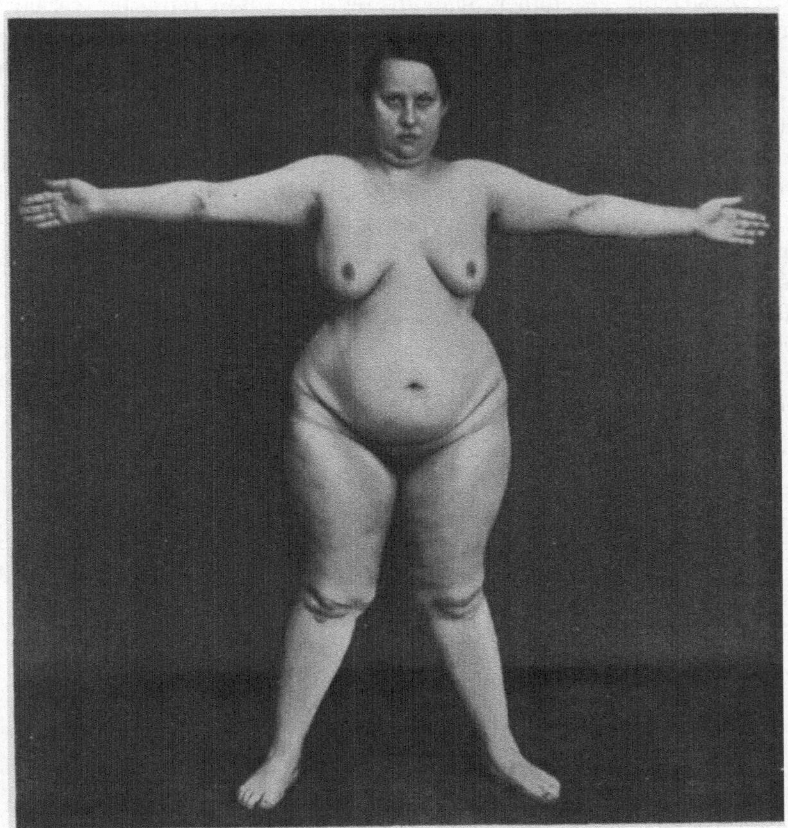

Abb. 108. 28jährige Kranke mit thyreogener Fettsucht (unter Thyreoidinzufuhr tritt
Steigerung der Diurese, Erhöhung des Grundumsatzes ein, ohne nennenswerte
Gewichtsabnahme).

der Diurese eintreten (Thyreoaktivtabletten Henning, von denen die einzelne
0,1 g Thyreodin und 0,6 g Kal. carb. enthält). Die Medikation kommt besonders für die hypophysär-cerebral-peripherische (Salz-Wasser) Fettsucht in Betracht,
bei der ja die Verminderung der Harnquantität im Mittelpunkt der Pathogenese des
Leidens steht. Ob das Kalium in diesen Fällen nur in seiner Eigenschaft als
Diureticum wirkt oder ob es die Wirkung des Thyreoidins steigert, wofür ja tierexperimentelle Unterlagen vorhanden sind (vgl. S. 7), lasse ich hier dahingestellt.
Zuweilen hat man den Eindruck, daß Vorbehandlung der Kranken mit
unspezifischen Eiweißpräparaten (Novoprotein, Aolan u. a.), die etwa eine
Woche lang mit täglichen Injektionen von 0,2—1,0 ccm vorgenommen werden,

die Thyreoidinempfindlichkeit der Patienten steigert und das Maß des Gewichtsrückganges vermehrt. Es ist anzunehmen, daß mit der Darreichung unspezifischer Eiweißsubstanzen das Gewebe umgestimmt und so verändert wird, daß es der Schilddrüsensubstanz gegenüber günstigere Wirkungsbedingungen erhält. Auf ähnlicher Grundlage scheint die Wirkung des jüngst vielfach empfohlenen Hyperthermans (sterile Kolimilch) zu beruhen (LORAND).

Schließlich muß der Fälle von Adipositas Erwähnung getan werden, die sich in jeder Beziehung gegenüber Schilddrüsensubstanzen refraktär verhalten und schon auf kleinste Mengen von Thyreoidin mit starken thyreotoxischen Symptomen reagieren (vgl. S. 179). Dies scheint in erster Linie für die Kranken mit Neigung zu Hypertension zu gelten. An das Thyreoidin reichen, abgesehen von dem zurzeit noch sehr kostspieligen Thyroxin, die übrigen, bereits früher erwähnten Schilddrüsenpräparate in ihrer entfettenden Wirkung nicht heran. Das Thyreoglandol, das Thyreoideaopton, die beide, da sie in flüssiger Form in den Handel kommen, auch subcutan oder intramuskulär appliziert werden, haben nach Untersuchungen von A. LOEWY, und H. ZONDEK nicht die geringste stoffwechselanregende Wirkung und sind daher für die Praxis nicht zu empfehlen. Als Beispiele seien die für den Erhaltungsumsatz gefundenen Zahlen zweier Myxödemkranker angeführt, wie sie von A. LOEWY und mir vor und nach subcutaner Applikation von 21 Spritzen Thyreoglandol bzw. Thyreoideaopton ermittelt wurden.

Atemvolumen		pro Minute		pr. kg Körpergew.	Resp.-Quotient
		O_2-Verbrauch ccm	CO_2-Ausscheidg. ccm	O_2-Verbrauch ccm	
Pat. Bo.:	5150,0	209,66	172,13	2,705	0,821
			Nach Zufuhr von Thyreoglandol:		
	4836,8	187,43	180,65	2,335	0,963
Pat. Aug.:	3218,7	156,24		1,927	
			Nach Thyreoideaopton:		
	3508,5	169,12		2,211	
			Nach Thyreoidin:		
	4763,6	245,80		3,256	

Die Schilddrüsentabletten (Glandulae thyreoideae Merck à 0,3 g), Thyreoglobulintabletten, Degrasintabletten (FREUND und REDLICH, im Vakuum getrocknet täglich 1—8 Tabletten) stehen nach eigenen Erfahrungen dem Thyreoidin an Wirksamkeit nach. Empfehlenswert ist das Thyreoid-Dispert (KRAUSE-MEDICO), das nach dem STRAUBschen Verfahren (Prüfung der Resistenzerhöhung der Maus gegen Acetonitril s. S. 42) eingestellt ist. Neuerdings spielen die aus einer Anzahl von Drüsenprodukten zusammengesetzten Präparate eine Rolle. So vor allem das Lipolysin, das neben Schilddrüsenprodukten solche aus Hypophyse, Ovarium bzw. Testis sowie aus Thymus enthält und sowohl peroral als auch subcutan mit gutem Erfolg verabreicht wird.

Gegen die nicht thyreogenen Formen der Fettsucht sind vielfach Eierstocks- und Hypophysenpräparate angewandt worden. Von den ersteren kommen in Betracht: Das Oophorin (3mal täglich 1—2 Tabletten, FREUND und REDLICH), das Ovoglandol (CEWEGA), das Ovaraden, das mit Eisen kombinierte Ovaradentriferrin — KNOLL (täglich etwa 3 Tabletten), das Novarial Merck, das Ovowop u. a.

Ihr Einfluß auf den Stoffwechsel ist gering, eine Wirkung auf den N-Umsatz ist überhaupt nicht vorhanden und ihre entfettenden Fähigkeiten sind keine nennenswerten (A. LOEWY u. H. ZONDEK).

Von Hypophysenpräparaten nenne ich das Hypophysin (3mal täglich 2 Tabletten), das gelegentlich eine stoffwechselanregende Wirkung ausübt. Auch die anderen Hypophysenhinterlappenpräparate, wie das Pituitrinum infundibulare oder die aus der Gesamtdrüse hergestellten Produkte, wie das Glanduitrin oder das Mercksche Präparat (Hypophysis cerebri siccum, 3mal täglich 2 Tabletten), können in manchen Fällen Nutzen stiften. Oft wandte ich eine Kombination von Schilddrüsen- mit Eierstocks- oder Hypophysenpräparaten mit besonders gutem Erfolg an.

Ist ein Tumor der Hypophyse oder ihrer Nachbarschaft nachgewiesen, so wird natürlich an seine operative Entfernung gedacht werden müssen. Bestehen schwerer und zunehmender Hirndrucksymptome macht den operativen Eingriff trotz seiner Schwere notwendig (S. 255). Er pflegt im allgemeinen jedoch nur die Hirndruckserscheinungen, nicht aber die Fettsucht zu beeinflussen. Auch Bestrahlung mit Röntgenlicht kommt als eine Methode in Frage, die, falls die Erscheinungen nicht allzu stürmisch einsetzen, noch vor der Operation zu versuchen ist. Häufig zeitigt sie überraschende Resultate. (Näheres siehe Kapitel „Akromegalie".)

Auch die genitale Fettsucht kann unter Umständen, namentlich bei der Frau, operativ in Angriff genommen werden. Dies kann mittels Transplantation eines funktionstüchtigen, einer geschlechtsreifen Frau entstammenden Ovars geschehen. B. ZONDEK sah nach Eierstocküberpflanzung ein Zurückgehen vieler mit dem Fehlen der Eierstöcke einhergehenden psychischen und vasomotorischen Ausfallserscheinungen. Der vorher herabgesetzte Stoffwechsel wies nach etwa vier Wochen eine Steigerung um etwa $15^0/_0$ auf. Es seien hier die vor der Transplantation (1.) und vier Wochen nach derselben (2.) ermittelten Gaswechselwerte wiedergegeben:

Körpergewicht kg	O_2-Verbrauch pro Minute ccm	O_2-Verbrauch pro kg u. Minute ccm
1. 61,1	177,54	2,686
2. 62,0	203,41	3,270

Es handelte sich um eine Patientin, der die Eierstöcke vor Jahren entfernt waren und die seitdem an zunehmender Fettsucht, aufsteigender Hitze, allgemeiner Erregbarkeit, Neigung zu Schweißen usw. litt. Alle Organtherapie hatte versagt, bis die Transplantation bei der sich sorgfältig beobachtenden Kranken die Erscheinungen allerdings bis auf die Fettsucht beseitigte. Nicht unerwähnt bleibe, daß eine Steigerung des Grundumsatzes von $15—20^0/_0$ wie durch Eierstockpräparate auch durch unspezifische zentralerregende Mittel, wie Coffein, Lobelin u. a. hervorgerufen wird (H. ZONDEK, SCHOEN und KAUBISCH).

In den Fällen mit Salz-Wasserfettsucht, die mit mehr weniger ausgesprochener Tendenz zur Wasser-Salzretention und Oligurie einhergehen, kommt vielfach alles darauf an, die Diurese anzuregen. Hier ist Anwendung der üblichen Diuretica namentlich von Novasurol und Salyrgan indiziert. Diese Maßnahmen führen schon von sich aus erheblichen Gewichtsrückgang herbei. So trat bei der Patientin E. Z. (S. 200) unter Bettruhe allein in 6 Tagen ein Gewichtsverlust von über 3 kg ein.

Interessant scheint mir, daß die Diurese bei meinen Kranken auch durch Darreichung getrockneter Thymussubstanz stark anzuregen war. Beim Gesunden ist eine diuretische Wirkung durch Thymusdarreichung nicht zu erzielen, vielmehr nur bei Kranken mit abnormer Wasserbindung der Gewebe. Diese Befunde scheinen dem Thymus eine Bedeutung für den Wasserhaushalt im Organismus anzuweisen (s. S. 46).

Viele Fälle von Salz-Wasserfettsucht, bei denen Kopfschmerz, Oligurie oder Hyperthermie im Vordergrund des Krankheitsbildes stehen, machen die Lumbalpunktion notwendig, die vielfach nicht nur sofortiges Nachlassen des Kopfschmerzes, sondern auch Abfall der Temperatur sowie beträchtliche Steigerung der Diurese zur Folge hat, wie folgende Kurve (s. Abb. 112), zeigt, die der auf S. 202 erwähnten Kranken (Abb. 93) entstammt.

g) Die Lipodystrophia progressiva.

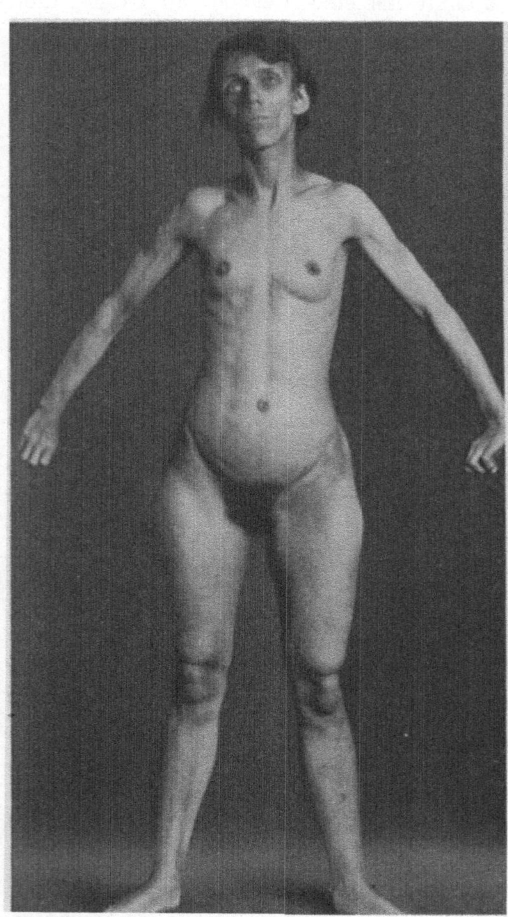

Abb. 109. 21jährige Kranke mit Lipodystrophie. (Nach SIMONS.)

Die Lipodystrophie, eine Krankheit, die zuerst von A. SIMONS beschrieben wurde, sei hier mit einigen Worten skizziert, obgleich unwahrscheinlich ist, daß sie Beziehungen zum endokrinen Drüsensystem hat. Eine Anzahl von Autoren hat das Leiden dem Syndrom der Lipomatosen subsumiert. M. E. mit Unrecht.

Zunächst sei Krankengeschichte und Photographie eines einschlägigen Falles, der der SIMONSschen Originalarbeit entnommen ist, wiedergegeben.

Ella L., 21jährig. Eltern nicht blutsverwandt, stets gesund. Keine Nerven- und Stoffwechselkrankheiten, auch keine besonders fetten oder mageren Menschen in der Ascendenz oder in den Seitenlinien; Potus, Lues der Eltern wird bestritten. Keine Fehl- oder Totgeburten der Mutter; eine zweite Tochter ist ganz gesund. Pat. war als Kind stets klein, hat sich aber bei sorgfältiger Pflege gut entwickelt. Von Kinderkrankheiten nur Diphtherie, sonst stets gesund bis zum Beginn der Krankheit. Vor 4 Jahren, nach dem Tode des Vaters, traten zum erstenmal wechselnde Stimmungen auf; es kam zu Schreikrämpfen, der Stimmungswechsel besteht auch heute noch. Kein Nägelkauen, keine Kopfschmerzen und vasomotorischen Störungen. Sie ist vom 11. Jahre ab regelmäßig, aber schwach menstruiert. Sie aß immer viel, verdaute und schlief gut. Im 11. Jahre, als ein stärkeres Wachstum begann, fiel zuerst die doppelseitige Abmagerung im Gesicht auf, die zunahm und sich langsam und gleichmäßig über den ganzen Rumpf und die Arme verbreitete. Seitdem fühlte sich Pat. oft schwach, friert auch im warmen Zimmer. Der Fettschwund im Gesicht wurde so hochgradig, und dadurch die Ähnlichkeit mit einem „Totenkopf" so groß, daß die Kranke ihre Stellung

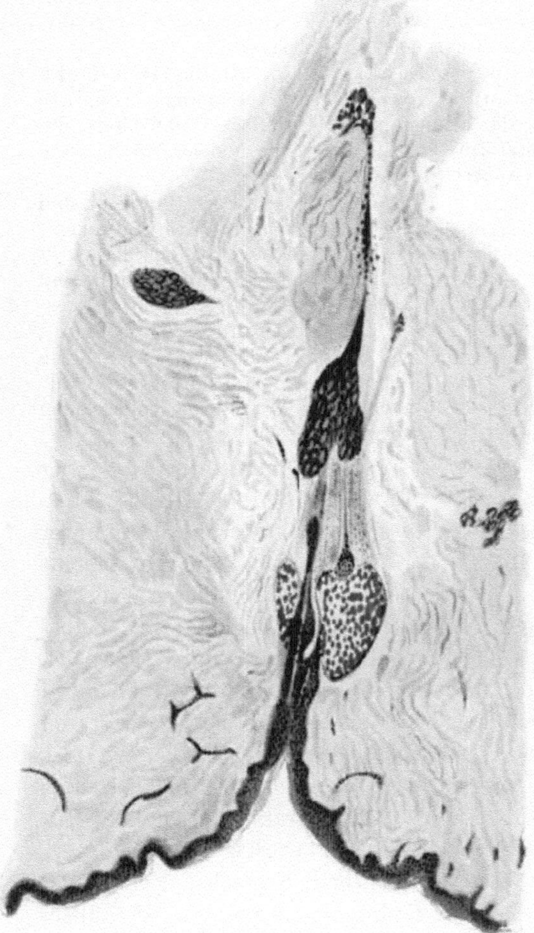

Abb. 110. Lipodystrophia progressiva. Brusthaut bis auf die Muskelfascie entfernt, mikroskopisch fettlos. Hämatoxylin-Sudanfärbung. (Nach SIMONS.)

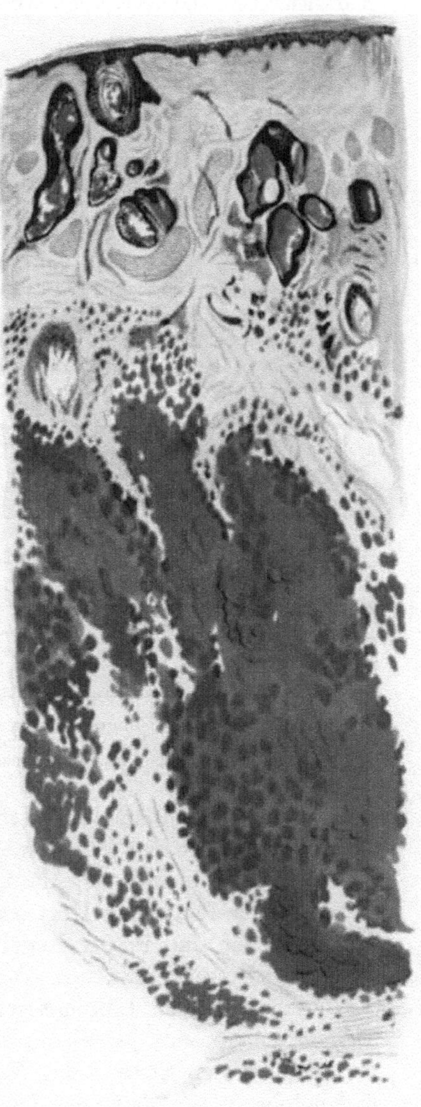

Abb. 111. Fettgehalt einer normalen Kopfhaut bei einem 34 jährigen, nicht fetten Manne. (Nach SIMONS.)

verlor. Die Mutter betont, daß der Körper beim Einsetzen der Krankheit „voll" gewesen wäre. Vor 5 Jahren fiel der Mutter auf, daß das Gesäß der Kranken dicker wurde, das Fett nahm dort so zu, daß man sie beim Anziehen fragte, ob sie sich „hinten ausstopfe".

Der objektive Befund der 1,58 m großen, zart gebauten Kranken ergibt folgendes: Völliger Fettschwund im Gesicht, am Rumpf und an den Armen, auffallende Fettvermehrung am Gesäß, die an die Steatopygie der Hottentottenweiber erinnert. Eine auffällige Fettansammlung befindet sich auch noch beiderseits in den lateralen, dem

Becken benachbarten Teilen des Oberschenkels. Der Umfang der Beine ist mit
Ausnahme der eben erwähnten Teile des Oberschenkels vollkommen normal.

Die fettlosen Teile des Körpers sind ein Muskelmodell geworden. Jeder Muskel
hebt sich scharf und deutlich ab. Oft sind sogar Ursprung, Ansatz und sehnige Zwischenteile
genau zu verfolgen.

Das Gesicht gleicht durchaus einem „Totenkopf".

Die Schleimhäute sind nicht auffällig blaß, die Haut ist nicht auffällig trocken, überall
elastisch, leicht verschiebbar, ohne stärkere Falten und Runzeln, im Gesicht meist von
eigentümlich grauer, etwas schmutziger Farbe, aber nirgends pigmentiert. Die Bauchhaut
ist leicht braun. An keiner Stelle ist die Haut atrophisch oder in ihren oberflächlichen
Schichten in anderer Weise verändert. Die flachen Brüste bestehen nur aus Drüsengewebe, über denen man die Haut leicht emporheben kann. Die Brustwarzen sind stark pigmentiert, Kopf, Schamberg und Achselhöhlen in normaler Weise behaart.

In keinem Muskel besteht der geringste Funktionsausfall, die elektrische
Prüfung aller erreichbaren Muskeln und Nerven ergibt vollkommen normale
Verhältnisse, die Sensibilität ist intakt, die Sehnen- und Hautreflexe sind lebhaft, die
Hirnnerven frei. Es besteht Nystagmus rotatorius auch in der Ruhe und leichte ticartige
Zuckungen in der Muskulatur des Mundes. Äußere Stigmen fehlen.

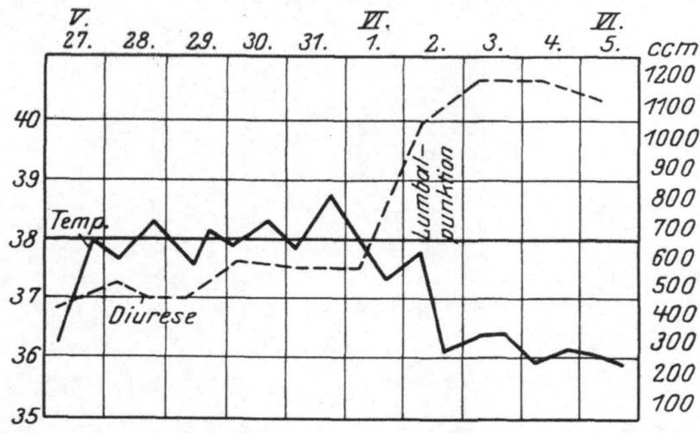

Abb. 112. Anstieg der Diurese, Sinken der Temperatur
nach Lumbalpunktion bei einer Kranken mit cerebral-
hypophysärer Fettsucht.

Herz, Gefäße, Puls, Blutdruck sind
normal; die Thyreoidea ist zu fühlen;
die Verdauung und der Genitalapparat
sind normal, der Urin ohne Eiweiß und
Zucker.

Die Röntgendurchleuchtung
des Schädels, der Arme und Beine
ergibt keinen Knochenschwund,
auch die Sella turcica ist vollkommen
normal.

Das Charakteristische der
Lipodystrophie dürfte die hochgradige Abmagerung bestimmter
Körperpartien, wie es scheint
besonders der oberen Körper-
hälfte, unter Umständen einschließlich der ganzen Bauchregion sein. Selbst
mikroskopisch ist hier kaum eine Spur von Fett nachweisbar (s. Abb. 110 u. 111).
Sonst bieten Muskulatur, Haut, Knochensystem, Reflexe und Sensibilität im
Bereiche der fettarmen Körperregionen keinerlei Besonderheiten. Die unteren
Extremitäten sind in der Regel abnorm fettreich, gelegentlich finden wir hier
ausgesprochene Fettwülste. Dieser Umstand hat Veranlassung gegeben, das
Krankheitsbild den Lipomatosen zuzurechnen. Das Charakteristische des Zustandes scheint mir jedoch durch den regionären Fettschwund verkörpert
zu sein, für den SIMONS das Nervensystem verantwortlich macht. Vermutlich
liegen hier in den fettlosen Partien abnorme Bedingungen vor, die zu außergewöhnlich starker Fettverbrennung führen (H. ZONDEK). Die Krankheit ist
in die Gruppe der Trophoneurosen zu rechnen. In manchen Fällen ist der
Fettreichtum der unteren Körperpartien nur ein scheinbarer und durch Kon-
trastwirkungen bedingt. Soweit er auch ein absoluter ist, erklärt er sich dadurch,
daß eben nur diese Stellen bei eventueller Mast in der Lage sind, Fett zu speichern.
Während etwaigen Hungerns nimmt der Fettbestand dieser Körperteile ab,
wie die oben beschriebene Patientin uns auf Befragen glaubhaft versicherte.
(Unterschied gegenüber den echten Lipomatosen!!) Der Stoffwechsel der Kranken, wie er bei der Bestimmung des Gaswechsels zutage tritt, ist ein völlig nor-

maler (A. LOEWY). Die subjektiven Klagen bestehen in Mattigkeit, Muskelschwäche, leichten Herzbeschwerden und ähnlichen, auch unter Entfettungskuren zu beobachtenden Erscheinungen. Vor allem ist dem Kranken das dauernde Frieren lästig, das offenbar die Folge der vermehrten Wasserdampfabgabe der fettlosen Teile ist (A. SIMONS). Die Krankheit scheint nur bei Frauen vorzukommen. Ihr Verlauf ist ein allmählich fortschreitender, doch wird er häufig durch Jahre dauernden Stillstandes unterbrochen. Eine Besserung des Leidens ist bislang nicht beobachtet. Jede bisher angewandte Therapie hat sich als nutzlos erwiesen.

Bei einem Fall von Lipodystrophie, der zur Obduktion kam, wurden von A. SARBÓ Veränderungen im Corpus striatum gefunden und mit der Krankheit in Zusammenhang gebracht. Es wird Aufgabe weiterer Forschungen sein, diese Angaben zu prüfen, insbesondere zu entscheiden, inwieweit das zentrale oder das periphere Nervensystem an diesen Formen lokaler Abmagerung und Fettansammlung beteiligt ist (vgl. Kapitel: „Fettsucht" und „Kachexie").

7. Die präsenile Involution.

Das physiologische Altern hat seinen Grund in der Abnutzung der Gewebe, die als eine notwendige Folge des Lebensprozesses angesehen werden muß. Die Stigmata des Altwerdens, so die Runzelung und das Trockenwerden der Haut, die Graufärbung und der Ausfall der Haare, das Nachlassen der intellektuellen Spannkraft, die Herabsetzung des Stoffwechsels, der Ausfall der Zähne u. a. treten bei den verschiedenen Menschen in sehr verschiedenen Lebensaltern auf. Worauf die individuellen Schwankungen zurückzuführen sind, soll hier nicht erörtert werden. Es gibt Menschen und Familien, in denen eine gewisse Tendenz zum Frühaltern erkennbar ist. Für den Zustand der präsenilen Involution, der durch das vorzeitige Auftreten aller oder vereinzelter Alterskennzeichen charakterisiert ist, hat man gemeint, Veränderungen innerhalb des endokrinen Drüsensystems verantwortlich machen zu müssen. HORSLEY war der erste, der speziell die im Alter auftretenden Veränderungen der Haut, besonders die Zunahme des Bindegewebes, in Parallele gesetzt hat zu den entsprechenden Befunden bei Fällen von Schilddrüseninsuffizienz. Bedenkt man, daß diese Parallele noch erweitert werden kann, wenn man die Herabsetzung des Stoffwechsels, die Neigung zu Untertemperatur, das Nachlassen der Sexualfunktion, den Verlust der Zähne, die Abstumpfung der Affekte u. a. berücksichtigt, so mag der Gedanke VERMEHRENS zunächst etwas Bestechliches haben, der das Alter überhaupt mit einem chronischen Myxödem vergleicht. Diese Anschauung ist besonders auch von LORAND vertreten worden.

Daß das psychologische Altern indes nicht allein als Folge der funktionellen Insuffizienz der Schilddrüse aufgefaßt werden kann, haben eine Reihe von Autoren mit vollem Recht betont. Es ist vielmehr anzunehmen, daß die allgemeinen Abnutzungsprozesse die Schilddrüse ebenso wie alle anderen Organe befallen. Eine andere Frage ist, welche Rolle die Schilddrüse beim Zustandekommen der bereits erwähnten Zustände von abnorm frühzeitigem Altern spielt.

Ich hatte Gelegenheit, zwei Kranke (Frau B. und D.) im Alter von 35 und 36 Jahren, die sich schon seit dem 30. Lebensjahr in dem jetzigen Zustand befanden, zu beobachten (Abb. 113 und 114). In der Familie der Patientin B. war das gehäufte Auftreten von Carcinom auffällig. Beide Eltern waren an Darm- bzw. Unterleibskrebs gestorben, desgleichen zwei Brüder der Mutter und zwei Geschwister unserer Kranken. Die Untersuchung ergab bei der Patientin normale Befunde an den inneren Organen. Blutdruck niedrig (60/90 mm Hg). Cor. o. B. Blutzucker = $0,12^0/_0$, Menstruation regelmäßig, Genitale o. B.

Da die andere Kranke, Frau D., kurze Zeit nach der Operation eines callösen Magenulcus zugrunde ging, war uns auch der Obduktionsbefund zugänglich. Die Krankengeschichte war folgende: Die Tendenz zu frühzeitigem Altern war in der Familie der Patientin stark ausgesprochen, denn auch ihre 5 Schwestern waren im Alter von 30 Jahren völlig ergraut. Bei unserer Kranken drückte sich die Senilität nicht allein in der Haarfarbe aus, sondern mehr noch in dem greisenhaften, runzligen und müden Gesichtsausdruck, dem aschfahlen Kolorit der trockenen Haut, der gebückten Körperhaltung usw. Die Kranke machte den Eindruck einer mindestens 60 jährigen Greisin. Die Haare in den Achselhöhlen und des Mons veneris waren in den letzten Jahren völlig ausgefallen, Menses waren kaum noch vorhanden, die Mammae gar nicht entwickelt. An der allgemeinen Involution war das Genitale in besonderem Maße beteiligt. Der Uterus war knapp walnußgroß, die Ovarien waren nicht zu fühlen. Es bestand außerdem eine Vagina duplex. Veränderungen der Hypophyse waren röntgenologisch nicht nachweisbar, auch sprach sonst nichts für einen Hypophysentumor. Ein Organsystem, das sicher nicht der allgemeinen Senilität entsprechend verändert war, war das Gefäßsystem. Jede Spur zentraler wie peripherer Sklerose fehlte. Der Blutdruck betrug nur 75/95 mm Hg. Der Puls war weich und leicht unterdrückbar (60—70 in der Minute) und die Herzsilhouette zeigte im Röntgenbild ein stark hypoplastisches, schmales Tropfenherz, dessen Transversaldurchmesser nur 10,2 cm und dessen Längsdurchmesser 11 cm betrug. Die Herztöne waren rein, eine Akzentuation des II. Aortentones lag nicht vor.

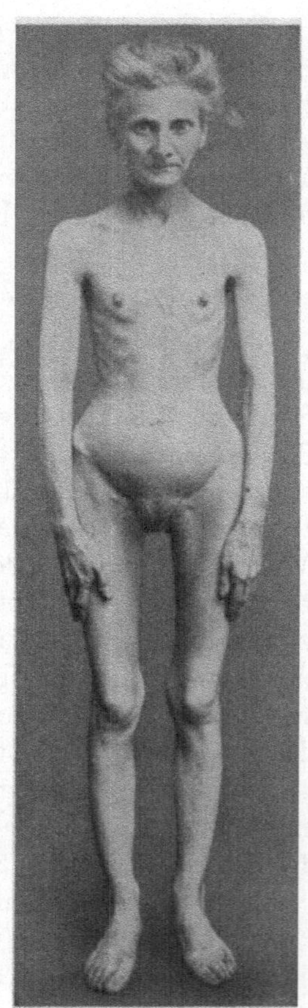

Abb. 113. 35 jährige Kranke mit präseniler Involution.

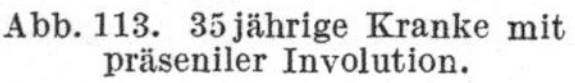

Abb. 114. 36 jährige Kranke mit präseniler Involution.

Bei der Obduktion zeigte sich, daß die Organe fast insgesamt hochgradig hypoplastisch waren. Die Leber wog nur 560 g, die Nieren zusammen 150 g, die Milz 50 g, die Nebennieren links 6 g, rechts 5,6 g. In der Rinde derselben (Zona fasciculata) fanden sich Narben und kleinzellige Infiltrate. Erwähnenswert war eine mäßig ausgedehnte Bindegewebsdurchwachsung des Hypophysenvorderlappens. Besonders hochgradig war die Atrophie der Ovarien, die so gut wie ganz bindegewebig entartet waren und kaum noch Parenchym zeigten. Nur wenig atrophisch war die Schilddrüse, an der sich auch mikroskopisch keine nennenswerten Veränderungen fanden. Auffällig sind hiernach vor allem die stark regressiven Veränderungen der Ovarien sowie der Nebennieren. Auch von anderer Seite wurde den Keimdrüsen beim Zustandekommen präseniler Erscheinungen eine wesentliche Rolle zugeschrieben.

Es wird kaum angängig sein, die eine oder die andere endokrine Drüse für das pathologische Altern verantwortlich zu machen. Dagegen werden unter gewissen Voraussetzungen regressive Veränderungen mehrerer hormonaler Drüsen im Sinne der pluriglandulären Insuffizienz den Zustand zur Folge haben können (s. Kapitel „pluriglanduläre Insuffizienz"). Es muß betont werden, daß speziell die Schilddrüse in ihrer Bedeutung für die präsenile Involution überschätzt worden ist.

Noch zwei andere endokrine Drüsen, die ebenfalls mit dem vorzeitigen Altern in Zusammenhang gebracht werden, sind hier zu erwähnen. Es handelt sich um den Hypophysenvorderlappen sowie um die Nebennierenrinde, deren Hypoplasie die genannten Erscheinungen hervorrufen kann (CHARCOT). Die Atrophie des ersteren führt zum Bilde der schweren Cachexia hypophysipriva (SIMMONDS).

Vom Krankheitsbilde der präsenilen Involution führt m. E. eine Brücke zu dem Syndrom, das wir als „pluriglanduläre Insuffizienz" bezeichnen. Auch bei der präsenilen Involution handelt es sich häufig um Atrophie und Funktionsherabsetzung mehrerer Hormondrüsen, aber die Erscheinungen des vorzeitigen Alterns stehen im Vordergrunde des Bildes, während andere Ausfallserscheinungen etwa von seiten der Keimdrüsen zurücktreten. Die Diagnose präsenile Involution ist eine rein klinische.

8. Die Cachexia hypophysipriva.
(SIMMONDS.)

Die Cachexia hypophysipriva stellt eine gewöhnlich nicht vor dem 3. bis 4. Lebensjahrzehnt einsetzende schleichend verlaufende Krankheit dar, deren hervorstechendes Symptom, wie der Name besagt, hochgradige Abmagerung und Macies ist. Letztere nimmt unter Umständen so groteske Formen an, daß die Erfahrenen die Krankheit fast auf den ersten Blick zu diagnostizieren in der Lage sind (s. Abb. 115). Seinen Ausgang nimmt das Leiden von der Hypophyse, die, wie SIMMONDS zuerst beschrieb, sklerosiert und atrophisch gefunden wird. Die Diagnose „Cachexia hypophysipriva" ist eine ausschließlich klinische. Auch bei manchen Fällen von pluriglandulärer Insuffizienz, bei denen neben der Hypophyse noch eine Anzahl anderer Hormondrüsen atrophisch oder sklerotisch gefunden werden, kann die Kachexie im Vordergrund des Bildes stehen, so daß die Differentialdiagnose zwischen beiden Leiden schwierig oder unmöglich ist. In der Tat bestehen m. E. auch Übergänge zwischen ihnen. Die Krankheit beginnt, wie es scheint — soweit man aus den bisher in der Literatur mitgeteilten Fällen erkennen kann — mit dem Ausbleiben der Menstruation oder setzt überhaupt erst mit dem Beginn der Menopause ein.

Symptomatologisch tritt mit der Kachexie, die so hochgradig sein kann, daß die Kranken im wahren Sinne des Wortes nur aus Haut und Knochen bestehen, die Tendenz zu frühzeitigem Altern als sehr wichtiges Phänomen hervor. Weiterhin sind Haarausfall sowie hochgradige Entkräftung als wesentliche Merkmale zu nennen. Das Herz ist hypoplastisch, die Aorta meist eng, der Blutdruck erniedrigt. Subjektiv haben die Kranken häufig unter starken Schmerzattacken im Abdomen zu leiden, die wohl als Darmspasmen zu deuten sind (Vagotonie!). An der Sella turcica ist ein abnormer Befund meist nicht zu erheben. Gelegentlich sieht man röntgenologisch in der Gegend der Türkensattels mehr oder weniger deutliche Kalkflecke (LICHTWITZ). Von seltenen, kaum zu erklärenden Symptomen beschreibt REICHE das Vorkommen von Pupillenstarre, fehlenden Achillessehnenreflexen und Krampfanfällen bei Fällen von hypophysärer Kachexie. Das Symptomenbild der Krankheit ist bei der relativ geringen Anzahl von Fällen, die bisher genau beschrieben sind, noch nicht als völlig geklärt zu betrachten. Im folgenden sei die ausführliche Krankengeschichte eines von mir beobachteten Falles (Abb. 115 u. 116) wiedergegeben, der in symptomatologischer Beziehung das vielfach noch lückenhafte Bild der Krankheit ergänzen dürfte.

Fräulein V., 42jährig, Körpergewicht 30,5 kg. Früher stets gesund gewesen, war nie gravide. Seit dem 34. Lebensjahr

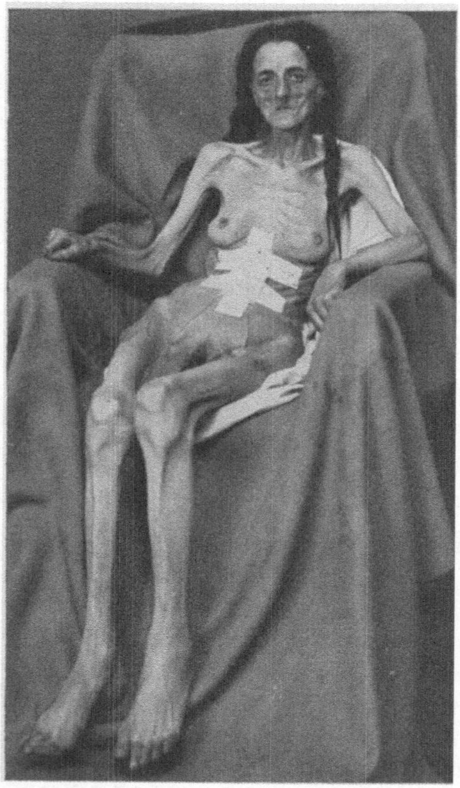

Abb. 115. 42jährige Kranke mit Cachexia hypophysipriva.

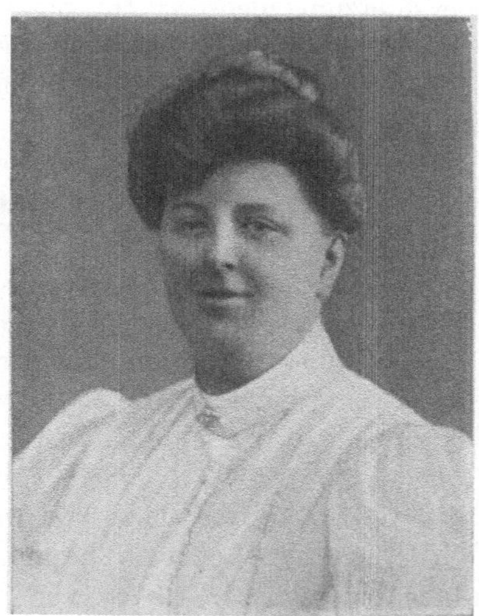

Abb. 116. Dieselbe Kranke, 34jährig, vor Beginn des Leidens.

nicht mehr menstruiert. Seitdem Haarausfall in den Achselhöhlen und am Mons veneris sowie fortschreitende Abmagerung. Ausfall sämtlicher Zähne!

Objektiv: Innere Organe o. B. Herz schmal, hypoplastisch. Aorta eng. Blutdruck niedrig (60/90 mm Hg), Puls verlangsamt (50—55 Schläge in der Minute). Urin frei von Eiweiß und Zucker. Im Magen die Zeichen der Achylia gastrica! Atrophie der Kiefer, Senilismus, starke Macies! Uterus und Ovarien stark hypoplastisch, Schilddrüse nicht tastbar, Haut außerordentlich trocken, aufgehobene Falte bleibt stehen. An den Fingern und Zehen vasomotorisch-trophische Störungen (Cyanose, Rissigwerden der Nägel). Keine Fettstühle! Wasserversuch nach VOLHARD ergibt sehr ungenügende Wasserausscheidung (von 1000 ccm werden nur ca. 100 ccm innerhalb von 4 Stunden ausgeschieden). Dementsprechend wird auch eine NaCl-Zulage von 10 g zur täglichen Kost vollständig retiniert. Es besteht mithin ein enormer Gewebshunger. An den Tagen der NaCl-Belastung tritt völlige Anurie auf.

Harnstoffzulage stark verlangsamt ausgeschieden. Die Patientin hat — darauf soll besonders hingewiesen sein — trotz der enormen Wasserverarmung keinen Durst. Dieses hat offenbar seinen Grund in der fehlenden Hyperosmose des Blutes ($\delta = -0,56$, $^1/_2$ Stunde nach Einnahme von 10 g NaCl $= -0,58$, spezifisches Gewicht des Serums $= 1024$), die nach dem Stande unserer heutigen Kenntnis von dem in der Regio hypothalamica gelegenen Stoffwechselzentrum aus Durst und Polyurie auslöst. Daß es in unserem Falle trotz des enormen Gewebsdurstes nicht zur Eindickung des Blutes kommt, beweist, daß hier auf Grund einer Störung zentraler Regulationsmechanismen (Hypophyse-Zwischenhirn) der normale Wasser- und Salzaustausch zwischen Blut und Gewebe gestört ist. Das Konzentrationsvermögen der Nieren ist intakt (bis zum spezifischen Gewicht von 1032). Es besteht eine hochgradige Verarmung des Körpers an Eiweiß, die sich auch im Blute zu erkennen gibt. Eiweißgehalt $= 6,681^0/_0$. Rest-N $= 16,8$ mg in 100 ccm Blut (Harnsäure im Blut $= 2,8$ mg-$^0/_0$, Blutzucker $= 0,105^0/_0$, NaCl $= 0,58^0/_0$). Der Stoffwechsel ist hochgradig herabgesetzt. Der N-Umsatz beläuft sich auf etwa 2—4 g in 24 Stunden. Im Ruhe-Nüchternversuch fanden sich Werte für den Gaswechsel, wie sie bei keiner anderen Krankheit und auch bei keiner anderen Kachexieform bisher gefunden wurden. Der O_2-Bedarf betrug nicht mehr als 69 ccm pro Minute.

Fassen wir den Symptomenkomplex, der uns hier begegnet und für die Krankheit mehr oder weniger charakteristisch ist, zusammen, so ist folgendes zu sagen:

Eine 34jährige, bis dahin gesunde Person verliert ihre Menstruation. Sie beginnt seitdem in einen Zustand fortschreitender Kachexie zu treten. Es stellt sich nach und nach ein: Ausfall der Zähne und der Haare in den Achseln und am Genitale, Senilismus, Cyanose und Schmerzen in den Fingern, abnorme Trockenheit der Haut (Stehenbleiben der aufgehobenen Hautfalte) bei fehlendem Durstgefühl, Pulsverlangsamung, Oligurie, schlechtes Wasser-, völlig aufgehobenes Salzausscheidungsvermögen, fehlende Hyperosmose im Blute, allgemeine, auch im Blut nachweisbare Eiweißverarmung.

Die Art des Krankheitsbeginnes, der eigentümliche Charakter der Kachexie, der völlige Zahnmangel, die Atrophie der Kiefer, die Eigentümlichkeiten der Verhältnisse im intermediären Salz- und Wasserhaushalt, die erstaunlich niedrigen Werte für den Grundumsatz, das Fehlen aller sonstigen objektiven Befunde, die für die Kachexie verantwortlich gemacht werden könnten, legen hier die Vermutung nahe, daß das Syndrom genetisch auf eine Insuffizienz der Hypophyse (vielleicht auch noch anderer Hormondrüsen) zurückzuführen ist.

Die geschilderten Verhältnisse des Salz- und Wasserhaushaltes lassen das Krankheitsbild in besonderem Lichte erscheinen. Sie lassen erkennen, daß wir es hier mit Erscheinungen zu tun haben, die denen des Diabetes insipidus entgegengesetzt sind. Die Kachexie selbst möchte ich als ein Symptom deuten, das von den Störungen des Wasser- und Salzhaushaltes unabhängig dem Ausfall bestimmter Teile der Hypophyse (Pars intermedia?) seine Entstehung verdankt. Übrigens ist es durchaus möglich, daß auch bei den im Verlaufe konsumierender Krankheiten auftretenden Kachexien die Hypophyse oder die zwischen ihr und dem cerebralen Stoffwechselzentrum bestehende hormonale Verbindung eine Rolle spielt. Darüber werden genaue klinische Beobachtungen weiteren Aufschluß geben müssen. Jedenfalls muß nach dieser Auffassung auch die Kachexie letzten Endes als cerebral bedingt angesehen werden (s. Kapitel „Pluriglanduläre Insuffizienz“).

Die **Ursache** der Krankheit ist in der meist völligen Sklerosierung der Hypophyse zu erblicken (SIMMONDS). Es scheint, daß auch embolische Zerstörungen des Organs vorkommen. Schließlich können auch tuberkulöse oder syphilitische Prozesse im Bereiche des Hirnanhanges oder der Schädelbasis das Syndrom auslösen. Fahr beschreibt einen Fall von akuter Hypophysitis im Anschluß an Sepsis bei einem 15 jährigen Mädchen, bei welchem der ganze Hypophysenvorderlappen eine ausgedehnte lymphocytär interstitielle Entzündung aufwies. Fahr meint, daß auch ein derartiger diffuser Prozeß Ursache der Simmonds schen Krankheit sein kann. Nach eigenen Erfahrungen kann auch ein Tumor im Bereiche des Infundibulums oder des Tuber cinereums hochgradige Abmagerung bzw. Kachexie zur Folge haben. In einigen Fällen dieser Art konnte durch die Feststellung einer mehr oder weniger ausgesprochenen Erweiterung der Sella turcica, also eines die Gegend der Hypophyse einnehmenden Prozesses die eigentliche Grundlage für die dauernde Abnahme des Körpergewichtes gefunden werden. Gewöhnlich lenken die bei den Kranken mit der Abmagerung einhergehenden Störungen des Wasser- oder Salzhaushaltes (abnorme Bluteindickung oder Verdünnung, Ödeme usw.) die Diagnose in die Richtung der Hypophyse. Allmählich pflegt der Zustand in das Bild der pluriglandulären Insuffizienz (s. S. 369) überzugehen und einen dieser Krankheit entsprechenden unheilvollen Verlauf zu nehmen. Als Beispiel für einen solchen Fall leichterer hypophysärer Kachexie, als deren Grundlage ein Tumor im Bereiche der Hypophyse (wahrscheinlich ein oberhalb der Drüse gelegener nach der Richtung des Tuber cinereum wachsender) verantwortlich gemacht werden konnte, führe ich kurz folgenden an:

Frau Helene M., 24 Jahre alt, fühlt sich seit ca. 2 Jahren schwach und matt. Sie hat in dieser Zeit ca. 30 Pfund an Körpergewicht trotz guter Pflege verloren. Jetziges Körpergewicht = 90 Pfund. Seit 6 Monaten Cessatio mensium, Appetit schlecht, kein Husten, kein Nachtschweiß. Pat. hat ein gesundes Kind. Familienanamnese ohne Besonderheiten. Seit etwa 1 Jahr bemerkt die Kranke Schwellungen bes. im Bereiche der Beine, die in ihrer Stärke wechseln. Sie schwitzt sehr wenig.

Pat. ist zurzeit hochgradig abgemagert. Deutliche Ödeme an beiden Unterschenkeln und Füßen, namentlich im Bereiche der Knöchel. Die Haut ist überall auffällig trocken. Aufgehobene Hautfalten bleiben nicht stehen! Blutdruck = 85/40 mm Hg, Puls 60 in der Minute, regelmäßig. Herz und Lungen ohne Besonderheiten. Im Abdomen ist etwas Abnormes nicht feststellbar. Im Blute ist eine abnorme Konzentrationserhöhung nachweislich ($\delta = -0,60$). Trotzdem kein gesteigertes Durstgefühl! Erythrocyten = 5,6 Millionen, Hämoglobin = $110^0/_0$ (Sahli), Leukocyten = 8600, Eosinoph. = $2^0/_0$, Stabk. = $6^0/_0$, Segmentk. = $58^0/_0$, Lymphoc. = $34^0/_0$.

Magen: atonisch, Entleerung relativ gut. Säurewerte = 12 freie HCl. Gesamtacidität=27. Zähne gut erhalten, Knochensystem o. B. Sella turcica gleichmäßig stark erweitert, Clivus posterior nach hinten gebogen. Augenhintergrund o. B. Reflexe o. B. Grundumsatz = 112 ccm O_2 pr. Min.

In manchen Fällen von hypophysärer Kachexie wurde jegliche anatomische Veränderung an der Hypophysis cerebri vermißt (A. Simons). Fälle dieser Art sind nach meinem Dafürhalten so zu deuten, daß bei ihnen das an und für sich normale Hypophysensekret nicht zur Wirksamkeit gelangt, weil es an seinem Angriffspunkt (z. B. dem cerebralen Stoffwechselzentrum!) nicht die geeigneten physikalisch-chemischen Bedingungen findet (vgl. Genese der Addisonfälle ohne nachweisliche anatomische Veränderung der Nebennieren, S. 314 sowie Theorie der Hormonwirkung S. 7 u. ff.). Unter Umständen erweist sich der Hirnanhang nur als abnorm klein und atrophisch. In solchen Fällen muß auf den Zustand anderer endokriner Drüsen, namentlich der Keimdrüsen, der Schilddrüse und der Nebennieren geachtet werden, um festzustellen, ob auch an ihnen sklerotisch-atrophische Veränderungen vorhanden sind. Es bestehen zwischen dem, was wir klinisch als hypophysäre Kachexie bezeichnen, also dem Krankheitsbild, in dem die Macies im Vordergrunde steht, Übergänge zu dem als „pluriglanduläre Insuffizienz" bezeichneten Syndrom.

Erwähnt sei an dieser Stelle, daß die Exstirpation der Hypophyse auch im Tierexperiment ähnliche Erscheinungen zeitigt, wie sie uns klinisch entgegentreten. Die Tiere überleben den Eingriff in der Regel nicht lange, doch reichen die vorliegenden Beobachtungen bis zu etwa 80 Tagen nach der Operation. Besonders tiefgreifend gestalten sich die Störungen bei jungen Tieren. Sie bleiben im Wachstum und Körpergewicht zurück, zeigen eine Hypoplasie des Genitale, Anomalien der Behaarung, apathisches Wesen usw., aber reichlichen Fettansatz (s. Kapitel Dystroph. adiposo-genit.). Ausführlich haben CROWE, CUSHING u. HOMANS über ihre zahlreichen Exstirpationsergebnisse an Hunden berichtet. Klinisch treten zunehmende Muskelschwäche, Muskelzuckungen, Blutdrucksenkung, Untertemperatur ein. Der Tod erfolgt im Koma.

Die hypophysäre Kachexie scheint dann auszubleiben, wenn der Vorderlappen geschont und nur der Hinterlappen unter Zurücklassung wenigstens eines Teiles der Pars intermedia exstirpiert wird. Von den zahlreichen Autoren, die sich um die Feststellung der Folgen der Hypophysenexstirpation im Tierexperiment bemüht und verdient gemacht haben, erwähne ich außer den bereits genannten vor allem CUSHING und seine Schüler, PAULESCO, B. ASCHNER, BIEDL u. a.

Therapeutisch ist in Fällen von hypophysärer Kachexie zu versuchen, den Ausfall der Hypophysenfunktion durch Verabfolgung von Hypophysenpräparaten zu ersetzen. Es wird sich empfehlen, Hinter- und Vorderlappenpräparate kombiniert zu verabfolgen. Als letzteres sei das von der Firma Queisser-Hamburg hergestellte „Präphysormon" genannt, das in Ampullen erhältlich ist, von denen täglich eine subcutan injiziert wird. Ich konnte in einem Falle eine allerdings nur vorübergehende günstige Wirkung auf den allgemeinen Kräftezustand sowie das Körpergewicht feststellen. Wirksam sind auch, wie es scheint, die Hypophysenvorderlappentabletten (FREUND u. REDLICH). Nach 3 wöchigem Gebrauch derselben zeigte die oben erwähnte Kranke eine Besserung, die sich auch objektiv neben einer Zunahme des Körpergewichtes in einer Steigerung des respiratorischen Stoffwechsels zu erkennen gab, der bis zu 149,2 ccm O_2-Bedarf pro Minute anstieg. (Betreffs der sonstigen Hypophysenpräparate s. S. 42 u. ff. u. 221.) Angebracht erscheint mir auch die Darreichung des aus einer Anzahl von Hormondrüsen hergestellten Hormins (s. Kapitel „Pluriglanduläre Insuffizienz").

Die **Prognose** des Leidens ist als ungünstig zu bezeichnen. Die Kranken erliegen früher oder später der fortschreitenden Kachexie. Es scheint jedoch, als ob es auch Fälle leichteren Grades mit protahiertem Verlauf gibt (s. S. 230).

9. Der Diabetes insipidus.

Die Krankheit verdankt ihren Namen dem Umstande, daß der Harn bei ihr im Gegensatz zum echten Diabetes mellitus geschmacklos ist (insipidus). Das wesentlichste klinische Symptom ist: reichliche Entleerung eines dünnen, unter Umständen wasserhellen Urins von niedrigem spezifischen Gewicht, das bis 1002 oder 1003 heruntergehen kann. Die in 24 Stunden ausgeschiedenen Harnmengen können in schweren Fällen 10—12 Liter und mehr betragen. Der enormen Harnflut entspricht in der Regel eine gesteigerte Flüssigkeitszufuhr als

Antwort auf ein abnorm erhöhtes Durstgefühl. Manche Diabetes insipidus-Kranke neigen ähnlich wie polyurische Schrumpfnierenkranke zur Nykturie. Die Polyurie kann gelegentlich so hochgradig werden, daß sie die Wasserzufuhr übersteigt. Zwingt man die Kranken zur Beschränkung der Flüssigkeitsaufnahme, z. B. bis auf 3—4 Liter, so kann dies manchmal relativ gut ertragen werden. Noch stärkere Wasserentziehung verursacht jedoch häufig neben brennendem Durst- und Trockenheitsgefühl allerhand psychische Symptome, wie Kopfschmerzen, Unruhe, Erbrechen, Hitzegefühl u. a. Die Konzentration des Blutes ist, wenn die Kranken nach Belieben trinken dürfen, gewöhnlich normal, eine Blutverwässerung findet man selten, dagegen ist in einer Reihe von Fällen eine Bluteindickung feststellbar, namentlich dann, wenn die Kranken dursten (s. Näheres unten).

Herz- und Gefäßsystem sind gewöhnlich ohne Besonderheiten. Der Blutdruck pflegt normal zu sein. Der Harn enthält fast nie Eiweiß und ist in der Regel zuckerfrei, wenn auch in einzelnen Fällen Glykosurie beschrieben worden ist (SENATOR).

Es gibt eine Anzahl von Kranken, bei denen die Krankheit als Folge psychischer Vorgänge aufgefaßt werden muß. Bei diesen ist die Polydipsie als das Primäre, die Polyurie als das Sekundäre anzusehen. Solche Individuen haben unter Umständen eine krankhafte Sucht nach Flüssigkeitszufuhr, manche sehen anderen Kranken das viele Trinken ab, um es nun bei sich selbst als eine Krankheit zu propagieren. Die Gewohnheit, abnorm große Flüssigkeitsmengen zu sich zu nehmen, besteht vielfach bei Menschen mit nachweisbaren psychopathischen, hysterischen, paranoiden und schizoiden Merkmalen. Es heißt jedoch zu weit gehen, wenn man wie M. REICHHARD den Diabetes insipidus als Symptom einer Psychose auffaßt, ein Standpunkt, den R. übrigens später selbst aufgegeben hat. Die Untersuchungen VEILS, die allerdings nicht unwidersprochen sind, haben nun gezeigt, daß Leute, die gewohnheitsmäßig viel trinken, in einen Circulus vitiosus geraten. Das im Übermaß zugeführte Wasser kann ein leichteres Ansprechen der Nieren für Wasser zur Folge haben. So kommt es zur Bluteindickung, und da letztere ohne Zweifel zu den das normale Durstgefühl auslösenden Faktoren gehört, kommt letzten Endes tatsächlich ein gesteigertes Durstgefühl zustande.

Die eben beschriebene Form des Diabetes insipidus pflegt man als die symptomatische, unechte zu bezeichnen; ihr ist eine echte gegenübergestellt worden. Ihr Wesen wurde in einer Konzentrationsunfähigkeit der Nieren erblickt, so daß bei Zufuhr fester Molen die Ausscheidung etwaiger Zulagen, ähnlich wie es bei der Schrumpfniere der Fall ist, nur auf dem Wege über eine entsprechend erhöhte Wasserausfuhr möglich ist (ERICH MEYER, TALLQUIST, SEILER). In Betracht kommt hier vor allem die Zufuhr von Kochsalz. Richtig ist, daß bei gewissen Formen des Diabetes insipidus eine Konzentrationseinschränkung der Nieren vorliegt. Mit Hilfe des VOLHARDschen Durstversuches läßt sie sich unschwer nachweisen. In solchen Fällen finden wir eine Maximalkonzentration des Harns von etwa 1010; in leichteren Fällen darüber, in schwereren darunter. Hier liegt also die Ursache der Krankheit in der Niere. Für andere Fälle mit veränderter Funktion der Nieren muß angenommen werden, daß die Niere auf Grund cerebraler Störungen auf Zufuhr von festen

Molen in abnormer Weise anspricht. Hier liegt eine primäre Steigerung der Wasserabscheidung vor (FORSCHBACH und WÉBER, GROTE, OEHME u. a.). Die am Boden des IV. Ventrikels zwischen den Acusticus- und Vaguskernen ausgeführte Piqure hat, wie bekannt, Polyurie und Glykosurie zur Folge (CLAUDE-BERNARDscher Zuckerstich). Ganz in der Nähe dieses Zentrums liegt die Stelle, von der aus man durch Stich eine starke Salzausschwemmung hervorrufen kann (JUNGMANN und E. MEYER). Wasser- und Salzausscheidung der Nieren werden also von bestimmten Zentren aus reguliert. Auch in der Regio subthalamica, im sogenannten Zwischenhirn, müssen wir den eben erwähnten offenbar übergeordnete Zentren annehmen, von denen aus Wasser- und Salzhaushalt auf das nachhaltigste beeinflußt werden, und schließlich kann das gleiche auch, wie es scheint, von corticalen Zentren aus geschehen (UCKO). So wird die gelegentlich psychogene Entstehung des D. i. begreiflich. Auch werden jene Fälle mit organischen Hirnkrankheiten verständlich, die unter dem Symptomenbild eines echten Diabetes insipidus verlaufen. Ich erinnere an die Meningitis basilaris syphilitica, die Fälle mit traumatischen Hirnläsionen, an den postencephalitisch auftretenden Diabetes insipidus (M. MEYER) und schließlich an die mit Tumoren oder sonstigen Veränderungen an der Hypophyse[1]) einhergehenden Zustände. Gerade die letzteren stellen ein überaus interessantes und im Rahmen dieser Abhandlung besonders wichtiges Kapitel dar.

Mancherlei klinische Erfahrungen sprechen dafür, daß der Hypophyse, wahrscheinlich der Pars intermedia des Hinterlappens eine Rolle beim Entstehen mancher Fälle von Diabetes insipidus nicht abgesprochen werden kann. Dahin gehört der Umstand, daß es Fälle mit Hypophysentumor gibt, bei denen ein sicherer Diabetes insipidus mit starker Konzentrationsbeschränkung der Nieren besteht. Ein Fall dieser Art ist auf S. 183 beschrieben. HOUSSAY und RUBIO konnten beim Hunde durch Hypophysenexstirpation (auch nach vorheriger Nierenentnervung), Polyurie erzeugen. Ferner muß beachtet werden, daß es durch intravenöse Einverleibung von Hypophysenhinterlappenextrakten (Pituitrin, Pituglandol, Pituigan usw.) sehr oft, wenn auch nur vorübergehend, gelingt, die Polyurie und Polydipsie der Kranken einzuschränken und die Absonderung eines konzentrierteren Harnes zu veranlassen (V. D. VELDEN). SOLARI konnte zeigen, daß die bulbär bedingte, auf Grund des Salzstiches auslösbare Polyurie beim Kaninchen durch Injektion von Hypophysenhinterlappenextrakt aufzuheben ist. Es ist LESCHKE zuzustimmen, wenn er die eigentliche Ursprungsstätte der Krankheit in den Bereich cerebraler Zentren verlegt. (Im Tierversuch ließ sich durch Läsion der Infundibular- und Tubergegend ein monatelang andauernder Diabetes insipidus erzeugen.) Ich halte es jedoch für wichtig, zu betonen, daß, wie wir dies oben bei der Dystrophia adiposogenitalis kennengelernt haben, auch hier beim Diabetes insipidus die zwischen Hypophyse und Zwischenhirn bestehenden innersekretorischen Korrelationen nicht übersehen werden dürfen. Was man durch Piqure experimentell erzeugt, oder was im Zwischenhirn primär lokalisierte Herde verursachen, das können abnorme, von der krankhaft veränderten Hypophyse ausgehende

---

[1]) Es kommen an der Hypophyse auch Abceßbildungen, z. B. ausgehend von Eiterungen entfernt liegender Organe (z. B. Blinddarm), vor, die ebenfalls zu Diabetes insipidus-Symptomen Veranlassung geben können. Einen Fall dieser Art hat P. JUNGMANN mitgeteilt.

Impulse ebenfalls bewerkstelligen. Der Diabetes insipidus kann als Symptomenbild wie alle endokrinen Leiden verschiedenartigen Ursprungs sein. Er kann von der Hormondrüse (Hypophyse) ausgehen, kann cerebralen Läsionen seine Entstehung verdanken (primäre Polyurie) und schließlich durch Veränderungen der Peripherie, im konkreten Falle der Niere (Konzentrationsschwäche, abnorme Ansprechbarkeit) hervorgerufen werden.

Der von den subthalamischen Hirnzentren ausgehende Einfluß bezieht sich nicht allein auf die Niere, sondern — und dies ist von größter Wichtigkeit — auch auf die Gewebe und den zwischen Blut und Geweben vor sich gehenden intermediären Salz- und Wasseraustausch, kurz auf die Osmoregulation des Blutes (vgl. Kapitel „Hypophysäre Kachexie"). VEIL unterscheidet zwischen hyperchlorämischer und hypochlorämischer Form des Diabetes insipidus. Ich kenne Fälle von sogenanntem echten, mit starker Konzentrationsbeschränkung einhergehendem Diabetes insipidus (s. Fall P., S. 183, Abb. 71), die auf Zulage von 10 g NaCl kaum 1 g herausbrachten, ohne daß auch nur eine Andeutung von Polydipsie bestand. Im Blute fanden sich für NaCl, Harnstoff usw. normale Werte, es lag also keine abnorme Bluteindickung vor. Hier bestand mithin nur eine Störung des Salzhaushaltes, während der Wasserwechsel sowie die Osmoregulation des Blutes sich völlig normal verhielten. Tritt bei einem solchen Fall auch eine Störung des letzteren hinzu und kommt es zur gesteigerten Blutkonzentration insbesondere für Kochsalz, dann erst treten Polydipsie und Polyurie auf. Es hängt dies jedenfalls mit der jeweiligen cerebralen Lokalisation zusammen, denn wir müssen auf Grund klinischer Erfahrungen annehmen, daß, wie die Regulationszentren des Wasser- und des Salzhaushaltes räumlich voneinander getrennt sind, auch klinisch Störungen des Wasser- und des Salzumsatzes isoliert vorkommen können. Einen Fall mit alleiniger Störung des Salzhaushaltes hat kürzlich P. JUNGMANN ausführlich beschrieben. Das Symptomenbild des echten, mit Polydipsie und Polyurie einhergehenden Diabetes insipidus umfaßt beide Arten von Störung. Ob wir nach dieser Auffassung überhaupt berechtigt sind, zwischen den oben angeführten beiden Formen von Diabetes insipidus (echtem und unechtem) zu unterscheiden, scheint zweifelhaft, zumal man bei dem sogenannten symptomatischen oder unechten Diabetes insipidus gelegentlich ebenfalls eine Einschränkung der Konzentrationsfähigkeit der Nieren findet. Beide Formen sind m. E. cerebral bedingt, nur daß das eine Mal organische Läsionen in bestimmten Hirnzentren vorliegen, während diese in anderen Fällen — sagen wir — nur funktionelle Störungen aufweisen. Es ist natürlich ohne weiteres zuzugeben, daß vermehrter Durst und übermäßig gesteigerte Flüssigkeitszufuhr auf übler Gewohnheit beruhen können, in der Mehrzahl der Fälle von sogenanntem unechten Diabetes insipidus liegt jedoch, wie ich glaube, eine zunächst den Wasserwechsel betreffende cerebrale Störung vor. Daß wir diese nicht immer anatomisch nachweisen und identifizieren können, kann nicht als Gegengrund gegen diese Auffassung angeführt werden.

Erwähnt sei hier noch, daß VEIL auf das Gegenstück zum Diabetes insipidus, nämlich auf pathologische primäre Oligurien aufmerksam gemacht hat, die durch cerebrale Vorgänge bedingt sein können. (Es handelte sich in einem Falle um eine arteriosklerotische Schrumpfniere, in anderen um Kranke mit Übererregbarkeit des gesamten vegetativen Nervensystems.) Bei diesen Kranken äußerte sich die Verminderung der Wasserabscheidung in Form ödematöser Schwellungen oder nur in einer Neigung der Gewebe zur Quellung. Mit größter Wahrscheinlichkeit spielt beim Zustandekommen solcher Zustände, wie die VEILschen Fälle selbst zeigen, das vegetative Nervensystem eine Rolle. Nach meinem Dafürhalten besteht zwischen pathologischer Polyurie und Oligurie letzten Endes ein ähnliches Verhältnis wie zwischen Fettsucht und Kachexie, indem die beiden Formen der Störung des Wasserwechsels einer verschiedenen Einstellung des gleichen cerebralen Wasserzentrums ihre Entstehung verdanken (s. Kapitel „Pluriglanduläre Insuffizienz"). Der Diabetes insipidus scheint zuweilen auch familiär aufzutreten, wie aus einem Bericht von GÄNSSLEN und FRITZ hervorgeht.

Die **Prognose** des Diabetes insipidus ist in der Regel quod vitam günstig. Die Nieren sind befähigt, jahrzehntelang gewaltige Harnmengen zu produzieren, ohne daß wesentliche Allgemeinschädigungen des Organismus entstehen. Es sind Fälle beschrieben worden, bei denen die Kranken ein Lebensalter von 80 Jahren und darüber erreichten (WEIL jun.). Liegen organische Hirnprozesse vor, so hängt die Prognose natürlich von der Natur dieser ab. Die günstigsten Aussichten bieten die auf Grund syphilitischer und zwar gummöser oder meningitischer Prozesse an der Schädelbasis oder im Bereiche der Hypophyse entstandenen Formen, während man von allen anderen, soweit eigene Erfahrungen reichen, sagen kann, daß, von spontan auftretenden Remissionen abgesehen, das Leiden kaum nennenswert zu beeinflussen ist. Allerdings muß man hierbei diejenigen Formen ausnehmen, bei denen die Polydipsie tatsächlich Unart oder schlechte Gewohnheit ist. Hier ist der ganze Schaden häufig reparabel. So beobachtete ich vor einiger Zeit einen 13jährigen Knaben, der seit ca. 1 Jahre an starker Polydipsie und Polyurie bis zu 7 und 8 Litern täglich litt. Der Kranke, der im ganzen ein maniriertes Benehmen zur Schau trug, hatte das viele Trinken einem Schulkameraden abgesehen, es sich aber auf Grund energischer psychischer Behandlung bei uns völlig abgewöhnt.

Hier ist hervorzuheben, daß die Erscheinungen des Diabetes insipidus zuweilen passager auftreten und unter Umständen völlig verschwinden können. In der Regel handelt es sich in solchen Fällen um Zustände von pluriglandulärer Insuffizienz, bei denen die zwischen Hypophyse und anderen Hormondrüsen bestehende Gleichgewichtsstörung allmählich wieder ausgeglichen worden ist (s. Kapitel „Pluriglanduläre Insuffizienz").

Die Behandlung führt eigentlich nur in den Fällen zum vollen Erfolg, die auf syphilitische Prozesse an der Hirnbasis oder im Bereiche der Hypophyse zurückzuführen sind (UMBER). Bei Hypophysentumoren nicht spezifischer Art, die sonst z. B. auf Röntgenbestrahlung, soweit die lokalen Hirn- und Augensymptome in Frage kommen, gut reagieren, pflegt der etwa vorhandene Diabetes insipidus so gut wie unbeeinflußt zu bleiben. Das beste Mittel, das uns hier wie in allen sonstigen Fällen zur Verfügung steht, ist die Beschränkung der Molenzufuhr in der Nahrung, vor allem die des Kochsalzes (TALLQUIST). Auf diese Weise gelingt es noch am ehesten, die Polyurie einigermaßen herabzusetzen, da den Nieren, die Konzentrationsarbeit nicht zu leisten vermögen, unter einem solchen Ernährungsregime die größtmöglichste Entlastung zuteil wird. Die Eiweißzufuhr braucht nicht in dem Maße wie die des Kochsalzes beschränkt zu werden, da Harnstoff eher konzentriert ausgeschieden werden kann. Der Hauptteil der Nahrung muß sich, ganz wie bei Schrumpfnierenkranken, aus Kohlenhydraten und Fett zusammensetzen. In gewissen Grenzen soll auch eine Beschränkung der Flüssigkeitszufuhr erstrebt werden. Bei molenarmer Nahrung und starkem Willen der Kranken kann hier mancherlei erreicht werden. Namentlich soll in den Abendstunden so wenig wie möglich getrunken werden, um den nächtlichen Harndrang nach Möglichkeit zu vermeiden. Als Suggestivmittel wurde die Benutzung von Kautabletten empfohlen (POSNER). Daß es bei den auf rein psychogener Grundlage entstandenen Fällen auf Grund energischer Vorhaltungen und Abstinenzmaßnahmen zuweilen, aber durchaus nicht immer gelingt, einen vollen Erfolg zu erzielen, ist bereits hervorgehoben worden.

Von innersekretorischen Präparaten sind die Hypophysenhinterlappenpräparate empfohlen und vielfach angewendet worden (v. D. VELDEN, FREY und KUMPISS, UMBER u. a.). Es kommen hier das Pituitrin, das Pituglandol, das Hypophysin, ferner das von QUEISSER (Hamburg) dargestellte Physormon sowie das sehr wirksame Pituigan (HENNING) in Betracht, die intravenös, aber auch intramuskulär und subcutan verabfolgt werden können (täglich oder jeden Übertag 1—2 Ampullen). Bei intravenöser Darreichung beginne man mit $^1/_4$—$^1/_2$ Ampulle. Die Wirkung der Hypophysenpräparate auf die Diurese ist keine einheitliche. Für gewöhnlich wirken sie infolge Erweiterung der Nierengefäße, vielleicht auch durch Anregung der sekretorischen Kraft der Nierenzelle stark diureasefördernd (MAGNUS, SCHÄFER und HERRING). Häufig tritt aber auch der entgegengesetzte Effekt ein, so daß man innerhalb der Hypophyse das Vorhandensein zweier in bezug auf die Harnsekretion verschieden wirksamer Substanzen angenommen hat. Dies dürfte wohl kaum zutreffen. Wahrscheinlicher ist, daß es sich hier um Wirkungen eines und desselben Hormons handelt, die je nach der Beschaffenheit des Erfolgsorgans antagonistisch gerichtet zutage treten (H. ZONDEK und UCKO S. 10 u. ff.). Beim Diabetes insipidus kann man nach Zufuhr eines der genannten Extrakte (am besten intravenös) eine Erhöhung des spezifischen Gewichts des Harns mit entsprechend vermehrter Kochsalzausscheidung sowie Verminderung der Harnmenge und der Polydipsie beobachten. Die Wirkung tritt relativ schnell nach der Injektion auf, pflegt einige Stunden anzuhalten, klingt dann aber schnell wieder ab. Einen Dauererfolg habe ich unter dieser Medikation nicht beobachten können. Immerhin wird auch diese nur vorübergehende Besserung von den Kranken sehr angenehm empfunden. Eine nicht unbeträchtliche Verstärkung speziell der Physormonwirkung konnten H. ZONDEK und BERNHARDT durch Kombination des Präparates mit KCl (0,2 g pro dosi) erzielen.

Der Kombination des Mittels mit Kalium lagen die auf S. 7 niedergelegten, auf experimentelle Untersuchungen von H. ZONDEK und REITER zurückgehenden Vorstellungen zugrunde.

Nach J. BAUER und B. ASCHNER soll Novasuroldarreichung von günstiger Wirkung auf den Diabetes insipidus-Kranken sein, indem Harnflut und Durst erheblich nachlassen. Die Autoren führen den Erfolg auf die erzwungene hochgradige Kochsalzdiurese und Erhöhung der Konzentrationsfähigkeit der Nieren zurück. Das Mittel wird naturgemäß nur gelegentlich zur Unterstützung einer Suggestions- bezw. Entwöhnungstherapie herangezogen werden können. In manchen Fällen von D. i. scheint die Lumbalpunktion eine günstige Wirkung auf die Harnflut auszuüben (so in einem postencephalitischen Falle Signorrellis). Offenbar handelt es sich hier um Fälle mit erhöhtem Liquordruck.

10. Die Akromegalie.

Allgemeine Vorbemerkungen.

Mit der Akromegalie (der Name stammt von P. MARIE) beschreibe ich eine Krankheit, bei der sich die schon oft betonte Einwirkung gewisser endokriner Drüsen auf die allgemeine Wachstumstendenz des Organismus in besonderem Maße offenbart. Dem Leiden liegt eine Hyperfunktion der glandulären Hypophyse zugrunde. Das Kennzeichen der Akromegalie ist, wie der Name besagt, das Größerwerden der Akra, d. h. der gipfelnden Teile, wie: Hände, Füße, Kiefer, Lippen, Nase, Zunge. Neben den äußeren Teilen geraten aber auch die inneren Organe nicht selten in einen Zustand gesteigerten Wachstums.

Der Beginn des Leidens fällt häufig schon in das jugendliche Alter, wenn auch den Kranken selbst meist erst um das 20. oder 30. Lebensjahr das Absonderliche ihres Zustandes auffällt. Bei einigen Kranken meines Beobachtungsmaterials waren schon auf Bildern, die aus der Kindheit stammten, gewisse akromegale Züge deutlich erkennbar. Gelegentlich hört man in der Anamnese die Angabe, daß in der Familie mehrfach abnorm große Menschen vorgekommen seien. Jedoch kann man im ganzen von einem familiären Auftreten des Leidens nicht sprechen. Die Krankheit entsteht in der Regel allmählich, doch sind auch Fälle mit akutem Verlauf beschrieben worden (STERNBERG).

Der Akromegalie nahe verwandt ist jenes Krankheitsbild, bei dem sich die von der Hypophyse ausgehende, gesteigerte Wachstumstendenz in einem allgemeinen, proportionierten Riesenwachstum äußert (Gigantismus). Zunächst sei die Symptomatologie der reinen Akromegalie beschrieben.

Symptomatologie.

Die ersten Erscheinungen, die den Kranken selbst auffallen, bestehen häufig in Mattigkeit, Apathie und allgemeinen uncharakteristischen Schmerzen. Als das auffälligste Zeichen des Leidens tritt uns die Vergrößerung der Akra entgegen. Ihr entspricht in erster Linie eine Verdickung der Weichteile, zum Teil auch Veränderungen bestimmter Knochen. So sind die Schädelwände meist verdickt, die Kiefer vergrößert, so daß es zu ausgesprochener Prognathie oder sogar zu Subluxation der Unterkiefers kommen kann. Das abnorme Wachstum der Kiefer ist häufig an dem Auseinanderrücken der Zähne zu erkennen. Die Jochbeine treten in vielen Fällen hervor, zuweilen entwickelt sich eine Kyphoskoliose. Hervorzuheben ist die meist abnorm starke Entwicklung der Protuberantia occipitalis externa. Meist ist die Nase stark verdickt. Das gleiche gilt für die Zunge, deren Papillen abnorm vergrößert sind. Die Verdickung betrifft sowohl die Zungenschleimhaut als auch die Schleimhaut der Mundhöhle. Die Eigenart der Physiognomie wird des weiteren gekennzeichnet durch die wulstförmig verdickten Lippen sowie die Vergrößerung der Ohren. Hände und Füße sind meist tatzenmäßig aufgetrieben. Dies ist, wie schon hervorgehoben, vor

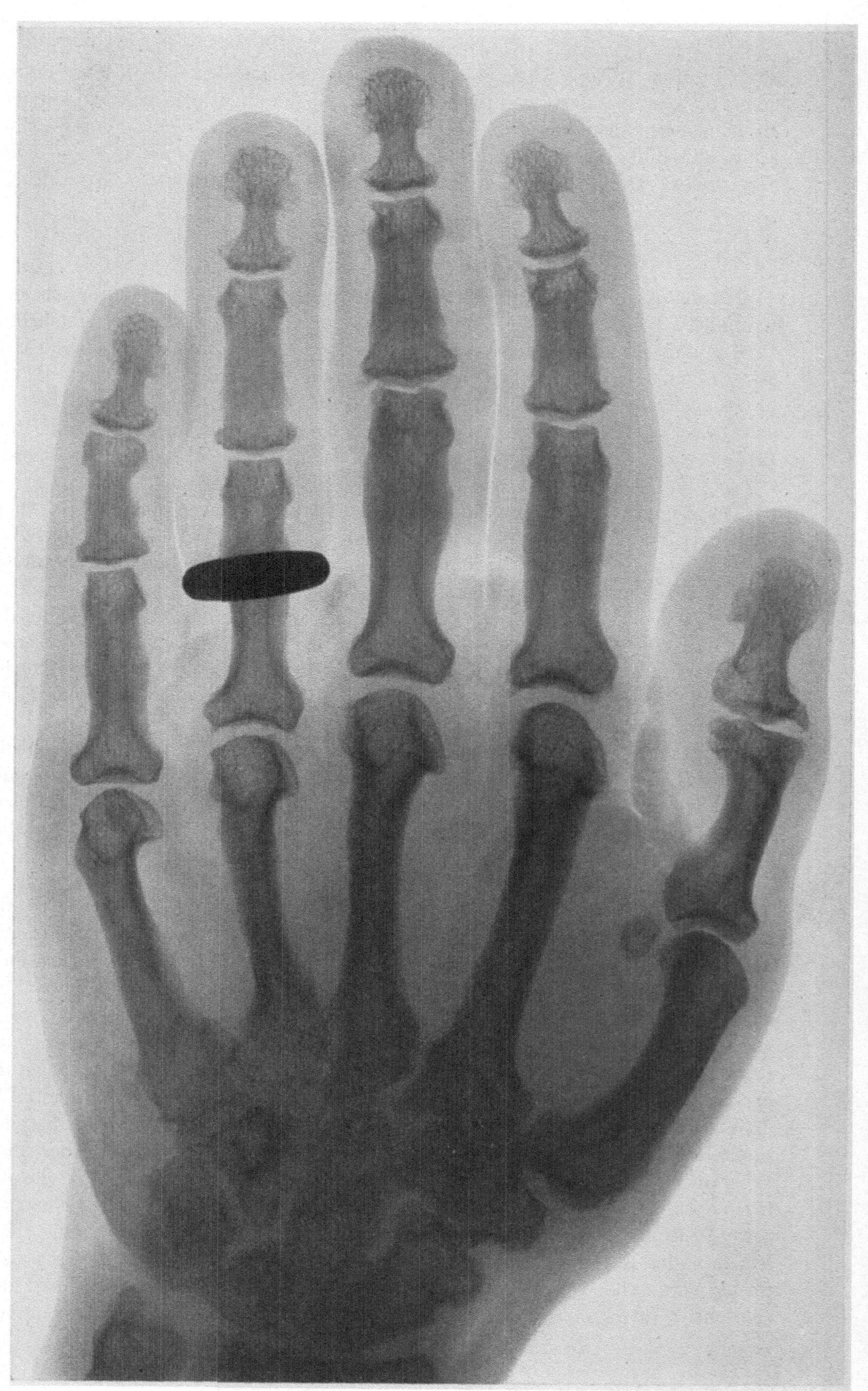

Abb. 117. Hand einer 36jährigen Kranken mit Akromegalie

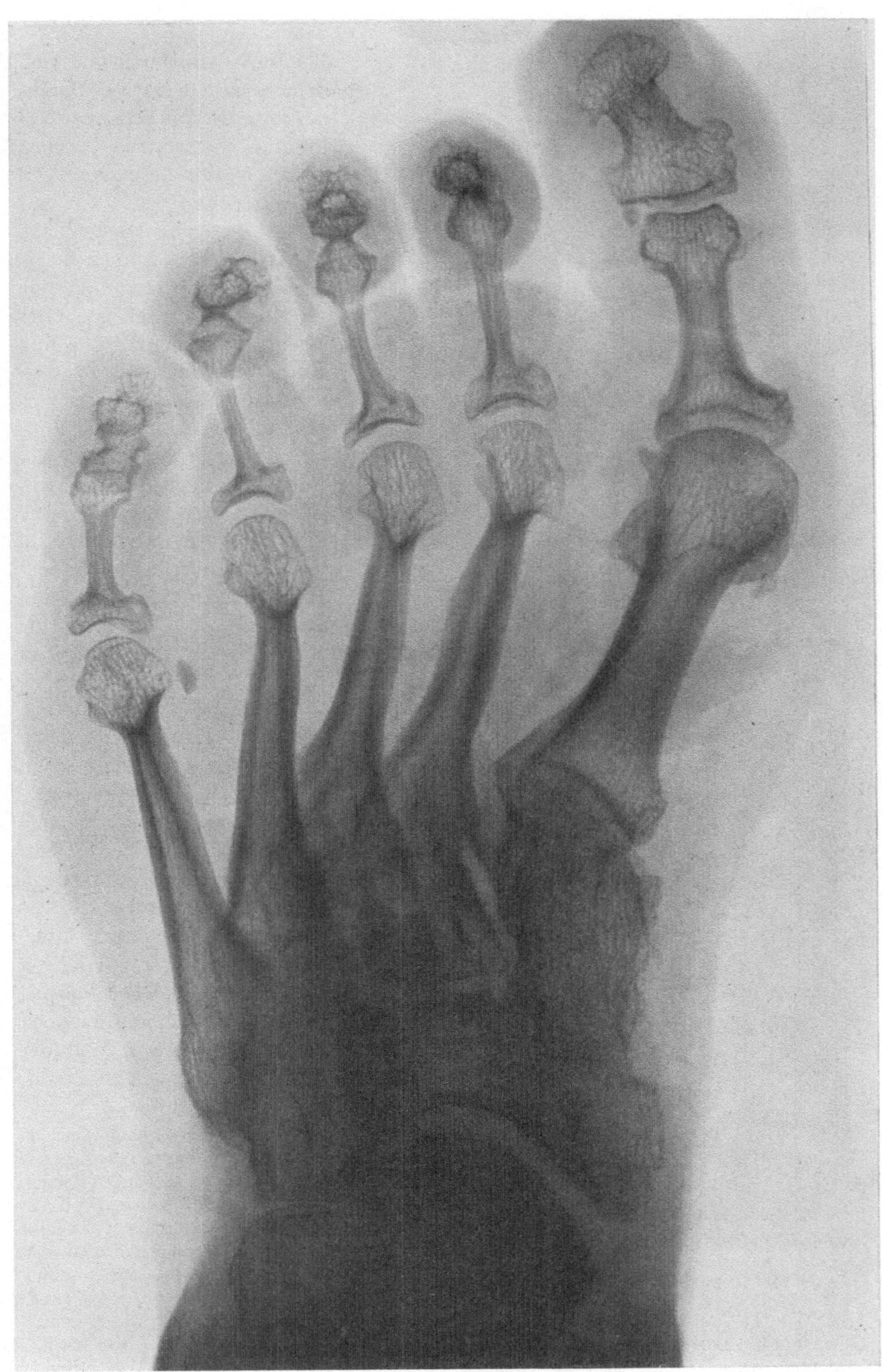

Abb. 118. Fuß einer 36jährigen Kranken mit Akromegalie.

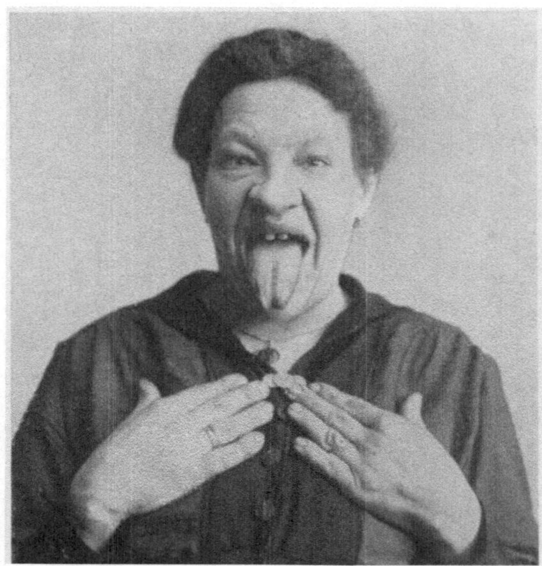

Abb. 119. 40jährige Kranke mit Akromegalie. (Aufgetreten im Anschluß an Totalexstirpation von Uterus und Ovarien.)

allem auf Verdickung und vielleicht auch ödematöse Durchtränkung der Weichteile zurückzuführen, während die Knochen selbst nur zum geringeren Teil zur Auftreibung der Hände und Füße beitragen. STRÜMPELL sieht daher die Akromegalie als Gegenstück zur Sklerodermie an. Röntgenologisch ist in der Regel eine geringe Breiten- und eine etwas stärkere Längenzunahme der Phalangen erkennbar. Auch die Hand- und Fußwurzelknochen sind meist abnorm groß (Abb. 117 u. 118), während Unter- und Oberarme bzw. Unter- und Oberschenkel an der Vergrößerung nicht teilnehmen. Charakteristisch ist in den meisten Fällen auch die abnorme Größenzunahme der pneumatischen Höhlen.

Sehr auffällig ist bei vielen Kranken das Verhalten der Stimme. Ich kenne eine Kranke, die vor dem Manifestwerden der Akromegalie einen hohen Sopran sang. Jetzt hat sie eine völlige Männerstimme mit tiefer, rauher, fast baßartiger Stimmlage. Diese Mutuation beruht auf einem Dickerwerden der Stimmbänder.

Um die bisher genannten, dem Untersucher auf den ersten Blick sinnfälligen Symptome an einem praktischen Beispiel zu zeigen, sei folgender Fall, auf den noch bei Besprechung der Therapie und der Pathogenese zurückzukommen sein wird, mitgeteilt.

Frau E. (Abb. 119), 40jährig, stammt aus gesunder Familie. Sie hat vor Jahren eine Lues akquiriert. 4 Totgeburten. Keine lebenden Kinder. Wassermann zurzeit noch stark positiv. Die Kranke hatte schon als Kind immer eine etwas große Nase, sonst aber normal dimensionierte Glieder. Vor 5 Jahren wurde angeblich wegen „Blutungen" eine Totalexstirpation von Uterus und Ovarien vorgenommen. Die nebenste-

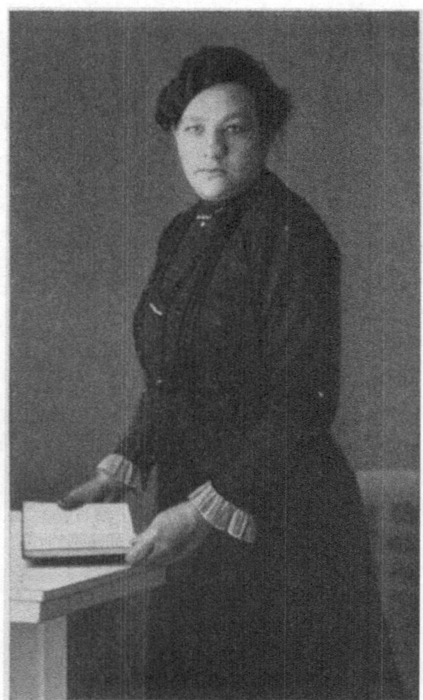

Abb. 120. Dieselbe Kranke vor Ausbruch der Krankheit.

hende Abb. 120 zeigt die Kranke wenige Wochen nach der Operation. Etwa zwei bis drei Monate später begann sich an Händen, Füßen und Nase ein abnormes Wachstum zu zeigen. Pat. trug bis dahin Stiefelgröße 38, mußte allmählich bis zu Nr. 43 steigen. Der Trauring mußte 3mal erweitert werden. Auch die Zunge wurde größer und hatte kaum im Munde Platz, die Zähne rückten auseinander, Die Haare fielen aus. Zudem stellten sich neben Kreuzschmerzen, Schwindelanfällen, Schweißen und starker Muskelschwäche die für die Krankheit

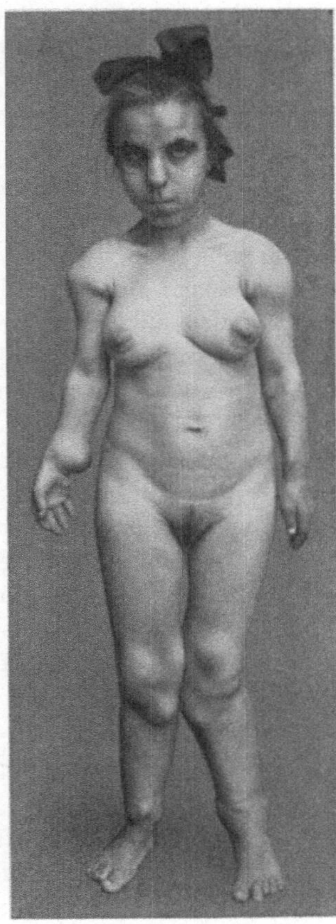

Abb. 121. 19jährige Kranke mit Akromegalie und hochgradiger Exostosenbildung.

charakteristischen heftigen Kopfschmerzen ein. Von seiten des Herzens wurden Klagen über Kurzatmigkeit und allgemeine Beschwerden in der Herzgegend geäußert.

An den inneren Organen war folgender Befund zu erheben: Herz: Hypertrophie der linken Kammer, und zwar: Tr. = 14,7 cm, Länge 16 cm (relative Normalmaße für Tr. = 12 und für L. = 13,3 cm). Wechselnde systolische Geräusche über allen Ostien,

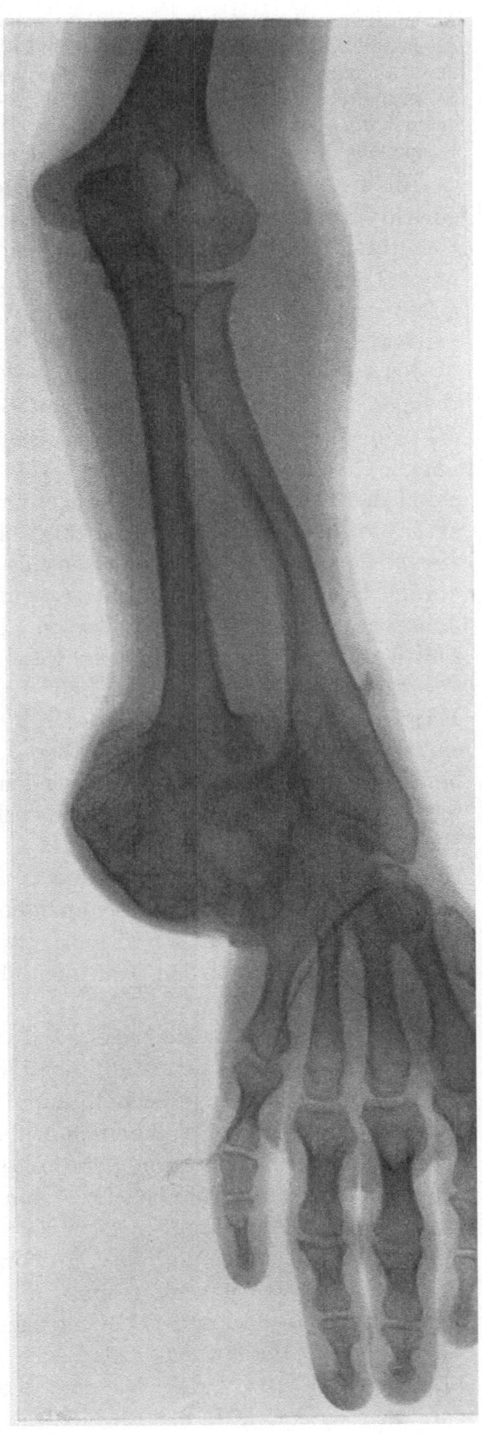

Abb. 122. Exostosen und blumenkohlartige Auftreibungen der Epiphysengegenden bei obigem Falle von Akromegalie.

Akzentuation des 2. Aorten- und Pulmonaltones. Arterienrohr leicht gespannt. Puls: 80, regelmäßig, gleichmäßig. Blutdruck: 90/140 mm Hg. Nervensystem o. B. Reflexe normal, Augenhintergrund normal. Keine Hemianopsie, keine Gesichtsfeldeinschränkung. Sella turcica erweitert (s. Abb. 127 u. 128). Blutzuckergehalt: = 0,079%. Blutbild: Erythrocyten = 4,6 M. im cbmm Blut Leukocyten = 5140, Hb. = 90%, neutrophile Leukocyten 78%, Eosinophile 2%, Basophile 1%, Lymphocyten 18%.

An der allgemeinen Größenzunahme beteiligen sich auch die Haare. Das einzelne Haar wird dicker, die Behaarung im ganzen reichlicher und dichter, Extremitäten und Rumpf, letzterer namentlich im Bereiche der Linea alba, werden unter Umständen mit ausgiebigem Haarpelz bedeckt, bei Frauen kann sogar an abnormen Stellen, so z. B. an der Oberlippe oder am Kinn, Haarwachstum auftreten.

Bei vielen Kranken findet man, den Muskelansätzen entsprechend, mehr oder weniger stark ausgebildete Exostosen. So beobachtete ich eine 19jährige Kranke, die (Abb. 121) neben akromegalen Zeichen enorme Exostosenbildung besonders um die Gelenke herum erkennen läßt. Es handelt sich um ein in seiner psychischen Entwicklung wie im Längenwachstum zurückgebliebenes Mädchen, das ausgesprochen akromegale Züge trägt und bei dem sich nach Bericht der Eltern von 2. Lebensjahre an an den verschiedensten Körperstellen, und zwar überall um die Gelenke herum, Knochenauswüchse entwickelten, die sich im Laufe der Jahre zu enormer Größe ausbildeten. Die Kranke klagte über Kopfschmerzen; sonstige Hirndruckerscheinungen waren nicht nachweisbar, dagegen fand sich eine abnorme Erweiterung der Sella turcica. Zudem bestand eine Neigung zur Hämophilie. Der Charakter der Knochenauftreibungen war anscheinend kein einheitlicher. Neben echten Exostosen, die man wohl als den Ausdruck einer auf beschränktem Gebiet sich auswirkenden Tendenz zur Wachstumssteigerung ansehen muß, erschienen einige der Knochenauftreibungen, und zwar die um die Handgelenke herum befindlichen, als blumenkohlartige Erweiterungen der Knochenepiphyse (Abb. 122). Diese Veränderung ist vielleicht ebenfalls als Effekt vermehrter Wachstumsimpulse anzusehen. In einem zweiten dem eben beschriebenen völlig analogen Fall (12jähriges Mädchen) sah ich neben der Exostosenbildung an den Gelenken die Zeichen beginnender destruierender Arthritis.

Der **Gefäßapparat** akromegaler Individuen weist in vielen Fällen schon frühzeitig Veränderungen auf. Häufig besteht Neigung zu Tachykardie, die namentlich in den durch basedowische Symptome komplizierten Fällen hervortritt. In späteren Stadien der Krankheit finden wir so gut wie immer mehr oder minder ausgesprochene Zeichen von Arteriosklerose. Über das bei leichterer Sklerose der Kranzarterien gewöhnliche Maß von Herzhypertrophie hinaus begegnet man nun bei vielen Akromegalen einem Grade von Herzvergrößerung, der wohl als Folge einer sich auch auf das Herz erstreckenden Tendenz zur Wachstumssteigerung angesehen werden muß. So sah ich Herzsilhouetten, deren Transversaldurchmesser 15 und 17 cm betrugen (s. Abb. 123 u. 124). In einem Falle von akromegalem Riesenwuchs belief sich der Transversaldurchmesser sogar auf 17,6 cm (Abb. 125). Hier lag eine enorme Hypertrophie der linken Kammer vor. Dem entspricht in der Regel auch eine Blutdrucksteigerung, die zwar meist gering ist, unter Umständen jedoch bis zu exzessiven Werten gehen kann (bis zu 200 mm Hg Maximaldruck und mehr). Als Beispiele seien die unten folgenden

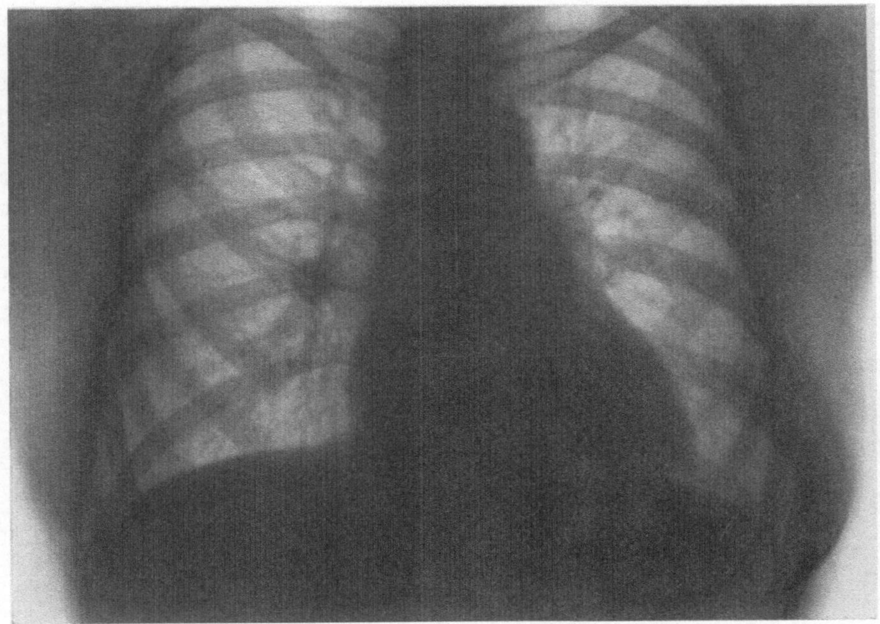

Abb. 123. Herz einer 40jährigen Kranken (Abb. 119) mit Akromegalie.

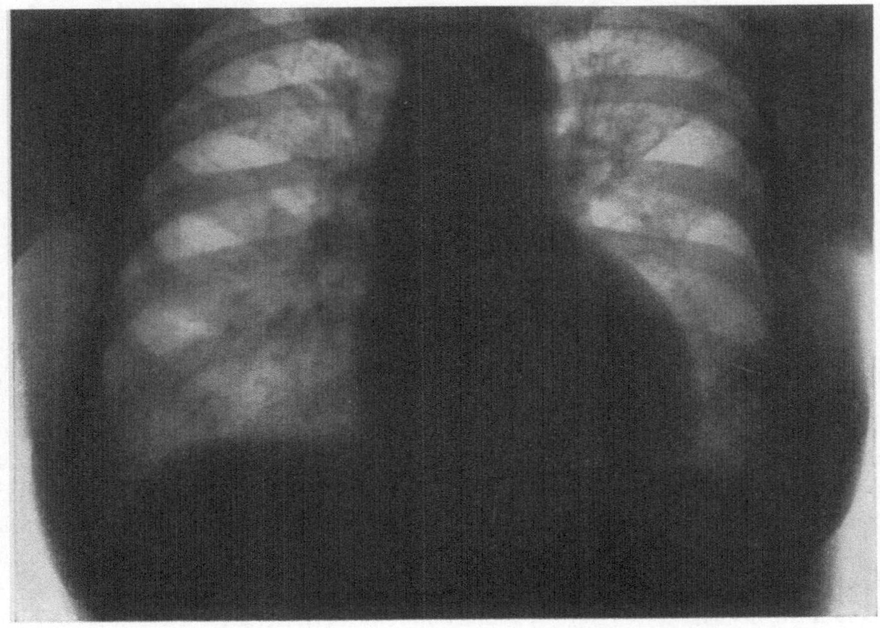

Abb. 124. Herz einer 36jährigen Kranken (Abb. 135) mit hochgradiger Akromegalie.

3 Herzsilhouetten (Abb. 123—125) wiedergegeben, von denen die erste von der auf S. 240 beschriebenen 40jährigen Frau E., die zweite von einer 36jährigen Kranken (Frau Sp.) und die dritte von dem schon erwähnten 40jährigen akromegalen Riesen stammt.

In einzelnen Fällen fand ich auch Blutdrucksenkung bis zu 100 mm Hg (Maximaldruck) und darunter. Es handelte sich dann um ein Vagusherz, somit um eine Form kardialer Funktionsanomalie, die der Störung der Balance innerhalb des Hormondrüsenapparates seine Entstehung verdankt und bei endokrinen Krankheiten verschiedener Genese zu finden ist (s. Kapitel Fettsucht, Myxödem, Chondrodystrophie).

Eine Vergrößerung der Herzsilhouette findet sich nach eigenen Erfahrungen nur bei dem auf vermehrte Hypophysenvorderlappenfunktion zurückzuführenden,

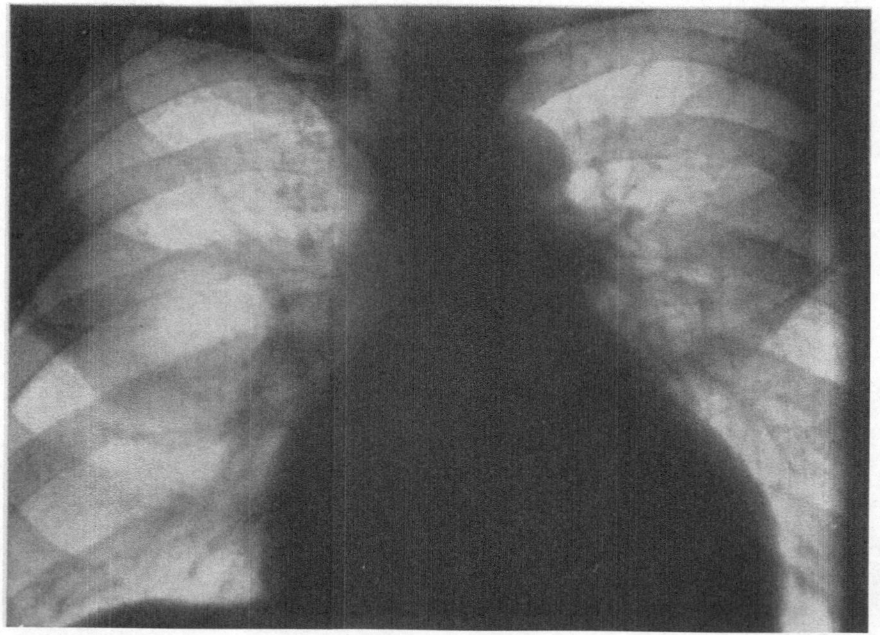

Abb. 125. Herz eines 40jährigen akromegalen Riesen (Abb. 140).

d. h. akromegalen Riesenwachstum, auf das noch zurückzukommen sein wird. Die Herzgröße erweist sich in der Regel als normal bei den auf primären Hypergenitalismus zurückzuführenden Formen von Riesenwuchs (s. infantiler Riesenwuchs). Wie das Herz können auch die meisten inneren Organe bei Akromegalen gegenüber der Norm vergrößert sein; so Leber, Milz, Magen, Darm, Nieren und Nebennieren, Gehirn, Spinalganglien und periphere Nerven (CUNINGHAM, FISCHER DELILLE, FISCHER und SCHULTZE). Es ist mithin gerechtfertigt, auch von Splanchnomegalie zu sprechen.

Schon frühzeitig tritt bei Akromegalen eine Funktionsstörung der **Keimdrüsen** zutage. Frauen verlieren in manchen Fällen frühzeitig, in anderen aber erst nach Jahren ihre Menstruation, später auch häufig jegliche Libido sexualis.

Die Konzeptionsfähigkeit ist so gut wie aufgehoben. Fälle, in denen akromegale Frauen geboren hätten, sind in der Literatur kaum mitgeteilt. Auch beim Manne pflegen Libido und Potenz früher oder später zu erlöschen. Die Beeinträchtigung der äußeren Geschlechtsfunktion ist nun bei der Mehrzahl akromegaler Individuen nicht von einer entsprechenden Rückbildung der sekundären Geschlechtscharaktere begleitet. Das äußere Genitale kann bei beiden Geschlechtern seine normale Größe behalten, die spezifischen Geschlechtscharaktere können sogar stärker als sonst hervortreten. Bei Frauen können unter Umständen, was Behaarung, Stimme und psychische Eigenarten anbelangt, sogar virile Züge auftreten.

Es kann nicht zweifelhaft sein, daß zwischen der Hypophyse und den Keimdrüsen enge Beziehungen bestehen. So wurde bereits oben darauf hingewiesen, daß bei Frauen nicht selten während der Gravidität akromegale Züge auftreten. Welcher Art diese Beziehungen sind, ist nicht mit Sicherheit zu entscheiden. FALTA nimmt an, daß von der Hypophyse aus die beiden biologischen Einheiten der Keimdrüsen in verschiedenem Sinne beeinflußt werden, und zwar so, daß die gesteigerte

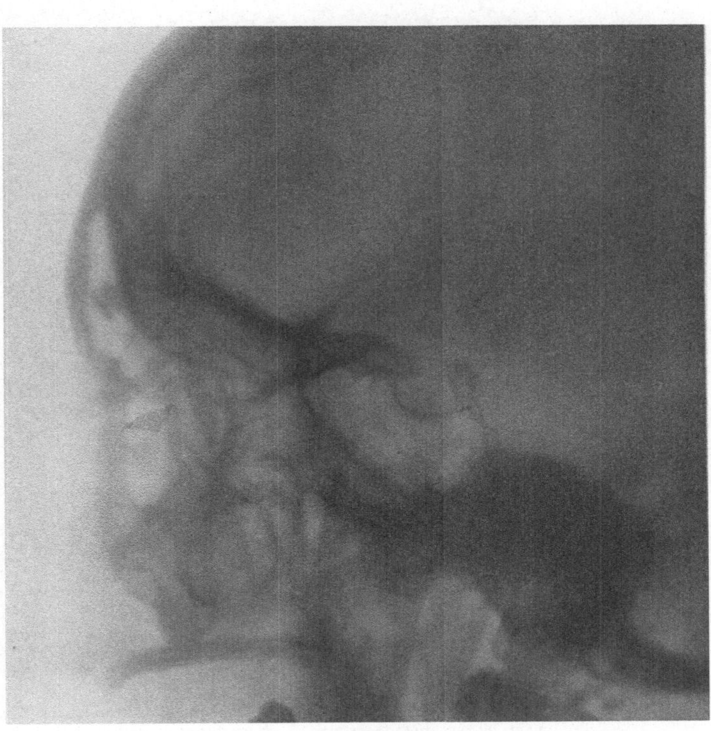

Abb. 126. Normale Sella turcica einer 29 jährigen Frau.

Tätigkeit der Hypophyse die Tätigkeit der interstitiellen Drüse anrege, die der Generationsdrüse zunächst auch steigere, um sie jedoch alsbald stark zu hemmen.

Auch am **Verdauungsapparat** findet man unter Umständen stärkere Störungen. Häufig besteht enorme Eßlust, die, da sie sich mit Neigung zu Obstipation kombiniert, den Kranken lästig werden kann. Nicht selten findet man auch Polydipsie und Polyurie, d. h. Erscheinungen von Diabetes insipidus (s. daselbst).

Der **Stoffwechsel** Akromegaler weist zuweilen ebenfalls Abnormitäten auf. Die häufigste Abweichung dürfte die Neigung zu alimentärer Glykosurie sein. Ähnlich wie beim Morbus Basedowii ist die Toleranzgrenze für Zucker herabgesetzt.

Der Blutzuckergehalt weist nach eigenen Erfahrungen keine Besonderheiten auf, nur in einigen Fällen fanden sich an der oberen Grenze der Norm liegende Werte. In dem auf S. 225 mitgeteilten Fall Frau Sp. fand sich ein Nüchternwert von $0,132^0/_0$. Einige Autoren berichten ferner über Neigung zu Stickstoffretention, die sie mit dem abnormen Wachstum der Gewebe in Zusammenhang bringen. Den minimalen Eiweißverbrauch fanden TANNHAUSER und CURTIUS sowie E. KRAUSS erhöht. In einer Anzahl von Fällen wurde Retention von Chlor, Kalk und Phosphor beobachtet (v. MORACZEWSKY u. a.). Der Grundumsatz ist

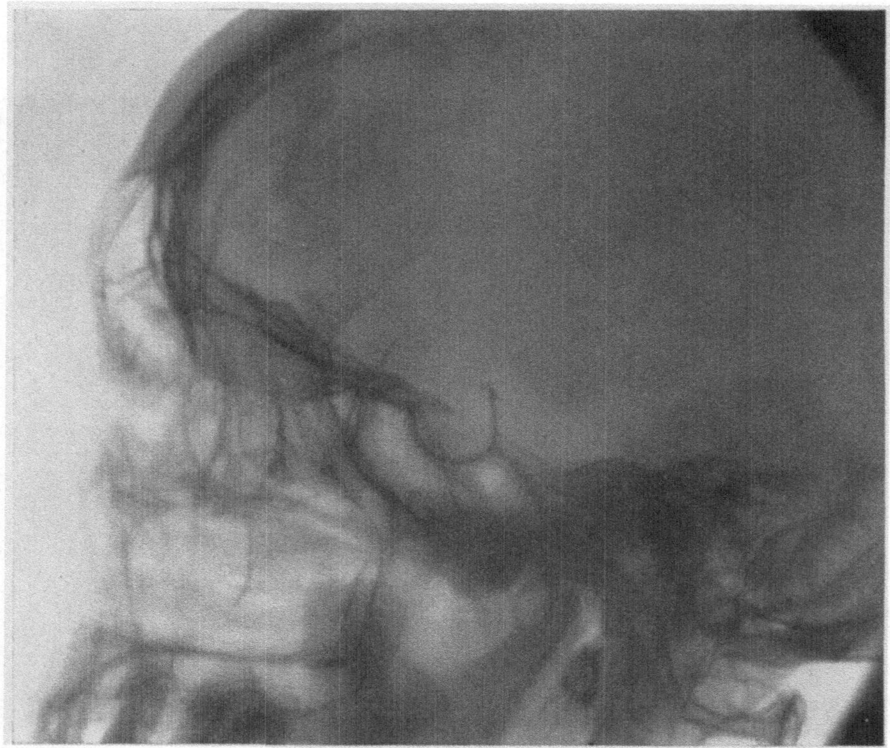

Abb. 127. Erweiterte Sella turcica einer 40jährigen Kranken mit Akromegalie. Boden vertieft, Sellarücken nach hinten aufgebogen und stark verdünnt (aufgenommen März 1919).

von einer Anzahl von Untersuchern gesteigert gefunden worden. Ich habe in Gemeinschaft mit A. LOEWY 3 Fälle von schwerer Akromegalie untersucht, von denen zwei völlig normale Gaswechselwerte zeigten. Im 3. Fall, bei dem es sich um eine 38jährige Kranke mit besonders großem Hypophysentumor handelte, fanden sich ebenfalls etwa normale Werte für den Erhaltungsumsatz. Merkwürdigerweise schnellten sie aber wie aus den nachstehenden Zahlen ersichtlich ist, nach der von der Nase aus vorgenommenen Auskratzung des Tumors außerordentlich stark in die Höhe, während die starken Kopfschmerzen und sonstigen subjektiven Beschwerden sich wenigstens für die ersten Monate besserten.

Vor der Operation.

Name	Körpergewicht kg	O$_2$-Verbrauch pro Minute ccm	O$_2$-Verbrauch pro kg ccm
Frau Spiegelberg (38 Jahr)	77,1	276,60	3,531

Nach der Operation:

	71,5	379,93	5,31

Man muß annehmen, daß die Operation hier wenigstens zunächst zu einer starken Reizwirkung auf das Stoffwechselzentrum Veranlassung gegeben hat.

Der Harnsäurestoffwechsel wurde von FALTA und NOVASZINSKI untersucht. Die Werte für die endogene Harnsäureausscheidung betrugen etwa das Doppelte des Normalen. Die Erhöhung dürfte in der Hauptsache auf die bei den Kranken vermehrte Zellkernsubstanzmasse zu beziehen sein.

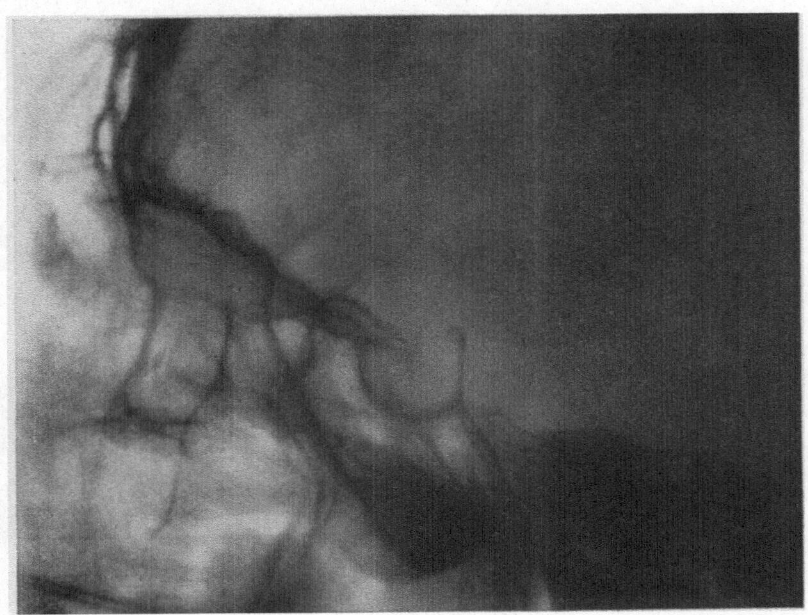

Abb. 128. Sella derselben Kranken im November 1921. Stärkere Ausdehnung der Sella nach allen Richtungen, entsprechende Abnahme der Höhe der Keilbeinhöhle.

Es gibt Fälle von Akromegalie, die mit hypophysärer Dystrophie vergesellschaftet auftreten. (Man muß an die Analogie zum gleichzeitigen Auftreten von Basedow und Myxödem denken.) Wie sich in solchen Fällen der Stoffwechsel verhält, ist z. Z. nicht bekannt.

Die Erregbarkeit des vegetativen Nervensystems ist in manchen Fällen gesteigert. Dies gilt nicht allein für die mit basedowischen Erscheinungen komplizierten, sondern auch für die reinen Formen. Bei der Mehrzahl der eigenen Beobachtungen ließen sich jedoch keine eindeutigen Befunde erheben.

Das **Blutbild** fand ich in meinen Fällen ohne Besonderheiten. FALTA berichtet über tiefe Hämoglobinwerte und gelegentlich etwas reichliche Eosinophilie in den späteren Stadien der Krankheit sowie über Monocytose.

Daß bei Akromegalen neben dem typischen Syndrom auch Erscheinungen von seiten der Schilddrüse im Sinne des Basedow auftreten, ist keine Seltenheit. Es ist bereits im allgemeinen Teil auf die nahen Beziehungen, die zwischen Thyreoidea und glandulärer Hypophyse bestehen, hingewiesen worden. Klinisch äußert sich dies darin, daß wir bei einem gewissen Prozentsatz von Akromegalen auch Erscheinungen erhöhter Schilddrüsentätigkeit, unter Umständen sogar ausgesprochene Struma finden. Ich führe in folgendem als Beispiel eine von mir beobachtete 39jährige Patientin an, deren Bild oben (Abb. 24) wiedergegeben ist.

Bei der Kranken hatte sich seit 4 Jahren eine Veränderung der Gesichtszüge, d. h. Größerwerden der Nase, der Zunge usw. eingestellt, wobei Hände und Füße dicker und klobiger

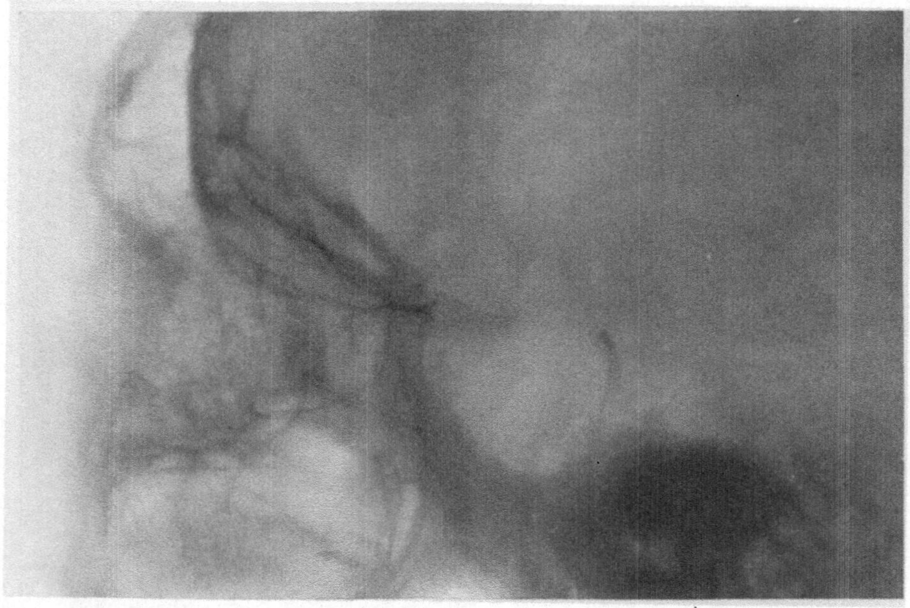

Abb. 129. Hochgradige Sellavergrößerung bei einer 36jährigen Kranken mit schwerer Akromegalie und starken Hirndruckerscheinungen. (Nach unten durchgebrochener intrasellär sitzender Hypophysistumor, der die gesamte Keilbeinhöhle einnimmt.)

wurden. Zugleich hatte sie unter starker Müdigkeit und Mattigkeit zu leiden. Ungefähr gleichzeitig mit dem Auftreten dieser Symptome nahm des Hals an Umfang zu, es kamen Haarausfall, Herzklopfen und Hervortreten der Augen hinzu. Zurzeit besteht eine Tachykardie von etwa 100 Schlägen in der Minute. Herzgrenzen normal, Herztöne rein, Neigung zur Extrasystolie, Blutdruck 80/130 mm Hg. Von Augensymptomen: leichter Exophthalmus, positiver Stellwag. Mäßig starker Tremor der Hände, normales Blutbild (keine Lymphocytose). Blutzucker 0,117°/$_1$, Sella turcica erweitert. Unter meiner Beobachtung, die ca. 1^1/$_2$ Jahre dauerte, nahm die Sellavergrößerung deutlich zu, wodurch das Bestehen eines Hypophysentumors sichergestellt wurde.

Hervorzuheben ist, daß sich mit akromegalen Erscheinungen nicht selten auch ein myxödematöser Symptomenkomplex verbindet, wie man umgekehrt auch beobachten kann, daß bei myxödematösen Patienten akromegale Züge auftreten können. In dieser Beziehung sei auf das im Kapitel „Myxödem" wiedergegebene Bild einer 62jährigen Patientin (Abb. 34) verwiesen, die Verdickung der Nase, Schwellung der Lippen, Vergrößerung der Zunge sowie Auftreibungen der Hände und Füße, kurz Erscheinungen zeigte, die durchaus an Akromegalie denken ließen. Die Patientin starb an einer interkurrenten Erkrankung, und die Obduktion ergab, daß die Hypophyse auch mikroskopisch ohne jede Veränderung war. Dagegen fand sich eine hochgradige Aplasie der Schilddrüse. Man muß annehmen, daß es hier auf Grund der Unterfunktion der Thyreoidea zu einem relativen funktionellen Übergewicht der glandulären Hypophyse gekommen war.

Was die auf den Hypophysentumor zu beziehenden Lokalsymptome anbetrifft, so decken sich diese im wesentlichen mit den bereits bei der Besprechung der Dystrophia adiposogenitalis mitgeteilten. Von größter Bedeutung sind auch hier die Veränderungen an der Sella turcica. So einfach sich die Diagnostik des Hypophysentumors in ausgesprochenen Fällen gestaltet, so schwierig kann sie sein, wenn der Tumor — vorausgesetzt, daß er überhaupt intrasellär sitzt — eine bestimmte Größe nicht überschreitet. Auf diese Schwierigkeiten ist bereits oben verwiesen worden (S. 56 u. 193 u. ff.). Vorstehend ist das Röntgenbild einer normalen Sella, sowie die dreier Fälle von Akromegalie mit sicherem Hypophysentumor wiedergegeben.

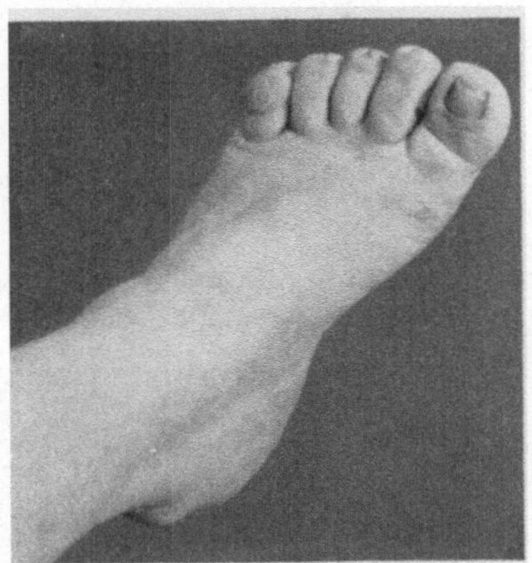

Abb. 130. Isoliertes Wachstum der großen Zehe des linken Fußes bei Akromegalie.

Es erübrigt sich, zu betonen, daß das Fehlen einer Sellavergrößerung weder etwas gegen die Diagnose der Akromegalie noch gegen eine Funktionssteigerung der Hypophyse beweist, da besonders im Anfang die Erkrankung kaum mikroskopisch erkennbar zu sein braucht. Überdies ist es möglich, daß Tumoren ihren Ausgang auch von versprengten, z. B. in der Keilbeinhöhle gelagerten Hypophysenresten nehmen können, die ihrerseits ebenfalls zu einer Überproduktion spezifischen Sekretes führen. Von den übrigen mit dem Tumor zusammenhängenden Lokalsymptomen sind hervorzuheben: Bitemporale Hemianopsie und andere Formen der Sehstörung (s. S. 193). LICHTHEIM hat von einem Fall allmählich zunehmender Blindheit berichtet. Auch einseitige temporale Gesichtsfelddefekte, die mit sonstigen Hirndruckerscheinungen auftreten, müssen den Verdacht auf Hypophysenerkrankung nahelegen. Unter Umständen können alle Ausfallserscheinungen des Gesichtsfeldes fehlen, was besonders dann der Fall ist, wenn sich die Wachstumsrichtung des Tumors nach der Keilbeinhöhle erstreckt. In solchen Fällen wird es nicht wundernehmen, wenn wir auch Stauungspapille, stärkere Kopfschmerzen sowie sonstige cerebrale Symptome vermissen. Stauungspapille findet sich im übrigen bei Akromegalie selten, häufiger ist Neuritis nervi optici anzutreffen.

Teilakromegalie. Es gibt Fälle von Akromegalie, bei denen die Krankheit nach einem zeitweiligen Stillstand die Tendenz zu neuem Wachstum an der einen oder anderen Stelle zeigt. Ich kenne Patienten, die, nachdem sie sich mit

ihrer Krankheit abgefunden hatten, durch das unerwartete Größerwerden der
großen Zehe eines Fußes überrascht wurden (s. Abb. 130). In anderen Fällen
sah ich Vergrößerungen der Zunge oder exzessive Erweiterung der pneumatischen Höhlen bei sonst normaler Beschaffenheit der eigentlichen Akra. Auch diese Zustände, die im Verein mit anderen Störungen endokriner Art (s. Kapitel „Hypergenitalismus") auftreten können, möchte ich — mangels anderer Deutungsweisen — als partielle Akromegalie ansehen und auf die Hypophyse beziehen. Auch der allgemeine Riesenwuchs, von dem unten zu sprechen sein wird, kann, wie schon hier erwähnt sei, partiell, unter Umständen sogar halbseitig auftreten (s. Abb. 143 u. ff.). Einen charakteristischen Fall von partieller Akromegalie teile ich im folgenden ausführlicher mit (eigene Beobachtung).

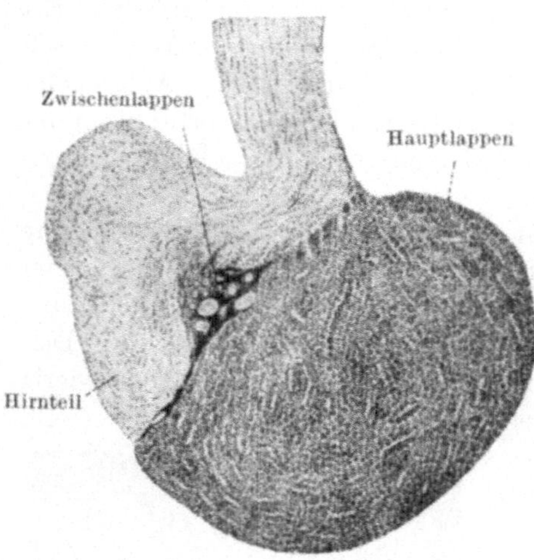

Abb. 131. Sagittalschnitt durch die Hypophyse
eines älteren Menschen. Nasalende rechts.
(Nach Biedl.)

Martha R., 17 Jahre.

Familienanamnese: Vater lebt und ist gesund. Die Mutter lebt, leidet an Kopfschmerzen und ist herzkrank. 2 Brüder der Pat. sind gesund.

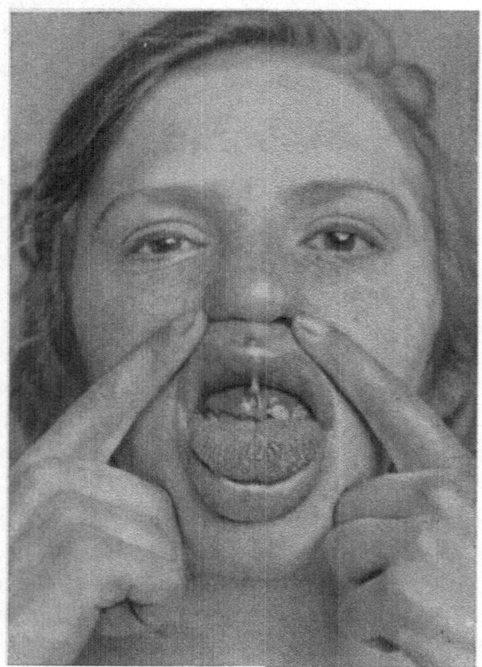

Abb. 132. Partielle Akromegalie um die Mundgegend mit
Fibrombildung auf der Zunge und des Zahnfleisches.
Keine Hypophysenanomalie.

Frühere Krankheiten: Mit 8 Jahren 2 mal Bruch des linken Armes, mit 12 Jahren Gelenkrheumatismus. Entfernung der Wucherungen aus dem Halse.

Erste Menses mit 16 Jahren, sie waren stets unregelmäßig.

Seit der frühesten Kindheit besteht eine beträchtliche Verdickung und Auftreibung der Lippen, das Zahnfleisch ist ebenfalls aufgeschwollen und verdickt, daneben finden sich kleine Warzen an der Spitze und den Seiten der Zunge.

Status: Die Pat. ist in Anbetracht ihres Alters klein, der Ernährungszustand ist mäßig gut.

Die Haut ist auffällig trocken, Hände und Füße sind stets kalt.

Mund und Oberkiefer stehen stark hervor, beide Lippen sind stark gewulstet, die nächste Umgebung des Mundes auch verdickt.

Das Zahnfleisch ist oben und unten stark und unregelmäßig vorgewuchert, fühlt sich hart an. Die Zähne sind intakt, die zwei oberen Incisivi sind nicht durchgebrochen.

An der Zungenspitze sowie an den Zungenrändern sitzen verstreut linsenbis stecknadelkopfgroße Wucherungen, die von blasser Farbe sind. Rachen o. B.

Die Schilddrüse ist nicht als abnorm gestaltet zu fühlen.

Lungen: o. B. — Abdomen: o. B.

Die Fußwölbung ist auffällig stark ausgeprägt. Der Rachenreflex ist nicht auslösbar. Die Patellarreflexe sind erhöht, das Babinskiphänomen ist links angedeutet.

Der Urin ist frei von Eiweiß u. Zucker. Der Blutzuckergehalt = $0,092^0/_0$.

Blutbild: Hb. $80^0/_0$, Ery. 4,8 Mill. im cbmm Blut, Leuko. = 7600. Stab. $1^0/_0$, Seg. $90^0/_0$, Lympho. $5^0/_0$, Mono. $3^0/_0$, Baso. $1^0/_0$.

Die histologische Untersuchung der Zungenwärzchen sowie des Zahnfleisches läßt dieselben als rein fibromatöse Wucherungen erkennen. Die Sella turcica erweist sich im Röntgenbild als normal.

Über die Ursache dieser sich lokal auswirkenden Wachstumssteigerung können wir uns zurzeit etwa folgende Vorstellung machen. Man muß annehmen, daß hier eine bestimmte physikalisch-chemische Einstellung der Gewebe der Peripherie die abnorme Auswirkung der Hypophysenhormons ermöglicht. Dabei kann es sich im einzelnen entweder um Fortfall von Faktoren handeln, die die Hormonwirkung physiologischerweise hemmen oder um Auftreten von Kräften, die die Wirksamkeit der Inkrete aktivieren. Die Hormondrüse als solche, im speziellen Fall die Hypophyse kann dabei anatomisch wie auch funktionell intakt gefunden werden (vgl. Kap. „Ursachen endokriner Erkrankungen“, S. 30 u. ff.).

Ätiologie und Pathogenese. Die Frage nach den Ursachen der Akromegalie ist nur für eine beschränkte Zahl von Fällen zu beantworten. So wird beispielsweise der hereditären Syphilis eine Bedeutung zugesprochen (Peritz). In anderen Fällen soll ähnlich wie beim Basedow ein psychischer Chok die Krankheit ausgelöst haben (Pel). Daß die Kastration namentlich bei der Frau in diesem Zusammenhang ein wesentliches Moment darstellt, wurde bereits betont. Es ist bekannt, daß sowohl in der Gravidität wie auch nach der Kastration eine Hypophysenvergrößerung beobachtet wird, die übrigens auch nach Nebennierenexstirpation, bei Thymushypertrophie, nach Schwund des chromaffinen Gewebes der Nebenniere und bei Schilddrüsenvergrößerung auftreten kann.

Die eigentliche Ursache der Krankheit muß man nach dem Stande unseres heutigen Wissens in einer Funktionssteigerung der glandulären Hypophyse erblicken. Unter Umständen kann, wie schon erwähnt, das im Übermaß abgesonderte spezifische Sekret auch von versprengten Hypophysenkeimen, die z. B. in der Keilbeinhöhle gelagert sein können, ausgehen. In der überwiegenden Mehrzahl der Fälle liegt der Funktionssteigerung ein Hypophysentumor zugrunde, der seiner anatomischen Beschaffenheit nach ein gutartiges Adenom oder ein malignes Adenocarcinom sein kann. Häufiger handelt es sich um die gutartige Geschwulstform. Andere Tumoren, wie Carcinome, Endotheliome, Sarkome u. a., führen nach Fischer niemals zur Akromegalie. Die Veränderungen der Hypophyse als der der Krankheit zugrunde liegende anatomische Befund sind zuerst von Marie und Marinesco beschrieben und von einer großen Zahl von Untersuchern bestätigt worden. Die genauere Beschreibung der Struktur des Hypophysentumors verdanken wir vor allem Benda. Nach ihm unterscheidet man im normalen Drüsengewebe des Vorderlappens zwei Arten von Zellen, je nachdem sie durch Chrom färbbar sind oder nicht (chromophile und chromophobe oder Hauptzellen). Unter den chromophilen finden sich eosinophile und basophile Zellen. Während Benda annimmt, daß die beiden Zelltypen nur verschiedene Sekretionsstadien ein und derselben Zellart darstellen,

halten andere Autoren sie für artverschieden, und ERDHEIM, der die Hauptzellen in der Schwangerschaft vermehrt gefunden hat, nimmt an, daß die chromophilen Zellen Abkömmlinge der Hauptzellen darstellen.

Ich habe diese wenigen Bemerkungen über den Bau des normalen Hypophysenvorderlappens vorausgeschickt, weil gerade der färberische Nachweis
der chromophilen Zellen für die Identifizierung von Hypophysistumoren, insbesondere von solchen mit hypersekretorischer Funktion, von größter Bedeutung ist. Es muß jedoch betont werden, daß die chromophilen Zellen nicht
die einzigen sezernierenden Elemente in der Hypophyse sind.

Das Adenom des Hypophysenvorderlappens kann mit der Zeit entarten und
schließlich den Eindruck eines Sarkoms machen, ohne daß klinisch ein Zurückgehen der Krankheitssymptome beobachtet wird. Gelegentlich kommt cystische
Erweichung vor. Metastasenbildung ist bisher nicht beschrieben worden. Nachstehend sei neben dem histologischen Bilde eines normalen Hypophysenvorder-

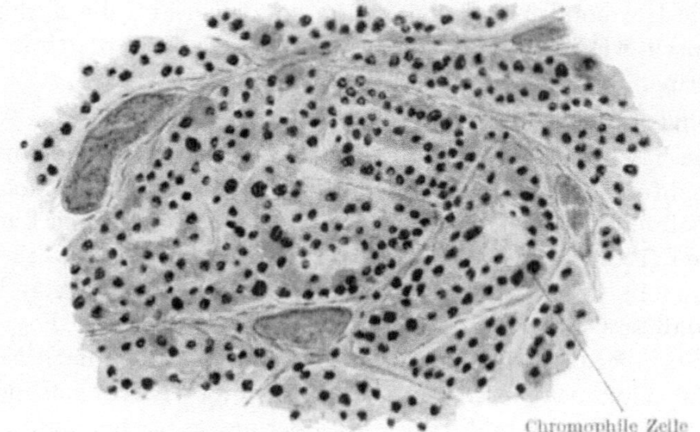

Abb. 133. Normaler Hypophysenvorderlappen mit eosinophilen Zellen.

lappens das eines Hypophysentumors (Schnitt von CEELEN) wiedergegeben
(Abb. 133 u. 134).

Der Deutung der Akromegalie als einem Hyperpituitarismus stehen nun
einige Schwierigkeiten im Wege, die erwähnenswert sind, wenngleich sie nach
meinem Dafürhalten die Gültigkeit der These nicht berühren. Einerseits wurden
Fälle mit sicher nachgewiesener Struma der glandulären Hypophyse beobachtet,
bei denen keinerlei akromegale Symptome vorhanden waren, und andererseits
konnte in einigen wenigen Fällen ausgesprochener Akromegalie der Nachweis
des Hypophysentumors nicht geführt werden. Gegen den ersten Einwand
kann man zunächst geltend machen, daß dem Vorhandensein einer Struma,
d. h. der anatomischen Gewebsvermehrung, nicht unter allen Umständen eine
entsprechende Funktionssteigerung folgen muß. Zudem muß darauf hingewiesen werden, daß natürlich nicht alle Hypophysentumoren zur Akromegalie führen, sondern eben nur diejenigen, die aus echtem Hypophysendrüsen-
gewebe bestehen. Schließlich darf nicht außer acht gelassen werden, daß für
das Zustandekommen der endokrinen Krankheit nicht die Funktionsanomalie
einer Drüse an und für sich, sondern die hierdurch hervorgerufene Gleichgewichts-

störung innerhalb des hormonalen Apparates ausschlaggebend ist und daß
gewisse Individuen im Besitze eines so exakt und gut funktionierenden hormonalen Regulationssystems sind (s. S. 9), daß die Zelle selbst bei stärkster
Überschwemmung mit Inkreten diese auf die oben (S. 9) erörterte Art und Weise
abzudämpfen vermag. Hingegen werden andere konstitutionell minderwertige mit
einem wenig zuverlässigen Regulationssystem ausgestattete Individuen schon ein
geringes Plus von Vorderlappensekret nicht zu entgiften vermögen, und so wird es
nicht wundernehmen brauchen, wenn, wie oben hervorgehoben wurde, in manchen
Fällen von Akromegalie ein eigentlicher Hypophysistumor n i c h t nachzuweisen ist.
Wir hätten es unter diesen Umständen mit einem relativen Hyperpituitarismus
zu tun. Übrigens darf nicht außer acht gelassen werden, daß auch tatsächliche
Funktionssteigerung der Hormondrüse, im speziellen Falle der Hypophysis
cerebri, nicht in allen Fällen von einer entsprechenden anatomischen Veränderung

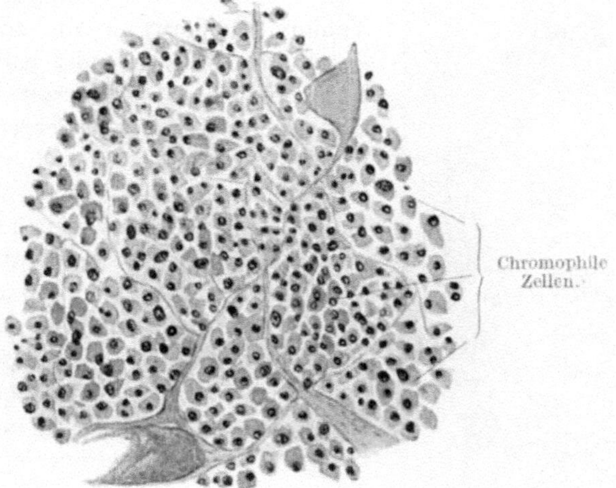

Abb. 134. Hypophysentumor mit zahlreichen eosinophilen Zellen.

begleitet zu sein braucht. Es sei an den Morbus Basedowii erinnert, bei dem die
anatomische Vergrößerung der Thyreoidea trotz besonderer Schwere des Falles
sehr gering sein kann. Zudem kann es vorkommen, daß nicht von der Hypophyse, sondern von den schon erwähnten dystopischen Hypophysenkeimen
die vermehrte Absonderung spezifischer Sekrete ausgeht (ERDHEIM, HABER-
FELD). Das Syndrom der Akromegalie wäre nicht zu erfassen, wenn man es nicht
wie das der meisten anderen endokrinen Krankheitsbilder unter dem Gesichtspunkt sekundärer Mitbeteiligung einer Reihe anderer Hormondrüsen betrachtete.
Ich erinnere an die häufig anzutreffenden Veränderungen der Schilddrüse so
wohl im Sinne von Funktionssteigerung als auch Funktionsherabsetzung, an
die nicht selten nachweisbare Thymuspersistenz, an die Befunde an den Nebennieren (cystische Degenerationen und Adenome), vor allem an die Anomalien
von seiten der Keimdrüse, wie sie oben beschrieben worden sind.
    Das Tierexperiment, das bei vielen anderen endokrinen Krankheiten in
Zweifelsfällen die Entscheidung brachte, konnte bislang in der Frage der Pathogenese der Akromegalie keine definitive Entscheidung bringen, da es nicht

gelang, eine Sekretionssteigerung der Hypophyse künstlich zu erzeugen. Die Hauptstütze des hyperpituitären Theorie ist nach der heutigen Auffassung in dem Erfolg der operativen Entfernung oder Verkleinerung des Hypophysentumors zu erblicken. Die Anregung zur Exstirpation des Hypophysentumors bei Fällen von Akromegalie ging von HORSLEY aus. Auf die Einzelheiten der Methodik wird unten zurückzukommen sein, es sei jedoch schon hier erwähnt, daß trotz der zum Teil äußerst sinnfälligen Erfolge, wie sie von einer Reihe von Beobachtern mitgeteilt wurden, die Operationserfolge im ganzen nicht geeignet sind, bezüglich der Pathogenese ein endgültiges Urteil zu gestatten. Ich habe mich in zwei Fällen von Akromegalie davon überzeugen können, daß die Entfernung des Hypophysentumors zwar die Hirndrucksymptome zum Verschwinden brachte, ohne daß die Wachstumsanomalien irgendeine Veränderung

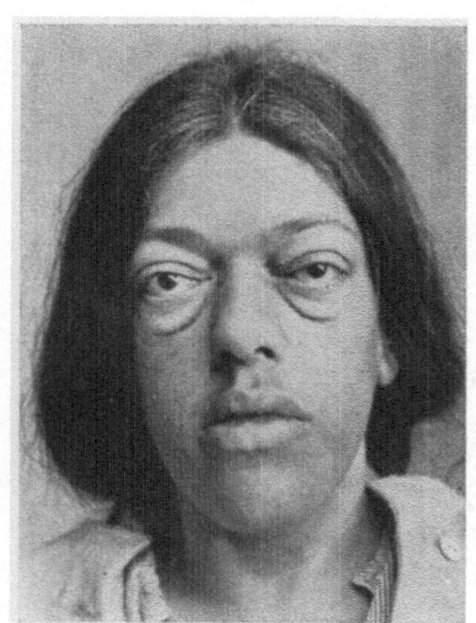

Abb. 135. 36jährige Kranke mit schwerer
Akromegalie.

erfuhren. Allerdings handelte es sich in diesen Fällen nicht um radikale Entfernung des Tumors, sondern um die endonasale Auskratzung der Geschwulst nach O. HIRSCH. Es ist möglich, daß Tumorreste zurückblieben, von denen nach wie vor Sekretionsanomalien ausgingen. Dabei ist möglich, wenn auch nach meinem Dafürhalten nicht wahrscheinlich, daß wir es ähnlich wie beim Basedow mit einem im Übermaß produzierten, dabei aber abnormen Sekret zu tun haben, d. h. daß wir an die Stelle des reinen Hyper- den Dyspituitarismus setzen müssen.

Therapie. Die erste Frage, die uns in therapeutischer Beziehung interessiert, ist: Sind wir mittels interner Maßnahmen insbesondere auf organotherapeutischem Wege in der Lage, die Krankheit zu beeinflussen? Diese Frage ist zu verneinen. Ein Mittel, der Sekretionsanomalie der Hypophyse zu begegnen, besitzen wir nicht. Am wenigsten ist — und das ergibt sich ohne weiteres aus dem oben Gesagten — von einer Substitutionstherapie zu erwarten. Die Aussichtslosigkeit interner Maßnahmen fällt glücklicherweise nicht allzu schwer ins Gewicht, weil die Mehrzahl der Kranken, besonders diejenigen, bei denen das Leiden einen langsamen, sich über viele Jahre erstreckenden Verlauf nimmt, subjektiv kaum erhebliche Beschwerden haben. Um so schwerer wiegt jedoch dieser Mangel bei den mit Hirndrucksymptomen einhergehenden Fällen. Die Veränderungen des Sehnerven, vor allem die unter Umständen unerträglichen Kopfschmerzen lassen in solchen Fällen den operativen Eingriff als ultimum refugium erscheinen. Hierfür sind verschiedene Methoden angegeben worden. (Ich verweise auf die ausführliche Darstellung bei MELCHIOR: „Die Hypophysis cerebri in ihrer Bedeutung für die Chirurgie und Orthopädie", 1911. Derselbe: Berl. klin. Wochenschr. 1911, Nr. 48.)

Die Hypophyse kann durch Eröffnung des Schädels erreicht werden, wobei man von der mittleren oder vorderen Schädelgrube ausgehen, aber auch zunächst

die Keilbeinhöhle freilegen kann, um von hier aus zur Sella turcica Zugang zu
gewinnen. (Intrakranielle Methode nach HORSLEY-KILIAN, die von der Schläfe
ausgeführt wird, nasale Methode nach SCHLOSSER-EISELSBERG, bei der die Nase
völlig aufgeklappt wird, die paranasale Methode nach CHIARI-KAHLER und
schließlich die intranasale nach O. HIRSCH.) Am meisten Anwendung findet zurzeit wohl die HIRSCHsche Methode, bei der nach Resektion des Nasenseptums und
Eröffnung der Keilbeinhöhle die Ausräumung des Tumors in Lokalanästhesie
geschieht. Sie kommt allerdings nur für die intrasellär sitzenden Tumoren in
Frage. Es darf nicht verkannt werden, daß alle chirurgischen Methoden
wegen der Gefahr der Meningitis oder des Hirnabscesses eine hohe Mortalitätsziffer haben. HIRSCH berechnet sie bei seiner Methode auf 11,5%. Bei den

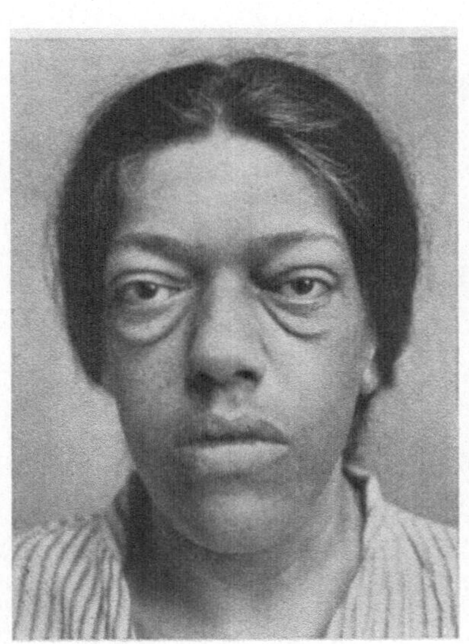

Abb. 136. Dieselbe Kranke nach der
Operation. (Nach HIRSCH.)

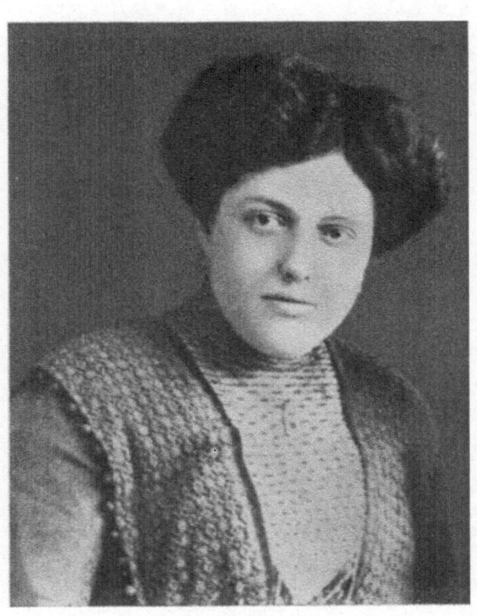

Abb. 137. Dieselbe Kranke mit 29 Jahren vor Beginn
des Leidens.

anderen soll sie höher liegen. Die meiste Aussicht auf Erfolg bieten die Fälle
mit intrasellärem Sitz des Tumors. Eine Anzahl von Autoren, ich nenne besonders HOCHENEGG, berichten über eklatante Erfolge, die sich nicht nur in
einem Verschwinden der Hirndruckerscheinungen, sondern auch im Zusammen-
rücken der Zähne, im Kleinerwerden der Akra, kurz in einem Rückgang aller
akromegalen Symptome äußerten. Ich kann von meinen bereits erwähnten beiden
Fällen leider nicht sagen, daß die Operation über die Hirndrucksymptome hinaus
auch die akromegalen Erscheinungen nennenswert gebessert hätte. Ohne diese
Erfahrung irgendwie verallgemeinern zu wollen, möchte ich doch die Bilder
des einen vor und vier Monate nach der Operation aufgenommenen Falles
hier wiedergeben, schon weil es sich um ein außerordentlich typisches Krankheitssyndrom handelt, und dem Leser das Urteil über den operativen Erfolg
überlassen.

Es handelt sich hier um die Kranke, deren enorm erweiterte Sella turcica

oben abgebildet ist (Abb. 129). Übrigens ist auch in der Literatur über Miß-
erfolge berichtet worden.

In letzter Zeit ist auch die Röntgenbestrahlung von Hypophysentumoren
empfohlen worden. Bei Akromegalen wurde sie zuerst von BECLÉRE angewandt.
Über günstige Resultate ist, soweit die Hirndrucksymptome in Frage kommen,

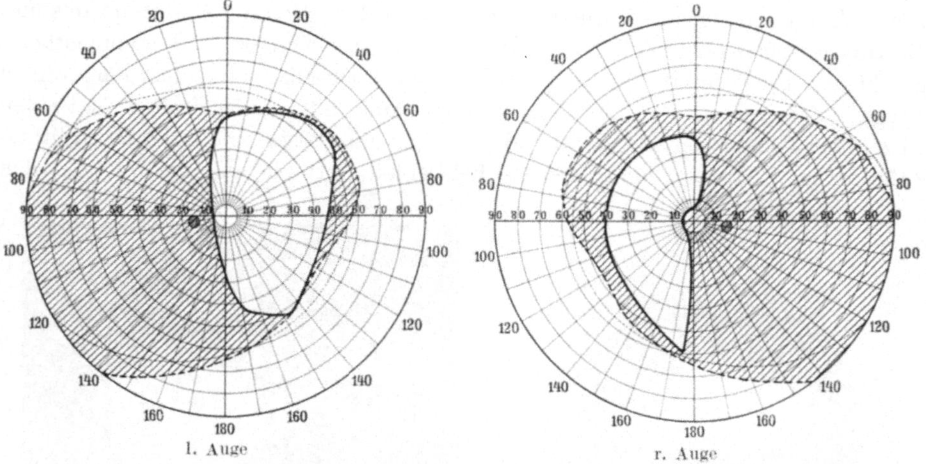

Abb. 138. Gesichtsfeld eines 23jährigen Mädchens mit Hypophysistumor (bitemporale Hemianopsie),
beginnende Atrophie der linken Sehnervenpapille (Visus $^1/_{50}$).

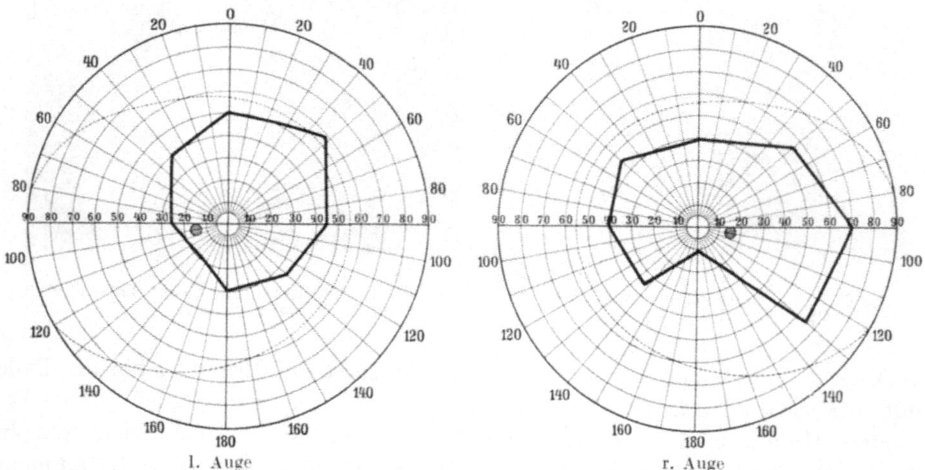

Abb. 139. Dieselbe Kranke nach 5maliger Schädelbestrahlung (Dr. FRIK). Gesichtsfeld beträchtlich
erweitert, Visus gebessert.

von SCHÄFER-KÜPFERLE und SZYLLY, später von FEJÉRE berichtet worden.
Von der Bestrahlung absehen muß man natürlich in Fällen von plötzlich ein-
setzender stürmischer Steigerung des Hirndruckes. Zu Mißerfolg verurteilt muß
die Röntgentherapie bei den nicht radiosensiblen Geschwülsten (Gliome, Sarkome,
Teratome) sein. Was die Technik der Bestrahlung anbelangt, auf die hier nicht
näher eingegangen werden kann, so möchte ich nur bemerken, daß ein Erfolg nur
bei einer in jeder Hinsicht vollkommenen Apparatur möglich ist, da die Strahlen
ca. 7 cm tief eindringen müssen.

Die Röntgenbestrahlung des Hypophysentumors dürfte zurzeit als die zunächst für die Akromegalie am meisten zu empfehlende Methode der Behandlung in Betracht kommen. Sie pflegt zunächst die lokalen Hirndruckerscheinungen aufs günstigste zu beeinflussen, was sich im Nachlassen des Kopfschmerzes sowie durch Besserung des Visus und Erweiterung der Gesichtsfelder äußert. Ich gebe vorstehend die Gesichtsfeldbilder wieder, die dem oben beschriebenen Falle von Hypophysentumor, der mit Diabetes insipidus und den Zeichen hypophysärer Dystrophie einherging (Abb. 71), entstammen. Die Bilder unter Abb. 138, die die ausgesprochene bitemporale Hemianopsie darstellen, sind vor der Behandlung aufgenommen. Die Bilder unter Abb. 139 zeigen die nach 5 Schädelbestrahlungen (im Zeitraum von 3 Wochen) eingetretene beträchtliche Erweiterung der Gesichtsfelder. Der Visus hatte sich von $^1/_{50}$ auf $^1/_{25}$ gebessert.

FEJÉRE, der gleichfalls über gute Erfolge der Bestrahlung, soweit die Augenerscheinungen in Frage kommen, berichtet, teilt Fälle mit Erweiterung des Gesichtsfeldes mit, die auf Grund von 3 Sitzungen zu je 2 Stunden, bei denen jede Seite des Schädels je eine halbe Stunde bestrahlt wurde, eingetreten war.

Auch die eigentlich akromegalen Erscheinungen sind durch die Bestrahlung beeinflußbar. Ich sah bei dem auf S. 240 wiedergegebenen Fall auf Grund von 6 Bestrahlungen Füße und Hände kleiner, die Phalangen schmäler werden und Nase und Zunge an Volumen abnehmen. (Auf Herzgröße und Blutdruck haben die Bestrahlungen keinen Einfluß.) Nachdem die Therapie ca. 5 Monate lang ausgesetzt hatte, stellten sich jedoch erneut Kopfschmerzen ein und auch die Akra, besonders Nase und Kiefer, begannen wiederum zu wachsen.

Frühakromegalie.

Dem Kapitel der Akromegalie seien einige Bemerkungen über das Auftreten der Krankheit bei jugendlichen Individuen angefügt (Frühakromegalie nach FALTA). Es ist ohne weiteres verständlich, daß es einen Unterschied ausmacht, ob die von der Hypophyse ausgehende vermehrte Wachstumstendenz Individuen nach oder vor Beendigung des Wachstums oder der geschlechtlichen Reife trifft. Solange die Epiphysenfugen nicht gerchlossen sind, wird sich der vermehrte Wachstumsreiz in einer distalen Verlängerung der Extremitätenknochen entladen können. Die Dimensionierung des Körpers wird unter solchen Umständen eine eunuchoide sein (s. Kapitel „Eunuchoidismus"), besonders dann, wenn das Genitale, wie das in Fällen von Frühakromegalie häufig ist, in seiner Entwicklung zurückbleibt. Es wäre jedoch verkehrt, wenn man glauben wollte, daß die in der Kindheit in Erscheinung tretende Überfunktion der glandulären Hypophyse in allen Fällen zum Riesenwuchs führt. Diese Auffassung, die von BRISSAUD, LAUNOIS vertreten wurde, kann als abgetan gelten. Nicht alle Riesen sind Akromegale. Es sind Fälle beschrieben worden, bei denen schon vor Beendigung des allgemeinen Wachstums die ersten akromegalen Züge auftraten und bei denen es später zu ausgesprochener Akromegalie, aber nicht zum Riesenwuchs kam. Es ist auch von Fällen mit Frühakromegalie berichtet worden, bei denen der Epiphysenschluß früher als normal auftrat (CLAUDE). Sowohl bei der jugendlichen Akromegalie als auch beim allgemeinen Riesenwuchs spielt vielleicht die hereditäre Syphilis eine Rolle. SALLE berichtet über einen Fall von Akromegalie bei einem Neugeborenen mit auffallend großer

Nase, großer Zunge, Prognathie des Kinnes, abnormer Größe der Hände und Füße. Die Sella turcica war groß, das Kind starb im Alter von $2^1/_2$ Monaten Mikroskopisch zeigte die vergrößerte glanduläre Hypophyse einen auffälligen Reichtum an eosinophilen Zellen.

11. Der Riesenwuchs (Gigantismus, Makrosomie).

Unter einem Riesen verstehen wir ein Individuum, das die seiner Rasse eigentümlichen Durchschnittsmaße in bezug auf Körperlänge und Wachstum der inneren Organe erheblich überschreitet. Riesenwachstum kommt fast nur bei Männern vor. Häufig sind die geistigen Fähigkeiten herabgesetzt. Die Muskelkraft der Riesen ist oft nicht nur relativ, sondern auch objektiv geringer als die normaler Menschen, auch die Lebensdauer bleibt im allgemeinen gegenüber der physiologischen zurück. Nur die mit Akromegalie vergesellschafteten Formen (s. unten) scheinen in dieser Beziehung günstiger gestellt zu sein. Was die Proportionen des Körpers betrifft, so pflegt beim Riesen die Unterlänge des Körpers gegenüber der Oberlänge zu prävalieren, ähnlich wie wir dies als Regel bei dem durch Keimdrüsenausfall bedingten Hochwuchs sehen. Häufig finden wir an den Knochen selbst die gleichen Veränderungen wie bei der Akromegalie in Form von Verdickungen der Muskelansätze, Erweiterungen der pneumatischen Höhlen, Verdickung der Schädelknochen, Erweiterung der Sella turcica u. a. Daß die Sella turcica aber auch ein völlig normales Verhalten zeigen kann, beweist der unten näher beschriebene, mir von C. MAASE freundlichst zur Verfügung gestellte Fall (Abb. 140). Schädelumfang und Gehirngewicht der meisten Riesen sind relativ klein und auch im Verhältnis zum Körpergewicht meist verhältnismäßig gering. Interesse verdient das Verhalten der Keimdrüsen. In der Mehrzahl der mitgeteilten Fälle sind sie hypoplastisch gefunden worden. Die gleichen Befunde wurden auch an den genitalen Hilfsorganen, wie Prostata, Penis, Uterus und Vagina, erhoben. Dementsprechend pflegen auch die sexuellen Fähigkeiten herabgesetzt zu sein, Libido sexualis und Potentia coeundi sind oft gänzlich erloschen, die Konzeptionsfähigkeit der Frau ist hier ebenso wie bei der Akromegalie aufgehoben. Daß indes in bezug auf das Verhalten des Genitale Abweichungen von den gewöhnlichen Befunden vorkommen, beweist ebenfalls der mitgeteilte Fall (Abb. 140).

Gemäß einer alten Einteilung von v. LANGER unterscheiden wir zwischen zwei Formen von Riesenwuchs: dem gesunden und dem pathologischen. Die überwiegende Mehrzahl der Riesen gehört zur zweiten Kategorie, insofern als bei ihnen innersekretorische Störungen der Wachstumsanomalie zugrunde liegen. Es wurde im vorigen Kapitel ausgeführt, daß die zur Akromegalie führenden Sekretionsanomalien der Hypophyse, wenn sie sich in der Jugend geltend machen, nicht immer zum Riesenwuchs führen müssen. Andererseits muß aber festgestellt werden, daß die Ursache des Riesenwuchses tatsächlich zumeist in der Hypophyse zu suchen ist, und daß die Mehrzahl der Riesen auch akromegale Züge erkennen lassen, so daß wir von akromegalem Riesenwuchs zu sprechen berechtigt sind. Die nahen Beziehungen zwischen Akromegalie und Gigantismus wurden vor allem von BRISSAUD und MEIGE betont, die die Auffassung vertraten, daß die beiden Prozesse gleichartig und nur in bezug auf den Beginn der

Störung verschieden seien, der das eine Mal nach, das andere Mal vor Beendigung der Wachstumsperiode einsetzte. Ich gebe nachstehend die Bilder zweier von mir beobachteter 42jähriger Riesen mit ausgesprochen akromegalen Zügen wieder, mit einer Körpergröße von 1,98 bzw. 2 m und einem Körpergewicht von 104,5 bzw. 106,1 kg. Bemerkenswert ist bei dem links stehenden Kranken die abnorm starke Entwicklung des Genitale, besonders der Testes, ferner die starke Behaarung

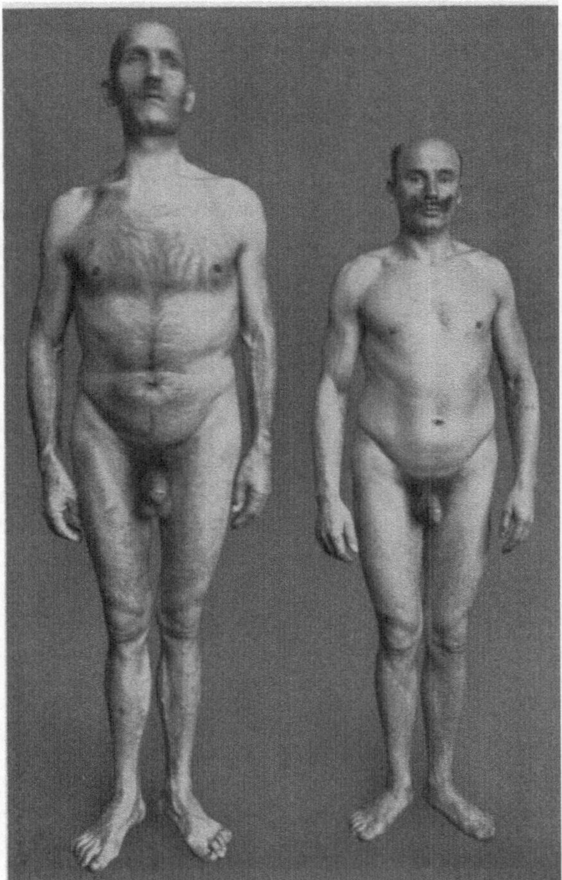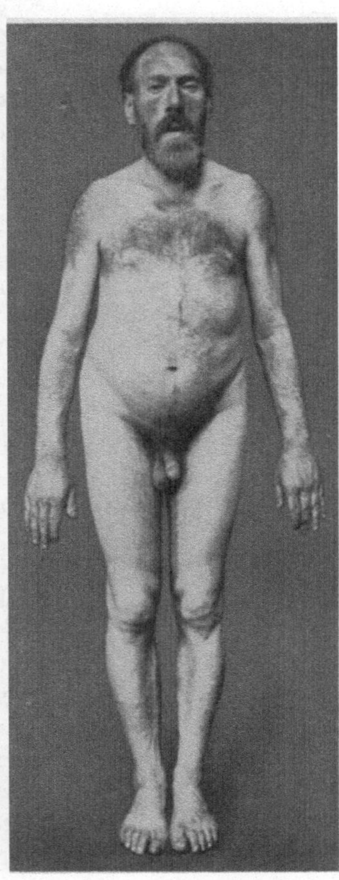

Abb. 140 u. 141. Akromegale Riesen (1,98 bzw. 2 m groß!) Zwischen ihnen Normalmensch von 1,74 m Körpergröße.

und die mit enormer Blutdrucksteigerung (210/140 mm Hg) einhergehende hochgradige Hypertrophie des Herzens, besonders der linken Kammer (s. Abb. 125).

Äußerlich verrieten Neigung zur Dyspnoe und Cyanose eine gewisse Herzinsuffizienz, der Puls war meist unregelmäßig (ventrikuläre Extrasystolie!). Die abnorme Größe des Herzens möchte ich teils auf eine Präsklerose zurückführen, zum Teil aber auch als Ausdruck des sich auch auf die inneren Organe erstreckenden vermehrten Wachstumsreizes ansehen. Es scheint, daß nur bei denjenigen Riesen auch eine Splanchnomegalie, speziell ein abnormes Wachstum des Herzens auftritt, bei denen akromegale Erscheinungen vorhanden sind, d. h. bei denen

17*

die Wachstumstendenz sich nicht oder nicht allein im vermehrten Längenwachstum entlädt.

Neben der von der Hypophyse ausgehenden Form des Riesenwuchses gibt es eine durch verminderte Keimdrüsenfunktion bedingte. Man spricht in solchem Fall von infantilem Riesenwuchs. Er setzt vor Beginn der Pubertät ein und ist gekennzeichnet durch besondere Länge der Extremitäten gegenüber dem Rumpf, durch Ausbleiben der sekundären Geschlechtscharaktere sowie durch Fehlen akromegaler Erscheinungen. Nur in seltenen Fällen treten auch bei dieser Art Riesen akromegale Zeichen hinzu, und zwar dann, wenn die gesteigerte Wachstumstendenz nach Schluß der Epiphysenfugen, d. h. nach Beendigung des Längenwachstums, noch fortbesteht. Es findet sich somit bei den infantilen Riesen der für den Ausfall der Keimdrüsenfunktion charakteristische Symptomenkomplex wieder (s. Kapitel „Eunuchoidismus“). Die eunuchoiden Individuen werden jedoch trotz ihrer Schlankheit keine Riesen. Es muß also noch ein Faktor hinzutreten, der wachstumfördernd ist oder die physiologischen wachstumhemmenden Einflüsse aufhebt. Wir werden dabei in erster Linie an Schilddrüse und Hypophyse denken müssen und uns das Entstehen des infantilen Riesenwuchses folgendermaßen erklären: Primär kommt infolge der sich über die Wachstumsperiode hinaus erstreckenden Minderfunktion der Keimdrüsen einer der stärksten wachstumhemmenden Regulatoren in Fortfall. Das Wachstum wird ein überschießendes. Mit der erwähnten Erkrankung der Keimdrüsentätigkeit geht aber eine relative Überfunktion der Schilddrüse und des Hypophysenvorderlappens einher, jener Hormondrüsen, auf deren wachstumanregende Funktion bereits mehrmals verwiesen worden ist. So stellt sich der infantile Riesenwuchs auch wieder als pluriglanduläre Erkrankung dar, als Folgezustand des komplizierten Ineinandergreifens verschiedener hormonaler Drüsen.

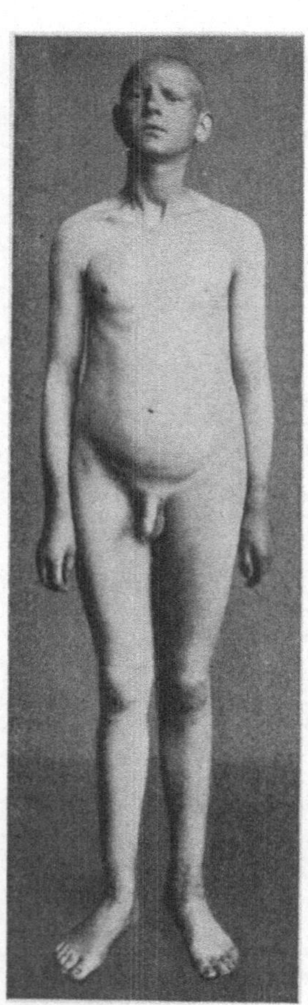

Abb. 142. 13jähr. Knabe mit infantilem Riesenwuchs.

Vorstehend ist als Beispiel für die zweite Form des Riesenwuchses das Bild eines 13jährigen Knaben (Abb. 142) wiedergegeben (eigene Beobachtung), der alle charakteristischen Merkmale der Krankheit trägt (Testes etwa erbsengroß, Behaarung am Mons veneris und in den Achselhöhlen fehlt völlig, Herzsilhouette schmal, Aorta von normaler Breite, Blutdruck 60/95 mm Hg, Blutzucker = 0,071 $^0/_0$, Intelligenz und Neigungen dem Alter entsprechend).

Wie bei der Akromegalie so müssen wir auch beim Riesenwuchs zwischen dem universellen und dem partiellen Riesenwachstum unterscheiden. Es gibt Kranke, bei denen sich der vermehrte Wachstumsreiz nur in bestimmten Körperregionen geltend macht. Nicht selten äußert er sich in halbseitigem

Riesenwachstum, wofür der unter Abb. 143 wiedergegebene Fall als Beispiel angeführt sei.

Beim partiellen Riesenwachstum kann man nun zwischen zwei Möglichkeiten unterscheiden: Es kann sich um eine gleichmäßige Hypertrophie aller Gewebsteile eines Körperteiles handeln oder um ein Überwiegen des Wachstums der einen oder anderen Gewebsart. So

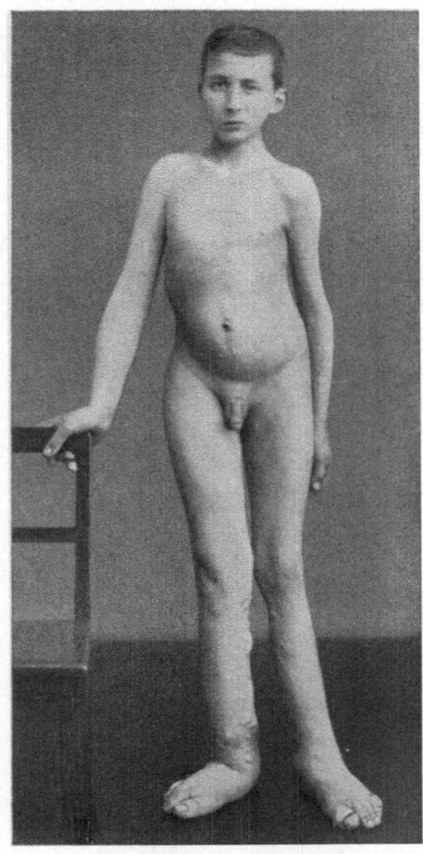

Abb. 143. 17jähriger junger Mann mit vorwiegend rechtsseitigem Riesenwuchs (Gigantismus lymphangiektaticus).

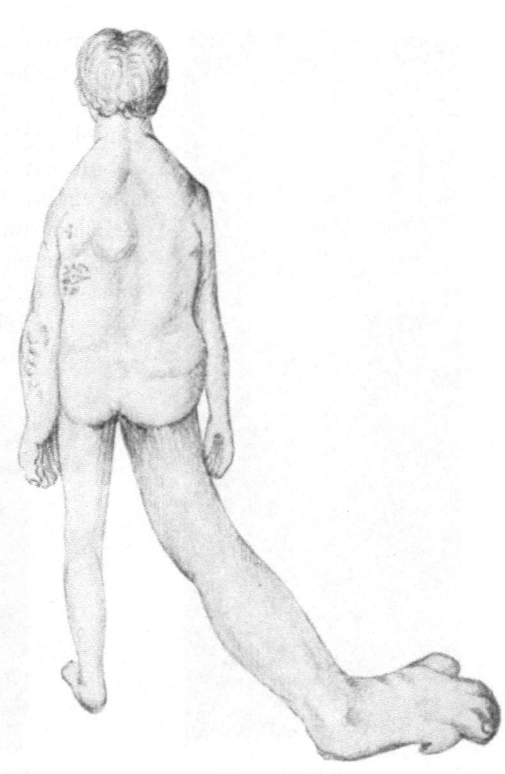

Abb. 144. 10jähriges Mädchen mit partiellem Riesenwuchs des rechten Beines und der linken 4. und 5. Finger. (Lipomatosis gigantea.)

kann es zu einer gesteigerten Wucherung des Fettgewebes, des Blutgefäßsystems, des Lymphsystems usw. kommen, so daß man von Gigantismus lipomatosus, angiomatosus, lymphangiektaticus und fibromatosus gesprochen hat. In gewissem Sinne kann also auch die elephantiastische Auftreibung einer Extremität als eine spezielle Form des partiellen Riesenwuchses bezeichnet werden. Ich entnehme der Monographie von GÜNTHER (Die Lipomatose und ihre klinischen Formen, Jena, Gustav Fischer, 1920) die Abbildung eines von FRIEDBERG beobachteten Falles eines 10jährigen Mädchens von 110,9 cm Körperlänge mit partiellem Riesenwuchs des rechten Beines und der linken 4. und 5. Finger (Lipomatosis gigantea, Abb. 144). Gleichzeitig sehen wir auch, wie dies in solchen Fällen nicht selten ist, angeborene Lipome in der Gegend des Rückens, des Nackens und der rechten Lende. An der linken Seite von Hals, Schulter und Vorderarm sitzen zahlreiche hanfkorn- bis bohnengroße harte Knötchen, daneben einige größere lipomartige Geschwülste.

In anderen Fällen tritt eine Kombination von generellem und partiellem Riesenwuchs auf. Der unter Abb. 145 u. 146 wiedergegebene Fall, dessen Überlassung ich Herrn Geh. Rat Bonhoeffer verdanke, stellt ein 11 jähriges Mädchen dar, das für sein Alter abnorm groß ist, bei dem jedoch vor allem das geradezu groteske Riesenwachstum der großen und der 2. Zehe an beiden Füßen sowie des ganzen rechten Beines in die Augen fällt. An der Wachstumssteigerung sind die Weichteile sowie die Knochen beteiligt. Bemerkenswert ist auch hier, daß sich an der linken Brustseite 2 Lipome finden. Die abnorme Vergrößerung der Füße war schon bei der Geburt der Patientin aufgefallen. Die Sella turcica war ohne abnormen Befund, Zeichen eines Hypophysentumors fehlten. Über Kopfschmerzen klagte die Kranke nicht. Sie war geistig sehr gut entwickelt, sprach fließend französisch, englisch, russisch.

Sehr interessant war das Auftreten von Wachs-

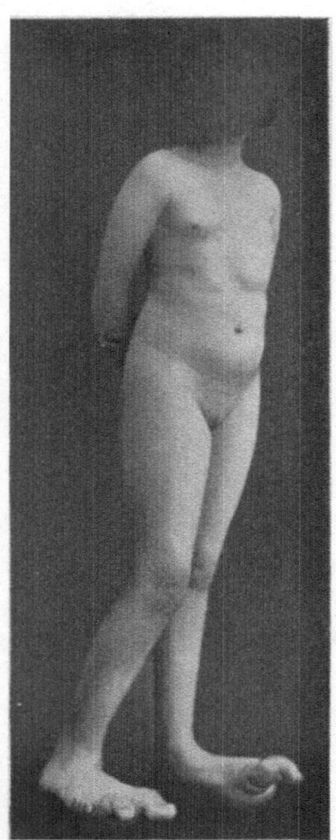

Abb. 145. 11 jähriges Mädchen mit Riesenwachstum der großen und 2. Zehe an beiden Füßen, sowie des ganzen rechten Beines.

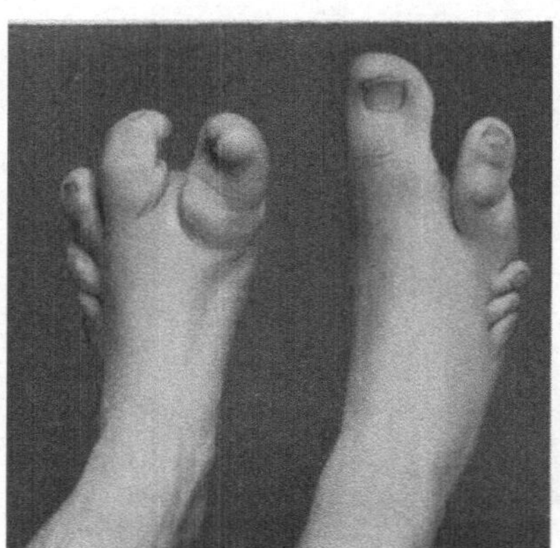

Abb. 146. Füße derselben Kranken.

tumsanomalien in der Familie der Kranken. Eine Tante hatte Polydaktylie, eine andere multiple Lipome. Zuweilen tritt der Riesenwuchs als familiäre Abnormität auf. Dabei spielt die Erblichkeit eine wesentliche Rolle. Ich kenne eine Familie, in der drei 14- bis 19 jährige Enkel einer abnorm großen Großmutter Riesenwuchs zeigten. Bei zweien von ihnen war gleichzeitig abnormer Fettreichtum vom Typus der Eunuchoiden vorhanden. Übrigens darf auch, soweit die Genese des Riesenwuchses in Frage kommt, wie bei allen Wachstumsstörungen nicht vergessen werden, daß in manchen Fällen jegliche Anomalien von seiten des hormonalen Apparates fehlen können. Bei ihnen sind Anomalien der Keimanlage oder wie J. Bauer sich ausdrückt „chromosomal-autochthone" Störungen veranwortlich zu machen. Über die Bedeutung cerebraler Zentren für die Regulation des allgemeinen Wachstums läßt sich zurzeit Abschließendes nicht sagen, wenn auch mancherlei dafür spricht, daß auch die Wachstumsvorgänge zentralen Einflüssen unterstehen (s. S. 54, 264). HOUSSAY und HUG konnten an 3 Serien junger Hunde zeigen, daß selbst bei ausgedehnten Zerstörungen der infundibulo-hypothalamischen Region ohne Exstirpation der Hypophyse keinerlei Wachstumsstörungen auftreten. Sichergestellt ist bislang nur der Einfluß der Hypophyse auf die Wachstumsvorgänge.

Die Therapie des Riesenwuchses wird sich bei denjenigen Formen, bei denen die glanduläre Hypophyse im Mittelpunkt des Krankheitsbildes steht, mit der im Kapitel „Akromegalie" angegebenen decken. Soweit die verminderte Keimdrüsenfunktion die Hauptrolle spielt, werden diejenigen Maßnahmen in Betracht kommen, die wir auch sonst zum Zwecke der Behebung der Keimdrüseninsuffizienz in Anwendung bringen. Es sei hierbei auf das Kapitel Eunuchoidismus verwiesen.

12. Der Zwergwuchs.

Allgemeine Vorbemerkungen und Einteilung.

Wir sind schon in den vorigen Kapiteln verschiedentlich Zuständen begegnet, die durch ein Zurückbleiben des allgemeinen Wachstums ausgezeichnet waren. So war vom thyreogenen und hypophysären Zwergwuchs die Rede. Die Ätiologie des Zwergwuchses kann eine sehr verschiedenartige sein. Es wird unten auf die Einteilung des Krankheitsbildes näher eingegangen und dort beleuchtet werden müssen, inwieweit es der Kategorie endokriner Störungen zu subsumieren ist.

Unter einem Zwerg verstehen wir ein Individuum, das in bezug auf seine Körpermaße hinter den seiner Rasse eigentümlichen Größenverhältnissen erheblich zurückbleibt. Die erste genaue wissenschaftliche Beschreibung des Skeletts eines echten Zwerges stammt von A. PALTAUF. Sie war gewonnen am Skelett eines 49 jährigen, 112,5 cm langen Individuums, bei dem sämtliche Epiphysenfugen zurzeit noch offen standen. PALTAUF nahm an, daß es sich hier um ein vorzeitiges Stehenbleiben des Knochenwachstums auf kindlicher Entwicklungsstufe handele, wobei auch die knorplig präformierte Schädelbasis im Wachstum zurückbleibe, während die häutig präformierten Knochen weiterwachsen, wodurch es zu normaler Ausbildung des Schädels kommt. Der Paltaufzwerg ist also ein Individuum, das zwar bei der Geburt normale Größenverhältnisse zeigt, zunächst auch normal wächst, aber bald im Wachstum stehen bleibt oder eine verlangsamte Wachstumstendenz erkennen läßt. Die Entwicklung der Knochenkerne ist kaum verzögert. Das Genitale bleibt in seiner Ausbildung zurück. Die Schilddrüse wird als klein beschrieben. Über die Beschaffenheit der Hypophyse wird Genaueres nicht mitgeteilt. v. HANSEMANN unterscheidet zwei Typen des echten Zwergwuchses: eine Nanosomia primordialis und infantilis.

Die letztere Form, bei der das Individuum normal groß geboren wird und erst später im Wachstum zurückbleibt, deckt sich mit dem Bilde des Paltaufzwerges. Der primordiale Zwerg dagegen ist von vornherein zu klein. Seine Entwicklung geht in normaler Weise, aber in stark verlangsamtem Tempo vor sich. VIRCHOW und v. HANSEMANN beschreiben ein 22 jähriges männliches Individuum, das bei der Geburt nur 500 g gewogen haben soll (?). Die Intelligenz war gut entwickelt, die Epiphysenfugen waren dem Alter entsprechend verknöchert, das Genitale von normaler Größe, der ganze Körperbau gut proportioniert.

Wir wissen nun, daß es Menschen und Völker gibt, die auf Grund ethnologischer Eigenart nur geringe Körpergröße erreichen. Ich erinnere an die Lappländer aus Norwegen (durchschnittliche Größe 1,50 m), an die Buschmänner (Durchschnittsgröße = ca. 1,44 m), an die zentralafrikanischen Pygmäen (männlichen Individuen 1,30—1,40 m, bei weiblichen ca. 1,20 m) u. a. Auch über andere Zwergvölker wird berichtet. So von der Agamanengruppe im Indischen Ozean, von den Philippinen (sog. Negritos), aus Neuguinea (Mafulu) usw. Diese Form des Zwergwuchses äußert sich in einem proportionierten, alle Körperteile gleichmäßig umfassenden Zurückbleiben der Größe des Körpers und seiner Organe. Auch unter pathologischen Verhältnissen haben wir es nicht selten mit Störungen zu tun, die dem erwähnten Zustand ähneln. Neben diesen kennen wir jedoch in der Pathologie Zwergformen, bei denen es zu unproportionierter Dimensionierung kommt, so daß z. B. besonders die Extremitäten gegenüber Rumpf und Schädel im Wachstum zurückbleiben. Wir können somit zwischen zwei Formen des pathologischen Zwergwuchses unterscheiden: dem proportionierten und dem unproportionierten (v. HANSEMANN).

Zu den proportionierten Zwergen können wir rechnen:

1. den hypophysären Zwerg,
2. den thyreogenen Zwerg (infantiles Myxödem),
3. den Nebennierenrindenzwerg,
4. den Thymuszwerg,
5. den infantilistischen Zwerg.

Zu den unproportionierten muß gerechnet werden:

1. der rachitische,
2. der chondrodystrophische Zwerg.

Eine streng wissenschaftlich ätiologische Einteilung des Zwergwuchses zu geben, die alle vorkommenden Typen umfaßt, dürfte zurzeit kaum möglich sein. Die erste Schwierigkeit entsteht schon bei dem Versuch, die Bedeutung des endokrinen Drüsensystems zu umgrenzen. Wir wissen wohl, daß eine Anzahl hormonaler Drüsen von größtem Einfluß auf die allgemeinen Wachstumsvorgänge ist (Hypophyse, Thyreoidea, Thymus, Nebennierenrinde, Zirbeldrüse u. a.), ohne daß wir aber zurzeit sagen können, auf welche klinischen Typen sich ihr Einfluß ausdehnt. Auf der anderen Seite besteht kein Zweifel, daß ungünstige äußere Lebensbedingungen, ferner Infektionen und Intoxikationen (z. B. Tbc., Lues, Alkoholismus), in der Jugend durchgemachte cerebrale Leiden (Hydrocephalus, Mongolismus, Mikrocephalie u. a.), kurz eine Reihe verschiedenartiger ätiologischer Faktoren verkümmertes Wachstum zur Folge haben können (s. Kapitel „Infantilismus"). Wollen wir dennoch eine Klassifikation des Zwergwuchses vornehmen, so ist es m. E. am zweckmäßigsten, das Symptomatische als Einteilungsprinzip zu wählen und von diesem Gesichtspunkt aus dürfte die schon erwähnte v. HANSEMANNsche Klassifikation die beste sein. Ohne Zweifel begegnet man in praxi zahlreichen atypischen Fällen, die nicht leicht in der einen oder der anderen Klasse unterzubringen sind, und es ist R. RÖSSLE zuzustimmen, daß es einen wirklich proportionierten Zwergwuchs im Grunde nicht gibt. Schon bei dem thyreogenen Zwergwuchs, der im wesentlichen der Klasse der proportionierten Zwerge einzureihen ist, können Schwierigkeiten eintreten, und einige Autoren, so BIRCHER, zählen in der Tat den Kretinismus zum unproportionierten Zwergwuchs. Trotz solcher Schwierigkeiten ist das Einteilungsprinzip klinisch m. E. brauchbar.

Besondere Schwierigkeiten bereitet die Einordnung des Infantilismus, den wir als ein Stehenbleiben des körperlichen und geistigen Zustandes auf infantiler Entwicklungsstufe definieren können, wobei das Genitale, die sekundären Geschlechtscharaktere entsprechend zurückbleiben, der Epiphysenschluß, das Auftreten der Knochenkerne verzögert und die Proportionen des kindlichen Organismus im großen und ganzen erhalten bleiben. (Der Unterkörper bleibt der Oberlänge gleich oder überragt dieselbe.) Der Infantilismus darf m. E. trotz der Einwände von LEVI als eine Form des Zwergwuchses angesehen werden, wobei allerdings betont werden muß, daß namentlich in sexueller Hinsicht zwischen dem Zwerg und dem infantilen Individuum Unterschiede bestehen, auf die unten zurückzukommen sein wird, und daß der Infantilismus in einer Anzahl von Fällen ohne Wachstumshemmungen einhergeht.

In betreff des hypophysären und thyreogenen Zwergwuchses sei auf die entsprechenden Kapitel verwiesen (S. 132 u. ff., 182). Beide dürfen, wie schon erwähnt, zu den proportionalen Formen zu rechnen sein.

Was den hypophysären Zwergwuchs betrifft, sei hervorgehoben, daß er zuweilen durch das Hervortreten der Merkmale frühzeitigen Alterns stigmatisiert ist. Die Haut hängt in solchen Fällen in schlaffen Falten und ist fettlos. Die Zeichen der präsenilen Involution sind wie die Wachstumsanomalien an Veränderungen im Bereiche des Hypophysenvorderlappens gebunden (s. Kapitel „Cachexia hypophysipriva und pluriglanduläre Insuffizienz"). Das Skelett der hypophysären Zwerge behält hierbei meist völlig kindliche Proportionen, das Genitale bleibt hypoplastisch, die sekundären Geschlechtscharaktere, besonders der Bartwuchs, fehlen in der Regel völlig. Die Intelligenz ist häufig etwas zurückgeblieben, im ganzen aber so, daß die Individuen ihre sozialen Aufgaben zu erfüllen in der Lage sind. Einen Fall von hypophysärem Zwergwuchs bei einem 91 jährigen Manne, der sich bis zu seinem 15. Lebensjahr normal entwickelte, von da aber im allgemeinen Wachstum stark zurückgeblieben war, beschreibt PRIESEL. ERDHEIM hat auch den bereits beschriebenen Paltaufzwerg als eine in der Regel auf die Hypophyse zurückzuführende Erkrankung erkannt. Hypophysensymptome fehlen in der Mehrzahl der Fälle. BIEDL beschreibt zwei Fälle mit Kopfschmerzen und stationären Augensymptomen, bei denen die Röntgenbilder das Vorhandensein eines intrasellären Tumors ergaben. Auch an der Sella turcica sind nur selten Anomalien nachweisbar. Zuweilen weisen Abflachungen im Vertikaldurchmesser des Türkensattels oder Aufbiegungen der Proc. clinoidei auf intraselläre Tumoren hin. Offenbar können auch Nekrosen oder sonstige die Hypophyse zerstörende Prozesse, wahrscheinlich auch bloße Hypoplasie des Organes die Wachstumsstörung veranlassen (vgl. S. 196 u. 197). Nicht selten tritt der hypophysäre Zwergwuchs familiär auf. Ich hatte eine Familie zu untersuchen Gelegenheit, in der zwei Schwestern die ausgesprochenen Merkmale der Wachstumsanomalie zeigten. Der Vater der beiden litt an hochgradiger, wahrscheinlich auf hypophysärer Grundlage beruhender Fettsucht. Eine zweite von mir beobachtete Familie zeigt Abb. 147. Bemerkenswert ist hier, daß die Eltern gesund und normal entwickelt sind. Sie sind Geschwisterkinder. Die beiden Zwerge im Alter von 16 und 17 Jahren, von denen nur bei dem männlichen ein hypophysärer Prozeß kenntlich an einer starken Erweiterung der Sella turcica nachweislich ist, sind von normaler Intelligenz. Über irgendwelche körperlichen Beschwerden haben sie nicht zu klagen. Die Epiphysenfugen sind

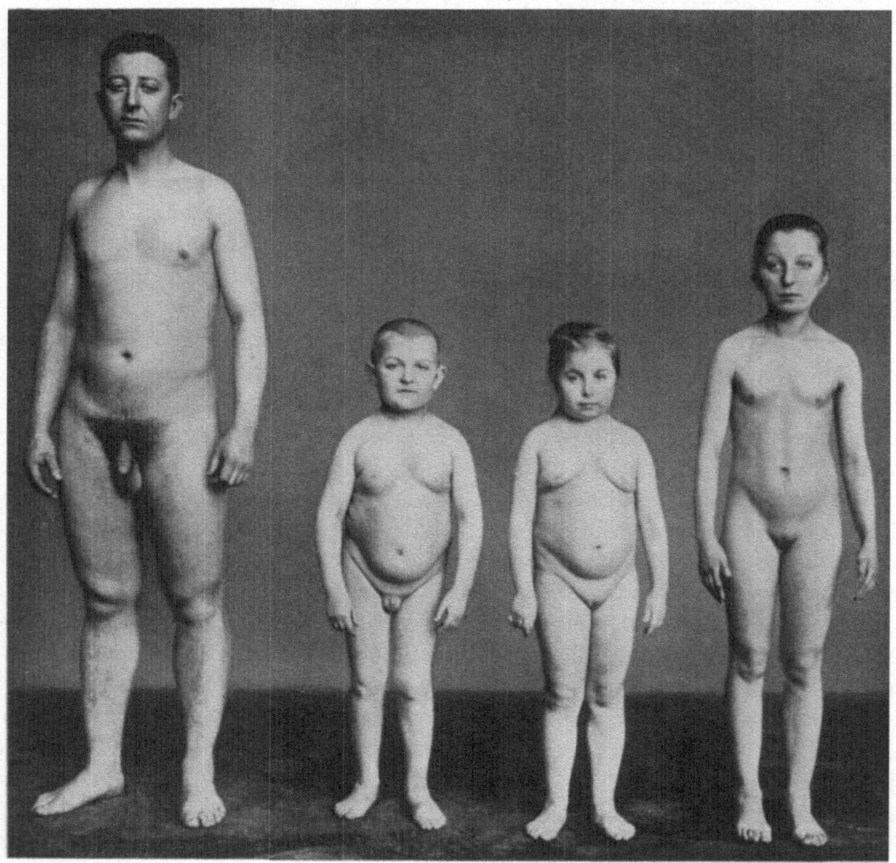

Abb. 147. Familie D. In der Mitte die beiden 16- und 17 jährigen hypophysären Zwerge, rechts die 15 jährige infantile Schwester, links der 22 jährige kräftig entwickelte Bruder.

bei beiden noch nicht geschlossen. Der Stoffwechsel ist normal. (O_2-Verbrauch bei dem männlichen 111 cm großen Individuum $=$ 120 ccm pr. Min., resp. Quot. $=$ 0,84, bei dem weiblichen 109 cm großen O_2-Verbrauch $=$ 133,7 ccm pr. Min. Der Wasserbelastungsversuch ergibt bei beiden normale Werte. Der Blutzuckerspiegel zeigt bei beiden an der unteren Grenze der Norm liegende Werte (0,06% bzw. 0,078%). Bemerkenswert ist, daß die 15 jährige Schwester einen deutlich infantilen Habitus sowie auch Zurückbleiben der psychischen Entwicklung zeigt, während ein 22 jähriger Bruder, wie die Abbildung zeigt, eine ausgesprochen kräftige Entwicklung erkennen läßt.

Über die Genese derjenigen Fälle von proportioniertem Zwergwuchs, in denen zwar äußerlich gewisse hypophysäre Züge hervortreten (Neigung zur Fettsucht mit typischer Verteilung, rudimentäre Genitalentwicklung, Offenstehen der Epiphysenfugen usw.), ohne daß Anomalien der Sella turcica oder charakteristische Augensymptome (s. S. 189) die Störung als von der Hypophyse ausgehend sicherstellen, ist m. E. das letzte Wort noch nicht gesprochen (vgl. Kapitel „Addison" S. 314 sowie S. 30 u. ff.). Übrigens kommen nicht selten Fälle von hypophysärem Zwergwuchs zur Beobachtung, die auch myxödematöse Züge tragen (s. Abb. 60 u. 70). (Betreffs der Abbildungen von hypophysärem Zwergwuchs sei auf Kapitel „Hypophysäre Fettsucht" verwiesen.)

Entwicklungsstörungen der Nebennierenrinde können unter Umständen ebenfalls zu Zwergwuchs führen. Es wird noch an anderer Stelle hervorzuheben sein, daß Tumoren der Nebennierenrinde, die mit einer Überfunktion des Organes einhergehen, zu Riesenwachstum und vermehrter geistiger und sexueller Entwicklung Veranlassung geben können (s. Kapitel „Hypergenitalismus"). Welche Veränderungen innerhalb der Nebenniere es sind, die zum Zurückbleiben im Wachstum führen, läßt sich zurzeit nicht näher angeben. Es mag jedoch erwähnt werden, daß verschiedentlich Parallelen zwischen der Entwicklung der Nebennierenrinde und der Entwicklung des Hirns, ja auch der Körpergröße und der Muskulatur bei Tieren angenommen worden sind (ELLIOT und TUCKETT). Das Rindensubstanzgewebe nimmt, je höher das Tier in der Reihe der Wirbeltiere steht, um so mehr an Masse zu. Zudem darf nicht außer acht gelassen werden, daß zwischen Nebennierenrinde und Keimdrüsen nahe Beziehungen bestehen, so daß auch auf diesem Wege eine Beeinflussung des Wachstums von der Nebennierenrinde aus möglich erscheint.

Auch das Fehlen oder die mangelhafte Anlage der Thymus führt zu vermindertem Körperwachstum (vgl. Kapitel „Status thymicolymphaticus").

a) Der unproportionierte Zwergwuchs.

Die Chondrodystrophie.

Die Chondrodystrophie (der Name stammt von KAUFFMANN) stellt eine bereits im Altertum bekannte Form des Zwergwuchses dar. Die Bilder des ägyptischen Gottes Ptah zeigen alle für die Wachstumsanomalie charakteristischen Züge. Aus dem Mittelalter sind die Bilder des Hofmalers Philipp IV. von Spanien Velasquez erwähnenswert. Auf dem Bilde des Hofzwerges Sebastian de Morra (Abb. 148), dessen Bild dem Buche von E. HOLLÄNDER entnommen ist, tritt die unten zu beschreibende Kurzgelenkigkeit im Gegensatz zu dem großen Schädel zutage.

Unter Chondrodystrophie verstehen wir jene foetal einsetzende schwere Wachstumsstörung, die sich ausschließlich am knorplig präformierten Skelett abspielt, daher in erster Linie das Längenwachstum beeinträchtigt und zu ausgesprochener Kurzgliedrigkeit führt (Mikromelie). Die primären Veränderungen sitzen hier im Knorpel, der unter Umständen mehr oder weniger erweicht und jede Wucherungstendenz vermissen läßt (malacische Form). In der Regel bleibt das Wachstum an der Knorpel-Knochengrenze stehen, unter Umständen gehen allerdings proliferative Prozesse, aber ungeordneter Natur, vor sich, wodurch es zwar zu Auftreibungen der Epiphysen, aber nicht zum Längen-

wachstum kommt. Nicht beeinflußt ist das periostale Wachstum. Neben der
Kurzgliedrigkeit gehört die Einziehung der Nasenwurzel zu den charakteristischen unten zu erwähnenden Symptomen.

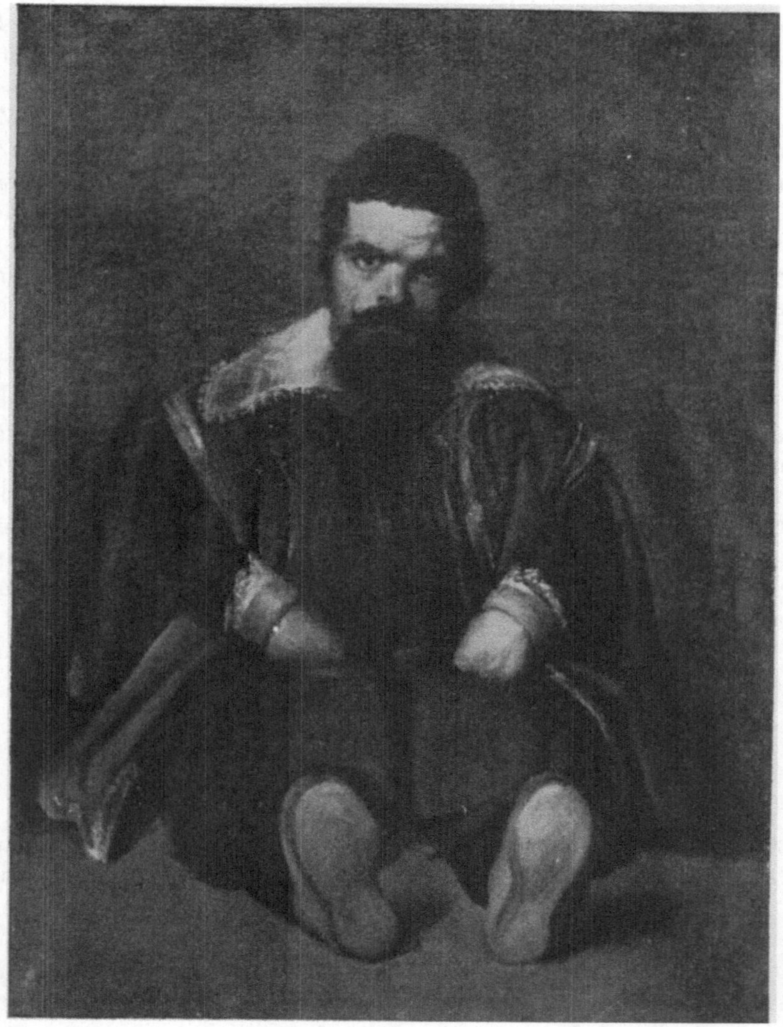

Abb. 148. Der Zwerg Sebastian de Morra. (Nach E. HOLLÄNDER.)

Symptomatologie.

Der chondrodystrophische Zwerg ist in der Regel schon auf Grund seines
Äußeren ohne weiteres als solcher zu erkennen. Der verhältnismäßig lange Rumpf,
vor allem der große Schädel stehen in einem fast grotesken Gegensatz zu der
Kürze der Röhrenknochen und dem dadurch bedingten Zwergwuchs. Nachstehend seien die Bilder von fünf typischen Fällen eigener Beobachtungen wiedergegeben. Die Kranken befanden sich im Alter von 20—46 Jahren. Die dritte
befindet sich im 9. Monat der Gravidität, 1 Kind, das gesund und von normalem

Wachstum ist, wurde durch Kaiserschnitt geboren. Auffällig ist die auch von anderen Untersuchern betonte, hier in die Augen springende Familienähnlichkeit der Zwerginnen. Charakteristisch, wenn auch nicht in allen Fällen vorhanden, ist die Einziehung der Nasenwurzel. Sie verdankt der Wachstumsstörung im Bereiche der Schädelbasis ihre Entstehung (vorzeitige Synostose des Os tribasilare und des Os basilare occipitis nach VIRCHOW).

An den Rippen und Wirbelkörpern finden sich keine nennenswerten Veränderungen. Allerdings wird der Wirbelkanal in einer Reihe von Fällen verengt ge-

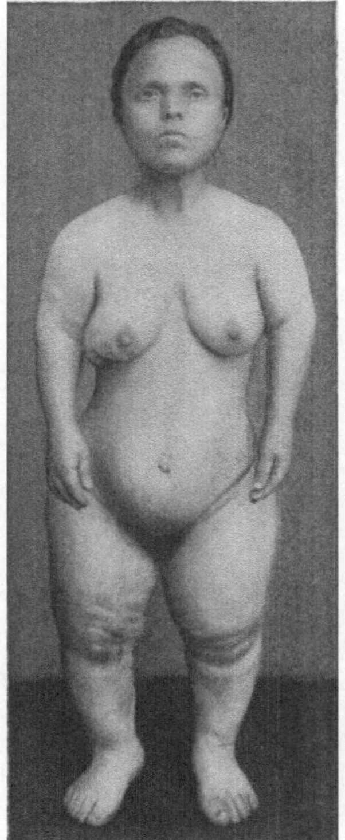

Abb. 149. 39jährige Chondrodystrophin.

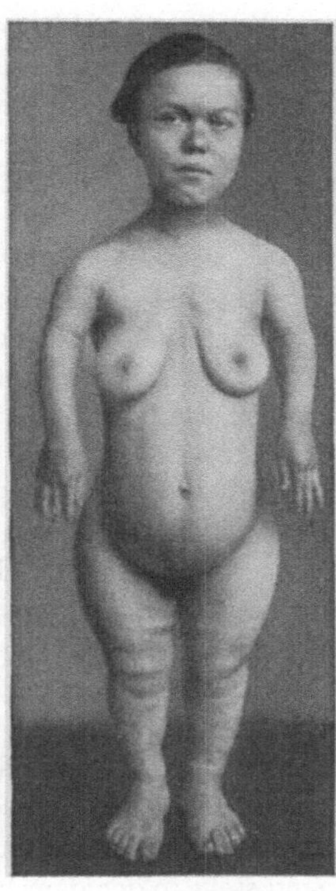

Abb. 150. 20jährige Chondrodystrophin.

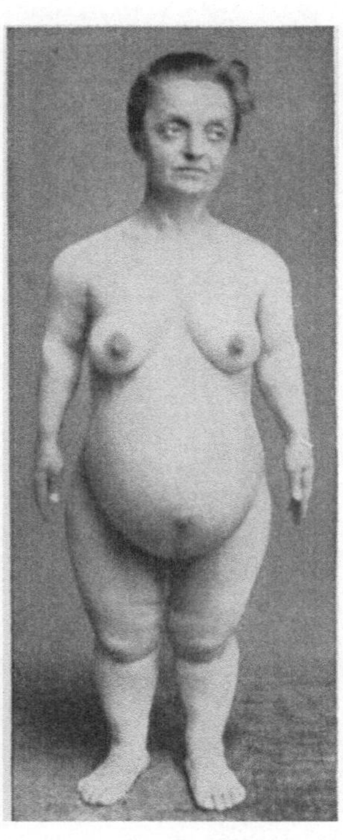

Abb. 151. Chondrodystrophin im 9. Monat der Gravidität.

funden, so gut wie immer besteht eine ausgesprochene Lordose der Lenden- und Kyphose der Brustwirbelsäule. Die Muskelansätze an den Knochen sind meist stark ausgesprochen. Die Zahnbildung geht ohne Schwierigkeiten in normaler Weise vor sich. Besonders wichtig sind die Veränderungen des Beckens. In der Regel ist es allgemein verengt, das Promontorium springt übermäßig hervor, der Beckeneingang erscheint daher komprimiert und kann in der Richtung von vorn nach hinten in schweren Fällen zu einem bohnenförmigen Spalt zusammengedrückt sein. Die Schambeinbögen bilden häufig kaum einen Winkel, sondern eher eine gerade Linie (s. Abb. 154). Die Beckenschaufeln stehen meist abnorm senkrecht, während sie bei rachitischen Individuen stark ausladend zu sein pflegen. Häufig erscheinen dabei die Beckenknochen abnorm durchsichtig.

Ich gebe nachstehend das von einer 42 jährigen chondrodystrophischen Kranken gewonnene Röntgenbild des Beckens wieder (Abb. 154).

Die Kranke hatte zwei Schwangerschaften überstanden. Sie mußte beide Male durch Kaiserschnitt entbunden werden.

Die Wachstumshemmung erstreckt sich in der Regel nicht auf alle Röhrenknochen gleichmäßig wie der Befund an den Vorderarmknochen beweist. Die Ulna ist in ihrem Längenwachstum stärker gehemmt als der Radius. Die Folge davon ist, wie das folgende einer 20 jährigen chondrodystrophischen Patientin entstammende Röntgenbild zeigt, daß der Radius nach der Seite hin gewissermaßen ausweichen muß (Abb. 155).

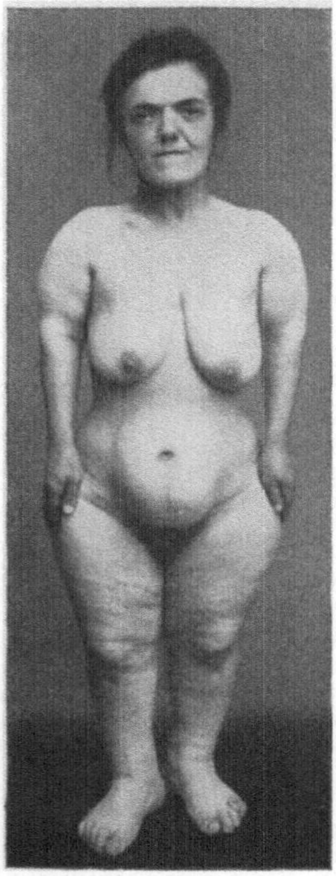

In anderen Fällen erscheint die Corticalis gegen die Mitte der Extremitätenknochen eiförmig ausgebogen, was m. E. wohl als die Folge des beständigen, von den Epiphysen her bestehenden Wachstumsdruckes aufgefaßt werden muß (s. Abb. 156). Entsprechende Anomalien sind häufig auch an der Tibia und Fibula zu erkennen.

Diese Befunde kehren in fast allen Fällen von Chondrodystrophie wieder, so daß ihnen auch eine differentialdiagnostische Bedeutung zugesprochen werden muß.

Besonders hervorzuheben ist noch das Verhalten der Hand- und Fußwurzelknochen. Sie sind stets in der dem normal gebauten Erwachsenen entsprechenden Größe vorhanden. In manchen Fällen sind sie sogar übermäßig stark entwickelt (s. Abb. 156). Auch dieser Befund kann differentialdiagnostisch gegenüber anderen Formen des Zwergwuchses, so z. B. dem thyreogenen, verwandt werden (s. S. 133).

Entsprechend dem Umstande, daß das appositionelle Knochenwachstum ungestört, zuweilen sogar vermehrt ist, finden wir die Corticalis von normaler, häufig sogar übermäßiger Dicke. Auch die Muskelansätze sind in der Regel stark ausgesprochen. Andererseits ist die Spongiosa in den meisten Fällen abnorm durchsichtig, häufig kann man namentlich die Phalangen der Hand um die Gelenke herum mehr oder weniger atrophisch finden.

Über den Zeitpunkt des Epiphysenschlusses läßt sich kaum etwas allgemein Gültiges sagen.

Das **Herz** der Chondrodystrophiker bietet in der Regel einige Besonderheiten.

Abb. 152. 42 jährige Chondrodystrophin.

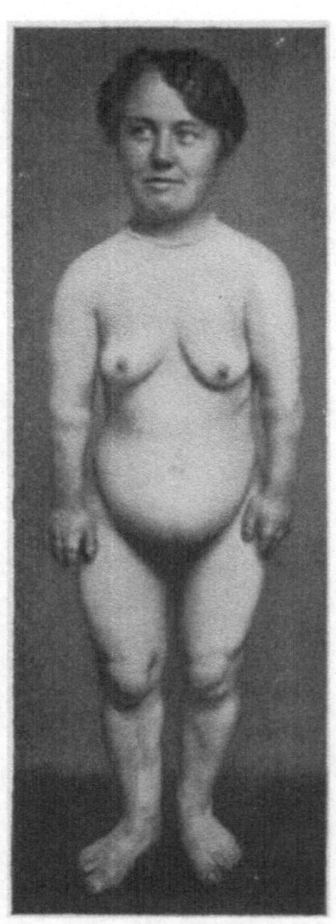

Abb. 153. 33 jährige Chondrodystrophin.

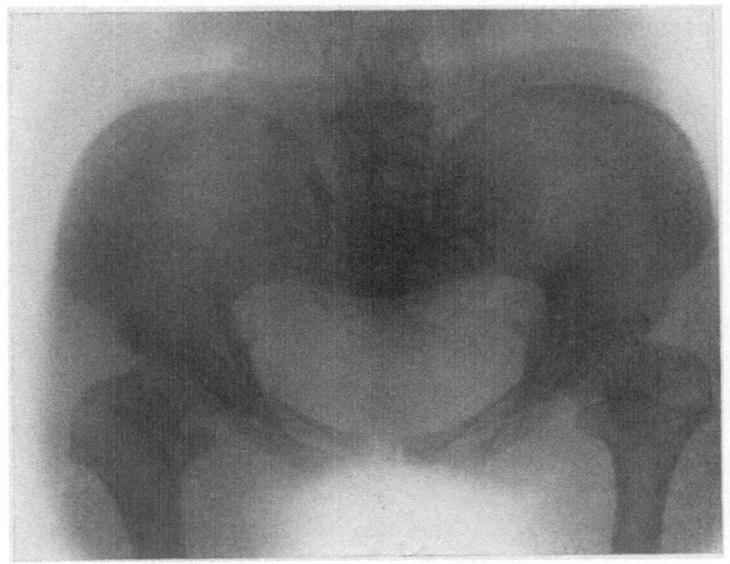

Abb. 154. Becken einer 42 jährigen chondrodystrophischen Zwergin.

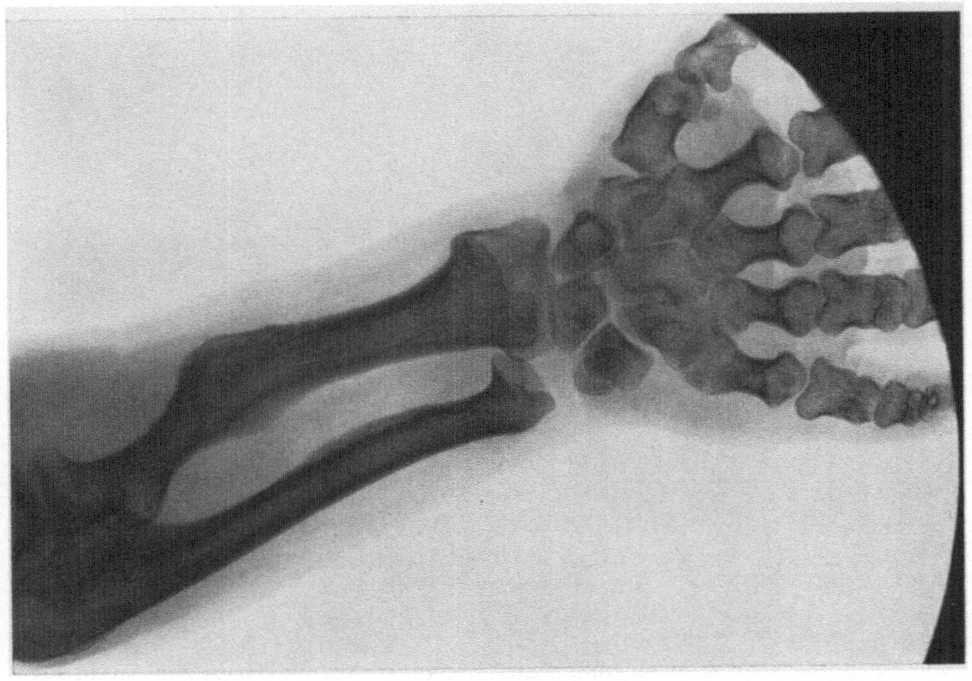

Abb. 155. Röntgenogramm des Unterarms einer 20 jährigen Chondrodystrophin.
(Radiusdiaphyse seitlich ausgebogen!)

Ich fand es meist erstaunlich groß, nicht nur relativ im Verhältnis zu dem winzigen Thorax, sondern auch absolut im Vergleich zu gleichaltrigen, normal gebauten Individuen. Es handelt sich meist um die spitze Herzform mit besonders

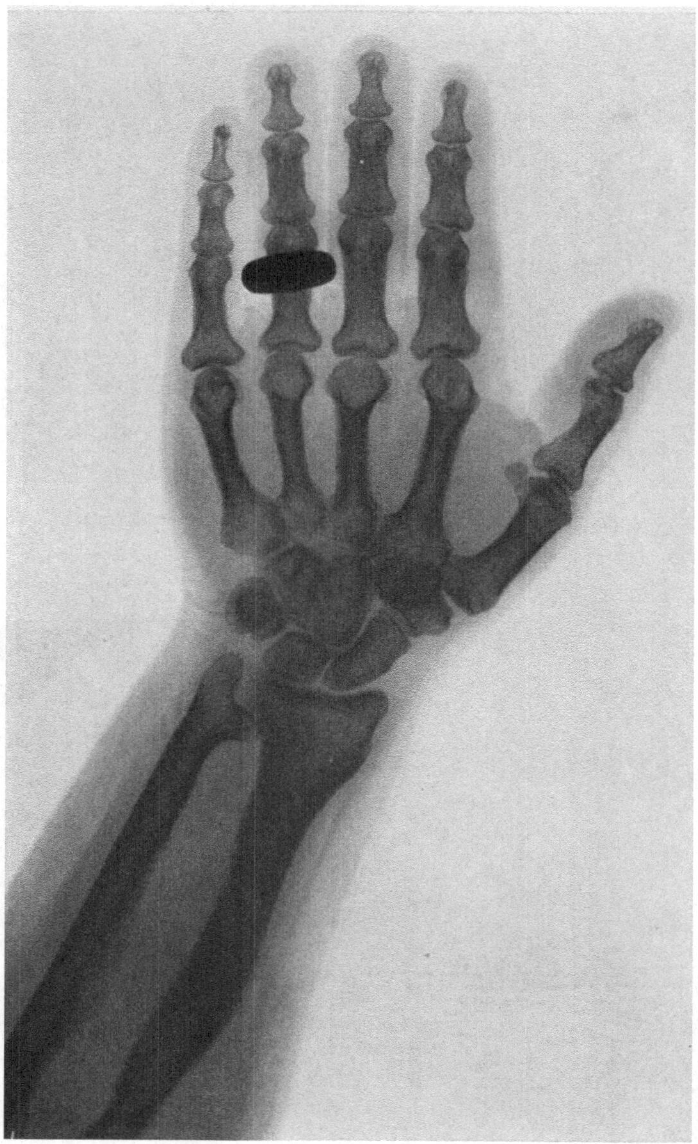

Abb. 156. Röntgenogramm des Unterarms einer 40jährigen Chondrodystrophin.
(Radiusepiphyse verdickt, Phalangen klein, Handwurzelknochen relativ groß.)

ausgesprochener Vergrößerung der linken Kammer. So erscheint das Herz wie ein großer Motor in einem kleinen Gehäuse. An den Herztönen ist in der Regel nichts Abnormes feststellbar, die Pulszahl ist oft niedrig, der Blutdruck so gut wie immer erheblich herabgesetzt bis zu Werten von 70—80 mm Hg

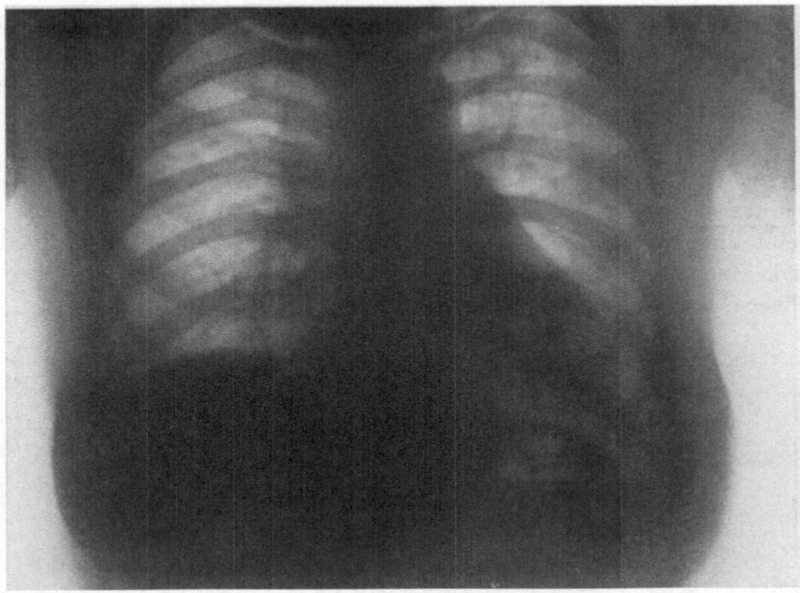

Abb. 157. Herz einer 42jährigen Chondrodystrophin.

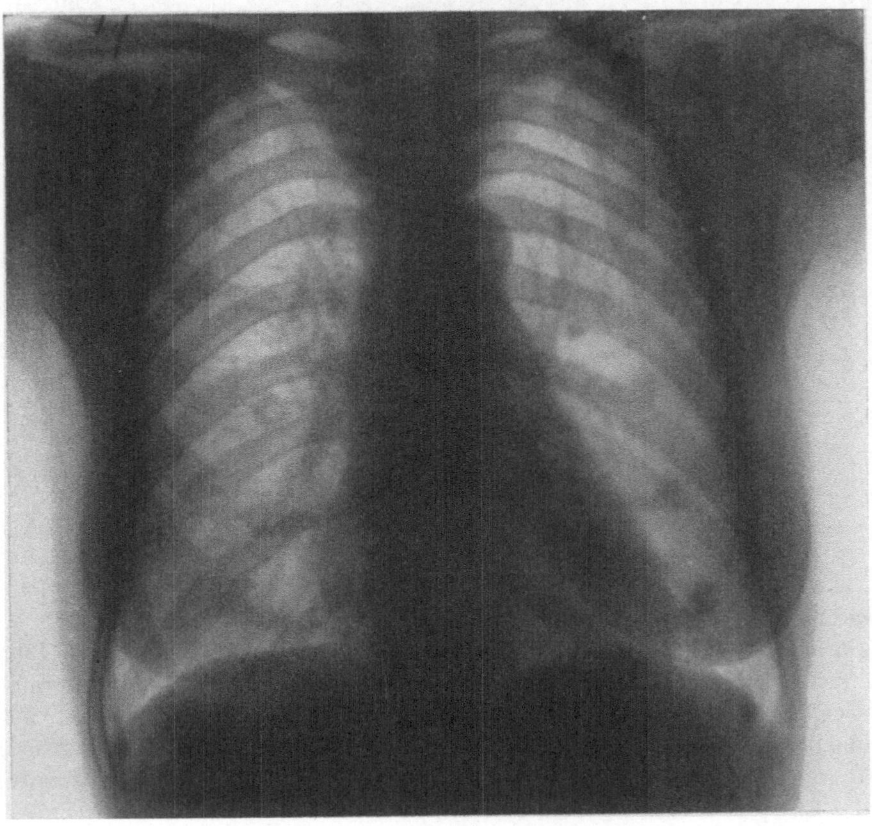

Abb. 158. Herz einer 33jährigen Chondrodystrophin (Abb. 153).

Maximaldruck. Der Vergrößerung der chondrodystrophischen Herzen liegt zweifellos eine erhebliche Dilatation zugrunde. Man wird nicht fehlgehen, wenn man sie als typische Vagusherzen auffaßt, von denen drei den oben abgebildeten Kranken entstammende Röntgenogramme vor- bzw. nachstehend wiedergegeben seien.

Bei jüngeren Chondrodystrophikern ist die Herzvergrößerung in der Regel weniger stark ausgesprochen.

Ob endokrine Veränderungen und welche (mangelhafte Adrenalinproduktion?) dem Zustandekommen des Vagusherzens beim Chondrodystrophiker zugrunde liegen, läßt sich zurzeit nicht sagen.

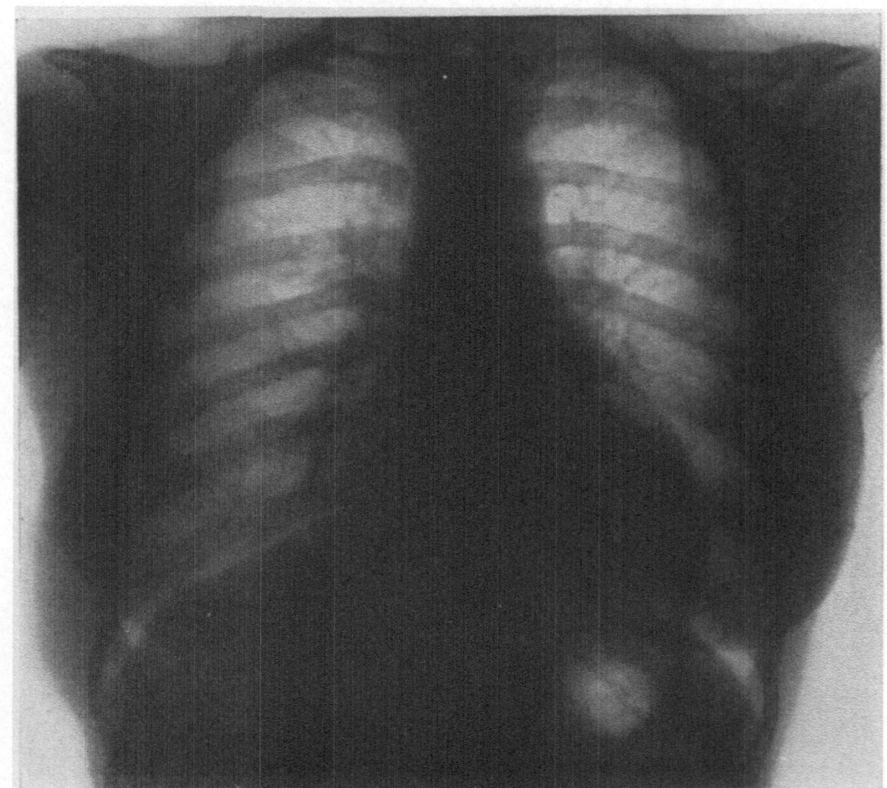

Abb. 159. Herz einer 40 jährigen Chondrodystrophin.

Über den Stoffwechsel der Chondrodystrophen s. S. 279 u. ff.

In einer Reihe von Fällen ist Thymuspersistenz nachweisbar.

Am Genitale sind in der Regel keine Veränderungen vorhanden. Beim männlichen Zwerg finden wir einen Penis von normaler Größe sowie normale Entwicklung der genitalen Anhangsgebilde. Auch was Behaarung und Ausbildung der sekundären Geschlechtscharaktere betrifft, finden sich kaum nennenswerte Abweichungen gegenüber dem Gesunden. Für die weiblichen Kranken gilt das Entsprechende. Die Menstruation geht meist in normaler Weise vor sich, Libido sexualis und auch Konzeptionsfähigkeit sind in der Regel durchaus intakt.

(s. Abb. 151). Die Entbindung ist per vias naturales natürlich ausgeschlossen und muß mittels Kaiserschnitt vorgenommen werden.

Die meisten Chondrodystrophen stammen von normal gebauten Eltern. Es kommt jedoch auch familiäres Auftreten der Krankheit vor. Als Beispiel hierfür sei das Artistenpaar D. (Mutter und Tochter) wiedergegeben, wobei besonders hervorzuheben ist, daß der Vater des Kindes normal gebaut war und eine Körpergröße von 1,75 m hatte (Mutter links = 80 cm groß, 54 jährig, Tochter = 76 cm, 28 jährig). Von den 6 Geschwistern der Mutter waren 5 normal gewachsen, eines zwerghaft geblieben.

Die intellektuellen Fähigkeiten der meisten Chondrodystrophiker können völlig normale sein. Sie sind durchaus in der Lage, im Leben ihren Mann zu stehen, viele zeichnen sich sogar durch witzige, unter Umständen geistreiche Art aus. Damit erklärt sich zum Teil ihre schon oben erwähnte Verwendung als Hofnarren im 16. und 17. Jahrhundert,

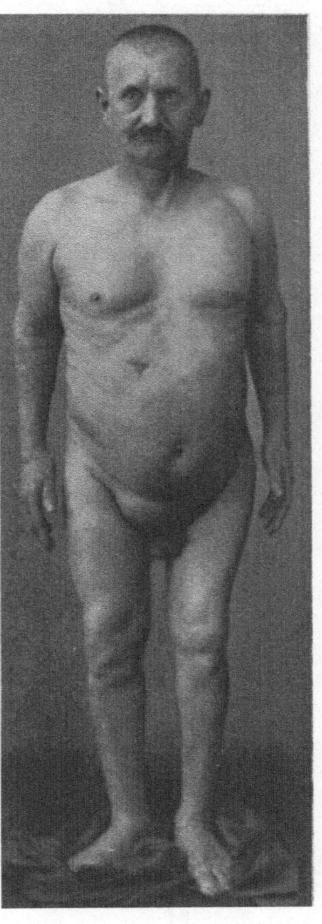

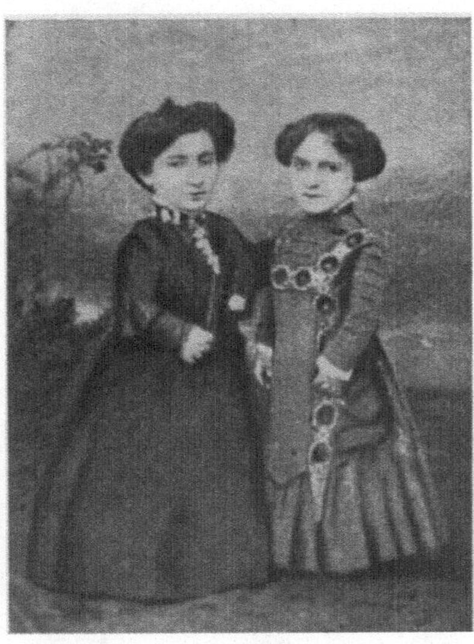

Abb. 160. Chondrodystrophische Mutter (links) und Tochter (rechts).

Abb. 161. 60 jähriger Mann mit abnorm kurzgliedrigen Armen (partielle Chondrodystrophie!).

eine Sitte, die, wie es scheint, mit den Kreuzzügen von Konstantinopel in das Abendland eingeschleppt wurde.

Die meisten Chondrodystrophen sind mit ihrem Lebenslos zufrieden und wünschen nicht zu wachsen. Schon deshalb nicht, weil ihre monströse Körperform ihnen als Artisten, Clowns usw. ein gutes Einkommen gewährleistet.

Es kommen nach eigenen Erfahrungen auch Wachstumsstörungen im Sinne einer partiellen Chondrodystrophie zur Beobachtung. Als Beispiel hierfür sei folgender Fall angeführt: Es handelt sich um einen 60 jährigen Mann, der allerdings im ganzen im Wachstum zurückgeblieben ist, aber in bezug auf die

Konfiguration des Schädels, Größe des Rumpfes und der Beine einen proportionierten Eindruck macht. Dagegen fällt die abnorme Kürze der Arme, besonders der Oberarme, auf, die eine stark entwickelte Corticalis aufweisen. An
den Unterarmen finden wir die typische Ausbiegung des Radius. Die Handwurzelknochen sind gegenüber der Kurzgliedrigkeit der Finger auffällig groß.
Am Herzen war die beschriebene Dila-
ation der linken Kammer vorhanden.
Der Blutdruck war abnorm niedrig
50/90 mm Hg).

Pathogenese. Die uns hier vor allem

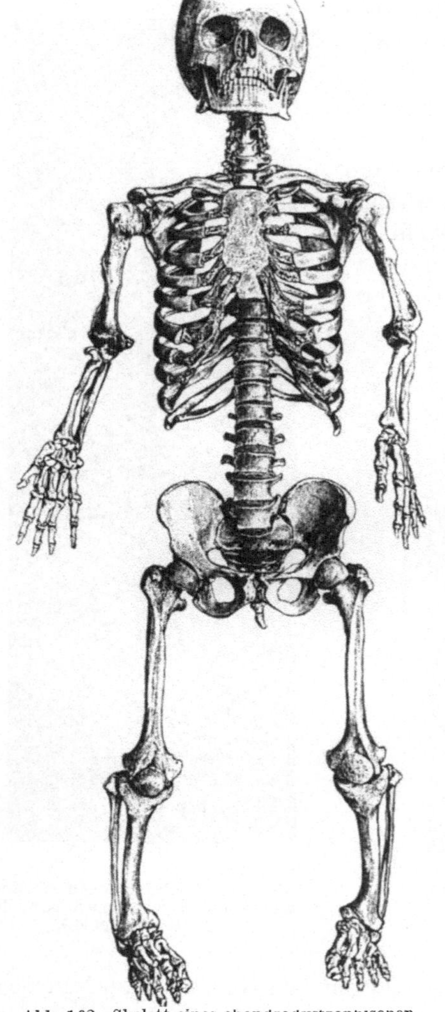

Abb. 162. Skelett eines chondrodystrophischen
Zwerges. (Nach BREUS und KOLISKO.)

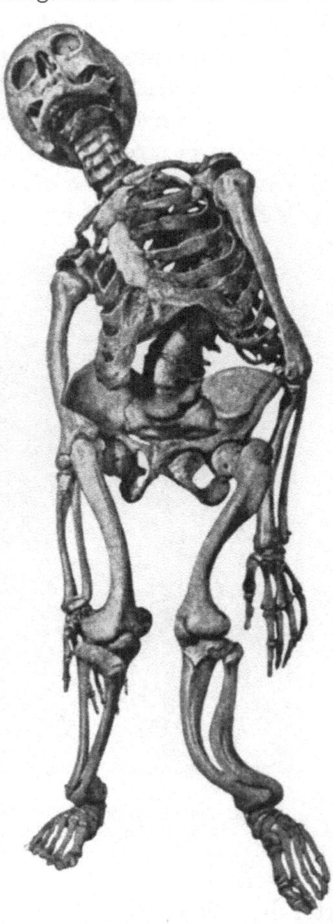

Abb. 163. Skelett eines schwer rachitischen Individuums. (Nach BREUS
und KOLISKO.)

interessierende Frage ist, inwieweit endokrine Störungen für die Genese der
chondrodystrophischen Entwicklungshemmung verantwortlich zu machen sind.
Alle bisher in diesem Sinne geäußerten Hypothesen, die sich auf die Schilddrüse,
die Hypophyse und andere Drüsen beziehen, haben sich als nicht genügend gestützt
erwiesen. Namentlich der thyreogene Zwergwuchs, von dem oben die Rede war,

ist durch so fundamentale Unterschiede gegenüber dem chondrodystrophischen gekennzeichnet, daß die Annahme, daß auch dem letzteren Veränderungen der Schilddrüse zugrunde liegen, äußerst unwahrscheinlich ist. Ich habe das Krankheitsbild der Chondrodystrophie hier abgehandelt, wiewohl ich mir bewußt bin, daß seine Beziehungen zum endokrinen Drüsensystem völlig ungeklärt sind. Daß solche bestehen, ist zwar zu vermuten, aber zurzeit nicht zu beweisen.

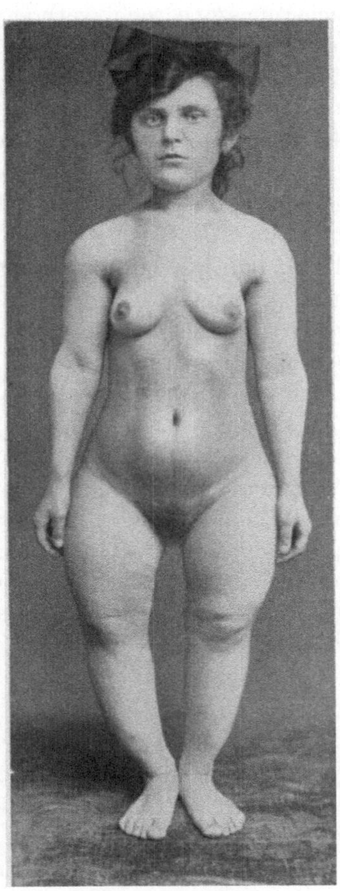

Abb. 164. 20jährige rachitische Zwergin.

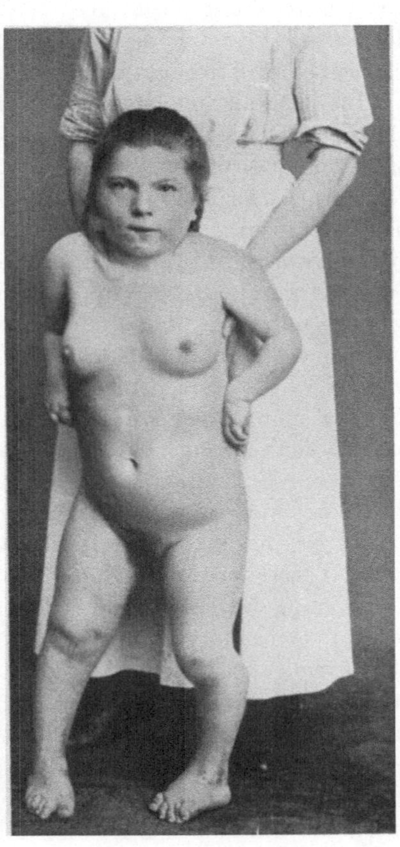

Abb. 165. 16jähriges Mädchen mit schweren rachitischen Knochenverbiegungen.

Differentialdiagnose gegenüber der Rachitis nebst einigen Bemerkungen über das Wesen der letzteren. In differentialdiagnostischer Hinsicht kommt vor allem die Unterscheidung des chondrodystrophischen Zwergwuchses gegenüber dem rachitischen in Frage. Auch bei letzterem kommt es nicht selten zu einer verhältnismäßig starken Entwicklung des Schädels und zu relativer Kurzgliedrigkeit der Extremitäten. Ist doch auch die Rachitis dadurch gekennzeichnet, daß das endochondrale Wachstum unter Umständen erhebliche Störungen aufweist. Was aber die Rachitis als solche charakterisiert, ist neben den bekannten Kennzeichen (Rosenkranz, Encephalomalacie usw.) vor allem das Vorkommen starker Knochenverbiegungen und Verkrümmungen.

Die vorstehenden, dem Buche von Breus und Kolisko entnommenen Skelett-
bilder illustrieren den Gegensatz zwischen den beiden Formen von Wachstumsstörung. Die Verbiegungen der Knochen treten besonders im floriden
Stadium der Krankheit auf. Differentialdiagnostisch kommt eigentlich überhaupt nur der Knochen bei stationärer Rachitis in Frage, bei der wir die endochondrale Ossification in der Weise gestört finden, daß die präparatorische
Knorpelverkalkung fehlt und die Knorpelwucherungszone sich verbreitert.
Dieser Verbreiterung liegt eine Verzögerung der Einschmelzung, und dieser
wiederum eine Störung der Verkalkung zugrunde. Wichtig ist vor allem die
in schweren Fällen hochgradige Erweichung des rachitischen Knochens (Halisterese). Die Entkalkung (statt $65^0/_0$ anorganischer Substanz unter Umständen
nur $20^0/_0$) führt deswegen zu so ausgesprochenen Erscheinungen, weil der physiologischen Resorption der älteren Knochengewebspartien ein Ersatz durch
nur kalkarme oder kalkfreie Substanz gegenübersteht. Als Beispiel für rachitischen Zwergwuchs, der zwar wie erwähnt in bezug auf das verkürzte Längenwachstum gewisse Ähnlichkeiten mit der Chondrodystrophie darbietet, sich aber
andererseits durch die bereits genannten, zum Teil enormen Knochenverbiegungen gegenüber der Chondrodystrophie unterscheidet, seien vorstehende Bilder
eines 16- und 20jährigen Mädchens, die von Jugend auf an schwerster Rachitis
gelitten haben, wiedergegeben.

Die Beziehungen der Rachitis zur inneren Sekretion sind vielfach diskutiert worden. Es lag nahe, solche anzunehmen, zumal es bei jüngeren Tieren
gelang, durch Entfernung des Thymus Erscheinungen am Knochen hervorzurufen, die denen schwerster Rachitis außerordentlich ähnelten (Matti). Es kam
hierbei zu Rosenkranzbildung, hochgradiger Erweichung und Verkrümmung der
Knochen, Verbreiterung der Epiphysenfugen, Hyperämie des Knochenmarks und
Verlangsamung der Umbildung in Fettmark usw. Wir können jedoch zurzeit die
Rolle, die das endokrine Drüsensystem beim Zustandekommen der Rachitis
spielt, so wenig übersehen, daß jede Äußerung hierüber in das Gebiet der Spekulation gehört. Es ist darauf hingewiesen worden, daß der Kalkstoffwechsel, der bei der Rachitis die ausschlaggebende Rolle spielt, nicht einfachen Bilanzgesetzen unterliegt. Vielmehr hat es den Anschein, als ob äußere
Momente, wie Licht, Luft usw., für die Kalkapposition notwendige Vorbedingungen seien und den Knochen für die Kalkablagerung gewissermaßen sensibilisieren
(als ein solcher Sensibilisator muß auch der Lebertran betrachtet werden). Bemerkenswert ist die wichtige, wenn auch nicht unbestrittene Tatsache, daß bei
der Rachitis nach den Untersuchungen von Freudenberg und György eine
acidotische Stoffwechselrichtung vorliegt (Hypophosphatämie, vermehrte Säure-
und Ammoniakausscheidung mit dem Harn, K-Verminderung und inkonstante
Ca-Vermehrung im Blute) im Gegensatz zur Tetanie, der jedenfalls mit Wahrscheinlichkeit eine alkalotische Stoffwechseltendenz zugrunde liegt. Während
die Tetanie mit einer allgemeinen Stoffwechselbeschleunigung einhergeht, ist
der Rachitis durch allgemeine Stoffwechselverlangsamung ausgezeichnet. Rachitis und Tetanie wären demnach in stoffwechselchemischer Hinsicht als Antipoden
zu deuten. Das Umschlagen der Rachitis in Tetanie in den Frühjahrsmonaten
sehen Moro, Freudenberg und György als „hormonale Frühjahrskrise" an.
Neuerdings will Vollmer durch Applikation von Salben, die die angeblich stoff-

wechselbeschleunigenden Extrakte aus Hypophyse, Thymus und Ovarien enthielten, innerhalb von 3 Wochen klinische Heilung gesehen haben. Die Mitteilung erscheint zunächst so überraschend, daß, solange nicht exakte Nachprüfungen vorliegen, eine gewisse Skepsis angebracht ist. Im ganzen ist die etwaige Bedeutung des endokrinen Drüsensystems für die Genese des der Rachitis zugrunde liegenden Prozesses mangelhafter Kalkablagerung noch ungewiß.

Der Stoffwechsel der Zwerge.

Der Stoffverbrauch abnorm kleiner Menschen ist im Prinzip kein anderer als der normal großer. Das trifft zu, wenn es sich in beiden Fällen um Individuen handelt, deren Wachstum abgeschlossen ist. Es ist durch zahlreiche Stoffwechselversuche wahrscheinlich gemacht, daß das wachsende Kind einen größeren Energieverbrauch hat als der Erwachsene. Beim Zwerge fällt die Wachstumstendenz fort, aber auch bei ihm liegen die Werte für den Stoffverbrauch relativ hoch, weil der Zwerg eine im Verhältnis zu seinem Volumen größere Oberfläche als der normale Mensch besitzt. Will man nun die für den Stoffverbrauch des Zwerges gefundenen Werte mit denen normaler Individuen vergleichen, so ist es bei der Verschiedenartigkeit der äußeren Bedingungen am rationellsten, die Berechnung auf den Quadratmeter Körperoberfläche[1]) zu beziehen. A. LOEWY und H. ZONDEK haben bei einer größeren Zahl von Zwergen verschiedenster Genese Gaswechseluntersuchungen (Ruhe-Nüchternversuch) vorgenommen. Bei einer der oben erwähnten chondrodystrophischen Zwerginnen, die ein Alter von 21 Jahren, eine Körpergröße von 1,12 m, ein Körpergewicht von 30 kg besaß, fanden sich folgende Werte:

| Atemvolumen | pro Minute | | Resp.-Quot. | O_2-Verbrauch pro Min. und kg Körpergew. |
| | CO_2-Ausscheidung | O_2-Verbrauch | | |
ccm	ccm	ccm		ccm
3100,2	124,0	162,93	0,7628	5,431

Pro Quadratkilometer Oberfläche berechnet, betrug hier der Sauerstoffverbrauch in 24 Stunden = 908,6 Cal.

Die gefundenen Werte liegen an der oberen Grenze des Normalen. Ganz ähnliche Zahlen fanden wir beim rachitischen Zwerg, wofür die folgenden, an einem 45jährigen, 1,25 m großen und 45 kg schweren männlichen Individuum gewonnenen als Beispiel gelten mögen:

| Atemvolumen | CO_2-Ausscheidung | O_2-Verbrauch | Resp.-Quot. | O_2-Verbr. pro. Min. und kg Körpergew. |
ccm	ccm	ccm		ccm
8795	187,33	216,30	0,8658	4,818

Auf den Quadratmeter Körperoberfläche berechnet, finden wir hier einen Bedarf von 739,2 Cal. in 24 Stunden.

Sowohl beim chondrodystrophischen als auch beim rachitischen Zwerg liegen die Verhältnisse mithin so, daß ihr Stoffverbrauch relativ größer ist, als er bei gleichaltrigen Erwachsenen gefunden wird, aber niedriger als bei einem

---

[1]) Die Berechnung der Körperoberfläche geschieht gewöhnlich nach der MEEHschen Formel (S. 169).

gleichgroßen kindlichen Individuum.. Erheblich geringer sind die Werte bei denjenigen Formen von Zwergwuchs, die einer Unterfunhtion der Schildrüse ihre Entstehung verdanken, so daß auch an der Hand des Stoffwechselversuches eine differentialdiagnostische Unterscheidung möglich ist. Schon bei den der Klasse der endemischen Kretins angehörenden Zwergen liegen die Werte für den Energieverbrauch unterhalb der oben angeführten. Als Beispiel hierfür seien die Zahlen, die wir bei einem 56jährigen, 138 cm langen und 48,2 kg schweren Patienten mit endemischem Kretinismus fanden, angeführt:

| Atemvolumen | pro Minute | | Resp.-Quot. | O_2-Verbrauch pro Min. und kg Körpergew. |
| | CO_2-Ausscheidung | O_2-Verbrauch | | |
ccm	ccm	ccm		ccm
4215,3	125,62	156,4	0,8033	3,2445

Auf den Quadratmeter Körperoberfläche berechnet, beläuft sich der Bedarf hier auf 666,4 Cal. in 24 Stunden.

Die niedrigsten Werte sind bei den Fällen von echtem thyreogenen Zwergwuchs zu erheben (sporadischer Kretinismus), von denen oben bereits ausführlich gesprochen wurde (s. S. 116 u. ff). Als Beispiel seien die bei einem 32jährigen 125 cm langen, 40,9 kg schweren Patienten gefundenen Zahlen mitgeteilt:

| Atemvolumen | CO_2-Ausscheidung | O_2-Verbrauch | Resp.-Quot. | O_2-Verbr. pro Min. und kg Körpergew. |
ccm	ccm	ccm		ccm
3340,8	776,76	121,58	0,6405	2,965

Auf den Quadratmeter Körperoberfläche berechnet, ergibt sich hier ein Bedarf von 533,7 Cal. in 24 Stunden.

Der N-Umsatz der Zwerge ist absolut genommen geringer als der erwachsener gesunder Menschen. Die niedrigsten Werte finden wir auch hier beim thyreogenen Zwerg.

b) Der Infantilismus.

Der Infantilismus (das Wort stammt von Lasuège) ist bereits als ein Zustand charakterisiert worden, der durch Zurückbleiben der Körpergröße, der Genitalentwicklung und der Psyche auf kindlicher Entwicklungsstufe gekennzeichnet ist. Präziser ausgedrückt werden wir von Infantilismus reden müssen, wenn es sich um heranwachsende Individuen handelt, deren geistige und körperliche Eigenschaften einem jüngeren Lebensalter entsprechen. Auch beim Erwachsenen kann ein erheblich hinter dem Durchschnitt zurückbleibender Grad körperlicher und psychischer Entwicklung berechtigen, das betreffende Individuum als infantil zu bezeichnen. Der Infantilismus tritt in manchen Fällen erblich auf und ist dann auf eine abnorme Wachstumsanlage zurückzuführen. Borchardt hat über Beobachtungen dieser Art berichtet. Der Begriff des Infantilismus ist von manchen Autoren (von älteren seien vor allem Anton und di Casspero, von neueren Peritz erwähnt) sehr weit gefaßt worden, indem neben einer größeren Zahl äußerer Momente auch endokrine Einflüsse ursächlich herangezogen werden. (Anton rechnet auch den Mongolismus hierher.) Ursprünglich wurden nur diejenigen Fälle dazu gerechnet, bei denen Ernährungsstörungen, Erkrankungen des Gehirns (ich sah in einem Falle, den ich A. Simons verdanke, hochgradigen Infantilismus bei einer 24jährigen Patientin mit striärem Symptomenkomplex), Anomalien des Gefäßsystems (angeborene Herzfehler, Pulmonal- und Mitralinsuffizienz und Stenose), mangelhafte Resorptionsfähigkeit des Darms, Alkoholismus der Eltern[1]), hereditäre Syphilis, in der Jugend erworbene Malaria, Chlorose, schlechte hygienische Lebensbedingungen und ähnliche Faktoren ätiologisch in Frage kamen. Diese Form wurde als der Infantilimus dystrophicus oder als Typus Lorrain bezeichnet. Ich sah in einem Falle ein Zurückbleiben auf infantiler Entwicklungsstufe bei einem 26jährigen jungen Mann (s. Abb. 169), bei welchem gleichzeitig eine schwere Systemerkrankung sämtlicher Knochen im Sinne des sehr selten zu beobachtenden zuerst von Albers Schönberg beschriebenen Krankheitsbildes (Marmorkrankheit) vorlag. Der Fall ist von H. Bernhardt genauer beschrieben (Klin. Wochenschr. 1926, Nr. 10).

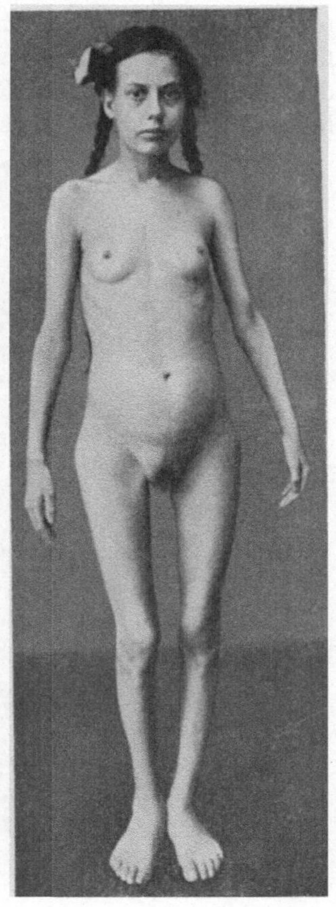

Abb. 166. 19jähriges infantiles Mädchen mit Hilusdrüsentuberkulose.

Es handelt sich hier um eine das ganze Knochensystem einnehmende Verknöcherung der Spongiosa, sehr verstärkte, z. T. flächenhaft sich ausbreitende Verkalkung von Corticalis und Spongiosa. Die mehrmals versuchte Punktion des Brustbeins ließ das Vorhandensein von Knochenmark vermissen. Es wurden nur Knochensplitter zutage gefördert. Die Röntgenbilder des Knochens lassen die starke Rinde und Mark ergreifende Hyperostose sowie den außerordentlichen Kalkreichtum erkennen, und sind durch die intensive Schattengebung ausgezeichnet (Marmorknochen!). Bemerkenswert ist, daß bei dem Kranken eine außergewöhnlich starke Milzvergrößerung vorlag, die man wohl als vikariierend eingetretenen Ersatz für das gänzlich oder fast völlig fehlende Knochenmark wird ansehen müssen. Das Blutbild ließ außer einer Anämie (2,4 Mill. Erythrocyten) und dem Vorhandensein einiger Myelocyten keine Besonderheiten erkennen. Die Intelligenz des Kranken war als durchaus normal, der Interessenkreis als dem Alter entsprechend zu bezeichnen. Die Genitalfunktion des Patienten war normal.

In welcher Beziehung die in früher Jugend in Erscheinung getretene Knochenerkrankung zu der allgemeinen körperlichen Entwicklungshemmung steht, wird kaum entschieden werden können. M. E. wird man eine gemeinsame sowohl der abnormen Knochenstruktur als auch der allgemeinen Körperentwicklungshemmung zugrunde liegende Anlage als das Wahrscheinlichste annehmen müssen. Die endokrinen Drüsen dürften als koordiniertes Glied in der Kette der an der allgemeinen Unterentwicklung beteiligten Organe anzusehen sein. Ausgesprochene endokrine Ausfallserscheinungen waren bei dem Kranken nicht zu verzeichnen.

Was den Ernährungsfaktor anbelangt, so scheint weniger die vollkommene

---

[1]) Bei Tieren gelingt es bekanntlich häufig, durch chronische Alkoholverabfolgung an die Eltern zwerghaften Nachwuchs zu erzielen. Praktische Anwendung findet dies Verfahren z. B. bei den Rehpintschern.

Nahrungsentziehung das Wachstum zu beeinträchtigen, als vielmehr das Fehlen gewisser Bausteine des Eiweißmoleküls (Tryptophan, Lysin). Das gleiche scheint nach STEPP der Mangel der Nahrung an Lipoidsubstanzen zu bewirken. Da sowohl die Tuberkelbacillen (CALMETTE) als auch die Luestoxine (PERITZ), aber auch die Erreger anderer Infektionskrankheiten eine starke Affinität und Bindungskraft gegenüber den Lipoiden besitzen, die auf diese Weise dem Körper entzogen werden, ist das Zustandekommen des Infantilismus bei diesen Krankheiten vielleicht um so eher verständlich. Es kann keinem Zweifel unterliegen, daß alle eben genannten Faktoren der körperlichen und psychischen Entwicklung außerordentlich hinderlich sein können. Als Beispiel hierfür sei das Bild

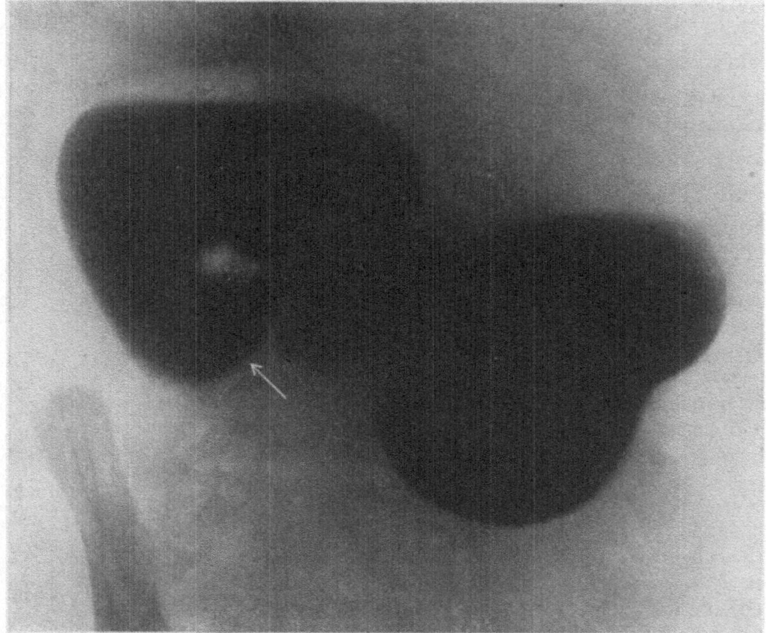

Abb. 167. Duodenalstenose. (Fall Abb. 168.)

eines 19jährigen Mädchens mit ausgesprochener Hilusdrüsentuberkulose angeführt (Abb. 166) sowie das eines 12jährigen stark in der allgemeinen besonders körperlichen Entwicklung zurückgebliebenen Mädchens mit hochgradiger angeborener Duodenalstenose (Abb. 168). (Der Fall ist von H. CRAMER ausführlicher beschrieben.) Hier sei der sog. intestinale Infantilismus erwähnt, worunter HERTER einen mit chronischer Darminfektion verbundenen Zustand allgemeiner Entwicklungshemmung des Kindes versteht.

Andererseits reichen aber die erwähnten ätiologischen Momente nicht für alle Fälle von Infantilismus aus. BRISSAUD gebührt das Verdienst, zuerst auf eine durch Schilddrüsenunterfunktion bedingte Form hingewiesen zu haben, die er als Infantilismus myxoedematosus oder Myxinfantilismus bezeichnet. (BRISSAUD selbst führte auch den dystrophischen Infantilismus auf die Schilddrüse zurück. Das gleiche taten HERTOGHE und andere Autoren.) Die Bedeutung der Schilddrüse für das Wachstum steht außer jedem Zweifel, und es kann nach

eigenen Erfahrungen als sicher gelten, daß eine besondere Form der Schilddrüseninsuffizienz zu dem von uns als Infantilismus bezeichneten Krankheitsbild führen
kann (s. „Therapie des Infantilismus"). Auch die Funktionsherabsetzung des
Hypophysenvorderlappens kann ein Zurückbleiben auf infantiler Entwicklungsstufe zur Folge haben (hypophysärer In-
fantilismus). Hier finden wir jedoch
neben dem Zurückbleiben im Wachstum

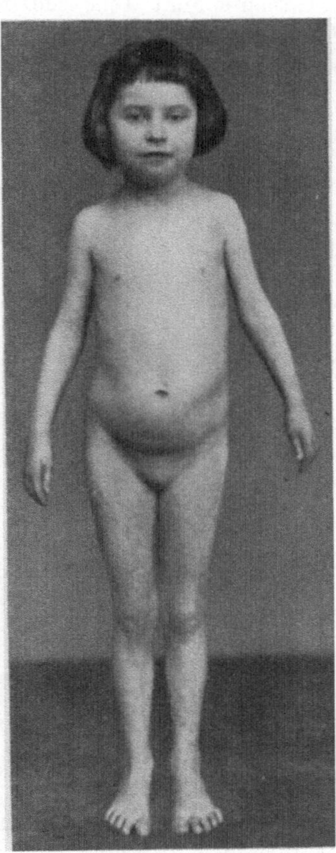

Abb. 168. 12jähriges infantiles
Mädchen mit angeborener hochgradiger Duodenalstenose.

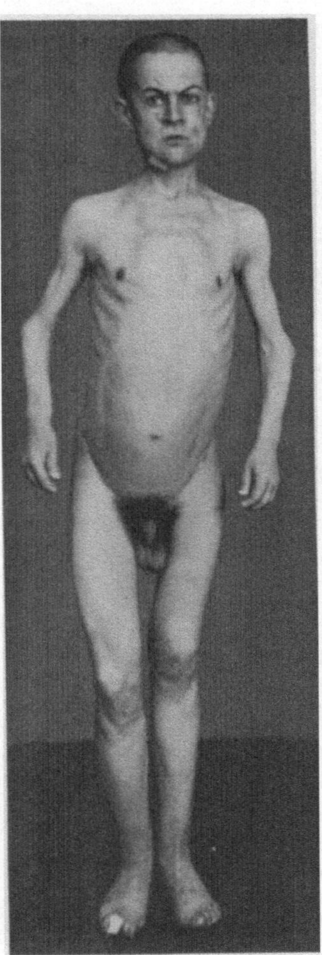

Abb. 169. 26jähriger infantiler
Mensch mit Marmorkrankheit der
Knochen.

die Zeichen der Dystrophia adiposogenitalis. Es gibt indes Fälle von Infantilismus
mit nachgewiesenem Hypophysentumor, bei denen neben der genitalen Dystrophie
nicht Fettsucht, sondern mehr oder weniger hochgradige Abmagerung, bisweilen
ausgesprochene Kachexie hervortritt. Ich habe vorgeschlagen, diese Fälle unter
der Bezeichnung der Dystrophia kachectogenitalis abzugrenzen, um damit
die nahen Beziehungen solcher Zustände zur Dystrophia adiposogenitalis zu kenn-
zeichnen. Es wurde oben auseinandergesetzt (s. S. 9 u. ff.), daß die Hormonwirkung unter gewissen Umständen umkehrbar ist. So müssen wir uns vorstellen,

daß ein und das gleiche hormonale Produkt je nach der physikalisch-chemischen Einstellung des Erfolgsorganes unter Umständen entgegengesetzte klinische Erscheinungen hervorruft. Auf diese Weise erklärt sich vermutlich die Tatsache, daß von der Hypophyse ausgehende Prozesse einmal zur Fettsucht, ein anderes Mal zur Kachexie führen. Dies kann wohl mit der Verschiedenartigkeit der Veränderungen an der Hypophyse zusammenhängen, aber auch die Folge der im einen oder anderen Fall verschiedenen Elektrolytkonstellation sein, der das Hypophysenhormon am Erfolgsorgan (in diesem Falle am cerebralen Stoffwechselzentrum) begegnet. Unter diesem Gesichtspunkt teile ich folgende Krankengeschichten kurz mit:

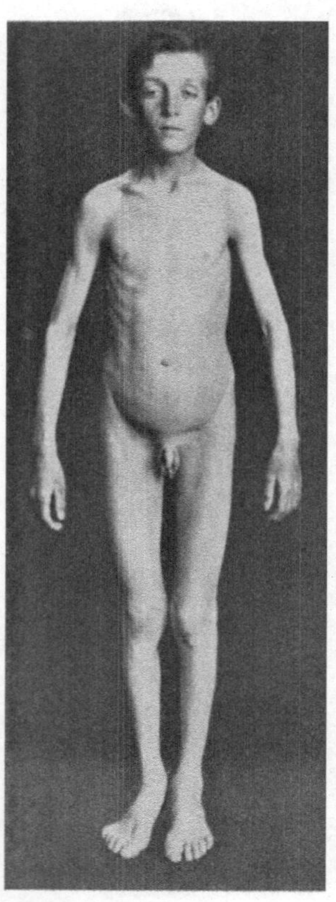

Abb. 170. 15jähriger Kranker mit ostitischem Prozeß an der Sella turcica (Dystrophia kachectogenitalis).

Fall 1. Fritz W. (Abb. 170), 15 Jahre, stammt aus gesunder Familie, war stets gesund, blieb in der Entwicklung seit jeher zurück. Sah stets blaß und schwächlich aus. Objektiv: Pat. ist im Wachstum zurückgeblieben, hat ein hypoplastisches Genitale, völliges Fehlen der Genital- und Achselhöhlenbehaarung, Gesicht älter aussehend als dem Lebensalter entspricht, ist im ganzen hochgradig abgemagert. Körpergewicht = 36 kg. Herz schmal, hypoplastisch, Tropfenherz. Blutdruck = 45/95 mm Hg. Lunge o. B. Reflexe o. B. Mageninhalt: Freie HCl 5, Gesamtacidität 25. Augenhintergrund o. B. jedoch besteht leichte beiderseitige Ptosis und beiderseitige Ophthalmoplegia interna. Im Blute: NaCl = 0,59$^0/_0$, Blutzucker = 0,075$^0/_0$, Reststickstoff = 39,2 mg in 100 ccm Blut. Blutbild: Hämoglobin 65$^0/_0$. Erythrocyten 4,1 Million. im cmm Blut, Leukocyten 12000. Wassermann neg. O_2-Verbrauch = 175 ccm pro Minute. An der Sella turcica sieht man eine beträchtliche

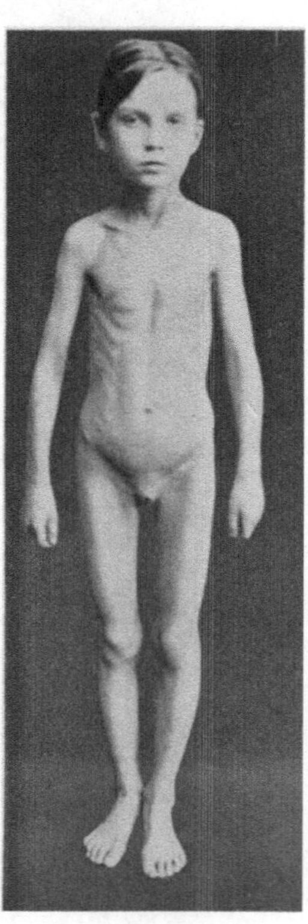

Abb. 171. 16jährige Kranke mit Hypophysistumor (Dystrophia kachectogenitalis).

Verdickung der Rückwand. Offenbar liegt ein schwerer ostitischer Prozeß (Lues?) vor, der die Hypophyse mehr oder weniger komprimiert. Danach dürfte es sich um einen hypophysär bedingten Infantilismus handeln.

Als weiteres Beispiel gebe ich das Bild einer 16jährigen Pat. wieder (Abb. 171), die bis vor wenigen Monaten gesund war, ohne jemals menstruiert gewesen zu sein. In den letzten Monaten traten allmählich heftige Kopfschmerzen, Neigung zum Erbrechen und hochgradige Abmagerung auf (z. Z. beträgt das Körpergewicht 26 kg). Als Ursache der Krankheit konnte ein Hypophysentumor nachgewiesen werden (stark erweiterte Sella turcica, Zurückgebogensein des Proc. clin. post., beginnende Stauungspapille, Polyurie mit starker Verminderung der Konzentrationsfähigkeit, Polydipsie, gesteigerter Hirndruck). WaR. im Blute und Liquor negativ.

Zusammenfassend kann man bezüglich der Genese des Infantilismus sagen, daß es verkehrt wäre, den Zustand ganz allgemein als Folge endokriner Störungen aufzufassen und in Abrede zu stellen, daß die recht zahlreichen oben erwähnten Faktoren allein Entwicklungshemmungen verursachen können. Auch bezüglich der Genese des Infantilismus besteht die in früheren Kapiteln in anderem Zusammenhang wiedergegebene Auffassung zu Recht, daß Störungen des Wachstums und der Körperentwicklung sehr verschiedenartigen Ursprungs sein können (H. ZONDEK). Neben primär in den Organen spielenden Abnormitäten (in Betracht kommen Magen-Darmkanal, Gefäßapparat, Knochensystem usw.) können Störungen cerebraler Natur Hemmung der allgemeinen Körperentwicklung zur Folge haben. — Schließlich werden in einer Anzahl von Fällen Funktionsbeeinträchtigung der für die Regulation des Wachstums, der genitalen Entwicklung usw. bedeutungsvollen endokrinen Drüsen verantwortlich zu machen sein. Es ist auch hier im Einzelfall durchaus nicht immer eine genaue pathogenetische Entscheidung möglich. Von einer für alle Einzelfälle gültigen einheitlichen Ätiologie kann jedenfalls keine Rede sein. Vor jeder Einseitigkeit der genetischen Betrachtungsweise ist zu warnen.

Die infantile Anlage kann nun das Individuum als Ganzes treffen oder sich nur auf einzelne Organe erstrecken. G. ANTON unterscheidet darnach zwischen generellem und partiellem Infantilismus. Zum letzteren gehören z. B. diejenigen Formen, bei denen nur ein Zurückbleiben der Genitalentwicklung nachweisbar ist, oder diejenigen, bei denen sich die Entwicklungshemmung nur auf das Skelett bezieht. Zuweilen offenbart sich der infantile Zustand lediglich in psychischer Hinsicht.

Symptomatologie.

Was nun die für das Leiden charakteristischen Kennzeichen im einzelnen betrifft, ist folgendes zu sagen:

Das hervorstechendste Symptom ist die allgemeine Wachstumshemmung, die in schweren Fällen hochgradigen Zwergwuchs zur Folge haben kann. Dabei bleiben die kindlichen Körperproportionen vielfach erhalten, d. h. die Unterlänge überragt die Oberlänge gar nicht oder nur um ein weniges. Dieses Symptom ist jedoch nach eigenen Erfahrungen nicht konstant. Bei den unten wiedergegebenen Kranken tritt es jedenfalls nicht deutlich in Erscheinung. Die Epiphysenfugen bleiben in der Regel abnorm lange offen, die Entwicklung der Knochenkerne verzögert sich, der allgemeine Körperwuchs ist schlank und gracil, die dem betreffenden Geschlecht eigentümliche Beckenentwicklung bleibt aus, was besonders für das weibliche Geschlecht von großer Wichtigkeit ist, kurz es fehlen alle Zeichen körperlicher Reife.

Auch das Genitale bleibt in seiner Entwicklung zurück. Penis und Testes bleiben kindlich. Dementsprechend kommt es auch nicht zur Ausbildung der normalen sekundären Geschlechtscharaktere, häufig ist die Menstruation unregelmäßig. Das infantile Individuum läßt indes die Symptome des Hypogenitalismus in der Regel vermissen. Es fehlen die Fettverteilung der Kastraten (zuweilen besteht, wie bereits hervorgehoben wurde, hochgradige Magerkeit), das vermehrte Längenwachstum und für gewöhnlich auch die für den primären Hypogenitalismus charakteristischen Körperproportionen. Das infantile Genitale ist ja auch nicht funktionslos. Es funktioniert nur wie ein kindliches. Wie alle endokrinen

Drüsen sind auch die Keimdrüsen in der Entwicklung zurückgeblieben. Beim
Eunuchoidismus aber ist der Geschlechtsapparat allein und vornehmlich in
seiner Funktion beeinträchtigt, andere endokrine Drüsen sind nur sekundär
mit betroffen. Der hormonale Gleichgewichtszustand ist mithin hier erheblich
gestört, so daß die Funktionsherabsetzung der Keimdrüsen hier sinnfälligere
Ausfallserscheinungen setzt, als es beim Infantilismus der Fall ist.

Nichtsdestoweniger gibt es Fälle von Infantilismus, bei denen neben der allgemeinen Entwicklungs-

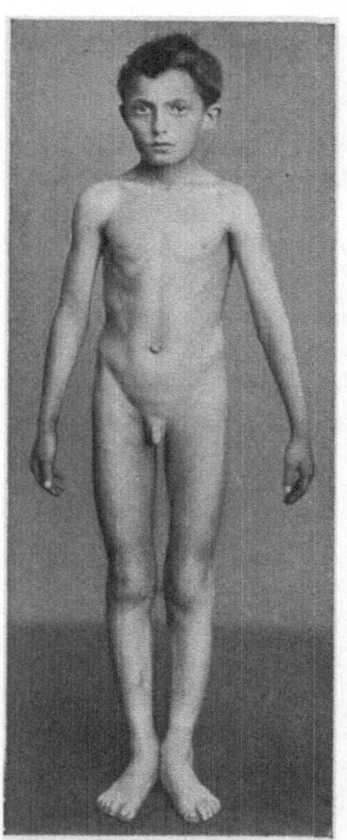 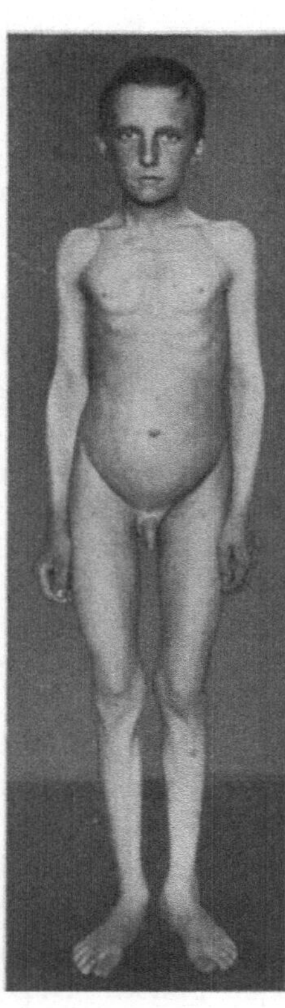 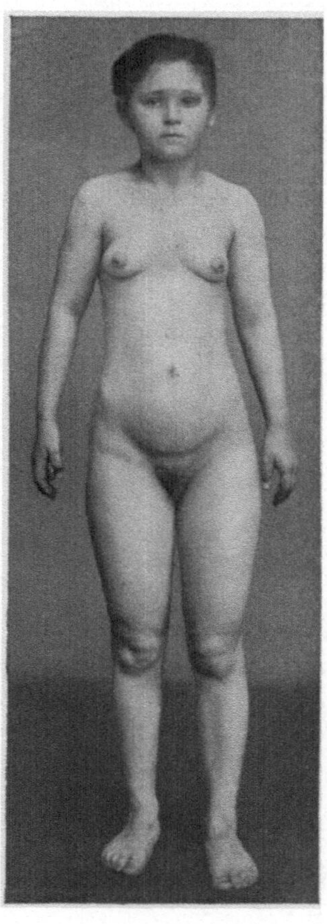

Abb. 172. 14 jähriger Knabe mit
Infantilismus und einseitigem Kryptorchismus.

Abb. 173. 18 jähriger
Knabe mit Infantilismus.

Abb. 174. 27 jähriges infantiles Mädchen mit gut entwickelter Genitalfunktion.

hemmung Ausfallserscheinungen, die speziell auf die Funktionsherabsetzung des
Genitalapparates deuten, in Erscheinung treten. Bei derartigen Individuen
äußert sich die Keimdrüseninsuffizienz darin, daß sich zu dem für den reinen
Infantilismus charakteristischen Symptomenkomplex Dysproportionierung des
Körperskeletts in Form von Überragen der Unterlänge gegenüber der Oberlänge, auffällige Schlankheit der Extremitäten, Genu valgum, Plattfuß und
andere für den Eunuchoidismus typische Merkmale hinzugesellen. Das Zustandekommen des letzteren ist in solchen Fällen so zu erklären, daß bei ihnen der
Funktionsgrad der Hoden bzw. der Ovarien den gegenüber anderen Hormondrüsen physiologischerweise eingehaltenen Gleichgewichtszustand verloren hat.

Als Beispiel für einen mit den Zeichen des Eunuchoidismus kombinierten Fall von Infantilismus sei folgender (eigene Beobachtung) angeführt:

Hanna K. (Abb. 175), 17jährig, ist im Wachstum erheblich zurückgeblieben, ohne daß bisher völliger Wachstumsstillstand eingetreten wäre. Eltern und 6 Geschwister sind von normaler Entwicklung. Patientin ist noch nicht menstruiert. Völliges Fehlen der Genitalbehaarung und der übrigen sekundären Geschlechtscharaktere. Fettansammlung oberhalb des Mons veneris. Überragen der Unterlänge gegenüber der Oberlänge, Schlankheit der Extremitäten, im besonderen der Finger, Genu valgum, Plattfuß, offenstehende Epiphysenfugen. Am Herzen geringe Dilatation der linken Kammer, normale Töne, Blutdruck erniedrigt (65/88 mm Hg). Sella turcica o. B.

Im Blute: Hb. 98%, Erythrocyten 5600000, Leukocyten 5700.

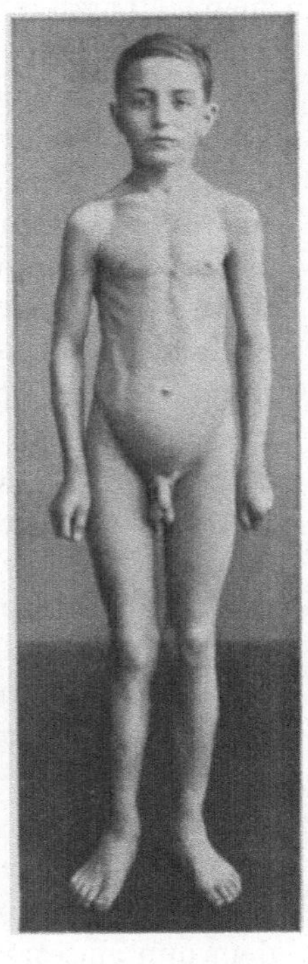

Abb. 176. 15jähriger infantiler Knabe mit stark entwickeltem Genitale.

In manchen Fällen von Infantilismus zeigt das Genitale sogar eine über die Norm hinausgehende Entwicklung, wie der in folgendem wiedergegebene Fall eines 15jährigen Knaben (eigene Beobachtung) zeigt, der sonst in somatischer und psychischer Hinsicht die charakteristischen Merkmale des Infantilismus erkennen ließ (Abb. 176).

Die eben angeführte Tatsache liefert, wenn es noch eines solchen bedurfte, den Beweis, daß der Infantilismus nicht als Folge etwaiger Hypoplasie des Keimdrüsenapparates aufzufassen ist, und daß es irrig ist, die Fälle von

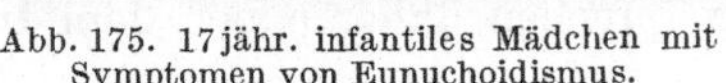

Abb. 175. 17jähr. infantiles Mädchen mit Symptomen von Eunuchoidismus.

Eunuchoidismus, wie dies PERITZ tut, als die reinste Form des „materiellen Infantilismus" anzusehen.

Herz und Gefäßsystem sind bei den meisten infantilen Individuen mehr oder weniger stark hypoplastisch. Wir finden eine schmale Aorta, ein kleines Herz (Tropfenherz). In manchen Fällen kann man jedoch beobachten, daß das Herz im Verhältnis zu dem schmalen Thorax als groß zu bezeichnen ist und eine fast mitrale Konfiguration zeigt. Es handelt sich hier meist um Individuen, die, obgleich sie sich im Pubertätsalter oder jenseits desselben befinden, doch noch eine dem Kindesalter eigentümliche Herzform (meist mitrale) und Herzgröße beibehalten haben.

Der Blutdruck ist meist niedrig. Seine Maximalwerte liegen bei etwa 90 bis 100 mm Hg.

Bei einer Reihe von infantilen Individuen findet sich eine leichte Anämie. Unter den weißen Blutzellen überwiegen häufig die Lymphocyten zu einer Zeit, wo dies physiologischerweise nicht mehr der Fall zu sein pflegt. Der lymphatische Apparat weist oft die Zeichen ungenügender Involution auf.

Nicht selten finden wir die Zeichen ausgesprochener Chlorose.

Die meisten infantilen Individuen weisen auch in psychischer Beziehung kindliche Merkmale auf. Die Kranken sind über das gewöhnliche Alter hinaus verspielt, sind suggestiven Einflüssen in hohem Maße zugänglich, ahmen das bei Erwachsenen Gesehene gern nach und pflegen in kindlicher Weise zu assoziieren. Letzteres ist so zu verstehen, daß im Gegensatz zum Erwachsenen, bei dem allgemeine Gedankenverknüpfungen vorwiegen, hier individuelle Assoziationen das Vorstellungsleben beherrschen (ZIEHEN). Alles ist subjektiv gefärbt. Auf bestimmte Reizworte reagieren sie nur im Rahmen ihrer engbegrenzten persönlichen Erfahrung. So z. B. erfolgt auf das Reizwort: ,,Alkohol" die Antwort: ,,Wenn man viel trinken tut", oder ,,ist Spiritus zum Fensterputzen". Auch der psychische Infantilismus richtet sich in seinen Äußerungen nach dem Alter der Kranken. Das Charakteristische ist, daß der Entwicklungsgrad der seelischen Fähigkeiten hinter dem für das betreffende Alter normalen nennenswert zurückbleibt. Es entspricht dies der oben bei der Schilderung der somatischen Eigenschaften gegebenen Definition des Infantilismus. Ich brauche nicht zu sagen, daß der infantile Zustand der Psyche nicht von einer eigentlichen Herabsetzung der Intelligenz gefolgt sein muß. Häufig macht sich zwar eine auffällige Unfähigkeit zu geistiger Konzentration geltend, aber Auffassungsvermögen, Gedächtnis usw. können in durchaus normaler Weise ausgebildet sein.

Formen des Infantilismus und Differentialdiagnose. Der Infantilismus ist in bezug auf die Intensität und Reichhaltigkeit seines Symptomenbildes abhängig von dem Lebensalter, in dem die die allgemeine Entwicklung hemmende Noxe einsetzt. Das trifft vor allen Dingen für den dystrophischen oder exogenen Infantilismus zu. So ist es zu erklären, daß manche infantilen Individuen bereits ein völlig entwickeltes Genitale haben oder in psychischer Hinsicht eine gewisse, etwa dem Jünglingsalter entsprechende Reife aufweisen, ohne daß mit dem nun einsetzenden Beginn der Krankheit ihre körperliche und geistige Entwicklung weiter fortschreitet. Manche Autoren sprechen daher neben dem Infantilismus von einem Juvenilismus.

Für die Praxis von entscheidender Wichtigkeit ist die Frage: Welche Kennzeichen weisen im Einzelfall auf die genetische Bedeutung innersekretorischer Faktoren hin? Es darf als sicher angenommen werden, daß der Infantilismus in der überwiegenden Mehrzahl der Fälle als dystrophischer I. aufzufassen ist, bei dem früh erworbene Infektionen, Ernährungsschäden, angeborene Herzfehler, frühzeitiger, übermäßiger Alkoholgenuß u. a. bereits oben erwähnte Faktoren ätiologisch verantwortlich zu machen sind. Daneben kann auch, wie ebenfalls bereits hervorgehoben ist, eine abnorme Wachstumsanlage allein in manchen Fällen als Ursache anzusehen sein. Ich rechne ebenso wie FALTA diejenigen Formen der Entwicklungshemmung, bei denen die Charakteristica bestimmter endokriner Krankheiten zutage treten,

so z. B. die des infantilen Myxödems oder des hypophysären Zwergwuchses, nicht zum Infantilismus, zähle auch die eunuchoiden
Individuen, die durch ihre typische Fettverteilung charakterisiert
sind (s. Kapitel „Eunuchoidismus"), oder die Riesen, die wie bekannt in
psychischer Hinsicht häufig kindliche, naive Züge zur Schau tragen, nicht hierher, wenn es auch feststeht, daß unter Umständen gewisse
Kombinationen vorkommen. Sonst müßte der Begriff des Infantilismus so weit
gefaßt sein, daß er die Mehrzahl der endokrinen Krankheitsbilder überhaupt umfaßt. (Letzten Endes ist die Frage, ob der hypophysäre Zwergwuchs auch als hypophysärer Infantilismus bezeichnet werden kann,
ein Spiel mit Worten.) Allerdings muß man, wie bereits hervorgehoben
wurde, gegenüber der Schilddrüse eine Ausnahme gelten lassen. Es
gibt einen thyreogenen Infantilismus, der alle sich auf den Gesamthabitus, die Genitalentwicklung sowie auf die Psyche erstreckenden
Merkmale absoluter oder relativer Kindlichkeit zeigt, ohne daß irgendwelche manifesten Zeichen von Hypothyreose vorhanden sind.

In solchen Fällen ist die ätiologische Diagnose nur ex juvantibus, und
zwar durch den Erfolg

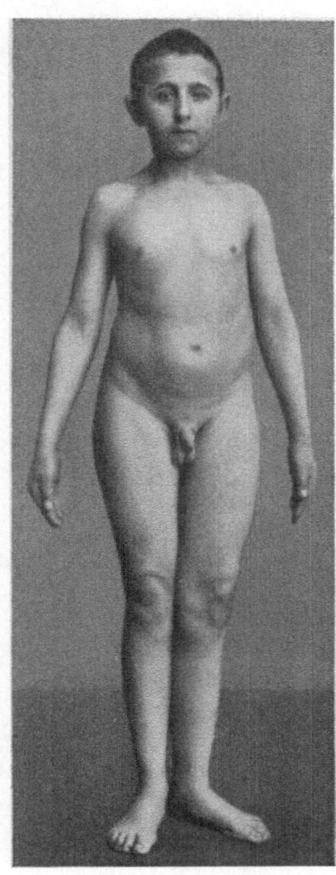

Abb. 177. 19jähriger junger Mann mit Infantilismus.

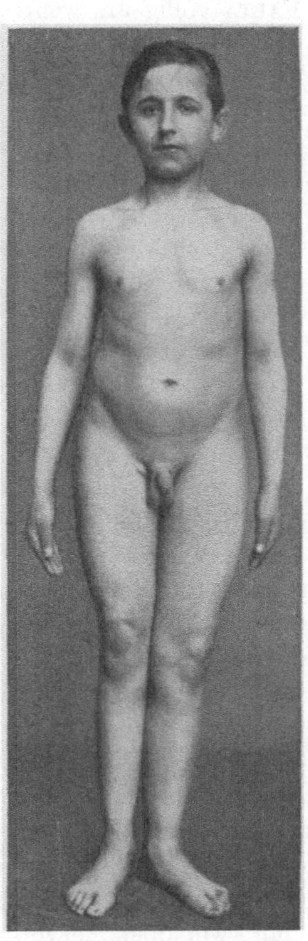

Abb. 178. Derselbe nach drei- monatig. Thyreoidinbehandlung.

der Thyreoidintherapie zu stellen. Als Beispiel hierfür seien die Bilder eines
19jährigen jungen Mannes wiedergegeben (eigene Beobachtung). Hier trat
schon nach 4—6 Wochen dauernder Thyreoidinmedikation ein Wiederbeginn
des Längenwachstums, das seit Jahren sistiert hatte, ein (der Kranke wurde in
3 Monaten um 9 cm länger), das Genitale, und zwar sowohl Penis wie Testes,
wurden größer (s. Abb. 177 u. 178). Sowohl am Mons veneris als auch in den
Achselhöhlen zeigte sich Behaarung, die bis dahin kindliche Stimme bekam
eine tiefere Klangfarbe, der ganze Mensch wurde in körperlicher und psychischer
Beziehung reifer, voller und mannbarer. Bezüglich der Sexualität, die ebenfalls unter der Thyreoidindarreichung erwachte, war bemerkenswert, daß zu-

nächst homosexuelle Neigungen auftraten, die allmählich normalen Empfindungen wichen. Vielleicht ist hierin eine Analogie zu jenem Zustand vor Eintritt der Pubertät zu erblicken, in dem die geschlechtlichen Neigungen ebenfalls noch nicht streng differenziert sind. Die eklatante, unter dem Einfluß der Thyreoidintherapie vor sich gehende Änderung des ganzen Habitus berechtigt, den beschriebenen Fall als einen von der Schilddrüse ausgehenden zu bezeichnen und die Frage nach der Existenz des Myxinfantilismus zu bejahen. Dagegen schließe ich mich FALTA völlig an, wenn er den pankreatischen Infantilismus, der von BRAMWELL und RENTOUL beschrieben wurde, ablehnt. Es handelte sich hier um ein 18jähriges Mädchen, das von Jugend auf an Diarrhöen (Fettstühlen?) litt, seit dem 11. Jahr nicht mehr gewachsen war und den Eindruck eines 8jährigen Kindes machte. Wenn der Fall durch Pankreatinzufuhr hinsichtlich der Stühle gebessert wurde, und auch in bezug auf allgemeinen Ernährungszustand und Wachstum Fortschritte machte, so glaube auch ich, daß für diese Besserung die Beseitigung der Ernährungsstörung verantwortlich zu machen ist, aber es liegt kein Grund vor, Störungen der inneren Sekretion des Pankreas in Betracht zu ziehen.

Prognose. Die Prognose des Infantilismus ist gewöhnlich, soweit die dystrophische Form in Betracht kommt, sowohl quoad restitutionem, als auch quoad vitam als zweifelhaft zu bezeichnen. Die Lebensdauer der meisten Individuen ist keine sehr lange. Allerlei äußere Schädigungen, Erkältungskrankheiten, Infektionen usw. sind geeignet, die an sich schon geschwächte Widerstandskraft der Kranken völlig zu unterminieren, namentlich ist es die Tuberkulose, die auf dem Boden der infantilen Anlage besonders gut gedeiht.

Therapie. Die therapeutischen Erfolge, die bei infantilen Individuen zu erzielen sind, sind in der Mehrzahl der Fälle bescheiden. Bei den durch Unterernährung bedingten dystrophischen Formen wird man durch Besserung der Ernährungs- und der allgemeinen hygienischen Verhältnisse mancherlei erreichen können (Aufenthalt im Hochgebirge oder an der See). Großen Nutzen wird vernünftige Abhärtung, Gymnastik, mäßiger Sport und ähnliche die Körperkräfte stählende Maßnahmen auch hier erreichen können. In medikamentöser Beziehung werden die üblichen Roborantien (Eisen, Arsen, Kalk, Phosphorlebertran, unspezifische Eiweißtherapie in kleinen und kleinsten Quantitäten, vorsichtige Tuberkulinkur) am Platze sein.

Bezüglich der kongenitalen Lues sowie der angeborenen oder frühzeitig erworbenen Herzfehler sei auf die entsprechenden Lehrbücher verwiesen. Da man, wie oben hervorgehoben wurde, infantilen Individuen die etwaige Rolle, die die Schilddrüse bei ihrer Krankheit spielt, nicht ansehen kann, ist der Versuch der Schilddrüsentherapie in jedem Falle gerechtfertigt, wenn er auch nur in vereinzelten Fällen von Erfolg begleitet sein wird. Die Art der Medikation deckt sich hier völlig mit der beim Myxödem beschriebenen. Unter Umständen kann es zweckmäßig sein, das Thyreoidin in Kombination mit Hypophysenpräparaten (Hypophysin usw.) zu verabfolgen (s. S. 42, 43, 221).

13. Osteomalacie.

Allgemeine Vorbemerkungen und Einteilung.

Die Osteomalacie ist eine Stoffwechselkrankheit. Kalk- und Phosphorstoffwechsel sind es, deren Störung, wie unten näher auszuführen sein wird, im Mittelpunkt der Pathogenese stehen. Wenn der Krankheit auch im Rahmen dieses Buches eine gebührende Beachtung zuteil wird, so geschieht das, weil seit langem feststeht, daß bei ihrer Entstehung auch dem endokrinen Drüsenapparat eine entscheidende Bedeutung zukommt. Dieser Auffassung liegt in erster Linie die bekannte Entdeckung FEHLINGS zugrunde, dem es gelang, die Krankheit mittels Kastration zur Ausheilung zu bringen. Danach schien es naheliegend, als Ursache des Leidens eine Hyperfunktion der Ovarien anzunehmen. Dazu kommt, daß die Osteomalacie, die das weibliche Geschlecht außerordentlich bevorzugt, in der überwiegenden Mehrzahl der Fälle während der Gravidität auftritt oder, falls sie schon vorher bestanden hat, sich während der Schwanger-

schaft und im Wochenbett in der Regel verschlimmert. Indes kommen vereinzelte Fälle auch außerhalb der Gravidität zur Beobachtung. Wir können danach folgende Formen unterscheiden:

1. Die puerperale Form (die weitaus häufigste).

2. Die im Alter auftretende rheumatisch-marastisch-senile Form, die auch außerhalb der Schwangerschaft auftritt.

3. Die juvenile Form, die schon in jüngeren Jahren beobachtet wird.

4. Eine während des Krieges zur Beobachtung gekommene Form,

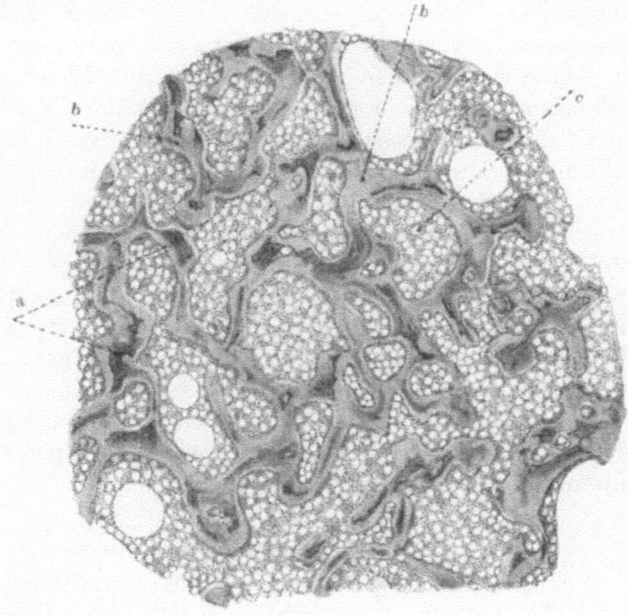

Abb. 179. Durchschnitt durch einen Wirbelkörper bei atrophierender Osteomalacie nach BORST.

a Zentral kalkhaltige Teile atrophischer Knochenbälkchen. *b* Periphere kalklose (osteoide) Säume der Knochenbälkchen. *c* Große Markräume mit zellreichem myeloischem, von Fettzellen durchsetzten Markgewebe erfüllt.

die auf mangelhafte Ernährung zurückgeführt wurde (Hungerosteomalacie).

Das Vorkommen der Osteomalacie ist nicht an bestimmte Territorien gebunden. Während sie jedoch in vielen ausgedehnten Landbezirken gar nicht oder nur vereinzelt auftritt, kann man an anderen Orten eine auffällige Häufung von Fällen finden. So ist über endemisches Auftreten der Krankheit am Rhein, namentlich in der Gegend von Bonn, bei Basel, in den Donauniederungen, in Westflandern, Südengland und Irland berichtet worden. Wie es scheint, wirken schlechte hygienische Verhältnisse begünstigend auf das Auftreten des Leidens ein. Was die Hungerosteomalacie im besonderen betrifft, so ist in den letzten Jahren des Krieges zuerst in Wien, dann auch in Deutschland (EDELMANN, SCHLESINGER, FROMME, PARTSCH, SIMON u. a.) über eine Häufung von Fällen berichtet worden, für die mit Recht die mangelhafte, übrigens sicher auch abnorm kalkarme Ernährung angeschuldigt wurde.

19*

Die Osteomalacie ist eine Krankheit mit vielgestaltigem Symptomenbilde. Im Vordergrund des Leidens stehen die Veränderungen des Skeletts. Es handelt sich hierbei um eine Systemerkrankung der Knochen, wobei sie an mineralischen Bestandteilen, besonders an Kalk, verarmen. Der Gehalt an Calciumphosphaten kann von ca. $55{,}84\%$ auf etwa $38{,}07\%$ abnehmen (Analyse von J. GALIMARD und P. KÖNIG).

Die Frage, ob es sich hierbei um eine Entkalkung des Knochens, also um Halisterese (VIRCHOW, v. RECKLINGHAUSEN, LEVACHER DE LA FEUTIER) oder um die Apposition eines kalklosen Gewebes bei normaler Resorption (KASSOWITZ, SCHMORL, ORTH u. a.) handelt, ist zurzeit noch nicht völlig geklärt. Offenbar können sich Veränderungen beider Art vorfinden. Jedenfalls gehen atrophische Prozesse auf der einen und Neubildung auf der anderen Seite vor sich, wodurch es an den Röhrenknochen zur Erweiterung der Markräume, grobmaschigen Aufhellungen der Spongiosa, Verdünnung und Rarefikation der Compacta kommt. In vielen Fällen tritt eine Massenabnahme der gesamten Knochensubstanz in Erscheinung. Soweit neben den atrophischen Prozessen Neubildung von Knochengewebe stattfindet, handelt es sich um kalklose Substanz. Häufig kommt es dabei sogar zur Einengung der Markräume. Darnach kann man in gewissem Sinne zwischen atrophierender und hypertrophierender Form der Osteomalacie unterscheiden. Mikroskopisch fällt der Reichtum an kalkarmem osteoidem Gewebe auf, ja in schweren Fällen kann die gesamte Knochensubstanz der Bälkchen in biegsames osteoides Gewebe umgewandelt sein. Durch Resorption des entkalkten Gewebes vom Mark her kommt es zur Porosierung der Compacta. Schließlich können die Grundsubstanzen mehr und mehr verflüssigt werden, auch der Knorpel kann erweichen und porös werden. Vorstehend ein mikroskopisches Präparat.

Symptomatologie.

Die erwähnten Veränderungen des Knochens bewirken, daß derselbe zuerst brüchig, dann weich, biegsam und schneidbar wird. In ganz schweren Fällen stellt er nur eine poröse Masse dar, in der sich vereinzelte Reste von Knochengewebe befinden, die von einem verdickten Periost schlauchartig umgeben sind. Die hochgradigsten Veränderungen (namentlich bei der puerperalen Osteomalacie) finden sich am Becken, an der Lendenwirbelsäule und an der oberen Hälfte des Oberschenkels. Es kommt zu Verbiegungen der Knochen, aber nur selten zu Frakturen. Liegen die Kranken viel auf der Seite, so wird das Becken, dessen Veränderung für die Frau ja von größter Bedeutung ist, von der Seite her komprimiert, es bekommt die charakteristische Kartenherzform und wird schließlich schnabelförmig verbogen, wobei die Symphyse, die übrigens stark schmerzhaft ist, deutlich hervorspringt. Dies Symptom der vorspringenden und schmerzhaften Symphyse erweist sich in zweifelhaften Fällen als für die Diagnose sehr wertvoll.

Stehen die Frauen während der Entstehung der Krankheit viel, so ist die seitliche Kompression des Beckens in der Regel weniger deutlich ausgesprochen, dagegen wird die Wirbelsäule verkürzt und verbogen und das Promontorium springt stark hervor. Daher kommt es, daß viele Kranke angeben, während des Verlaufs der Krankheit kleiner geworden zu sein. Ich möchte hier hervorheben, daß zuweilen alle im folgenden zu besprechenden klinischen Merkmale, namentlich soweit das Knochensystem in Frage kommt, für das Vorliegen einer Osteomalacie sprechen, ohne daß der anatomische Befund hiermit völlig übereinstimmt. So sehen wir unter Umständen hochgradige Atrophie und Dünnheit der Corticalis und Spongiosa, aber es fehlen die osteoiden Säume sowie eigentliche Kalkverarmung (s. Kapitel „Pluriglanduläre Insuffizienz“, S. 368).

Nachstehend sei das Beckenröntgenogramm einer osteomalacischen Frau wiedergegeben. Es handelt sich um eine puerperale Form.

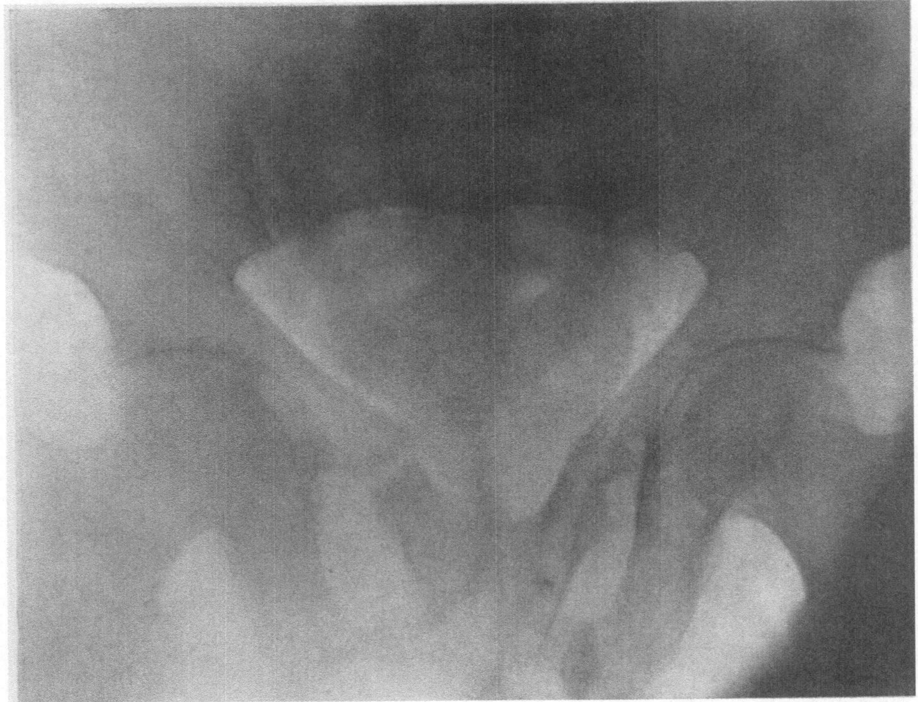

Abb. 180. Becken einer Frau mit puerperaler Osteomalacie (Spontanfraktur!).

Neben der Symphyse können auch andere Knochen mehr oder weniger stark druckempfindlich sein, so Wirbelkörper, Brustbein, schließlich auch der ganze Thorax. Auch Spontanschmerzen im Rücken sowie in den Beinen gehören zu den häufigen Symptomen der Krankheit. Man sollte in jedem Falle, bei dem ungeklärte, gewöhnlich vom Arzt und Laien als rheumatisch bezeichnete Schmerzen jeder Therapie trotzen, an die Möglichkeit der Osteomalacie denken. So beobachtete ich vor einiger Zeit einen 62jährigen männlichen Kranken, bei dem die Schmerzen im Rücken, die seit Monaten bestanden, so hochgradig waren, daß er sich nur mit größter Mühe am Stock vorwärts bewegen konnte. Hierzu kam eine auffällige Schwäche in den Beinen, außerdem war dem Kranken aufgefallen, daß er in den letzten Monaten kleiner geworden war. Er ging unter der üblichen Diagnose „Rheumatismus“ oder „Lumbago“, ohne daß trotz energischer Be-

handlung mit Antirheumaticis aller Art irgendeine Linderung der Beschwerden
eingetreten war. Objektiv war an dem Kranken nichts Wesentliches feststellbar,
außer daß die Röntgenuntersuchung hochgradige Rarefizierung der Rippen,

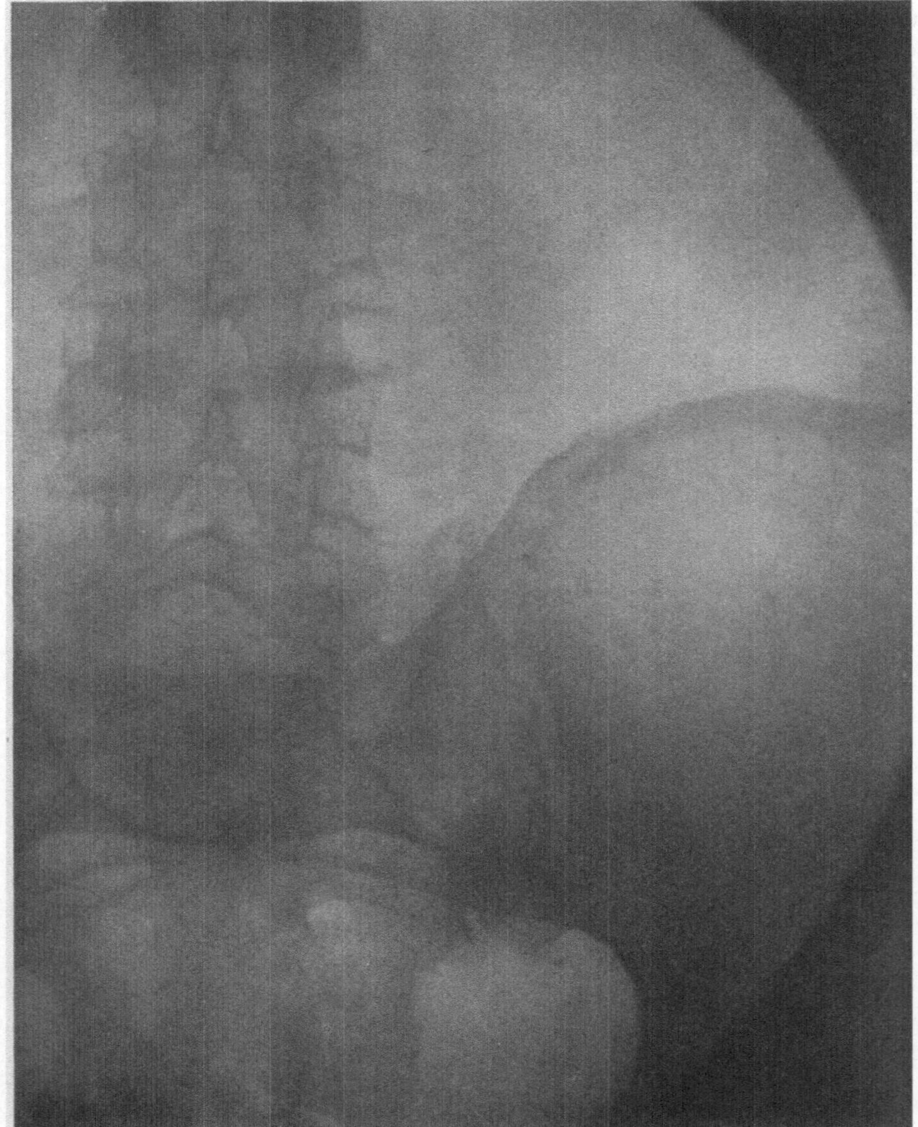

Abb. 181. Wirbel- und Beckenknochen eines 62 jährigen Mannes mit Osteomalacie.

der Lendenwirbelsäule und der Beckenschaufeln ergab, wie vorstehendes Röntgenogramm der Lendenwirbelsäule zeigt (Abb. 181). Auf diesen Befund hin
wurde eine Phosphor-Lebertran-Calciumtherapie eingeleitet (s. unten), mit dem
Erfolg, daß sowohl der subjektive wie objektive Zustand des Kranken im
Verlauf einiger Wochen völlig zur Norm zurückkehrte.

Die erwähnten Veränderungen der Knochen erinnern in jeder Beziehung an die bei der Rachitis beobachteten. Viele Autoren haben deshalb Osteomalacie und Rachitis identifiziert, die Rachitis als die Osteomalacie der Jugend und die Osteomalacie als die Rachitis des Alters gedeutet, zumal bei beiden Krankheiten nicht allein Störungen von seiten des Knochens, sondern auch von seiten der Muskulatur und des Nervensystems vorliegen. Die Frage ist bis heute nicht entschieden. Wichtig ist, daß es bei der Rachitis im Gegensatz zur Osteomalacie in erster Linie die Plattenknochen sind, die mineralstoffarm werden, was der klinischen Beobachtung entspricht, daß in ihrem Bereich zuerst die abnorme Weichheit auftritt.

Zu den **muskulären Symptomen** gehört die außerordentliche Schwäche der Muskulatur, vor allem der Becken- und Oberschenkelmuskulatur. Es kann hier zu schwersten Paresen kommen. Die Kranken sind nicht in der Lage, einen Stuhl oder einige Stufen zu ersteigen. Am sinnfälligsten äußert sich der Zustand an den Adductoren der Oberschenkel. Die Kranken vermögen nicht die auseinandergespreizten Beine einander näher zu bringen. In manchen Fällen sind ausgesprochene Contracturen im Bereiche der Adductoren vorhanden. Die Kranken sind nicht in der Lage, die Beine zu spreizen. In solchen Fällen pflegt die Muskulatur der Schenkel mehr weniger stark zu atrophieren. Häufig fällt die Parese im Gebiete des Ileopsoas als erstes Symptom auf. Der Gang ist äußerst mühsam, meist besteht watschelnder „Entengang“, die Füße kommen vom Boden nicht recht los.

Die Krankheit pflegt die verschiedenen Muskelgebiete nicht gleichmäßig zu befallen. Für gewöhnlich werden vor allem die proximalen Abschnitte der Extremitäten ergriffen (v. HÖSLIN). Es hat nicht an Autoren gefehlt, die auf die Analogie mit der progressiven Muskeldystrophie hingewiesen haben (PINELES).

Mikroskopisch wurde von einer Reihe von Autoren an der Muskulatur fettige Degeneration und Atrophie beschrieben. Es wäre verkehrt, diese Veränderungen als vom Knochenprozeß abhängig und daher sekundär bedingt anzusehen. Die Muskeln zeigten in vielen Fällen trotz relativer Intaktheit der Knochen schwerste Degenerationserscheinungen, und man wird daher annehmen müssen, daß hier eine direkte toxische Einwirkung vorliegt. Knochen und Muskelveränderungen sind als koordinierte Folgezustände ein und derselben Noxe aufzufassen (FRIEDREICH, KÖPPEN, LATZKO, v. HÖSLIN u. a.).

Von **nervösen Symptomen** der Peripherie müssen erwähnt werden: Parästhesien und Sensibilitätsstörungen sowie Schmerzen in den Beinen und im Rücken, die unter Umständen schwerste Grade erreichen können. Die Patellarreflexe sind in der Regel gesteigert. Die galvanische Erregbarkeit wird häufig zunächst gesteigert gefunden, später kann das Entgegengesetzte der Fall sein.

Was die Reaktion Osteomalacischer auf die bekannten, der Prüfung der Reizbarkeit des vegetativen Nervensystems dienenden Pharmaka anbetrifft, so muß hervorgehoben werden, daß die Empfindlichkeit gegenüber dem Adrenalin in der Regel eine auffällig geringe ist (CRISTOPHOLETTI).

Die Angaben über die **Blutbefunde** bei der Osteomalacie sind unsicher. NAEGELI teilt mit, daß er bei nicht allzu schweren und nicht akut einsetzenden Fällen vielfach in ausgedehntem Maße rotes Knochenmark sowie abnorm hohe Werte für Hämoglobin und Erythrocyten gefunden habe, dabei zuweilen mäßige

Leukocytose, auch Myelocyten, gelegentlich Hypereosinophilie. In späteren Stadien sei erhebliche Anämie aufgetreten. NAEGELI vertritt, wie gleich hier bemerkt sei, betreffs der Entstehung der Osteomalacie eine eigene Auffassung, indem er die Knochenerweichung als rein sekundäre durch Druckatrophie des enorm hyperplastischen Knochenmarks hervorgerufene Erscheinung ansieht.

Auf ein seltenes Symptom der Krankheit wurde zuerst von H. CURSCHMANN aufmerksam gemacht. Es handelt sich um eigentümliche trophische Störungen, die er bei einer 46jährigen Frau mit nicht puerperaler Osteomalacie in Gestalt von hochgradigem Haarausfall an Kopf und Rumpf sowie in Form einer auffallenden Veränderung der Haut fand. Letztere zeichnete sich durch besondere Trockenheit aus. Im Gesicht war sie atrophisch, weich, seidenpapierdünn und von eigenartigem Glanze.

Als ein bei der Osteomalacie gelegentlich auftretendes Symptom muß ferner die multiple Neurofibromatose (RECKLINGHAUSEN) erwähnt werden. CURSCHMANN beschreibt einen Fall von nicht puerperaler Osteomalacie bei einer 45jährigen Frau, die von Jugend auf an Recklinghausenscher Krankheit litt. Acht Jahre nach der letzten Schwangerschaft zeigten sich die ersten Zeichen der Osteomalacie. Hierbei sei hervorgehoben, daß BIELSCHOWSKY und GALLUS auch bei der Neurofibromatose Störungen von seiten der Keimdrüsen, und zwar Atrophie der Hoden sowie Aplasie der Ovarien und in einem Falle Infantilismus des Uterus beschrieben haben. Manches deutet bei der Neurofibromatose übrigens auch auf Störungen von seiten der Nebennieren hin, wie es scheint besonders bei den Fällen, bei denen das Krankheitsbild sich weniger in Knötchenbildung als in Gestalt diffuser Pigmentierungen äußert. Solche Fälle weisen, wie von LESCHKE mitgeteilt wurde, eine Überempfindlichkeit gegen Adrenalin auf.

Was die chemische Zusammensetzung des Blutes anbelangt, hat man sowohl bei der Osteomalacie als auch bei der Rachitis, um den Kalkmangel der Knochen zu erklären, eine Acidose (Milchsäure!) und Abnahme der Alkalescenz vermutet und in einigen Fällen von Osteomalacie auch gefunden (v. JAKSCH, FEHLING u. a.). Die Abnahme der Alkalescenz scheint jedoch von der Abnahme der Eiweißkörper im Blute abhängig zu sein, wie dies auch bei anderen marantischen Krankheiten beobachtet wird. Der Beweis für die Existenz einer besonderen Säure hat sich nicht erbringen lassen. Übrigens kommt eine Verminderung der Blutalkalescenz zuweilen auch während der normalen Schwangerschaft vor.

Große Beachtung ist dem **Stoffwechsel** osteomalacischer Individuen geschenkt worden, vor allem natürlich dem Verhalten des Mineralstoffwechsels. Als Ausscheidungsorgane für die Erdalkalien kommen bekanntlich Nieren und Darm in Betracht. Es mußte erwartet werden, daß wir in Anbetracht der bei der Osteomalacie bestehenden Kalkarmut der Knochen als Regel eine negative Kalk- und Phosphorbilanz finden. Die in der Literatur mitgeteilten Resultate lauten widersprechend (S. NEUMANN, R. v. KORCZINSKI, F. SAUERBRUCH u. a.). Im Harn hat man teils vermehrte, teils verminderte Ausscheidung von P_2O_5 und Ca gefunden (FEHLING, HÖXTER, MOMMSEN und LANGENDORF). Es ist wichtig, hervorzuheben, daß die Phasen, in denen Kalkansatz feststellbar war, nicht den Stadien klinischer Besserung entsprachen. Demnach scheint der Bilanzversuch nicht geeignet zu sein, den eigentlichen Charakter der Störung

aufzudecken. Vor allem ist nicht gesagt, daß bei vorhandener positiver Kalk-
und Phosphorbilanz die Substanzen auch allemal im Knochen deponiert werden.
Auffällig ist, daß bei Osteomalacischen die Ausscheidung durch den Darm, die
auch beim Gesunden die durch die Nieren vor sich gehende übertrifft, stark erhöht zu sein pflegt.

Bezüglich des Phosphorstoffwechsels läßt sich ebenfalls etwas Sicheres nicht
sagen (CRISTOPHOLETTI u. a.). Im übrigen gehen Kalk- und Phosphorbilanz
nicht einmal beim Gesunden und noch weniger bei Osteomalacischen miteinander
parallel. Negative Kalkbilanzen können mit der Retention größerer Phosphor-
säuremengen und negative Phosphorbilanzen mit Kalkansatz einhergehen
(L. MOHR). Hinweisen möchte ich an dieser Stelle darauf, daß der bereits erwähnte günstige Einfluß der Kastration auf den klinischen Verlauf der Krankheit nach den Untersuchungen von ZUNTZ und CRISTOPHOLETTI auch an der
Kalkbilanz zutage tritt. In einem Falle stieg sie von — 0,240 vor der Operation
auf + 0,083 nach der Operation, in einem 2. Fall von + 0,620 auf + 1,158.
Die vermehrte Ausscheidung in den Faeces nahm im 1. Fall von 2,217 auf 1,97
ab, im 2. Fall von 0,812 auf 0,318, während die Ausscheidung im Urin im 1. Fall
vor und nach der Operation gleichblieb, im 2. Fall von 0,122 auf 0,046 sank.
Die Phosphorretention betrug im 1. Fall 1,288 vor und 1,87 nach der Operation,
nahm also zu. Die Ausscheidung im Kot sank von 1,815 auf 0,87. Im 2. Fall
blieb die Phosphorbilanz zwar auch nach der Operation negativ (sie betrug
vor der Operation — 0,650, nach der Operation — 0,403), besserte sich jedoch
immerhin.

Es ist auch versucht worden, durch Bestimmung des Blutgehaltes an Kalk
bei osteomalacischen Individuen über die Verhältnisse des Kalkstoffwechsels
näheren Aufschluß zu gewinnen. In den meisten Fällen wurden erhöhte Kalk-
werte im Blute gefunden (0,12 g pro Mille in einem Fall von Osteomalacie im
achten Monat der Gravidität). Diese Befunde, die ja darauf hindeuten könnten,
daß hier wegen des im Blute nachgewiesenen Überschusses eine Unfähigkeit
der Bindung im Knochen vorliegt, lassen, bevor sie nicht an einer größeren
Anzahl von Fällen unter Zuhilfenahme der modernen Kalkbestimmungsmetho-
den im Blute bestätigt sind, bindende Schlüsse nicht zu.

Der Grundumsatz Osteomalacischer zeigt nach ZUNTZ normale Werte,
die aber an der unteren Grenze der Norm liegen.

Bezüglich des N-Stoffwechsels liegen widersprechende Ergebnisse vor.

Pathogenese. Die Pathogenese der Osteomalacie ist zurzeit keineswegs als
geklärt zu betrachten. Es kann keinem Zweifel unterliegen, daß das Wesen der
Krankheit mit der Feststellung der lokalen Veränderungen am Skelett
nicht in allen Fällen geklärt ist. Da es nicht gelingt, durch Überladung des Körpers mit Kalk die Krankheit zu heilen, und wir ferner wissen, daß der rachitische
und jedenfalls auch der osteomalacische Knochen nicht verkalken, obgleich
in den Geweben genügend Kalk vorhanden ist, muß angenommen werden,
daß der Knochen die Fähigkeit, Kalk festzuhalten und zu assimilieren, verloren hat. Diese Erkenntnis lenkt die Aufmerksamkeit auf den endokrinen
Drüsenapparat, von dem bekannt ist, daß er Beziehungen zum Kalkstoffwechsel
besitzt. Wir wissen, daß Tiere, die ihrer Epithelkörperchen beraubt sind, so
gut wie immer eine negative Kalkbilanz unter gleichzeitiger Steigerung der

mit Harn und Kot ausgeschiedenen Phosphat- und Magnesiummengen zeigen. Wir wissen ferner, daß die Knochen solcher Tiere weicher, biegsamer und brüchiger als die der Kontrolltiere sind, und daß nach künstlichen Frakturen die Callusbildung aufgehoben oder mindestens verlangsamt ist. Auch die Zähne zeigen in solchen Fällen für gewöhnlich ein vermindertes Wachstum.

Epithelkörperlose Tiere durch Überschwemmung des Körpers mit Kalksalzen zu heilen, gelingt nicht. Hierin liegt eine Analogie zur Osteomalacie, auf die bereits oben hingewiesen worden ist. Die erwähnten Tierexperimente aber sprechen dafür, daß wir in den Epithelkörperchen Organe vor uns haben, die für die Assimilation des Calciums von größter Bedeutung sind. Neben ihnen hat auch der Thymus Beziehungen zum Kalkstoffwechsel. Es ist bereits an anderer Stelle auf die am Knochen auftretenden Veränderungen hingewiesen worden, die bei jugendlichen Tieren etwa vier Wochen nach der Thymektomie auftreten und sich in Form besonderer Weichheit und Biegsamkeit, namentlich der Röhrenknochen der Extremitäten sowie starker Verzögerung der Knochenbildung zu erkennen geben. Dabei ist der absolute Gehalt der Knochen an Calcium gegenüber der Norm vermindert, und im Stoffwechselversuch ist ebenfalls eine negative Kalkbilanz nachweisbar. Schließlich muß noch darauf hingewiesen werden, daß auch den Keimdrüsen eine Bedeutung für den Calciumstoffwechsel zukommt, worauf schon der günstige Einfluß der Kastration auf das klinische Bild der Osteomalacie deutet. Es ist die Vermutung geäußert worden, daß die Keimdrüsen den Kalkstoffwechsel anregen (L. ADLER) und daß deren Überfunktion, die übrigens anatomisch in Fällen von Osteomalacie nicht mit Sicherheit nachgewiesen werden konnte, zu gesteigerter Kalkausscheidung und verminderter Kalkretention führe. Aber auch schon die normale Gravidität und das normale Puerperium lassen jene Beziehungen erkennen. Auch hier ist meist eine Vermehrung der Kalk- und Phosphorausscheidung sowohl durch den Harn als auch durch die Faeces nachweisbar. Der Calciumgehalt des Blutes wird hier als vermehrt angegeben, so daß man annehmen muß, daß die veränderte Ovarialfunktion eine stärkere Mobilisierung der genannten Mineralstoffe hervorruft, die den Zweck hat, den nun verdoppelten Bedürfnissen, nämlich denen der Mutter und denen des Foetus, zu genügen. Wie diese Beeinflussungen im einzelnen vor sich gehen, darüber lassen sich zurzeit kaum Vermutungen äußern.

Außer den bereits genannten endokrinen Drüsen wurden noch Schilddrüse, Nebennieren und Hypophyse für die Entstehung der Osteomalacie verantwortlich gemacht. Auf die pathogenetische Bedeutung der Schilddrüse ist zuerst von HOENNICKE, später vor allem von H. CURSCHMANN besonderes Gewicht gelegt worden (s. unten). Auf eine Unterfunktion der Nebennieren schloß man aus der bereits oben erwähnten Tatsache, daß die Osteomalacischen gegenüber Adrenalin eine relativ große Unterempfindlichkeit zeigten (BOSSI, CRISTOPHOLETTI), wobei jedoch betont werden muß, daß gelegentlich auch die entgegengesetzte Reaktion beobachtet wird.

Auf Grund des klinischen Gegensatzes, der in gewissen Punkten zwischen Osteomalacie und Akromegalie, vor allem hinsichtlich der Knochenbefunde besteht, hat BAB auch an die Hypophyse gedacht und auf Grund dieser Annahme die Behandlung der Krankheit mit Pituitrin unternommen.

Die Mitbeteiligung des endokrinen Drüsensystems tritt, wie schon angedeutet, auch klinisch bei vielen Fällen nicht puerperaler Osteomalacie in Erscheinung. Nicht selten ist die Kombination von Osteomalacie speziell puerperaler Osteomalacie mit Tetanie (HECKER). Letztere entwickelt sich häufig erst im späteren Verlaufe des Leidens. Zuweilen findet sich auch nur mechanische oder elektrische Übererregbarkeit der Nerven. Bekanntlich ist ja auch die Kombination Rachitis-Tetanie nicht ganz selten. KRAJEWSKA berichtet über 70 Tetaniefälle, von denen 40 puerperal bedingt und mit Osteomalacie vergesellschaftet waren. Anatomisch zeigen die Epithelkörperchen nach ERDHEIM, SCHMORL u. a. die Zeichen hyperplastischer Wucherung (bzw. des Epithelkörperchentumors [Adenom]). In dieser Hyperplasie ist jedoch, wie ERDHEIM wohl mit Recht betont, die Ursache des Leidens nicht zu erblicken. Sie muß vielmehr entweder als Ausdruck vikariierender Tätigkeit gegenüber anderen endokrinen Drüsen, die zu dem Knochenprozeß in direkter Beziehung stehen, oder als Reaktion der für den Kalkhaushalt des Organismus bedeutungsvollen Organe auf den entkalkenden Prozeß an den Knochen angesehen werden. Es handelt sich hier um eine Frage, die neuerdings auch bei anderen entkalkenden Knochenprozessen (Ostitis fibrosa und deformans, Osteoporose) diskutiert wird (s. S. 306 u. f.).

Andere Fälle von O. gehen mit Basedow- oder auch Myxödemsymptomen einher. H. CURSCHMANN hat über Kranke dieser Art berichtet und sich im übrigen scharf gegen die Allgemeingültigkeit der FEHLING- und NAEGELIschen These von der Hyperfunktion der Ovarien als der Ursache des Leidens ausgesprochen. Die von ihm mitgeteilten Fälle von nicht puerperaler Osteomalacie, die zum Teil nie geboren hatten und eher Zeichen von Hypofunktion der Keimdrüsen aufwiesen, lassen wegen der Kombination mit Schilddrüsensymptomen die Thyreoidea als für die Pathogenese der Krankheit bedeutungsvoll erscheinen. Wichtig dürfte besonders der Bericht über eine 40jährige Kranke (Nullipara mit langdauernder Amenorrhöe oder unregelmäßigen Pausen der Regel und Neigung zu Fettsucht) sein, bei der im Laufe von Jahren sich allmählich ein typisches Myxödem entwickelte, zu dem zunächst eine ausgesprochene Osteomalacie, später eine klassische Tetanie hinzukamen.

Der Umstand, daß die Krankheit einmal mit Zeichen der Schilddrüsenüberfunktion, ein anderes Mal mit Symptomen der Schilddrüseninsuffizienz auftritt, beweist, daß wir nicht berechtigt sind, eine einheitliche Ätiologie anzunehmen. Gerade der soeben mitgeteilte Fall weist auf den pluriglandulären Charakter des Leidens hin. Daß neben den Störungen von seiten der Schilddrüse und der Epithelkörperchen auch Zeichen hypophysärer Erkrankungen mit nicht puerperaler Osteomalacie vergesellschaftet auftreten können, beweist folgender Fall (eigene Beobachtung, Abb. 82 u. 83).

Es handelt sich um eine 36jährige Kranke, bei der seit 1918 mit dem Unregelmäßigwerden der Menses starker Haarausfall und zunehmende Fettsucht eintraten. Letztere erreichte derartige Grade, daß die Kranke kaum noch gehen konnte. Augenhintergrund o. B. Gesichtsfeld normal, Visus intakt. Keine Anomalien des Wasserhaushaltes. Die Hauptfettmassen lokalisierten sich in der Gegend der Hüften und Nates, auch im Gesicht und in der Gegend der Brüste, während die Beine auffällig mager blieben. Gleichzeitig bestanden Kopfschmerzen, die sich im Laufe eines Jahres stark steigerten. An der Sella turcica trat unter der mehrjährigen Beobachtung eine immer deutlicher werdende Veränderung am Clivus posterior hervor, die auf einen destruierenden Prozeß schließen ließ. Hierdurch war die Fettsucht als hypophysäre charakterisiert. Der Gaswechsel wies etwa normale Werte auf.

Atemvol. ccm	O_2-Verbrauch pr. Min. ccm	CO_2-Abgabe pr. Min. ccm
4693,7	199,26	142,44

Als die Kranke im Jahre 1920 erneut in unsere Behandlung trat, ließ der Zustand eine wesentliche Verschlimmerung erkennen. Es waren hinzugetreten: hochgradige Schwäche in den Beinen, besonders im Adductorengebiet, die die Kranke fast ganz an das Bett fesselte, starke Schmerzen im Rücken und in den Beinen, erhebliche Druckempfindlichkeit der schnabelförmig vorspringenden Symphyse, Breiterwerden des Beckens, das sich besonders durch die Durchsichtigkeit und Rarefizierung der Beckenschaufeln sowie durch die Verbiegung von vorn nach hinten auszeichnete. Unter Darreichung von Phosphor-Lebertran besserte sich der Zustand zusehends. Die Patientin konnte sich nach einigen Monaten erheblich besser bewegen, Stufen steigen, fühlte sich kräftiger in den Beinen und hatte ihre Schmerzen verloren. An die Stelle des watschelnden Ganges war ein fast normaler getreten.

Einen mit Fettsucht kombinierten Fall von Osteomalacie sah ich unter dem Bilde der pluriglandulären Insuffizienz verlaufen (Abb. 212—215).

Ziehen wir aus dem bisher Gesagten das Fazit, so müssen wir sagen: die Osteomalacie, bei der die Veränderungen von seiten des Skelettsystems im Vordergrund des klinischen Krankheitssyndroms stehen, geht in der Mehrzahl der Fälle mit Veränderungen im Bereiche einer oder mehrerer Hormondrüsen einher. Die schon erwähnte FEHLINGsche Entdeckung hat hierbei dem Ovarium eine besondere Bedeutung zugewiesen. Es wäre jedoch verkehrt, nun alle Fälle von Osteomalacie einseitig als Folge einer Hyperfunktion der Eierstöcke aufzufassen. Dagegen spricht schon die bereits hervorgehobene Tatsache, daß es eine große Zahl nicht puerperaler Fälle gibt, bei denen die verschiedensten anderen Drüsen Veränderungen ihrer Funktion erkennen lassen. Ebenso einseitig wäre es, die Krankheit wegen ihrer häufigen Kombination mit Tetanie als Folge einer Insuffizienz der Epithelkörperchen, die sogar meist hyperplastisch gefunden wurden, anzusehen, oder sie allein auf die Schilddrüse oder die Nebennieren zu beziehen. Es ist auch nicht angängig, von einer vagotonischen (NAEGELI, BOSSI u. a.) oder einer sympathicotonischen Form zu sprechen, da eine solche Einteilung m. E. durch die objektiven Befunde nicht genügend gestützt ist. Beachtenswert ist die zuerst von POMMER geäußerte Ansicht, der als den Ausgangspunkt der Erkrankung eine primäre Erkrankung des Zentralnervensystems annimmt. Nachdem es gelungen ist, die Existenz eines Stoffwechselzentrums im Zwischenhirn nachzuweisen, und nachdem wir wissen, daß dort auch das Zentrum zu suchen ist, von dem aus das vegetative Nervensystem und somit im gewissen Grade auch das endokrine Drüsensystem Impulse erfährt, verdient die POMMERsche Theorie wiederum diskutiert zu werden, ohne daß es zurzeit möglich wäre, hier mehr als rein Spekulatives zu äußern (vgl. das über das hormonale Regulationssystem Gesagte).

Es kann wohl kaum zweifelhaft sein, daß es bei der Osteomalacie wie bei allen übrigen mit endokrinen Erscheinungen einhergehenden Krankheiten Fälle gibt, bei welchen der Ausgangspunkt des Leidens in Veränderungen der Peripherie, im konkreten Falle des Knochens zu suchen ist. Hierbei spielt der Verlust der normalen Kalkbindungsfähigkeit des Knochens eine wesentliche Rolle, und hierfür sind nicht zuletzt Störungen zentraler Regulationen verantwortlich zu machen. Anomalien der Knochenmineralisation, die physiologischerweise auch dem regulatorischen Einfluß gewisser endokriner Drüsen untersteht, können unter krankhaften Umständen in diesen sekundäre Veränderungen zur Folge haben, die sich, wie z. B. bei den Epithelkörperchen in einer Volumenzunahme des Organs zu erkennen gibt (vgl. die Ausführungen hierüber im Kap. „Status thymicolymphaticus, Ostitis fibrosa, endemischer Kropf"). Es ist die Frage, ob die Epithelkörperchen die einzigen auf die Knochenstörungen reagierenden Inkretorgane sind. Sollten sie es sein, so wird es nicht wundernehmen dürfen, wenn bei den nahen Beziehungen der Inkretorgane untereinander auch Störungen von seiten einer Reihe anderer endokriner Drüsen zutage treten. Ich betone hierbei ausdrücklich, daß wir uns mit der Vorstellung befreunden müssen, daß regulatorische Einflüsse nicht nur von den Inkretorganen auf die Peripherie ausgehen, sondern sich auch rückläufig von dieser auf jene erstrecken. Mir scheint, daß auf diese Weise eine ganze Zahl von endokrinen Störungen oder Ausfallserscheinungen, die bei allen möglichen Erkrankungen, namentlich denen im Bereiche vegetativer Organe auftreten, unserem Verständnis näher gebracht werden und daß auch bei der Osteomalacie funktionelle oder anatomische Abnormitäten der verschiedensten Inkretorgane auf die genannte Weise ihre Erklärung finden. Es folgt hieraus, daß wir zwar in einer gewissen Zahl von Fällen die Osteomalacie als eine echte endokrine Krankheit ansprechen dürfen, daß aber nichts dagegen spricht, daß das Leiden mit der Störung des Mineralhaushaltes im Knochen eingeleitet werden kann, was sekundär erst zur Veränderung endokriner Drüsen mit den entsprechenden klinischen Erscheinungen führt.

Prognose. Die Prognose der Osteomalacie ist keine schlechte. Nicht selten werden Spontanheilungen auch zur Zeit der Schwangerschaft beobachtet. Auch die unten zu erwähnende gute Wirkung des Phosphors auf den Verlauf der Krankheit läßt die Aussichten in günstigerem Lichte erscheinen. So berichtet Latzko über 300 Kranke, von denen nur wenige sich gegenüber dem Phosphor refraktär verhalten hätten. Abgesehen von den Fällen, die jeder Therapie trotzen, sind diejenigen als prognostisch ungünstig zu betrachten, bei denen das Leiden nicht erkannt wird. Die große Körperschwäche macht die Kranken bettlägerig und schafft somit die Grundlage für interkurrente Krankheiten, insbesondere von seiten der Lunge.

Therapie. Daß die Behandlung der Osteomalacie in schweren Fällen eine chirurgische ist, ist oben bereits auseinandergesetzt, indem auf die Fehling-sche Entdeckung hingewiesen wurde, der nach Entfernung der Keimdrüsen die Krankheit ausheilen sah und so die Bedeutung des endokrinen Faktors in ein besonderes Licht stellte. (Nach einer Statistik von Seitz wurden von 328 Fällen 87% durch die Kastration geheilt, 8% gebessert und 4% nicht beeinflußt.) Es ist natürlich, daß wir uns nur schwer zur Kastration werden entschließen können, und es erhebt sich die Frage, inwieweit wir mit internen Maßnahmen die Krankheit zu bekämpfen in der Lage sind. Entsprechend den verschiedenen endokrinen Drüsen, die, wie oben erwähnt, von den verschiedenen Autoren als für die Entstehung des Leidens bedeutungsvoll hingestellt wurden, sind die verschiedensten innersekretorischen Präparate therapeutisch versucht worden. Ich will auf diese Vorschläge hier nicht näher eingehen, zumal sie bisher keine ins Auge fallenden Heilwirkungen gezeitigt haben. Nur sei hervorgehoben, daß H. BAB, gestützt auf seine bereits erwähnte Theorie, als erster die Darreichung von Pituitrin empfohlen hat. Andere Untersucher haben die Angaben über die günstige Wirkung der Hypophysenhinterlappenpräparate bestätigt, manche wollen sogar von der Darreichung von Hypophysenvorderlappenextrakten Gutes gesehen haben. Auf Grund der bereits erwähnten BOSSIschen Hypothese wurde auch dem Adrenalin eine günstige Wirkung zugeschrieben (BOSSI, CHRISTOPHOLETTI). Es wurde bereits darauf hingewiesen, daß, wenn auch nicht alle, so doch viele Osteomalacische gegenüber dem Adrenalin eine gewisse Unterempfindlichkeit zeigen. Man braucht daher bei Verwendung der Substanz keine stärkeren Reaktionserscheinungen zu befürchten. Die Applikation des Adrenalins muß auf subcutanem Wege geschehen, da die in den Magen gelangende Substanz schnell zersetzt wird. Die Adrenalindosis beträgt nach BOSSI $^1/_2$—1 mg 1—2mal täglich. Nach 10 bis 12 Tagen erfolgt eine mehrtägige Pause. Der Wert der Organtherapie bei der Osteomalacie darf nicht allzu hoch angeschlagen werden. Ich sah in meinen Fällen weder von dem einen noch von dem anderen Präparat überzeugende Resultate. Dagegen muß in der Behandlung mit Phosphorlebertran eventuell in Kombination mit Calcium eine Therapie empfohlen werden, die in vielen — wenn auch nicht allen — Fällen als eine spezifische anzusprechen ist. Sie wurde von KASSOWITZ, LATZKO u. a. inauguriert, auch W. HIS hat sich für sie eingesetzt. Die Phosphortherapie steht der operativen insofern nach, als die Besserung des Zustandes lange nicht so schnell eintritt. Die Darreichung des Phosphors muß sich über Monate erstrecken. Die gewöhnliche Dosis beträgt etwa 0,0005 g Phosphor (Phosphoris 0,01 ol. Jecor. asselli ad 100 M.D.S. 2—3mal täglich 1 Teelöffel). Damit kombiniert man zweckmäßigerweise die Darreichung von Kalk in Mengen von etwa 1 g pro die, am besten in Form des Calcium lacticum (3mal täglich 0,3 g per os).

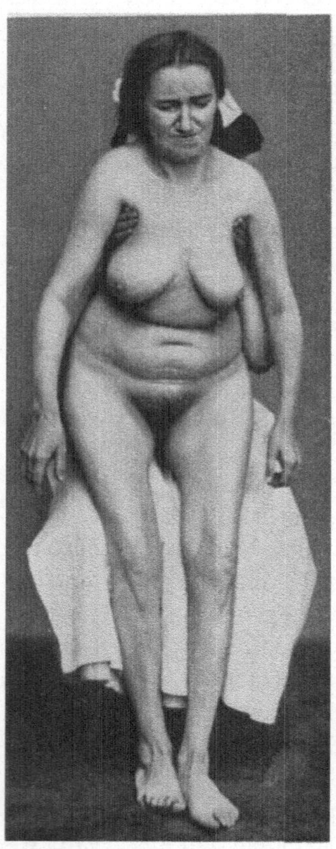

Abb. 182. 42jährige Kranke mit Ostitis fibrosa und Epithelkörperchenadenom.

Über die Röntgenbehandlung der Osteomalacie in Form der Bestrahlung der Ovarien liegen bisher genügende Erfahrungen nicht vor.

Anhangsweise sei hier erwähnt, daß wie bei Osteomalacischen so auch in Fällen von seniler Osteoporose sowie von Ostitis fibrosa (RECKLINGHAUSEN) bzw. der ihr sehr nahestehenden Ostitis deformans (PAGET) Epithelkörperchentumoren — und zwar Adenome derselben — festgestellt werden konnten und mit der Krankheit in Zusammenhang gebracht wurden (ERDHEIM, ASKANAZY, TODYO). Ein hierher gehöriger Fall (eigene Beobachtung!) sei hier ausführlicher angeführt (Abb. 182):

Frau Pr., 42jährig, die bis vor einem Jahr völlig gesund gewesen ist und aus gesunder Familie stammt, klagt seit einem Jahr über zunehmende Schwäche in beiden Beinen, die allmählich zu fast völliger Unfähigkeit des Gehens und Stehens geführt hat. Dazu kamen mehr weniger starke Schmerzen im Bereiche der Beine, der Hüften und besonders des Rückens. Nach und nach entwickelten sich zunehmender Adduktorenspasmus (s. Abb. 182) ausgesprochene Muskelatrophie besonders im Bereiche der Oberschenkel, endlich fast komplette Unfähigkeit zum Stehen und Gehen. Die Menstruation war bisher stets regelmäßig gewesen. Die Kranke gibt an, im Verlaufe der letzten Monate kleiner geworden zu sein.

Die Röntgenuntersuchung ergibt im Bereiche des Beckens und der Oberschenkel (wie Abb. 183 u. 184 zeigt) erhebliche Auffaserung der Corticalis, stellenweise deutliche Cysten-

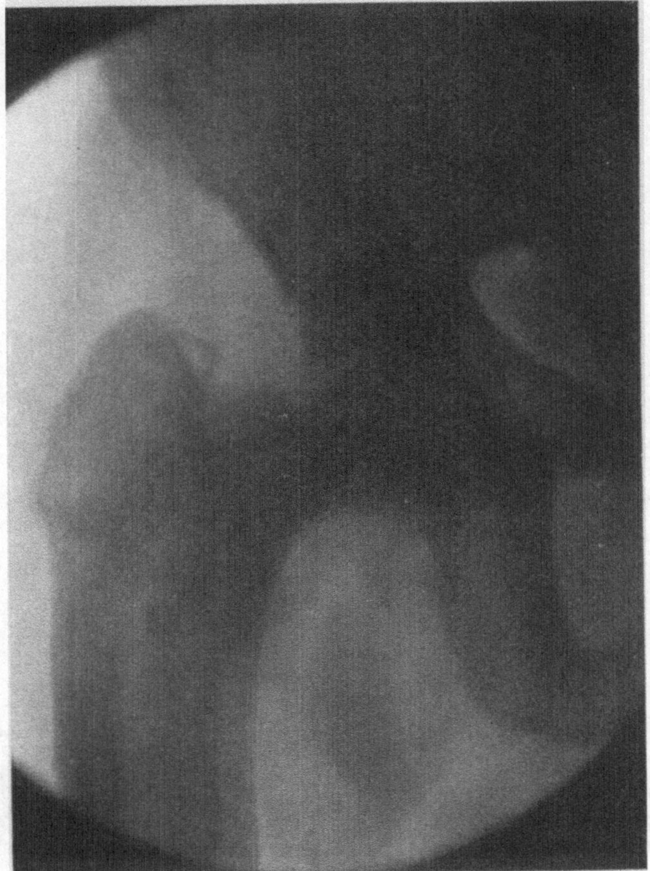

Abb. 183. Dieselbe Kranke (Abb. 182) (Oberschenkelknochen im Röntgenbild).

bildung innerhalb der Spongiosa mit starker Reduktion und Verdünnung der Corticalis. Keine Auftreibungen oder Verbiegungen der Knochen. Namentlich die Schädelkapsel zeichnet sich durch hochgradige Verdünnung der Corticalis aus, Corticalis und Markhöhlenschatten sind hier wie auch an den Extremitäten kaum zu differenzieren. Fehlen jedes Zeichens reaktiver Periostitis. Ein dem Aortenbogen aufsitzender Schatten im Röntgenbild (s. Abb. 185) entspricht, wie die Obduktion (s. unten) zeigte, dem großen Adenom der Epithelkörperchen.

Der Befund an den inneren Organen ist im übrigen ohne Besonderheit. Auffällig ist der sehr niedrige Blutdruck (65/95 mm Hg). Cor und Pulmones o. B., Reflexe o. B.

Urin: Alb. +. Sediment: reichlich Leukocyten, vereinzelte Erythrocyten und Zylinder reste. Blutbild: Hg = $110^0/_0$, Erythrocyten = 4,5 Mill., Leukocyten = 9000 (unter ihnen $1^0/_0$ Basophile, $3^0/_0$ Stabkernige, $88^0/_0$ Segmentkernige, $4^0/_0$ Lymphocyten, $4^0/_0$ Monocyten).

Eiweißgehalt des Blutes = $9,01^0/_0$ (refraktometrisch gemessen).

Die chemische Blutuntersuchung ergab: Rest-N = 155 mg-$^0/_0$, NaCl = $0,620^0/_0$, Blutzucker = $0,096\ ^0/_0$, Harnsäure = 5,2 mg-$^0/_0$.

Konzentrationsvermögen der Nieren relativ beschränkt (im Durstversuch steigt das spez. Gew. des Harns nicht über 1018). Der Adrenalinversuch (Darreichung von 1 mg

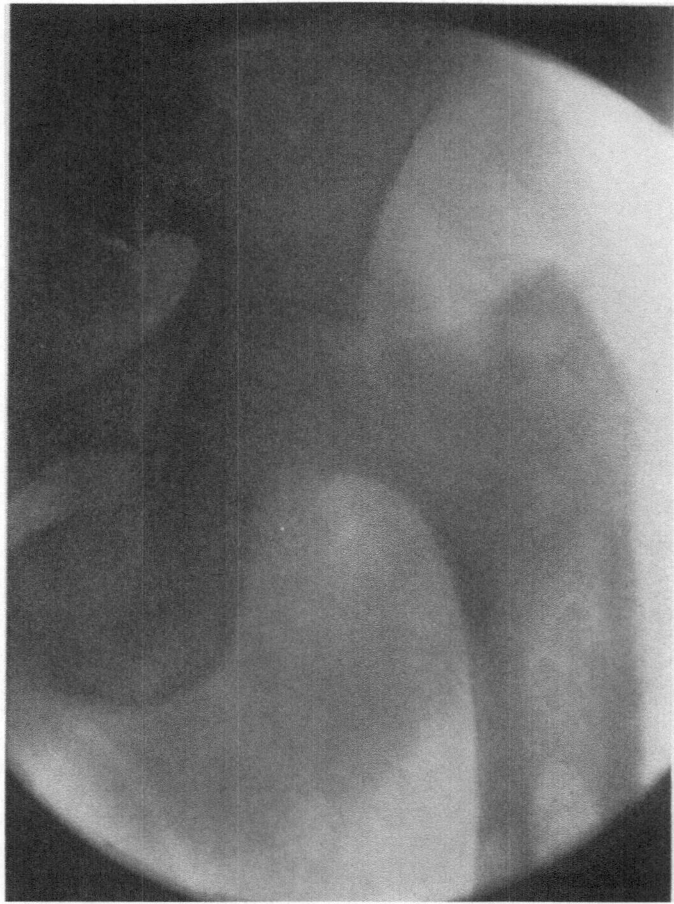

Abb. 184. Dieselbe Kranke (Abb. 182) (Oberschenkelknochen im Röntgenbild).

Adrenalin subcutan) zeigt, daß der Blutdruck kaum über die oben bezeichnete Höhe von ca. 100 mm Hg Maximaldruck hinausgeht, daß also der sympathische Teil des vegetativen Nervensystems in seiner Empfindlichkeit stark beeinträchtigt ist.

Unter unserer Beobachtung geriet die Pat. allmählich in einen Zustand zunehmender Apathie, der sich bis zu schwerer Benommenheit steigerte, die Kranke starb kurze Zeit darauf im Zustand schweren Komas.

Obduktionsbefund: Generalisierte Ostitis fibrosa. Sehr starke Weichheit des Schädelknochens ohne deutlich erkennbare Struktur der Diploe und ohne sichtbare kompakte Knochensubstanz. Dicke der Diploe 6—7 mm. Starke Weichheit der Oberschenkelknochen und Wirbelkörper mit Verdickung der kompakten Knochensubstanz der Diaphysen bis zu 2 cm und der der spongiösen Bälkchen. Zahlreiche stecknadelkopf- bis linsengroße Cysten in den Wirbelkörpern, eine 1 cm lange, 2 mm breite, und eine $4^1/_2$ zu 1 cm große in der kompakten Knochensubstanz der linken Oberschenkeldiaphyse. Vereinzelt sogenannte braune Tumoren. Coxa vara beiderseits. Geringe Verbiegung des Beckens im Sinne einer Kartenherzform. Alter Schenkelhalsbruch r. ohne jegliche Callusbildung. Kalkmetastasen der Lunge. Sehr zahlreiche Kalkkörperchen und zahlreiche Kalkinfarcte in beiden Nieren. Ein korallenförmiger, großer, den oberen Teil des r. Nierenbeckens vollkommen ausfüllender Stein und zahlreiche stecknadelkopf- bis linsengroße Nierenbeckensteine beiderseits. Hydronephrotische Erweiterung des r. Nierenbeckens mit starker Atrophie des Nierengewebes und Abflachung der Pyramiden. Schwere eitr. hämorr. Pyelitis und Urocystitis mit einzelnen Schleimhautblutungen im Nierenbecken. Stauungsblutüberfüllung und Ödem der Lungen mit einzelnen subpleuralen Blutungen. Stauungsblutüberfüllung von

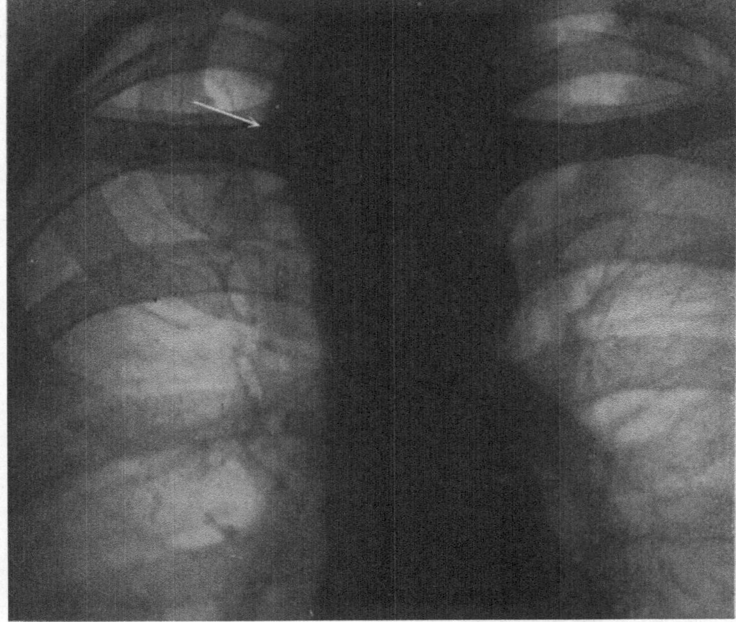

Abb. 185. Dieselbe Kranke (Abb. 182) (Epithelkörperchentumor im Röntgenbild).

Leber und Milz. Stauungskatarrh des Magens und Dünndarms mit geringer Schwellung der Lymphknötchen im unteren Dünndarm. Zahlreiche Schrumpfherde in beiden Nieren. Nebennierenrindenadenom beiderseits mit Verschmälerung der Marksubstanz. Ein frisches Corp. luteum im r. Ovarium.

Gewicht des Herzens: 290 g; der Leber: 1120 g; der Milz: 100 g; der rechten Niere 85 g; der linken Niere 120 g.

Diagnose: Generalisierte Ostitis fibrosa (RECKLINGHAUSEN), Adenom der Epithelkörperchen.

Die genauere Beschreibung des Falles erfolgte durch HOFFHEINZ (Virchows Arch. f. pathol. Anat. u. Physiol. Bd. 256, H. 3. 1925).

Epithelkörperchen: Es finden sich überraschender Weise 5. 4 von ihnen lassen eine außergewöhnlich starke Hyperplasie erkennen, die makroskopisch als große Epithelkörperchentumoren imponieren. Der zellige Aufbau der Organe (Abb. 186) entspricht jedoch im ganzen dem, was wir auch sonst bei Epithelkörperchen zu sehen gewohnt sind und zwar nicht nur bei vergrößerten, sondern auch bei normal großen Organen: Vorherrschen der wasserhellen und rosaroten Zellen mit Zurücktreten der Oxyphilen. (WELSHschen Zellen). Bezüglich

näherer Einzelheiten sei auf die Hoffheinzsche Arbeit verwiesen, in der sich auch nähere
Angaben bezüglich der funktionellen Bedeutung der einzelnen genannten Zelltypen finden.

Bemerkenswert bei unserer Kranken ist die Kalkdurchsetzung insbesondere
der Nieren, von der man wohl annehmen kann, daß sie zum Zustandekommen
der den Tod der Pat. herbeiführenden Urämie mit beigetragen hat (s. Obduktionsbefund!). Offenbar hat die starke Kalkfüllung des interstitiellen Gewebes der
Niere, namentlich aber die Steinbildung auf der rechten Seite und die ihr

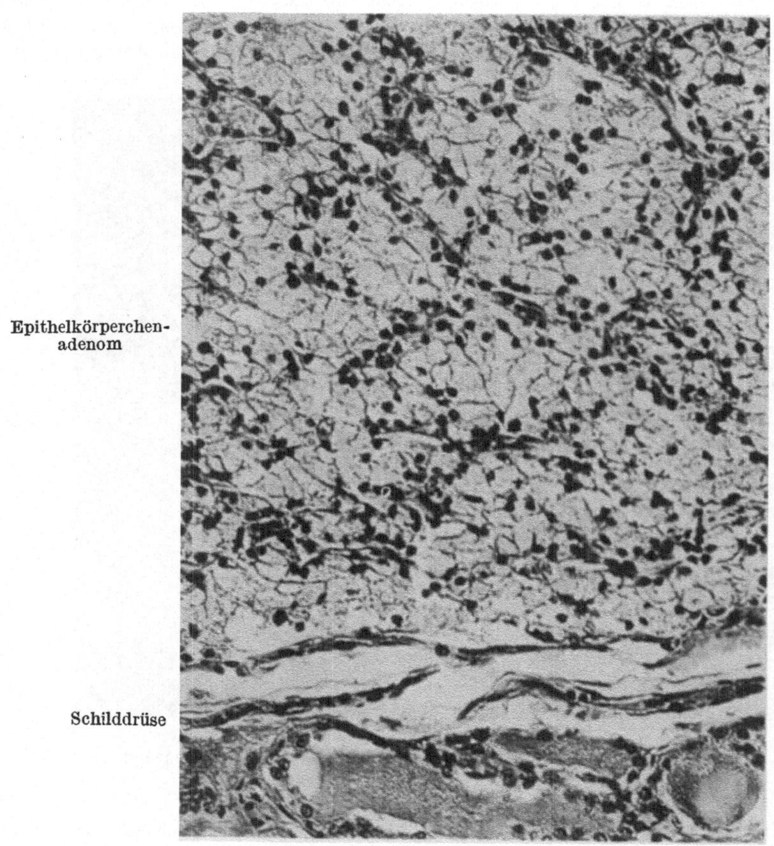

Abb. 186. Dieselbe Kranke (Abb. 182) (Epithelkörperchenadenom).

folgende Hydronephrose den Grad der durch die bestehende Glomerulonephritis
hervorgerufenen Niereninsuffizienz erheblich gesteigert. Sehr merkwürdig
bleibt das völlige Fehlen jeglicher Blutdrucksteigerung!

Was nun die Bedeutung der gefundenen Epithelkörperchenadenome (s. auch
Röntgenbild!) anbetrifft, so ist es nicht angängig, sie ohne weiteres als den Ausgangspunkt der Erkrankung hinzustellen. Es ist die Frage diskutiert worden,
ob man sie nicht als etwas Sekundäres, d. h. als Reaktionserscheinung deuten soll
in dem Sinne, daß die Epithelkörperchen hier, um der fortschreitenden Entkalkung des Knochensystems entgegenzuwirken, eine vermehrte Tätigkeit ent-
falteten, als deren Ausdruck die Adenombildung zu gelten hätte. Diese nament-

lich von ERDHEIM, neuerdings auch von HARTWICH vertretene Auffassung hat m. E. vielerlei für sich. Es scheint mir irrig, in bisher üblicher Weise eine etwa nachweisbare Hyperplasie einer Hormondrüse ohne weiteres für die Ursache eines gleichzeitig vorhandenen Allgemeinleidens zu erklären. Ich denke hier etwa an die Thymushyperplasie, die gewöhnlich für die bei den betreffenden Individuen vorliegende allgemeine Resistenzherabsetzung und konstitutionelle Minderwertigkeit verantwortlich gemacht wird (vgl. Kap. „Status thymicolymphaticus" S. 320). Mir scheint, daß hier der Kausalnexus eher ein umgekehrter ist und daß die Thymuspersistenz oder -Hyperplasie eine Anpassungs- oder Regulationsmaßnahme des Organismus gegenüber bestimmten, konstitutionell bedingten Gewebsanlagen darstellt. Soweit speziell die Hyperplasie der Epithelkörperchen bei den entkalkenden Knochenprozessen in Betracht kommt, ist die Diskussion über ihre etwaige pathogenetische Bedeutung nicht abgeschlossen, zumal auch Fälle mit Vergrößerung der Epithelkörperchen ohne irgendwelche Skeletterkrankung beschrieben wurden (BERGSTRANDT). Es gibt auch Fälle von Ostitis fibrosa, bei denen der Nachweis eines Epithelkörperchentumors nicht erbracht wurde. So wird neuerdings von STENHOLM über 9 Kranke mit Ostitis fibrosa berichtet, von denen 7 keinerlei Veränderungen der Epithelkörperchen zeigten. Ich selbst habe 5 Fälle genau untersucht. Nur in einem fand sich ein Adenom der Epithelkörperchen. Von sonstigen für die Genese der Krankheit wichtigen Faktoren werden in der Literatur erwähnt: Trauma, Infektionen, präformierte Entwicklungsstörungen bzw. kongenitale Mißbildung usw.

Die therapeutischen Aussichten der Ostitis fibrosa sowie der PAGETschen Form der Krankheit sind, soweit die Behandlung mit Organpräparaten in Betracht kommt, sehr gering. Ich sah in zwei Fällen nach subcutaner Darreichung von Thyreoidin-Extrakt subjektive Besserung eintreten, ohne daß sich objektiv am Knochensystem etwas geändert hätte. Empfehlenswert wird immerhin ein Versuch mit Verabfolgung getrockneter Thymus oder von Epithelkörperchensubstanz sein. Vielleicht erweist sich hier der neuerdings von COLLIP (s. S. 46) hergestellte Extrakt den bisher aus der Nebenschilddrüse gewonnenen als überlegen. Die Diät wird hauptsächlich eine Gemüse-, Obst-, Milchkost sein müssen.

14. Die Addisonsche Krankheit.

Allgemeine Vorbemerkungen.

Die Addisonsche Krankheit ist, wie schon eingangs erwähnt, im Jahre 1855 von ADDISON entdeckt und bis in alle Einzelheiten beschrieben worden. Sie kann als Typ einer endokrinen Krankheit gelten. Das Organ, von dem die Erkrankung ihren Ausgang nimmt, ist die Nebenniere, namentlich das Nebennierenmark. Die genauere Kenntnis der Funktion der Nebenniere datiert erst seit der grundlegenden Entdeckung ADDISONS, der die Erkrankung bereits mit Veränderungen der Nebenniere in Beziehung gebracht hat. Wir wissen heute, daß die Marksubstanz der Nebennieren als ein Gangliennervenzentrum zu betrachten ist. Sie läßt Stränge polygonaler Zellen erkennen, die eine große Affinität zu Chromsalzen zeigen und deshalb als chromaffines Gewebe bezeichnet werden. Das chormaffine Gewebe findet sich nun nicht allein innerhalb der Nebennieren, sondern — und das ist für die Aufklärung mancher Fälle von Morbus

Addisonii wichtig — auch an anderen Stellen vor, so vor allem längs des Sympathicus (hier zum Teil in größeren Zellanhäufungen als sog. Paraganglien), sowie auch am Herzen, besonders an der linken Coronararterie. Das gleiche gilt von dem anderen Teil der Nebenniere, der Rindensubstanz, von der wir unter Umständen Ableger als „versprengte Nebennierenkeime" in den Nieren, neben den Keimdrüsen und zerstreut hinter dem Bauchfell finden. Die Rinde, die entwicklungsgeschichtlich dem sog. Zwischennierensystem entstammt, enthält bekanntlich drei Schichten: Zona granulosa, Zona fasciculata und Zona reticularis. Die inneren Zellen enthalten fettähnliche, stark lichtbrechende Körnchen von verschiedener Größe (Lipoide), die für die spezifische Funktion des Organs bedeutungsvoll sind. Nach KAWAMURA lassen sich in der Rinde des Erwachsenen zwei Arten von Fettsubstanz unterscheiden, die sich sowohl hinsichtlich der Größe der Körner als auch der chemischen Reaktionen unterscheiden. Die eine Art ist mehr grobkörnig und stellt doppelbrechende Krystalle und Tropfen dar, die zweite besteht aus feinen Körnern und Tropfen und ist niemals doppelbrechend. Chemisch sind sowohl Cholesterinester als auch Cholesterinfettsäuregemische, die leicht in Alkohol löslich sind, nachweisbar. Schließlich werden beim Erwachsenen feinkörnige in Alkohol schwer lösliche Fette nachgewiesen, die jedoch keine Cholesteringemische enthalten. Die Menge der in der Nebenniere enthaltenen Lipolde unterliegt nicht unbeträchtlichen Schwankungen. Die Ernährung scheint nicht von übermäßig großem Einfluß zu sein. Intoxikationen sowie Infektionskrankheiten namentlich die Tuberkulose, aber auch der Diabetes mellitus führen häufig zu Verminderung des Lipoidgehaltes.

Das Nebennierenmark enthält niemals doppelbrechende Lipoide. Als das spezifische Sekret desselben wird das auch synthetisch herstellbare Adrenalin angesprochen, über dessen Eigenschaften oben (S. 32. u. ff.) Näheres ausgeführt ist. Ob es in der synthetisch dargestellten Strukturformel dem wirklichen Produkt der Nebenniere entspricht, dürfte m. E. zweifelhaft sein. In der Rinde findet sich Cholin. Ob es als spezifisches Sekret angesprochen werden darf, ist ungewiß (s. S. 38).

Die Totalexstirpation der Nebennieren bedingt den sicheren Tod der Versuchstiere. Hunde überstehen die ersten 2—3 Tage relativ gut, dann aber stellen sich zunehmende Schlaffheit, Unlust zur Nahrungsaufnahme und Untertemperatur ein, und unter Dyspnoe und fortschreitender Herzschwäche gehen die Tiere zugrunde. Ähnliche Erscheinungen, zu denen unter anderen noch die Bronzefärbung der Haut kommt, die sich übrigens auch beim Tiere in ausgeschnittenen Hautstückeu findet, machen auch beim Menschen das Syndrom aus, das man als Addisonsche Krankheit bezeichnet.

Symptomatologie.

Die Krankheit setzt in der Regel allmählich ein. Die ersten Zeichen sind häufig auffällig leichte Ermüdbarkeit, Schwäche, Schlaflosigkeit und depressive Gemütslage. Ohne daß eine sichtbare Abmagerung oder Atrophie der Muskulatur vorhanden ist, fühlen die Kranken sich schon nach kleinen Anstrengungen außerordentlich ermüdet. Dieser Zustand kann sich allmählich bis zu den s c h w e r sten Graden der Adynamie verschlimmern. Der Muskel entbehrt, mag seine Masse auch gut erhalten sein, wohl infolge des Darniederliegens der Adrenalinproduktion und der damit einhergehenden Schwäche des Sympathicus des normalen Tonus.

Zu der allgemeinen hochgradigen Körperschwäche gesellen sich meist Erscheinungen von seiten des **Magen-Darmkanals.** In weniger schweren Fällen sowie im Anfang der Erkrankung treten Übelkeit, hochgradiger Appetitmangel, Druckgefühl in der Magengegend, Durchfälle abwechselnd mit Perioden von Stuhlverstopfung auf. Schließlich kann es bis zu fast unstillbaren Diarrhöen kommen. In einem Falle von schwerem Morbus Addisonii und hochgradiger Asthenie bei einem 35jährigen Mann (den Fall verdanke ich C. MAASE) beobachtete ich Auftreten von Fettstühlen, die mehrere Wochen hindurch anhielten. In Stuhl und Harn war das tryptische Ferment schwach vorhanden. Das Auftreten von Fettstühlen muß auf eine Funktionsstörung des Pankreas bezogen werden (siehe „Basedow", S. 73). Mikroskopisch enthielten die Faeces zahlreiche Fettkügelchen und Fettsäurenadeln. Der Kranke magerte in dieser Zeit außerordentlich stark ab.

Besonders im Vordergrund stehen die gastrointestinalen Erscheinungen nach FINKELSTEIN bei den im Kindesalter auftretenden Fällen. Als objektive Unterlage findet sich meist eine Achylia gastrica. Im übrigen ist es schwer, die Magen-Darmerscheinungen, insbesondere die Neigung zu Durchfällen zu erklären.

Zu den frühzeitig auftretenden Symptomen gehören die Veränderungen des Pulses. Er zeigt sich auffallend weich und klein als Ausdruck des Fehlens des normalen Gefäßtonus. Der Blutdruck ist so gut wie immer stark herabgesetzt. Es finden sich Werte bis zu 60 mm Hg im Maximum. Am **Herzen** selbst tritt ebenfalls der Mangel des physiologischen Tonus, besonders in späteren Stadien der Krankheit, in Erscheinung. Wir finden

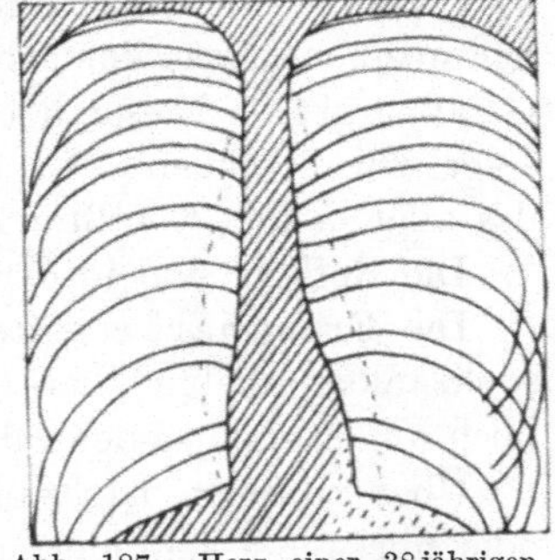

Abb. 187. Herz einer 38jährigen Addisonkranken (Transversaldurchmesser = 8 cm).

meist ein schmales, kleines, hypoplastisches Herz mit enger Aorta (s. Abb. 187). Akzidentelle Herzgeräusche sind keine Seltenheit, zumal in der Regel auch eine mehr oder weniger ausgesprochene Anämie vorliegt.

Die Veränderungen des **Blutbildes** betreffen sowohl die roten wie die weißen Blutelemente. Die Zahl der Erythrocyten und des Hämoglobins ist meist herabgesetzt. Allerdings ist dies nicht immer der Fall, ja es sind sogar Fälle mit Polyglobulie mitgeteilt worden, sowie solche mit Vermehrung der Eosinophilen (ACUNNA, ROMBACH). In einem Fall (eigene Beobachtung) fand sich bei einer 42jährigen Patientin eine Eosinophilie von $10^0/_0$. Die weißen Blutelemente weisen in der Regel eine Vermehrung der Lymphocyten und eine entsprechende relative Verminderung der neutrophilen Zellen auf. Die Gesamtleukocytenzahl zeigt keine konstanten Veränderungen. Der relativen Lymphocytose entspricht sehr häufig die allgemeine Hyperplasie des lymphatischen Apparates. In einer großen Zahl von Fällen ist auch eine Thymuspersistenz nachweisbar, ein Befund, den ich auf Grund eigener Erfahrungen durchaus bestätigen kann (s. Kapitel „Pathogenese").

Das markanteste Symptom der Krankheit stellen wohl die abnormen **Pig-**

mentierungen dar, die auch der Krankheit den Namen „Bronzekrankheit‘‘ (Bronzed skin) gegeben haben. Sie treten namentlich an den dem Licht ausgesetzten Körperstellen, also im Gesicht, an den Lidrändern, am Hals und an den Händen auf (die Hohlhand bis auf die Beugefalten sowie die Nagelbetten bleibt für gewöhnlich frei), aber auch an den bedeckten Körperregionen im Bereiche der schon von Natur aus pigmentierten Körperstellen (Brustwarzen, Linea alba, Genitalgegend, Analfalten). In schweren Fällen kann die Pigmentierung den ganzen Körper einnehmen und zu einer diffusen Braunfärbung führen. Sehr charakteristisch ist auch die Mitbeteiligung der Schleimhäute. Die Verfärbungen sind hier meist fleckig und von schwarzblauer Farbe und finden sich an der Wangenschleimhaut, am weichen Gaumen, an den Lippen, an der Zunge, gelegentlich auch an der Schleimhaut der Vagina und des Rectums. Das Pigment, das eisenfrei ist, liegt in den tieferen Schichten des Rete Malpighii.

Von seiten des **Nervensystems** tritt eine Neigung zu Schwindelanfällen hervor, gelegentlich werden sogar krampfartige Zustände beobachtet, wobei das Bewußtsein vorübergehend aufgehoben sein kann. Ich sah einige Male Anfälle von schwerstem Kollaps auftreten. Die Kranken gerieten hierbei plötzlich in einen schwer komatösen Zustand mit kaum fühlbarem Puls und allgemeiner Gefäßparalyse. Dieser höchst bedrohlich aussehende Zustand ist jedoch in der Regel vorübergehend. Er ist, wie ich glaube, auf ein augenblickliches Nachlassen des allgemeinen Gefäßtonus zu beziehen.

Die Reflexe sind in der Regel normal, zuweilen allerdings schwer auslösbar.

Die Erregbarkeit des vegetativen Nervensystems ist beim Addisonkranken erheblich herabgesetzt. Es tritt für gewöhnlich weder auf Adrenalin- noch auf Atropin- oder Pilocarpinzufuhr eine nennenswerte Reaktion auf.

Über zuweilen nachweisliche Störungen der Nierenfunktion bei normalem oder nur wenig verändertem Harnbefund wird neuerdings von L. G. Rowntree berichtet. In einer Reihe von Fällen war Verminderung der Wasserausscheidung, gemessen am Volhardschen Wasserversuch sowie Erhöhung der Blutharnstoffwerte bis zu 100 mg-$^0/_0$ nachweisbar (vgl. Beeinflussung der Diurese durch Adrenalin S. 36). Auch Rosenow fand in mehreren Fällen die Nierenfunktion erheblich gestört.

Die Körpertemperatur zeigt in manchen Fällen subnormale Werte, häufig ist sie normal, gelegentlich beobachtet man sogar leichte Temperatursteigerungen.

Über einen Fall von Addisonscher Krankheit, der mit Zeichen der Osteomalacie und Knochenwachstumshemmung kombiniert verlief, ist vor einiger Zeit von A. Leb berichtet worden.

Die bisher vorliegenden **Stoffwechseluntersuchungen** lassen erkennen, daß charakteristische Störungen des Stoffverbrauchs beim Morbus Addisonii nicht vorliegen. In der Zeit starker Abmagerung sind die Kranken mit normaler und selbst knapper Eiweiß- und Calorienzufuhr im Gleichgewicht zu halten und nehmen bei reichlicher Ernährung an Gewicht zu. Stickstoff und Fett werden im Darm, falls keine Durchfälle vorhanden sind, gut ausgenützt. Ungenügende Fettausnützung kommt jedoch vor, wie dies oben mitgeteilt wurde. Über ähnliche Beobachtungen hat Pickard berichtet. Harnstoff, Harnsäure und Ammoniak werden in normalen Mengen ausgeschieden (KOLISCH und FREUND). Der Einfluß von Nebennierensubstanzen auf den Stoffwechsel scheint ein geringer zu sein. SENATOR und VOLLBRACHT berichten über N-Retention, verbunden mit Zurückhaltung von CaO und MgO bei reichlicher Ausscheidung von Phosphor. Die Befunde von PICKARDT lauten entgegengesetzt. EPPINGER, RUDINGER und FALTA berichten über eine sehr hohe Toleranz für Traubenzucker und über Ausbleiben der Glykosurie nach Zufuhr von Adrenalin. Es ist begreiflich, daß bei dem vorhandenen Adrenalinmangel Mengen dieser Substanz die beim Gesunden eine zur Glykosurie führende Zuckermobilisierung verursachen, beim Addisonkranken diese Wirkung vermissen lassen. So kommt es auch, daß der Blutzuckergehalt häufig erniedrigt ist. Bei vier Fällen von sicherem Morbus Addisonii fand ich Werte, die zwischen 0,06 und $0,081^0/_0$, also an der unteren Grenze der Norm oder unterhalb derselben lagen. Bei anderen Kranken waren jedoch auch Werte bis zu $0,11^0/_0$ feststellbar. Einen absolut sicheren Anhaltspunkt bei etwaigen differentialdiagnostischen Schwierigkeiten gewähren somit die Blutzuckerwerte nicht (ROSENOW und JAGUTTIS).

Die respiratorische Gaswechseluntersuchung ergibt nach eigenen Erfahrungen bei Addisonkranken gewöhnlich an der unteren Grenze der Norm liegende oder auch deutlich subnormale Werte. Nach H. BERNHARDT ist die spezifisch-dynamische Wirkung der Nahrung bei den Kranken herabgesetzt.

Verlauf und Formen des Morbus Addisonii. Der Verlauf des Morbus Addisonii ist in der Regel ein exquisit chronischer und schleichender. Remissionen von kurzer oder längerer, sogar jahrelanger Dauer, während welcher eine auffällige Besserung der Erscheinungen, selbst ein gewisses Nachlassen der Pigmentierungen eintritt, sind keine Seltenheit. Die Dauer des Leidens beträgt im Durchschnitt etwa 2—3 Jahre. Es ist jedoch über Fälle berichtet worden, bei denen sich die Krankheit bis zu 10 Jahren hinzog. Neben den chronisch verlaufenden gibt es indes auch akut einsetzende und unter stürmischen Erscheinungen verlaufende Fälle. Klinisch gehen sie mit mäßiger Blutdrucksenkung und Adynamie einher, während die Pigmentierungen meist wohl infolge der Kürze der Krankheitsdauer ausbleiben. In besonders foudroyant verlaufenden Fällen können die Kranken unter dem Bilde schwerer Peritonitis oder unter Ileuserscheinungen (Erbrechen mit kleinem weichen Puls, Fieber) innerhalb weniger Tage zugrunde gehen (BRODNITZ u. a.). Natürlich handelt es sich hier um eine Pseudoperitonitis. Anatomisch liegen diesen akut verlaufenden Formen Blutungen in die Nebenniere oder Thrombosen der Nebennierenvenen zugrunde (STRAUB, LIEPMANN, BITTORF).

Ich sah kürzlich einen 38 jährigen Mann, dessen 2 Brüder an RAYNAUDscher Gangrän krankten und der selbst an schweren Gefäßspasmen litt, die sich in schweren Schmerzattacken im Leib (Angina abdominalis) und starker Blutdrucksteigerung äußerten; der Kranke ging unter Ileussymptomen und peritonischen Erscheinungen zugrunde. Die Obduktion deckte neben ausgedehnter Thrombosierung der Bauchaorta als wahrscheinlich unmittelbare Todesursache eine außergewöhnlich hochgradige Blutung in beiden Nebennieren auf.

Die Diagnose ist bei den akut verlaufenden Fällen meist kaum zu stellen, falls nicht sonstige Zeichen auf Addison deuten. ORTNER gibt an, daß sich die Pseudoperitonitis der Addisonkranken von der echten Peritonitis dadurch unterscheide, daß sich bei der ersteren neben der Spannung der Bauchmuskulatur auch eine solche der Extremitätenmuskulatur finde. Es kommt übrigens auch ein subakuter Verlauf der Krankheit vor, der innerhalb einiger Wochen zum Exitus führt. Hinweisen möchte ich schließlich darauf, daß auch dem sich chronisch hinziehenden Leiden unerwartet durch plötzlichen Tod ein Ende bereitet werden kann. In solchen Fällen ist vielfach ein Status thymicolymphaticus gefunden worden (s. S. 315).

Die Frage, ob es eine schleichend und gutartig verlaufende Abortivform der Addisonschen Krankheit gibt (Boenheim), die durch abnorme Ermüdbarkeit, lokale Pigmentierung, häufig verbunden mit vaskulärer Hypotonie, Verdauungsstörungen, Superacidität des Magens, Herabsetzung der Libido sexualis u. a. charakterisiert ist, ist zurzeit nicht entschieden. Irgendein Beweis für die Existenz einer Forme fruste des Morbus Addisonii mit gutartigem Verlauf liegt m. E. nicht vor. Obduktionsbefunde fehlen. Aus der günstigen Wirkung von Nebennierentabletten irgendwelche Rückschlüsse auf die Pathogenese des beschriebenen Zustandes herzuleiten, geht natürlich nicht an.

An dieser Stelle sei, weil auch für das Verständnis des Morbus Addisonii nicht ohne Bedeutung, jener Zustände Erwähnung getan, die eventuell als Folgeerscheinungen einer Hyperfunktion der Nebennieren, insbesondere des Nebennierenmarkes, auftreten können. Ein bemerkenswerter Fall dieser Art ist vor einiger Zeit von Labbe, Marcel, J. Pinel und Doumer beschrieben worden: Bei einer 28jährigen, bisher gesunden Frau traten anfallsweise Zustände von Übelkeit, Erbrechen, vasomotorischen Störungen begleitet von krisenartigen Steigerungen des Blutdrucks auf. Die Anfälle begannen mit Frösteln und Erblassen, bald traten Herzklopfen, Pulsbeschleunigung und Schweißausbruch sowie Kälte und Cyanose der Extremitäten hinzu. Vagusdruckversuch stark positiv. In den letzten Wochen ante exitum wechselnd: leichte Albuminurie, Erhöhung des Blut-Rest-N- sowie starke, die Blutdrucksteigerung begleitende Erhöhung der Körpertemperatur. Während eines Anfalles erfolgte unter Lungenödem der Exitus. Die Obduktion deckte neben unbedeutenden Veränderungen an den Nieren (geringe Epithelnekrose der Tubuli contorti und einige interstitielle Hämorrhagien) das Vorhandensein eines die linke Nebenniere einnehmenden, aus Nebennierenmarkzellen bestehenden Tumors (Paragangliom) auf. Die rechte Nebenniere wurde völlig intakt und von normalem Gewicht gefunden. Der übrige Organbefund zeigte keine Besonderheiten.

Man muß den Autoren wohl zustimmen, wenn sie annehmen, daß das gesamte Krankheitsbild auf den Nebennierentumor bezogen werden muß. Offenbar handelt es sich — solche Zustände stellen möglicherweise gar keine extremen Seltenheiten dar — um eine von den Tumorzellen ausgehende Adrenalinüberproduktion. Die beschriebenen Krisen stellen den diametralen Gegensatz zu den oben angeführten Anfällen von plötzlichem Gefäßkollaps bei Addisonkranken dar. Hier wie da liegt das Bemerkenswerte in dem Umstande, daß die Zustände in Krisen auftreten, die sich blitzartig verschlimmern und wieder bessern, obgleich die zugrunde liegende Ursache in unvermindertem Maße auch außerhalb der Paroxysmen fortbesteht. Soweit die Magenerscheinungen in dem Labbéschen Fall in Frage kommen, werden sie von den Autoren — ob mit Recht, bleibe dahingestellt — durch einen durch den Tumor bedingten mechanischen Reiz auf den Plexus solaris entstanden gedacht.

Ätiologie und pathologische Anatomie. Die Ursache des Morbus Addisonii ist in einer Erkrankung und Insuffizienz der Nebennieren zu erblicken. Die Art des Prozesses kann eine verschiedene sein. Man kann vom ätiologischen Gesichtspunkt aus mit BITTORF zwischen primärem und sekundärem Addison unterscheiden. Während dem ersteren eine einfache Atrophie oder eine entzündliche Sklerosierung mit mehr oder weniger starker Schrumpfung der Organe zugrunde liegt (s. Kapitel „Pluriglanduläre Insuffizienz"), erfolgt beim zweiten die Zerstörung des Gewebes durch käsig-tuberkulöse Prozesse, die an Häufigkeit obenan stehen, durch syphilitische Veränderungen oder auch durch Tumoren. Es wird sich somit in jedem Falle von Addison empfehlen, die Wassermannsche Blutuntersuchung vorzunehmen und auch die Möglichkeit etwaiger Tumormetastasen, insbesondere Knochenmetastasen, ins Auge zu fassen.

Was die Verkäsung der Nebennieren anbelangt, so ist wichtig, daß Zeichen von Tuberkulose in allen anderen Organen völlig fehlen können. In drei Fällen meines Beobachtungsmaterials fand ich im rechten bzw. linken Lungenoberlappen eine Anzahl älterer, völlig verkalkter, mithin also zurzeit absolut inaktiver tuberkulöser Herde.

Einer dieser Kranken (34jähriger, aus gesunder Familie stammender Mann, dem vor 16 Jahren wegen Tuberkulose das rechte Kniegelenk reseziert war) scheint deswegen besonders erwähnenswert zu sein, weil er (Pat. beobachtete sich aufs genaueste) die Angabe machte, daß die Braunfärbung der Haut kurze Zeit nach einem vor ca. 1 Jahre erlittenen Unfall (Sturz von der Leiter mit anschließender kurzdauernder Bewußtlosigkeit) aufgetreten war. Es muß demnach auch einem etwaigen Trauma unter Umständen Bedeutung beigemessen werden. Es wäre denkbar, daß es in dem beschriebenen Falle die latente Tuberkulose in eine aktive mit Lokalisation in den Nebennieren gewandelt hat. Zuweilen vermissen wir bei der Obduktion an den Nebennieren sowohl Zeichen tuberkulöser sowie syphilitischer Entartung und finden lediglich, wie schon oben hervorgehoben wurde, die Zeichen entzündlicher Degeneration. Ich möchte als Beispiel hierfür den Fall eines 38jährigen Mädchens[1]) (Lina S.) anführen, das aus gesunder Familie stammte, keinerlei Zeichen tuberkulöser Erkrankung aufwies und von August 1920 bis Mai 1921 an chronisch verlaufendem typischen Addison litt. Die Kranke starb in schleichend einsetzendem Koma. Ich lasse den Obduktionsbefund (Geh. Rat LUBARSCH) hier in extenso folgen, schon um die auch an den übrigen Organen, besonders am endokrinen Drüsensystem, gefundenen Besonderheiten mitzuteilen:
Makroskopisch: Ausgesprochene hochgradige Atrophie beider Nebennieren (Gewicht jeder Nebenniere knapp 4 g). Erhaltener Thymus (Gew. 11 g). Sehr starke Schwellung der Lymphknoten der Rachenschleimhaut, des Zungengrundes, der Schleimhaut des Sinus piriformis. Starke Schwellungen der Gaumenmandeln, der Milzlymphknötchen, der Gekröseund Einzellymphknötchen von Dünn- und Dickdarm und der Peyerschen Haufen.
Verdickung und Kolloidarmut sowie auffallende Lappung und Gelbfärbung der Schilddrüse. Kleine Lymphome in den Nieren. Ausgesprochenes Tropfenherz, leichte braune Atrophie und Verfettung der Herzmuskulatur. Starkes Ödem beider Lungen, indurierende Entzündungsherde beider Nieren, Stauungsniere, Stauungs- und Fettleber, geringe Stauungsmilz. Verkalkte Tbc. mesenterialer Lymphknoten, schiefrige Induration der rechten Lungenspitze mit einigen kleinen verkalkten Herden innerhalb von kleinen Verwachsungssträngen. Schiefrige Induration der linken Lungenspitze. Zahlreiche kleine Kalkkörperchen in den Nieren. Leichte Verkalkung der Rippenknorpel. Leichte Atrophie des Uterus, Corpus luteum-Cyste des rechten Eierstockes.
Adrenalingehalt der Nebennieren nur Spuren, etwa 0,01 mg. In der Schilddrüse Jod auch nur in geringen Mengen nachweisbar. Der Thymus (11 g) liegt als ein gerötetes, zweilappiges und von Fettgewebe überlagertes, aber noch vollkommenes Thymusgewebe enthaltendes Gebilde oberhalb des Herzens.

---

[1]) Es handelt sich um die Kranke, deren Herz auf S. 309 wiedergegeben ist.

Mikroskopisch. Thymus: Reichlich lymphoides Bindegewebe, starke Fettgewebsdurchwachsung.

Schilddrüse: Kleine Tubuli mit stark verfetteten Epithelzellen, verhältnismäßig wenig Kolloid, ungemein reichlich eingesprengte Lymphknötchen, zum Teil mit Keimzentren und Verfettung der Zellen der Keimzentren, reichlich Hämosiderinablagerungen in den Reticulumzellen sowohl der Follikel- wie der Schilddrüsensubstanz.

Linke Nebenniere: Struktur kaum noch zu erkennen, fast vollkommen ersetzt durch rein lymphatisches Gewebe, zwischen dem man in der Marksubstanz noch Haufen von Ganglienzellen und kleine, mit Fetttröpfchen angefüllte Zellen sieht. Überhaupt ist überall das Nebennierengewebe nur in sehr dünnen und unregelmäßigen Strängen vorhanden, die am meisten noch der Zona reticularis entsprechen, während weder von der Rinde noch von der Marksubstanz größere Abschnitte erkennbar sind. In anderen Nebennierenstückchen etwas reichliche Rindenzellherde mit starker Lipoidablagerung erhalten, hier auch im Bindegewebe und um stark gefüllte Blutgefäße herum Hämosiderinablagerungen teils in Rund-, teils in epithelialen Zellen.

Als wichtig sei aus dem wiedergegebenen Obduktionsbefund besonders hervorgehoben die auffällige Kleinheit und Adrenalinarmut der Nebennieren, die eine starke Reduktion des Parenchyms und des Markes zeigen, aber tuberkulöse Veränderungen vermissen lassen, obgleich die mesenterialen Lymphdrüsen eine verkalkte Tuberkulose zeigen. Ferner verdient die Größe des Thymus (Thymuspersistenz), dessen Gewicht in manchen Fällen bis zu 40, ja 60 g gefunden wurde, erwähnt zu werden, sowie die Jod- und Kolloidarmut der Schilddrüse. Die viel diskutierte Frage, ob die Addisonsche Krankheit ihren Ausgang vom Mark oder der Rinde der Nebennieren nimmt, kann durch den beschriebenen Fall nicht mit Sicherheit beantwortet werden, da beide Teile erhebliche Veränderungen aufweisen. Es ist in der Tat schwer, in dieser Frage eine Entscheidung zu treffen, doch spricht vielerlei dafür, daß beide Teile des Organs in Betracht kommen.

Von Veränderungen im Bereiche anderer endokriner Drüsen möchte ich die jüngst von E. Kraus an 3 Addisonfällen beschriebenen Befunde an der Hypophyse hervorheben. (Verminderung der Zahl der eosinophilen Zellen, regressive Veränderungen in den basophilen Zellen des Vorderlappens. Auch im Hinterlappen Veränderungen der basophilen Zellen in Form schwächerer Färbbarkeit und Kernpyknose, Vermehrung der Hauptzellen gegenüber den eosinophilen.)

Es gibt eine Anzahl von Addisonfällen, bei denen sich die Nebennieren bei der Obduktion als völlig intakt erweisen. Auch Veränderungen im Bereiche des sympathischen Nervensystems sind in solchen Fällen nicht immer nachweisbar. Unter solchen Umständen wird man an Läsionen der außerhalb der Nebennieren gelegenen Teile des chromaffinen Systems denken müssen, von denen oben bereits die Rede war (akzessorische Nebennieren). Im übrigen müssen wir uns hier wie bei allen Krankheiten der endokrinen Drüsen darüber klar sein, daß die Krankheit nicht allein als Folge anatomischer Schädigung im Bereiche bestimmter Hormondrüsen auftreten kann, sondern auch einer Störung des die einzelnen Glieder der Hormondrüsenkette verbindenden Regulationsmechanismus ihre Entstehung verdanken kann (H. Zondek u. T. Reiter s. S. 9, 30). So kann es etwa in Folge abnorm starker Herabsetzung der Wirksamkeit ihrer Sekretionsprodukte zu relativer Funktionsbeeinträchtigung der Nebennieren und damit zur Entwicklung des typischen Addisonsyndroms kommen. Andererseits kann auch bei objektiv nachweislicher Funktionsverminderung eines

endokrinen Organs die Entwicklung des betreffenden Symptomenkomplexes
ausbleiben. In solchen Fällen muß man das Zustandekommen eines neuen
hormonalen Gleichgewichtszustandes, auf den es allein ankommt, annehmen
(s. S. 25 u. 26). So werden jene allerdings nur vereinzelt auftretenden Fälle
verständlich, bei denen die Obduktion eine Zerstörung beider Nebennieren
ergab, ohne daß im Leben Addisonsymptome vorhanden waren.

Pathogenese. Daß der Morbus Addisonii einer Erkrankung des Neben-
nierenapparates seine Entstehung verdankt, dürfte keinem Zweifel unterliegen.
Wichtig ist die Aufklärung der Rolle, die das lymphatische System sowie der
Thymus bezüglich der Genese des Leidens spielt. Es ist bereits darauf hingewiesen worden, daß nach eigenen Erfahrungen sowie nach denen anderer Untersucher (HEDINGER) der Status thymicolymphaticus als eine für die Entwicklung
des Addisonsyndroms besonders geeignete Grundlage angesehen werden muß.
Ob das gleiche auch vom reinen Status thymicus gilt, ist fraglich. Ich habe —
worauf später noch näher einzugehen sein wird — bei einer Reihe von Kranken
mit ausgesprochenem Status thymicolymphaticus neben hochgradiger Hypoplasie
des Gefäßsystems und Blutdrucksenkung, Symptome, die ja für den Morbus
Addisonii charakteristisch sind, so hochgradige Hypoglykämien gesehen, wie sie
beim Addison nur selten angetroffen werden. Es scheint, daß die über das physiologische Alter hinaus reichende Persistenz des Thymus so gut wie immer
mit einer Funktionsherabsetzung speziell des Nebennierenmarkes einhergeht,
und mancherlei spricht dafür, daß der Status thymicolymphaticus nicht allein
für den Morbus Addisonii prädisponiert, sondern daß zwischen beiden Krankheitsbildern geradezu Übergänge bestehen. Dies in dem Sinne, daß bei be-
stehendem Status thymicus das Addisonsyndrom dann auftritt, wenn zur Funktionsherabsetzung des chromaffinen Systems noch Funktionsstörungen im
Bereiche anderer endokriner Drüsen (Nebennierenrinde u. a.) hinzukommen.

Die meisten Symptome des Morbus Addisonii sind aus der Funktionsverminderung oder Funktionseinstellung der Nebenniere (Mark und Rinde) ohne weiteres
zu erklären, wenn man sich die Aufgaben, die das Organ physiologischerweise
auszuführen hat, vergegenwärtigt.

Um so schwieriger ist die Deutung eines der charakteristischen Kennzeichen
der Krankheit, nämlich der Pigmentierungen und der Bronzefärbung. Betreffs
der Natur des Pigmentes ist auf Grund neuerer Untersuchungen anzunehmen, daß
es aus gewissen Spaltprodukten des Eiweißes, wie dem Tryptophan und vielleicht
auch dem Adrenalin selbst abzuleiten ist. Es ist bereits oben (S. 33) auseinandergesetzt worden, daß wie das Thyroxin so auch das Adrenalin letzten Endes
als Spaltprodukt des Eiweißmoleküls aufzufassen ist. Das Pigment, das beim
Morbus Addisonii gefunden wird, ist eisenfrei. An dieser Stelle dürften die Befunde MEIROWSKYS erwähnenswert sein, der darauf hinweist, daß frisch entnommene, im Brutschrank aufbewahrte Hautstückschen eine Pigmentvermehrung
zeigen, die bei nebennierenlosen Hunden erheblich stärker ist (KÖNIGSTEIN).
Es ist nicht von der Hand zu weisen, daß der Ausfall der Nebenniere den weiteren
Abbau der noch hypothetischen Muttersubstanz des Pigmentes hintenanhält
und so zu deren Ablagerung in der Haut führt. So würde nach BLOCH ein
vermehrtes Angebot von Pigmentvorstufen vorhanden sein. BITTORF nimmt
einen vermehrten Gehalt der Epithelzellen an einer Oxydase (Tyrosinase) als

Ursache der Hyperpigmentierung an. Weitere Untersuchungen über diesen Gegenstand werden zur Klärung des Problems erforderlich sein. Hier mag beiläufig bemerkt sein, daß die Nebennieren bei Infektionskrankheiten häufig Veränderungen, und zwar in Form von Blutungen, Nekrose, Lipoidschwund und Ödemen erkennen lassen. Besonders ist dies bei der Diptherie der Fall. Vielleicht kommt dieser Umstand für die Deutung der in der Rekonvaleszenz nach Di. nicht seltenen plötzlichen Todesfälle in Betracht. Auch im Tierexperiment wurden nach Injektionen von Diphtherietoxin Hyperämie und Blutungen in den Nebennieren beobachtet.

Differentialdiagnose. Die Addisonsche Krankheit ist, wenn die typischen Symptome in größerer Zahl vorhanden sind, kaum zu verkennen. Die frühzeitig vorhandene, in körperlicher und geistiger Beziehung sich äußernde Trägheit und Adynamie verleihen im Verein mit Blutdruckherabsetzung, Pigmentierungen, Magen-Darmbeschwerden, erhöhter Toleranz gegen Traubenzucker, Anämie mit relativer Lymphocytose und Mononucleose dem Krankheitsbilde ein charakteristisches Gepräge. Die meisten differentialdiagnostischen Schwierigkeiten machen die Hauterscheinungen, namentlich wenn sie bei Individuen auftreten, bei denen allerlei unbestimmte Symptome, wie allgemeines Unbehagen, Mattigkeit und Blässe, den Verdacht eines beginnenden Addison nahelegen. Namentlich während des Krieges traten solche Fälle gehäuft auf, ohne daß man nach Entwicklung und dem klinischen Verlauf des Leidens berechtigt war, einen Addison anzunehmen. Die Bronzefarbe erstreckte sich zuweilen über den ganzen Körper, man sprach von einer Kriegsmelanose. Von manchen Seiten wurde der Gebrauch minderwertiger Salben verantwortlich gemacht, andere wiesen auf die schlechte Ernährung hin. Es scheint mir durchaus wahrscheinlich, daß hier auch die Insuffizienz der Nebenniere eine Rolle gespielt hat (s. S. 19). Pigmentierungen, die mit denen der Addisonkranken verwechselt werden können, kommen im übrigen vor: bei gewissen Formen der Lebercirrhose (Cirrhose bronzée), bei der die Haut allerdings, wie FALTA mit Recht betont, einen mehr bleigrauen Farbton hat. Ferner bei manchen Tuberkulösen, bei Krebskachektischen, bei chronischen Malarikern, bei Kranken mit malignem Granulom, schließlich in Fällen chronischer Vergiftung mit Arsen und Silber (Arsenmelanose, Argyrie). Die Schuppung der Haut bei der ersteren, die eigenartige graue Verfärbung der Skleren bei der letzteren liefern zwar gegenüber dem Addison differentialdiagnostische Anhaltspunkte, häufig müssen jedoch genauere anamnestische Erhebungen zur Entscheidung der Frage herangezogen werden. Differentialdiagnostische Schwierigkeiten können unter Umständen auch die bei schweren Blutkrankheiten, namentlich bei der Anaemia perniciosa, auftretenden, die äußere Haut, gelegentlich auch die Schleimhäute befallenden Pigmentierungen machen. Die Unterscheidung ist besonders in den Remissionsstadien der perniziösen Anämie erschwert, in denen der Blutbefund nicht immer ein charakteristisches Gepräge zeigt. MATTHES weist in diesem Zusammenhange auf den Bilirubingehalt des Blutes hin, der nach LEPEHNE beim Addison im Gegensatz zur Perniciosa keine Vermehrung zeigt.

Auch manche Diabetesfälle zeigen eine eigenartige Bronzefärbung ihrer Haut (Bronzediabetes). Hier sind differentialdiagnostische Irrtümer besonders dann möglich, wenn die Glykosurie fehlt (Hämochromatosen). Schließlich muß noch der **Pellagra** Erwähnung getan werden, bei der ebenfalls Pigmentierungen auftreten. Ihnen geht jedoch in der Regel ein Erythemstadium voraus. Die Kombination mit cerebralen Erscheinungen, wie Lähmungen, psychischen Anomalien, Sensibilitätsstörungen, Neuralgien, Störungen der Sinnesnerven, besonders im Bereich des Opticus und Acusticus usw., die zum Bilde der Pellagra gehören, schützen im allgemeinen vor Verwechslung mit dem Morbus Addisonii, mit dem sie im übrigen den chronischen Verlauf, die Schwäche sowie die gastrointestinalen Störungen gemein hat.

Zuletzt muß darauf hingewiesen werden, daß auch andere endokrine Erkrankungen, Pigmentierungen zeigen, die unter Umständen denen des Morbus Addisonii ähneln. Ich verweise in dieser Beziehung auf den Morbus Basedowii. Hierbei scheint mir erwähnenswert zu sein, daß es bei Vögeln, namentlich bei Hühnern gelingt, durch Darreichung größerer Mengen von Schilddrüsenhormon eine hochgradige Depigmentierung der Federn und später völligen Haarverlust (Mauserung) hervorzurufen (ZAVADOWSKI) (s. S. 76). Auch bei Kranken mit Sklerodermie finden sich abnorme Pigmentierungen. Die Unterscheidung des Morbus Addisonii gegenüber den beiden letztgenannten Krankheiten wird in der Praxis im allgemeinen kaum größeren Schwierigkeiten begegnen.

Prognose des Morbus Addisonii. Die Prognose der Addisonschen Krankheit ist in der großen Mehrzahl der Fälle eine schlechte. Heilung ist nur, soweit die tuberkulöse Ätiologie in Frage kommt, bei einseitiger Lokalisation des Prozesses möglich. In solchen Fällen kann analog dem bereits erwähnten Fall von OESTERREICH die einseitige Nebennierenexstirpation die Krankheit heilen. Eine günstige Voraussage gestatten die Fälle mit syphilitischem Charakter der Nebennierenaffektion. Bezüglich der Dauer des Leidens ist Vorsicht in der Prognose geboten. Abgesehen davon, daß unerwartet auftretende Remissionen eine sichere Vorhersage erschweren, erlebt man es immer wieder, daß die Kranken sich erheb lich länger halten, als nach dem Gesamtbilde wahrscheinlich ist, aber auch daß das Umgekehrte der Fall ist. Es sind, wie bereits erwähnt, Fälle beschrieben worden, die sich bis zu 10 Jahre und darüber seit Beginn des Leidens gehalten haben.

Therapie. Die Behandlung ist im ganzen eine undankbare und wenig aussichtsreiche. Bei der Beurteilung therapeutischer Erfolge darf nicht außer acht gelassen werden, daß die Krankheit, wie schon hervorgehoben wurde, in hohem Maße zu Remissionen neigt. Am naheliegendsten ist es, den Ausfall der Nebenniere, insbesondere den durch die Erkrankung des Markes hervorgerufenen Adrenalinmangel mittels Darreichung der Substanz auszugleichen. Letztere scheint neben der bekannten reizenden Wirkung auf den Sympathicus eine allgemeine leistungssteigernde Wirkung auf den Organismus auszuüben (L. BORCHARDT, Organotherapie, Erg. d. inneren Medizin u. Kindelheilkunde 1920). Es wurde bereits an anderer Stelle darauf hingewiesen, daß unter den für die Applikationsweise des Adrenalins in Frage kommenden Methoden die subcutane sowie die intravenöse geeignet sind. Man gibt den Kranken am besten jeden Tag $^1/_2$—1 mg (bei subcutaner Darreichung) bzw. $^5/_{1000}$—$^1/_{100}$ mg (intravenös) und kann hiermit eine Tuberkulinkur kombinieren aus der Erwägung heraus, daß dem Leiden ja in der Mehrzahl der Fälle eine tuberkulöse Erkrankung der Nebennieren zugrunde liegt. Die Tuberkulineinspritzungen pflege ich an den Zwischentagen, an denen keine Adrenalindarreichung erfolgt, zu geben. Wirksamer als das Adrenalin scheinen die Glandulae suprarenales (Sicc. pulv. Merck.), ein aus der Gesamtnebenniere hergestelltes Präparat zu sein, von denen man 3 mal täglich 1—2 Stück verordnet. Die Erfolge der Substitutionstherapie sind jedoch im ganzen nicht hoch zu bewerten. Die Ursache hierfür erblicke ich in dem bereits oben hervorgehobenen Umstand, daß wir in dem Adrenalin wahrscheinlich nur den organischen Kern des eigentlichen Hormons der Nebenniere vor uns haben. Die spezifische Wirksamkeit der Substanz ist vermutlich an die Vereinigung des Kernes mit einem anorganischen Körper gebunden (vgl. das Jod im Thyroxin). De Cérenville hat über Erfolge mittels Thyreoidinbehandlung bei Addisonkranken berichtet.

Die Kranken bedürfen selbstverständlich der größten körperlichen Schonung.

Über etwaige Transplantation der Nebennieren liegen hinreichende klinische Erfahrungen nicht vor. Es ist anzunehmen, daß die kleinen Gebilde, falls sie überhaupt einheilen, in der Mehrzahl der Fälle resorbiert werden.

Es ist auch die einseitige Exstirpation der Nebennieren empfohlen worden. Oesterreich (l. c.) berichtet über einen Fall von geheiltem Morbus Addisonii nach Exstirpation einer tuberkulös entarteten Nebenniere. Bekanntlich treten auch bei einer Anzahl von Fällen mit Hypernephrom Addisonsymptome auf. Auch hier kann die Operation auf die letzteren günstig einwirken.

Neben der medikamentösen Behandlung spielt die diätetische eine wichtige Rolle. Leider stellt die hochgradige Inappetenz ein schwer zu überwindendes Hindernis dar. In solchen Fällen werden Stromachica, vor allen Dingen Salzsäure und Pepsin zu verabfolgen sein. Von der Applikation von Nährklysmen nehme ich wie bei allen sonstigen Kranken so auch beim Addisonkranken seit langem Abstand. Dagegen scheinen Tropfklistiere oder subcutane Adrenalin-NaCl-Infusionen (1 mg Adrenalin auf 3—400 ccm physiologische Kochsalzlösung) geeignet zu sein, den Kräftezustand und Tonus der Kranken zu bessern. Häufig sind alle Applikationen per rectum wegen des Vorhandenseins stärkerer Durchfälle unmöglich. Gegen diese haben Eppinger und v. Noorden Adrenalinklysmen empfohlen (20 Tropfen auf 250 ccm Wasser).

Zur Hebung des Kräftezustandes wird man von Eisen und Arsenpräparaten ausgiebigen Gebrauch machen müssen. Von letzteren scheinen besonders das Solarson und Astonin, die beide subcutan applizierbar sind, empfehlenswert zu sein. Ich verordne gern auch das Arsen in Kombination mit Calcium, am besten in organischer Bindung, und habe seit langem den Eindruck, daß die gleichzeitige Verabfolgung von Calcium und Arsen die Wirksamkeit des letzteren erhöht. (Acidum arsenicosum 0,01—0,02, Calcii glycero. phosphorici 10,0 auf 170 Sir. Cort. Aurant. ad 200. 3 mal täglich 1 Eßlöffel.)

Es sei bemerkt, daß bei Addisonkranken, die gleichzeitig an Diabetes mellitus leiden, die Darreichung von **Insulin** streng kontraindiziert ist, da ihnen auf Grund des Adrenalinmangels ein Mittel, der blutzuckersenkenden Wirkung des Pankreashormons entgegenzuwirken, nicht in genügendem Maße zur Verfügung steht.

15. Der Status thymicolymphaticus.

Unter Status thymicolympathicus verstehen wir einen fast ausschließlich bei jugendlichen Individuen vorhandenen Zustand, der sich dadurch zu erkennen gibt, daß der lymphatische Apparat sowie der Thymus gegenüber der Norm geschwollen

und vergrößert sind. Häufig handelt es sich um alleinige Schwellung der Lymphdrüsen, zuweilen tritt eine isolierte Vergrößerung des Thymus in Erscheinung,
so daß man auch von einem Status lymphaticus bzw. einem Status thymicus sprechen kann. Der Status lymphaticus stellt unter der Diagnose „Lymphatismus" in der klinischen Pathologie einen Zustand bei Kindern und Individuen bis etwa zum 20. Lebensjahr dar, der sich durch Blässe, pastöse Gedunsenheit der Haut, Schwellung der Lymphdrüsen und verminderte Resistenz gegenüber allen möglichen Infekten auszeichnet. Gerade dem letzteren Umstand ist
es zu danken, daß der Status thymicolymphaticus fast allgemein als eine zu
besonderer Krankheitsbereitschaft neigende Körperanlage aufgefaßt wird.
Die Vergrößerung des Thymus ist in der Regel darauf zurückzuführen, daß die
Involution des Organs beeinträchtigt wird. Der Thymus stellt eine Drüse dar,
die frühzeitiger als dies bei irgendeinem anderen Organ des Körpers geschieht,
der Rückbildung verfällt. Diese etwa im Pubertätsalter und vor Abschluß der
Wachstumsperiode einsetzende Involution kann man als die physiologische bezeichnen. Ihr gegenüber steht die akzidentelle (HAMMAR), die auf jeder Alters-
stufe und unter dem Einfluß verschiedener Störungen eintreten kann (Ernährungsstörungen, Inanition, akute und chronische Infektionskrankheiten). Zu
völliger Verödung des Organs kommt es jedoch nicht, denn wie WALDEYER zuerst
beschrieben hat, bleibt noch im höchsten Alter ein hinter dem Sternum gelegener
Thymusfettkörper bestehen, in dem auch noch Reste von Thymusparenchym
anzutreffen sind. Bleibt der Thymus über den Zeitpunkt der physiologischen
Involution hinaus erhalten, so spricht man von Thymuspersistenz.

Will man die normale und pathologische Größe des Thymus beurteilen, so
muß man die den verschiedenen Lebensaltern entsprechenden normalen Größenverhältnisse des Organs kennen. Die Zahlen werden von den verschiedenen Untersuchern nicht übereinstimmend angegeben. Während LUBARSCH z. B. für den
Thymus des Neugeborenen die Durchschnittszahl von 7 g angibt, beläuft sie sich
nach FRIEDLEBEN sowie nach HAMMAR, der über ein besonders großes Material
verfügt, auf 13—15 g. In folgendem seien die von HAMMAR berechneten Durch-
schnittsgewichte des Thymus wiedergegeben, aus denen u. a. hervorgeht, daß das
Organ bis zum Pubertätsalter an Gewicht zunimmt, um von da ab der Involution
zu verfallen.

	Thymuskörper			Thymuskörper
Neugeborene	13,26 g	26—35 Jahre		19,87 g
1—5 Jahre	22,98 g	36—45 „		16,27 g
6—10 „	26,10 g	46—55 „		12,85 g
11—15 „	37,52 g	56—65 „		16,08 g
16—20 „	25,58 g	66—75 „		6,00 g
21—25 „	24,73 g			

Die Schwierigkeiten in der Beurteilung der normalen Größenverhältnisse
des Thymus erhöhen sich noch dadurch, daß auch die mikroskopische Untersuchung des Organs wie es scheint nicht immer eine sichere Entscheidung zu
liefern vermag. Jedenfalls wird die Angabe SCHRIDDES, nach welcher die Diagnose
des Status thymicolymphaticus aus dem Nachweis einer Markhyperplasie zu
stellen ist, bei der die Marksubstanz mehr als ein Drittel des Gesamtdurchschnittes
des Thymusläppchens einnimmt, von anderer Seite (HAMMAR, JAFFÉ und WIES-

BADER u. a.) wie mir scheint mit Recht bestritten. So ist man im konkreten Falle mehr oder weniger auf grobe Schätzung angewiesen.

Es ist in letzterer Zeit die Frage aufgeworfen worden, ob Schwellung des Lymphdrüsenapparates oder Vergrößerung des Thymus überhaupt als pathologische Kennzeichen anzusehen sind, da sie auch bei gesunden Individuen gefunden werden. Namentlich bei Menschen, die an Verletzungen oder Unglücksfällen gestorben waren, sowie bei einem großen Prozentsatz der Selbstmörder wurden Thymusgewichte festgestellt, die erheblich die normalen Breiten überschritten. Die auffällige Häufung des Status thymicolymphaticus bei den letzteren hat sogar zu der paradoxen Vermutung geführt, daß der Status thymicolymphaticus zum Selbstmord prädestiniere. ASCHOFF, LÖWENTHAL u. a. haben auch statistisch an einer großen Zahl plötzlich verstorbener Menschen (z. B. bei durch Fliegerbomben getöteten Soldaten) hohe Thymusgewichte gefunden und nach einer Statistik von SCHRIDDE fand sich bei 98 tödlich verunglückten Männern 56mal, also mehr als in der Hälfte der Fälle, thymische Konstitution.

So scheinen die Forschungen der letzten Zeit mehr und mehr in der Auffassung übereinzukommen, daß für die Beurteilung der normalen Größen- und Gewichtsverhältnisse des Thymus sowie der Frage der Bedeutung einer etwaigen Volumenvermehrung des Organs die Befunde wie sie bei dem an Krankheiten verstorbenen Menschen erhoben werden, keinen sicheren Rückschluß gestatten. Vielmehr läßt die Tatsache, daß sich bei plötzlich Verstorbenen sehr häufig relativ hohe Thymusgewichte finden, daran denken, daß die Krankheit, an der ja die Mehrzahl der Menschen zugrunde geht, einen konsumierenden Einfluß auf den Thymus ausübe. Danach würde man oberhalb der gewöhnlichen Durchschnittswerte liegende Zahlen für Größe und Gewicht des Organs für die normalen, dem gesunden kräftigen Individuum eigentümlichen halten müssen, und einige Autoren haben in der Tat eine solche Auffassung nachdrücklich vertreten. Mir scheint dieser Standpunkt übertrieben und durch die klinische Erfahrung nicht hinreichend gestützt zu sein, aber es kann kaum bestritten werden, daß wir bislang in der Beurteilung des Status thymicolymphaticus ein wenig schematisch und unpräzise vorgegangen sind. Es unterliegt wohl kaum einem Zweifel, daß eine etwaige Hyperplasie des Thymus oder des lymphatischen Apparates nicht immer Ursache und Grundlage einer geschwächten Konstitution und verminderter Widerstandskraft sind. Ich glaube, daß die Dinge hier vielfach umgekehrt liegen, d. h. daß die Hyperplasie des Thymus, vielleicht auch des lymphatischen Apparates als Reaktion auf gewisse strukturelle oder physico-chemische Veränderungen der Gewebe auftritt (vgl. Kap. „Kropfentstehung, Epithelkörperchenhyperplasie" S. 306 u. a.). Für die Richtigkeit einer solchen Auffassung scheinen mir nicht zuletzt die Versuche zu sprechen, aus denen hervorgeht, daß die Thymusgröße mit der jeweiligen Art der Ernährung variabel ist. CZERNY betont, daß bei jeder Mästung der Thymus wächst, während bei Abmagerung hochgradiger Schwund auftritt. HART berichtet über ähnliche Beobachtungen. Die experimentellen Untersuchungen von LUBARSCH und KUCZYNSKI haben gezeigt, daß man bei Mäusen durch bestimmte Ernährungsweise, und zwar durch Fütterung mit Eiweiß und Körnern, in der Lage ist, eine Schwellung von Lymphdrüsen und Thymus zu erzeugen, die in jeder Hinsicht den Verhältnissen beim Status thymicolymphaticus gleicht.

Auf eine eingehendere Beschreibung der Anatomie und Physiologie des Thymus muß hier verzichtet werden. Es sei auf die entsprechenden Lehrbücher verwiesen. Ich möchte hier nur kurz erwähnen, daß die Hyperplasie des Thymus beim Status thymicolymphaticus sowohl das Mark als auch die Rinde betreffen kann. Von einer Reihe von Autoren wird auf den besonderen Reichtum von Lymphocyten hingewiesen, aber es kommt auch eine Vermehrung der epithelialen Elemente zur Beobachtung. Beim reinen Status lymphaticus der Kinder sowie der Erwachsenen tritt meistens die hyperplastische Lymphocytenwucherung in den Vordergrund.

Einige tierexperimentelle Tatsachen seien angefügt, die mir geeignet erscheinen, einiges Licht auf die physiologische und pathologische Bedeutung des Thymus zu werfen. Entfernung des Thymus hat ein deutliches Zurückbleiben der Entwicklung und des allgemeinen Wachstums der Tiere zur Folge. Das Skelett bleibt zwerghaft und hypoplastisch. In erster Linie zeichnen sich die langen Röhrenknochen durch auffällige Weichheit und Biegsamkeit (BASCH) oder Brüchigkeit (KLOSE und VOGT) aus, ferner durch mangelhafte Callusbildung infolge herabgesetzter Ossifikation. Auch die Wirbelsäule ist meist äußerst weich, am Schädel ist vor allem das Fehlen der Nahtverschmelzungen bemerkenswert. Als chemische Grundlage der auffälligen Weichheit der Knochen wird eine Störung des Mineralstoffwechsels, namentlich des Kalkhaushaltes angenommen, beruhend auf einer Armut des Knochens an ungelösten Kalksalzen, wobei die Frage zunächst offen bleibt, ob einem verminderten Kalkanbau oder einem gesteigerten Abbau die größere Bedeutung zukommt. Wie die Tatsache des verminderten Kalkgehaltes der Knochen zu erklären ist, muß zunächst offen gelassen werden. Es ist die Auffassung geäußert worden (LIESEGANG), daß der fehlende Thymus die Ursache einer Übersäuerung der Gewebe ist, doch fehlt es dieser These bisher an den nötigen tatsächlichen Unterlagen.

Soweit ein Einfluß des Thymus auf die Zusammensetzung des Blutes nachweisbar ist, scheint das Tierexperiment wenigstens gewisse Hinweise zu geben. Es liegen eine Anzahl von Arbeiten vor, die die Blutbefunde nach Exstirpation des Organs festzustellen suchten. Die Angaben der Autoren lauten allerdings widersprechend. Eine Reihe von Untersuchern berichteten über Abnahme der Lymphocyten, einige auch über Abnahme der Eosinophilen, ferner der Erythrocyten und des Hämoglobingehaltes (KLOSE, LAMPÉ). MATTI lehnt einen Zusammenhang zwischen Blutbild und Thymusdrüse ab (vgl. S. 17).

a) Die klinischen Äußerungen des Status thymicus.

Die Persistenz des Thymus gibt sich klinisch nur wenig im Gesamtbilde des Patienten zu erkennen. Um so ausgesprochener und charakteristischer pflegt die Schwellung des Lymphdrüsenapparates den Gesamthabitus der betreffenden Individuen zu beeinflussen. Es wird unten auf das klinische Bild des Status lymphaticus noch zurückzukommen sein. Hier zunächst das Wichtigste über die klinischen Äußerungen der pathologischen Thymushyperplasie: Das Hauptinteresse erstreckt sich hierbei auf jene plötzlichen Todesfälle meist im jugendlichen Alter, bei denen die Obduktion außer einem hyperplastischen Thymus einen völlig negativen Organbefund ergibt. Durch vielfältige Erfahrungen ist festgestellt, daß es nicht, wie ursprünglich angenommen wurde, das mechanische Moment ist, das an diesen Todesfällen schuld trägt, sondern daß hier ein auf dem Boden der minderwertigen Konstitution zu besonderer Wirkung gelangender toxischer Faktor verantwortlich zu machen ist (ROKITANSKY). Das Verdienst, diesen Gesichtspunkt besonders betont zu haben, gebührt PALTAUF, der auch auf die häufige Vergesellschaftung von vergrößertem Thymus mit Hypoplasie des Gefäßsystems, speziell Verengerung der Aorta und einem Status lymphaticus, hingewiesen hat. Das mechanische Moment wird auch durch die Fälle von familiärem Vorkommen von plötzlichem Thymustod sehr in seiner Bedeutung herabgesetzt.

Die Thymushyperplasie als die unmittelbare Ursache des plötzlichen Todes anzunehmen, halte ich streng genommen nicht für berechtigt. Ich glaube, daß wir hier, wie schon hervorgehoben, den Fehler begehen, den reaktiven Zustand einer Inkretdrüse, im speziellen Falle des Thymus, besonders hervorzuheben, statt das Hauptgewicht auf die Beschaffenheit gewisser Erfolgsorgane und ihrer Gewebe zu legen. Die Ursache der Mors thymica liegt m. E. in den Geweben der betreffenden Menschen, vielleicht und wahrscheinlich in seinem Herzen begründet. Einzelheiten über die hier spielenden Vorgänge kennen wir zurzeit nicht.

Ich habe die Vermutung, daß der Thymustod ein Vagustod ist, hervorgerufen durch plötzlich einsetzende Elektrolytverschiebung an und in der Herzmuskelzelle, vielleicht auch im Bereich anderer Organe. Hier werden genauere Organanalysen möglicherweise Aufklärung bringen können. (In manchen Fällen von plötzlichem Thymustod sind histologisch kleinzellige Infiltrationen des Herzmuskels gefunden worden.) WIESEL und HEDINGER fanden beim reinen Status thymicolymphaticus eine hochgradige Hypoplasie der Nebennieren[1]), während der chromaffine Apparat beim reinen Status thymicus intakt gefunden wurde (s. unten). Diese Befunde würden beim Status lymphaticus den niedrigen Blutdruck sowie die Tonusverminderung des Herzens und der Gefäße erklären, aber die Frage des eigentlichen Thymustodes kaum beantworten, zumal v. SURY bei Neugeborenen, die an plötzlichem Thymustod zugrunde gegangen waren, das chromaffine Gewebe normal entwickelt fand. Es wurden toxische Schädigungen des Herz- und Gefäßapparates vermutet. Mit solchen Erklärungsversuchen setzt man jedoch nur ein Rätsel an die Stelle eines anderen.

Die plötzlichen Thymustodesfälle können sich nun bei verschiedensten Gelegenheiten ereignen. So in der Rekonvaleszenz von Infektionskrankheiten, während der Chloroformnarkose, nach heftigen psychischen Erregungen, nach starken körperlichen Anstrengungen. Schließlich können sie auch ohne jede äußere Veranlassung eintreten. Wir erlebten einen plötzlichen Todesfall bei einer 20 jährigen Krankenschwester, bei der wegen Diphtherie eine intravenöse Serumeinspritzung von 2000 I-Einheiten vorgenommen wurde. Die Kranke fiel, als die Injektion kaum beendet war, plötzlich tot zurück. Bei der Obduktion

---

[1]) Daß doppelseitige Nebennierenexstirpation einen stark wachstumsfördernden Einfluß auf den Thymus ausübe, ist auch in jüngster Zeit tierexperimentell (im Rattenversuch) von HENRY L. JAFFÉ gezeigt worden. Die Bedeutung des Nebennierenrindenausfalls für die Genese der Thymushyperplasie wird neuerdings von MARINE, MANLEY und BAUMANN hervorgehoben. Daß auch die Kastration zur Thymusvergrößerung führen kann, dürfte tierexperimentell so gut wie sichergestellt sein, ein Befund, der nicht weiter wundernimmt, wenn man sich die namentlich in der Pubertätszeit in Erscheinung tretenden Korrelationen der beiden Organe vergegenwärtigt.

war außer einer Thymushyperplasie ein objektiver, die Katastrophe erklärender Grund nicht festzustellen. Man muß annehmen, daß der anaphylaktische Chok bei der verminderten Resistenzfähigkeit der Kranken deletär gewirkt hat.

Es ist mithin bei allen irgendwie eingreifenden Maßnahmen, wie Operationen, Narkosen, Seruminjektionen, auf das genaueste nach Anzeichen für etwaige Thymushyperplasie oder Lymphatismus zu fahnden. Diesem Grundsatz wurde im Kapitel „Therapie des Morbus Basedowii" bereits Ausdruck gegeben. Auch bei der Beurteilung des Verlaufes von akuten Infektionskrankheiten muß ein etwaiger Status thymicus oder lymphaticus im Sinne eines die natürliche Immunität des Körpers herabsetzenden Faktors in Rechnung gestellt werden.

HERING nimmt an, daß der Status thymicus in der Frage des plötzlichen Thymustodes nur im Sinne eines disponierenden Faktors zu bewerten sei, daß der Tod indes durch Kammerflimmern zustande käme. Es wird schwierig sein, diese Angaben bei der Plötzlichkeit, mit der sich der katastrophale Hergang vollzieht, auf ihre Richtigkeit zu prüfen.

Neben dem Thymustod kommt dem sog. Asthma thymicum eine klinische Bedeutung zu. Meist sind es Kinder, bei denen die Anfälle unter Stridor und Dyspnoe auftreten. Auch hier ist die Frage, inwieweit das mechanische und inwieweit das toxische Moment verantwortlich gemacht werden muß, kaum als geklärt zu betrachten. Der gute Erfolg der Exstirpation der Thymusdrüse sowie der Röntgenbestrahlung lassen zwar das mechanische Moment als bedeutungsvoll erscheinen. Es scheint jedoch, daß auch hier toxische Einflüsse anzunehmen sind. Hierbei sei an die Annahme WIESELS erinnert, daß vom Thymus ein den Vagus erregendes Sekret abgegeben wird (s. S. 25, 91). Sowohl beim Thymustod wie beim Thymusasthma dürfte dem erhöhten Vagustonus als einem die motorische Kraft des Herzens herabsetzenden bzw. die Bronchialmuskulatur erregenden Faktor eine große pathogenetische Bedeutung beizumessen sein.

Die Hyperplasie des Thymus macht nun nicht in allen Fällen ausgesprochene klinische Erscheinungen. So verhält es sich, wie bereits erwähnt, beim Basedowiker. Es muß hier nachgetragen werden, daß gelegentlich auch beim Zwergwuchs, beim Infantilismus, bei der Dystrophia adiposogenitalis, schließlich auch bei eunuchoiden Individuen, gelegentlich auch nach der Kastration und bei anderen endokrinen Krankheitsbildern Thymushyperplasie beobachtet wird. Es wurde bereits oben der Auffassung Ausdruck gegeben, daß wir unter gewissen Umständen, und zwar dann, wenn zum Sympathicus in Beziehung stehende Hormondrüsen prävalieren, die Thymushyperplasie als einen kompensatorischen Vorgang betrachten müssen (s. S. 91).

Die Feststellung etwaiger Vergrößerung des Thymus ist in der Regel äußerst schwierig. Perkussorisch ist in manchen Fällen eine Dämpfung über dem Manubrium Sterni feststellbar. Sicherer ist die Röntgendiagnose. Aber auch sie bleibt häufig genug unsicher. Wir finden hier den oberen Teil des Mittelschattens nach beiden Seiten verbreitert. Es muß jedoch davor gewarnt werden, speziell beim Kinde jede Verbreiterung des Herzhalses als Beweis für eine Thymushyperplasie anzusehen (GÖTT).

b) Die klinischen Äußerungen des Status lymphaticus,

der sich von frühester Jugend an entwickeln, aber auch erst in späteren Jahren durch toxische, infektiöse oder sonstige unbekannte Einflüsse ausgelöst in Erscheinung treten kann, sind (gleichgültig ob er mit Thymusvergrößerung kombiniert ist oder nicht) recht vielgestaltig. Die Individuen sind vor allem durch auffällige Blässe ausgezeichnet. Außer den Zeichen der Anämie findet man hämatologisch eine hochgradige Mononucleose sowie eine relative Verminderung der neutrophilen Leukocyten. Zuweilen besteht auch eine Hypereosinophilie. Die Kinder bleiben in der Regel im Wachstum sowie in ihrer allgemeinen körperlichen Entwicklung zurück. Neben dem **mageren Typus von Lymphatikern** gibt es auch einen **fetten**. Es handelt sich hier jedoch um ein auffällig schlaffes Fett. Der Turgor des Unterhautzellgewebes ist vermindert, die Individuen haben einen pastösen Habitus und sind, obwohl sie vielfach kräftig aussehen, meist hochgradig muskelschwach. Vielfach tritt der lymphatische Zustand bei jenen zu exsudativen Ausschwitzungen neigenden Kindern auf (exsudative Diathese). Status lymphaticus und exsudative Diathese treten nicht immer, aber häufig miteinander vergesellschaftet auf. CZERNY u. a. halten den Status lymphaticus für eine Teilerscheinung der schweren Form von exsudativer Diathese. Eine Anzahl lymphatischer Individuen zeigt eine Neigung zu abnorm starker Wasserbindung der Gewebe. Zuweilen kann sich diese bis zum Auftreten deutlicher Ödeme steigern (s. Abb. 188).

Die Schwellung der Lymphdrüsen macht sich an den Submaxillar- und Submentaldrüsen des Halses sowie an denen der Inguinalgegend bemerkbar. Die Tonsillen sowie die Follikel am Zungengrund sind vergrößert. Ferner besteht häufig Schwellung der Peyerschen Plaques, gelegentlich auch Vergrößerung der Milz und Thymusdrüse. Die Kinder neigen sehr zu Anginen, Erkältungen und den verschiedensten Infektionskrankheiten. Vielfach findet man äußerst hartnäckige Conjunctivitis und Rhinitis.

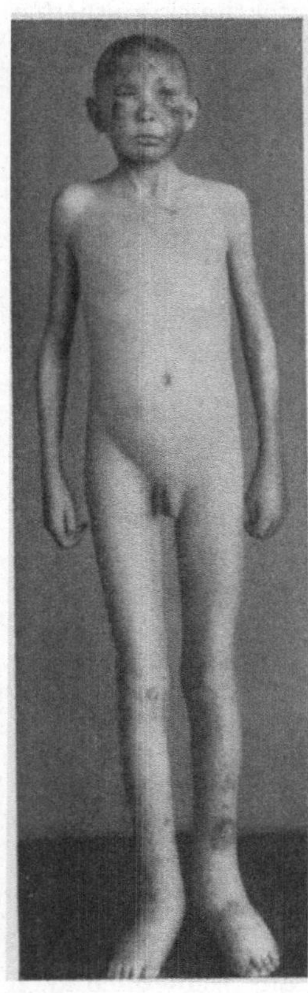

Abb. 188. 16jähr. Kranker mit Status thymicolymphaticus (hochgradiges Ekzem bes. des Gesichts, Ödeme der Beine, genitale Hypoplasie).

Besonders unangenehm ist bei manchen die außerordentliche Vulnerabilität der äußeren Haut, auf der sich hartnäckige, jeder Therapie trotzende Ekzeme ansiedeln können (s. Abb. 188). Entsprechend den oben angegebenen, das chromaffine System betreffenden anatomischen Befunden von WIESEL und HEDINGER habe ich bei vielen lymphatischen Individuen einen sehr niedrigen Gehalt des Blutes an Zucker gefunden (bis $0,03^0/_0$). Daß auch der niedrige Blutdruck (etwa bis 60 mm Hg maximal) sowie die meist abnorme Kleinheit des Herzens mit der mangelhaften Entwicklung des chromaffinen Systems und der Minderproduktion von Adrenalin zusammenhängt, halte ich für wahrscheinlich. Entsprechend dem Darniederliegen der Adrenalinproduktion haben EPPINGER und

HESS bei vielen Lymphatikern die Symptome eines relativ gesteigerten Vagustonus gefunden. Daß dies nicht immer der Fall ist, muß betont werden und dürfte sich aus der aus S. 25 u. f. angegebenen Theorie von der Wirkungsweise des Vagus-Sympathicus-Antagonismus ergeben.

Die meisten lymphatischen Individuen weisen die Zeichen der genitalen Hypoplasie auf. Bei dem im folgenden wiedergegebenen Fall des 16jährigen Pat. W. (Abb. 188), der neben dem starken ekzematösen Ausschlag im Gesicht auch die übrigen charakteristischen Symptome des lymphatischen Zustandes zeigt, entspricht die Größe des Penis und der Testes den Verhältnissen bei einem etwa 6jährigen Kinde. Gelegentlich finden sich auch beim Manne Kryptorchismus oder Hypospadie. Auch die sekundären Geschlechtscharaktere sind in sehr mangelhafter Weise ausgebildet, was Libido sexualis, Mutation der Stimme, Behaarung usw. betrifft. Das Becken ist häufig feminin. Röntgenologisch ist meist ein abnorm langes Offenstehen der Epiphysenfugen nachweisbar.

c) Behandlung des Status thymicolymphaticus.

Der Status thymicolymphaticus tritt uns, wie oben auseinandergesetzt, im allgemeinen als eine angeborene, konstitutionell minderwertige Anlage entgegen. Die Behandlung wird sich nur gegen die Äußerungen derselben richten können und diejenigen Momente auszuschalten haben, die verschlimmernd einwirken. Hierbei ist in erster Linie die Ernährung zu nennen. Die Erfahrung der Kinderärzte hat gelehrt, daß die durch Fleisch ergänzte vegetarische Kost den Kindern besonders zuträglich ist, während Eier, Butter und Milch nachteilig wirken. Von letzterer wird jenseits der ersten beiden Lebensjahre täglich nicht über $^1/_4$ Liter verabfolgt. In den späteren Lebensjahren scheint eine Diät, die auf den gleichen Prinzipien aufgebaut ist, ebenfalls die rationellste zu sein. Man kann sagen, daß jede Überfütterung besonders mit Milch, Eiern und Fett den Zustand verschlimmert und die Widerstandsfähigkeit der Kranken herabsetzt. Während alle lokalen Maßnahmen die hartnäckigen ekzematösen Ausschläge unbeeinflußt lassen, kann man sich von einer längere Zeit konsequent durchgeführten Obst-, Gemüse-, Kartoffel-, Fruchtsaft- und Fleischdiät (mager) noch am ehesten Erfolg versprechen.

Es muß den Kranken nahegelegt werden, wegen ihrer verminderten Widerstandskraft Infektionsgelegenheiten nach Möglichkeit zu vermeiden. Aufenthalt in frischer staubfreier Luft ist dringend anzuraten. Sehr nützlich sind Abhärtungsmaßregeln.

Von Medikamenten ist neben den gewöhnlichen Roborantien ausgiebigste Anwendung von Calcium entweder in Kombination mit Phosphorlebertran oder mit Arsen zu empfehlen. Speziell die Neigung zu Katarrhen aller Art, wie Schnupfen, Conjunctivitis, Ekzemen usw., ist durch keine andere Therapie wie durch Calciummedikation zu bekämpfen. (Entweder per os 3mal täglich 0,3 g als Calcium lacticum oder in schweren Fällen 10 ccm einer 5 proz. Lösung von Calcium chloratum oder Afenil = 1—5 ccm intravenös.)

16. Die Erkrankungen des Generationsapparates.

a) Geschlechtsmerkmale.

Die Beurteilung der Zugehörigkeit zu einem der beiden Geschlechter fußt auf der Feststellung, ob die Keimdrüse des betreffenden Individuums männlichen oder weiblichen Charakter besitzt. Der Geschlechtscharakter wird aber nicht allein durch die Keimdrüse, sondern noch durch eine ganze Reihe von Merkmalen gekennzeichnet, von denen — wie noch zu erörtern sein wird — nicht einmal sicher feststeht, ob sie von den Keimdrüsen aus bestimmt werden. Wenn wir von Geschlechtsmerkmalen sprechen, so müssen wir unterscheiden zwischen den durch die Art der Sexualorgane und ihrer Anhangsgebilde gegebenen und denen, die sich durch die sogenannten sekundären Geschlechtscharaktere ausdrücken. Unter letzteren verstehen wir morphologisch die geschlechtsspezifische Gestaltung der meisten Organe und physiologisch eine ganze Reihe geschlechtseigentümlicher Funktionen des Organismus. Im einzelnen sind als solche alle jene Stigmata zu betrachten, die Mann und Weib in somatischer und psychischer Hinsicht unterscheiden. Die Knochen der Frau sind für gewöhnlich zarter und graciler als die des Mannes, durchschnittliche Körpergröße sowie Körpergewicht sind beim Manne größer als bei der Frau. Letztere hat eine relativ größere Rumpflänge als der Mann. Die Beckenbreite sowie der Querdurchmesser in Höhe des oberen Teiles der Oberschenkel ist beim Weibe in der Regel größer als beim Manne, während bei letzterem Schulter- und Kopfbreite überwiegen. Am Becken der Frau ist daneben die relative Größe des Schambeinwinkels, die ausladende Breite der Darmbeinschaufeln, die breitere und niedere Symphyse, die geringere Krümmung des Kreuzbeines und anderes mehr charakteristisch. Daß beim Weibe das Fehlen des Bartwuchses, die Länge der Kopfhaare, das Vorhandensein der Brüste mit der Fähigkeit der Lactation, das Stehenbleiben der Entwicklung des Kehlkopfes auf kindlicher Stufe, der costale Typ der Atmung, die relativ reichliche Entwicklung des Fettgewebes und geringe der Muskulatur Eigentümlichkeiten sind, die als sekundäre Geschlechtsmerkmale gedeutet werden müssen, kann als sicher gelten. Bemerkenswert dürfte noch sein, daß beim Manne das Schamhaar im spitzen Winkel nach oben gegen den Nabel zu wachsen pflegt und nach hinten bis zum Anus reicht, während beim Weibe die obere Haargrenze horizontal verläuft und der Damm freibleibt. Auch andere Körperstellen, wie Brust und Rücken, Schenkel und Arme, pflegen bei der Frau weniger behaart zu sein als beim Manne. Schließlich gehören auch die psychischen Charakterunterschiede, die zwischen den Geschlechtern bestehen, hierher. Die mehr receptive geistige Befähigung des Weibes, seine starke Empfänglichkeit für alles Gefühlsbetonte, die im allgemeinen stärker als beim Manne ausgeprägten altruistischen Tendenzen, das Gefühl der Mutterliebe und anderes mehr.

Was nun die Keimdrüsen als solche betrifft, so kommen unter Umständen Fälle zur Beobachtung, bei denen die geschlechtliche Differenzierung nicht in dem Maße ausgesprochen ist, wie dies physiologischerweise der Fall ist. In solchen Fällen sind bei ein und demselben Individuum Keimdrüsen beider Art vorhanden. Wir sprechen dann von Hermaphroditismus, und zwar von Hermaphroditismus verus. Befunde, wo sich Keimdrüsen beiderlei Geschlechtes in funktionsfähigem Zustand bei dem gleichen Individuum finden, kommen beim Menschen kaum zur Beobachtung. Dagegen ist das Auftreten von echten Zwitterdrüsen (Ovotestis), d. h. von Keimdrüsen, in denen sich geschlechtsspezifische Elemente beider Art, also Samenkanälchen und Zwischengewebe einerseits sowie Graafsche Follikel und Eier andererseits befanden, verschiedentlich festgestellt worden. Bei solchen Individuen können die sekundären Geschlechtscharaktere mehr nach der einen oder der anderen Richtung prävalieren. Meistens wird eine eigenartige Mischung männlicher und weiblicher Züge resultieren. Auch am Geschlechtsapparat kann, wie SIMON berichtet, neben großen Labien, Tuben usw. ein relativ gut entwickelter Penis vorhanden sein. (Zwischen den Vasa deferentia der Epididymis und dem Hodenteil der Ovotestis bestand in dem SIMONSSchen Falle kein Zusammenhang.) Unter Umständen kann namentlich bei Kindern die Entscheidung, ob es sich um einen Knaben mit Hypospadie und Kryptorchismus oder um ein Mädchen mit abnorm langer und stark entwickelter Klitoris und Atresia vulvae et vaginae handelt, schwierig werden. RINGEL hat einen Fall dieser Art mitgeteilt. Erheblich häufiger sind die Zustände von sogenanntem Pseudohermaphroditismus (Hermaphroditismus spurius, Scheinzwittertum). Dieser ist dadurch charakterisiert, daß Keimdrüsen und sonstige Anteile des Genitalapparates nicht gleichen Geschlechtstyp haben, daß z. B. trotz Vorhandenseins von Ovarien sich Hoden, Penis usw. finden. Verhält es sich so, daß äußere und innere Geschlechtsorgane dem anderen Geschlecht angehören, so sprechen wir von komplettem Hermaphroditismus, anderenfalls von Hermaphroditismus externus bzw. internus. Ferner sprechen wir von Hermaphroditismus femininus, wenn die Keimdrüsen weiblich, und, von Hermaphroditismus masculinus, wenn sie männlich sind. Die sekundären Geschlechtscharaktere, und zwar sowohl die körperlichen als auch die psychischen, können dabei ein dem Charakter der Keimdrüse entgegengesetztes Verhalten zeigen. Im übrigen kommen beim Pseudohermaphroditismus alle möglichen Variationen vor. Es können z. B. Keimdrüsen und sekundäre Geschlechtscharaktere dem einen, die sonstigen Geschlechtsorgane und der ganze psychische Charakter dem anderen Geschlecht angehören, oder es können Keimdrüsen und Sexualorgane überhaupt den Charakter des einen Geschlechtes, sekundäre Geschlechtscharaktere jedoch den des anderen tragen. Die Beobachtungen, die bei Tieren über halbseitigen Hermaphroditismus vorliegen, nach denen das gleiche Tier auf der einen Seite männliche, auf der anderen Seite weibliche Keimdrüsen mit entsprechender Gestaltung der betreffenden Körperhälfte zeigte, sind bisher beim Menschen nicht mit Sicherheit gemacht worden.

Als Beispiel für den gemischten Typ von Pseudohermaphroditismus, bei dem trotz weiblichem Genitale und weiblichen Geschlechtsdrüsen die sekundären Geschlechtscharaktere wenigstens zum größten Teil virilen Charakter zeigen (Pseudohermaphroditismus secundarius nach HALBAN), sei folgender Fall angeführt (eigene Beobachtung).

Olga B., 39jährig, genannt Onkel Otto, hat seit jeher männliche Neigungen mit ausgesprochener sexueller Triebrichtung zum weiblichen Geschlecht verspürt. Hatte für weibliche Tätigkeit nie Interesse. Mit 13 Jahren menstruiert. Wurde mit 20 Jahren wider ihren Willen mit einem Manne verlobt, von dem sie ein gesundes Kind gebar. Fühlte sich durch den Geschlechtsverkehr mit dem Manne angewidert. Seit dem 22. Jahre ausschließlich Sexualverkehr mit weiblichen Individuen. Pat. geht jetzt in Männerkleidern, raucht

Zigarren, spielt Skat, besohlt Stiefel usw. Der Sexualapparat ist ganz weiblich, Mammae ziemlich normal entwickelt, die Behaarung trägt femininen Typus. Dagegen ist die Sprache tief und rauh, wie beim Manne. Das Becken ist von männlichen Dimensionen, wenigstens insofern als es infolge des Fehlens der sonst bei Frauen im Bereiche der Nates und Oberschenkel vorhandenen Fettlager die ausladende Breite des weiblichen Beckens vermissen läßt (s. Abb. 189 u. 190). Auch die sonstigen Fettlager tragen virilen Charakter. Es fehlen ferner alle der Frau eigentümlichen seelischen Neigungen, vor allem empfindet sie ihrem Kinde gegenüber keine Spur mütterlicher Liebe.

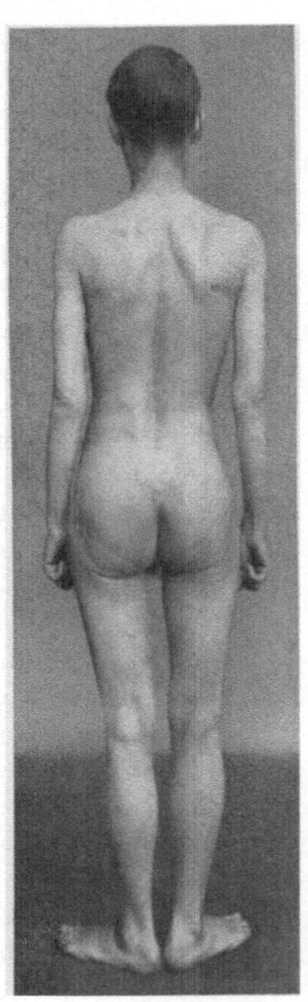

Die Fälle von Scheinzwittertum legen die Frage nahe, ob überhaupt und in welchem Maße die sexuelle Differenzierung des Körpers von den Keimdrüsen abhängig sei. Zwei Meinungen standen und stehen sich zum Teil heute noch gegenüber. Die eine besagt, daß der Geschlechtscharakter des Individuums von seinen Keimdrüsen aus bestimmt wird, die andere, daß die Körperzellen bereits in der embryonalen Anlage ein bestimmtes Geschlecht besitzen, daß indes von den Keimdrüsen auf Entwicklung und Ausbildung der sekundären Geschlechtscharaktere ein bildender, protektiver Einfluß ausgeht (HALBAN). Um die Lösung dieses interessanten und wichtigen Problems, für das übrigens zoologische und botanische Erfahrungen von größter Bedeutung geworden sind, haben sich von klinischer Seite vor allem TANDLER und GROSS, KEMMEL, BIEDL, HERBST

Abb. 189. 39 jährige Patientin mit Pseudohermaphroditismus.

Abb. 190. Dieselbe Patientin. Rückenansicht.

und viele andere Autoren bemüht. Es sei hier nur kurz der gegenwärtige Stand der Frage skizziert. TANDLER und GROSS nehmen an, daß die Geschlechtsmerkmale zunächst Eigentümlichkeiten einer bestimmten Spezies oder aus ihnen hervorgegangen sind, d. h. daß sie Eigenschaften darstellen, die für eine bestimmte Spezies von Wirbeltieren charakteristisch waren, ohne mit der Sexualsphäre in Zusammenhang zu stehen. Auf diese also bereits in der Anlage vorhandenen Merkmale wirkt nun die geschlechtsbestimmende Keimdrüse vermöge hormonaler Einflüsse ein und formt sie zu dem, was wir als sekundäre Geschlechtscharaktere bezeichnen. Somit wären die Geschlechtsmerkmale als im bestimmten Sinne veränderte Systemmerkmale anzusehen. Nehmen wir als Beispiel das Horn des Rindes. Das Horn an sich ist eine Spezieseigenschaft, dagegen ist seine

Form ein heterologisches, Stier und Kuh voneinander unterscheidendes Geschlechtsmerkmal. Werden die beiden heterosexuellen Individuen frühzeitig kastriert, so kommt es bei ihnen zur Entwicklung der gleichen Hornform. TANDLER und KELLER glaubten zeigen zu können, daß dieses Horn demjenigen der Ahnen des heutigen Rindes, des Bos primigenius auffällig ähnlich sei. Nicht das Horn ist Geschlechtsmerkmal, sondern nur die Form desselben.

Während die Frage nach der Präexistenz des somatischen Geschlechtscharakters noch nicht mit Sicherheit entschieden ist, muß angenommen werden, daß die sexuell differenzierte Keimdrüse auf die weitere Entwicklung der spezifischen Geschlechtseigentümlichkeiten von entscheidendem Einfluß ist. Dafür scheinen zunächst die experimentellen Erfahrungen STEINACHS zu sprechen, der bei kastrierten Rattenmännchen durch Implantation von Ovarien weitgehende Effeminierung hervorrufen konnte. Allerdings war es nicht möglich, das entsprechende Resultat durch Verpflanzung von Hoden zu erzielen. Weit schwieriger liegen die Verhältnisse beim Menschen. ROBERT MEYER sah bei einem hinsichtlich der körperlichen und psychischen Eigenarten typischen Weibe in den Keimdrüsen keine Spur von Ovarialelementen, wohl aber charakteristische Hodenzellen. Auch das Scheinzwittertum scheint, wie bereits hervorgehoben, auf eine Unabhängigkeit von Keimdrüsen und sekundären Geschlechtscharakteren hinzudeuten. Hier hat man sich mit der Annahme beholfen, daß in jeder Keimdrüse neben den sexuell differenzierten Einheiten auch geschlechtlich undifferenziertes oder andersgeschlechtlich differenziertes innersekretorisches Gewebe vorhanden sei, daß mithin jede Keimdrüse bis zum gewissen Grade zwitterig angelegt sei. Entscheidend für den endgültigen Geschlechtscharakter ist das im Übermaß vorhandene Gewebe. „Der Sexualcharakter des Soma — sagt BIEDL — richtet sich aber nach dem Geschlecht des besser entwickelten und besser funktionierenden innersekretorischen Keimdrüsengewebes.‟ So erklären sich nach BIEDL die Fälle, bei denen im Laufe des Lebens eine mehr oder weniger ausgeprägte Änderung des Sexualcharakters auftritt. Ferner ist so verständlich, daß im Klimakterium vieler Frauen, zu einer Zeit also, da der weibliche, früher dominierende Gewebsanteil der Ovarien zugunsten des männlichen verhältnismäßig zurücktritt, mancherlei virile Züge hervortreten (leichte Bartentwicklung, Behaarung des Körpers, tiefe männliche Stimme usw.).

Ich glaube, daß die Frage nach dem Ursprung der sekundären Sexuszeichen heute in dem Sinne als entschieden angesehen werden darf, daß den Keimdrüsen lediglich die Rolle potenzierender und formativer Einflüsse zukommt. Die Geschlechtlichkeit des Individuums ist eine Frage der chromosomalen Struktur der Keimanlage und mit dem Vorgang der Befruchtung gegeben. Aus dem Verhältnis der Geschlechtspaarlinge Männlich-Weiblich ist allemal der Geschlechtscharakter jeder Körperzelle und des Gesamtindividuums bestimmt. Es ist die nämliche Art der Chromosomenkombination, die nebeneinander die spezifische Geschlechtsdifferenzierung in Männlich und Weiblich, sowie die Anlage von Hoden oder Ovarium bestimmt. Hoden und Ovarien hemmen sich in ihren Wirkungen, d.h. das eine Inkret läßt die normalen Auswirkungen des anderen nicht zustandekommen[1]).

---

[1]) Nach A. LIPSCHÜTZ (Pflügers Arch. f. d. ges. Physiol. Bd. 211, H. 1/2. 1926) genügt zum Zustandekommen der Ausschaltung der hemmenden Einflüsse der Hoden ihre Verlagerung in die Bauchhöhle.

Dagegen läßt sich im Tierexperiment nach vorheriger totaler oder partieller Entfernung der Hoden mittels Ovarientransplantation ausgesprochene effeminierende Wirkung erzielen. Bei dem Verhältnis Männlich-Weiblich sind vielerlei Varianten denkbar und kommen in praxi auch vor (sexuelle Intersexe aller Art bis zum echten Hermaphroditismus). Natürlich können sexuelle Varianten auch hormonalen Ursprungs sein. Eine Mehr- und Minderfunktion der Keim-

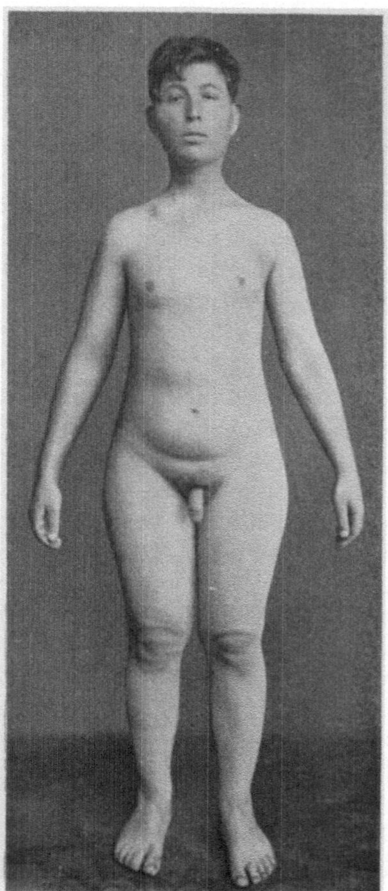

Abb. 191. 22jähriger im 16. Lebensjahr
kastrierter Mann.

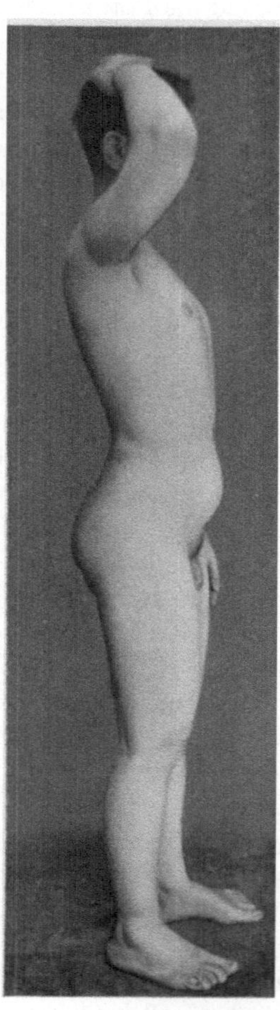

Abb. 192. Derselbe Kranke
(Seitenansicht).

drüse ist ebenfalls in der Lage, solange die körperliche und sexuelle Entwicklung noch nicht abgeschlossen ist, den ursprünglichen im Soma festgelegten Geschlechtscharakter zu ändern. Das Sexualhormon ist der Treiber und Former der Zellen und Organe nach der Richtung einer durch die jeweilige Anlage determinierten Geschlechtsdifferenzierung. Letzten Endes ist auch die spezifische Bildung der sekundären Geschlechtsmerkmale bzw. ihre abnorme Gestaltung unter pathologischen Umständen nur aus dem Zusammenspiel von Sexualhormon und Erfolgsorgan unter Berücksichtigung der verschiedenen oben gekennzeichneten regulatorischen Einflüsse zu verstehen (vgl. Regulationssystem S. 9). Es geht hieraus hervor, daß wir auch dem Zentralnervensystem eine Bedeutung für Formung und Entartung der Sexuszeichen zuerkennen müssen. Dafür sprechen auch mancherlei klinische Anhaltspunkte (vgl. Kap. „Dystrophia adiposogenitalis" S. 189 u. f.). Bei niederen Tieren scheint übrigens die formative und potenzierende Tätigkeit des Sexualhormons für die Gestaltung der sekundären Geschlechtsmerkmale entbehrlich zu sein. Die endokrine Beeinflussung derselben scheint erst im Laufe der Phylogenese aufzutreten. MEISEN-HEIMER konnte in experimentellen Untersuchungen beim Schwammspinner (Lymantria dispar) zeigen, daß bei den Tieren, denen im Raupenstadium die Geschlechtsdrüsen auf operativem Wege entfernt und durch andersgeschlechtliche ersetzt waren, sich doch die Flügel nach Zerstörung der Flügelanlagen ganz im Sinne des ursprünglichen Geschlechtes entwickelten. Auch für manche Fälle von sog. Halbseitenzwittertum (Lateralhermaphroditismus), bei welchen sich auf der einen Seite des Individuums männliche, auf der anderen weibliche Geschlechtsmerkmale finden, konnte gezeigt werden, daß diese Anlage unabhängig von der Keimdrüse, dagegen durch eine abnorme Chromosomenverteilung während der Befruchtungsvorgänge bedingt sei. Daß letzten Endes auch jede Körperzelle des Menschen doppelgeschlechtlich ist und daß ihr Geschlechtscharakter sich aus dem Mischungsverhältnis der Geschlechtspaarlinge Männlich-Weiblich ergibt, beweisen die klinischen Beobachtungen, bei denen nach Fortfall der geschlechtsspezifischen Keimdrüse der vorherige Geschlechtscharakter wenigstens teilweise verloren geht und durch Auftreten heterosexueller Merkmale verändert wird.

Als Beleg hierfür sei der Fall eines 22jährigen jungen Mannes angeführt, welchem im Alter von 15 Jahren beide Hoden aus Gründen, die er nicht anzugeben weiß, operativ entfernt worden sind (eigene Beobachtung, Abb. 191 u. 192). In der Folgezeit verlor Patient seinen Anflug von Schnurbart, während die Geschlechtsbehaarung sowie die der Achselhöhlen stehen blieb. Der bereits voll entwickelte Penis behielt seine Größe. Es blieb eine gewisse Libido sexualis bestehen, dagegen kam es nie zu Erektionen. Allmählich wurde der Kranke fett, und zwar traten die Fettlager an den typischen Stellen, d. h. in der Gegend der Mammae, oberhalb des Mons veneris und im Bereiche der Hüften und Oberschenkel hervor. Die Fettentwicklung um das Becken herum nahm einen typisch femininen Charakter an, indem es zur Bildung großer seitlicher Fettaschen, starker Fettentwicklung im Bereiche der Nates kam, so daß, wie Abb. 192 zeigt, besonders von hinten betrachtet die untere Körperhälfte des Kranken einen völlig weiblichen Eindruck macht. Außerdem war bemerkenswert, daß an der unteren Bauchhälfte sowie an den Oberschenkeln die Haut deutliche Striae zeigte. In psychischer Hinsicht hatte Patient seinen männlichen Charakter behalten und sogar den Wunsch ausgedrückt, sich zu verheiraten. Homosexuelle Triebrichtung bestand nicht. (Der Grundumsatz lag entsprechend den LOEWY-RICHTERschen Befunden [vgl. Kapitel „Fettsucht"] auffällig niedrig und belief sich für die CO_2-Abgabe auf 92,8 ccm und für den O_2-Bedarf auf 124,9 ccm pro Minute.)

Daß es hier bei völligem Fehlen der männlichen Keimdrüsen trotz bereits beendeter Pubertät zum Auftreten femininer Geschlechtscharaktere kommt, muß die Vermutung nahelegen, daß im Soma des betreffenden Individuums auch eine weibliche Geschlechtsrichtung präexistiert, die nun nach Fortfall der von den Hodenelementen ausgehenden Einflüsse, die offenbar nicht allein anregenden und formativen, sondern auch hemmenden Charakters sind, hervortritt. Hierbei darf übrigens nicht außer acht gelassen werden, daß die Hoden nicht die einzigen Drüsen sind, deren Hormone für die Gestaltung der Sexuszeichen von Bedeutung sind, daß vielmehr nach Fortfall der Hoden andere Hormondrüsen vikariierend eintreten. Wir wissen, daß auch die Nebennierenrinde nicht ohne Einfluß auf die Bildung der sekundären Geschlechtscharaktere ist. Bekannt sind die Fälle von Tumoren der Nebennierenrinde, bei denen kleine Mädchen schon während der ersten Lebensjahre Menstruation und vorzeitige Entwicklung des Genitale zeigten, oder Frauen neben Amenorrhöe unter Umständen sogar männlichen Behaarungstyp sowie Veränderungen der Stimme erkennen ließen (s. Kapitel „Hypergenitalismus"). Die Tatsache, daß der hormonale Antrieb zur Genese und Gestaltung der Geschlechtsmerkmale nicht von einer, sondern von mehreren Inkretorganen ausgeht — ein Vorgang, der übrigens seine Analogie in der hormonalen Versorgung vieler anderer Organe und vegetativer Vorgänge findet — dürfte jedenfalls die Frage der Entstehung der sekundären Geschlechtsmerkmale noch komplizierter erscheinen lassen als sie ohnehin schon liegt. Sie dürfte geeignet sein, vor jeder Einseitigkeit in der Beurteilung der sehr mannigfaltigen klinischen Erscheinungsformen zu warnen.

An dieser Stelle seien einige Bemerkungen zur Frage der sexuellen Perversionen, speziell der Homosexualität angefügt: Auch hier muß, wie ich glaube, zum Ausdruck gebracht werden, daß der Entwicklungsgang der Endokrinologie, daß die Art und Weise, in welcher die Betrachtung physiologischer und pathologischer endokriner Phänomene zurzeit vor sich geht, davor warnen dürfte, die Homosexualität einseitig unter dem Gesichtspunkte der Keimdrüse bzw. der Keimdrüsenanomalie etwa im Sinne STEINACHS anzusehen. Gewiß mag es Fälle geben, bei denen die homosexuelle Triebrichtung ihre Grundlage in einem abnormen Überwiegen des andersgeschlechtlichen innersekretorischen Anteils der zwitterig angelegten Keimdrüse hat (F-Zellen im Hoden nach STEINACH). Auch hier steht jedoch letzten Endes der ganze Mensch im Mittelpunkt der Betrachtung, und es ist vor allen Dingen der Zustand der Gewebe, im speziellen derjenige des Erfolgsorgans, zu berücksichtigen, an denen das Keimdrüsenhormon angreift. Die morphologische Betrachtungsweise allein wird und kann hier nicht zum Ziele führen. Die Bedingungen und Möglichkeiten zu übersehen, die das Keimdrüsenhormon, wenn es auch in qualitativ und quantitativ normaler Weise produziert wird, an der Peripherie hindern, in normaler Weise wirksam zu werden, ist zurzeit unmöglich. Neben den Faktoren, die ich bereits als für die normale Wirkung der Hormone unerläßlich hingestellt habe, d. h. dem normalen Kolloidzustand der Zelle, einer bestimmten Elektrolytverteilung speziell einer bestimmten Wasserstoffionenkonzentration, normalem Verhalten der an der Zelle wirksamen osmotischen und elektrischen Kräfte (H. ZONDEK u. UCKO) kommen vielleicht noch eine Reihe anderer Momente in Betracht, die wir zurzeit gar nicht übersehen können. Wie es einen Basedow gibt, bei dem an der Schilddrüse wenig oder gar keine Veränderungen gefunden werden — ich erinnere an den akuten Schreckbasedow —, wie es eine Akromegalie ohne Hypophysentumor gibt, wie es Addisonfälle gibt, bei denen der Pathologe vergeblich nach Veränderungen im Bereiche des chromaffinen Apparates sucht, wie es schließlich einen Diabetes mit intaktem Inselapparat gibt, so wird es auch Fälle von Homosexualität mit normaler Keimdrüse und normaler Beschaffenheit des gesamten endokrinen Apparates geben. Die Arbeiten besonders der letzten Zeit haben uns wohl mit einigen, vielen Homosexuellen eigentümlichen Besonderheiten der körperlichen Proportionen bekannt gemacht (es sei auf die WEILschen Messungen des Knochengerüstes, auf die bei vielen Kranken vorhandenen dem Geschlechtscharakter des Genitalapparates entgegengesetzten sekundären Geschlechtsmerkmale, im Sinne von Androgynie bzw. Gynandrie verwiesen). Mit diesen Feststellungen, die ja auch nur für einen Teil der Fälle zutreffen, ist jedoch das Problem in seiner Tiefe nicht erfaßt. Die Schwierigkeiten, denen die tiefere biologische Erfassung der Frage der Homosexualität begegnet, sind im Grunde ähnliche, wie wir sie auch bei anderen endokrinen Phänomenen finden — ich denke z. B. an die Fettsucht — und liegen in erster Linie auf methodischem Gebiete. Wir besitzen zwar eine fein ausgearbeitete, ins einzelne gehende Methodik, um Blut, Ex- und Sekrete des menschlichen Organismus zu untersuchen, es fehlt uns aber zurzeit noch fast jede Möglichkeit, die Gewebe in ihrem reaktiven Verhalten auch gegenüber den Hormonen, kurz in ihrer physiko-chemischen Einstellung zu untersuchen. Wenn ein und das gleiche Leber- oder Muskelgewebe auf Zufuhr des gleichen Insulinpräparates unter bestimmten Voraussetzungen statt mit Blutzuckersenkung mit Blutzuckersteigerung (vgl. H. ZONDEK und UCKO: Die Zweiphasenwirkung der Hormone, Klin. Wochenschr. 1925, Nr. 1), das gleiche Froschgefäß auf Adrenalinzufuhr einmal mit Vasokonstriktion, das andere Mal mit Vasodilatation, oder das Froschherz auf Zufuhr des gleichen Digitalispräparates unter gegebenen Bedingungen nicht mit systolischem, sondern mit diastolischem Stillstand reagiert, so wird es eben auch in der jeweiligen physiko-chemischen Struktur des cerebralen Empfangsapparates gelegene Besonderheiten geben, unter denen das gleiche Keimdrüsensekret statt der normalen abnorm gerichtete Geschlechtsempfindungen auslöst.

Mir scheint, daß in diesem Zusammenhang die Berichte einer Anzahl von Autoren (JOEL u. P. FRÄNKEL, MARX, SCHILDER, DUPRÉ u. LOGRE u. a.) wichtig und interessant sind, die auf einen nahen Zusammenhang zwischen Homosexualität und Cokainismus deuten. Die Mitteilungen der Autoren stützen sich auf ein ansehnliches Beobachtungsmaterial und bedürfen daher eingehender Beachtung. Es dürfte ohne weiteres einleuchten, daß mit dem Eintritt des Rauschzustandes nach Genuß des Giftes eine Änderung der Persönlichkeit eintritt. So kann der ekstatische Zustand des Rausches mit dem Fortfall physiologischer Hemmungen und unter dem Einfluß von Sensationslust, Neugierde, Fremdsuggestion usw. schließlich zu einem Wechsel des Sexualobjektes mit entsprechenden Sexualhandlungen führen. JOEL und FRÄNKEL legen besonderes Gewicht auf die potenzherabsetzende Eigenschaft des Cocains, wobei die Libido sexualis meist in normaler Stärke erhalten bleibt. Durch diese Relationsstörung kommt es zur Notwendigkeit einer sexuellen Reizsteigerung, die in einem Teil der Fälle durch den vorgestellten oder tatsächlichen Verkehr mit Gleichgeschlechtlichen erreicht wird. Es würde sich in solchen Fällen trotz Änderung in der Wahl der Sexualobjekte letzten Endes doch nicht um echte Inversion handeln. Aber soviel steht doch fest, — auf sexualpsychologische Finessen kann hier nicht weiter eingegangen werden — daß sich unter dem Einfluß bestimmter Gifte, vornehmlich wohl des Cocains ein Wandel der Persönlichkeit vollzieht. Ich möchte präziser sagen, daß hier eine Umstimmung der sexualperzipierenden Nervenzentren vor sich geht, eine Störung des physiologischen Zusammenwirkens von Keimdrüsenhormon und Erfolgsorgan, als deren Folgen wir u. a. Depotenzierung, Einschränkung des aktiven Geschlechtsdranges des Mannes und schließlich Befriedigung seiner noch erhaltenen Triebe im gleichgeschlechtlichen Verkehr auftreten sehen.

Der ideale Weg der Therapie der sexuellen Anomalien ist meines Erachtens nicht der chirurgische (solche Versuche sind von LICHTENSTERN, MÜHSAM u. a. unternommen worden), er ist vielmehr durch den Begriff der Gewebsumstimmung gekennzeichnet. Der operative Eingriff dürfte nur bei den wenigen Fällen Aussicht auf Erfolg bieten, bei denen die abnorme Triebrichtung durch eine abnorm angelegte Keimdrüse hervorgerufen ist. Bei den übrigen auf konstitutioneller Grundlage entstandenen Formen, bei denen eine ererbt fehlerhafte Gewebsanlage vorliegt oder im Verlaufe des Lebens eine Störung des physiologischen Konnexes Hormon : Zelle entsteht, bietet der operative Weg keine Aussichten auf Erfolg. Vielleicht wird für manche dieser Fälle ein Mittel gefunden werden können, das mittels Umstimmung des abnorm angelegten oder in seinem reaktiven Verhalten veränderten Gewebes die abnorme Triebrichtung in normale Bahnen leitet.

b) Die Frage der Pubertätsdrüse.

Daß die Keimdrüsen, und zwar sowohl die männlichen als auch die weiblichen, für die allgemeine körperliche und psychische Entwicklung des Individuums von größter Bedeutung sind, kann als feststehende Tatsache gelten. Wir wissen, daß von ihnen Wirkungen ausgehen, die von fundamentaler Wichtigkeit für Wachstum, Stoffwechsel und Entwicklung der sekundären Geschlechtscharaktere sind. Gerade die Keimdrüsen waren es ja, von denen, wie eingangs dargelegt wurde, die Entdeckung endokriner Wirkungen ihren Ausgang genommen hat.

Während die Tatsache, daß sowohl Hoden wie Eierstöcke innere Sekrete liefern, absolut sichergestellt ist, ist die Frage, an welche Gewebselemente innerhalb der Organe die innere Sekretion gebunden ist, zurzeit noch umstritten. Das letztere gilt besonders für den Hoden. Die innersekretorische Wirkung geht nach Ansicht vieler Autoren von einer Gruppe von Zellen aus, die als interstitielle oder Leydigsche Zwischenzellen, nach STEINACH als „Pubertätsdrüse" bezeichnet werden. Innerhalb des Hodens sind diese Zellen gegenüber den der Spermatogenese dienenden deutlich abgrenzbar. Sie sind durch besondere strukturelle Merkmale ausgezeichnet und liegen in dem die Samenkanälchen trennenden interstitiellen Gewebe. Früher wurde ihre physiologische Aufgabe allgemein darin erblickt, für den germinativen Anteil Nährmaterial zu speichern und an diesen abzugeben (PLATO, KYRLE). Diese Auffassung wird übrigens auch heute noch von einer Anzahl von Autoren, wie z. B. von H. TIEDJE, vertreten. Bemerkenswert scheint mir im Hinblick auf diese Anschauung ein Befund R. JAFFÉS zu sein, der in den Zwischenzellen und Samenzellen verschiedenartige Lipoide fand, nämlich in den Zwischenzellen vornehmlich Cholesterinester und Cholesterinfettsäuregemische, in den Samenzellen vornehmlich Phosphatide. (Letztere fanden sich auch als ausschließliche Lipoidform in der Nebennierenrinde). JAFFÉ glaubt auf Grund seiner Befunde die These von der rein trophischen oder resorptiven Tätigkeit der Zwischenzellen ablehnen zu müssen, da sie sich nicht mit der Verschiedenartigkeit der Lipoidbeschaffenheit in den beiden Zellsystemen des Hodens vereinbaren läßt. Die JAFFÉschen Untersuchungen scheinen mir beachtenswert und der Nachprüfung wert zu sein.

Die Leydigschen Zwischenzellen wurden zuerst von REINKE, mit besonderem Nachdruck von BOUIN und ANCEL, später von STEINACH, A. LIPSCHÜTZ, TANDLER und GROSS u. a. als Träger der inneren Sekretion des Hodens angesprochen. Es würde zu weit führen, hier alle Tatsachen klinischer und experimenteller Art anzuführen, die dafür sprechen, daß die Pubertätsdrüse als ein biologisch einheitliches innersekretorisches Organ aufzufassen sei. Erwähnt sei nur, daß bei Tieren und Menschen mit kryptorchen Hoden, bei welchen die Spermatogenese völlig darniederliegt, bei denen jedoch die interstitiellen Zellen erhalten sind, die sekundären Geschlechtsmerkmale wohl ausgebildet sind und die Entwicklung der äußeren Genitalien sowie der genitalen Anhangsgebilde eine intakte ist. Nur in den Fällen mit Veränderungen oder völligem Schwund der interstiellen Zellen sollen auch die Merkmale des Kastratentypus vorhanden gewesen sein.

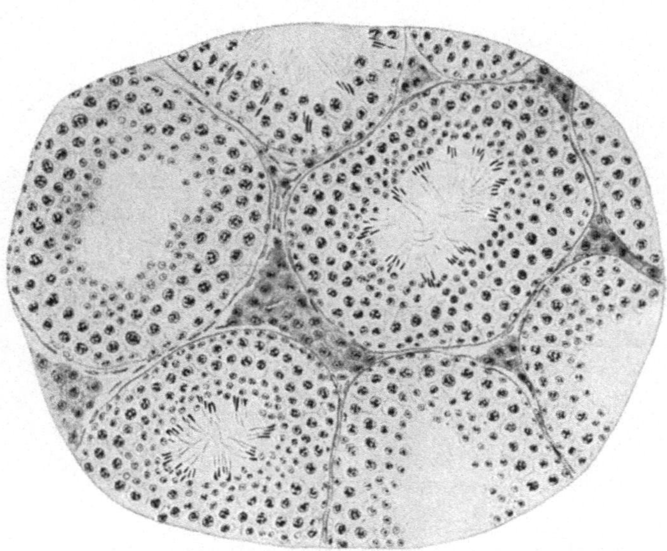

Abb. 193. Partie aus dem Hoden eines erwachsenen Kaninchens. Fortgeschrittene Spermatogenese und spärliche interstitielle Zellen. Vergr. ca. 180fach nach BOUIN und ANCEL. (Aus BIEDL: Innere Sekretion. 3. Aufl.)

Es kommt hinzu, daß BOUIN und ANCEL mittels Unterbindung der Vasa deferentia beim Tier, insbesondere bei Kaninchen folgende bemerkenswerte Veränderungen vor sich gehen sahen: Im Laufe einiger Monate war nicht nur ein Aufhören der Spermatogenese feststellbar, sondern sowohl Spermatocyten als auch Spermatogonien, kurz der ganze germinative Anteil des Hodens befand sich im Zustande der Degeneration und war zuletzt so gut wie ganz verschwunden. Nur die schmale Schicht der Sertolischen Zellen war unversehrt stehen geblieben. Dem gegenüber war allmählich eine mächtige Wucherung der Leydigschen Zwischenzellen eingetreten. Dieser Vorgang ist offenbar so zu erklären, daß das sich stauende Sperma als Wachstumsreiz wirkt. Wichtig ist, daß weder in dem Charakter der sekundären Geschlechtsmerkmale noch im Geschlechtstrieb der Tiere irgendeine Änderung eingetreten war, woraus der Schluß berechtigt schien, den germinativen Teil des Hodens als für die Entwicklung des Geschlechtstriebes belanglos anzusehen. Manche Erfahrungen aus der menschlichen Pathologie scheinen geeignet, die Hypothese Bouins und Ancels zu stützen, und Biedl weist darauf hin, daß schwere Veränderungen des Nebenhodens, die sekundär zu einer Atrophie des samenbereitenden Teiles des Hodens führen, sowohl den Geschlechtstrieb als auch die bereits entwickelten sekundären männlichen Geschlechtscharaktere völlig unberührt lassen.

Die Existenz der Pubertätsdrüse im Sinne von Bouin und Ancel, Steinach und anderen ist durch die bisher mitgeteilten Tatsachen bis zu einem gewissen Grade zwar wahrscheinlich gemacht, jedoch nicht erwiesen. A. Loewy und H. Zondek versuchten ähnlich wie Tandler und Gross sowie Simmonds, der Frage auf folgende Weise näher zu kommen: Es ist von den Röntgenstrahlen bekannt, daß sie bei geeigneter Dosierung das germinative Gewebe des Hodens elektiv zerstören, das Zwischengewebe aber unberührt lassen. So beabsichtigten Loewy und H. Zondek eine Trennung von Generationsgewebe einerseits und Zwischengewebe andererseits vorzunehmen. Sie verfolgten dabei das Ziel, festzustellen, an welchen der beiden Teile des Hodens die nach der Kastration be

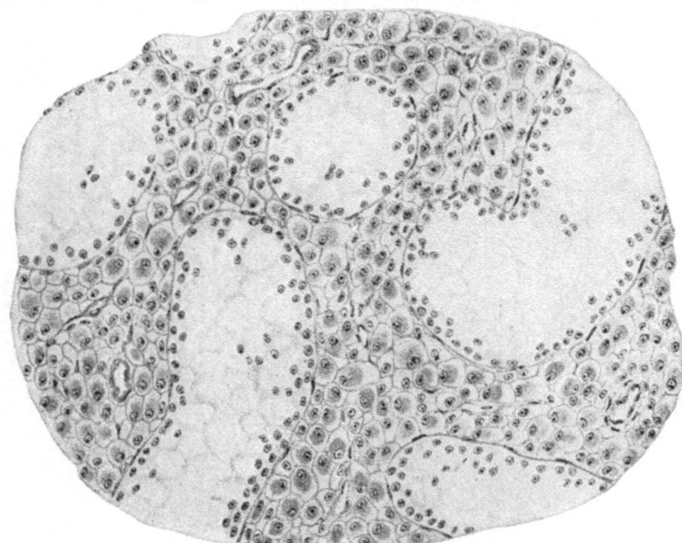

Abb. 194. Partie aus dem Hoden eines Kaninchens einige Monate nach einseitiger Vasektomie und gleichzeitiger Exstirpation des anderen Hodens. Atrophie der Samenkanälchen, enorme Vermehrung der interstitiellen Zellen. Vergr. ca. 180fach nach Bouin und Ancel. (Aus Biedl: Innere Sekretion. 3. Aufl.)

kanntlich feststellbare Herabsetzung des Stoffwechsels gebunden sei. Dabei vermuteten sie, daß die Beeinflussung des Stoffwechsels von den Zwischenzellen ausginge, die, falls diese Voraussetzung zutreffend gewesen wäre, damit jedenfalls als eine biologische Einheit festgestellt worden wären. Nachdem bei den Tieren zunächst der Erhaltungsumsatz sorgfältig festgestellt war, wurden die Hoden bestrahlt und zwar so lange, bis, wie mittels einseitiger Kastration festgestellt war, in dem betreffenden Hoden das germinative Gewebe anscheinend völlig zerstört war und mindestens ein Erlöschen der Spermatogenese eingetreten war, was relativ leicht zu erreichen ist. In dieser Periode des Experimentes blieb der Stoffwechsel auf seiner ursprünglichen Höhe unverändert stehen. Es konnte mit einer gewissen Wahrscheinlichkeit angenommen werden, daß diese Höhe von den Zwischenzellen des übriggebliebenen Hodens gehalten wurde. Erst nachdem auch dieser entfernt war, sank der Stoffwechsel innerhalb einiger Tage um 15—20$^0/_0$, in dem gleichen Grade also, wie dies nach der Kastration der Fall zu sein pflegt. Nichts wäre bequemer gewesen, als aus diesen Befunden voreilige Schlüsse zu ziehen. Wenn man aber solche bestrahlten Hoden in Serienschnitte zerlegt und genau durchsieht, so gelingt es unschwer, hie und da Spermatozoen und übriggebliebenes, scheinbar unversehrtes spermatogenes Gewebe zu entdecken. Erlöschen der Spermatogenese bedeutet nicht Azoospermie. Es dürfte auch bei noch so eingehender Röntgenbestrahlung der Hoden kaum möglich sein, die letzten Reste des germinativen Anteils völlig zu zerstören und wirklich den Hoden in ein nur aus Zwischengewebe und den ziemlich röntgenresistenten Sertolizellen bestehendes Organ zu verwandeln. Wenn einer der Gegner der Pubertätsdrüsenlehre es für möglich oder sicher hielte, daß von den wenigen in unseren Präparaten gefundenen Generationszellen die Einwirkung auf den Stoffwechsel ausginge, so kann dieser Behauptung kein stichhaltiger Grund entgegengehalten werden. (Neuerdings wird von S. Tsubura angenommen, daß die Einflüsse des Hodens auf den Gas- und Kohlehydratstoffwechsel von den spermatogenen Zellen ausgehen). Wir wissen, daß zur Aufrechterhaltung innersekretorischer Wirkungen nur geringe Mengen hormonaler Substanzen notwendig sind. Zudem darf man nicht außer acht lassen, und das ist ein Punkt, auf den m. E. nicht genügend Gewicht gelegt ist, daß ja auch trotz intensiver Röntgenbestrahlung nach einiger Zeit eine Regeneration der germinativen Zellen wieder auftritt. Ja, es kann sogar wieder Spermatogenese erfolgen. Schon daraus kann man schließen, daß funktionsfähiges Gewebe zurückgeblieben sein muß. M. E. — und darin muß H. Tiedje durchaus beigestimmt werden — hat auch Steinach kein Recht, ein Hodentransplantat, in dem zwar der germinative Apparat stark degeneriert ist, in dem aber doch Spermatogonien, wenn auch nur in geringem Maße, vorhanden sind, als reine Pubertätsdrüse zu bezeichnen.

Es ist hinsichtlich der Schlüsse, die auf Grund der bislang vorliegenden Experimente in der Pubertätsdrüsenfrage gezogen werden dürfen, äußerste Zurückhaltung geboten. Wenn auch eine Reihe klinischer und experimenteller Tatsachen und nicht zuletzt die Ergebnisse unserer Untersuchungen es nicht unwahrscheinlich machen, daß die Leydigschen Zwischenzellen Träger einer spezifischen innersekretorischen Funktion sind, so fehlt es hierfür nach meinem Dafürhalten bislang doch noch an strikten Beweisen. Die in unseren Experimenten zutage getretene Tatsache, daß nämlich auch bei schwerster Röntgenschädigung des Hodens der germinative Anteil nicht gänzlich geschwunden ist, gilt auch für den Kryptorchismus, für die Befunde nach Unterbindung der Vasa deferentia und für die anderen Befunde, auf welche die Anhänger der Bouin-Steinachschen Hypothese ihre Argumente stützen.

Auch hinsichtlich des Ovariums ist die Pubertätsdrüsenfrage nicht als restlos geklärt zu betrachten. Bouin und Ancel sowie Limon charakterisierten das interstitielle Gewebe des Eierstockes als aus epitheloiden Zellen bestehend, die sich bei einer Reihe von Tierklassen aus atretischen Follikeln entwickeln. Diese fänden sich innerhalb des Ovars teils in Strängen angeordnet, teils vereinzelt liegend. Die Zellen sollen bindegewebigen Ursprungs sein und sich aus der Theca interna nach dem Zugrundegehen des Eies entwickeln.

Diese Befunde wurden von vielen anderen Forschern bestätigt (F. Cohn, L. Fraenkel), jedoch mit der Einschränkung, daß der beschriebene eigenartige Zellkomplex sich im wesentlichen bei Nagern vorfinde, daß bei anderen Tierklassen die Befunde sehr inkonstant seien, ja überhaupt Anhaltspunkte für das Vorhandensein einer interstitiellen Drüse vermissen lassen (nach L. Fraenkel bei $50^0/_0$ aller untersuchten Tiere). Uns interessiert hier vor allem die Frage, wie die Verhältnisse beim Menschen liegen. Gibt es im Ovarium Zellen, die als den Leydigschen Zwischenzellen des Hodens entsprechend angesehen werden können? Eine Reihe von Forschern hat die aus atretischen Follikeln, d. h. die aus der Theca interna gebildeten Luteinzellen als das interstitielle Gewebe angesprochen. Demgegenüber hat L. Fraenkel schon früher betont, daß gerade bei den hochstehenden Säugern, z. B. beim Wolf oder beim Hunde, das interstitielle Gewebe nur sehr inkonstant sei und häufig sogar fehle. Aschner hingegen, der die Fraenkelschen Untersuchungen wegen der Altersdifferenz der Vergleichstiere nicht für beweiskräftig hält, hält die Existenz einer interstitiellen Drüse auch innerhalb des Ovariums für erwiesen. Je höher die Entwicklungsstufe innerhalb der Tierreihe sei, um so mehr werde die interstitielle Drüse biologisch durch das Corpus luteum ersetzt. Beim Menschen liegen die Dinge so, daß in den ersten Lebensjahren eine verhältnismäßig gut entwickelte Pubertätsdrüse vorhanden sei, die jedoch mit dem Eintritt der Geschlechtsreife merklich abzunehmen und mit dem Beginn des Menstruationsalters unter Bildung des Corpus luteum auf ein äußerst geringes Maß zurückzugehen pflege.

Die Quelle der inneren Sekretion innerhalb des Eierstockes sieht Robert Meyer, einer der gründlichsten Kenner dieser Frage, im Ovulum selbst (s. unten). Zugleich gehört er zu denjenigen Autoren, die die Existenz einer biologisch selbständigen Pubertätsdrüse innerhalb des weiblichen Ovariums ablehnen. Die Wucherung der Thecazellen wird lediglich durch das Ei ausgelöst und verschwindet wieder, wenn dieses zugrunde geht. Was in der Literatur als interstitielle Drüse beim Weibe bezeichnet wird, sind zurückgebildete kernlose Zellreste, deren Lipoidgehalt nur als Ausdruck der schweren Resorbierbarkeit, nicht aber als der irgendeiner besonderen Funktion zu betrachten sei. Wir kommen hier auf Vorstellungen zurück, denen wir bereits oben bei der Besprechung der Leydigschen Zwischenzellen des Hodens begegnet sind, denen von manchen Seiten lediglich trophische Funktionen zugeschrieben werden.

Neuere Arbeiten haben die Frage, welche Elemente innerhalb des Ovariums die Quelle der inneren Sekretion darstellen, einer Klärung nahe gebracht (B. Zondek u. Aschheim). Während der Eireifung ist die Produktion des Ovarialhormons offenbar an die Thecazellen gebunden. Ist das Ei aber gereift, so gehen die Thecazellen in der Entwicklung zurück, jetzt proliferieren die Granulosazellen sehr stark. Im Corpus luteum der Blüte müssen die Granulosazellen als Stätte der Hormonbildung angesehen werden, denn die Thecazellen sind jetzt stark reduziert. Theca- und Granulosazellen sind also beide an der Hormonproduktion beteiligt. Mit diesen Feststellungen ist auch auf die Frage der weiblichen Pubertätsdrüse neues Licht geworfen. Man braucht im Grunde nicht von einer besonderen interstitiellen Drüse zu sprechen, sondern nur von dem Hormon produzierenden follikulären Apparat.

c) Das Verjüngungsproblem.

Die Sehnsucht, jung zu werden, stellt einen alten Lieblingswunsch der Menschheit dar. In der bekannten Veröffentlichung Steinachs wurde dem alternden

Menschen ein verlockender Weg gewiesen, um auf relativ einfachem Wege dem ersehnten Ideal näherzukommen. Wenn man von Verjüngung spricht, so muß man zwischen zwei Arten unterscheiden: einer allgemeinen Verjüngung und einer Teilverjüngung (PÜTTER). Während unter ersterer das Wiederauftreten aller Kennzeichen jugendlicher Frische und Elastizität sowie aller sonstigen für das jüngere Lebensalter charakteristischen Merkmale zu verstehen ist, würde die etwaige Wiederbelebung des Geschlechtstriebes allein als Teilverjüngung zu verstehen sein. An dieser Stelle soll von einer präziseren Definition des Begriffes „Verjüngung" Abstand genommen, vielmehr das Problem nur von seiner praktischen Seite aus gestreift werden. STEINACH geht von dem bereits erwähnten BOUIN-ANCELSCHEN Unterbindungsversuch der Vasa deferentia aus, als deren Folge, wie wir oben gesehen haben, ein Zugrundegehen des germinativen Hodenanteils und eine entsprechende Wucherung der Leydigschen Zwischenzellen eintritt. Da nach der STEINACHSCHEN Lehre von den letzteren die sekundären Geschlechtscharaktere bestimmt werden und auch die Anfachung des Geschlechtstriebes ausgeht, soll es zu einer Neubelebung der Sexualität, aber auch des Gesamtorganismus kommen. Jedem Praktiker wird bekannt sein, wie außerordentlich die allgemeine Leistungsfähigkeit der Kranken, in besonderem Maße die geschlechtliche Potenz, suggestiv beeinflußbar ist. Einer unserer Kranken, bei dem in Wien die Unterbindung beider Vasa deferentia vorgenommen war, schrieb uns, daß er sofort nach der Operation die größten Tagestouren zu leisten imstande gewesen wäre. Daß hier und in ähnlichen Fällen der psychische Faktor die ausschlaggebende Rolle gespielt hat, ist klar. Nun kann allerdings nicht bezweifelt werden, daß die Unterbindung an der Grenze zwischen Hoden und Nebenhoden oder die der Vasa deferentia (es scheint übrigens auch die einseitige Ligatur zu genügen) tatsächlich eine Steigerung des Geschlechtstriebes und der Potentia coeundi bei bereits geschlechtsunfähig gewordenen Leuten zur Folge haben kann. In dieser Beziehung lauten die Berichte der Autoren übereinstimmend, und man kann sagen, daß hierin die Erfahrung am Menschen ganz den Befunden entspricht, die STEINACH bei seinen Rattenversuchen gemacht hat. Daß die Erweckung von Wollustgefühlen im Greisenalter ein erstrebenswertes Ziel darstellt, muß in Abrede gestellt werden, und der Eingriff kann schon allein deswegen nicht als klinische Methode in Betracht kommen. Die Frage ist, ob bei den Operierten auch von Allgemeinverjüngung gesprochen werden kann. Es ist zwar berichtet worden, daß bei alten Leuten an Stelle des ergrauten Haares jugendlich schwarzes gewachsen sei, und dieses Phänomen ist als Ausdruck einer Verjugendlichung der Haarbildungsstätten gedeutet worden. Auch wurde nach der Operation allgemeines Aufblühen des Körpers mit Anstieg des Körpergewichts, größerer Arbeitsfähigkeit usw. beobachtet. Es scheint sich hierbei jedoch im allgemeinen um vorübergehende Erscheinungen gehandelt zu haben, bei denen, wie schon erwähnt, auch suggestive Einflüsse eine Rolle mitgespielt haben dürften. A. LOEWY und H. ZONDEK haben auf Grund ihrer Untersuchungen die Frage der Allgemeinverjüngung als Folge des STEINACHSchen Eingriffs im Prinzip bejahen müssen. Sie gingen von folgenden Erwägungen aus: Unter den körperlichen Funktionen, die durch das Alter beeinflußt werden, tritt als leicht objektiv feststellbar eine Änderung des Gesamtstoffumsatzes, wie er sich im Gaswechsel darstellt, hervor. Sie besteht in einem Absinken desselben. Von dieser Stoffwechseländerung gingen die Autoren aus und konnten feststellen, daß bei einer Anzahl von Männern im Alter von 57—66 Jahren, die die verschiedensten Altersbeschwerden darboten und ein Darniederliegen ihrer sexuellen Funktionen zeigten, etwa 4 Wochen nach der Operation eine Steigerung des Gasumsatzes von 20—30% aufgetreten war, d. h. in einem Maße, in dem der Umsatz voraussichtlich im Alter gesunken war. Gleichzeitig war neben einer Steigerung der Sexualität, die auch dann auftrat, wenn keine Erhöhung des Stoffverbrauchs nachweisbar war, vielfach eine Hebung des allgemeinen Kräftezustandes sowie der Leistungsfähigkeit eingetreten. Untersuchte man die Kranken jedoch einige Wochen später, so war der Gaswechsel wieder bis zu der Höhe gesunken, die er vor der Operation inne hatte, und auch das Allgemeinbefinden der Kranken hatte sich im allgemeinen wieder verschlechtert. Die Ergebnisse unserer Stoffwechseluntersuchungen sind auf der folgenden Tabelle zusammengestellt. Die aus ihr ersichtlichen Folgen der Samenstrangunterbindung auf den Stoffwechsel erwecken im Zusammenhang mit unseren klinischen Erfahrungen den Eindruck, daß es sich bei den Folgen des Eingriffs um Reizwirkungen vorübergehender Natur handelt. Diese sind möglicherweise auf die Resorption von Sekretmengen zurückzuführen, die sich oberhalb der Ligatur stauen.

Versuch Datum	Atemvolumen reduziert	Exspirationsluft enthält		CO_2-Ausscheidung	O_2-Verbrauch	Respirations-Quotient	O_2-Verbrauch pro Körperkilo	Bemerkungen
		CO_2	O_2-Defizit	pro Minute	pro Minute			
	ccm	%	%	ccm	ccm		ccm	
Mittel								Le., 66 J., 54,1 kg
A. I. 19. X. 1920	4475,0	3,165	4,926	140,67	**220,13**	0,640	**4,068**	Gewicht, 156 Länge
								Operation am 20. X.
II. 29. X. 1920	4062,9	3,62	4,96	148,13	**202,6**	0,730	**3,745**	
III. 16. XII. 1920	5266,6	3,61	5,34	176,8	**258,30**	0,684	**4,602**	Gewicht 56,1 kg
IV. 29. I. 1921	4239,6	3,387	4,717	144,5	**199,38**	0,718		Gewicht 62,4 kg
								Lo., 61 J., 53,6 kg
B. I. 9. XI. 1920	5618,7	2,585	3,242	144,8	**185,3**	0,784	**3,457**	168 cm Länge.
								Operation am 13. XI.
II. 10. XII. 1920	6970,7	2,268	2,98	158,08	**206,09**	0,763	**3,68**	Gewicht 56,2 kg
III. 20. I. 1921	5843,9	2,245	3,23	130,96	**189,6**	0,693	**3,176**	Gewicht 59,7 kg
IV. 18. II. 1921	6545,4	2,44	3,05	163,13	**194,78**	0,839	**3,225**	Gewicht 60,4 kg
								Rö., 66 J., 55 kg
C. I. 8. XII. 1920	3087,1	2,825	4,292	87,24	**132,48**	0,658	**2,408**	(asexuell).
								Operat. am 10. XII.
II. 19. I. 1921	4661,9	2,283	3,310	106,20	**155,04**	0,686	**2,860**	Gewicht 54,2 kg
III. 22. II. 1921	5770,8	2,29	2,86	128,54	**157,97**	0,820		Gewicht 54,0 kg
								He., 57 J., 61,9 kg
D. I. 28. XII. 1920	5274,2	1,922	3,44	101,09	**180,95**	0,554	**2,923**	166 ccm Länge
								Operat. am 30. XII.
II.	5080,6	2,64	3,66	134,67	**186,53**	0,684	**3,093**	Gewicht 60,3 kg
III.	6135,7	2,378	2,865	145,87	**175,84**	0,830	**2,897**	Gewicht 60,7 kg

Noch hypothetischer und unsicherer als beim Manne liegt die Frage der Verjüngung beim Weibe. Steinach deutet in seiner Publikation darauf hin, daß nach

HOLZKNECHT Röntgenstrahlen bei der Frau ähnlich wie die Samenstrangunterbindung beim Manne wirken sollen, indem sie die generativen Eierstockelemente schädigen und eine Wucherung der interstitiellen Zellen herbeiführen. Abgesehen von sonstigen Bedenken bleibt zu erwägen, daß bei der Frau im Klimakterium die Follikel absterben und von der ganzen Drüse nur ein bindegewebiger Rest übrigbleibt. Es sind also kaum interstitielle Zellen da, die zur Wucherung zu bringen sind. Auch die LIEPMANNsche Auffassung, nach der die Exstirpation des Uterus, wobei die Tuben unterbunden werden, zu einer Verjüngung führe, entbehrt jeglicher Begründung. Alles in allem kann man sagen, daß die bisher zum Zwecke der Verjüngung angegebenen Maßnahmen wenig geeignet sind, eine wirkliche Wiedergeburt des alternden Menschen herbeizuführen. Rein gefühlsmäßig muß man annehmen, daß derartiges auch nicht im Organisationsplan der Natur liegt.

d) Die Ovarialfunktion und ihre Beziehungen zur Menstruation.

Die Ovarialfunktion tritt nach außen hin mit dem Zeitpunkt in Erscheinung, da die geschlechtliche Reife beim Weibe eintritt (zwischen dem 12. und 14. Lebensjahre). Sie äußert sich zunächst in Form der regelmäßig auftretenden menstruellen Blutung. Man muß annehmen, daß die Ovarien schon von frühester Kindheit an den Organismus im oben besprochenen Sinne hormonal beeinflussen, aber ihre eigentliche, dem Zwecke der Fortpflanzung dienende Aufgabe setzt erst mit dem Zeitpunkt der geschlechtlichen Reife ein. Während man früher den Uterus für ein Ausscheidungsorgan für die im Stoffwechsel entstehenden schädlichen Stoffe, die Menstruation für eine Art monatlicher Reinigung hielt und mit ihr die mysteriösesten Vorstellungen verknüpfte, wurde es nach der Entdeckung des menschlichen Eies durch KARL ERNST V. BAER (1827) klar, daß die Menstruation in irgendeinem Zusammenhange mit der Eiberstung, der Ovulation, stehen müsse. Es ist hier nicht der Ort, auf die historische Entwicklung der Frage des Zusammenhanges zwischen Menstruation und Ovulation einzugehen. Ich möchte nur die Auffassung wiedergeben, die heute über diesen Gegenstand besteht (v. HITSCHMANN und ADLER, ROBERT MEYER, SCHRÖDER, LABHARDT u. a.). Zwischen Ovarialfunktion und Menstruation besteht ein endokriner Zusammenhang. Der nach dem Follikelsprung sich bildende gelbe Körper (Corpus luteum), ist als endokrine Drüse aufzufassen, die den genitalen Turgor der Generationsjahre aufrecht erhält und den vierwöchentlichen menstruellen Zyklus bewirkt (L. FRAENKEL). In der Mitte zwischen zwei Menstruationen tritt die Berstung des Follikels ein und daran schließt sich die Bildung des Corpus luteum. Von der Theca aus findet eine allmähliche Vascularisation der Granulosaschicht statt, die Granulosazellen proliferieren sehr stark und in den Zellen lagern sich Lipoide ab. Jetzt steht das Corpus luteum auf der Höhe der Entwicklung (Corp. lut. der Blüte). Wird das Ei nicht befruchtet, so treten am gelben Körper regressive Veränderungen auf, indem die Granulosa und Thecaluteïnzellen allmählich schwinden. So entsteht das bindegewebreiche Corpus albicans. Übrigens kann sich das Corpus luteum auch entwickeln, ohne daß der Follikel berstet, und das Ei kann auch innerhalb des Follikels befruchtet werden (Corpus luteum-Schwangerschaft). Daß Schleimhautwucherung, Menstruation und die Veränderung des Follikelapparates nicht

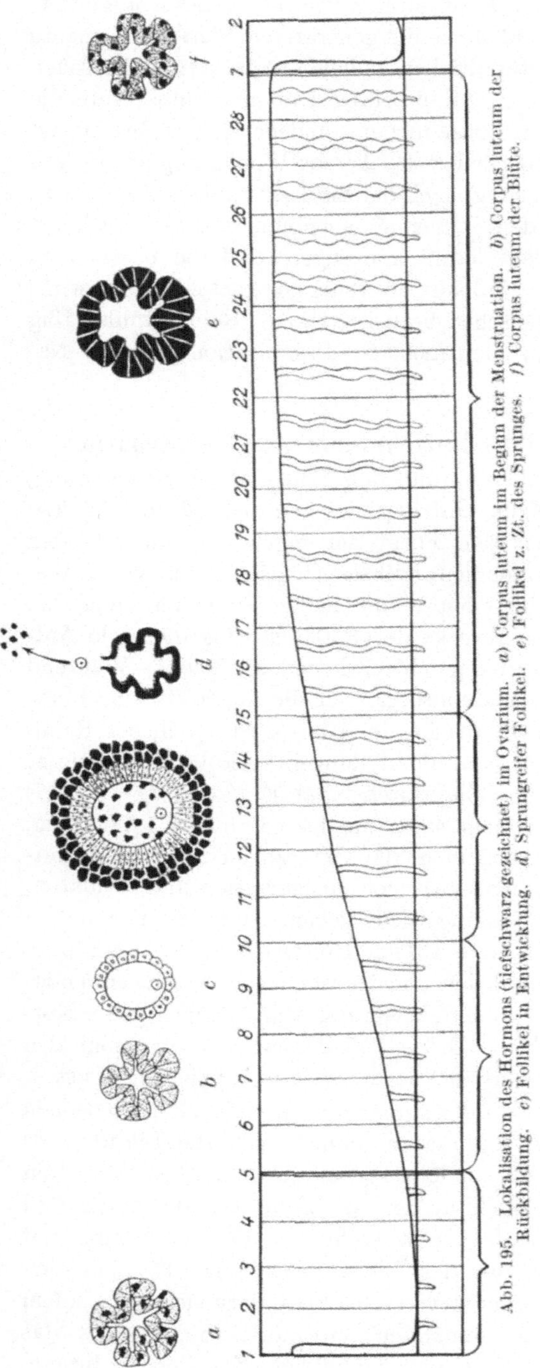

Abb. 195. Lokalisation des Hormons (tiefschwarz gezeichnet) im Ovarium. *a)* Corpus luteum im Beginn der Menstruation. *b)* Corpus luteum der Rückbildung. *c)* Follikel in Entwicklung. *d)* Sprungreifer Follikel. *e)* Follikel z. Zt. des Sprunges. *f)* Corpus luteum der Blüte.

nur nebeneinander hergehen, sondern durch hormonale Korrelationen miteinander verbunden sind, dürfte kaum einem Zweifel unterliegen. Das zeitliche Verhältnis der einzelnen Phasen der Hormonproduktion im follikulären Apparat zu denen des Menstruationsablaufs ist am besten aus dem nebenstehend wiedergegebenen Schema nach B. Zondek und Aschheim ersichtlich (Abb. 195).

Sicher ist, daß die Hormonproduktion, die, wie das Schema zeigt, zyklisch verläuft, vom follikulären Apparat ausgeht. Die Anhäufung wirksamen Inkrets ist im Postmenstruum am geringsten, steigt im Intervall zwischen zwei Menstruationen an und ist in der prägraviden Phase am stärksten (s. auch S. 45). Ort der Hormonbildung scheinen, wie schon oben (S. 338) ausgeführt wurde, sowohl die Theca- wie Granulosazellen des Follikels zu sein. Ausgelöst vom Ovarialhormon spielen sich nun an der Uterusschleimhaut charakteristische Veränderungen ab. Nach der Menstruation ist die Schleimhaut zunächst dünn, nimmt allmählich außerordentlich an Masse zu, wobei man nach Schröder eine tiefe basale und eine obere funktionelle Schleimhautschicht unterscheiden kann. Die letztere stößt sich nun bei jeder Menstruation ab, es kommt zur Blutung, die Wunde bekleidet sich wieder mit Oberflächenepithel; jetzt bildet sich allmählich eine neue funktionelle Schicht, die nach erfolgter Ovulation unter der Einwirkung des sich bildenden Corpus luteum zu sezernieren anfängt, bis die neue Ablösung oder bei Befruchtung des Eies der Übergang in die Decidua erfolgt. Der Zyklus spielt sich also in der

Oberflächenschicht — der sogenannten funktionellen Schleimhaut — ab. Den Höhepunkt der Schleimhautentwicklung vor der Menstruation bezeichnen ROBERT MEYER und LABHARDT als „prägravid". Damit ist zum Ausdruck gebracht, daß die Menstruation als solche nicht Selbstzweck ist, sondern daß alle Umwandlungen, die die Schleimhaut des Uterus erfährt, allein dazu dienen, eine Schwangerschaft zu ermöglichen. Die Schleimhautveränderungen sind nichts anderes als die Vorbereitungen für die Aufnahme des befruchteten Eies. Tritt keine Befruchtung ein, dann wird die Schleimhaut nekrotisch und unter Blutung = Menstruation abgestoßen.

e) Einfluß von Menstruation und Menstruationsausfall auf den Gesamtorganismus.

Es ist bekannt, daß während der Menstruation häufig subjektive und auch objektive Veränderungen in entfernt liegenden Organen beobachtet werden. Erwähnt seien die ziehenden Schmerzen in den Brüsten und die damit einhergehende Verhärtung der Drüse. Bekannt ist ferner, daß vor Beginn und während der Menstruation allgemeine Beeinträchtigung der körperlichen und geistigen Fähigkeiten beobachtet wird. Bemerkenswert ist, daß während der Menstruation ziemlich regelmäßig Veränderungen der Blutzusammensetzung gefunden werden, unter denen namentlich die Verminderung der Thrombocyten hervorzuheben ist (bis unter 100000) (PFEIFFER und HOFF, HENNING). So ist zu erklären, daß während der Menstruation eine Art latenter hämorrhagischer Diathese besteht, die vermutlich beim Zustandekommen der menstruellen Blutung eine wesentliche Rolle spielt. In der prämenstruellen Phase gesunder Frauen findet man die Zahl der Erythrocyten nicht selten wesentlich vermehrt. FALTA denkt daran, hierfür den veränderten Tonus der Gefäße, wie er vor und während der Menstruation nachweisbar ist, verantwortlich zu machen. Neben der Schilddrüse (S. 74 u. f.) und anderen endokrinen Drüsen muß auch den Ovarien ein Einfluß auf die prozentuale Zusammensetzung des peripheren Blutbildes bezüglich seiner corpusculären Elemente zugeschrieben werden, wobei jedoch dahingestellt bleiben muß, inwieweit Beziehungen der Eierstöcke zur Milz bestehen und die erwähnten, während der Menstruation auftretenden Blutveränderungen letzten Endes von der Milz aus hervorgerufen wurden. Bleibt die Regel aus, so kann es zu vikariierenden Blutungen in fast allen Organen kommen (Zähne, Nase, sogar Kehlkopf, Darm, Lunge usw.). Ja, es wird sogar Hyperämie der Conjunctiva sowie Herabsetzung des Sehvermögens mit Gesichtsfeldeinschränkung, ferner Tränenträufeln, Lichtscheu und ähnliches beobachtet. Hierbei ist jedoch strenge Kritik notwendig, und nur die wirklich zyklisch auftretenden Vorgänge dürfen als ovariell bedingt angesehen werden. Zuweilen können auch flüchtige Ödeme auftreten. So beobachtete ich eine 36jährige Frau, bei der sich mit dem Beginn der Regel ein äußerst störendes, stark juckendes Ödem der Augenlider (Quinckesches Ödem) einstellte, das mit dem Aufhören der Blutung schnell wieder verschwand (s. Abb. 196).

Besonders interessant sind die von dem Menstruationsausfall abhängigen Hautveränderungen. So wird berichtet, daß bei jungen Mädchen vor und während der Regel Neigung zur Bildung von Acnepusteln besteht. Auch Erytheme, Herpes, Hautpigmentierungen kommen in dieser Zeit häufiger als sonst zur Beobachtung. Inwieweit hier ein tatsächlicher Zusammenhang vorliegt, möchte ich nicht mit Sicherheit entscheiden, aber daß es zur Menstruation in Beziehung stehende Dermatosen gibt, zeigt folgender Fall (Abb. 197 u. 198, Beobachtung von K. FRANZ u. B. ZONDEK), bei dem die Hautveränderungen entsprechend dem 4 wöchentlichen menstruellen Zyklus auftraten und verschwanden.

Es handelt sich um ein 29 jähriges Mädchen, das seit dem 14. Lebensjahr regelmäßig menstruiert war. Seit 1914 Menstruation unregelmäßig und spärlich, seit Oktober 1916 völlige Amenorrhöe. Seit Beginn der Menstruationsstörungen bemerkt Patientin einen Hautausschlag, der aus pfennig- bis markstückgroßen, an der Peripherie von papulösen, rötlichen Efflorescenzen eingenommenen Plaques besteht (Abb. 197). Der Ausschlag pflegt ca. 5—6 Tage vor dem Menstruationstermin zu beginnen und imponiert zunächst als Erythema exsudativum multiforme. Innerhalb einiger Tage entwickeln sich die Plaques dann bis zur höchsten Blüte und erstrecken sich hierbei über den ganzen Körper, auch über das Gesicht. Dabei zeigt sich ein Ödem des Gesichtes sowie der Extremitäten. Subjektiv treten mit dem Ausschlag aufsteigende Hitze, Kopfschmerzen, Schwindelgefühl sowie starkes quälendes Brennen über der ganzen Haut auf. Auf der Höhe des Ausschlages steigen die eosinophilen Zellen des Blutes enorm an und erreichen die Höhe von 30—40%. Es besteht in dieser Zeit eine starke Empfindlichkeit gegenüber dem Vagusreizmittel Pilocarpin. Wir haben also einen ausgesprochen vagotonischen Zustand vor uns. Nachdem sich die Veränderungen einige Tage lang auf der Höhe gehalten haben, klingen sie schnell ab. Die Plaques trocknen ein, das Ödem schwindet, die subjektiven Beschwerden lassen nach und auch die Eosinophilie des Blutes senkt sich bis zu normalen Werten.

Um die Dermatose als von den Ovarien ausgehend zu charakterisieren, versuchte ich, ihr Auftreten durch Darreichung von Oophorin hintanzuhalten. Dies gelang mehrere Male hintereinander. (Die Kranke erhielt etwa 4 bis 5 Tage vor dem vermeintlichen Auftreten des Ausschlages 8 Tage hindurch 3mal täglich 2 Oophorintabletten.) Die Erkrankung blieb völlig aus, nur das Ansteigen der Eosinophilie im Blute deutete auf das latente Fortbestehen des Zustandes hin.

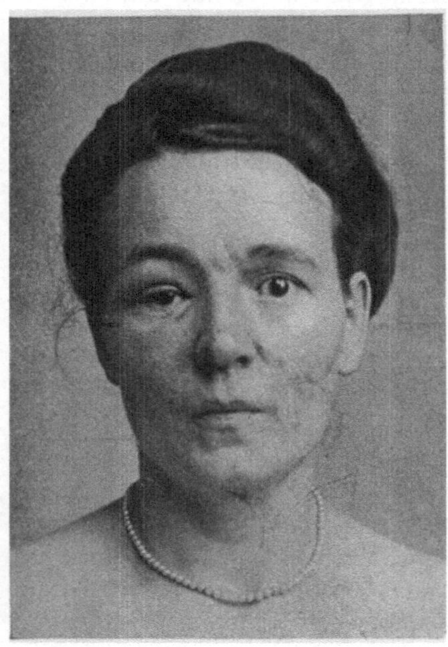

Abb. 196. 36 jährige Frau mit Lidödem während der Dauer der Menstruation.

Bei einer Reihe von Frauen, die niemals menstruiert gewesen waren und mehr weniger hochgradige Hypoplasie der äußeren und inneren Geschlechtsorgane erkennen ließen, beobachtete ich etwa um das 40. Lebensjahr neben sonstigen endokrinen Ausfallserscheinungen (leichte Gedunsenheit und Trockenheit der Haut, Haarausfall, leichte Schilddrüsenschwellung, Bradykardie, apathisches Wesen, Achylia gastrica, Anämie, Obstipation usw.) das Auftreten äußerst hartnäckiger und quälender urticarieller Ausschläge, die sich über große Teile des Körpers ausdehnten, jeder Therapie trotzten, dagegen durch Darreichung von Schilddrüsen- und Ovarialpräparaten günstig beeinflußt wurden.

Daß sich Menstruation und Menstruationsausfall auch am endokrinen Drüsenapparat zu erkennen geben, ist bereits in früheren Kapiteln beschrieben worden. Hervorgehoben sei nur, daß während der Menstruation die Schilddrüse häufig an Volumen zunimmt und daß auch das Klimakterium Veränderungen der Funktion der Schilddrüse zeitigt.

f) Das Klimakterium.

Während alle anderen endokrinen Drüsen während der ganzen Dauer des Lebens ihre spezifische Sekretionsarbeit leisten, ist die Funktionsdauer der Keimdrüsen, wie bekannt, zeitlich begrenzt. Im 5. oder 6. Dezennium, bei manchen Frauen schon im vierten, tritt ein Versiegen der Ovulation auf und zu dieser Zeit hört auch der menstruelle Zyklus auf. Der Vorgang vollzieht sich allmählich, und zwar so, daß das Intervall zwischen zwei Blutungen länger wird und ihre Stärke mehr und mehr abnimmt. Oft treten wegen mangelhafter Kontraktionsfähigkeit des kleiner werdenden Uterus lang dauernde heftige Blutungen auf (klimakterische Blutungen). Die Ovarien werden atrophisch, mehr und mehr bindegewebig durchsetzt und erreichen schließlich etwa die Größe einer Kirsche. Im Gefolge der regressiven Veränderung an den Eierstöcken tritt nicht nur eine Schrumpfung der Gebärmutter auf, deren Schleimhaut sich in einen relativ dünnen Belag von Zylinderepithelien verwandelt, die gleichen Prozesse vollziehen sich vielmehr auch an Vulva und Vagina, deren Schleimhaut atrophisch wird, indem eine Abflachung ihrer Papillen

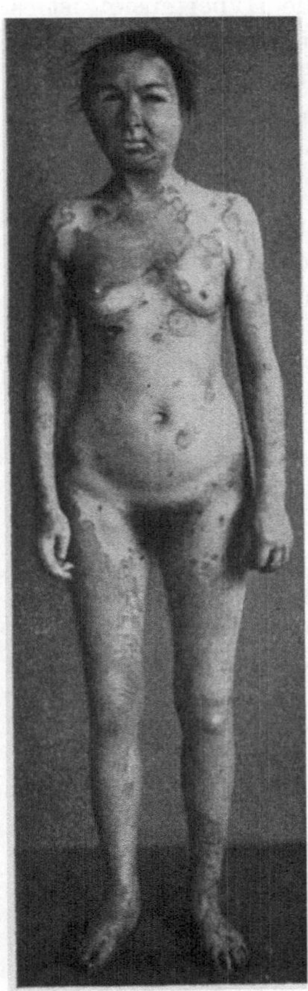

Abb. 197. 29jährige Pat. mit universellem Hautausschlag und Ödemen zur Zeit des Menstruationstermins.

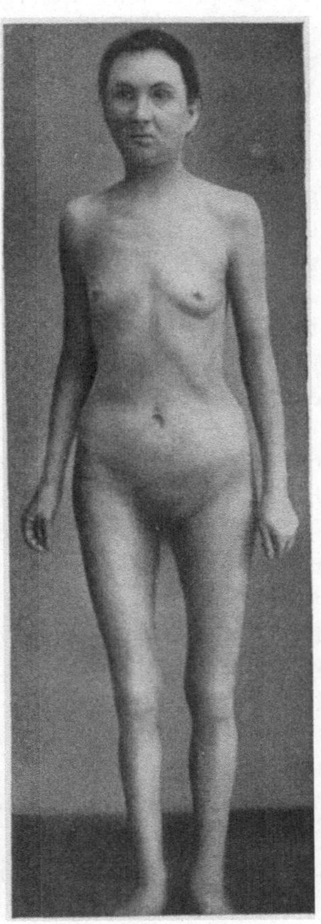

Abb. 198. Dieselbe Patientin im Intervall zwischen zwei Menstruationsterminen.

eintritt. Nicht selten kommt es zu Verklebungen oder Verwachsungen der Scheidenwände (Colpitis senilis).

Neben den im Bereiche der Sexualorgane liegenden Veränderungen äußert sich die Klimax auch am Gesamtorganismus. Hier sind es vor allem die Störungen der Gefäßregulation, die sich in Wallungen, aufsteigender Hitze, Schweißausbrüchen usw. zu erkennen geben. Wie es scheint, besteht eine gewisse Labilität im Gefäßnervenzentrum und auch im Gleichgewicht innerhalb des vegetativen Nervensystems. Dabei ist es weder angebracht, von Sympaticotonie noch von Vagotonie zu sprechen, man kann nur sagen, daß das System aus seiner Gleichgewichtslage geraten ist. Mit dem Nachlassen der Ovarialfunktion werden die Gewebe offenbar in ihrer Reaktionsfähigkeit gegenüber den Hormonen verändert. Nach CHRISTOPHOLETTI besteht während der Klimax eine erhöhte Adrenalinempfindlichkeit (verminderte Kohlenhydrattoleranz usw.). Im Zusammenhang damit muß die fast physiologische Blutdrucksteigerung während der Wechseljahre, die nicht selten mit Oppressionen in der Herzgegend, Herzklopfen usw. einhergeht, erwähnt werden. Gerade die Hypertension ist es, die manche Ärzte zu Fehlschlüssen veranlaßt und sie fälschlich eine Gefäßsklerose annehmen läßt. Die mit den klimakterischen Gefäßstörungen einhergehende Blutdrucksteigerung kann unter Umständen beträchtlich sein (bis zu 160 und 180 mm Hg im Maximum) und mehrere Jahre andauern. Sind trotz jahrelangen Bestehens der Menopause immer noch Wallungen usw. vorhanden, so ist im allgemeinen von vornherein nicht unwahrscheinlich, daß eine etwaige Blutdrucksteigerung klimakterischen Ursprungs ist. Differentialdiagnostische Abgrenzungen gegenüber der Coronar- oder Nephrosklerose können unter Umständen große Schwierigkeiten bereiten. Bemerkenswert scheint mir, daß nach Angaben von G. HUBERT die klimakterische Hypertonie mit Capillarschädigungen (abnorme Verengerung der arteriellen Schenkels und Körnelung der Strömung) einhergehen.

Die Ursache der klimakterischen Blutdrucksteigerung sehe ich in einer mit der versiegenden Ovarialfunktion einhergehenden Umstimmung und Empfindlichkeitsänderung der Gewebe (Gefäßwände!) gegenüber den den Blutdruck bestimmenden Substanzen (vielleicht dem Adrenalin). Ich erinnere an die oben erwähnten Befunde von CHRISTOPHOLETTI. Letzten Endes liegt m. E. der Hypertonie eine abnorme Art des Zusammenwirkens von Hormon und Peripherie zugrunde. Die Lösung des Hypertonieproblems wird nicht ohne Zugrundelegung physiko-chemischer Fragestellungen und Methoden möglich sein (vgl. S. 6 u. ff. und 37).

Rein äußerlich macht sich das Versiegen der Ovarialfunktion häufig ebenfalls geltend. Bekannt ist, daß Frauen, die in das klimakterische Alter gelangen, häufig Neigung zum Fettansatz zeigen (Matronenspeck). Wir haben bereits oben (Kapitel „Fettsucht") die Bedeutung der Keimdrüsen für den Stoffwechsel kennen gelernt und es ist anzunehmen, daß auch während des Klimakteriums die Neigung zum Fettansatz darauf zurückzuführen ist, daß mit dem Ausfall der Ovarialtätigkeit eine Verminderung des Erhaltungsumsatzes eintritt.

Des weiteren wäre zu erwähnen, daß während des Klimakteriums Neigung zu Ekzemen, Pruritus, Acne rosacea des Gesichtes usw. besteht. In einigen Fällen konnte ich eine mit dem Klimakterium einsetzende starke Tendenz zum Auftreten von Ernährungsstörungen an den Fingern, speziell den Endphalangen beobachten, die mit Brüchigkeit der Nägel, Parästhesien und leichteren Sensibilitätsstörungen, sowie Neigung zur Eiterbildung im Bereiche des Nagelfalzes einhergingen. Auch Zustände von Akrocyanose im Bereiche der Finger und Zehen sind nicht selten mit Zeichen ovarieller Insuffizienz (auch außerhalb des Klimakteriums) vergesellschaftet anzutreffen, wobei gelegentlich auch Ödeme besonders der Beine auftreten. Bekannt ist auch das häufige Erscheinen von

Schnurrbarthärchen (kompensatorische Hyperfunktion der Nebennierenrinde?). Während des Klimakteriums tritt namentlich bei Frauen eine gewisse Neigung zum Entstehen von Gelenkveränderungen mit chronischer Verlaufsart zutage (Arthritis sicca destruens = endokrine Arthritis). Ihre Genese ist völlig unklar. Therapeutisch scheint Darreichung von Hormin, eventuell in Kombination mit Thyreoidin und Hypophysin zweckmäßig zu sein (s. S. 378). In einigen Fällen unseres Beobachtungsmaterials brachte die Transplantation eines jugendlichen Ovars überraschende Erfolge.

Die Funktionsdauer der männlichen Keimdrüsen ist im allgemeinen eine längere als die der weiblichen. Männer sind zuweilen noch bis zum 70. Lebensjahr und darüber hinaus zeugungskräftig. Gleichwohl pflegen auch bei ihnen um die Mitte des 5. oder zu Beginn des 6. Lebensdezenniums Erscheinungen körperlicher und psychischer Art aufzutreten, die in vieler Beziehung an den klimakterischen Zustand des Weibes erinnern. In dieser Zeit kann man eine größere seelische Labilität und Empfindlichkeit sowie verminderte Receptionsfähigkeit und Produktivität beobachten, bei manchen treten sogar ähnliche vasomotorische Erscheinungen wie bei der Frau auf, die körperliche Leistungsfähigkeit pflegt ebenfalls zu leiden und nicht zuletzt werden Beschwerden von seiten des Herz-Gefäßapparates in Form von Herzklopfen, Neigung zu Palpitationen und zu Oppressionsgefühlen geäußert. Der Blutdruck kann ebenfalls erhöht sein, wiewohl Hypertonien stärkeren Grades (also etwa über 160 mm Hg Maximaldruck) beim Manne meines Erachtens kaum auf Konto der Klimax gesetzt werden dürfen.

Sowohl beim Manne als auch bei der Frau klingen früher oder später, zuweilen allerdings erst im Verlauf mehrerer Jahre, die klimakterischen Beschwerden wieder ab. Man muß annehmen, daß der Ausfall der Keimdrüsenfunktion durch erhöhte Funktion im Bereiche anderer endokriner Drüsen ausgeglichen wird, so daß schließlich ein neuer Gleichgewichtszustand entsteht. Es wurde oben (s. Allgemeiner Teil S. 25 u. 26) auf die Bedeutung des Gleichgewichtszustandes innerhalb des hormonalen Systems ausführlich hingewiesen.

Betreffs etwaiger therapeutischer Maßnahmen gegenüber den Zuständen des Klimakteriums sei auf das Folgende verwiesen.

g) Äußerungen abnormer Ovarialfunktion an den weiblichen Sexualorganen.

Die Äußerungen gestörter Ovarialfunktion treten im jugendlichen und präklimakterischen Alter ungemein häufig in Form von Blutungen zutage. Wir müssen annehmen, daß eine überstürzte Eireifung die charakteristischen Veränderungen der Uterusschleimhaut hervorruft, daß eine Art Hyperfunktion der Eierstöcke auftritt, so daß der juvenile und in der Regel hypoplastische Uterus gewissermaßen einer verstärkten Reizwirkung gegenübersteht. Man hat für diese Pubertätsblutungen (Menarche Blutungen) dispositionelle Momente (Chlorose) sowie Veränderungen in anderen endokrinen Drüsen verantwortlich gemacht, aber dies wohl mit Unrecht. Die eigentliche Ursache liegt im Ovarium. Ähnlich wie die juvenilen Blutungen müssen auch die klimakterischen erklärt werden (s. unten). Vielleicht spielt hier noch die Arteriosklerose und die verminderte Elastizität der Uterusgefäße eine Rolle. Was die Blutungen im geschlechtsfähigen Alter anbetrifft, die, wenn sie sich an die Regel anschließen, als Menorrhagien, bei unregelmäßigem Auftreten als Metrorrhagien bezeichnet werden, so muß gesagt werden, daß die ersteren für gewöhnlich nichts mit der innersekretorischen Wirkung des Ovariums zu tun haben. Nur in manchen Fällen scheint es, als ob auch bei ihnen vom Ovarium ausgelöste Reize, die zu geringer Vergrößerung des Uterus und zu Hyperämie seiner Schleimhaut führen, als Ursache in Betracht gezogen werden müssen. Mit größerer Sicherheit sind die Metrorrhagien auf Störungen der Ovarialfunktion zu beziehen. Als Ursache wird ein durch Ausbleiben der Eireifung und durch Follikelpersistenz ausgelöster Proliferationsreiz angenommen (PANKOW, SCHROEDER). Daß auch die bei manchen Frauen mit der Menstruation auftretenden kolikartigen Schmerzen im Unterleib (Dysmenorrhöe) auf endokrine Ursachen zurückzuführen sind, ist eine Hypothese, die der Unterlagen entbehrt. Dagegen ist sicher, daß das völlige Ausbleiben der Regel (Amenorrhöe) in Störungen der Ovarialfunktion ihrer Ursache hat. Physiologisch tritt dieser Zustand während der Schwangerschaft auf, häufig hält er auch während der Lactationsperiode an. Während innerhalb der Schwangerschaft die Ovulation aufhört, ist dies bekanntlich während der Lactation nicht immer der Fall. Es ist hier nicht der Ort, auf diesen in erster Linie den Gynäkologen interessierenden Gegenstand näher einzugehen. Nur sei hervorgehoben, daß auch alle möglichen psychischen Einflüsse, wie Angst vor der Konzeption oder der übermäßig gesteigerte Wunsch nach dem Kinde, Schreck, Freude u. a. ein Aufhören der Menstruation zur Folge haben können. Bekannt ist ferner, daß nach akuten und chronischen Infektionskrankheiten (Scharlach, Typhus, Tuberkulose), bei Diabetes mellitus, Leukämien, chronischer Nephritis u. a. sowie auf Grund schlechter Ernährung (Kriegsamenorrhöe), ferner bei Ortswechsel und veränderten Lebensbedingungen Amenorrhöe auftreten kann. Worauf diese Wirkungen zurückzuführen sind, ist nicht leicht zu entscheiden. Vielfach können gerade starke psychische Chokwirkungen bei amenorrhoischen Frauen Blutungen auslösen.

Wenn man die Literatur über die sich am Uterus und am weiblichen Generationsapparat überhaupt abspielenden Veränderungen überblickt, so kann man sich des Eindrucks nicht erwehren, als ob die innere Sekretion häufiger als berechtigt ist verantwortlich gemacht wird und daß man auf sie als Ultimum refugium zurückgreift, wenn andere Erklärungsmöglichkeiten nicht zur Verfügung stehen. So hat man unter anderen auch das Entstehen der Uterusmyome auf endokrine Störungen zurückgeführt. Auch der Umstand, daß bei einer Anzahl von Frauen, die an Myoma uteri leiden, gleichzeitig Herzhypertrophie besteht, kann nicht als Grund betrachtet werden, gemeinsame wachstumsanregende hormonale Einflüsse anzunehmen.

h) Beziehungen der Ovarialfunktion zu den Erkrankungen des Blutes, insbesondere zur Chlorose.

Die Frage der Entstehung der ausschließlich bei weiblichen Individuen vorkommenden Chlorose ist, obgleich eine große Zahl von Hypothesen über den Gegenstand vorliegt, noch nicht als restlos geklärt anzusehen. Beachtet man, daß die Krankheit mit dem Einsetzen der Geschlechtsreife beginnt, daß die Sexualorgane jedoch meist hypoplastisch und infantil gefunden werden, daß bei der Mehrzahl der chlorotischen Mädchen eine Steigerung des Längenwachstums gegenüber den nicht chlorotischen Individuen nachweisbar ist, daß der Knochenbau meist kräftig ist und unter Umständen männlichen Charakter trägt, daß nicht selten auch eine Vergrößerung der Schilddrüse, zeitweise auch mit Basedowsymptomen einhergehend, gefunden wird, sowie daß vielfach ein abnormer Fettreichtum vorliegt, so wird man ohne weiteres dazu gedrängt, an Störungen im Bereiche der innersekretorischen Drüsen zu denken. Daß von den endokrinen Drüsen Einflüsse auf Blutverteilung und Blutbildung, speziell die Erythropoese ausgehen, ist bereits im Kapitel „Basedow" ausgeführt worden (vgl. auch S. 16 u. 17). Wir wissen auch aus den Untersuchungen NAEGELIS und aus seinem Hinweis auf die bei Myxödem, Addison, Osteomalacie und im Puerperium auftretenden Anämien, daß innersekretorische Reize die Erythropoese beeinflussen können. Daß im besonderen die innere Sekretion der Geschlechtsorgane Wirkungen auf die Blutbildung ausübt (s. S. 343), ist zuerst von v. NOORDEN betont worden, und daß bei der Chlorose speziell den Ovarien eine pathogenetische Bedeutung zukommt, ist schon von alters her vermutet worden. Wenn wir uns nun fragen, warum die mit auffälliger Hämoglobinarmut und mit Anämie einhergehende Chlorose in der Regel gerade um die Zeit der Pubertät aufzutreten pflegt, so wird man annehmen müssen, daß die Ovarialfunktion bei den betreffenden Individuen nicht in normaler Weise einsetzt, so daß es zu einer Gleichgewichtsstörung im Korrelationsgefüge der Hormondrüsen kommt. Von welchen Drüsen aus hemmende Einflüsse auf die Erythropoese ausgehen, wissen wir nicht. Nicht von der Hand zu weisen ist übrigens die Vorstellung, daß die der Chlorose eigentümliche mangelhafte Eisenassimilation mit dem relativen Mangel an innerem Sekret der Ovarien in Beziehung zu bringen ist. Wir würden hier eine Analogie zu den Vorgängen beim Stoffwechsel des Calciums vor uns haben, dessen Assimilationsfähigkeit im Knochengefüge ebenfalls von Hormondrüsen, und zwar von den Epithelkörperchen aus, reguliert zu werden scheint (vgl. Kapitel „Tetanie" sowie S. 164 u. f.). Fassen wir das Gesagte zusammen, so müssen wir uns darüber klar werden, daß in der Frage der Entstehung der Chlorose über die Tatsache hinaus, daß dem Ovarium eine gewisse Bedeutung zukommt, unsere Kenntnisse im wesentlichen hypothetischer Natur sind.

Bezüglich der Symptomatologie und Therapie der Chlorose muß im übrigen auf die Lehrbücher der Hämatologie verwiesen werden.

Es ist oben (S. 343) auf die mit dem Menstruationszyklus vor sich gehenden Blutveränderungen verwiesen worden, die gelegentlich durch Polycythämie, in erster Linie durch Veränderung der Thrombocytenzahl gekennzeichnet sind. Offenbar spielt auch bei manchen Formen von Purpura, nicht zuletzt den mit Thrombopenie vergesellschafteten, die gestörte Funktion der Ovarien eine Rolle. Neuerdings berichet NAGY über auffällig gute therapeutische Erfolge bei chronisch verlaufenden schweren Fällen von Morb. Werlhofii, bei denen besonders zur Zeit der Menstruation lebensgefährliche Blutungen auftraten, mittels Röntgenbestrahlung der Ovarien bis zur Kastrationsdosis.

Ich habe in einer großen Reihe von Fällen bei jüngeren Mädchen mit Hypoplasie der Ovarien, namentlich um die Zeit der Pubertät, Verlängerung von Blutungs- und Gerinnungszeit des Blutes beobachtet, der häufig auch Neigung zu hämorrhagischer Diathese entsprach. Deuten die genannten Befunde auch auf gewisse Beziehungen der Purpura zur Ovarialfunktion hin, so muß doch mangels sicherer tatsächlicher Unterlagen vor gewagten Hypothesen gewarnt werden.

i) Die Folgen der Kastration.

Über die Folgen der Kastration ist das Wichtigste bereits im Kapitel „Genitale Fettsucht" mitgeteilt worden. Es ist keineswegs gleichgültig, zu welchem Zeitpunkt der körperlichen und geistigen Entwicklung die Entfernung der Keimdrüsen erfolgt. Man muß zwischen **Früh-** und **Spätkastraten** unterscheiden. Es ist anzunehmen, daß speziell das Testishormon auch in der Kindheit wirksam ist. Kastriert man jugendliche männliche Tiere (z. B. Ratten), so bleiben die Sexualorgane erheblich in der Entwicklung zurück. Die Wirksamkeit der Hodeninkrets ist eine das ganze Leben anhaltende, besondere Kulminationspunkte treten in der Foetalperiode sowie zur Zeit der Pubertät zu Tage. Die Tätigkeit des Ovarialhormons soll keine sich über das Leben gleichmäßig erstreckende, vielmehr in der Kindheit unterbrochene sein. Etwas Abschließendes hierüber wissen wir nicht.

Zu den wichtigsten Merkmalen des Frühkastratentums gehört die Neigung zum Hochwuchs, die mit einer Verzögerung des Epiphysenschlusses, unter Umständen auch mit einer Verspätung der Verknöcherung der Nähte am Schädel einhergeht. Es ist bereits auf die Neigung zum Schlankwuchs als einem Kennzeichen, das differentialdiagnostisch die genitale Fettsucht gegenüber der hypophysären unterscheidet, oben hingewiesen worden. Hier sei nur nachgetragen, daß für den Kastraten ein Überwiegen der Unterlänge über die Oberlänge, eine infantile Konfiguration des Beckens charakteristisch ist. Häufig besteht auch Genu valgum und Plattfuß. Neben der Neigung zur Fettsucht und der typischen Fettverteilung sind die auffallende Zartheit, Blässe und Pigmentarmut der Haut die mangelhafte Entwicklung der sekundären Geschlechtscharaktere (Bartlosigkeit, Fehlen der Behaarung am Genitale und am Damm, Unterentwicklung des Kehlkopfes, bei dem die Verknöcherung ausbleibt und die kindlichen Dimensionen erhalten werden) bemerkenswert. Der Intellekt ist in der Regel wenig verändert. Manche Kastraten werden als tückisch und grausam, ohne Mut und männliche Energie bezeichnet. Daß der Verlust der Keimdrüsen zu einer Herabsetzung des Stoffverbrauchs führt, ist ebenfalls bereits oben hervorgehoben worden. Während wir über die Folgen der Frühkastration beim Menschen nur relativ wenig wissen, sind wir durch experimentelle Erfahrungen über die Verhältnisse beim Tier ziemlich gut orientiert. K. Franz hat einige Monate alte Lämmer beiderlei Geschlechts kastriert und sie dann 2 Jahre lang in der Herde unter Kontrolltieren aufwachsen lassen. Bei den Kastraten hatten sich charakteristische Skelettveränderungen besonders am Becken gebildet. Männliche und weibliche Becken waren einander äußerst ähnlich geworden und standen bezüglich ihrer Konfiguration etwa auf der Mitte zwischen männlichem und weiblichem Typ.

Bei den Spätkastraten sind alle oben angeführten Erscheinungen viel weniger ausgesprochen. Je früher die Kastration beim Manne erfolgt, um so stärker treten an den Sexualorganen regressive Veränderungen hervor. Falta beschreibt den Fall eines 49 jährigen Kranken, dem im 26. Lebensjahr beide Hoden wegen Tuberkulose exstirpiert worden waren. Die Folge der Kastration war ein Abnehmen der Libido sexualis und Nachlassen der Potentia coeundi, Ausfallen der Barthaare sowie der Behaarung am Genitale, erhebliche Gewichtszunahme mit Lokalisation der Fettmassen in der Unterbauchgegend, am Mons veneris und an den Brüsten (vgl. eigene Beobachtung S. 331). Solche Fälle stellen allerdings große Seltenheiten dar, insofern als beim erwachsenen und vollentwickelten Mann die Beseitigung der Testes im allgemeinen nur wenig Ausfallserscheinungen macht und speziell die sekundären Geschlechtscharaktere kaum verändert. Daß die Kastration beim Weibe nach der Pubertät zum Ausbleiben der Menstruation, zur Involution von Uterus und Vagina sowie der Labien, zum Nachlassen der Libido sexualis, Auftreten von Wallungen, Hitzegefühl und anderen vasomotorischen Erscheinungen, Neigung zu Depressionen, Angstgefühlen, Kopfschmerzen usw. führt, ist bekannt. Hier treten Veränderungen ein, die wir während des Klimakteriums als physiologisch betrachten. Bezüglich des Verhaltens des Stoffwechsels, speziell des respiratorischen, sei auf das im Kapitel „Genitale Fettsucht“ Ausgeführte verwiesen. Von sonstigen im Gefolge der Kastration auftretenden Stoffwechselbefunden möchte ich noch hervorheben, daß im Tierversuch (Kaninchen) die Entfernung der Keimdrüsen eine Herabsetzung der Traubenzuckertoleranz zur Folge haben kann (STOLPER, TSUBURA).

k) Der Eunuchoidismus.

Als „Eunuchoide“ werden nach TANDLER und GROSS jene Menschen bezeichnet, die ganz den Eindruck von Kastraten erwecken, ohne daß die Keimdrüsen entfernt sind. Es handelt sich hier darum, daß die Keimdrüsen (es sind in der Mehrzahl der Fälle Männer befallen) eine mehr oder weniger starke Hypoplasie zeigen, so daß sie unter Umständen selbst bei Erwachsenen kaum mehr als Kirschgröße zeigen. Häufig liegt ein mehr oder weniger unvollkommener Descensus der Hoden vor.

Worauf die Aplasie der Testes in diesen Fällen zurückzuführen ist, ist schwer zu sagen. Für manche Fälle ist es wahrscheinlich, daß es sich um primär in den Keimdrüsen einsetzende Entwicklungsstörungen handelt, die sowohl die äußere als auch die innere Sekretion des Organs beeinträchtigen. Mikroskopisch sieht man innerhalb der Hodenkanälchen Ausbleiben der Differenzierung der Zellen, sehr spärliche Spermatogenese. Vielfach gleichen die Kanälchen denen von Kindern.

Es ist wichtig, zu betonen, daß es sich in einer Reihe von Fällen kaum wird entscheiden lassen, ob die Hodenatrophie nicht als Sekundärerscheinung zu betrachten ist, die auf Funktionsanomalien im Bereiche anderer endokriner Drüsen, insbesondere der Hypophyse (s. Kapitel „Genitale Fettsucht“), zurückzuführen ist.

Symptomatologie. Die klinischen Erscheinungen des Eunuchoidismus decken sich im wesentlichen mit den im Gefolge der Kastration auftretenden. Sie sind bereits zum größten Teil im Kapitel „Genitale Fettsucht“ beschrieben. Dort wurde bereits ausgeführt, daß die Fettsucht mit zu den charakteristischen Merkmalen der Krankheit gehöre, daß es sich dabei jedoch nicht in allen Fällen um eine absolute, sondern häufig nur um eine relative Adipositas handele, indem sich nur an gewissen Prädilektionsstellen mehr oder weniger große Fettmassen ablagerten.

TANDLER und GGOSS unterscheiden sowohl bei Kastraten als auch bei Eunuchoiden zwischen fetten und hochwüchsigen Typen. Eine relative Fettsucht besteht auch bei den hochwüchsigen Individuen. Die Kranken zeichnen sich durch Schlankheit der Glieder sowie durch besondere Länge der Röhrenknochen aus, wobei auffällt, daß die Finger lang und schmal sind und daß der

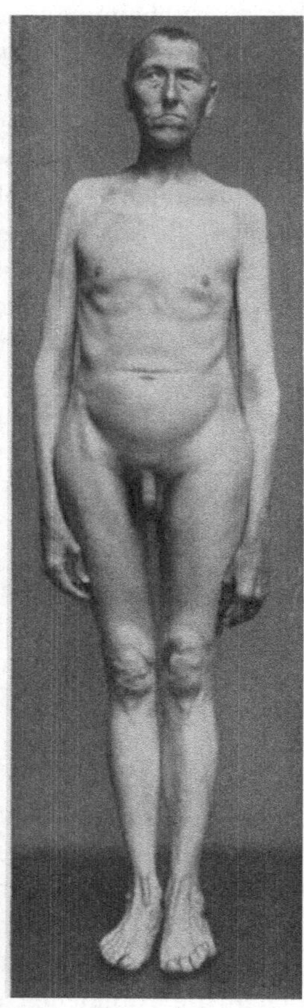

Abb. 199. 40jähr. Mann mit
Eunuchoidismus.

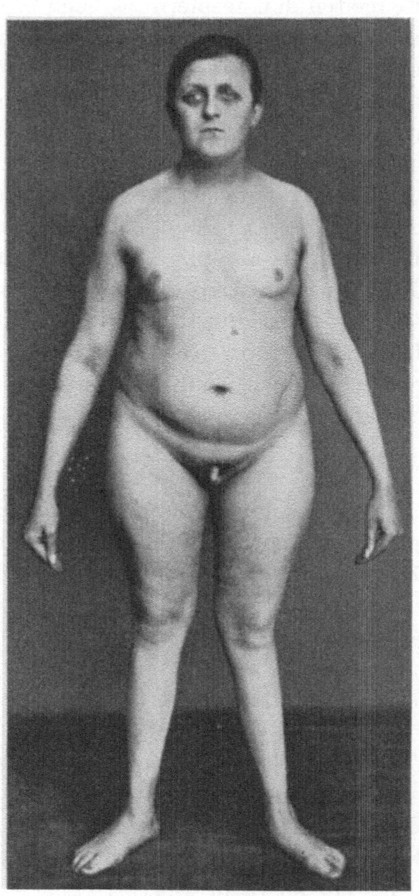

Abb. 200. 26jähriger Eunuchoider mit starker
Überstreckbarkeit der Gelenke und Neigung zu
Spontanluxationen.

Schädelumfang verhältnismäßig klein ist. So kommt es, daß die untere Körperlänge die obere zuweilen erheblich überragt (Abb. 199). In manchen Fällen reichen die Fingerspitzen fast bis an die Kniegelenke. Dabei gibt das Vorhandensein von Genu valgum und Plattfuß dem Skelett ein sehr charakteristisches Gepräge. Der Schlankwuchs ist offenbar darauf zu beziehen, daß der Zeitpunkt der normalen Verknöcherung an den Epiphysenenden hinausgeschoben ist und die Epiphysenfugen, ähnlich wie wir dies bereits oben bei gewissen thyreogenen Erkrankungen festgestellt haben, abnorm lange offenstehen. Allerdings schließen sie sich in der Regel in späteren Jahren doch. Ich kenne eine Reihe von Kranken, die etwa vom 30. Lebensjahre ab geschlossene Epiphysenfugen zeigten. Das

Becken bleibt ebenfalls in seiner Entwicklung zurück und zeigt wie das der Kastraten kindliche Dimensionen. Häufig findet sich eine Überstreckbarkeit der Gelenke mit Neigung zu Spontanluxationen (s. Abb. 200).

Von sonstigen Symptomen muß die mangelhafte Entwicklung des **Geschlechtsapparates** (Penis, Prostata, Samenbläschen usw.) hervorgehoben werden. Die Organe zeigen häufig bindegewebige Entartung. Die Entwicklung der sekundären Geschlechtscharaktere bleibt aus. Zu erwähnen ist das Fehlen der normalen Geschlechtsbehaarung (Barthaar, Behaarung der Achselhöhlen und des Mons veneris), der Libido sexualis und Potentia coeundi, das Knorplig- und Weichbleiben des Kehlkopfes, die Unterentwicklung der Brüste bei der Frau, das Ausbleiben des Stimmwechsels beim Manne. Ferner sei darauf hingewiesen, daß die Kranken eine auffällig blasse und zarte, gelegentlich fast alabasterartige Haut besitzen, daß die Muskulatur schwach entwickelt ist und feminine Kraftlosigkeit zeigt.

Das **Herz** Eunuchoider ist nach eigenen Erfahrungen häufig schmal und hypoplastisch, auch die Aorta ist in vielen Fällen auffällig eng. Der Blutdruck ist in der Regel niedrig, es finden sich Werte bis 90 mm Hg Maximaldruck. Man muß hier an die Möglichkeit gleichzeitig vorhandener Insuffizienz des Nebennierenmarkes denken. Dafür spricht auch der Umstand, daß der Blutzuckergehalt gegenüber der Norm vielfach herabgesetzt ist.

Das **Blutbild** ergibt im allgemeinen normale Verhältnisse. Es besteht jedoch, wie Falta und Guggenheimer mitteilen, häufig eine relative Vermehrung der Lymphocyten, sowie eine mehr oder weniger ausgesprochene Mononucleose.

Die Intelligenz der Kranken ist im allgemeinen normal. In einzelnen Fällen begegnete ich einem hohen Maß geistiger Fähigkeiten, namentlich einer großen Begabung in künstlerischen Fragen. Zuweilen ist freilich mehr oder weniger ausgesprochener Schwachsinn vorhanden, in anderen Fällen ist ein gewisser Grad von psychischem Infantilismus nicht zu verkennen (s. Kapitel „Infantilismus"). Daß letzteres durchaus nicht etwa für alle Fälle zutrifft, sei gegenüber Peritz besonders hervorgehoben.

Die Frage, ob die eunuchoide Degeneration häufiger als dies bei normalen Individuen beobachtet wird, mit psychischen Störungen einhergeht, ist in den letzten Jahren verschiedentlich erörtert worden. Daß zwischen manchen Psychosen oder psychopathologischen Formenkreisen und gewissen konstitutionellen Körperbautypen mancherlei Beziehungen bestehen, ist an Hand eines großen Materials zuerst von Kretschmer angenommen worden. Neben dem pyknischen Körperbautyp und seiner Affinität zum Manisch-Depressiven, ferner dem Typus des Asthenikers und des Athletikers und seiner Beziehung zur Schizophrenie sind auch die durch endokrine Störungen bedingten Varianten des Körperbaues in den Kreis der Betrachtungen gezogen worden. Hier scheint mir der eunuchoiden Degeneration eine gewisse Bedeutung zuzukommen. Kretschmer weist darauf hin, daß bei Schizophrenen eunuchoide und auch infantile Körperproportionen verhältnismäßig häufig beobachtet werden, daß bei Männern und wohl noch häufiger bei Frauen (Fränkel, Geller) Dementia praecox mit Hypoplasie der Genitalien (beim Manne zuweilen Kurzstieligkeit der Hoden bis zum Kryptorchismus!) vergesellschaftet zutage tritt.

Es wird der sorgfältigsten Nachprüfung an einem großen Krankenmaterial bedürfen, ehe in der Frage etwaiger Koinzidenz von genitaler Hypoplasie und Dementia praecox und darüber hinaus von endokrinen Anomalien und psychischen Störungen ein abschließendes Urteil möglich sein wird. Ich möchte jedoch zum Ausdruck bringen, daß es m.E. unter keinen Umständen angeht, hier etwa einen einfachen Kausalnexus anzunehmen in der Art, daß man nun die betreffenden Fälle von Dementia praecox auf Mangel an Testis- bzw. Ovarialhormon zurückführt. Davon kann, wie ich glaube — und KRETSCMER hat dies selbst zum Ausdruck gebracht — keine Rede sein. Man wird vielmehr annehmen müssen, daß sowohl der endokrin-körperlichen, als auch der psychischen Anomalie die gleiche, wahrscheinlich schon in der Keimanlage festgelegte, degenerative Komponente zugrunde liegt.

Von seiten einiger Autoren ist übrigens darauf hingewiesen worden, daß bei einer nicht geringen Zahl von Eunuchoiden epileptische bzw. epileptoide Zustände angetroffen werden. Auch hinsichtlich etwaiger Komplikation des Eunuchoidismus mit Epilepsie ist jeder Kausalnexus abzulehnen.

Was das Verhalten des Stoffwechsels betrifft, so konnte ich eine nachweisliche Herabsetzung des Erhaltungsumsatzes bei den Fällen von Eunuchoidismus nur selten feststellen. Im allgemeinen fanden sich normale Werte. Wie die Adipositas in diesem Falle zu erklären ist, ist ein Problem, das im Kapitel „Fettsucht" bereits behandelt wurde. Daß im Gefolge der Kastration des Menschen, sei es, daß diese operativ oder traumatisch hervorgerufen ist, tatsächlich eine Erniedrigung des Erhaltungsumsatzes eintritt, geht aus einer Beobachtung von A. LOEWY und KAMINER hervor, die einen im Felde infolge Schußverletzung seiner Testes beraubten Soldaten untersuchten.

Die Assimilationsgrenze für Kohlehydrate ist nach FALTA und PERITZ erhöht, die bei Verabreichung von 200 g Traubenzucker die Glykosurie vermißten. Ob aus diesem Befund allgemeingültige Schlüsse sich ziehen lassen, bleibe dahingestellt.

Von endokrinen Drüsen, die bei eunuchoiden Individuen neben den Keimdrüsen Veränderungen zeigen können, ist der Thymus zu erwähnen. In einer Reihe von Fällen ist über Vorhandensein mehr oder weniger hochgradiger Thymuspersistenz berichtet worden. An der Hypophyse sind im allgemeinen keine Abnormitäten feststellbar. (Bezüglich der Befunde an der Sella turcica s. S. 210.) Die Schilddrüse fand ich gelegentlich vergrößert. Einer dieser Fälle, der das typische Bild des Eunuchoidismus bot und neben der Keimdrüseninvolution und Schilddrüsenhyperplasie als interessanten, die allgemeine degenerative Anlage beleuchtenden Befund die Zeichen hereditärer Ataxie erkennen ließ, sei in folgendem mitgeteilt (eigene Beobachtung):

23 jähriger Mann, bei dem von Jugend auf eine schwere hereditäre Ataxie vorliegt. Vater an Kieferkrebs gestorben, Mutter 54 Jahre alt, leidet an Rheumatismus. Zwei Geschwister schwerhörig. Familienanamnese sonst o. B. Pat. hat mit 2 Jahren laufen gelernt, hat bis zum 14. Lebensjahr eingenäßt. Als Junge sehr still. Sprache seit jeher undeutlich, dagegen konnte Pat. sehr gut laufen und klettern. Hat in der Schule schwer gelernt. $^1/_2$ Jahr Schuster, gab den Beruf wegen Schmerzen auf der Brust auf. Arbeitete dann 3—4 Jahre in einer Steingutfabrik. Dann fing die jetzige Erkrankung an. 1915 konnte er noch Rad fahren. Von da ab wurde er immer langsamer. 1920 konnte er nicht mehr seiner Arbeit nachgehen. Seit 1921 auf der Nervenklinik der Charité. Pat. friert leicht, schwitzt sehr wenig. Mutation der Stimme ist bisher ausgeblieben.

Status: 1,68 großer, ziemlich kräftiger Mann. Schambehaarung mangelhaft, Achselbehaarung fehlt. Hoden rechts sehr klein, links unvollkommen descendiert. Penis sehr klein. Fettansammlung in der Mamillargegend, an den Nates, den Oberschenkeln und oberhalb des Mons veneris. Extremitäten sehr lang, beiderseits Genu valgum, Plattfuß. Pupillen reagieren auf Licht und Konvergenz prompt. Augenhintergrund o. B.

Nervenstatus: Parese der Mundmuskulatur. Pat. hört die Taschenuhr nur bis 15 cm vom Ohr. Parese der Gaumensegel. Zunge ziemlich groß. Leichte Struma. Geringe Hypertonie der Arme. Triceps-R. und Radius-Periostreflex sehr lebhaft, l. stärker als r. Grobe Kraft der Arme herabgesetzt. Feinere Fingerbewegungen sehr ungeschickt, ataktisch. Es kommt bei jeder Bewegung zu ataktisch-choreatischen Mitbewegungen der anderen Hand. Sensibilität intakt. Bauchdeckenreflex r. > l. Lunge o. B. Herz: Töne leise, sonst o. B. Puls regelmäßig 84, etwas weich. Blutdruck 105/75 RR. Patellarreflex r > l. Andeutung von Patellarklonus. Spastisch gesteigerter Achillesreflex r > l. Babinski links positiv, gelegentlich auch rechts. Mendel-Bechterew, Rossolimo negativ. Grobe Kraft der Beine ausreichend, erheblicher Spasmus der Beinmuskulatur, starke Ataxie. Sensibilität der Beine intakt, Bewegungsempfindungen intakt. Sprache verwaschen, deutliche Ataxie der Sprachmuskulatur.

Röntgenologisch erweist sich das Herz als dilatiert! Offenstehende Epiphysenfugen an allen Extremitäten! Blutbild: Hb. 75⁰/₀, Ery. 4 600 000, Leukocyten 4000. Eosinophile 5⁰/₀, Jugendformen 2⁰/₀, Segmentformen 74⁰/₀, Lymphocyten 15⁰/₀, Gr. Mono. 4⁰/₀, Blutzucker 0,08⁰/₀.

Die Krankheit kommt, wie schon erwähnt, so gut wie ausschließlich bei Männern vor. Wie es scheint, liegen die Verhältnisse beim Weibe insofern anders, als wahrscheinlich hier bei etwaigem Ausfall der Keimdrüsen andere Glieder des endokrinen Apparates stärker als beim Manne kompensatorisch hervortreten. Nichtsdestoweniger kommen Fälle von Eunuchoidismus auch beim Weibe zur Beobachtung, wie dies oben (S. 206 u. 207) beschrieben wurde.

Die **Prognose** des Eunuchoidismus ist im allgemeinen insofern ungünstig, als die Keimdrüseninsuffizienz nur schwer therapeutischen Bemühungen zugänglich ist. Es kommen jedoch immer wieder Fälle zur Beobachtung, wo — und das sind besonders diejenigen, bei denen die Ausfallserscheinungen frühzeitig eingesetzt haben — von einem gewissen Alter ab,

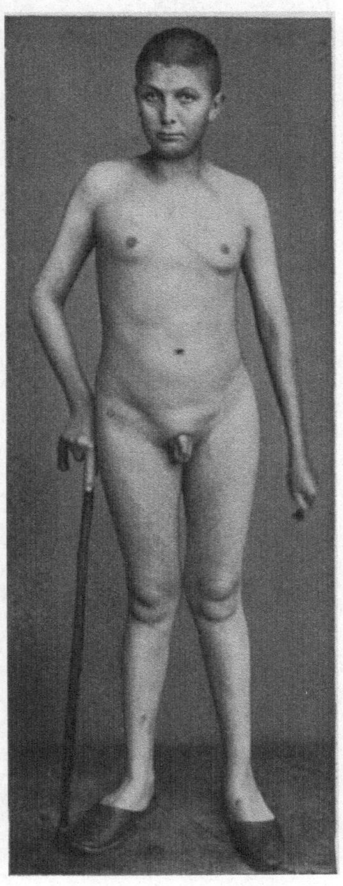

Abb. 201. 23 jähr. Eunuchoider mit FRIEDREICHscher Ataxie.

etwa um die Pubertät, das Versäumte wenigstens bis zum gewissen Grade eingeholt wird.

Die eunuchoide Degeneration braucht nicht immer angeboren zu sein. Sie kann auch, wie zuerst LARREY, später vor allem FALTA mitteilten, im späteren Jahren einsetzen (Späteunuchoidismus). Befällt sie den bereits ausgereiften Organismus, so kommt es beim Manne zur Rückbildung der genitalen Anhangsgebilde und des Penis, beim Weibe der Labia majora und des Uterus, ferner zu regressiver Entwicklung der sekundären Geschlechtscharaktere, zur typischen eunuchoiden Fettentwicklung, nur daß die oben beschriebenen Knochen- und Skelettveränderungen natürlich da, wo die Skelettentwicklung bereits abgeschlossen ist, ausbleiben. Als Ursache der ebenfalls fast ausschließlich bei Männern auftretenden Erkrankung kommen in Betracht: ein Trauma, das die Hoden vernichtet, schwere beiderseitige, auf syphilitischer oder gonorrhoischer Grundlage beruhende Erkrankungen, ferner metastatische Entzündungen akuter Natur, die die Hoden befallen (akute Infektionskrankheiten, z. B. Typhus, Mumps).

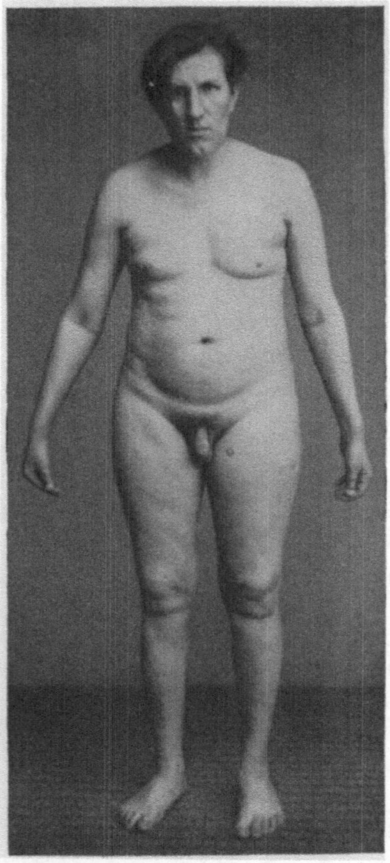

Ich hatte Gelegenheit, einen 36 jährigen Kranken mit Späteunuchoidismus (s.Abb.202) zu untersuchen, bei welchem sich im Anschluß an ein in Marokko überstandenes Schwarzwasserfieber die ersten Zeichen von Aplasie der Hoden, Verkleinerung des Penis und Rückbildung der sekundären Geschlechtsmerkmale eingestellt hatten. Der Kranke war während des Krieges Soldat in Marokko, er gab an, daß die Truppe stark unter Schwarzwasserfieber zu leiden hatte und daß sich bei drei seiner Kameraden im Anschluß an die Infektion der gleiche Zustand wie bei ihm entwickelt hatte.

In einzelnen Fällen kann es spontan, ohne daß bestimmte Ursachen verantwortlich gemacht werden können, zu allmählicher Atrophie des gesamten Genitale und damit der sekundären Geschlechtscharaktere kommen. Erwähnenswert scheint mir zu sein, daß eine Atrophie der Keimdrüsen auch als Folge länger dauernder Inanition auftreten kann, wie die Untersuchungen an einem während der russischen Hungersnot der letzten Jahre gewonnenen Material gezeigt haben (W. H. STEFKO). Die Zeitdauer, innerhalb welcher die regressive Entwicklung der Hoden

Abb. 202. 36 jähriger Kranker mit Späteunuchoidismus.

vor sich geht, kann, wie FALTA hervorhebt, eine sehr kurze sein. Die Krankheit kann in sehr verschiedenen Lebensaltern auftreten. Bei den FALTAschen Fällen lag der Beginn zwischen dem 18. und 53. Lebensjahr. Bei den Gesamtorganismus treffenden Noxen werden naturgemäß nicht allein die Keimdrüsen, sondern auch andere endokrine Drüsen befallen, so daß die Krankheit unter Umständen durch etwaiges Hinzutreten sonstiger endokriner Ausfallserscheinungen ein komplizertes Bild annehmen kann.

Bei der Diagnose Späteunuchoidismus ist, falls nicht ein die Hoden betreffendes Trauma, ein Mumps oder eine sonstige nachweisliche Hodenschädigung die Ätiologie des Leidens sicherstellt, Vorsicht geboten. Wir wissen, daß etwaige

Störungen von seiten der Hypophyse sekundär zu ähnlichen Erscheinungen führen (s. Differentialdiagnose zwischen hypophysärer und genitaler Fettsucht, S. 209). Die Abgrenzung gegenüber primär von der Schilddrüse ausgehenden Störungen dürfte, wie FALTA mit Recht hervorhebt, dadurch gegeben sein, daß es bei den Schilddrüsenerkrankungen wohl zu Störungen der Genitalfunktion, aber nicht zu einer sichtlichen Rückbildung der Sexualorgane kommt.

l) Behandlung des Kastratentums, des Eunuchoidismus und anderer Zustände von Keimdrüseninsuffizienz.

Die Behandlung der Zustände von Keimdrüseninsuffizienz ist im allgemeinen eine wenig dankbare. Die Hoffnung, daß es hier wie bei den durch Schilddrüsenausfall bedingten Zuständen gelingen würde, mittels spezifischer Substitutionstherapie Erfolge zu erzielen, hat sich nur bis zu einem gewissen Grade erfüllt. Das mag zum Teil daran liegen, daß die uns zur Verfügung stehenden, aus tierischen Keimdrüsen hergestellten Präparate die spezifischen Produkte nicht oder in ungenügenden Mengen enthalten. Als wenig wirksam hat sich die Organotherapie bisher nach eigenen Erfahrungen insbesondere bei den auf Keimdrüsenausfall zu beziehenden Zuständen des Weibes, wie ovarieller Fettsucht und ovariellen Blutungen, erwiesen. Dies gilt namentlich für die durch Enteiweißung (Glandole) oder durch tryptisch-fermentativen Abbau (Optone) hergestellten Organpräparate. Wie es scheint, ist schon die Art der Enteiweißung für die biologische Funktion des Präparates durchaus nicht bedeutungslos. Während, wie B. ZONDEK nachweisen konnte, die mittels Alkohol enteiweißten Hypophysenextrakte in kleinsten Dosen auf Uterus und Darm kontrahierend wirken, macht das tryptisch abgebaute Hypophysen-Opton die Organe erschlaffen. Als völlig unwirksam erwies sich sowohl das Ovoglandol als auch das Ovarialopton bei unseren Versuchen, den gesunkenen Stoffwechsel fettsüchtiger oder myxödematöser Individuen oder kastrierter Frauen zu heben. Am differentesten sind noch die durch Trocknung hergestellten Präparate, wie das Novarial und Oophorin (3 mal täglich 2 Tabletten). Das gleiche gilt etwa für das Ovowop, das Ovaraden und das Ovarin. Wenigstens können sie, wie A. LOEWY zeigte, unter Umständen stoffwechselanregend wirken. Es ist indes fraglich, ob es sich hierbei um spezifische Wirkungen handelt oder ob eine einfache zentrale Erregung vorliegt, wie sie auch durch Coffeïn, Lobelin und andere zentral erregende Mittel hervorgerufen werden kann (s. S. 221). Gewöhnlich ist Darreichung von Narkoticis, auch von Brompräparaten imstande, die stoffwechselsteigernde Wirkung von Ovarialpräparaten abzuschwächen oder aufzuheben (H. ZONDEK). Hierbei sei auf die günstige Wirkung von Narkoticis auf die Zustände von Hyperthyreoidismus verwiesen.

Bei Zuständen von Amenorrhöe, namentlich wenn sie mit Frigidität vergesellschaftet ist, bei Hypogenitalismus und bei dem mit Hypoplasie der Keimdrüsen einhergehenden Infantilismus ist eine Kombination von Ovarialpräparaten mit Yohimbin empfohlen worden. Von solchen Präparaten seien das Telygan, ferner die Ovarinyohimbintabletten (HENKEL) sowie die Oophorinyohimbinlecithintabletten (BAB) genannt. Mit Rücksicht darauf, daß die Chlorose, die, wie erwähnt, ebenfalls als eine von den Ovarien ausgehende Erkrankung angesehen wird, häufig mit Amenorrhöe vergesellschaftet ist, ist die Kombination von Ovarialpräparaten mit Eisen empfohlen worden in Form von Ovaradentriferrin oder Ferrovarialtabletten.

Des weiteren sind auch Hypophysenpräparate, insbesondere das Pituitrin, zur Anregung der Menstruation angewandt worden. LEOPOLD LEVY sah auch nach Anwendung von Adrenalin bezüglich der klimakterischen Ausfallserscheinungen gute Erfolge. Schließlich muß erwähnt werden, daß man im Hinblick auf die große Bedeutung des Corpus luteum für die am Uterus sich abspielenden Prozesse aus dem gelben Körper hergestellte Lipoide bei genitalen Hypoplasien und Sterilität angewandt hat. In der Tat gelang es im Tierversuch, mit Hilfe dieser Lipoide das Wachstum jugendlicher Genitalien anzuregen. Die bisher beim Menschen vorliegenden Erfahrungen reichen für ein abschließendes Urteil nicht aus. Nach SCHROEDER und GOERBIG sind „derartige Lipoidextrakte beim Menschen mit Vorsicht zu verwenden, da sie Nebenerscheinungen, insbesondere Infiltrate machen. Offenbar ist das Ovarialhormon irgendwie an Lipoide gekettet, vielleicht in ihnen gelöst.

Soweit die große Zahl subjektiver, auf dem Boden der verminderten Sexualfunktion entstandener Beschwerden in Frage kommt, ist bei der Beurteilung etwaiger nach Anwendung der bisher genannten Keimdrüsenpräparate zutage tretender Erfolge Zurückhaltung geboten. Aber selbst objektiv nachweisbare Ausfallserscheinungen, auch die Amenorrhöe, erheischen bezüglich des Wertes der verschiedenen Organpräparate äußerst vorsichtige Beurteilung. Eine große Zahl therapeutischer Mitteilungen läßt eine bemerkenswerte Kritiklosigkeit von seiten der betreffenden Autoren erkennen, indem etwaige mit Ovarialpräparaten gemachte Erfahrungen ohne weiteres auf die in dem Mittel vermeintlich vorhandenen spezifischen Produkte bezogen werden. B. ZONDEK teilt mit, daß er auch durch unspezifische Mittel, z. B. durch Proteinkörper, eine seit Monaten bestehende Amenorrhöe zum Verschwinden bringen konnte. Gute Erfolge gegenüber klimakterischen Ausfallserscheinungen sah ich vom Transannon, einem im wesentlichen aus Calcium bestehenden Präparat (3 mal täglich 1—2 Perlen) oder dem Ovotransannon. Empfehlenswert scheint mir auch das Menolysin (Kombination von Yohimbin und Strychnin) zu sein (3 mal täglich 1 Tablette). Besonderer Erwähnung bedarf das neuerdings von B. ZONDEK und ASCHHEIM in wasserlöslicher Form dargestellte Ovarialhormon (Follikulin). Als Ausgangsmaterial der Gewinnung wird der Follikelsaft der Kuh oder die Placenta benutzt. Betreffs der der Darstellung des Präparates zugrundeliegenden Testmethode verweise ich auf das oben (S. 45) Gesagte. Über den therapeutischen Wert des Mittels liegt zwar Abschließendes noch nicht vor, doch sind einige vielversprechende Ergebnisse mitgeteilt. Durch 3—4 wöchige Injektion von Follikulin gelang es, wie durch mikroskopische Untersuchung der Uterusschleimhaut festgestellt wurde, das funktionelle Ruhestadium in das Sekretionsstadium überzuführen. Wie der Glykogennachweis zeigte, waren in der vorher atrophischen Schleimhaut die Nidationsbedingungen für das Ei geschaffen. Selbst bei einer kastrierten Frau konnte durch Follikulin, wie die mikroskopische Untersuchung ergab, der Aufbau der Uterusschleimhaut herbeigeführt und eine menstruelle Blutung ausgelöst werden. Auch die sekundären Geschlechtscharaktere (Brust-, Achsel- und Schamhaare) scheinen durch Follikulin in der Entwicklung und im Wachstum angeregt werden zu können. Ein Erfolg ist nur zu erwarten, wenn der Uterus nicht so hypoplastisch ist, daß eine Schleimhaut gar nicht gebildet werden kann. Durch Feststellung der Größe des Uterus mittels der Sonde und durch mikroskopische Untersuchung der Schleimhaut läßt sich ein Erfolg der Behandlung mit gewisser Sicherheit vorhersagen. B. Zondek hat als therapeutische Follikulindosis diejenige Hormonmenge benutzt, die in einem sprungreifen menschlichen Follikel enthalten ist. Das Präparat ist nach diesem Prinzip eingestellt.

Über das Hormon des Hodens wissen wir bisher nichts Sicheres. Ich konnte zwar feststellen, daß nach Verabfolgung von Testogan (Kombination von Yohimbin und Stierhodenextrakt, täglich 1 Ampulle subcutan 10—14 Tage lang) oder durch Thyreotestogan (Kombination mit Schilddrüsensubstanz) eine Steigerung der Libido sexualis eintrat. Die Wirkung war jedoch zweifellos eine rein suggestive, denn es zeigte sich, daß Injektionen von Caseosan oder sogar von physiologischer NaCl-Lösung den gleichen Erfolg hatten. Eine objektiv feststellbare Beeinflussung etwa was die Größe der Testes, des Penis, der Behaarung, der Fettsucht usw. anbelangt, habe ich weder bei Frauen noch bei Männern von der Darreichung der für spezifisch ausgegebenen Präparate gesehen. Dagegen ist vielfach eine günstige Beeinflussung der subjektiven und objektiven Merkmale speziell des Eunuchoidismus unter der Thyreoidinbehandlung feststellbar (H. Zondek). Ähnliche Beobachtungen liegen auch seitens anderer Autoren vor (Parhon und Mihaélesko). In einer Reihe von Fällen sah ich nach mehrwöchiger Darreichung von Schilddrüsensubstanzen nicht nur eine Verminderung der Adipositas, sondern auch eine Vergrößerung der Testes und der übrigen Geschlechtsorgane, zunehmende Behaarung und allgemeine muskulöse Erstarkung des Organismus eintreten. Allerdings geschah dies nur, wenn es sich um verhältnismäßig junge Individuen, bei denen die Keimdrüsen einer Anregung offenbar noch eher zugänglich waren, handelte. Die Erfolge blieben meist aus, wenn die Behandlung erst später, also etwa jenseits des 30. Lebensjahres, einsetzte.

Als eine Methode der Behandlung der Keimdrüseninsuffizienz ist noch die Transplantation funktionstüchtiger Keimdrüsen zu nennen. Soweit der Hoden in Frage kommt, liegen, wie bekannt, bei Tieren vielversprechende Resultate vor, wobei an die bereits erwähnten Steinachschen Versuche an Ratten und Meerschweinchen erinnert sei. Beim Menschen sind besonders in den letzten Jahren ebenfalls Hodentransplantationsversuche vorgenommen worden (Homoiotransplantationen) und es scheint sich zu bestätigen, daß dieses Verfahren bei der Bekämpfung abnormer sexueller Triebrichtung von Nutzen ist (Mühsam). Ob es möglich ist, auch die Involution des Genitalapparates auf diesem Wege zu bekämpfen, muß weiteren Versuchen vorbehalten bleiben. Die Aussichten dürften zunächst nicht sonderlich große sein. Größere Transplantationserfahrungen liegen beim Weibe vor. Hier lehrten tierexperimentelle Erfahrungen, daß es durch Autotransplantation gelingt, die Involution des Uterus hintanzuhalten (Knauer) und daß bei neugeborenen Meerschweinchen, bei denen die Ovarien unter die Haut transplantiert waren, noch nach $1^{1}/_{2}$ Jahren funktionstüchtiges Parenchym innerhalb des Eierstockes vorhanden war. Bei diesen Tieren hatten sich Brüste und Uterus in der normalen Weise entwickelt. Beim Menschen zeigen die Transplantate oft regressive Veränderungen des Parenchyms. Trotzdem gelingt es zuweilen, auf diesem Wege die Involution der Genitalorgane zu vermeiden und die klimakterischen Ausfallserscheinungen zu verhindern oder zu beseitigen. Neben der Autotransplantation kommt bei der Frau auch die Homoiotransplantation in Betracht (s. Allgemeiner Teil S. 62). Beiläufig erwähnt sei, daß Wachstumssteigerung des Uterus auch durch unspezifische Mittel (biogene Amine) hervorgerufen werden kann.

Eine praktische Bedeutung besitzt die Frage, ob es möglich sei, durch Darreichung von Organpräparaten die darniederliegende Milchsekretion der Frauen anzuregen, zumal wir ja annehmen müssen, daß auch sie (wie die Entwicklung der Brustdrüsen überhaupt) vom Ovarium beeinflußt wird. Zwar ist nicht sichergestellt, inwieweit nicht speziell bei der Graviditätshypertrophie der Brustdrüsen auch die Placenta eine Rolle spielt. Wir wissen, daß erst nach Loslösung derselben die Milchsekretion in Gang kommt. So sind Placentasubstanzen zum Zwecke der Anregung der Milchabsonderung bei Ammen dargereicht worden, wie es scheint aber nur mit geringem Erfolg. Von gleich geringem Nutzen dürfte das Thyreoidin sein. Nach OTT und SCOTT u. a. ist Hypophysenextrakt als stärkstes Lactagogon anzusprechen. Allerdings soll die Wirkung nur sehr vorübergehend sein, so daß sich an der Gesamttagesmenge der abgesonderten Milch nur wenig ändert. Auch hier ist nicht sicher, inwieweit die Wirkung nicht auch durch unspezifische Mittel zu erreichen ist. Erwähnt sei, daß die das Hormon des Ovariums enthaltende Follikelflüssigkeit (s. S. 45) soweit tierexperimentelle Untersuchungen vorliegen, imstande ist, das Wachstum der Milchdrüse anzuregen (VINTEMBERGER). Es steht zu hoffen, daß wir in dem Follikulin (S. 358) ein Mittel besitzen, durch das in stärkerem Maße, als es mit den bisher im Handel befindlichen Ovarialpräparaten möglich war, die Milchsekretion der Frau angeregt werden kann.

m) Hypergenitalismus (Pubertas praecox).

Die Fälle von Hypergenitalismus sind erheblich seltener als diejenigen mit Unterentwicklung des Genitale. Es handelt sich bei jenen um sexuelle Frühreife in einem Lebensalter, wo sonst die Geschlechtsentwicklung noch auf kindlicher Stufe zu stehen pflegt. So sind Fälle von 2- oder 3jährigen Kindern beschrieben worden, bei denen die Sexualentwicklung in bezug auf Größe von Penis und Hoden bzw. Vulva und Uterus sowie die Behaarung am Mons veneris, in den Achselhöhlen oder der Bartgegend Verhältnisse zeigte, wie sie bei erheblich älteren oder sogar erwachsenen Individuen zu finden sind (BERNHARD-ZIEHEN, vgl. auch den S. 364 beschriebenen Fall). Meist folgt der vorzeitigen Entwicklung der Genitalorgane die des ganzen Körpers, so der Muskulatur und des Knochensystems. Das Knochenwachstum ist beschleunigt, die Kranken sind zunächst unverhältnismäßig groß, da aber der Epiphysenschluß vorzeitig erfolgt, bleiben sie schließlich im ganzen eher klein. Besonders charakteristisch ist die schon in den ersten Lebensjahren zutage tretende abnorme Größe und Entwicklung der Hand- und Fußwurzelknochen (vgl. Fall K. S. 364).

Die Mutation der Stimme tritt ebenfalls schon frühzeitig ein. Das gleiche gil für die sekundären Geschlechtscharaktere, bei weiblichen Individuen auch fi die Entwicklung der Mammae; die Menstruation tritt schon frühzeitig a (Menstruatio praecox). Häufig ist die Kombination mit mehr oder wenig ausgesprochener Fettsucht. Vielfach sind auch heterosexuelle Merkmale a gebildet.

Die intellektuelle Entwicklung bleibt im allgemeinen hinter der körperlichen und sexuellen zurück. Die Individuen behalten ihre kindliche Psyche, die allerdings durch das Vorhandensein einer unter Umständen lebhaften Libido sexualis eine groteske Einstellung erfährt.

Solche Zustände sind in der großen Mehrzahl der Fälle endokrinen Ursprungs. Es kommen hier in Betracht: Prozesse an den Keimdrüsen selbst, an der Glandula pinealis oder an der Nebennierenrinde (Hirsutismus nach APERT). Meist handelt es sich um Tumoren, die eine Funktionsstiegerung der betreffenden Hormondrüse bedeuten. Am häufigsten dürften wolh Geschwülste der Nebennierenrinde (Hypernephrome) verantwortlich zu machen sein. Daß von der Nebennierenrinde eine Beeinflussung der Genitalentwicklung sowie der sekundären Geschlechtscharaktere, namentlich der Behaarung, ausgeht, ist auf Grund vielfältiger Erfahrung sichergestellt. Bei der Zirbeldrüse liegen die Verhältnisse weniger klar. Das Tierexperiment hat hier zu widersprechenden Resultaten geführt. Daß der Zirbeldrüse für die Entwicklung der Geschlechtsmerkmale eine Bedeutung zukäme, scheint in erster Reihe aus dem Versuche von FOA hervorzugehen, der nach Entfernung der Drüse bei Hähnen eine frühzeitig einsetzende genitale Entwicklung beobachtete. Entsprechende Befunde wurden von IZAWA bei Hennen erhoben. Demgegenüber vermochten KOLMER und LÖWY bei Ratten nach Exstirpation der Zirbel weder Abweichungen im sexuellen Verhalten noch in der Fettentwicklung festzustellen. Ähnliches wird neuerdings durch E. HOFFMANN mitgeteilt. Eine Reihe von Autoren berichtet umgekehrt über Veränderungen der Epiphyse im Sinne von Atrophie bei Katzen, Hunden, Kaninchen und Rindern im Gefolge der Kastration (BIACH und HULLES, ASCHNER). Auch diesen Befunden stehen völlig negativ lautende gegenüber. Die klinischen Erfahrungen hinsichtlich des Zusammenhanges von Zirbel und Keimdrüse gestatten ein abschließendes Urteil

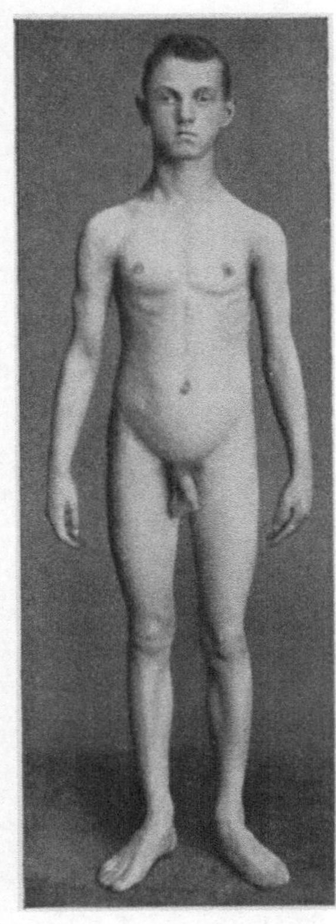

Abb. 203. 13jähriger Knabe mit Hypergenitalismus.

zurzeit ebenfalls nicht. Unter 5 kürzlich von HORRAX und BAILEY mitgeteilten Fällen mit Tumoren der Pinealis, die vor der Pubertät erkrankt und bei welchen klinisch Hirndruckerscheinungen, Augenmuskellähmungen, mehrmals Taubheit und Kleinhirnsymptome bestanden, war bei zweien eine Pubertas praecox vorhanden. Die histologische Untersuchung der Zirbeldrüse ließ keine auf eine Überfunktion des Organs zu beziehende Veränderungen erkennen. Es wird angenommen, daß Veränderungen der Pinealis zu allgemeiner Pubertas praecox führen, bei welcher neben der körperlichen auch geistige Frühreife zutage trete. Gelegentlich können auf eine cerebrale Affektion deutende Merkmale bis zum gewissen Grade als diagnostische Wegweiser im Sinne der pinealen Genese dienen. Als Beleg hierfür sei folgender Fall angeführt (eigene Beobachtung):

Hans B. (Abb. 203), 13 Jahre alt, stammt aus gesunder Familie. Besondere Krankheiten weiß Pat. nicht anzugeben. In der Schule ist er nur schlecht mitgekommen. Bemerkt seit dem 8. Lebensjahr Schwäche und Ungeschicklichkeit in den Armen. Die Zunge sei allmählich dick und schwer geworden und hinderte ihn beim Sprechen. Seit ca. 4 Jahren fiel der Mutter auf, daß das Genitale auffällig stark wurde, daß sich eine für das Alter ganz ungewöhnliche Behaarung an den Geschlechtsteilen sowie in den Achselhöhlen zeigte und daß sich eine ausgesprochene Libido sexualis einstellte, derart, daß der Knabe gegen die eigene Mutter aggressiv wurde. Objektiv findet man entsprechend den Angaben der Mutter das Genitale etwa wie beim Erwachsenen entwickelt. Auch die sekundären Geschlechtscharaktere sind ausgesprochen; auffällig ist die starke Entwicklung der Muskulatur der Arme, des Rückens und des Nackens (Stiernacken). Ferner besteht eine ausgesprochene Prognathie des Unterkiefers. Die Zunge ist auffällig groß und breit. Sprache undeutlich und stolpernd. Grobe Kraft der Extremitäten der Muskulatur entsprechend. Der Kranke führt zwangsweise von Zeit zu Zeit einförmige Bewegungen mit den Händen aus nach Art des sog. Torsionsspasmus (Wilsonsche Krankheit). Reflexe ohne Besonderheiten. Das gleiche gilt für das Knochensystem. Auffällig ist hier nur am Schädel, wie das Röntgenbild zeigt (Abb. 205), die enorme Größe der pneumatischen Höhlen.

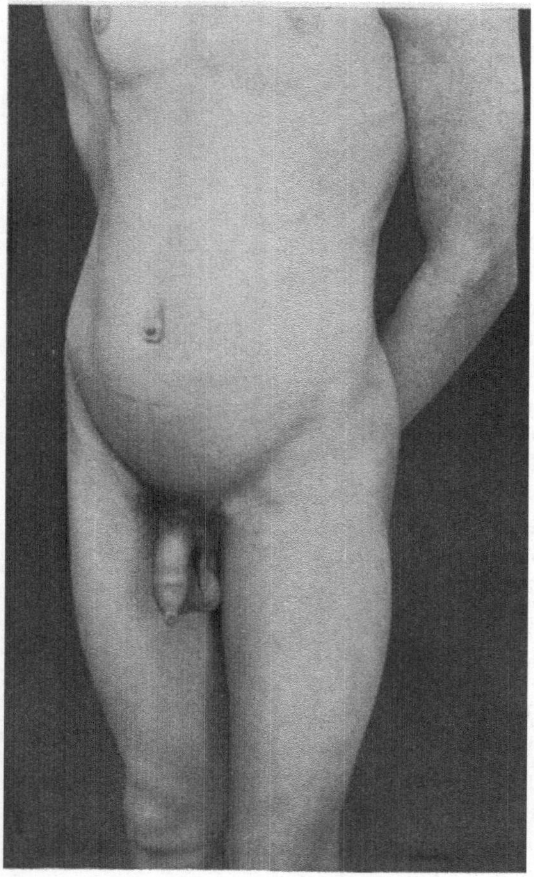

Sie sind etwa von der Weite, wie man sie bei der Akromegalie zu finden pflegt. Epiphysenfugen offenstehend. Sella turcica normal, Schädelumfang 52 cm. Das Herz entspricht in bezug auf seine Größe insofern nicht dem eines 13jährigen Individuums, als es die im Verhältnis zum Thorax relative Vergrößerung der Herzsilhouette vermissen läßt, wie sie in diesem Lebensalter vorhanden zu sein pflegt.

Im übrigen ist am Herzen nichts Abnormes festzustellen. Puls verlangsamt (ca. 60 Schläge pro Minute). Blutdruck 50/97 mm Hg. Blutzuckergehalt: 0,105%, Zuckertoleranz scheint gesteigert (nach Zufuhr von 200 g Traubenzucker erfolgt keine Glykosurie). Auf Zufuhr von 1 mg Adrenalin starke Reaktion (Blutdrucksteigerung von 97 mm Hg Maximalwert auf 150 mm Hg). Nach Atropindarreichung ebenfalls ausgesprochene Reaktion, nach Pilocarpin geringe.

Im vorliegenden Falle ist vor allem die Kombination von sexueller Frühreife mit den Zeichen des Morbus Wilson bemerkenswert. Da die dem letzteren zugrunde liegenden cerebralen Veränderungen wie bekannt im Linsenkern zu lokalisieren sind, könnte man geneigt sein, den Hypergenitalismus hier als von der Glandula pinealis ausgehend anzusehen, indem man etwa einen Hydrocephalus internus als beiden Affektionen gemeinsame Grundlage annimmt. (Einen gemeinsamen Herd anzunehmen, geht bei der räumlichen Entfernung zwischen Linsenkern und der in der Vierhügelgegend gelegenen Glandula pinealis natürlich nicht an.)

Abb. 204. Genitale desselben Patienten.

Selbstverständlich ist man auch in diesem Falle, was die Bestimmung der Hormondrüse, von welcher die Krankheit ausgeht, anbelangt, nicht in der Lage, mehr als Vermutungen zu äußern.

Welche der drei genannten Drüsen im konkreten Fall ätiologisch verantwortlich zu machen ist, ist meist äußerst schwer zu entscheiden. Am leichtesten ist naturgemäß die Feststellung etwaiger Keimdrüsengeschwülste. Tumoren der Nebennieren inde werden, falls sie nicht palpabel sind oder aus der im Röntgenbild zutage tretenden Vergrößerung des Nierenschattens vermutet werden (s. Fall K., S. 364) in der Regel nur dann diagnostizierbar sein, wenn das Nebennierenmark mit ergriffen ist. In diesem Falle würden die im Kapitel „Morbus Addisonii" erwähnten Erscheinungen von Nebennieren-

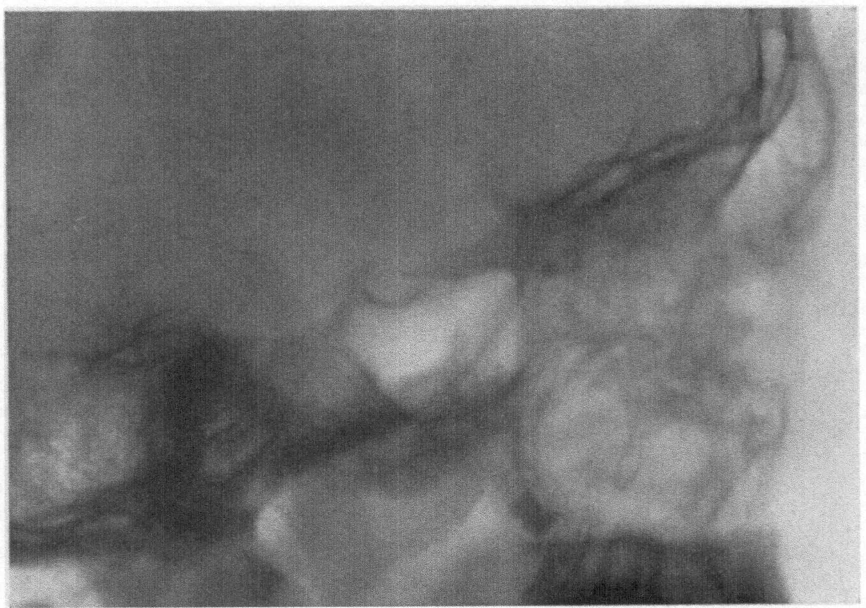

Abb. 205. Schädelröntgenogramm desselben Patienten (abnorme Größe der pneumatischen Höhlen!).

insuffizienz, unter Umständen allerdings auch Symptome von Hyperfunktion der Nebennieren, zu erwarten sein. Bei suprarenaler Frühreife sollen übrigens die Proportionen des Körpers dem wirklichen Alter entsprechen, bei der pinealen Form dagegen dem jeweiligen Stadium der körperlichen Überentwicklung. Einen entscheidenden oder gesicherten diagnostischen Wert besitzt dieses Stigma indes nicht.

Ist neben dem Hypergenitalismus und der frühzeitigen Entwicklung der sekundären Geschlechtscharaktere Fettsucht vorhanden, wird ebenfalls an einen Prozeß im Bereich der Zirbeldrüse gedacht werden müssen, wenngleich Ähnliches auch bei Nebennierentumoren beobachtet wird (s. Kapitel „Fettsucht").

Ein instruktiver Fall (eigene Beobachtung) von Pubertas praecox, der wahrscheinlich suprarenalen Ursprungs ist, sei im folgenden mitgeteilt. Bei dem 3jährigen Kinde (Abb. 206) war bemerkenswert, daß die rechte Niere sich im

Röntgenbild als erheblich vergrößert erwies, was im Zusammenhang mit dem zu schildernden Symptomenbild den Verdacht eines Nebennierentumors nahelegte. Bemerkenswert war hier die Kombination von Pubertas praecox mit Pseudohermaphroditismus sowie die über das Alter des Kindes hinausgehende Entwicklung der sekundären Geschlechtsmerkmale sowie des Kehlkopfes, ferner der Handwurzelknochen u. a. Die Krankengeschichte lautete im einzelnen folgendermaßen:

Kind K., 3 Jahre alt. Pat. ist das erste Kind gesunder Eltern. (Eine Schwester des Vaters war schwermütig und endete durch Suicid.) Zangengeburt. Geburtsgewicht = $6^1/_2$ Pfund. Das Kind entwickelte sich zunächst in normaler Weise, hat mit 1 Jahr laufen gelernt und mit $1^1/_2$ Jahren gesprochen. Außer Keuchhusten hat es keine Kinderkrankheiten durchgemacht. Den Eltern fiel auf, daß das Kind sich schon sehr frühzeitig sauber hielt.

Im Beginn des 2. Lebensjahres bemerkten die Eltern, daß an den Genitalien Haarwuchs auftrat. Allmählich nahm dieser stark zu, so daß zurzeit die Behaarung eines erwachsenen Mädchens vorliegt (s. Abb. 206). Die Achselhöhlen sind allerdings frei von Haaren. Im letzten Jahre ist auch im Bereich der Arme und Beine Haarwuchs aufgetreten. Menstruiert war Pat. bisher nicht. Die Mammae sind unentwickelt. Die Stimme war seit jeher tief und rauh.

Seit dem 2. Lebensjahr bemerkten die Eltern, daß Pat. nachts an den Genitalien spielte und rieb.

Pat. ist ein aufgewecktes und zutrauliches Kind, die psychische Einstellung entspricht etwa dem Alter.

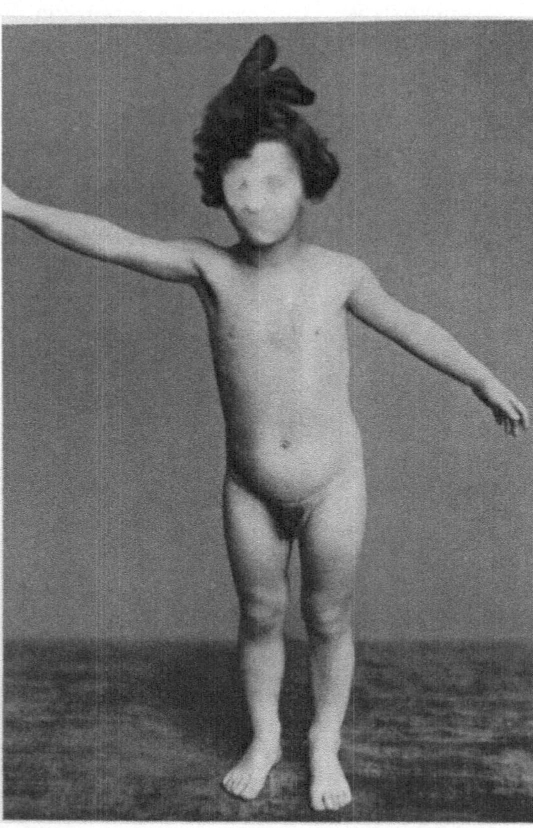

Abb. 206. 3jähriges Kind mit Pubertas praecox.

Status: Pat. ist 1,04 m groß, von kräftigem Körperbau. Stamm und Extremitäten sind ziemlich dicht behaart. Die Entwicklung des äußeren Genitale entspricht der eines 14—15jährigen Mädchens. Die Hände sind etwas breit und tatzenförmig. Die Stimme klingt tief und rauh.

Herz und Lunge o. B. Die rechte Niere erscheint im Röntgenbild vergrößert, bzw. sehr tiefstehend (Nebennierentumor, der die Niere nach unten drängt?).

Die Augenbewegungen sind frei. Nystagmus besteht nicht. Augenfundus o. B. Cornealreflexe normal.

Reflexe und Sensibilität sind ohne Besonderheiten.

Die gynäkologische Untersuchung ergibt: Klitoris penisartig vergrößert, dabei ist die Vulva ebenfalls gut entwickelt.

Die laryngoskopische Untersuchung zeigt, daß der Kehlkopf auffällig groß und weit über das Alter hinaus entwickelt ist (fast 3 mal so groß wie der eines gleichaltrigen Kindes). Stimmlippen und Epiglottis sind fast so groß wie bei einem Erwachsenen.

Die Handwurzelknochen (s. Abb. 208) lassen ebenfalls eine weit über das Alter der Kranken hinausgehende Entwicklung sowohl hinsichtlich ihrer Zahl als auch ihrer Größe erkennen. Die Sella turcica zeigt keine Besonderheiten.

Urin: Alb. —. Sacch. —. Sediment o. B.

Blutbild: Hb. $87^0/_0$, Ery. 5,2 Mill., Leuko. 11500, Eosino. $1^0/_0$, Stab. $6^0/_0$, Seg. $53^0/_0$, Lympho. $31^0/_0$, Mono. $9^0/_0$.

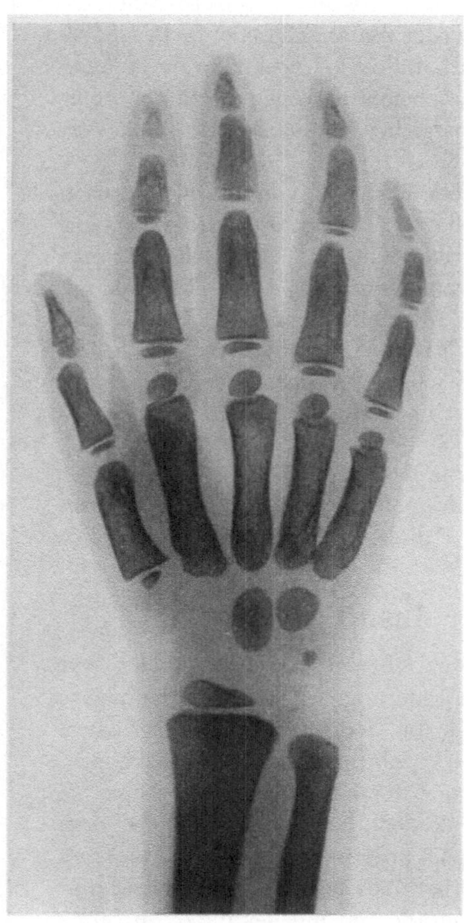

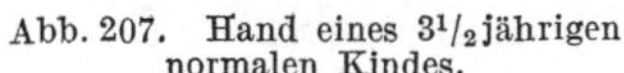

Abb. 207. Hand eines $3^1/_2$ jährigen
normalen Kindes.

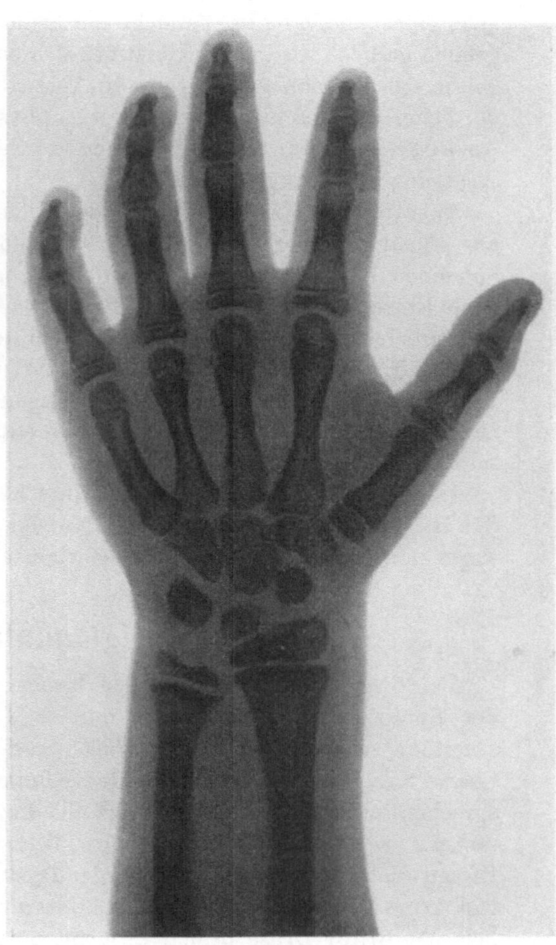

Abb. 208. Hand eines 3 jährigen Kindes (Abb. 206)
mit Pubertas praecox.

Blutzucker $= 0,0798^0/_0$.

Ca-Gehalt des Blutes $= 11,2$ mg, $\delta = -0,56$.

Trockensubstanzgehalt des Blutes $= 20,69^0/_0$.

Der Durstversuch läßt die Nierenfunktion als eingeschränkt erkennen, indem die Pat. nicht über ein spezifisches Gewicht von 1018 konzentrieren kann.

Differentialdiagnostisch kann in manchen Fällen die Abgrenzung des Hypergenitalismus gegenüber dem Riesenwuchs Schwierigkeiten machen, zumal der erstere nicht selten auch mit beschleunigtem Längenwachstum einhergeht.

Beim Riesenwuchs pflegt jedoch gerade das Genitale zumeist eher unterentwickelt zu sein. Auch das Verhalten der Epiphysenfugen ermöglicht häufig die differentialdiagnostische Unterscheidung. Sie stehen beim Gigantismus, wie schon früher erwähnt, abnorm lange offen, während sie sich beim Hypergenitalismus entsprechend der vorzeitig eintretenden Pubertät in der Regel schon frühzeitig schließen (häufig schon um das 8. bis 12. Lebensjahr).

Hervorzuheben ist, daß es auch Fälle von Pubertas praecox gibt, bei denen nach einer Anomalie im Bereiche der erwähnten oder anderer Inkretorgane vergeblich gesucht wird. Hier dürfte es sich entweder um angeborene, in Besonderheiten der Keimanlage begründete Anomalien handeln oder um Veränderungen der Zellen der Geschlechtsorgane (etwa physiko-chemischer Art), die zu abnormer Auswirkung der für die Entwicklung der Sexuszeichen wirksamen Hormone Veranlassung geben (vgl. S. 6 u. ff.).

Therapeutisch besteht nur in den Fällen, bei denen ein von den Keimdrüsen ausgehender Tumor der Krankheit zugrunde liegt, Aussicht auf Erfolg. SACCHI hat einen Fall dieser Art mitgeteilt ($9\frac{1}{2}$ jähriger Knabe), bei dem der Kranke nach Entfernung einer Hodengeschwulst (Alveolarcarcinom) unter Rückbildung der Pubertätssymptome wieder zu einem dem Alter entsprechenden Individuum wurde. Ein ähnlicher Fall bei einem 6 jährigen Mädchen, das an monatlich wiederkehrenden Blutungen und auch sonstigen Zeichen geschlechtlicher Reife litt, ist von v. VEREBÉLY mitgeteilt worden (zitiert nach BIEDL). Hier lag ein linksseitiges Ovarialsarkom vor.

In allen anderen Fällen scheint die Therapie aussichtslos zu sein. Inwieweit die Bestrahlung mit Röntgenlicht Nutzen stiften kann, läßt sich zurzeit kaum sagen. In dem von mir oben beschriebenen Fall (S. 362) war sie wirkungslos.

17. Die pluriglanduläre Insuffizienz.

Bei der großen Mehrzahl der bisher beschriebenen Krankheitsbilder war der Symptomenkomplex nicht nur aus Veränderungen einer Hormondrüse ableitbar, vielmehr handelte es sich zumeist um Störungen pluriglandulären Charakters. Wenn wir nun in der Klinik von „pluriglandulärer Insuffizienz" sprechen, so haben wir dabei nicht alle diejenigen Krankheitsbilder im Auge, bei denen zwar, wie z. B. beim Basedow, beim Myxödem, bei der Akromegalie, dem Riesenwuchs und schließlich auch der Dystrophia adiposogenitalis zwar mehrere endokrine Drüsen beteiligt sind, bei denen es aber doch feststeht, daß die Krankheit von einer Drüse primär ausgeht, und die anderen nur sekundär im Sinne des oben angeführten Korrelationsverhältnisses mit ergriffen sind. Wir verstehen vielmehr unter „pluriglandulärer Insuffizienz" jene Zustände, bei denen schon frühzeitig im Verlaufe der Krankheit nebeneinander oder in kurzen zeitlichen Intervallen nacheinander Symptome auftreten, die auf mehrere endokrine Drüsen hindeuten, ohne daß es möglich wäre, eine bestimmte in den Mittelpunkt der Pathogenese zu stellen.

Die Präzisierung des Krankheitsbildes geht auf die französischen Forscher CLAUDE und GOUGEROT zurück, die zuerst von einer „insuffisance pluriglandulaire endokrinienne" sprachen. Schärfer umrissen wurde das Syndrom von FALTA, der zugleich als pathologisch-anatomisches Korrelat der Erkrankung eine entzündliche Sklerose und Atrophie der unten zu nennenden Blutdrüsen beschrieb. FALTA spricht deswegen von „multipler Blutdrüsensklerose“, WIESEL von „Bindegewebsdiathese“. Der Kreis der Drüsen, der bei der multiplen Blutdrüseninsuffizienz ergriffen ist, umfaßt in der Regel Schilddrüse, Hypophyse, Keimdrüsen und Nebennieren, gelegentlich auch unter Einschluß von Pankreasinselapparat und Epithelkörperchen.

Die Ätiologie der Krankheit scheint eine verschiedenartige zu sein. In den Fällen von GOUGEROT und GY sowie von JOSSERAND sind Infektionskrankheiten dem Auftreten des Leidens vorausgegangen. PONCET und LÉRICHE geben an, daß die Krankheit des öfteren auf tuberkulöser Grundlage beruhe. Der Fall von SAINTON und RATHERY war syphilitisch. CLAUDE und GOUGEROT haben die Vermutung geäußert, daß auch der Alkoholismus als ein ätiologisches Moment zu betrachten sei. J. KOOPMANN will im Tierexperiment nach jodarmer Ernährung das typische Bild der pluriglandulären Insuffizienz haben auftreten sehen. In den später zu besprechenden Fällen (eigene Beobachtungen) konnte weder eine infektiöse noch sonst irgendeine Noxe für die Entstehung der Blutdrüseninsuffizienz verantwortlich gemacht werden. Sie entsprechen somit den Fällen, von denen CLAUDE und GOUGEROT annehmen, daß ihnen eine angeborene Schwäche des endokrinen Apparates zugrunde läge. Unter Umständen kann nach eigenen Erfahrungen auch ein Tumor — es handelte sich in den betreffenden Fällen um Tumoren der Hypophyse, die das Organ zerstörten — die Zeichen der pluriglandulären Insuffizienz zur Folge haben. In einem Falle dieser Art fand sich anatomisch neben dem Tumor, der den größten Teil des Hypophysenvorderlappens destruiert hatte, Sklerosierung und Atrophie der gesamten Nebenniere. Daß in der Mehrzahl der Fälle von Hypophysentumor, obgleich auch Insuffizienzerscheinungen von seiten anderer endokriner Drüsen (vor allem der Keimdrüsen) vorliegen, das Syndrom der pluriglandulären Insuffizienz nicht zutage tritt, ist jedenfalls aus der jeweiligen Konstellation der hormonalen Gleichgewichtsstörung zu erklären.

Symptomatologie.

Was die **Symptomatologie** des als „pluriglanduläre Insuffizienz“ bezeichneten Krankheitsbildes anbetrifft, ist es dem Charakter des Leidens entsprechend schwer möglich, dessen Bild scharf zu umgrenzen. Jede der genannten Drüsen kann gewisse Ausfallserscheinungen erkennen lassen. Meist handelt es sich jedoch nur um das eine oder andere Zeichen, ohne daß es etwa zu ausgesprochenem Myxödem, dem typischen Bilde des Addison, der hypophysären Dystrophie oder des Eunuchoidismus käme. So finden wir als Ausdruck einer gewissen Schilddrüseninsuffizienz Gedunsenheit des Gesichtes, Trockenheit und Schilferung der Haut, Kältegefühl, Haarausfall und Schütterwerden der Haare oder fleckweise Ausfall der Wimpern, Brüchigkeit der Nägel, Neigung zu Ekzemen, Zahnausfall. Daneben als Zeichen des Nachlassens der Keimdrüsenfunktion unter Umständen regressive Veränderungen im Bereiche der Sexualorgane selbst sowie Rückbildung der sekundären Geschlechtscharaktere. Kurz, es kann zum Bilde kommen, das FALTA als Späteunuchoidismus bezeichnet. Ferner treten vielfach Pigmentierungen von Haut und Schleimhäuten, ja sogar — wenn auch nur vorübergehend — Bronzefärbung der Haut im Sinne des Morbus Addisonii verbunden mit hochgradigster Adynamie, Erniedrigung des Blutdrucks und des Blutzuckerspiegels auf. Der gesamte Herzgefäßapparat befindet sich im Zustand zum Teil hochgradigster Hypoplasie. Das Herz ist auffällig klein, die Aorta eng. Übrigens besteht besonders in den schwer kachektischen Fällen eine allgemeine **Splanchnomikrie**, die exorbitante Grade annehmen kann.

Zuweilen sind auch Zeichen latenter oder manifester Tetanie feststellbar. Gar nicht selten kommt es nach eigenen Erfahrungen auch zu schweren Knochen-

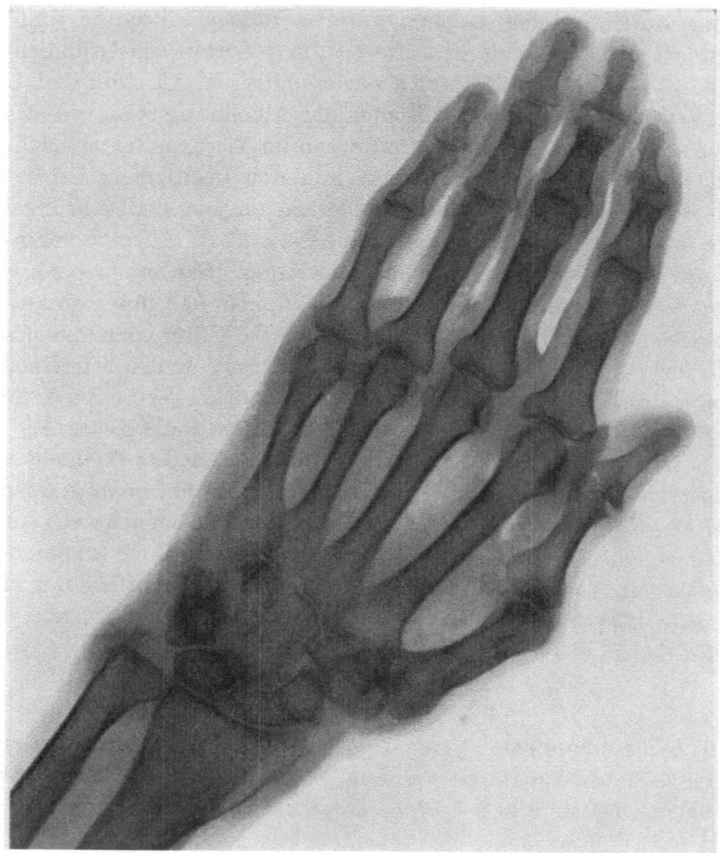

Abb. 209. Atrophie der Handwurzelknochen und Fingerphalangen (besonders in den Gelenkgegenden) bei einer 53jährigen Patientin mit pluriglandulärer Insuffizienz.

veränderungen osteomalacischer oder osteomalacieähnlicher Art, die den Kranken vor allem durch Abnahme der Körperlänge auffallen. In schweren Fällen kann Druckempfindlichkeit sowie abnorme Weichheit und Biegsamkeit der Knochen eintreten (s. unten Fall Wa.). Im allgemeinen pflegen jedoch nur atrophische Veränderungen besonders an den Extremitäten nachweisbar zu sein, die von der Epiphysengegend ausgehen und nach der Diaphyse zu fortschreiten (s. Abb. 209). Auch im Bereiche der Hand- und Fußwurzelknochen sowie der Metakarpal- bzw. Metatarsalköpfchen ist die Rarefizierung meist deutlich erkennbar. Während in der Hauptsache Ausfallserscheinungen von seiten der genannten endokrinen Drüse zutage treten, werden zuweilen, wenn auch äußerst selten, Symptome beobachtet, die als Zeichen gesteigerter Funktion der einen oder anderen Drüse gedeutet werden müssen. So berichten PENDE und PERITZ über Fälle von pluriglandulärer Insuffizienz mit Zeichen von Akromegalie.

Über Auftreten von Kernkugeln in der Blutbahn bei einem Falle von pluriglandulärer Insuffizienz, bei dem, wie die Obduktion zeigte, eine auffällige Atrophie der Milz (sie wog nur 40 g) vorlag, berichtet V. Schilling. Wenn ich nun noch bemerke, daß von sonstigen Blutveränderungen in einer gewissen Zahl in der Literatur beschriebener Fälle über Hyperleukocytose bis zu etwa 12—14000 berichtet wird, daß zumeist eine Achylia gastrica, zuweilen auch pancreatica besteht, so glaube ich die wesentlichen Charakteristica des vielgestaltigen Syndroms erwähnt zu haben. Zwei Kennzeichen seien jedoch besonders hervorgehoben, weil sie sowohl in differentialdiagnostischer Hinsicht (vor allem gegenüber dem reinen Späteunuchoidismus) als auch als Frühsymptom der Krankheit von großer Bedeutung zu sein scheinen: Die Präsenilität und die Neigung zu schwerer Kachexie. Ich muß jedoch betonen, daß statt der letzteren unter Umständen auch ihr diametral gerichtetes Gegenstück, nämlich hochgradige Fettsucht, wenigstens in den ersten Abschnitten der Krankheit vorhanden sein kann. Darnach kann man m. E. zwischen zwei Typen von Kranken unterscheiden: einem fetten und einem kachektischen. Kachexie und Fettsucht — die letztere soweit sie nicht Mastfettsucht, sondern endokrine oder nervöse Fettsucht ist — stellen äußerlich zwei Extreme dar, die jedoch lokalistisch einheitlich aufzufassen sind, insofern als sie ihren Ausgang von den gleichen Partien des cerebralen Stoffwechselzentrums nehmen können, nur daß das letztere in beiden Fällen eine konträr gerichtete Einstellung zeigt. Ob man hier mit dem Begriff Reizung oder Lähmung auskommt, ist fraglich. Bei dem fetten Typ ist der Gaswechsel nach eigenen Erfahrungen gesteigert oder an der oberen Grenze der Norm, bei dem kachektischen hochgradig herabgesetzt. Es ist denkbar, daß ein und derselbe, den Stoffwechselapparat der Hypophyse destruierende Prozeß vom Stoffwechselzentrum aus zunächst eine Anfachung der Verbrennungsprozesse auslöst, später jedoch eine Herabsetzung derselben (vgl. auch Umkehrbarkeit der Hormonwirkung durch geeignete Elektrolytkombination S. 7).

In folgendem seien als Beispiel für die beiden Typen einige charakteristische Fälle angeführt (eigene Beobachtungen):

Frau Br. (Abb. 210), 56jährig, war bis vor 8 Jahren gesund und in blühendem Körperzustand. Pat. hatte damals ein Körpergewicht von 140 Pfund. Mit dem Eintritt der Menopause geriet sie in einen Zustand schwerer fortschreitender Kachexie, so daß sie heute nur noch ca. 70 Pfund wiegt. In der Folgezeit verlor sie die Behaarung am Mons veneris, auch die in den Achselhöhlen. Vor drei Jahren traten Pigmentierungen der belichteten Hautstellen, sogar leichte Bronzefärbung auf, so daß der Arzt an einen Addison dachte, zumal sich außerordentlich hochgradige Adynamie hinzugesellte. Die Pigmentierungen blaßten jedoch wieder ab. Es scheint das ein nicht ungewöhnlicher Befund zu sein, der darauf schließen läßt, daß die in Form der Nebenniereninsuffizienz zutage getretene hormonale Gleichgewichtsstörung wieder ausgeglichen worden ist. Die Kranke gibt nun ferner an, daß sie im Laufe der letzten Jahre um ca. 12 bis 15 cm kleiner geworden ist.

Objektiv besteht hochgradige Kachexie. Die Kranke erinnert in dieser Beziehung an

die grotesken Grade der Abmagerung, die bei der sog. Cachexia hypophysipriva zutage treten
(s. daselbst). Als ein weiteres Zeichen gestörter Hypophysenfunktion sind mit Wahrscheinlichkeit die beträchtliche Hyperosmose des Blutes (0,72% NaCl) sowie die vorübergehend starke
Steigerung des Durstgefühls zu deuten. Dauerndes Kältegefühl, auffällige Trockenheit der
Haut, Haarausfall, ein hochgradig erniedrigter Grundumsatz von ca. 110 ccm O_2-Verbrauch
pro Minute deuten auf die Schilddrüse, die schwere Adynamie, der immer noch vorhandene
leichte Bronzeton der Haut, die Hypoplasie des Herzens, der erniedrigte Blutzuckergehalt
von 0,06%, der Ausfall jeder Reaktion auf Adrenalinzufuhr lassen an Insuffizienz der Nebennieren denken. Die Abnahme der Körpergröße weist auf Veränderungen im Bereiche der
Knochen hin. An den Händen der Kranken finden sich hochgradig atrophische Veränderungen
im Gebiete der Handwurzelknochen, besonders der Multangula sowie der Metatarsalköpfchen. Es ist schwer zu sagen, ob der Knochenprozeß in diesem Falle als Osteomalacie angesprochen werden kann, zumal am Becken die typischen Veränderungen der Osteomalacie fehlten. Das Kleinerwerden, die Druckschmerzhaftigkeit der Knochen und auch der
Muskulatur läßt an Osteomalacie denken, als sicher kann jedoch nur die Atrophie und Kalkarmut festgestellt werden. Im Blute fand sich neben einer leichten Anämie eine Hyperleuko-

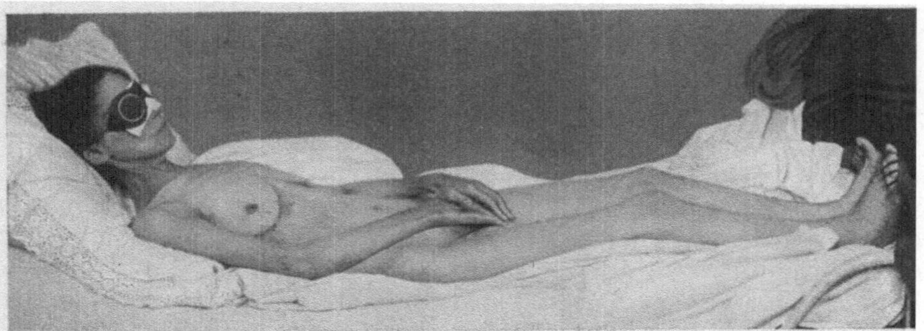

Abb. 210. 56jährige Kranke mit pluriglandulärer Insuffizienz.

cytose von 11000, ohne daß die Zusammensetzung der weißen Blutzellen nennenswerte
Abweichungen von der Norm gezeigt hätte. Im Mageninhalt waren die Zeichen der Achylia
gastrica vorhanden.

2. Fall. Fritz K. (Abb. 211), 28 Jahre alt, stammt aus gesunder Familie und war früher
nie ernstlich krank. Im Dezember 1900 begann er über Magenbeschwerden, Übelkeit mit
gelegentlichem Erbrechen, besonders nach Genuß salziger Speisen, zu klagen. Während der
Kranke früher lebhaft und beweglich war, trat mit dem Beginn der Krankheit ein auffälliger
Mangel an Regsamkeit auf, damit ging ein Verlust der Libido sexualis einher. Die Haare
fielen im Bereiche der Sexualsphäre, am Stamm, in den Achselhöhlen und am Schnurrbart
aus. Auch das Kopfhaar wurde schütter. Ferner trat eine zunehmende Adynamie auf, die
von einer langsam, aber dauernd fortschreitenden Gewichtsabnahme begleitet war. Der
Kranke, der vor seiner Erkrankung 130 Pfund wog, wiegt jetzt 80 Pfund.

Zurzeit sind hochgradige Ödeme im Bereiche des Gesichtes und der Extremitäten vorhanden. Ihr Auftreten datiert seit etwa zwei Jahren nach dem Beginn der Erkrankung.
Am Herzen fand sich nichts Wesentliches außer hochgradiger Hypoplasie und Enge der
Aorta. Töne rein, Blutdruck sehr niedrig (50/80 mm Hg), Pulszahl normal. Harnbefund o. B.
Spez. Gew. zwischen 1006—1008. Rest-N des Blutes = 33 mg in 100 ccm. Im Blute Hypo-
chlorämie (NaCl-Gehalt = 0,48%) und Hydrämie (17% Trockensubstanz). Es besteht Achylia gastrica und pancreatica, Sella turcica abgeflacht. Augenhintergrund o. B. (Sehschärfe
r. 5/15, lk. normal). Gesichtsfeldprüfung ergibt konzentrische Einschränkung für Farben
(Grün bis Fixierpunkt, Rot bis 10°, Blau bis 20—40°). Keine Hemianopsie. Zuckerstoffwechsel o. B. Gaswechsel erniedrigt (150 ccm Sauerstoff pro Min.). Die Störung des Salzstoffwechsels offenbart sich darin (der Fall ist von P. JUNGMANN unter dem Gesichtspunkt einer
isolierten Störung des Salzstoffwechsels besprochen worden), daß von bestimmten Mengen
zugeführten Kochsalzes so gut wie nichts ausgeschieden wird. Das retinierte Salz, das

sekundär eine Wasserzurückhaltung zur Folge hat, fließt in die Gewebe ab. Wasser- und Konzentrationsversuch geben ein normales Ergebnis. Zugeführte Wassermengen werden anstandslos ausgeschieden.

Die Osmoregulationsstörung der Gewebe in Verbindung mit einer inzwischen aufgetretenen, schnell fortschreitenden Kachexie ließen in diesem Falle auf eine Erkrankung der Hypophyse, genauer ausgedrückt der Verbindung Hypophyse—Zwischenhirn schließen. Das Nachlassen der Sexualfunktion, die regressiven Veränderungen der sekundären Geschlechtscharaktere, der Ausfall der Geschlechtsbehaarung usw. ließen Anomalien im Bereiche der Keimdrüsen und vielleicht auch der Nebennierenrinde annehmen. Die Fettstühle machten Störungen der Pankreasfunktion, die Trockenheit der Haut, das apathische Wesen, der Haarausfall Funktionsherabsetzung der Schilddrüse, die Adynamie und der Tonusmangel der Gefäße eine Funktionsschwäche des Nebennierenmarkes wahrscheinlich. Damit schien der Fall als ein Zustand von pluriglandulärer Insuffizienz sichergestellt zu sein.

Die Obduktion ergab hochgradige Atrophie und Sklerosierung der Hypophyse (große Cysten im Bereiche der Pars intermedia!), der Schilddrüse, Hoden und Nebennieren.

Ein durch Obduktion bestätigter Fall bei einem männlichen Patienten ist vor einiger Zeit von F. Hochstetter mitgeteilt worden. Es handelt sich um einen 38 jährigen gesunden Bauern, der ziemlich plötzlich unter Schlaflosigkeit, Kopfschmerzen und starkem Durstgefühl erkrankte, während der Geschlechtstrieb nachließ. Etwas später trat Verkleinerung des Hodens auf. Nach vier Jahren traten Gliederschmerzen, Schwäche und hochgradige Kachexie hinzu. Daneben fielen Trockenheit der Haut, Zahnausfall, Ekzeme, Xanthelasma der Oberlider, Atrophie von Hoden und Prostata, Polydipsie, Polyurie und Konzentrationsbeschränkung der Nieren, sowie niedriger Blutdruck auf. Im Blute mäßige Leukocytose, geringe Anämie. Cholesteringehalt des Blutes vermehrt, Blutzuckergehalt normal. Gegen Ende des Lebens krampfartige Anfälle. Die Obduktion ergab eine multiple Blutdrüsensklerose unter besonders hochgradigem Befallensein der Hoden. Nebennieren, Schilddrüse, Hypophyse und Epithelkörperchen (es konnte nur eines nachgewiesen werden) zeigten ebenfalls charakteristische Veränderungen.

Als Beispiel für den **fetten Typus** der Krankheit sei folgender Fall mitgeteilt, für dessen Überlassung ich C. Maase danke:

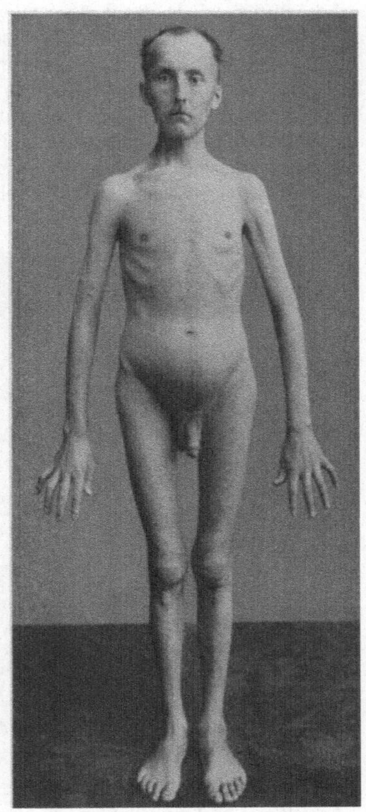

Abb. 211. 28 jähriger Patient mit pluriglandulärer Insuffizienz.

Es handelt sich um eine 24 jährige Russin (Lea Wa), aus deren Anamnese zu erwähnen wäre, daß der Vater an Epilepsie, die Mutter an Diabetes litt. Die Kranke war bis zum 19. Lebensjahr gesund und nach Angaben der Angehörigen von ungewöhnlicher Schönheit. Die Krankheit setzte mit etwa 19 Jahren ein und äußerte sich zunächst im Ausbleiben der Menstruation. Bald fiel den Eltern auf, daß die Kranke fast von Tag zu Tag plumper und gedunsener wurde, daß sich große Fettmassen am Rumpf, besonders in der Hüftgegend ablagerten, während die Extremitäten dünn und gracil blieben. Gleichzeitig fiel der Kranken das Kopfhaar sowie die Genitalbehaarung aus, während sich an den Backen sowie an der Oberlippe ein ziemlich kräftiger Bartwuchs entwickelte. Vom Arzt wurde damals eine Glykosurie festgestellt, die später auch von uns in Höhe von ca. $3^0/_0$, Harnzucker gefunden wurde, sich jedoch unter einer Kost von 60—80 g Kohlenhydrat beheben ließ. Als sehr wesentlich sei hervorgehoben, daß die Eltern von einer Verkürzung der Körperlänge berichteten. Es waren der Kranken alle Kleider binnen kurzem erheblich zu lang geworden. Von objektiven Symptomen fanden sich neben der Fettsucht mit ihrer typischen Verteilung keine weiteren Symptome, die auf die Hypophyse deuteten. Die Sella turcica war normal. Augenhintergrund und Gesichtsfeld ohne Besonderheiten. Gaswechsel und intermediärer Wasser- und Salzstoffwechsel wurden damals nicht untersucht. Ferner waren vorhanden: dunkle, zum Teil marmorierte Pigmentierungen der Haut als Ausfallserscheinungen von seiten der Nebennieren, Schilfrigkeit und Trockenheit der Haut sowie völliger Mangel der Schweißsekretion als Schilddrüsensymptome, der Menstruationsausfall sowie der virile Typ der Behaarung als Zeichen der gestörten Ovarial- bzw. Nebennierenrindenfunktion, die starke Glykosurie als Merkmal verminderter Funktion des Pankreas, kurz Erscheinungen, die auf die immer wieder hervortretende Kombination von Hormondrüsen hinwiesen. Die folgenden Abbildungen lassen erkennen, daß bereits zu einer Zeit, wo manifeste Krankheitszeichen noch nicht hervorgetreten oder der Kranken aufgefallen waren, das oben besonders hervorgehobene Symptom der Präsenilität bereits hervortritt (s. Abb. 212.)

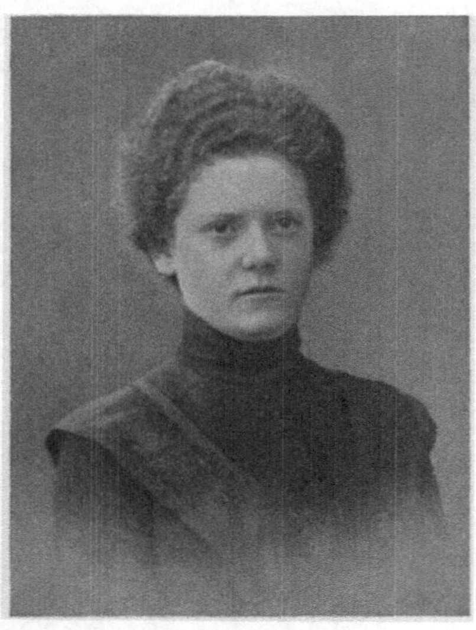

Abb. 212. Pat. W. 16jährig, vor Auftreten manifester Zeichen von plurigl. Insuffizienz. (Praesenilität angedeutet!).

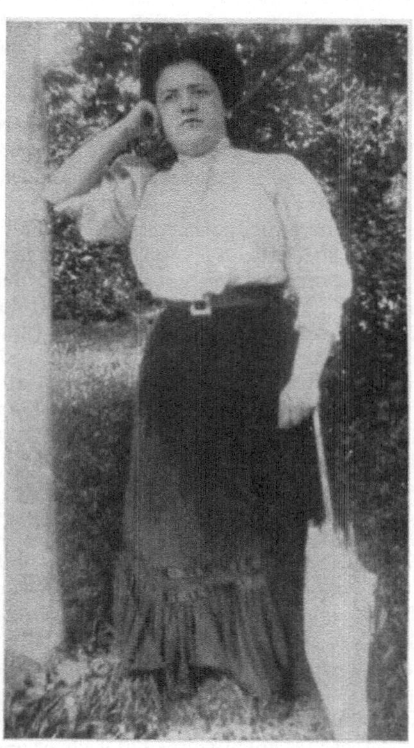

Abb. 213. Dieselbe Patientin mit 19 Jahren.

Noch deutlicher ist dies auf Abb. 213 erkennbar, wo Pat. bereits ein matronenhaftes Aussehen zeigt. Abb. 214 und 215 zeigen vor allem das Kleinerwerden der Kranken und die hochgradige Knochenverbiegung (Skoliose).

In den letzten Monaten der Krankheit trat bei der Pat. ziemlich unvermittelt hochgradiger Gewichtssturz auf. Nicht ausgeschlossen ist, daß die Krankheit in den kachektischen Typ übergegangen wäre. Die Pat. starb jedoch interkurrent an einem Erysipel.

Pathologisch-anatomisch fanden sich zunächst an der Hypophyse makroskopisch keine erkennbaren Veränderungen der Größe, dagegen eine starke Verwachsung des Organs mit dem Türkensattel bzw. dem Clivus. Mikroskopisch zeigte sich jedoch, daß der Vorderlappen enorm reduziert und medianwärts bis auf eine schmale Leiste verkleinert war. Demgegenüber waren die Intermediärschicht sowie der Hinterlappen eher stärker entwickelt als in der Norm. (Zwischen den Gliafasern des Hinterlappens fanden sich Erweiterungen der Zwischenräume, von denen nicht sicher war, ob es sich um hydropische Erweiterungen oder um myxomatöse Entartung handelte). In der Umgebung des verkleinerten Vorderlappens fand sich nun ein mächtig entwickeltes fibröses Gewebe, in das die Drüsenelemente des Vorderlappens allmählich übergingen. Welcher Natur der insbesondere den Vorderlappen destruierende Prozeß war, konnte nicht mit voller Sicherheit entschieden werden, zumal in die Bindegewebsmassen Nester von adenomartigem Bau eingelagert waren. Eine Identität dieser Zellen mit den Vorderlappendrüsenzellen konnte damals nicht sicher festgestellt werden, doch hat sich Geh. Rat BENDA, dem die Präparate vorlagen, mehr für die Diagnose eines vom Hypophysengang ausgehenden Tumors entschieden.

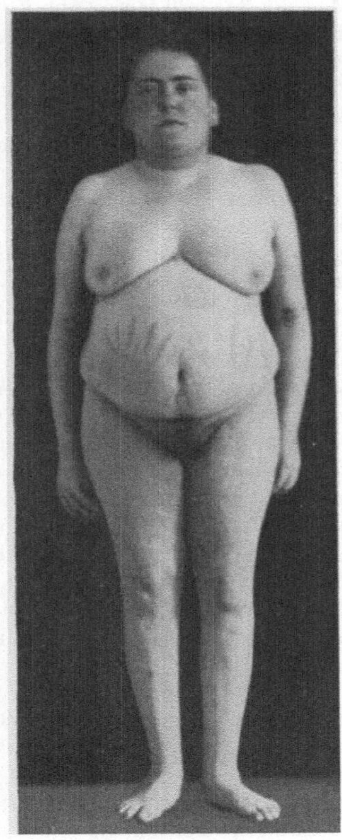

Abb. 214. Abb. 215.

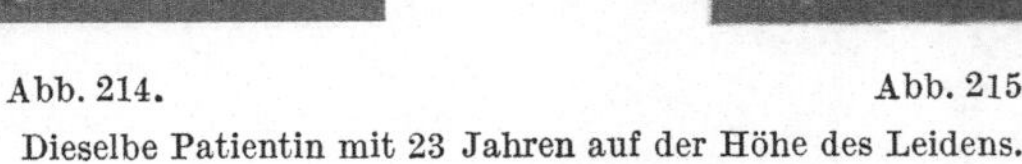

Dieselbe Patientin mit 23 Jahren auf der Höhe des Leidens.

Des weiteren fanden sich schwere Veränderungen im Bereiche der Ovarien, in denen neben ausgedehnter Follikelatresie der gänzliche Mangel an Graafschen Follikeln und der üblichen Reifungsbilder bemerkenswert war. Das Pankreas zeigte eine starke Lipomatose sowie erhebliche Bindegewebsvermehrung. An der Schilddrüse fiel schon makroskopisch die abnorme Kleinheit auf (sie war nur walnußgroß) und mikroskopisch neben dem starken Kolloidgehalt vor allem der sehr niedrige Epithelsaum der Drüsenschläuche.

Der Thymus war hypoplastisch, das Gewicht wurde leider nicht festgestellt.

An den Epithelkörperchen fand sich starke Blutüberfüllung der Capillaren sowie Blutaustritt ins Gewebe, sonst nichts Besonderes.

Der Knochen ließ eine abnorm dünne Corticalis und Spongiosa erkennen. Es waren nur spärliche Knochenbälkchen vorhanden, so daß man die Rippen z. B. mit den Fingern biegen und brechen konnte. Sie ließen sich ebenso wie die Wirbel mit dem Messer ohne weiteres schneiden. Mikroskopisch: Enorme Atrophie der Spongiosa und Corticalis. Stärkere osteoide Säume jedoch nicht erkennbar, dagegen an einigen Stellen Knorpelinseln, die enchondromartig in die Knochenbälkchen eingelagert waren. An den Wirbeln war die Spongiosa stellenweise fast völlig verschwunden.

Einen weiteren Fall von pluriglandulärer Insuffizienz aus meinem Beobachtungsmaterial führe ich hier an, weil er durch seine wahrscheinlich syphilitische Genese bemerkenswert ist. Er ähnelt im übrigen schon rein äußerlich dem soeben beschriebenen so sehr, daß sich weitere Erläuterungen erübrigen.

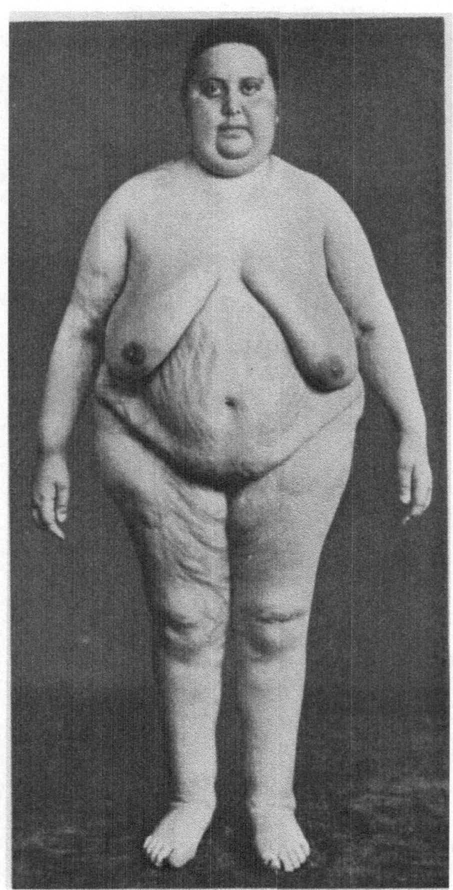

Abb. 216.   26 jährige Kranke mit pluriglandulärer Insuffizienz (fetter Typus!).

Martha Sch., 26 Jahre. (Abb. 216—218.) Die Eltern leben und sind gesund. Beide, besonders die Mutter sind korpulent. Alle 8 Geschwister neigen ebenfalls zur Fettsucht.

Von Kinderkrankheiten hat Pat. Scharlach und Masern durchgemacht, sonst ist sie stets gesund gewesen. Mit 13 Jahren wurde sie menstruiert, die Regel trat immer sehr spärlich auf, zweimal blieb sie über $^1/_2$ Jahr völlig aus. 1919 aquirierte Pat. eine Lues, die in den Jahren 1920, 21, 22, 23 mit Salvarsan und Hg behandelt wurde. 1920 wog Pat. 138 Pfund. Ende 1921 bereits 152 Pfund. Mit der stark zunehmenden Adipositas traten sowohl am Stamm, wie an den Extremitäten Striae auf, ferner Augen- und Rückenschmerzen. Am Kinn zeigte sich bald eine ziemlich ausgedehnte Behaarung. Sehr auffällig war der Kranken, daß sie seit Beginn des Leidens kleiner wurde und daß die Wirbelsäule, die in dem beifolgenden Bilde sichtbare zunehmende Verkrümmung erkennen ließ. In letzter Zeit kann die Kranke sehr schlecht laufen und bekommt an den Knöcheln besonders gegen Abend Ödeme, die bei Körperruhe zurückgehen. Starkes Durstgefühl. Pat. schwitzt reichlich, kein Frostgefühl. Pat. hat mäßig stark gegessen.

Status: 1,49 m große, stark fettleibige und gedrungene Person, die erheblich älter aussieht als ihren Jahren entspricht. Die Fettlager sind besonders um die Hüften herum gelagert. Das Fett ist an den Ober- und Unterschenkeln auf Druck stark schmerzhaft.

Die Pupillen reagieren auf Lichteinfall und Convergenz prompt. Nervensystem o. B.

Cor: Töne rein. Blutdruck 130/115 mm Hg.
Leber und Milz sind nicht palpabel.
Die Sella turcica läßt röntgenologisch Abnormitäten nicht erkennen.
Urin: Alb. —, Sacch. —.
Mageninhalt: Frei HCl —, Gesamtacidität 10, Milchsäure —.
Grundumsatz (O_2-Bedarf) = 211,9 ccm O_2 pro Min.
Blutzucker: 0,105$^0/_0$.
Rest-N im Blut: 44,1 mg.
NaCl-Gehalt des Blutes = 0,591$^0/_0$.

Blutbild: Hb. $105^0/_0$, Ery. 5,2 Mill., Leuko. 6000, Jugendf. $3^0/_0$, Stabk. $8^0/_0$, Seg. $56^0/_0$, Lympho. $27^0/_0$, Mono. $8^0/_0$.

Gerinnungszeit des Blutes 14 Min. Blutungszeit 2 Min.

Eiweißgehalt des Blutes $= 8,6^0/_0$.

Resistenzversuch: Spur Hämolyse bei 0,46, deutlich bei 0,41, stark bei 0,36, komplett bei 0,22.

Auf Zufuhr von 100 g Dextrose ist eine Ausscheidung von Zucker nicht nachweisbar.

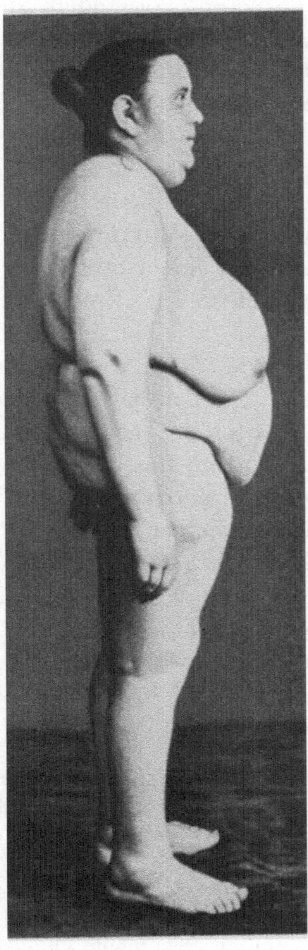

Abb. 217.

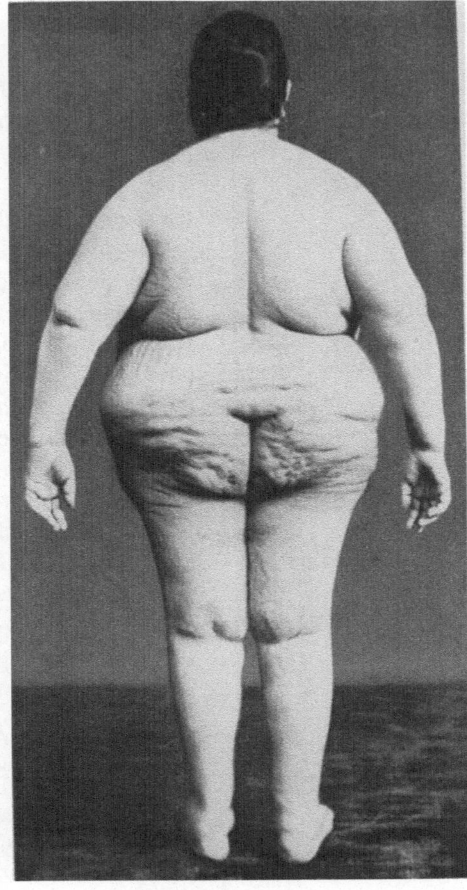

Abb. 218.

Von 1000 ccm zugeführten Wassers (VOLHARDscher Wasserversuch) werden innerhalb von 4 Stunden 1348 ccm ausgeschieden.

Der NaCl-Belastungsversuch läßt Anomalien der Kochsalzelemination nicht erkennen.

Während die oben beschriebenen Fälle von pluriglandulärer Insuffizienz immerhin Raritäten sind, kommen Fälle leichteren Grades sehr häufig zur Beobachtung. Dies gilt besonders für die mit Zeichen einer verminderten Eierstocks- und Schilddrüsenfunktion einhergehenden Zustände (thyreo-ovarielle Insuffizienz). Bei anderen treten die Symptome mehr oder weniger ausgesprochener Fettsucht von hypophysär-cerebralem Typus hervor. Hier besteht nicht selten Neigung zu

Wasser- oder Salzretention. So kommt es bei vielen zum Auftreten von Ödemen, besonders im Bereiche der Beine, die bei Bettruhe und unter Flüssigkeits- und salzarmer Kost leicht zum Verschwinden zu bringen sind. Gelegentlich ist ein, wenn auch nicht hochgradiger passager auftretender Diabetes insipidus vorhanden. Im Blute können Osmoregulationsstörungen nachweisbar sein in Gestalt eines erhöhten oder verminderten NaCl- oder Wassergehaltes (vgl. S. 234 Diabetes insipidus). Meist ist der Blutzuckerspiegel leicht erhöht (bis zu etwa 0,...15%). In einer Reihe von Fällen ist Verminderung der Zuckertoleranz vorhanden, die am

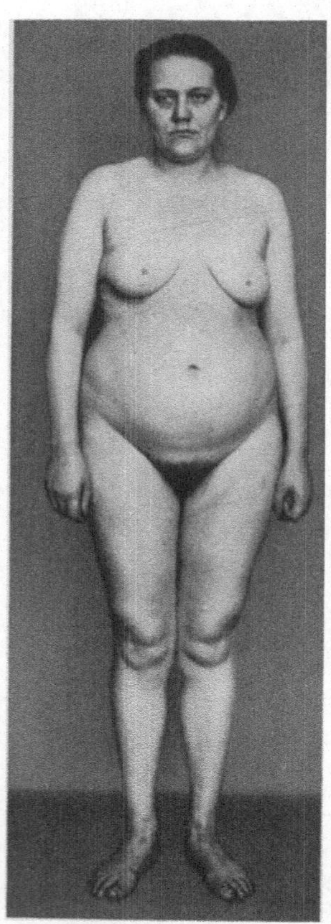

Abb. 219. 29jährige Kranke mit leichter Form von pluriglandulärer Insuffizienz.

Auftreten einer Glykosurie nach peroraler Zufuhr von 100 g Traubenzucker kenntlich ist. Häufig bestehen auch Menstruationsstörungen in Form von Menorrhagien, Amenorrhoe oder Unregelmäßigkeiten der Blutungen. Hypophyse, Pankreas und Ovarien sind somit die Drüsen, die in diesen Fällen mit leichterer plurigl. Insuffizienz Funktionsanomalien erkennen lassen, während bei ihnen Störungen von seiten der Schilddrüse, Nebenniere, Epithelkörperchen usw. zu fehlen pflegen. Oft schließt sich das Krankheitsbild an die Gravidität, an die Menopause oder die Kastration an. Gelegentlich ist es aber auch in den leichteren ebensowenig wie in den oben beschriebenen schweren Fällen möglich, eine bestimmte Ursache für die Erkrankung anzugeben. Die Prognose quod vitam ist in solchen Fällen gut. Gelegentlich sah ich auch leichtere Formen von pluriglandulärer Insuffizienz auf der Grundlage einer ererbten oder erworbenen Lues auftreten. Als Beispiel für eine leichtere Form pluriglandulärer Insuffizienz sei folgender Fall angeführt (eigene Beobachtung):

Elisabeth O. (Abb. 219), 29 Jahre alt, Familienanamnese: Vater verunglückt. Mutter und Schwester sind gesund und normal entwickelt. Eine Schwester der Großmutter soll sehr fett gewesen sein. Kein Diabetes, kein Basedow, keine Gicht in der Familie.

Als Kind Scharlach, viel Kopfschmerzen, zeitweise mit Fieber einhergehend. Pat. soll in der Schule gut gelernt haben. Mit 14 Jahren Lungenspitzenkatarrh. Mit 16 Jahren erkrankte sie mit Fieber und einem rotfleckigen Ausschlag, Erbrechen und Appetitlosigkeit, sowie Ohnmachtsanfällen. Angeblich sollen es Magengeschwüre gewesen sein. Pat. hat bisher keine Periode gehabt. Mit 21 Jahren lag sie 10 Wochen in einer Nervenklinik wegen Schmerzhaftigkeit der gesamten Muskulatur und des Fettpolsters und starker, stechender Kopfschmerzen. Das Gewicht betrug damals 120 Pfund. Mit 22 Jahren Grippe. Seit dem 25. Lebensjahr bemerkte Pat., daß sie stärker wurde und zwar nahm sie im Laufe von $1\frac{1}{2}$ Jahren 90 Pfund an Gewicht zu. In dieser Zeit hat sie angeblich viel Süßigkeiten gegessen. Im April 1925 erkrankte sie mit starken Schwellungen an Füßen, Unterschenkeln und Händen, sowie taubem Gefühl in der linken Seite. Unter Bettruhe gingen die Schwellungen immer zurück. In den letzten Wochen wurde sie ohne Erfolg mit Lipolysin, Thyreoidin, Ovarienpräparaten und Diät behandelt. Die Pat. klagt zurzeit über Kopfschmerzen, starke Schweiße, Durstgefühl, auffällig geringe Urinmengen, an manchen Tagen läßt sie überhaupt nicht Urin. Ferner besteht Haarausfall, Pat. will in letzter Zeit träger und gleichgültiger geworden sein.

Status: Großes, blaß aussehendes Mädchen, das erheblich älter aussieht als ihren Jahren entspricht. Knochenbau normal, starkes Fettpolster. Behaarung in den Achseln und am Mons veneris gering. Leichte Ödeme an den Beinen. Pat. hat nie alle Zähne gehabt, im ganzen nur 26. Schilddrüse nicht palpabel.

Thorax: o. B. Cor: Geringe Dilatation der l. Kammer. Töne leise, aber rein. Puls regelmäßig und gleichmäßig. Blutdruck: 105/70 mm Hg. Röntgenologisch: spitze Dilatation der l. Kammer, sonst normale Silhouette.

Lungen: o. B. Abdomen: Milz und Leber sind nicht palpabel.

Reflexe: Pupillen reagieren auf Licht und Convergenz prompt. Patellar- und Achillessehnenreflexe gut auslösbar.

Magensaft: Freie HCl. — Ges. Acidität 6.

Wasserversuch (nach VOLHARD): Von 1000 ccm zugeführten Wassers werden 850 ccm innerhalb von 4 Stunden ausgeschieden. Pat. vermag den Harn im Durstversuch nach VOLHARD nicht über 1018 zu konzentrieren. Nach einer Belastung mit 100 g Traubenzucker wird kein Saccharum im Urin ausgeschieden.

Die Augenuntersuchung ergibt normale Befunde.

Urin: Alb. —, Sacch. —, Sed. vereinzelt Leukocythen und Erythrocyten.

Blutbild: Hb. $70^0/_0$, Ery. 3790000, Leuko. 9500, Eos. $1^0/_0$, Stab. $5^0/_0$, Segment. $54^0/_0$, Lympho. $37^0/_0$, Mono. $3^0/_0$.

Im Blute: NaCl $= 0,530^0/_0$, Rest-N $= 39,2$ mg, $\delta = -0,57$, Blutzucker $= 0,168$ mg-$^0/_0$. Wassermannsche Reaktion negativ.

Gynäkologischer Befund: Ovarien nicht tastbar, Uterus klein, hart, etwa kirschgroß.

Die pluriglanduläre Insuffizienz kann, wie es scheint, auch schon im Kindesalter in Erscheinung treten. So berichtet HASTINGS GILFORD über ein zwischen dem 14. und 18. Lebensjahre beobachtetes Individuum, bei dem eine aus dem 2. Lebensjahre stammende Photographie zeigt, daß das Kopfhaar schon damals gelichtet war. Späterhin traten starke Abmagerung, mangelnde Behaarung an den Wimpern und am Stamm, verzögertes Wachstum, Trockenheit der Haut, Unterentwicklung des Genitale in Erscheinung. Der Obduktionsbefund läßt außer der Angabe über einen großen Thymus bezüglich der endokrinen Drüsen nähere Daten vermissen, so daß der Fall nicht ganz geklärt ist. Auch die übrigen von HUTCHINSON, VARIOT und PIRONNEAU (die Autoren sprechen von Nanisme type senil) mitgeteilten Beispiele sind nicht mit voller Sicherheit in die Gruppe der Fälle von pluriglandulärer Insuffizienz einzuordnen.

FALTA stellt die Frage zur Diskussion, ob nicht für manche Fälle von Pädatrophie eine multiple Blutdrüsensklerose als Grundlage des Leidens angenommen werden darf und verweist dabei auf einen von THOMPSON beschriebenen Fall, bei dem sich in allen Hormondrüsen sklerotische Prozesse fanden.

Differentialdiagnostisch kann die Abgrenzung der Krankheit gegenüber dem als Cachexia hypophysipriva beschriebenen Syndrom schwierig sein. Auch im Rahmen des auf pluriglandulärer Insuffizienz beruhenden Krankheitsbildes steht die Kachexie, wie bereits erwähnt als eines der wichtigsten Stigmata im Vordergrund. Von hypophysärer Kachexie zu sprechen, werden wir Berechtigung haben, wenn hochgradigste Abmagerung als führendes Symptom hervortritt. Dabei ist anatomisch zweierlei möglich: Entweder es handelt sich in der Tat um ausschließlich im Bereich der Hypophyse lokalisierte, zur Funktionsbehinderung des Organs führende Prozesse, oder es liegen atrophisch-sklerosierende Veränderungen auch an anderen Hormondrüsen (Keimdrüsen, Nebennieren Schilddrüse usw.) vor, ohne daß von seiten der letzteren klinische Ausfallserscheinungen manifest werden. Für solche Fälle (der auf S. 228 mitgeteilte Fall war offenbar ein solcher) muß nach meinem Dafürhalten die hormonale Gleichgewichtsstörung wenigstens zum Teil als ausgeglichen angenommen werden (s. S. 25 u. 26).

Das betreffs der Kachexie Gesagte gilt in jeder Hinsicht auch für ein zweites, oben als besonders wichtig hervorgehobenes Symptom der Krankheit, nämlich die Präsenilität und für das unter dem Namen der „präsenilen Involution" beschriebene Syndrom (S. 225).

Gegenüber dem FALTAschen Späteunuchoidismus werden die bei pluriglandulärer Insuffizienz vorhandenen, auf Veränderungen der Schilddrüse, der Nebennieren usw. deutenden Erscheinungen, ferner die Kachexie, die Präsenilität, die Stoffwechsel- und Knochenbefunde usw. als Unterscheidungsmerkmale dienen können. Allerdings darf nicht außer acht gelassen werden, daß eine in späteren Jahren auftretende, zum Eunuchoidismus führende Insuffizienz der Keimdrüsen sekundär Alterationen im Bereiche anderer endokriner Drüsen zur Folge haben kann, so daß eine differentialdiagnostische Unterscheidung, die darauf hinausliefe, zu sagen, ob die Keimdrüseninsuffizienz das primäre Ereignis darstelle oder den Störungen der sonst befallenen Hormondrüsen koordiniert sei, großen Schwierigkeiten begegnet.

Die **Prognose** der pluriglandulären Insuffizienz ist, soweit die schweren, zu starker Fettsucht, vor allem zu Kachexie führenden Fälle in Betracht kommen, im allgemeinen als ungünstig zu bezeichnen. Die als leichte Formen gekennzeichneten Zustände haben eine günstige Prognose. Sie bessern sich häufig oder bleiben wenigstens stationär. **Therapeutisch** ist der Prozeß, der im übrigen einen ungemein chronischen Verlauf nehmen kann, in der Regel wenig beeinflußbar. Empfohlen wurde ein Versuch mit Thyreoidindarreichung. Auch Ovarialpräparate werden anzuwenden sein (s. S. 357 u. f.). Von französischer Seite ist eine Kombination mit Hypophysen-, Keimdrüsen- und Nebennierenpräparaten versucht worden. Empfehlenswert erscheint mir eine kombinierte Injektionskur von Hypophysin und Hormin masc. bzw. fem. (letzteres stellt eine Kombination von Ovarium bzw. Testis, Glandul. thyreoid., Gland. suprarenal., Hypophysis und Pankreas dar), und zwar wird von letzterem täglich 1 Ampulle subcutan verabfolgt. Auf Grund dieser monatelang durchgeführten, von Zeit zu Zeit immer wiederholten Behandlungsweise sah ich in dem beschriebenen Fall B. einen bemerkenswerten Erfolg eintreten. Die Kranke, deren Gewichtskurve bis dahin dauernd absank, nahm in 6 Wochen ca. 4 Pfund an Körpergewicht zu. Der Tonus der Muskulatur wurde wesentlich besser, die Kranke konnte wieder umhergehen und sogar kleine Spaziergänge unternehmen, der Gaswechsel stieg auf ca. 160 ccm O_2 pro Min. an, das Hörvermögen besserte sich und — was besonders erwähnenswert zu sein scheint — die seit ca. 12 Jahren bestehenden Gelenkauftreibungen exsudativer Art gingen in überraschender Weise zurück. Die Besserung hielt etwa 1—$1^1/_2$ Jahre an. Die Kranke erlag sodann einer interkurrent auftretenden Pneumonie. Die übrigen von uns beobachteten Kranken sind ebenfalls sämtlich an interkurrenten Krankheiten zugrunde gegangen.

Anhang.

Sklerodermie und endokrines Drüsensystem.

Als Sklerodermie bezeichnen wir jene sich schleichend entwickelnde Krankheit, die sich dadurch kennzeichnet, daß die Haut im Bereiche des Gesichtes, der Hände, Unterarme und Füße, unter Umständen auch noch an anderen Stellen einen derben, lederartigen Charakter erhält, der allmählich zu fortschreitender Atrophie führen kann. Man kann häufig drei Perioden regressiver Entwicklung an der Haut verfolgen (Stadium oedematosum, Stadium indurativum und Stadium atrophicum). Das Gesicht, in dem alle Runzeln sowie die normalen Linien allmählich verschwinden, erhält einen maskenartigen Ausdruck, so daß Affekte und Gefühlswallungen sich kaum noch ausprägen können. Die Patienten haben im Bereiche der befallenen Körperregionen über das Gefühl lästiger Spannung zu klagen. Die Haut scheint für die Weichteile und Knochen zu eng geworden zu sein. Auf Grund des an ihr vor sich gehenden Schrumpfungsprozesses treten die Augäpfel häufig scheinbar stark hervor, was unter Umständen einen Exophthalmus vortäuschen kann. Die Sklerosierung erstreckt sich oft nicht nur auf die Haut, sondern auch auf die inneren Organe, vor allem auch auf das Knochensystem. Letzteres kann allmählich in einen Zustand höchster Atrophie geraten. Nicht selten kommt es zu hochgradiger Verkürzung der Finger- und Fußphalangen und zu ausgesprochener Krallenstellung der Hände und Füße. Ich gebe nachstehend das Bild eines von mir lange Zeit beobachteten 35jährigen Patienten wieder, bei dem ich in Gemeinschaft mit Maase eine viele Monate hindurch während genauere Untersuchung des Stoffwechsels vorgenommen habe, die jedoch, was ich hier besonders betonen möchte, völlig normale Verhältnisse ergab. Auch bei der Gaswechseluntersuchung fanden wir ebenso wie Ludwig Mayer normale Werte für den Sauerstoffverbrauch und die Kohlensäureabgabe.

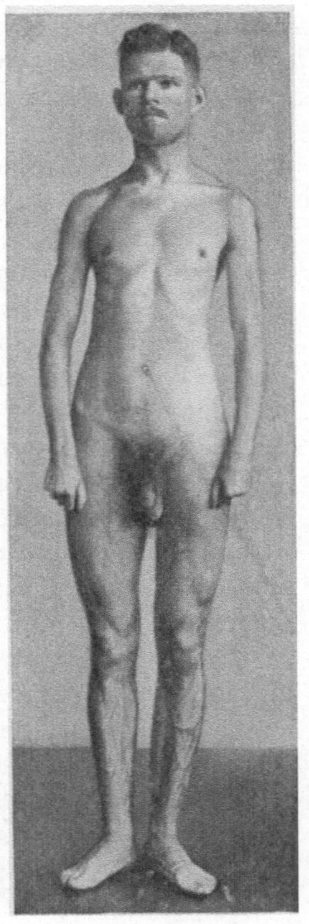

Abb. 220. 35jähriger Pat. mit Sklerodermie.

In manchen Fällen von Sklerodermie zeigen sich früher oder später allerlei vasomotorische Symptome (lokale Cyanosen, Absterben bestimmter Teile usw.). In diesen Fällen ähnelt das Krankheitsbild der Raynaudschen Krankheit, der gegenüber die differentialdiagnostische Unterscheidung zuweilen unmöglich ist, namentlich dann, wenn schmerzhafte Parästhesien usw. hinzutreten. Häufig gehen die vasomotorischen Erscheinungen dem Auftreten der Krankheit voraus. Auch Pigmentanomalien an sklerodermatischen und nicht sklerodermatischen Stellen sind häufige Erscheinungen. Die Pigmentierungen können diffus, fleckig und streifenförmig sein und unter Umständen ausgedehnte Partien der Körperoberfläche einnehmen. Es kommt auch Pigmentatrophie vor. Besonders wichtig scheint mir der Hinweis auf das Vorkommen trophischer Störungen. Namentlich über den Knochenvorsprüngen sowie an den Stellen, wo die atrophische Haut den Knochen straff überzieht, kommt es nicht selten zu Geschwürbildung. (Zwecks näherer Einzelheiten über Sklerodermie verweise ich auf die eingehende Darstellung des Krankheitsbildes bei R. CASSIRER, „Die vasomotorisch-trophischen Neurosen").

Ob es berechtigt ist, die Sklerodermie mit Veränderungen im Bereiche des endokrinen Drüsensystems in Verbindung zu bringen, ist sehr fraglich. Möglich ist, daß uns hier ähnlich wie bei der Paralysis agitans und ähnlichen striären Erkrankungen die genaue histologische Erforschung gewisser cerebraler Zentren weiterbringen wird. Allerdings fehlt es gerade bei der Sklerodermie nicht an Hinweisen, die auf eine Beteiligung endokriner Drüsen, speziell der Schilddrüse, deuten. MARINESCO und GOLDSTEIN haben aus der Literatur 36 Fälle zusammengestellt, in denen eine Kombination von Sklerodermie mit Basedow vorhanden war. Ich selbst verfüge ebenfalls über drei Fälle dieser Art. Die Basedowsymptome sind jedoch in der Regel bei Sklerodermischen nur wenig ausgesprochen. Es bestehen geringe Kropfbildung, vasomotorische Symptome usw. Gelegentlich sind Merkmale der Hypo- oder Athyreose erkennbar. Nimmt man hinzu, daß in einer Reihe von Fällen die Schilddrüsentherapie nennenswerte Resultate zeitigt, so wird man gewisse Beziehungen zur Schilddrüse nicht ohne weiteres in Abrede stellen können. A. KOCHER nimmt an, daß es sich bei der Sklerodermie um einen partiellen Ausfall der Schilddrüsenfunktion handele. An Beweisen hierfür mangelt es gänzlich.

Auch von Reizbestrahlungen verschiedener endokriner Drüsen (Hypophyse, Thyreoidea) mittels Röntgenlicht wollen einige Autoren günstige Erfolge bei der Sklerodermie gesehen haben (ASCOLI und FAGIUOLI). Nach BECKER soll alleinige Reizbestrahlung des Thymus günstig wirken. Eventuell kommt auch Bestrahlung mehrerer Drüsen in Betracht.

Neuerdings ist von BRÜNING und FORSTER versucht worden, der Krankheit auf operativem Wege zu begegnen. Es handelt sich um die zuerst von LÉRICHE angegebene periarterielle Sympathektomie. Dadurch soll eine bessere Durchblutung der betreffenden Extremität zustandekommen, die den sklerotischen Prozeß günstig beeinflußt. Es ist von verschiedenen Seiten über gute Erfolge berichtet worden. Ich selbst habe in 4 Fällen nach der Operation nicht die geringste Besserung auftreten sehen.

Alle bisher bei der Sklerodermie angewandten therapeutischen Maßnahmen sind nicht geeignet, das Dunkel, das über der Pathogenese der Krankheit liegt, zu lichten. Bei dieser Gelegenheit scheint es mir angebracht, darauf hinzuweisen, daß es nicht angeht, Krankheitsbilder, deren Pathogenese unbekannt ist, als innersekretorisch bedingt zu erklären. Dies gilt mehr noch als für die Sklerodermie für die atrophische Myotonie, die Myasthenie u. a. Beiläufig bemerkt sei, daß man auch die der Sklerodermie nahestehende Raynaudsche Krankheit neuerdings organotherapeutisch zu beeinflussen versucht hat. B. O. PRIBRAM und KOPF berichten über auffällig günstige Resultate bei Behandlung der Kranken mit Hypophysenpräparaten (Hypophysininjektionen!). Auch wenn die Mitteilungen der Autoren der Kritik standhalten, so ist hiermit natürlich durchaus noch nichts im Sinne einer etwaigen Abhängigkeit des Leidens von Hypophysisveränderungen bewiesen.

Literatur.

Allgemeiner Teil.

ABDERHALDEN: Wien. klin. Wochenschr. 1924.

— u. GELLHORN: Studien über die von einzelnen Organen hervorgebrachten Stoffe mit spezifischer Wirkung. Pflügers Arch. f. d. ges. Physiol. Bd. 182. 1920 u. Bd. 186. 1921.

— — Ibidem. Bd. 182. 1920 u. Bd. 186. 1921.

— u. SCHIFFMANN: Ibidem. Bd. 195. 1922.

— Einige Gedanken über sogenannte Avitaminosen und Aninkretinosen. Klin. Wochenschr. 1924, Nr. 7, S. 267.

— u. WERTHEIMER: Pflügers Arch. f. d. ges. Physiol. Bd. 205, H. 5/6. 1924.

ABELIN, I.: Über das Verhalten der wirksamen Schilddrüsenstoffe im tierischen Organismus. Biochem. Zeitschr. Bd. 138, Nr. 1, S. 3169.

— Biochem. Zeitschr. Bd. 116, S. 138. 1921.

— Über Phosphat- u. Schilddrüsenwirkung. Klin. Wochenschr. Jg. 2, Nr. 35.

ADDISON, TH.: On the constitutional and total effects of disease of the suprarenal bodies. London 1855.

ALLEN: Americ. journ. of anat. 1922, Nr. 30.

ALLEN-DOISY: Journ. of the Americ. med. assoc. Bd. 81. 1923 u. Americ. journ. of physiol. Bd. 69, Nr. 3. 1924.

ASCHNER: Die Blutdrüsenerkrankungen des Weibes. Wiesbaden 1922.

— u. PORGES: Biochem. Zeitschr. Bd. 39, S. 200. 1912.

ASHER, L.: Innere Sekretion und Phagocytose. Klin. Wochenschr. Nr. 8, S. 308. 1924; Biochem. Zeitschr. Bd. 147, H. 5/6. 1924. u. Bd. 157, H. 1/2. 1925.

BALINT u. GOLDSCHMIDT: Jahrb. f. Kinderheilk. Bd. 99, S. 49.1922.

BAUMANN: Über den Jodgehalt der Schilddrüse von Mensch u. Tier. Zeitschr. f. physiol. Chem. Bd. 22, S. 1. 1896.

BAYARD, O.: Über das Kropfproblem. Schweiz. med. Wochenschr. Nr. 30, S. 703. 1923.

BAYER, G.: Die normale u. path. Physiol. d. chromaff. Gewebes der Nebennieren. Lubarsch-Ostertag 14. 1910.

BENEDICT u. HORMANS: Journ. of med. research. Bd. 25, Nr. 3. 1912.

BERTELLI, SCHWEEGER u. FALTA. Zitiert nach FALTA: Die Erkrankungen der Blutdrüsen. Berlin: Julius Springer 1913.

BERTHOLD, A.: Transplantation der Hoden. Arch. f. Anat. u. Physiol. Abt. 1849, S. 42.

BEZNÁK, A. v.: Die Rolle der Nebennieren bei Mangel an Vitamin B. Biochem. Zeitschr. Bd. 141, H. 1/3. 1923.

BIEDL, A.: Innere Sekretion. 3. Aufl. Berlin u. Wien.

BLUM: Über Nebennierendiabetes. Dtsch. Arch. f. klin. Med. Bd. 71. 1901 u. Pflügers Arch. f. d. ges. Physiol. Bd. 90. 1902.

BROWN-SÉQUARD: Des effects products chez l'homme par des injections sous-coutanées d'un liquide retiré etc. comptes rendus de la société 1889 p. 415, 420, 430 u. 451.

BUSCHKE: Med. Klinik. 1922, Nr. 23.

— u. PEISER: Klin. Wochenschr. 1922, Nr. 44.

CAMERON, A. T., u. F. A. SEDZIAK: Americ. journ. of physiol. Bd. 58. 1921.

CANNAN: Biochem. journ. Bd. 16, Nr. 1. 1922.

McCARRISON: Zit. nach C. FUNK. Die Vitamine. Ihre Bedeutung f. d. Physik u. Pathologie. München: J. F. Bergmann 1922.

— The funktion of the adrenal glands and its relation in concentration of hydrogen ions. Brit. med. journ. 1923. Nr. 3238, S. 101.

CHIARI u. R. A. FRÖHLICH: Arch. f. exp. Pathol. u. Pharmakol. Bd. 64, S. 214. 1911.

CENI: Das Gehirn u. d. Schilddrüsenfunktion. Exp. Untersuchungen. Arch. f. Entwicklung
    mech. d. Organismen. Bd. 42, H. 4. 1921.

CLAUDE, BERNARD: Leçons de physiolog. expérimentale au Collège de France. Paris 1855.
— Vorlesungen über Diabetes. 1878.

COLLIP, J. B.: Journ. of biol. chem. Bd. 63, Nr. 2, S. 395. 1925.

— CLARK u. SCOTT: Journ. of biol. chem. Bd. 63, Nr. 2, S. 439. 1925.

CURSCHMANN, H.: Hyperthryreoidismus u. Konstitution. Dtsch. Zeitschr. f.N ervenheilk.
    Bd. 68—69, S. 40—45.

— Die Blutdruckveränderungen nach Adrenalininjektionen als Gradmesser für den Tonus
    im autonomen u. sympathischen Nervensystem. Dtsch. med. Wochenschr. 1919, Nr. 35.

CZÉPAI, K.: Dtsch. med. Wochenschr. 1921, Nr. 33, S. 953; Klin. Wochenschr. 1923, Nr. 47,
    S. 2170.

DIXON, W. E. u. MARSHALL: Journ. of physiol. Bd. 59, Nr. 4/5, S. 276. 1924.

DALE, H. u. H. W. DUDLEY: Journ. of pharmacol. a. exp. therapeut. Bd. 18. 1921.

DRESEL, K.: Dtsch. med. Wochenschr. 1919, Nr. 45, S. 955.
— Zeitschr. f. exp. Pathol. u. Ther. Bd. 22, S. 34. 1921.
— Zeitschr. f. klin. Med. Bd. 101, H. 1/2, S. 70. 1924.

DURAN: Biochem. Zeitschr. Bd. 106, H. 4—6, 1920.

DUZÁR u. FRITZ: Klin. Wochenschr. Jg. 3, Nr. 51, S. 3238. 1924.

EISNER: Dtsch. Arch. f. klin. Med. Bd. 120, S. 438. 1916 u. Ther. d. Gegenwart 1916, S. 289.

ELIAS u. SAMMARTINO: Biochem. Zeitschr. Bd. 117, H. 10. 1921.

EPPINGER, FALTA u. RUDINGER: Wechselwirkungen der Drüsen mit innerer Sekretion.
    Zeitschr. f. klin. Med. Bd. 66 u. 67, 1908.

— FALTA, NEWBURGH, NOBEL: Zeitschr. f. klin. Med. Bd. 72.

ERB, W., jun.: Exp. u. histolog. Studien über Arterienerkrankung nach Adrenalininjektion.
    Arch. f. exp. Pathol. u. Pharmakol. Bd. 53, S. 173. 1905.

EVANS u. LONG: Proc. of the nat. acad. of sciences (U. S. A.). Bd. 8, Nr. 3. 1922.

FALTA: Die Erkrankungen der Blutdrüsen. Berlin: Julius Springer 1913.

FELLNER: Exp. Untersuchungen über die Wirkung von Gewebsextrakten aus der Placenta
    u. den weiblichen Sexualorganen auf das Genitale. Arch. f. Gynäkol. Bd. 100, S. 641. 1913.

FREUND, H., u. MARCHAND, F.: Über die Beziehung der Nebennieren zu Blutzucker u.
    Wärmeregulation. Arch. f. exp. Pathol. u. Pharmakol. Bd. 72, S. 56. 1913.

FREY, W.: Der Einfluß des vegetativen Nervensystems auf d. Blutbild. Zeitschr. f. exp.
    Med. 1913, 2, S. 38.

FREY u. KUMPIESS: Zeitschr. f. d. ges. exp. Med. Bd. 2.

FRIEDMANN u. GOTTESMANN: Proc. of the soc. f. exp. biol. a. med. Bd. 19, Nr. 8. 1922.

FREUDENBERG u. GYÖRGY: Jahrb. f. Kinderheilk. Bd. 96. 1921 u. Bd. 99. 1922.

FRÖHLICH u. POLLAK: Arch. f. exp. Pathol. u. Pharmakol. Bd. 74, S. 265. 1914.

FROMHERZ: Arch. f. exp. Pathol. u. Pharmakol. Bd. 100, H. 1/2.

FÜHNER, H.: Über die isolierten wirksamen Substanzen der Hypophyse. Dtsch. med.
    Wochenschr. 1913, S. 491.

FUKUI, T. Pflügers Arch. f. d. ges. Physiol. Bd. 210, H. 4/5, S. 410 u. 427. 1925.

GLEY, E.: Die Lehre von der inneren Sekretion. Berlin-Leipzig 1920.

GLEY, E. u. J. CHEYMOL: Cpt. rend. hebdom. des séances de l'acad. des sciences Bd. 179,
    Nr. 18. 1924.

GOTTSCHALK u. POHLE: Klin. Wochenschr. 1922, Nr. 26, S. 1310.
— — Arch. f. exp. Pathol. u. Pharmakol. 95, S. 75. 1922.

GUDERNATSCH: Feeding experiments on tadpoles I The influence of specific. organs given
    as food on growth and differentiation. Arch. f. Entwicklungsmech. d. Organismen.
    Bd. 35, S. 457. 1912.

HART: Zum Wesen und Wirken der endokrinen Drüsen. Berlin. klin. Wochenschr. 1921,
    Nr. 21.

— Konstitution u. endokrines System. Zeitschr. f. angew. Anat. u. Konstitutionslehre
    Bd. 6, S. 71. 1920.

— Über die Vererbung erworbener Eigenschaften. Berlin. klin. Wochenschr. 1920, Nr. 48,
    S. 654.

HART: Neotenie u. Infantilismus. Berlin. klin. Wochenschr. 1918, Nr. 26.

HARTMANN, F. A. u. HARTMANN, W. E.: Americ. journ. of physiol. Bd. 65, Nr. 3, S. 623. 1923.

HASSENKAMP: Zur Frage der Adrenalinwirkung beim Menschen. Dtsch. med. Wochenschr. Nr. 31, S. 1044.

HANSEMANN, v.: Über Anaplasie, Spezifität u. Altruismus der Zellen. Berlin 1891.

HERZFELD u. KLINGER: Zur Chemie des Schilddrüsensekretes. Schweiz. med. Wochenschr. 1920, Nr. 27.

HEUBNER: Vers. dtsch. Naturforscher u. Ärzte. Nauheim 1920.

HILDEBRAND, F.: Über den Einfluß von Thyroxin auf d. Diurese. Klin. Wochenschr. 1924, Nr. 7, S. 279.

HILDEBRANDT, F. u. S. NISHIURA: Über die Wirkung von Phosphor u. Arsen auf d. Gasstoffwechsel. Arch. f. exp. Pathol. u. Pharmakol. Bd. 101, H. 3/4. 1924.

HIRSCH, R.: Adrenalin u. Wärmehaushalt. Zeitschr. f. exp. Pathol. u. Therap. Bd. 13, S. 142, 1913.

HOLZER, H. s. KRAUS, E. J.

HOSKINS, R. G.: Physiol. Rev. Bd. 2. 1922.

HÄUSLER u. O. LOEWY: Zur Frage der Wirkungsweise des Insulins. Pflügers Arch. f. d. ges. Physiol. Bd. 210, H. 1/3. 1925.

JARISCH, A.: Pflügers Arch. f. d. ges. Physiol. Bd. 179, S. 159. 1920.

JOSUÉ, O.: Athérome expérimentale par injections répétées d'Adrénalins dans les vaines Cpt. rend. des séances de la soc. de biol. Bd. 55, S. 1374. 1903.

JUNGMANN u. BERNHARDT: Festschrift f. His. Zeitschr. f. klin. Med. Bd. 99, H. 1/3, 1923.

KAHN, R. H.: Zur Fütterungswirkung von Schilddrüsen u. Jodpräparaten auf Froschlarven. Pflügers Arch. d. ges. Physiol. Bd. 205, H. 3/4. 1924.

KAUFFMANN, F.: Zeitschr. f. klin. Med. Bd. 100, H. 6. 1924.

KENDALL, E. C.: Proc. of the soc. f. exp. biol. a. med. Bd. 22, Febr.-H., S. 307. 1925.
— Journ. of biol. chem. Bd. 39, S. 125. 1919.

KEPINOW, L.: Cpt. rend. des séances de la soc. de biol. Bd. 87, Nr. 26, 1922.

KOCHER: Über Kropfexstirpation und ihre Folgen. Arch. f. klin. Chirurg. 1883, Nr. 29.

KOLM u. PICK: Über Änderung d. Adrenalinwirkung nach Erregung d. vagalen Endapparate. Pflügers Arch. f. d. ges. Physiol. Bd. 184, S. 79. 1920.

KRAUS, E. J. u. H. HOLZER: Über Beziehungen zwischen Gehirn, Schilddrüse u. Körperwachstum. Virchows Arch. f. path. Anat. u. Physiol. Bd. 251, S. 253. 1924.

KRAUS, F., u. S. G. ZONDEK: Die Durchtränkungsspannung. Klin. Wochenschr. 1922, Nr. 36.

KRETSCHMER: Arch. f. exp. Pathol. u. Ther. Bd. 57, S. 438. 1907.
u. Pharmakol. Bd. 53, S. 140.

KÜLBS, F.: Exp. Studien über die Wirkung der Nebennierenextrakte. Arch. f. exp. Pathol. u. Pharmakol. Bd. 53, S. 140.

KYLIN, E.: Klin. Wochenschr. 1924, Nr. 26, S. 1175.

LAUFBERGER: Theorie d. Insulinwirkung. Klin. Wochenschr. 1924, Nr. 7.

LIDDEL, HOVARD S. and SUTHERLAND SIMPSON: Effects of thyroxin, thyreoid extract and sodium iodid respectively on neuro-muscular achestyin cret in sheep. Proc. of the soc. f. exp. biol. a. med. Bd. 20, Nr. 3. 1922.

LISI, L. de: Schweiz. Arch. f. Neurol. u. Psychiatrie Bd. 14, H. 1, S. 94. 1924.

LONG u. EVANS: Mem. Univer. Californ. Bd. 6.

LÜTTICHAU, A.: Boll. d. science med., Bologna Bd. 1, S. 342. 1923.

LÜTTGE u. v. MERTZ: Münch. med. Wochenschr. 1924, 29.

MEHRING v. u. MINKOWSKI: Diabetes nach Pankreasexstirpation. Arch. f. exp. Pathol. u. Pharmakol. Bd. 26, S. 371. 1889.

MELANBY, E. u. M.: The experimental productions of the thyreoid hyperplasia in dogs communic. Phys. soc. London. 12. III. 1921. Journ. of phys. Bd. 55, Nr. 1—2. 1921.

MEYER, E. u. MEYER-BISCH: Dtsch. Arch. f. klin. Med. Bd. 137, S. 225. 1921.

MEYER-BISCH: Zeitschr. f. d. ges. exp. Med. Bd. 34, H. 3/6. 1923.

MODRAKOWSKI u. HALTER: Zeitschr. f. exp. Path. u. Ther. Bd. 20, S. 331. 1919.

MOLITOR u. PICK: Arch. f. exp. Pathol. u. Pharmakol. Bd. 101, H. 3/4, S. 169. 1924.

Mosse, M.: Journ. of biol. Chem. Bd. 19. 1915.

Ohno (s. Seishichi).

Oliver u. Schäfer: The physiological effects of extracts of the suprarenal capsules. Journ. of physiol. Bd. 18, S. 231. 1895.

Oswald: Über den Jodgehalt der Schilddrüse. Zeitschr. f. physiol. Chem. Bd. 23, S. 265. 1897.

Peiser: Über die Beziehungen der Hungerblockade zur Funktion der Nebennieren. Münch. med. Wochenschr. 1921, Nr. 17, S. 521.

Pohle: Der Einfluß des Nervensystems auf Osmoregulation der Amphibien. Pflügers Arch. f. d. ges. Physiol. Bd. 15, S. 182. 1920.

Reverdin, J. u. A.: Notes sur 27 operations du goitre. Rev. méd. Suisse. 1883.

Retterer u. Voronoff: Journ. d'urol. Bd. 15, Nr. 6, S. 417. 1923 u. Rev. española de urol. y de dermatol. Jg. 25, Nr. 290, S. 57. 1923.

Robertson: On the isolation and properties of tethelin, the growth-controlling principle of the anterior lobe of the pituitary body. Journ. of biol. chem. Bd. 24, S. 409, 1916.

Romeis: Exp. Untersuchungen über d. Wirkung innersekretorischer Organe. Arch. f. Entwicklungsmech. d. Organismen. Bd. 40, S. 571. 1915.

— Der Einfluß der innersekretorischen Organe auf Wachstum und Entwicklung der Froschlarven. Naturwissenschaften. Bd. 8, S. 860. 1920.

— Biochem. Zeitschr. Bd. 141, H. 1/3. 1923.

— Untersuchungen über die Wirkungen des Thyroxins. III. Mitteilung. Biochem. Zeitschr. Bd. 141, H. 4/6, S. 500.

— Zeitschr. f. d. ges. exp. Med. Bd. 6. 1918, Arch. f. Entwickl.-Mech. Bd. 50. 1922; Arch. f. mikr. Anat. u. Entwickl.-Mech. Bd. 101. 1924.

Rosenow: Verhandl. d. dtsch. Kongr. f. inn. Med. 1920.

Schmorl u. Ingier: Über den Adrenalingehalt der Nebennieren bei verschiedenen Erkrankungen. Münch. med. Wochenschr. 1911, Nr. 19.

Sehrt: Blockade u. innere Sekretion. Münch. med. Wochenschr. 1921, Nr. 9, S. 268.

Seishichi: Beitr. z. pathol. Anat. u. z. allg. Pathol. Bd. 71, H. 2. 1923.

Seitz, Wintz u. Fingerhut: Über die biologische Funktion des corpus luteum, seine chem. Bestandteile u. deren therapeutische Anwendung.

Seitz, A.: Die biolog. Beziehungen zwischen Mutter und Kind von Standpunkt der inneren Sekretion. Klin. Wochenschr. 1924, Nr. 51.

Schaefer u. Vincent: Journ. of Physiol. Bd. 24, S. 19. 1899 u. ibidem: Bd. 25, S. 87. 1899.

Stewart: Journ. of pharmacol. a. exp. therapeut. Bd. 10, S. 1. 1917.

Straub, W.: Wertbestimmung an Schilddrüsenpräparaten. Dtsch. med. Wochenschr. 1925, Nr. 1, S. 4.

Steinach, E., Heinlein u. B. P. Wiesner: Auslösung des Sexualzyklus, Entwicklung der Geschlechtsmerkmale usw. Pflügers Arch. f. d. ges. Physiol. Bd. 210, H. 4/5. 1925.

Stefko, W. G. Russkaja Klinika Bd. 3, Nr. 10. 1925.

Sternberg: Über echten Zwergwuchs. Beitr. z. pathol. Anat. u. z. allg. Pathol. Bd. 67.

Stockard u. Papanicolaou: Americ. journ. of anat. Bd. 22. 1917.

Swingle, W.: Endokrinoly. Bd. 8, Nr. 6, S. 832. 1924.

Streuli: Biochem. Zeitschr. Bd. 87, H. 5 u. 6. 1918.

Stuber, Russmann u. Proebsting: Über eine Methylierungsfunktion der Schilddrüse usw. Biochem. Zeitschr. Bd. 143, H. 3/4. 1923.

Tsjui, K.: Acta scholae med. imp. univ. Kioto. Bd. 4, H. 4, S. 471—480. 1922.

Tsuburá: Beiträge zur Kenntnis der inneren Sekretion d. Keimdrüsen. I. Mitteilung. Biochem. Zeitschr. Bd. 143, H. 3/4. 1923.

Uhlenhuth: Proc. of the soc. f. exp. biol. a. med. Bd. 18. 1920.

Underhill: Journ. of biol. chem. Bd. 25, S. 463. 1916.

Veil u. Sturm: s. unten.

Vollmer: Dtsch. med. Wochenschr. 1924, Nr. 27; Klin. Wochenschr. 1923, 2, Nr. 13; Biochem. Zeitschr. 1923, 140, S. 410.

Velden, v. d,: Berl. klin. Wochenschr. 1913, S. 2083.

Waele, Henri de: Arch. internat. de physiol. Bd. 21, H. 2. 1923.

Watson: Journ. of exp. physiol. Bd. 5. 1913.

WEGELIN, C., u. J. ABELIN: Über die Wirksamkeit der menschlichen Schilddrüse im Froschlarvenversuch. Arch. f. exp. Pathol. u. Pharmakol. Bd. 89, H. 5—6. 1921.
— — Weitere Untersuchungen über die Wirksamkeit menschlicher Kröpfe im Kaulquappenversuch. Arch. f. exp. Pathol. u. Pharmakol. Bd. 105, H. 3/4. 1924.
ZONDEK, H.: Die Wirkung kleiner Thyreoidinmengen auf das rote Blutbild. Dtsch. med. Wochenschr. 1922, Nr. 31.
— Probleme der inneren Sekretion. Dtsch. med. Wochenschr. 1924, Nr. 12.
— u. BERNHARD: Zur Frage des inkretorischen Anatagonismus. Klin. Wochenschr. Jg. 4, Nr. 31.
— u. H. UCKO: Die Zweiphasenwirkung der Hormone usw. Hoppe-Seylers Zeitschr. f. physiol. Chem. Bd. 148. 1925; Klin. Wochenschr. 1924 Nr. 29 u. 34; 1925 Nr. 1.
— — Klin. Wochenschr. 1924, S. 1752, Nr. 29 u. Nr. 34; 1925 Nr. 1.
— — Weiterer Beitrag zur Frage der Variabilität der Hormonwirkung. Klin. Wochenschr. 1926, Nr. 40.
— u. T. REITER: Hormonwirkung u. Kationen. Klin. Wochenschr. Bd. 29. 1923.
— B.: Der Einfluß des Hypophysenextraktes auf die Peristaltik. Pflüg. Arch. f. d. ges. Physiol. Bd. 180, S. 68. 1920.
— B.: Untersuchungen über den Winterschlaf. Klin. Wochenschr. 1924, Nr. 34, S. 1529.
— B., u. ASCHHEIM: Klin. Wochenschr. 1925; Jg. 5, Nr. 10. 1926; Arch. f. Gynäkol. 1925.
— S. G.: Über das Wesen der Vagus- u. Sympathicuswirkung. Dtsch. med. Wochenschr. 1921, Nr. 50; Biochem. Zeitschr. Bd. 132. 1922.
ZUELZER, DOHRN u. MARXER: Spez. Anregung der Darmperistaltik durch intravenöse Injektion des Peristaltik-Hormons. Berlin. klin. Wochenschr. 1908, Nr. 46; Zeitschr. f. exp. Pathol. u. Therapie. Bd. 5, S. 307. 1909.

Spezieller Teil.

1. Kapitel.

ADLER: Untersuchungen über den Adrenalingehalt des Blutes. Dtsch. Arch. f. klin. Med. Bd. 114. 1913.
ADLERSBERG u. PORGES: Klin. Wochenschr. 1925, Nr. 31, S. 1489.
ASHER u. FURUYA: Biochem. Zeitschr. Bd. 147, H. 5/6, S. 390. 1924.
AUB u. MEANS: Arch. of internal med. 28.
v. BASEDOW: Exophtalmus durch Hypertrophie des Zellgewebes in d. Augenhöhle. Caspers Wochenschr. 13, 14. 1840.
— Die Glotzaugen. Ibidem 49. 1848.
BERGELL: Die Radiumtherap. der Basedowschen Krankheit. 1921.
BERTELLI, FALTA u. SCHWEEGER: Wechselwirkungen der Drüsen mit innerer Sekretion. III. Chemotaxis. Zeitschr. f. klin. Med. Bd. 71. 1910.
BING u. HECKSCHER: Biochem. Zeitschr. Bd. 158, H. 4/6. 1925.
BIRCHER: Zur exp. Erzeugung d. Morb. Basedowii. Zentralbl. f. Chirurg. Bd. 35, S. 5. 1912.
BOENHEIM: Die Bedeutung der Blutdrüsen für d. Verdauungstraktus. Arch. f. Verdauungskrankh. Bd. 35. 1925.
BUSSE: Zeitschr. f. d. ges. exp. Med. Bd. 28. 1922.
CHVOSTEK, F., jun.: Das konstitutionelle Moment in der Pathologie des Morb. Basedowii. Zeitschr. f. angew. Anat. u. Konstitutionslehre. 1913, S. 27.
— Morb. Basedowii u. die Hyperthyreosen. Berlin 1917.
CURSCHMANN, H.: Über die Einwirkung der Kriegskost auf die Basedowsche Krankheit. Klin. Wochenschr. 1922, Nr. 26.
DUBOIS: Über das Zusammenwirken von Milz, Schilddrüse u. Knochenmark. Beiträge zur Physiologie d. Drüsen. Biochem. Zeitschr. Bd. 82, S. 14. 1917.
EGE: Biochem. Zeitschr. Bd. 109.
FALTA, NEWBURGH u. NOBEL: Wechselwirkung d. Drüsen mit innerer Sekretion, Überfunktion u. Konstitution. Zeitschr. f. klin. Med. Bd. 72. 1911.
FLEISCHMANN, P.: Zur Frage d. regionär verschiedenen Empfindlichkeit gegen Jod. Münch. med. Wochenschr. 1911, Nr. 4.

FÖLDES: Funktionsstörungen der Schilddrüse u. durchschnittliches Volum d. roten Blutkörperchen. Zeitschr. f. klin. Med. Bd. 100, H. 1/4, S. 268.

FORSCHBACH: Kreatininausscheidung bei Krankheiten. Arch. f. exp. Pahtol. u. Pharmakol. Bd. 58, S. 113. 1907.

FRAENKEL, A.: Über d. Gehalt d. Blutes an Adrenalin bei chron. Nephritis u. Morbus Basedowii. Arch. f. exp. Pathol. u. Pharmakol. Bd. 60, S. 395. 1909.

GROTE: Verhandl. d. dtsch. Ges. f. inn. Med. 1921, S. 291.

GUDZENT, F.: Klin. Wochenschr. Jg. 3, Nr. 51, S. 2329. 1924.

HAMBURGER: Osmotischer Druck u. Ionenlehre.

HELLWIG u. NEUSCHLOSS: Klin. Wochenschr. 1922, Nr. 40. u. 1924, Nr. 23.

HILDEBRANDT, O.: Erfahrungen u. Studien über d. Basedowsche Krankheit u. ihre operative Behandlung. Arch. f. klin. Chirurg. Bd. 111. 1918.

— Arch. f. exp. Path. u. Pharmakol. Bd. 96, S. 292. 1923 u. Klin. Wochenschr. 1924, Nr. 36, S. 1634.

HOLLÓ u. WEISS: Klin. Wochenschr. 1924, Nr. 36, S. 1632.

HOLMGREN: Über d. Einfluß d. Basedowschen Krankheit u. verwandter Zustände auf das Längenwachstum nebst einigen Gesetzen d. Ossifikation. Nord. med. Ark. 1909, H. 2—4 u. 1910, H. 1—2.

HOTZ: Die Ursachen d. Thymustodes. Beitr. z. klin. Chirurg. Bd. 55, S. 509. 1907.

HUNT, R.: Influence of thyreoid feeding and of various foods and of small amounts of food upon poisoning by acetonitril. Proc. soc. exp. biol. 1905.

JEDLICKA: Casopis lékarno ceskych. Jg. 60, Nr. 25. 1921.

KASPAR, F.: Zur individuellen Kropftherapie mittels Jodminimumdosen. Wien. klin. Wochenschr. Jg. 37, Nr. 29, S. 713. 1924.

KESSEL u. HYMAN: Journ. of the Americ. med. assoc. Bd. 84, Nr. 23, S. 1720. 1925.

KISCH, F.: Arbeitsstoffwechsel bei Basedow. Klin. Wochenschr. 1926, Nr. 16, S. 697.

KLOSE, H.: Exp. Untersuchungen über d. Basedowsche Krankheit. Arch. f. klin. Chirurg. Bd. 95. 1911.

— Die Basedowsche Krankheit. Ergebn. d. inn. Med. Bd. 10, S. 167. 1912.

KOCHER, A.: Über Basedowsche Krankheit u. Thymus. Arch. f. klin. Med. Bd. 105. 1914.

— Über Morbus Basedowii. Mitt. a. d. Grenzgeb. d. Med. u. Chirurg. Bd. 9. 1902.

— Th.: Die Pathologie d. Schilddrüse. Kongr. f. inn. Med. 1906.

— Blutuntersuchungen bei Morbus Basedowii. Arch. f. klin. Chirurg. Bd. 29. 1883.

— Über Basedow. Arch. f. klin. Chirurg. Bd. 96, S. 403. 1911.

KOWITZ: Zeitschr. f. d. ges. exp. Med. Bd. 34, S. 457. 1923.

KRAUS, E. J. (s. S. 391).

KRAUS u. FRIEDENTHAL: Über d. Wirkung v. Schilddrüsenstoffen. Berlin. klin. Wochenschr. 1908, S. 1709.

— u. LUDWIG: Klin. Beiträge zur alimentären Glykosurie. Wien. klin. Wochenschr. 1891, S. 898.

LADWIG, A.: Arch. f. klin. Chirurg. Bd. 137, H. 2, S. 367. 1925.

LÉPINEE: Lyon méd. 1903, S. 101.

LIEK, E.: Über d. Basedowsche Erkrankung. Dtsch. med. Wochenschr. 1920, S. 445.

LIMBECK: Pathologie des Blutes.

LOEWY, A. u. H. ZONDEK: Morbus Basedow u. Jodtherapie. Dtsch. med. Wochenschr. 1921, Nr. 46.

LOUCKS, E. E.: Americ. journ. of roentgenol. Bd. 8, Nr. 12. 1921.

LUBARSCH, OTTO: Schilddrüsenveränderung bei Basedowscher Krankheit. Zentralbl. f. allg. Pathol. u. pathol. Anat. Bd. 6, S. 716. 1895.

MAGNUS-LEWY: Untersuchungen zur Schilddrüsenfrage. Entscheid. f. klin. Med. 1897, 33 u. 60.

— Berlin. klin. Wochenschr. 1895, Nr. 30.

MANSFELD: Pflügers Arch. f. d. ges. Physiol. Bd. 152, S. 32. 1913.

MATTHES: Kongr. f. inn. Med. 1897, S. 232.

MENDEL: Dtsch. med. Wochenschr. 1922, Nr. 27.

MEYER, HANS: Zeitschr. f. klin. Med. Bd. 102, H. 2/3. 1925.

v. MICULICZ: Berlin. klin. Wochenschr. 1895, Nr. 16.

MIGAZAKI u. J. ABELIN: Biochem. Zeitschr. Bd. 149, S. 1/2. 1924.

MOEBIUS, P. J.: Die Basedowsche Krankheit. Nothnagels Handb. Bd. 22. 1896.
— Über Morbus Basedow. Dtsch. Zeitschr. f. Nervenheilk. 1887.
— Über d. Antithyreoidin. Münch. med. Wochenschr. 1903, S. 449.
MÜLLER, FR.: Pflügers Arch. f. d. ges. Physiol. Bd. 143, S. 157. 1913.
— Beiträge zur Kenntnis d. Basedowschen Krankheit. Dtsch. Arch. f. klin. Med. Bd. 51, S. 335, 1893.
— A., u. P. SAXL: Über Kalziumgelatineinjektionen. Therap. Monatsh. Bd. 26. 1912.
NEISSER, E.: Berlin. klin. Wochenschr. 1920, Nr. 20, S. 461.
PIGHINI u. DE PAOLO: Biochem. e terap. sperim. Jg. 12, H. 2, S. 49. 1925.
PLAUT, R.: Dtsch. Arch. f. klin. Med. Bd. 39. 1922.
PRIBRAM u. O. PORGES: Wien. klin. Wochenschr. 1908, Nr. 46.
REVILLIOD: Le thyreoidisme etc. Rev. méd. suisse romain. Bd. 15, S. 413, 1895 (zit. nach FALTA).
ROLLY: Dtsch. med. Wochenschr. 1921, S. 917.
ROTHLIN: Klin. Wochenschr. 1922, Nr. 46/47 u. 1925, Nr. 30.
SALOMON, H.: Berlin. klin. Wochenschr. 1904, Nr. 24.
SATTLER: Die Bassdowsche Krankheit. Leipzig 1909—1910.
SAUER, H.: Zur Frage der histologischen Veränderungen der Schilddrüsenerkrankungen unter Berücksichtigung des klinischen Bildes. Virchows Arch. f. pathol. Anat. u. Physiol. Bd. 254, H. 2, S. 354. 1925.
SCHOLZ, W.: Schilddrüsenbehandlung u. Stoffwechsel bei Morbus Basedowii. Zentralbl. f. inn. Med. 1895.
SHAPIRO: Endocrinology. Bd. 8, Nr. 5, S. 666. 1924.
SPIRO: Schweiz. med. Wochenschr. 1921, Nr. 23 u. 32.
STERN, B.: Differentialdiagnose u. Verlauf d. Morbus Basedowii u. seine unvollkommenen Formen. Jahrb. f. Psychiatrie u. Neurol. Bd. 29. 1909.
STOLL: Schweiz. med. Wochenschr. 1921, Nr. 33; Schweiz. Apoth.-Zeit. 1922, Nr. 26/28.
STUVE: Festschrift. Städt. Krankenhaus zu Frankfurt a. M. 1896.
SUDECK: Dtsch. med. Wochenschr. 1921, Nr. 41, S. 1227.
TURIN: Zeitschr. f. Chirurg. Bd. 107, S. 343. 1910.
WADI, W. u. S. LOEWE: Ist die Schilddrüse für die Wirkungen d. Jodalkalien auf d. Blutbild maßgebend? Klin. Wochenschr. 1924, Nr. 35, S. 1583.
WEGELIN, C., Schilddrüse. Handbuch der spez. Pathol. Anat. u. Histolog. von HENKE-LUBARSCH, Bd. VIII, Berlin: Julius Springer, 1926.
WEISZ u. ADLER: Klin. Wochenschr. 1922, S. 1592.
VEIL u. STURM: Beiträge zur Kenntnis des Jodstoffwechsels. Dtsch. Arch. f. klin. Med. Bd. 147, H. 3 u. 4. 1925.
ZONDEK, H.: Der Einfluß kleiner Thyreoidinmengen auf d. rote Blutbild. Dtsch. med. Wochenschr. 1922, Nr. 31.
— (s. LOEWY, A.).
— Probleme der inneren Sekretion. Dtsch. med. Wochenschr. 1924, Nr. 12.

2. Kapitel.

ABELIN, J.: Beiträge zur Kenntnis der physiologischen Wirkung der proteinogenen Amine. Biochem. Zeitschr. Bd. 101, H. 4, 5 u. 6. 1920; Bd. 102; Bd. 93, H. 3 u. 4; Bd. 192, H. 1—2. 1922.
ABRIKOSOFF: Anatomischer Befund in einem Falle von Myxödem. Virchows Arch. f. pathol. Anat. u. Physiol. Bd. 177, S. 426. 1904.
ASSMANN: Das Myxödemherz. Münch. med. Wochenschr. 1919, Nr. 1.
BAUMANN, E.: Über die Wirksamkeit des Thyreoidins. Münch. med. Wochenschr. 1896, Nr. 20.
BIRCHER, H.: Der endemische Kropf u. seine Beziehungen zur Taubstummheit usw. Basel 1883.
— Volksmanns klin. Vorträge. 1890, Nr. 3, 5, 7.
CAMPELL: Myxoedema and anomalous vases. Montreal. med. journ. 1888, XVII, S. 256.
CITELLI, S.: Myxoedema akuto febbrile epidemico usw. Riv. crit. clin. med. Bd. 21. 1920.
CURSCHMANN, H.: Zur Frage einer „essentiellen Hypotonie“ Zeitschr f. klin. Med. Bd. 103, H. 3/4. 1926.
CYON, v.: Pflügers Arch. f. d. ges. Physiol. Bd. 70. 1898.

Cyon, v. u. Oswald: Pflügers Arch. f. d. ges. Physiol. Bd. 43. 1901.

Eiselsberg, v.: Fall v. Thyreoaplasie. K. K. Gesellsch. d. Ärzte Wiens. 7. Juni 1912.

— Die Krankheiten der Schilddrüse. Stuttgart: Enke 1901.

— Über vegetative Störungen im Wachstum von Tieren. Arch. f. klin. Chirurg. Bd. 49. 1895.

Enderlen u. Borst: Münch. med. Wochenschr. 1910, S. 1865.

— — Beiträge zur Gefäßchirurgie u. zur Organtransplantation. Münch. med. Wochenschr.
    1910, S. 1865 (zit. nach Falta, l. c.).

Eppinger, Falta u. Rudinger: Wechselwirkung der Drüsen mit innerer Sekretion. I.: Zeit-
    schr. f. klin. Med. Bd. 66. 1908; II.: Bd. 67. 1909.

Erb, W.: Über Myxödem. Berlin. Klin. Wochenschr. 1887, Nr. 3, S. 33.

Falta, W.: Die Erkrankungen der Blutdrüsen. Berlin: Julius Springer 1913.

Fonio: zit. nach Falta (l. c.).

Friedmann, U.: Herzmuskeltonus u. metadiphtherische Herzlähmung. Dtsch. med. Wochen-
    schr. 1921, Nr. 41 u. 52.

Gara: Med. Klinik 1914, Nr. 20.

Garnier et Lebret: Soc. des. méd. des hop. 1905.

Gull, W.: Clin. soc. Transakt. 1873, Nr. 7.

Hun, H., u. Prudden: zit. nach Scholz. Myxödem in Kraus-Brugsch: Spez. Pathol. u.
    Therap. inn. Krankh. Bd. 1.

Kocher, Th.: Über Kropfexstirpation u. ihre Folgen. Arch. f. klin. Chirurg. Bd. 29. 1883.

Kramer, F.: Berlin. klin. Wochenschr. 1918, Nr. 15, S. 360.

Landsberger, M.: Der Phosphatspiegel im Blutserum bei Myxödem. Klin. Wochenschr. 1924,
    Nr. 30.

Lueg, W.: Haut u. Elektrokardiogramm. Pflügers Arch. f. d. ges. Physiolog. Bd. 212,
    H. 3/4.

Magnus-Lewy: Untersuchungen zur Schilddrüsenfrage. Gas- u. Stoffwechseluntersuchun-
    gen bei Schilddrüsenfütterung, Myxödem, Morb. Bas. u. Fettleibigkeit. Zeitschr. f.
    klin. Med. Bd. 33. 1897.

— Über Myxödem. Zeitschr. f. klin. Med. Bd. 52, S. 201. 1904.

— Der Stoffwechsel bei Erkrankungen einiger Drüsen usw. Noordens Handb. d. Pathol.
    d. Stoffw. Bd. 2. 1907.

Marfand: Thyreoïdite rheumatismale avec myxoedème et vitiligo. Bull. de méd. Paris.
    Bd. 33. 1900.

Meissner, R.: Myxödem mit plurigl. Insuffiziens. Münch. med. Wochenschr. 1921, Nr. 16,
    S. 488.

Oswald, A.: Zur Kenntnis des Thyreoglobulins. Zeitschr. f. physikal. Chem. Bd. 32, H. 1
    u. 2. 1901.

— Pflügers Arch. f. d. ges. Physiol. Bd. 129. 1909.

Payr, E.: Transplantationen von Schilddrüsenpräparaten in d. Milz. Arch. f. klin. Chirurg.
    Bd. 80, H. 3—4, S. 1. 1906.

Pick, E. P. u. F. Pineles: Über die Beziehung der Schilddrüse zum Gefäßsystem. Verhandl.
    d. 25. Kongr. f. inn. Med. 1908, S. 360.

Ponfick: Myxödem u. Hypophyse. Zeitschr. f. klin. Med. Bd. 38, S. 1. 1899.

Quervain, F. de: Cretinisme, états hypothyreoïdiens et système nerveux. Schweiz. Arch.
    f. Neurol. u. Psychiatrie. Bd. 4, H. 7. 1924.

Reverdin: Notes sur 22 Opération de goitre. Rev. méd. suisse romain. 1883.

Scholz, W.: Myxödem in Kraus-Brugsch, Spez. Pathol. u. Therap. S. 533. 1916.

Simmonds, M.: Über chron. Thyreoditis und fibröse Atrophie der Thyreoidea. Virchows
    Arch. f. pathol. Anat. u. Physiol. Bd. 246, S. 140. 1923.

Zondek, H.: Das Myxödemherz. Münch. med. Wochenschr. 1918, Nr. 43 u. 1919, Nr. 25.

— Herz u. innere Sekretion. Zeitschr. f. klin. Med. Bd. 90, H. 3/4.

3. Kapitel.

Dieterle: Die Athyreosis u. die Skelettveränderungen. Virchows Arch. f. pathol. Anat. u.
    Physiol. Bd. 184. 1906.

Kassowitz: Infantiles Myxödem, Mongolismus u. Mikromelie. Wien. med. Wochenschr.
    Nr. 22 u. Forts. 1902.

Nobel, E. u. A. Rosenblüth: Über d. Dosierung des Thyreoidins bei Kindern. Wien. klin. Wochenschr. Jg. 37, Nr. 26, S. 641. 1924.
— — Zeitschr. f. Kinderheilkunde Bd. 39, H. 6. 1925.
Pineles: Über Thyreoaplasie (kongenitales Myxödem) u. infantiles Myxödem. Wien. klin. Wochenschr. 1902.
— Zur Physiologie u. Pathologie der Schilddrüse. Wien. med. Wochenschr. 1904.

4. Kapitel.

Bauer, J.: Untersuchungen über Blutgerinnung mit besonderer Brücksichtigung des endemischen Kropfes. Verhandl. d. dtsch. Kongr. f. inn. Med. 1913, S. 308.
— u. Bauer Jokl: Untersuchungen über Blutgerinnung mit besonderer Berücksichtigung des endemischen Kropfes. Zeitschr. f. klin. Med. Bd. 79, S. 13. 1914.
Baumann: Über den Jodgehalt der Schilddrüse von Mensch u. Tieren. Zeitschr. f. physikal. Chem. Bd. 22, S. 1. 1896.
Bayard, O.: Beiträge zur Schilddrüsenfrage. Wien. klin. Wochenschr. 1920, Nr. 30.
Bircher, E.: Exp. Beitrag zum Kropfherz. Med. Klinik 1910, Nr. 10.
— Zur Frage der Kropfätiologie. Dtsch. med. Wochenschr. 1910, Nr. 37.
— Die Ätiologie des endemischen Kropfes. Ergebn. d. Chirurg. u. Orthop. Bd. 5, S. 133, 1913.
— Das Kropfproblem. Beitr. z. klin. Chirurg. Bd. 89, S. 1. 1914.
Bleyer: Zur Frage der Kropfherzprophylaxe. Münch. med. Wochenschr. Bd. 69. 1922.
Breitner: Wien. klin. Wochenschr. 1924, Nr. 24 u. 1923, Nr. 34. Derselbe: Arch. f. klin. Chirurg. 1924, 128, S. 184.
Cushing: Labor. of exper. med. 1923.
Eiger, M.: Experimentelle Studien über d. Schilddrüse. Zeitschr. f. Biol. 67. 1917.
Fellenberg, Th. v.: Untersuchungen über das Vorkommen von Jod in der Natur. Biochem. Zeitschr. Bd. 139, H. 4/6. 1923; Bd. 152, H. 1/2. 1924.
Gold u. Orator: Wien. klin. Wochenschr. 1924, Nr. 14. Ders. Grenzgeb. 1923, 36 (zitiert nach F. Müller (s. unten).
Goldberger, I. H. and Aldinger: Americ. journ. of dis of childr. Bd. 29, Nr. 6, S. 780. 1925.
Hayden, Wenner u. Rücker: Proc. of the soc. f. exp. biol. a med. Bd. 21, Nr. 8, S. 546. 1924.
Klinger, R.: Neue Vorschläge zur Prophylaxe des endemischen Kropfes. Korresp.-Blatt Schweiz. Ärzte. Nr. 17. 1919.
— Die Prophylaxe des endemischen Kropfes. Schweiz. med. Wochenschr. Bd. 12. 1921.
Kocher, Th.: Über Kropf u. Kropfbehandlung. Dtsch. med. Wochenschr. Bd. 27, S. 28. 1912.
— A. Kropf. Aus Kraus-Brugsch, Spez. Pathol. u. Therap. inn. Krankh. 1919.
Kraus, Fr.: Über das Kropfherz. Wien. klin. Wochenschr. 1899, S. 416 u. Dtsch. med. Klinik. 1906, S. 189.
Kutschera, v.: Wien. klin. Wochenschr. 1910, S. 1593; Münch. med. Wochenschr. 1913, S. 393; Prager med. Wochenschr. 1914, S. 141.
Magnus-Levy: Myxödem u. Kretinismus. Zeitschr. f. klin. Med. Bd. 52. 1904.
Marine: Cushing labor. of exp. med. 1923.
— u. Kimball: Arch. of internat. med. 1918, Vol. 22 u. Americ. journ. med. sc. 1922, Nr. 25 (zitiert nach F. v. Müller: Therapie d. Gegenw. 1925, H. 1/3.
Oswald: Über den Jodgehalt der Schilddrüsen. Zeitschr. f. physikal. Chem. Bd. 23, S. 265. 1897 (u. andere Arbeiten, s. Biedl).
Quervain, de: Zur pathol. Phys. d. verschied. Kropfarten u. ihrer Einwirkung auf das biol. Verhalten d. Blutes. Schweiz. med. Wochenschr. Bd. 1. 1923.
Romeis: Virchows Arch. f. pathol. Anat. u. Physiol. Bd. 251, S. 237. 1924.
Roux, L.: Kropfoperation u. Kropfprophylaxe. Korresp.-Blatt Schweiz. Ärzte. 1917, Nr. 49.
Scholz, W.: Über den Stoffwechsel der Kretinen. Zeitschr. f. exp. Pathol. u. Therap. Bd. 2. 1905.
— Über Kretinismus. Ergebn. d. inn. Med. Bd. 3. 1909.
Schroetter, H.: Wien. klin. Wochenschr. Jg. 38, Nr. 2, S. 72. 1925.

WAGNER v. JAUREGG: Myxödem u. Kretinismus. Handb. d. Psychiatr. v. Aschaffenburg. 1912.
— Über den Kretinismus. Mitt. Ver. Ärzte v. Steiermark 1893. 4.
WEGELIN: Über die Ossifikationsstörungen beim endemischen Kretinismus u. Kropf. Korrespondenzblatt f. Schweiz. Ärzte. Bd. 46, Nr. 20. 1916.

5. Kapitel.

BERGSTRAND: Zur normalen Anatomie der Gland. parathyr. Acta med. scandinaviae Bd. 52, H. 6. 1920.
BLUM, F.: Studien über die Epithelkörperchen. Aus dem biol. Forschungsinst. Frankfurt a. M. Jena: Gustav Fischer 1925.
MC CALLUM: Ergebn. d. inn. Med. Bd. 11.
EISELSBERG, A.: Zur Behandlung der Tetania parathyreopriva. Arch. f. klin. Chirurgie. Bd. 118, S. 387. 1921.
ELIAS u. SPIEGEL: Wien. Arch. f. inn. Med. Bd. 2.
EPPINGER, FALTA u. RUDINGER: Über die Wechselwirkung der Drüsen mit innerer Sekretion. II. Zeitschr. f. klin. Med. Bd. 67. 1909.
ERDHEIM: Zur Kenntnis der parathyreopriven Dentinveränderungen. Frankfurt. Zeitschr. f. Pathol. 1911, S. 238.
— u. YANASSE: (zit. nach Falta) Erkrankungen der Blutdrüsen. 1913.
ESCHERICH, TH.: Die Tetanie der Kinder. Wien 1909.
FALTA u. KAHN: Studien über Tetanie usw. Zeitschr. f. klin. Med. 1911.
— u. RUDINGER: Klinische u. exp. Studien über Tetanie 226. Kongr. f. inn. Med. Wiesbaden 1909.
FLEISCHMANN, L.: Die Ursachen der Schmelzhypoplasien. Wien. klin. Wochenschr. 1907.
FRANK, E.: Kongr. f. inn. Med. 1921; Klin. Wochenschr. Jg. 1, H. 7.
FREUND: Über die Beziehungen der Tetanie zur Epilepsie und Hysterie usw. Dtsch. Arch. f. klin. Med. Bd. 76. 1903.
FREUDENBERG u. GYÖRGY: Biochem. Zeitschr. Bd. 124. 1921.
— Jahrb. f. Kinderheilk. Bd. 96.
— Klin. Wochenschr. Bd. 1, H. 5 u. 9.
HIRSCH, S.: Beitrag zur Frage der Kationenwirkung bei der parathyreopriven Tetanie. Klin. Wochenschr. Jg. 3, Nr. 50. 1924.
HOWLAND u. KRAMER: Americ. journ. of dis. of childr. 1921.
IBRABIM, J.: Über Tetanie der Sphinkteren, der glatten Muskeln und des Herzens bei Säuglingen. Dtsch. Zeitschr. f. Nervenheilk. Bd. 41. 1911.
— Jahrb. f. Kinderheilk. Bd. 72, S. 346. 1910.
JACOBOWITZ: Jahrb. f. Kinderheilk. Bd. 92.
KEHRER, E.: Die geburts-gynäk. Bedeutung der Tetanie. Arch. f. Gynäkol. Bd. 29, S. 372. 1913.
LAX u. PETENYI: Beitrag zur Kenntnis der hypoglykaemischen Reaktion. Klin. Wochenschr. 1924, Nr. 16, S. 678.
LENSTRUP u. IVERSEN: Nord. Kongr. Kopenhagen. 1919. Monatsschr. f. Kinderheilk. Bd. 17.
MAINZER: Störung des Säurebasengleichgewichtes bei der idiopathischen Tetanie. Klin. Wochenschr. 1926, Nr. 29.
MORO, E.: Über den Frühlingsgipfel der Tetanie. Münch. med. Wochenschr. 1919, S. 1281.
— Über die Tetanie als Saisonkrankheit u. vom biologischen Frühjahr. Klin. Wochenschr. 1926, Nr. 21, S. 925.
PATON u. FINDLAY: Ref. Berlin. klin. Wochenschr. 1917.
RUDINGER, C.: Zur Ätiologie u. Pathogenese der Tetanie. Zeitschr. f. exp. Pathol. u. Therap. Bd. 5. 1908.
SCHÄFFER, H.: Zur Kenntnis des Trousseauschen Phänomens. Dtsch. med. Wochenschr. 1920.
SCHIFF, E.: Das Spasmophilieherz. Acta Paediatrica Vol. III, Fasc. 1. 1923.
STEETMANN: Jahrb. f. Kinderheilk. Bd. 94.

6. Kapitel.

ABELIN: Über d. Bedeutung d. spezifisch-dynam. Wirkung der Nahrungsstoffe. Klin. Wochenschr. 1923, Nr. 49.

ASCHNER: Über den Stoffwechsel u. d. Eingeweidezentrum im Zwischenhirn. Berlin. klin. Wochenschr. 1916, Nr. 28.

ASCOLI u. LEGNANI: Die Folgen der Exstirpation der Hypophyse. Münch. med. Wochenschr. 1912, Nr. 10.

BAILEY: Ergebn. d. Physiol. Bd. 20. 1922.

BERGMANN, V.: Das Problem der Herabsetzung des Umsatzes bei Fettsucht. Dtsch. med. Wochenschr. 1909, Nr. 14.

— Der Stoff- und Energieumsatz beim infantilen Myxödem und bei Adipositas universalis. Zeitschr. f. exp. Path. Bd. 5, S. 43. 1909.

BERNHARD, H.: Festschr. f. HIS. Zeitschr. f. klin. Med. Bd. 99. 1923.

BIEDL: Referat über die Hypophyse. Verhandl. d. Dtsch. Ges. f. Inn. Med., 34. Kongr., S. 331.

COOPE, R. and E. N. CHAMBERLAIN: Journ. of physiol. Bd. 60, Nr. 1/2, S. 69. 1925.

CUSHING: The hypophysis cerebri: Clinical aspects of hyper. a. hypopituitarisme. Journ. of the Americ. med. assoc. Bd. 53, S. 249. 1909.

DERCUM, F. X.: Adiposis dolorosa. Univ. med. Magaz. 1888.

ECONOMO: Verhandl. d. dtsch. Ges. f. inn. Med. 35. Kongreß 1923.

ERDHEIM, J.: Über Hypophysengangsgeschwulste und Hirncholesteatome. Sitzungsber. d. k. Akad. Wien, Mathem. naturw. Abtl. Bd. 113, Nr. 3. 1904.

FRÖHLICH, A.: Fall von Tumor der Hypophysis cerebri ohne Akromegalie. Wien. klin. Rundschau 1901.

GOTTLIEB, K.: Zur path. Anatomie u. Pathogenese der Dystrophia adiposogenitalis. Zeitschr. f. angew. Anat. u. Entwicklungslehre. Bd. 7, S. 60. 1920.

GRÄFE, E.: Zur Pathologie u. Therapie der sog. konstit. Fettsucht. Dtsch. Arch. f. klin. Med. Bd. 133, S. 41. 1920.

— Die pathologische Physiologie des Gesamtstoff- und Kraftwechsels bei der Ernährung des Menschen. München: Bergmann 1923.

— u. KOCH: Dtsch. Arch. f. klin. Med. Bd. 106. 1912; Zeitschr. f. physiol. Chem. Bd. 73. 1911.

HEMPEL: Ein Beitrag zur Pathologie der Glandula pinealis. Diss. Leipzig 1901.

l'HERMITTE: Presse médicale 1917, 41.

IMMERMANN, H.: Die Fettsucht. Aus Ziemssens Handb. d. spez. Path. u. Therap. XIII, 2. Hälfte, 2. Aufl. 1879.

JOSEFSON u. LUNDQUIST: Abnormes Längenwachstum usw. Dtsch. Zeitschr. f. Nervenheilk. 1910, Nr. 39.

KESTNER, LIEBESCHÜTZ-PLAUT u. SCHADOW: Spezifisch dynam. Wirkung, Hypophysenvorderlappen und Fettsucht. Klin. Wochenschr. 1926, Nr. 36.

KRAUS, E. J., Die Hypophyse. Handbuch d. spez. Pathol. Anatomie u. Histologie von HENKE-LUBARSCH, Bd. VIII. Berlin: Julius Springer, 1926.

KNIPPING: Arch. f. Gynäkol. Bd. 116, H. 3. 1923.

LAUTER, S.: Zur Genese d. Fettsucht. Dtsch. Arch. f. klin. Med. Bd. 150, H. 6, S. 315.

LESCHKE u. SCHNEIDER: Über den Einfluß des Zwischenhirns auf den Stoffwechsel. Zeitschr. f. exp. Path. Bd. 19, H. 1. 1917.

— Zur klin. Path. des Zwischenhirns. Dtsch. med. Wochenschr. 1920, S. 36—38.

LOEWY, A. u. HIRSCHFELDT: Beobachtungen über das Minimum des Erhaltungsumsatzes usw. Dtsch. med. Wochenschr. 1910, S. 1794.

— u. P. F. RICHTER: Sexualfunktion u. Stoffwechsel. Engelmann Arch. 1899, S. 174.

— — Über den Einfluß der Kastration auf den Stoffwechsel. Zentralbl. f. Physiol. Bd. 16, S. 449.

— u. H. ZONDEK: Über endokrine Fettsucht. Zeitschr. f. klin. Med. Bd. 95, H. 4/6.

— u. B. ZONDEK: (Unveröffentlichte Versuche).

LOSTAT u. VITRY: Semaine méd. 1909.

LÜTHJE: Über die Kastration und ihre Folgen. Arch. f. exp. Pathol. u. Pharmakol. Bd. 48, S. 184. 1902.

— II. Mitt. Arch. f. exp. Pathol. u. Pharmakol. Bd. 58, S. 268. 1903.

MANSFELD u. MÜLLER: Pflügers Arch. f. d. ges. Physiol. Bd. 152, S. 61.

MARBURG, O.: Die Klinik der Zirbeldrüsenerkrankungen. Ergebn. d. inn. Med. Bd. 10. 1912.

MASSALONGO u. PIAZZA: zitiert bei BERTOLANI: Riv. sperimentali di peniatria Bd. 45. 1921.
PERITZ: Hypophysenerkrankungen. Monatsschr. f. Psychiatrie u. Neurol. Bd. 33, S. 404. 1915.
PLAUT, R.: Dtsch. Arch. f. klin. Med. Bd. 139, H. 5 u. 6. 1922.
— Gaswechsel bei Hypophysenerkrankungen. Biol. Abt. des ärztl. Vereines Hamburg.
   Klin. Wochenschr. Bd. 11, S. 552. 1922.
— s. KESTNER.
RAAB, W.: Klinische u. röntgenologische Beiträge zur hypophysären u. cerebralen Fettsucht
   u. Genitalatrophie. Wien. Arch. f. inn. Med. Bd. 7. 1924.
RIBBERT: Über kompensator. Hypertrophie der Geschlechtsdrüsen. Virchows Arch. f.
   pathol. Anat. u. Physiol. Bd. 120. 1890.
RUBNER: Beitr. zur Ernährung im Knabenalter usw. Berlin 1902.
SICCE: Dtsch. Zeitschr. f. Nervenheilk. Bd. 68/69, 187. 1921.
SIMONS, A.: Lipodystrophia progressiva. Zeitschr. f. d. ges. Neurol. u. Psychiatrie. Bd. 19,
   H. 4. 1913.
TANDLER, J. u. S. GROSS: Einfl. der Kastration auf den Organismus. Wien. klin. Wochenschr.
   1907, S. 1596 (s. a. b. BIEDL).
TRENDELENBURG, L.: Die Sekretion d. Hypophysenhinterlappens in d. Cerebrospinal-
   flüssigkeit. Klin. Wochenschr. Jg. 3, Nr. 18. 1924.
ZONDEK, H. u. A. LOEWY: Über endokrine Fettsucht. Verhandl. d. Dtsch. Ges. f. Inn. Med.
   1922, S. 342 u. Zeitschr. f. klin. Med. Bd. 95, H. 4/6.
— Über hypophysär-cerebral-peripherische Fettsucht. Dtsch. med. Wochenschr. 1925. Nr. 31.
— Die Behandlung der endokrinen Fettsucht. Klin. Wochenschr. 1922. Nr. 20.
— Über pluriglanduläre Insuffizienz. Dtsch. med. Wochenschr. 1923. Nr. 11.
— s. a. LOEWY, A.

7. Kapitel.

HORSLEY: Die Funktion der Schilddrüse. Festschr. f. Virchow 1891.
LORAND: Über das Altern. 3. Aufl. Leipzig: Julius Klinkhardt 1910.
RÖSSLE, R.: Wachstum und Altern. München: J. F. Bergmann 1923.
VERMEHREN: Dtsch. med. Wochenschr. 1893, S. 255.

8. Kapitel.

ASCHNER, B.: Demonstration hypophysektomierter Hunde. Wien. klin. Wochenschr. 1909.
— Über die Folgeerscheinungen nach Exstirpation der Hypophyse. 39. Kongr. d. Dtsch.
   Ges. f. Chir. 1910.
— Über die Funktion der Hypophyse. Pflügers Arch. f. d. ges. Physiol. Bd. 146. 1912.
BIEDL, A.: Hypophysisexstirpation. Wien. klin. Wochenschr. 1897. S. 195.
CROWE, S. J., CUSHING, H., u. J. HOMANS: Experimental hypophysectomy. Bull. Johns
   Hopk. Hosp. Bd. 21, S. 127, Mai 1910.
— The functions of the pituitary body. Lancet Bd. 178, S. 1707. 1910 (zit. nach BIEDL:
   Innere Sekretion 1916).
FAHR, TH.: Über akute Hypophysitis. Zentralbl. f. allg. Pathol. u. pathol. Anat. Bd. 33,
   Nr. 18. 1923.
LICHTWITZ: Drei Fälle von Simmondscher Krankheit. Klin. Wochenschr. Jg. 1, Nr. 38. 1922.
PAULESCO: L'hypophyse du cerveau. Paris 1908.
— Journ. de physiol. et de pathol. gén. Bd. 9, S. 441. 1907.
REICHE: Med. Klinik 1918, S. 984.
SIMMONDS, M.: Über Kachexie hypophysären Ursprungs. Dtsch. med. Wochenschr. 1916, Nr. 7.
— Atrophie d. Hypophysisvorderlappens u. hypophysäre Kachexie. Berl. klin. Wochenschr.
   1918, Nr. 31.
— Über Hypophysisschwund mit tödlichem Ausgang. Dtsch. med. Wochenschr. 1914, Nr. 7.

9. Kapitel.

BAUER, J.: Dtsch. med. Wochenschr. 1925, Nr. 7, S. 269. Klin. Wochenschr. 1926, Nr. 23,
   S. 1017.
— u. B. ASCHNER: Wien. Arch. f. inn. Med. I. 297. 1920. Zeitschr. f. d. ges. exp. Med.
   Bd. 27, S. 191. 1922. Zentralbl. f. inn. Med. 1924, Nr. 34, S. 682.

FREY u. KUMPISS: Die Beeinflussung der Harnausscheidung beim Menschen durch Pituglandol. Zeitschr. f. d. ges. exp. Med. Bd. 2, S. 380. 1914.

GÄNSSLEN u. FRITZ: Über Diabetes insipidus. Klin. Wochenschr. 1924, Nr. 1, S. 22.

HOUSSAY u. RUBIO: Polyurie par exstirpation de l'hypophyse chez des chiens. Cpt. rend. des séances de la soc. de biol. Bd. 88, Nr. 5. 1923.

JUNGMANN, P.: Über die Beziehungen des Zuckerstichs zum sog. Salzstich. Arch. f. exp. Pathol. u. Pharmakol. Bd. 77, S. 122. 1914.

LESCHKE, E.: Beiträge zur klin. Pathol. des Zwischenhirns. Zeitschr. f. klin. Med. Bd. 87, H. 3—4.

MEYER, E.: Dtsch. Arch. f. klin. Med. Bd. 83. 1905.

— Med. Klinik 1912, Nr. 45.

— Zeitschr. f. klin. Med. Bd. 74, S. 352. 1912.

MEYER, E. u. R. MEYER-BISCH: Klin. Wochenschr. 1924, Nr. 40, S. 1799.

— — Zeitschr. f. klin. Med. Bd. 96, S. 469. 1923.

REICHARDT, M.: Arbeiten aus d. Psych. Klinik zu Würzburg. 1908, H. 2; 1912, H. 7.

SCHÄFER, E., u. HERRING: The action of pituitary extracts upon the Kidney. Proc. of the roy. soc. of London Bd. 77, S. 571. 1906.

SEILER: Zeitschr. f. klin. Med. Bd. 61, S. 1. 1907.

SIGNORELLI: Arch. di patol. e. clin. med. Bd. 2, S. 89. 1923.

SOLARI: Cpt. rend. des séances de la soc. de biol. Bd. 88, Nr. 5. 1923.

TALQUIST: Zeitschr. f. klin. Med. Bd. 49, S. 181. 1903.

UCKO, H.: Zeitschr. f. d. ges. exp. Med. Bd. 36, S. 211. 1923.

UMBER, F.: Ernährung u. Stoffwechselkrankheiten. 2. Aufl. Berlin u. Wien 1914.

VEIL: Über primäre Oligurie. Dtsch. Arch. f. klin. Med. Bd. 139, H. 3 u. 4. Bd. 149, S. 289. 1925.

VELDEN, V. D.: Die Nierenwirkung von Hypophysenextrakten beim Menschen. Berl. klin. Wochenschr. 1913, S. 2083.

WEIL, JUN.: Dtsch. Arch. f. klin. Med. Bd. 93, S. 180. 1908.

10. Kapitel.

BÉCLÈRE: Le traitement méd. des tumors hypophysaires, du gigantisme et de l'acromégalie, par la radiothérapie. Bull. de la soc. med. des hop. 1909, S. 274.

— Arch. of the Röntgen ray 1910, Nr. 111.

BENDA, C.: Beiträge zur normalen u. path. Histologie der menschl. Hypophysis cerebri. Berl. klin. Wochenschr. 1900, S. 1205.

— Über 4 Fälle von Akromegalie. Dtsch. med. Wochenschr. 1901.

— Die Akromegalie. Dtsch. Klinik, Bd. 3. 1903.

BRISSAUD u. LAUNOIS: zit. nach W. Falta. Die Erkrankungen der Blutdrüsen, Berlin: Julius Springer 1913.

CUNINGHAM: (zit. nach FALTA).

DELILLE, A.: L'hypophyse et la médication d'hypophyse. Paris 1909.

ERDHEIM: Über Hypophysengangsgeschwülste. Sitzungsber. d. Akad. d. Wiss. Wien. 1904, Abt. III.

FALTA, W.: Die Erkrankungen d. Blutdrüsen. Berlin: Julius Springer 1913.

— u. NOVASZINSKI: Harnsäureausscheidungen bei Erkrankungen d. Hypophyse. Berlin. klin. Wochenschr. 1912, Nr. 33.

FEJÉRE: Beiträge zur Behandlung der Hypophysengeschwülste. Berlin. klin. Wochenschr. 1921, Nr. 41, S. 1221.

FISCHER, B.: Hypophyse, Akromegalie und Fettsucht. Wiesbaden: J. F. Bergmann 1910.

HABERFELD: Rachendachhypophyse. Ziegl. Beitr. z. allg. Pathol. u. pathol. Anat. Bd. 46, S. 133. 1909.

HOCHENEGG: Zur Therapie von Hypophysentumoren. 37. Kongr. d. Ges. f. Chirurg. 1908. S. 80; Zeitschr. f. Chirurg. Nr. 100.

HORSLEY: Brit. med. journ. Bd. 2, S. 411. 1906.

HOUSSAY u. HUG: Cpt. rend. des séances de la soc. de biol. Bd. 89, Nr. 19, S. 51. 1923.

KRAUSS, E.: Klin. Wochenschr. 1926, Nr. 16. S. 700.

MAGNUS, R., u. E. A. SCHÄFER: The action of pituitary extracts upon the Kidney. Journ. of physiol. Bd. 27, S. IX. 1901/1902.

MARIE u. MARINESCO: Sur l'anatom. path. de l'acromégalie. Arch. de méd. expréim. et d'anatom. path. 1891.

MORACZEWSKY: Stoffwechsel bei Akromegalie. Zeitschr. f. klin. Med. Bd. 43, S. 336. 1901.

PERITZ, G.: Akromegalie u. Gigantismus in Kraus-Brugsch, Spez. Pathol. u. Therap., Bd. 1. 1919.

SALLE: Jahrb. f. Kinderheilk. Bd. 75, S. 540. 1912.

SCHÄFER, F.: Zur Röntgenbehandlung der Hypophysentumoren u. d. Akromegalie usw. Dtsch. med. Wochenschr. 1919, S. 981.

— Strahlentherapie. Bd. 10, S. 191. 1920.

STERNBERG, M.: Akromegalie. Nothnagels Handb. Bd. 7. 1897.

STRÜMPELL: Dtsch. Zeitschr. f. Nervenheilk. Bd. 11, S. 51. 1897.

TANNHAUSER u. CURTIUS: Dtsch. Arch. f. klin. Med Bd. 143, S. 287. 1923.

11. Kapitel.

BAUER, J.: Praktische Folgerungen aus d. Vererbungslehre. Beiheft zur Med. Klinik 1925 H. 1.

— Konstitutionelle Disposition zu inneren Krankheiten. 2. Aufl. Berlin: Julius Springer 1921.

BERBLINGER W.: Über Riesen- und Zwergwuchs. Med. Klinik Bd. 41. 1911.

BRISSAUD u. MEIGE: Arch. gén. de méd. 1902; Nouv. Journ. de la Salp. 1907, Nr. 20.

LANGER, v.: Wachstum des menschl. Skeletts mit Bezug auf den Riesen. Denkschr. d. kais. Akad. d. Wiss. Wien 1872.

OYAMADA, M.: Über Riesenkinder. Beitr. z. Geburtsh. u. Gynäkol. Bd. 27. 1911.

PICK, LUDWIG: Über kongenitalen Riesenwuchs bei Mensch und Säugetier. Ref. Berl. klin. Wochenschr. 1913, Nr. 21.

— Zur Einteilung u. pathologischen Analyse des partiellen Riesenwuchses. Zieglers Beitr. Bd. 57. 1913.

12. Kapitel.

ANTON: 4 Vorträge über Entwicklungsstörungen beim Kinde. Berlin 1908.

— Forens. Psychiatrie 1910, Nr. 2 (zit. nach FALTA).

BIEDL, A.: Innere Sekretion. Wien-Berlin 1916.

— Monatsschr. f. Psychiatrie u. Neurol. Bd. 39. 1916.

BIRCHER, E.: Zur Pathogenese der kretinischen Degeneration. Med. Klinik 1908, Beiheft Nr. 6 u. Berlin 1908, Urban & Schwarzenberg.

BORCHARDT: Über Abgrenzung u. Entstehungsursachen des Infantilismus. Dtsch. Arch. f. klin. Med. Bd. 138, H. 3 u. 4, 1922.

BRAMWELL: Clinical. Study. Edinburg 1903, S. 157.

BRISSAUD: L'infantilisme vrai. Nouv. Iconogr. de la Salp. Bd. 20. 1907.

ELLIOT u. TUCKETT: Cortex and medullar in the suprarenal glands. Journ. of physiol. Bd. 34, S. 332. 1906.

ERDHEIM: Nanosomia pituitaria. Zieglers Beitr. Bd. 62, S. 302. 1916.

FERRANINI, L.: Rif. med. 1900; Arch. f. Psychiatrie u. Nervenheilk. Bd. 38, H. 1. 1904.

FALTA, W.: Die Erkrankg. d. Blutdrüsen. Berlin: Julius Springer.

FREUDENBERG u. GYÖRGY: Münch. med. Wochenschr. 1922, Nr. 69, S. 422.

GASPERO, DI: Der psych. Infantilismus. Arch. f. Psychiatrie u. Nervenkrankh. Bd. 43. 1907.

HANSEMANN, v.: Echte Nanosomie mit Demonstration eines Falles. Berlin. klin. Wochenschr. 1902, Nr. 52, S. 1209.

HERTOGHE: De l'hyperthyreoide bénigne chronique où myxoedème fruste. Nouv. iconogr. de la Salp. 1899.

KAUFMANN, E.: Untersuchungen über die sog. fetale Rachitis. Berlin 1892.

LEVI, ETT.: Nouv. iconogr. de la Salp. 1910, S. 522 u. 1910, S. 20.

MAAS, O.: Beitr. zur Kenntnis des Zwergwuchses. Zeitschr. f. d. ges. Neurol. u. Psychiatrie. Bd. 57. 1920.

MATTI, H.: Untersuchungen über d. Wirkung experimenteller Ausschaltung der Thymusdrüse usw. Mitt. a. d. Grenzgeb. d. Med. u. Chirurg. Bd. 24, S. 665. 1912.

PALTAUF, A.: Über Zwergwuchs. Wien: A. Hölder 1891.

PENDE, NICOLA: Klinischer Begriff u. Pathogenese der Infantilismen. Dtsch. Arch. f. klin. Med. Bd. 105. 1913.

PERITZ: Der Infantilismus. Ergebn. d. inn. Med. u. Kinderheilk. Bd. 7, S. 405. 1911.

PRIESEL: Ein Beitr. zur Kenntnis des hypophysären Zwergwuchses. Zieglers Beitr. Bd. 27, S. 220. 1920.

RÖSSLE, R.: Wachstum u. Altern. München: J. F. Bergmann 1923.

— Zur Kenntnis des echten Zwergwuchses. Münch. med. Wochenschr. 1917, Nr. 32.

RENTOUL: Brit. med. journ. Bd. 11, S. 1694. 1904 (zit. nach FALTA).

VOLLMER: Dtsch. med. Wochenschr. 1924, Nr. 27.

ZIEHEN: Ideenassoziation d. Kindes. Samml. v. Abh. a. d. Geb. d. pädag. Psych. u. Psych. Bd. 1, H. 6; Die Geisteskrankheiten des Kindesalters. Ibid. H. 1 u. 2.

13. Kapitel.

ADLER, L.: Zur Physiol. u. Path. d. Ovarialfunktion. Arch. f. Gynäkol. 1911, S. 95.

BAB, H.: Die Behandlung der Osteomalacie mit Hypophysenextrakt. Münch. med. Wochenschr. 1911, Nr. 34.

BOSSI: Arch. f. Gynäkol. Bd. 83. 1907; Zentralbl. f. Gynäkol. 1907, S. 172.

CAAN: Über fibröse Ostitiden. Dtsch. med. Wochenschr. 1924, Nr. 40, S. 1367.

CHRISTELLER, E.: Die Formen der Ostitis fibrosa und die verwandten Knochenerkrankungen der Säugetiere usw. Ergebn. d. allgem. Pathol. u. pathol. Anat. d. Menschen u. Tiere. Jg. 20 II. Abt. 1922.

CRISTOFOLETTI: Zur Pathogenese d. Osteomalacie. Gynäkol. Rundsch. 1911, H. 4.

CURSCHMANN, H.: Über Osteomalacia senilis u. tarda. Med. Klinik 1911, Nr. 41; Dtsch. Arch. f. klin. Med. Bd. 129. 1919.

EDELMANN, A.: Über gehäuftes Auftreten v. Osteomalacie usw. Wien. klin. Wochenschr. 1919, Nr. 32, S. 82.

ERDHEIM: Über Epithelkörperbefunde bei Osteomalacie K. k. Akad. d. Wiss. Wien. Bd. 116. 1907, Abtl. 3.

FEHLING: Arch. f. Gynäkol. Bd. 39. 1890.

FROMME: Endemisch auftretende Krankheiten des Knochensystems. Berlin. plin. Wochenschr. 1919, S. 667.

GALIMARD u. KÖNIG: Ref. nach Chem. Zentralbl. 1905, S. 1332.

HIS, W.: Zur Phosphortherapie bei Osteomalacie. Dtsch. Arch. f. klin. Med. Bd. 123.

HOENNICKE: Über das Wesen der Osteomalacie usw. Halle a. S. 1905.

HOFFHEINZ: Über Vergrößerung der Epithelkörperchen bei Ostitis fibrosa und verwandten Krankheitsbildern. Virchows Arch. f. pathol. Anat. u. Physiol. Bd. 256, H. 3. 1925.

HÖSLIN, V.: Zit. nach ASCHNER: Die Blutdrüsenerkrankungen d. Weibes. Wiesbaden: J. F. Bergmann 1918.

HÖXTER: Zit. nach v. NOORDEN, Handb. d. Pathol. u. Stoffwechsels, S. 868.

JAKSCH, V.: Zeitschr. f. klin. Med. Bd. 13. 1888.

KÖPPEN: Über osteomalacische Lähmungen. Arch. f. Psychiatrie u. Nervenkrankh. 1891.

KORCZINSKI: Zit. nach v. NOORDEN l. c.

LANGENDORF u. MOMMSEN: Zur Kenntnis der Osteomalacie. Virchows Arch. f. pathol. Anat. u. Physiol. Bd. 69, S. 452. 1877.

LATZKO, W.: Zur Diagnose u. Frequenz d. Osteomalacie. Monatsschr. f. Geburtsh. u. Gynäkol. Bd. 1. 1895.

LOTSCH, F.: Über generalisierte Ostitis fibrosa und Tumoren mit Cysten. Arch. f. klin. Chir. Bd. 107. 1913.

MOHR, F.: Osteomalacie in v. Noordens Handb. d. Pathol. d. Stoffwechsels.

NAEGELI: Münch. med. Wochenschr. 1918, Nr. 22.

NEUMANN, S.: Zit. nach v. NOORDEN l. c.

POMMER: Untersuchungen über Osteomalacie u. Rachitis usw. Leipzig 1885.

SAUERBRUCH, F.: Zit. nach v. NOORDEH. l. c.

SCHMORL: Die pathologische Anatomie der Rachitis. Münch. med. Wochenschr. 1909, Nr. 24.

ZUNTZ, L.: Stoffwechselversuche bei Osteomalacie. Arch. f. Gynäkol. Bd. 99, S. 145. 1913.

14. Kapitel.

ACUNNA: Ref. Fol. haem. Bd. 3, S. 101.

BITTORF: Die Path. der Nebennieren u. des Morb. Addisonii. Jena 1908.

BOENHEIM, F.: Über chronisch benigne Hypofunktion der Nebennieren. Klin. Wochenschr. Jg. 4, Nr. 24, S. 1159. 1925.

BRODNITZ: Die Apoplexie der Nebenniere. Münch. med. Wochenschr. 1910, Nr. 30.

EPPINGER, FALTA u. RUDINGER: Wechselwirkung d. Drüsen mit inn. Sekretion. I. u. II. Zeitschr. f. klin. Med. Bd. 66 u. 67.

FINKELSTEIN, S.: Maladie d'Addison chez. l'enfant. Thèse etc. Paris 1909.

HEDINGER: Über Beziehungen zwischen Stat. thym. u. Morb. Addisonii. Dtsch. Pathol. Ges. Dresden 1907.

KOLISCH u. FREUND: Zit. nach v. NOORDEN. Bd. 2, S. 353.

— R., u. PICHLER: Ein Fall von Morb. Addis. mit Stoffwechseluntersuchungen. Zentralbl. f. inn. Med. 1893, Nr. 14, S. 249.

KÖNIGSTEIN: Zit. nach Falta: Die Erkrankungen der Blutdrüsen. 1913.

KRAUS, ERIK: Virchows Arch. f. pathol. Anat. u. Physiol. Bd. 247, H. 2. 1923.

LABBÉ, MARCEL, J. PINEL et DOUMER: Crises solaires et hypertension paroxystique en rapport une tumeur surrénale. Bull. et mém. de la soc. méd. des hop. de Paris. Jg. 38, Nr. 22. 1922.

LEB, A.: Arch. f. klin. Chir. Bd. 131, S. 459. 1924.

LEPEHNE: Zit. nach Matthes: Lehrb. d. Differentialdiagnose. Berlin: Julius Springer.

MATTHES: Lehrb. d. Differentialdiagnose inn. Krankh. 4. Aufl. Berlin: Julius Springer 1923.

MEIROWSKY: Zit nach Falta.

PICKARDT, M.: Die Beeinflussung des Stoffwechsels bei Morb. Addisonii usw. Berlin. klin. Wochenschr. 1898.

ROMBACH: Ref. Fol. haem. Bd. 6, S. 308.

ROSENOW: Innere Sekretion und ihre Störungen. Dtsch. med. Wochenschr. 1925, Nr. 23, S. 932.

ROWNTREE, LEONHARD G.: Journ. of the Americ. med. assoc. Bd. 84, Nr. 5. 1925.

SENATOR: Charité-Annalen 1887, Nr. 22, S. 235.

STRAUB, H.: Akuter Morb. Addisonii usw. Dtsch. Arch. f. klin. Med. Bd. 97. 1909.

VOLLBRACHT: Wien. klin. Wochenschr. 1899, S. 739.

15. Kapitel.

EPPINGER u. HESS: Die Vagotomie. V. Noordens Samml. klin. Abhdl. H. 9/10. Berlin 1910.

HEDINGER: Über Beziehungen zwischen Stat. lymph. u. Morb. Addis. Verhandl. d. Dtsch. Pathol. Ges. 1907, Nr. 11.

JAFFÉ, HENRY L.: Journ. of exp. med. Bd. 40, Nr. 6. 1924.

MARINE, MANLEY u. BAUMANN: Journ. of exp. med. Bd. 40, Nr. 4. 1924.

PALTAUF, A.: Über Beziehungen des Thymus zum plötzlichen Tod. Wien. klin. Wochenschr. 1889, S. 887 u. 1890, S. 172.

SURY, V.: Vierteljahrsschr. f. ges. Med. Bd. 36, S. 88. 1908.

WALDEYER: Die Rückbildung des Thymus. Sitzungsber. d. Preuß. Akad. d. Wiss. 1890.

WIESEL, J.: Der Stat. thym.-lymph.

WIESEL, J.: Pathologie der Thymus. Lubarsch-Ostertag, Bd. 15, S. 416. 1912.

— Krankheiten der Nebennieren.

— Zur Pathologie des chromaffinen Systems. Virchows Arch. f. pathol. Anat. u. Physiol. Bd. 176, S. 103. 1904.

ZAVADOWSKY: Endokrinology. Bd. 9, Nr. 3, S. 232. 1925 u. Wilhelm Roux' Arch. f. Entwicklungsmechanik d. Organismen. Bd. 107, H. 2. 1926.

16. u. 17. Kapitel.

ASCHNER: Blutdrüsenerkrankungen des Weibes. Wiesbaden 1918.

— Zentralbl. f. Gynäkol. u. Geburtsh. Bd. 1, S. 174. 1913; Verhandl. d. Ges. f. Gynäkol. 1913; Prakt. Ergebn. d. Geburtsh. u. Gynäkol. Bd. 7, H. 1. S. 47. 1916.

BERNHARDT: Arch. f. Psychiatrie u. Nervenkrankh. Bd. 36, S. 914. (Demonstration in der Berlin. Ges. f. Psychiatrie 1901.)

BIACH u. HULLES: Wien. klin. Wochenschr. 1912, S. 373.

BIEDL: Innere Sekretion. 1913.

BOUIN u. ANCEL: Recherches sur la signification physiol. de la glande interstitielle du testicule chez les mammifères. Phys. et Path. gén. Bd. 6. 1904.

CLAUDE et GOUGEROT: Sur l'insufisance simultanée de plusieurs a sécretion interne. Cpt. rend. des séances de la soc. de biol. Bd. 63. 1907.

COHN, F.: Zur Histologie u. Histogenese des Corps luteum u. des interstitiellen Ovarialgewebes. Arch. f. mikroskop. Anat. Bd. 62. 1903; Monatsschr. f. Geburtsh. u. Gynäkol. Bd. 37, S. 993. 1913.

DUPRÉ u. LOGRE: Nouveau Traité de médicine 1922, S. 403.

FALTA, W.: Späteunuchoidismus usw. Berlin. klin. Wochenschr. 1912, Nr. 30 u. 31.

— Die Krankheiten d. Drüsen mit inn. Sekretion. Mohr-Stähelinsches Handb. d. inn. Med. Bd. 4. 1912.

— Späteunuchoidismus u. multiple Blutdrüsensklerose. Berlin. klin. Wochenschr. 1912. Nr. 30 u. 31.

FELLNER, O. O.: Exp. Untersuchungen über die Wirkung von Gewebsextrakten usw. Arch. f. Gynäkol. Bd. 100, S. 641. 1913.

FOÀ, C.: Pathologie Bd. 4, S. 445; Arch. ital. de biol. Bd. 57, S. 233. 1912; Bd. 61, S. 79. 1914.

FRAENKEL, L.: Vergleichende histologische Untersuchungen über das Vorkommen drüsiger Formationen im interstitiellen Eierstockgewebe. Arch. f. Gynäkol. Bd. 75. 1905.

— Die interstitielle Eierstockdrüse. Berlin. klin. Wochenschr. 1911, Nr. 2.

— Die Funktion des Corpus luteum. Arch. f. Gynäkol. Bd. 68, S. 428. 1903.

— Neue Experimente zur Funktion des Corp. lut. Arch. f. Gynäkol. Bd. 91, S. 705. 1910.

FRÄNKEL: Diskussionsbemerkung zum Vortrag Geller. Arch. f. Gynäkal. Bd. 120. 1923.

FRANZ: Hegars Beitr. Bd. 11.

GELLER: Über Eierstocksfunktion bei Dementia praecox usw. Arch. f. Gynäkol. Bd. 120. 1923.

GOUGEROD et GY: Iconogr. Salp. Bd. 24, S. 449. 1911; Rev. neurol. Bd. 2. 1908.

GUGGENHEIMER: Über Eunuchoide usw. Dtsch. Arch. f. klin. Med. Bd. 107, S. 518. 1912.

HALBAN, J.: Die Entstehung der sek. Geschlechtscharaktere. Arch. f. Gynäkol. Bd. 70. 1903; Wien. klin. Wochenschr. 1903, Nr. 28.

— Die Entwicklung der Geschlechtscharaktere. Arch. f. Gynäkol. Bd. 70, S. 205. 1903.

HENNING: Dtsch. med. Wochenschr. 1924, Nr. 32, S. 1078.

HERBST, C.: Formative Reize in der tierischen Ontogenese. Leipzig 1901.

HITSCHMANN u. ADLER: Der Bau der Uterusschleimhaut des geschlechtsreifen Weibes usw. Monatsschr. f. Geburtsh. u. Gynäkol. Bd. 27, H. 8, S. 1. 1908.

HOFFMANN, E.: Pflügers Arch. f. d. ges. Physiol. Bd. 209, H. 5/6. 1925.

HORRAX u. BAILEY: Arch. of neurol. a. psychiatry Bd. 13, Nr. 4. 1925.

HUBERT, G.: Kapillaroskopische Studien bei Hypertoniekrankheiten. Zeitschr. f. klin. Med. 1926.

ISCOVECSO: Action sur l'organisme d'un lipoide extrait de l'ovaire. Cpt. rend. des séances de la soc. de biol. 15. Nov.; Presse méd. 1911, Nr. 94.

IZAWA, Y.: Americ. journ. of the med. sciences Bd. 166, S. 185. 1923.

JAFFÉ, R.: Zeitschr. f. Konstitutionslehre. Bd. 11, H. 2/5. 1925.

JOËL u. FRÄNKEL: Dtsch. med. Wochenschr. 1925, Nr. 38.

— Der Cocainismus. Berlin 1924.

KOLMER, W. u. R. LÖWY: Pflügers Arch. f. d. ges. Physiol. Bd. 196, Bd. 1. 1922.

KRETSCHMER, E.: Körperbau u. Charakter. Berlin: Julius Springer 1925.

KYRLE: Über Hodenentwicklung im Kindesalter. Zieglers Ber. Bd. 60. 1916; Wien. klin. Wochenschr. 1910, S. 1583; ebenda 1913, S. 185.

LABHARDT: Die Rolle des Ovariums im weiblichen Organismus. Schweiz. med. Wochenschr. 1920, Nr. 17 u. 19.

LARREY: Mém. de chir. mil. et camp. Bd. 2. 1812 (zit. nach FALTA).

LIEPMANN, W.: Totalexstirpation des Uterus u. Verjüngung. Zentralbl. f. Gynäkol. 1921, Nr. 9, S. 302.

LIMON: Etude histologique et histogénique de la glande interstitielle de l'ovarie. Arch. d'anat. micr. Bd. 5. 1902.

LIPSCHÜTZ: Die Pubertätsdrüse und ihre Wirkungen. 1919.
— Arch. f. Entwicklungsmech. d. Organismen. Bd. 44, S. 196, 1918; Bd. 44, S. 207. 1918;
  Bd. 44, S. 396. 1918.
LOEWY, A., u. S. KAMINER: Über das Verhalten und die Beeinflussung d. Gaswechsels in
  einem Fall von traumat. Eunuchoidismus. Berlin. klin. Wochenschr. 1916, Nr. 41.
— u. H. ZONDEK: Der Einfluß der Samenstrangunterbindung auf den Stoffwechsel. Dtsch.
  med. Wochenschr. 1921, Nr. 13.
MARX: Zeitschr. f. Neurol. Bd. 80, S. 550. 1922.
MEYER, R.: Über Corpus luteum-Bildung beim Menschen. Arch. f. Gynäkol. Bd. 93, S. 354. 1911.
— Beiträge zur Lehre von der normalen und krankhaften Ovulation und Menstruation und
  der mit ihr in Beziehung gebrachten Vorgänge am Uterus. Arch. f. Gynäkol. Bd. 113,
  S. 259. 1920.
— u. C. RUGE II: Über Corpus-luteum-Bildung und Menstruation in ihrer zeitlichen Zusam-
  mengehörigkeit. Arch. f. Gynäkol. 1913, S. 50.
MÜHSAM, R.: Über die Beeinflussung des Geschlechtslebens durch freie Hodenüberpflanzung.
  Dtsch. med. Wochenschr. 1920, Nr. 30.
NAEGELI, O.: Krankheiten des Blutes u. der Drüsen mit inn. Sekretion. Schwalbes diagn.
  u. therap. Irrtümer 1920, H. 10.
NAGY: Zeitschr. f. klin. Med. Bd. 102, S. 284. 1925.
NOORDEN, V.: Über Chlorose. Med. Klinik. Bd. 1. 1910.
OTT and J. C. SCOTT: The action of infundibulum upon the mammary secretion. Proc. of
  the soc. f. exp. biol. a. med. 1910, S. 48.
PARHON et MIHAÉLESKO: Sur un cas d'infantilisme dysthyroiden et dysorchtique. Journ.
  de névrol. 1908.
PENDE: Zit. nach PERITZ: Einführung in die Klinik d. inn. Sekretion. Berlin: Karger 1923.
PERITZ, G.: Einführung in die Klinik der inn. Sekretion. Berlin: S. Karger 1923.
PFEIFFER u. HOFF: Zentralbl. f. Gynäkol. 1922, Nr. 44.
PLATO, J.: Die interstitiellen Zellen des Hodens u. ihre physiol. Bedeutung. Arch. f. mikro-
  skop. Anat. Bd. 48. 1896; Bd. 50. 1897.
PONCET et LERICHE: Tuberculose inflammatoire des glandes vasculairee sanguines. Bull.
  de l'acad. de méd. 1911.
PÜTTER: Die Naturwissenschaften. Jg. 8, H. 49. 1920.
RINGEL: Pseudohermaphroditismus femininus. Münch. med. Wochenschr. 1912.
SAINTON et RATHERY: Myxoedéme et tumeur de l'hypophyse Contribution à l'étude des
  insuffisances pluriglandulaires. Bull. et mém. de la soc. méd. des hop. de Paris 8. Mai
  1908 (zit. nach Falta).
SCHILDER: Mediz. Psychologie, S. 229. Berlin 1922.
SCHRÖDER: Über Anatomie u. Path. des Menstruationscyklus. Zentralbl. f. Gynäkol. 1914,
  Nr. 42, S. 1321.
SEITZ, L.: Die Follikelatresie während der Schwangerschaft usw. Arch. f. Gynäkol. Bd. 77,
  S. 203. 1905.
SEITZ, WINTZ u. FINGERHUT: Über die biol. Wirkung des Corp. lut. usw. Münch. med.
  Wochenschr. 1914, S. 1657 u. 1734.
SIMON: Hermaphroditismus verus. Virchows Arch. f. pathol. Anat. u. Physiol. Bd. 172. 1903.
STEFKO, W. H.: Virchows Arch. f. pathol. Anat. u. Physiol. Bd. 252, H. 2/3. 1924.
STEINACH: Umstimmung des Geschlechtscharakters bei Säugetieren durch Austausch der
  Pubertätsdrüsen. Zentralbl. f. Physiol. Bd. 25, Nr. 17. 1911.
— Histologische Beschaffenheit der Keimdrüse bei homosexuellen Männern. Arch. f. Ent-
  wicklungsmech. d. Organismen. Bd. 46. 1920.
— Verjüngung durch exp. Neubildung d. alternden Pubertätsdrüse. Berlin 1920.
— Feminierung von Männchen u. Maskulierung von Weibchen. Zentralbl. f. Physiol. Bd. 27,
  Nr. 14. 1913.
STOLPER: Zentralbl. f. d. ges. Phys. u. Pathol. d. Stoffw. Bd. 6, Nr. 21. 1911.
TANDLER u. S. GROSS: Einfluß der Kastration auf den Organismus. Wien. med. Wochenschr.
  1907, S. 1596.
— — Arch. f. Entwicklungsmech. d. Organismen. Bd. 27, S. 35. 1909; Bd. 30, S. 235. 1910;
  Bd. 30, S. 290. 1910.

TANDLER u. S. GROSS: Die biol. Grundlagen der sek. Geschlechtscharaktere. Berlin 1913.
TIEDJE, H.: Unterbindungsbefunde am Hoden unter bes. Berücksichtigung der Pubertätsdrüsenfrage. Dtsch. med. Wochenschr. 1921, Nr. 13.
TSUBURA, S.: Beiträge zur Kenntnis der inneren Sekretion der Keimdrüsen. II. Mitteilung. Biochem. Zeitschr. Bd. 143, H. 3/4. 1923.
— Biochem. Zeitschr. Bd. 143. 1923.
VINTEMBERGER, P.: Arch. de biol. Bd. 35, H. 2. 1925.
WIESEL, J.: Agenitalismus u. Hypogenitalismus. Die Bindegewebsdiathese als Ursache multiglandulärer Störungen (Insuffisance pluriglandulaire). Lewandowskys Handb. d. Neurologie 4. Berlin 1913 (IV. 1513).
ZIEHEN: Berlin. klin. Wochenschr. 1906, S. 1095.
ZONDEK, H. (s. A. LOEWY).
— Über plurigl. Insuffizienz. Dtsch. med. Wochenschr. 1923, Nr. 11.
— B.: Exp. Untersuchungen über den Wert der Organotherap. usw. Zeitschr. f. Geburtsh. u. Gynäkol. 1922.
— Vasomotorische Störungen im Klimakterium. Zeitschr. f. Geburtsh. u. Gynäkol. Bd. 83. 1921.
— B. u. S. ASCHHEIM: Zur Funktion des Ovariums. Klin. Wochenschr. 1926, Jg. 5, Nr. 10. u. Nr. 27.

Anhang.

BRÜNING u. FORSTER: Die periarterielle Sympathektonie u. die Behandlung der vasomotorischen trophischen Neurosen Zentralbl. f. Chirurg. 1922, Nr. 25.
MARINESCO et M. GOLDSTEIN: Syndrome de Basedow et Sclérodermie. Nouv. Iconogr. Salp. Bd. 26, S. 272. 1913.
MAYER, L.: Zit. nach v. NOORDEN. Handb. d. Pathol. d. Stoffwechsels. Bd. 2, S. 248.

Akromegalie,
— Dystrophia adiposogeni-
talis und 193.
— Dystrophie, hypophysäre
und 247.
— Exostosenbildung 242.
— Frühakromegalie 257.
— Gefäßapparat und Herz
242ff.
— Gefäßsklerose bei 22.
— Genitalapparat 244, 245.
— Haare bei 242.
— Hemianopsie, bitemporale
249.
— Hyperpituitarismus und
252, 253.
— Hypophyse und 237, 251.
— Kasuistik 240.
— Keimdrüsen und 244, 245.
— Knochensystem 237.
— Kyphoskoliose bei 237.
— Literatur 393.
— Lokalsymptome des Hy-
pophysentumors 193,
- 249.
— Mitbeteiligung verschie-
dener Hormondrüsen
bei 253.
— Myxoedem und 248.
— Neugeborene und 257.
— Neuritis optica 249.
— Operative Behandlung
und ihre Ergebnisse
254, 255.
— Organotherapie 254.
— Pathogenese 29.
— Pluriglanduläre Insuffi-
zienz und 369.
— Psychischer Chok und
251.
— Riesenwuchs und 257, 258.
— Röntgenbehandlung 256,
257.
— Schilddrüse (Struma) bei
248.
— Schwangerschaft und 251.
— Sehstörungen 249.
— Splanchnomegalie (Milz,
Leber, Hirn, Nerven
usw.) 244.
— Sprache (Stimme) 240.
— Stauungspapille 249.
— Stoffwechsel 245, 246.
— Symptomatologie 237.
— Syphilis und 251.
— Teilakromegalie und ihre
Ursachen 249, 250, 251.

Akromegalie,
— Therapie 254.
— Vegetatives Nerven-
system und 247.
— Verdauungsapparat 245.
Aktinomykose und Myx-
oedem 125.
Alkalosis, Tetanie und 164.
Alkoholismus,
— Myxoedema congenitale
(infantile) und 131.
— Wachstumsbeeinflussung
durch 264.
Altern, vorzeitiges **225**.
— Literatur 392.
Altruismus der Zellen 1.
Amblyopie bei endokrinen
Krankheiten 56.
Amenorrhoe 348.
— Behandlung 357, 358.
— Diabetes mellitus und 348.
— Ernährungseinflüsse 348.
— Infektionskrankheiten
348.
— Kriegsamenorrhoe 19, 348.
— Leukämie und 348.
— Nephritis chronica und
348.
— Psychische Einflüsse 348.
Amine, Tetanieauslösung
durch 163.
Anämie,
— Addisonanämie 309.
— — Differentialdiagnose
gegen perniziöse An-
ämie 316.
— Infantilismus und 288.
— Lymphatismus und 324.
Anaphylaxie, Blutdrüsen und
21.
Angina abdominalis bei Ad-
disonscher Krankheit 311.
Arsenmedikation,
— Addisonsche Krankheit
318.
— Basedowsche Krankheit
(Jod-Arsenkombi-
nation) 100.
— Myxoedema idiopathicum
130.
— Status thymicolympha-
ticus 325.
Antithyreoidin (Merck) 97.
Arbeitertetanie 162, 165.
— Prognose 166.
Arrhythmia perpetua bei Ba-
sedowscher Krankheit 69.

Arthritis,
— Sicca destruens (endo-
krine) 347.
— Thyreoidea 121.
Aschnersches Phänomen
(Druckversuch) 57.
Asthma,
— Adrenalinwirkung auf die
Bronchien bei 33.
— Thymicum 323.
Ataxie, hereditäre, und Eu-
nuchoidismus 354.
Ateleiosis, hypophysäre 197.
Atheromatose, Myxoedema
idiopathicum 108.
Atmung (s. a. Respiration),
Tetanie nach angestreng-
ter 164.
Atropin,
— Basedowbehandlung mit
101.
— Parasympathicuslähmung
durch 52.
— Vaguslähmung mittels 57.
Augapfel und Oberlid bei
M. Basedow (dissoziierte
Bewegung) 72.
Auge,
— Adrenalin und 33, 34.
— Basedowsche Krankheit
und 70.
— Inkretionsstörungen und
56.
— Menstruation und 343.
Augenlider, s. Lidsymptome.
Autakoide Substanzen (Hor-
mone und Chalone) 4.

Balneotherapie bei Basedow-
scher Krankheit 101.
Basedowoid 92, 96.
Basedowsche Krankheit **65**.
— Akromegalie und 248.
— Akuter Beginn 92.
— Arsenmedikation 100.
— Ätiologie 85.
— Augensymptome 70.
— Basedowoid 92.
— Blut 74, 89.
— Bulbäre Theorie 66, 85.
— Cachexia thyreopriva und
89, 90.
— Calciumtherapie 100.
— Chlorose und 349.
— Cholesterinstoffwechsel
(Lipoide) und 85.
— Chronischer Beginn 82.